Estomatologia
Bases do Diagnóstico para o Clínico Geral

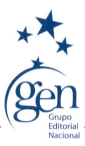

O GEN | Grupo Editorial Nacional – maior plataforma editorial brasileira no segmento científico, técnico e profissional – publica conteúdos nas áreas de ciências da saúde, exatas, humanas, jurídicas e sociais aplicadas, além de prover serviços direcionados à educação continuada e à preparação para concursos.

As editoras que integram o GEN, das mais respeitadas no mercado editorial, construíram catálogos inigualáveis, com obras decisivas para a formação acadêmica e o aperfeiçoamento de várias gerações de profissionais e estudantes, tendo se tornado sinônimo de qualidade e seriedade.

A missão do GEN e dos núcleos de conteúdo que o compõem é prover a melhor informação científica e distribuí-la de maneira flexível e conveniente, a preços justos, gerando benefícios e servindo a autores, docentes, livreiros, funcionários, colaboradores e acionistas.

Nosso comportamento ético incondicional e nossa responsabilidade social e ambiental são reforçados pela natureza educacional de nossa atividade e dão sustentabilidade ao crescimento contínuo e à rentabilidade do grupo.

Estomatologia
Bases do Diagnóstico para o Clínico Geral

Sergio Kignel
Cirurgião-Dentista. Doutor e Mestre em Diagnóstico Bucal pela
Faculdade de Odontologia da Universidade de São Paulo (FOUSP).
Professor Titular de Semiologia na Faculdade de Odontologia da Uniararas.

Terceira edição

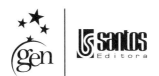

- O autor deste livro e a Editora Santos empenharam seus melhores esforços para assegurar que as informações e os procedimentos apresentados no texto estejam em acordo com os padrões aceitos à época da publicação, *e todos os dados foram atualizados pelo autor até a data da entrega dos originais à editora*. Entretanto, tendo em conta a evolução das ciências da saúde, as mudanças regulamentares governamentais e o constante fluxo de novas informações sobre terapêutica medicamentosa e reações adversas a fármacos, recomendamos enfaticamente que os leitores consultem sempre outras fontes fidedignas, de modo a se certificarem de que as informações contidas neste livro estão corretas e de que não houve alterações nas dosagens recomendadas ou na legislação regulamentadora.

- O autor e a editora se empenharam para citar adequadamente e dar o devido crédito a todos os detentores de direitos autorais de qualquer material utilizado neste livro, dispondo-se a possíveis acertos posteriores caso, inadvertida e involuntariamente, a identificação de algum deles tenha sido omitida.

- Direitos exclusivos para a língua portuguesa
  Copyright © 2020 by **EDITORA GUANABARA KOOGAN LTDA.**
  Publicado pela Editora Santos, um selo integrante do GEN | Grupo Editorial Nacional
  Travessa do Ouvidor, 11
  Rio de Janeiro – RJ – CEP 20040-040
  Tels.: (21) 3543-0770/(11) 5080-0770 | Fax: (21) 3543-0896
  www.grupogen.com.br | faleconosco@grupogen.com.br

- Reservados todos os direitos. É proibida a duplicação ou reprodução deste volume, no todo ou em parte, em quaisquer formas ou por quaisquer meios (eletrônico, mecânico, gravação, fotocópia, distribuição pela Internet ou outros), sem permissão, por escrito, da EDITORA GUANABARA KOOGAN LTDA.

- Capa: Bruno Sales
- Imagem da capa: 123rf.com/Piyapong Thongdumhyu
- Editoração eletrônica: Anthares
- Ficha catalográfica

K59e
3. ed.

Kignel, Sergio
Estomatologia : bases do diagnóstico para o clínico geral / Sergio Kignel. - 3. ed. - Rio de Janeiro : Santos, 2020.
368 p. : il.

Inclui índice
ISBN 9788527736121

1. Estomatologia. 2. Boca - Doenças - Diagnóstico. 3. Boca - Doenças - Tratamento. 4. Odontologia. I. Título.

19-60466
CDD: 616.31
CDU: 616.31

Vanessa Mafra Xavier Salgado - Bibliotecária - CRB-7/6644

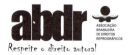

Colaboradores

Ana Carolina Prado Ribeiro
Cirurgiã-Dentista pela Faculdade de Odontologia de Araçatuba da Universidade Estadual Paulista (Unesp). Doutora em Estomatopatologia pela Faculdade de Odontologia de Piracicaba da Universidade Estadual de Campinas (Unicamp). Mestre em Estomatologia pela Faculdade de Odontologia de Araçatuba da Unesp. Cirurgiã-Dentista Assistente e Pesquisadora do Serviço de Odontologia Oncológica do Instituto do Câncer do Estado de São Paulo (Icesp). Professora Colaboradora do Programa de Pós-Graduação em Estomatologia na Faculdade de Odontologia de Piracicaba da Unicamp.

André Caroli Rocha
Doutor em Diagnóstico Bucal. Mestre em Patologia Bucal. Assistente do Serviço de Cirurgia Bucomaxilofacial do Hospital das Clínicas da Faculdade de Medicina da Universidade de São Paulo (FMUSP). Assistente do Serviço de Cirurgia Bucomaxilofacial do Hospital Regional Sul. Titular do Departamento de Estomatologia do Hospital A. C. Camargo.

André Carvalho Rodriguez
Cirurgião-Dentista pela Universidade de Mogi das Cruzes (UMC). Mestrando em Ciências da Saúde pela Universidade Nove de Julho (Uninove). Especialista em Radiologia Odontológica pela Universidade Camilo Castelo Branco (Unicastelo) e em Estomatologia pela Associação Brasileira de Cirurgiões-Dentistas (ABCD).

Andréa G. Portnoi
Doutora e Mestre em Psicologia pelo Instituto de Psicologia da Universidade de São Paulo (IPUSP). Coordenadora da área de Psicologia da Liga de Dor da Faculdade de Medicina da USP (FMUSP) e do Hospital das Clínicas. Responsável pela área de Psicologia do Ambulatório de Neurologia do Grupo Multidisciplinar de Dor do Hospital das Clínicas e da FMUSP.

Antonio Carlos Lorenz Saboia
Cirurgião-Dentista Especialista em Prótese Bucomaxilofacial. Doutor e Mestre em Odontologia (Clínicas Odontológicas) pela Faculdade de Odontologia da Universidade de São Paulo (FOUSP). Professor Doutor de Prótese Bucomaxilofacial do Departamento de Cirurgia, Prótese e Traumatologia Maxilofaciais da FOUSP.

Attilio Lopes
Cirurgião e Traumatologista Bucomaxilofacial pela Faculdade de Medicina da Universidade de São Paulo (FMUSP). Patologista. Mestre em Clínicas Odontológicas. Professor de Patologia Geral e Oral das Faculdades de Odontologia, Fisioterapia e Enfermagem da Unicastelo.

Carlos Eduardo Xavier dos Santos Ribeiro da Silva
Cirurgião-Dentista Especialista em Estomatologia e Cirurgia Bucomaxilofacial. Doutor pelo Departamento de Otorrinolaringologia e Cirurgia de Cabeça e Pescoço da Universidade Federal de São Paulo (Unifesp). Mestre em Estomatologia e Diagnóstico Bucal. Ex-Professor de Semiologia e Estomatologia da Unicastelo (UCCB), Universidade Guarulhos (UnG) e Universidade de Santo Amaro (Unisa) por mais de 20 anos. Membro Titular do Colégio Brasileiro de Cirurgia Bucomaxilofacial. Guardião do Serviço de Cirurgia Bucomaxilofacial e Odontologia Hospitalar da Prevent Senior.

Celso Augusto Lemos Júnior
Cirurgião-Dentista Especialista em Estomatologia. Doutor e Mestre em Diagnóstico Bucal pela Universidade de São Paulo (USP). Professor Associado do Departamento de Estomatologia da Faculdade de Odontologia da USP (FOUSP).

Cláudia Maria Navarro
Cirurgiã-Dentista. Doutora e Mestre em Patologia Bucodental pela Faculdade de Odontologia de Piracicaba da Universidade de Campinas (Unicamp). Professora do Departamento de Diagnóstico e Cirurgia da Faculdade de Odontologia de Araraquara da Universidade Estadual Paulista (Unesp).

Cynthia Maria Freire da Silva
Mestre em Prótese Bucomaxilofacial. Professora Adjunta de Prótese Bucomaxilofacial da Universidade de Santo Amaro (Unisa). Professora do Curso de Especialização em Prótese Bucomaxilofacial da Associação Brasileira de Ensino Odontológico (Abeno). Membro da Câmara Técnica de Prótese Bucomaxilofacial do Conselho Regional de Odontologia de São Paulo (Crosp). Atua na Fundação Oncocentro de São Paulo na área de Reabilitação Bucal.

Eduardo Felippe Duailibi Neto
Doutor e Mestre em Diagnóstico Bucal pela Faculdade de Odontologia da Universidade de São Paulo (FOUSP). Especialista em Imaginologia pela Associação Paulista dos Cirurgiões-Dentistas (APCD) do Jardim Paulista.

Eduardo Rada Mohamad Saleh
Mestre e Especialista em Patologia Bucal pela Faculdade de Odontologia da Universidade de São Paulo (FOUSP). Professor de Patologia dos Sistemas, Estomatologia e Semiologia na Faculdade de Odontologia da Universidade de Mogi das Cruzes (FOUMC). Professor de Patologia Geral e Diagnóstico na Faculdade de Odontologia da Universidade Guarulhos (FOUnG).

Esther G. Birman (*in memoriam*)
Professora Titular do Departamento de Estomatologia da Faculdade de Odontologia da Universidade de São Paulo (FOUSP).

Florence Zumbaio Mistro
Mestre em Diagnóstico Bucal. Professora Assistente de Clínicas Odontológicas e Semiologia na Fundação Hermínio Ometto – Uniararas.

Francisco Carlos Ferraz
Mestre em Medicina pelo Hospital Heliópolis. Especialista em Endodontia pela Uniararas. Ex-Professor de Endodontia do Curso de Graduação em Odontologia da Uniararas. Ex-Professor de Clínicas Integradas da Faculdade de Odontologia da Uniararas. Ex-Professor de Pós-Graduação em Endodontia da Uniararas.

Gabriela Nagata
Cirurgiã-Dentista. Doutora e Mestre em Patologia Bucal pela Faculdade de Odontologia da Universidade de São Paulo (FOUSP). Especialista em Patologia Oral e Maxilofacial. Professora Titular de Histologia e Histopatologia Oral e Patologia Geral do Curso de Odontologia do Centro Universitário da Fundação Hermínio Hometto – Uniararas.

Gilberto Marcucci
Professor Titular aposentado de Estomatologia da Faculdade de Odontologia da Universidade de São Paulo (FOUSP).

Haroldo Arid Soares
Doutor e Mestre em Diagnóstico Bucal pela Faculdade de Odontologia da Universidade de São Paulo (FOUSP). Especialista em Patologia Bucal pela Universidade Cidade de São Paulo/ Instituto do Câncer Dr. Arnaldo Vieira de Carvalho (Unicid/ ICAVC). Especialista em Estomatologia pelo Conselho Federal de Odontologia (CFO). Especialista em Cirurgia e Traumatologia Bucomaxilofacial pela Universidade Bandeirante de São Paulo (Uniban). Professor Titular de Estomatologia e Patologia da Universidade de Sorocaba (Uniso). Coordenador dos Cursos de Odontologia do Grupo Faveni. Responsável pelo Serviço de Diagnóstico Bucal do Hospital Municipal Dr. Cármino Caricchio (Hospital Municipal do Tatuapé).

Israel Chilvarquer
Livre-Docente, Doutor e Mestre em Clínicas Odontológicas (Subárea Radiologia) pela Faculdade de Odontologia da Universidade de São Paulo (FOUSP). Pós-Graduado pela University of Texas, San Antonio (EUA). Professor Associado da Universidade de São Paulo (USP). Diretor Clínico Responsável pelo Instituto de Documentação Ortodôntica e Radiodiagnóstico (Indor).

Ivonete Garcia
Psicóloga Clínica e Hospitalar e Neuropsicóloga. Facilitadora credenciada do Interprofessional Spiritual Care Education Curriculum, George Washington University (EUA). Formada em Psico-Oncologia pelo Memorial Sloan-Kettering Cancer Center de Nova York (EUA). Especialista em Terapia Comportamental Cognitiva Infantil pelo Instituto Sedes Sapientae, em Administração para o 3º Setor pela Fundação Getulio Vargas (FGV) e em Neuropsicologia pelo Centro Nacional de Cursos de Especialização (Cenaces). Diretora Científica da Ação Solidária contra o Câncer Infantil, em São Paulo. Membro Representante das Comunidades Estadual e Municipal do Comitê de Ética em Pesquisa com Seres Humanos no A. C. Camargo Cancer Center e Membro Representante da Comunidade Estadual da Fundação Antonio Prudente, Hospital Arnaldo Vieira de Carvalho, em São Paulo.

Janete Dias Almeida
Doutora em Biopatologia Bucal e Mestre em Radiologia Odontológica pela Universidade Estadual Paulista (Unesp). Professora Titular de Propedêutica Estomatológica do Departamento de Biociências e Diagnóstico Bucal do Instituto de Ciência e Tecnologia de São José dos Campos da Unesp.

Jayro Guimarães Jr.
Professor Associado (Livre-Docente) e Professor Doutor de Estomatologia Clínica do Departamento de Estomatologia da Faculdade de Odontologia da Universidade de São Paulo (FOUSP) (jubilado). Foi Professor Titular de Semiologia da Faculdade de Odontologia da Fundação Hermínio Ometto – Uniararas. Professor aposentado do Curso de Pós-Graduação de Biossegurança em Odontologia e Tratamento Odontológico de Pacientes que Requerem Cuidados Especiais na FOUSP. Especialista em Estomatologia Clínica (Semiologia) pela FOUSP. Ex-Diretor do Departamento de Odontologia do Hospital Universitário da USP. Professor da Escola de Aperfeiçoamento Profissional da Associação Paulista de Cirurgiões-Dentistas. Ex-Diretor Científico da Revista da Associação Paulista dos Cirurgiões-Dentistas (APCD). Membro da Câmara Técnica de Estomatologia. Presidente do Grupo de Estudo de Biossegurança e Infecções Relacionadas à Assistência à Saúde Odontológica. Ex-Membro da Câmara Técnica de Odontologia Hospitalar do Conselho Regional de Odontologia de São Paulo. Autor de livros sobre Biossegurança em Odontologia.

Jorge Elie Hayek
Doutor e Mestre em Diagnóstico Bucal pela Faculdade de Odontologia da Universidade de São Paulo (FOUSP). Especialista em Radiologia pela FOUSP. Diretor Clínico do Instituto de Documentação Ortodôntica e Radiodiagnóstico (Indor).

Lilian Waitman Chilvarquer
Mestre em Odontopediatria pela Faculdade de Odontologia da Universidade de São Paulo (FOUSP). Pós-Graduada pela University of Texas, San Antonio (EUA). Especialista em Radiologia. Diretora Clínica do Instituto de Documentação Ortodôntica e Radiodiagnóstico (Indor).

Liliana Seger
Doutora e Mestre pelo Instituto de Psicologia da Universidade de São Paulo (IPUSP). Especialista em Psicologia Clínica e Psicologia Hospitalar pelo Conselho Regional de Psicologia da 6ª Região (CRP/06). Coordenadora do Grupo de Transtorno Explosivo Intermitente (TEI) do Programa Ambulatorial Integrado dos Transtornos do Impulso (Pro-Amiti) do Instituto de Psiquiatria do Hospital das Clínicas da Faculdade de Medicina da Universidade de São Paulo (HC-FMUSP).

Luciana Estevam Simonato
Cirurgiã-Dentista pela Faculdade de Odontologia de Araçatuba da Universidade Estadual Paulista (Unesp). Doutora em Engenharia Biomédica pela Universidade Brasil. Mestre em Estomatologia pela Faculdade de Odontologia de Araçatuba da Unesp. Professora de Patologia Geral, Patologia Oral e Semiologia da Universidade Brasil, *campus* Fernandópolis. Professora da Fundação Educacional de Fernandópolis (FEF). Estomatologista do Centro de Especialidades Odontológicas (CEO) de Fernandópolis.

Luciano Lauria Dib
Cirurgião-Dentista. Doutor em Clínica Integrada e Mestre em Patologia Bucal pela Universidade de São Paulo (USP). Especialista em Estomatologia pela USP e em Cirurgia Bucomaxilofacial pelo A. C. Camargo Cancer Center. Professor Titular de Estomatologia e do Programa de Pós-Graduação da Faculdade de Odontologia da Universidade Paulista (Unip). Membro do Centro de Oncologia do Hospital Alemão Oswaldo Cruz. Presidente do Instituto Mais Identidade.

Marcelo Marcucci
Supervisor de Equipe Técnica do Serviço de Estomatologia do Hospital Heliópolis (SUS/SP). Secretário da Câmara Técnica de Odontologia Hospitalar do Conselho Regional de Odontologia de São Paulo (Crosp).

Maria Elvira Pizzigatti Correa
Cirurgiã-Dentista. Foi responsável pelo Ambulatório de Odontologia do Centro de Hematologia e Hemoterapia da Universidade Estadual de Campinas (Unicamp). Membro da Câmara Técnica de Odontologia Hospitalar do Conselho Regional de Odontologia de São Paulo (Crosp).

Maria Regina Sposto
Cirurgiã-Dentista com Pós-Doutorado em Medicina Bucal pela University of Bristol (Reino Unido). Doutora em Odontologia (Odontopediatria) pela Faculdade de Odontologia de Araraquara da Universidade Estadual Paulista (Unesp). Mestre em Diagnóstico Bucal pela Faculdade de Odontologia de Bauru da Universidade de São Paulo (USP). Professora Titular aposentada do Departamento de Diagnóstico e Cirurgia da Faculdade de Odontologia de Araraquara da Unesp.

Michel Lipiec
Especialista em Imaginologia e Radiologia Odontológica pela Faculdade de Odontologia de Bauru da Universidade de São Paulo (USP). Ex-Professor Titular de Radiologia da Universidade Ibirapuera (Unib). Professor do Curso de Especialização da Associação Paulista de Cirurgiões-Dentistas (APCD) do Jardim Paulista.

Mônica Andrade Lotufo
Cirurgiã-Dentista Especialista em Estomatologia. Doutora e Mestre em Diagnóstico Bucal, Radiologia e Imaginologia Odontológica pela Universidade de São Paulo (USP).

Monica Ghislaine Oliveira Alves
Doutora e Mestre em Biopatologia Bucal pelo Instituto de Ciência e Tecnologia de São José dos Campos da Universidade Estadual Paulista (Unesp), com Doutorado Sanduíche pela Universidade de Santiago de Compostela (Espanha). Especialista em Estomatologia pelo Hospital Heliópolis e em Patologia Bucal pelo Conselho Regional de Odontologia de São Paulo (Crosp). Professora de Estomatologia na Faculdade de Odontologia da Universidade de Mogi das Cruzes (FOUMC) e de Fisiologia na Faculdade de Odontologia da Brazcubas Educação.

Norberto Nobuo Sugaya
Professor Associado do Departamento de Estomatologia da Faculdade de Odontologia da Universidade de São Paulo (FOUSP).

Paulo de Camargo Moraes
Mestre em Diagnóstico Bucal pela Universidade de São Paulo (USP). Professor de Cirurgia e Estomatologia da Faculdade São Leopoldo Mandic, Campinas. Especialista em Estomatologia pela Universidade Cidade de São Paulo (Unicid). Especialista em Cirurgia pela Associação Paulista de Cirurgiões-Dentistas (APCD).

Paulo José Bordini
Doutor e Mestre em Odontologia pela Universidade de São Paulo (USP), com área de concentração em Diagnóstico Bucal, subárea Semiologia. Especialista em Estomatologia. Professor Responsável pelas disciplinas de Semiologia e Estomatologia dos Cursos de Odontologia da Universidade Cruzeiro do Sul (Unicsul) e da Universidade de Mogi das Cruzes (UMC).

Reinaldo Brito e Dias
Professor Titular, Livre-Docente, Doutor e Mestre pelo Departamento de Cirurgia, Prótese e Traumatologia Maxilofaciais da Faculdade de Odontologia da Universidade de São Paulo (FOUSP). Professor Responsável pelas disciplinas de Prótese Bucomaxilofacial e Odontologia do Esporte do Departamento de Cirurgia, Prótese e Traumatologia Maxilofaciais da FOUSP. Coordenador da Área de Prótese Bucomaxilofacial do Programa de Ciências Odontológicas de Reabilitação em Odontologia da Pós-Graduação da FOUSP. Presidente da Câmara Técnica de Prótese Bucomaxilofacial do Conselho Regional de Odontologia de São Paulo (Crosp). Presidente da Associação Brasileira de Prótese Bucomaxilofacial.

Ricardo César dos Reis
Especialista em Prótese Bucomaxilofacial pela Associação Brasileira de Ensino Odontológico (Abeno). Professor Doutor em Prótese Bucomaxilofacial pela Faculdade de Odontologia da Universidade de São Paulo (FOUSP).

Ricardo Salgado de Souza
Cirurgião-Dentista. Doutor em Clínica Odontológica pela Universidade Paulista (Unip). Mestre em Patologia Bucal pela Universidade de São Paulo (USP). Professor Assistente de Estomatologia da Faculdade de Odontologia da Unip. Coordenador do Curso de Odontologia da Unip, *campus* Sorocaba.

Síntique Nunes Schulz Moraes
Cirurgiã-Dentista. Mestre em Ciências Odontológicas com ênfase em Patologia Oral e Maxilofacial e Pacientes Especiais. Atuação profissional na Prefeitura de São Paulo.

Vanessa Rocha Lima Shcaira
Doutora em Farmacologia, Anestesiologia e Terapêutica pela Faculdade de Odontologia de Piracicaba da Universidade Estadual de Campinas (Unicamp).

Waldocyr Simões
Professor Doutor da Faculdade de Odontologia da Universidade de São Paulo (FOUSP). Professor Titular de Endodontia e Emergências da Uniararas. Coordenador dos Cursos de Pós-Graduação em Endodontia da Uniararas.

Dedicatória

Aos meus filhos, Bruno, Victor, Benjamin e José, pelos momentos que deixamos de passar juntos, pelo que me ensinam, pelo olhar dirigido ao futuro.

Aos meus pais, Luba e José, que sempre me deram orientação, carinho e proteção.

À minha esposa, Renata, companheira para sempre.

Agradecimentos

A todos os colegas colaboradores que, por amizade e idealismo, abdicaram de momentos de convívio com seus familiares para participar deste livro.

Ao Departamento de Odontologia do Instituto do Câncer Arnaldo Vieira de Carvalho, que, em março de 1983, acolheu um jovem recém-formado, meio curioso, meio assustado com a grandeza do serviço, e soube compreendê-lo, orientá-lo e estimulá-lo.

À minha assistente, Florence Mistro, que ficou sobrecarregada com a atividade acadêmica.

À Patrícia Bromberg, pelo apoio à minha atividade clínica.

Aos colegas docentes da Faculdade de Odontologia da Fundação Hermínio Ometto – Uniararas.

A todos os amigos que, durante o tempo de execução desta obra, souberam compreender as dificuldades e sempre me incentivaram.

Apresentação

Este livro destina-se ao estudante de Odontologia, ao clínico geral e ao cirurgião-dentista. Os temas são abordados de maneira clara, e os capítulos são organizados didaticamente, promovendo leitura fluente.

É dada bastante atenção ao exame clínico e ao processo de elaboração do diagnóstico. O profissional terá condições de reconhecer as diversas variações de normalidade da cavidade bucal e, diante de patologias, poderá consultar quadros sinópticos ao final de alguns capítulos, nos quais encontrará aspectos clínicos e indicações de exames complementares e tratamento.

Para facilitar o diagnóstico para o clínico, o aprendizado para o estudante e tornar a leitura mais agradável, a obra contém mais de 500 imagens de patologias e procedimentos variados, incluindo fotografias coloridas e em alta definição.

Alguns capítulos são pertinentes a todas as áreas da Odontologia, como os que discorrem sobre dor, comunicação do diagnóstico e pacientes com condições especiais, como hemofilia e hipertensão. No entanto, há também tópicos bastante específicos, como síndrome da ardência bucal, HPV e osteonecrose.

Houve a preocupação de não entrar em detalhes a respeito de síndromes ou patologias mais raras que dificilmente terão utilidade para a prática da clínica diária.

Prefácio

Ao longo da história, a Odontologia tem passado por inúmeras mudanças. No início, realizada de maneira empírica, objetivava apenas a resolução dos problemas mais imediatos, ou seja, a "cura" da dor e da infecção.

O cirurgião-dentista, que antes se preocupava basicamente com a parte técnica de sua profissão, compreendeu a importância do embasamento biológico para a execução de procedimentos cada vez mais confiáveis e com maior previsibilidade.

Mais importante que novos materiais, começa a ser compreendida uma nova filosofia de tratamento odontológico, segundo a qual a boca integra-se ao corpo, apresentando sinais de que a saúde possa estar comprometida.

O profissional conscientiza-se de que não pode apenas se fixar nas exigências técnicas de sua arte, pois suas decisões impactam e podem prejudicar a vida do paciente; a clínica diária torna-se concomitantemente mestre e algoz.

O processo de aprendizagem é penoso e, muitas vezes, incompreensível não apenas para o estudante, mas também para o profissional mais experiente, do qual se exige aprimoramento constante por toda a vida.

Novos procedimentos têm caminhado paralelamente à evolução no campo tecnológico, mas parece haver um hiperdimensionamento da importância dada à técnica e aos materiais, instrumentos e equipamentos, em prejuízo do caráter biológico e humano da profissão.

O exame clínico e a busca de informações que possam levar ao diagnóstico e orientar o tratamento têm sido subestimados e substituídos por exames complementares, cada vez mais valorizados, em detrimento do relacionamento profissional/paciente.

Com uma diversidade tão grande de informações a serem transmitidas, consideramos improvável que um único profissional esteja suficientemente atualizado para dominar todas as abordagens que este livro deve comportar.

Para tanto, convidamos colegas que, além de conhecerem profundamente o tema proposto, saberiam também transmiti-lo de maneira completa e objetiva, sem entrar em detalhes de pouca aplicabilidade clínica.

Cada um dos colaboradores é responsável pelo sucesso deste empreendimento, e todos nós fazemos votos para que você, leitor, faça grande proveito deste trabalho em conjunto.

Sumário

Capítulo 1 | Diagnóstico, 1
Sergio Kignel

Capítulo 2 | Exame Clínico, 5
Sergio Kignel

Capítulo 3 | Exames Complementares, 38
    Hemograma, 38
    Attilio Lopes

    Citodiagnóstico, 57
    Gabriela Nagata, Janete Dias Almeida e Sergio Kignel

    Biopsia, 62
    Sergio Kignel e Paulo de Camargo Moraes

    Recursos Imaginológicos Aplicados ao Diagnóstico Bucal, 68
    Eduardo Felippe Duailibi Neto, Israel Chilvarquer, Jorge Elie Hayek e Michel Lipiec

    Articulação Temporomandibular, 75
    Israel Chilvarquer, Lilian Waitman Chilvarquer e Jorge Elie Hayek

Capítulo 4 | Variações de Normalidade da Cavidade Bucal, 89
Florence Zumbaio Mistro e Sergio Kignel

Capítulo 5 | Lesões Ulcerativas e Vesicobolhosas, 98
Celso Augusto Lemos Júnior e Mônica Andrade Lotufo

Capítulo 6 | Alterações de Cor da Mucosa Bucal, 117
André Caroli Rocha, Luciana Estevam Simonato e Ana Carolina Prado Ribeiro

Capítulo 7 | Aumentos dos Tecidos Moles na Boca, 127
Maria Regina Sposto e Cláudia Maria Navarro

Capítulo 8 | Doenças Infecciosas de Interesse Estomatológico, 140
Jayro Guimarães Jr.

Capítulo 9 | Papilomavírus Humano (HPV), 180
Carlos Eduardo Xavier dos Santos Ribeiro da Silva e Sergio Kignel

Capítulo 10 | Lesões Ósseas, 185
Haroldo Arid Soares

Capítulo 11 | Cistos e Tumores Odontogênicos, 204
Luciano Lauria Dib, Ricardo Salgado de Souza e Síntique Nunes Schulz Moraes

Capítulo 12 | Osteonecrose dos Maxilares Associada a Medicamentos, 218
Carlos Eduardo Xavier dos Santos Ribeiro da Silva e André Carvalho Rodriguez

Capítulo 13 | Glândulas Salivares, 224
Paulo de Camargo Moraes e Sergio Kignel

Capítulo 14 | Síndrome da Ardência Bucal, 240
Norberto Nobuo Sugaya e Esther G. Birman (*in memoriam*)

Capítulo 15 | Tumores Benignos, 248
Gilberto Marcucci e Marcelo Marcucci

Capítulo 16 | Câncer Bucal e Condições com Potencial de Malignidade, 255
Paulo José Bordini, Monica Ghislaine Oliveira Alves e Eduardo Rada Mohamad Saleh

Capítulo 17 | Comunicação do Diagnóstico ao Paciente Oncológico, 279
Liliana Seger, Ivonete Garcia, Andréa G. Portnoi e Sergio Kignel

Capítulo 18 | Abordagem Odontológica ao Paciente Oncológico, 289
    Complicações Orais em Oncologia, 289
    Antonio Carlos Lorenz Saboia

    Tratamento Endodôntico em Pacientes Irradiados, 295
    Francisco Carlos Ferraz, Waldocyr Simões e Sergio Kignel

Capítulo 19 | Dor, 300
Andréa G. Portnoi e Liliana Seger

Capítulo 20 | Recursos Protéticos e Cirúrgicos Empregados em Prótese Bucomaxilofacial, 307
Reinaldo Brito e Dias, Cynthia Maria Freire da Silva e Ricardo César dos Reis

Capítulo 21 | Tratamento Odontológico para Pacientes com Necessidades Especiais, 330
Maria Elvira Pizzigatti Correa e Vanessa Rocha Lima Shcaira

Capítulo 22 | Odontologia Hospitalar, 339
Marcelo Marcucci

Índice Alfabético, 343

Capítulo 1
Diagnóstico

Sergio Kignel

▶ Introdução

A clínica médica, como é conceituada atualmente, nasceu com Hipócrates, há 2.500 anos, na Ilha de Kós, na Grécia, onde foi utilizada pela primeira vez a palavra diagnóstico, que significa discernimento, formada pela junção do prefixo *dia* (através de, em meio de) + *gnosis* (conhecimento). Diagnóstico, portanto, pode ser definido como discernir pelo conhecimento.

Para o leigo, e muitas vezes para o clínico menos experiente, pode parecer que o diagnóstico de determinada patologia aconteça por "súbita inspiração". Na realidade, é a conclusão de uma linha de raciocínio, alimentada por dados obtidos no exame clínico, e que necessita ser treinada continuamente.

Para que um diagnóstico seja realizado, é necessário o domínio de um conjunto de saberes e práticas; por isso, é importante que o profissional não tenha a falsa impressão de que o uso indiscriminado da tecnologia possa superar o saber médico.

O profissional deve ter consciência da importância do diagnóstico, e sua busca não deve ser atropelada pela ânsia de uma proposta rápida de tratamento, que, se agrada o paciente em um primeiro momento, pode mostrar-se ineficaz ou até mesmo nociva posteriormente.

O erro existe e é inerente ao ser humano. Cabe ao profissional minimizá-lo, atendo-se a cada detalhe, revendo conceitos, ampliando conhecimentos e, principalmente, tendo a humildade de reconhecer a impossibilidade de compreender e saber tudo. É preciso ter em mente que as doenças podem ser semelhantes, mas os pacientes nunca são exatamente iguais.

Erro médico é o dano provocado ao paciente pela ação ou inação do médico, no exercício da profissão, e sem a intenção de cometê-lo. Há três possibilidades de suscitar o dano e alcançar o erro: por imprudência, imperícia ou negligência. A negligência consiste em não fazer o que deveria ser feito; a imprudência, em fazer o que não deveria ser feito; e a imperícia, em fazer mal o que deveria ser bem feito.

Sonis et al. (1996) citam: "Os únicos que jamais cometem erros de diagnóstico são aqueles que jamais veem lesões."

Ao se referir às dificuldades do diagnóstico, Porto (2005) relata que o profissional deve ter sempre em mente os princípios de Hutchinson, que são:

- Não seja demasiado sagaz
- Não tenha pressa
- Não tenha predileções
- Não diagnostique raridades
- Não tome um rótulo por diagnóstico
- Não tenha prevenções
- Não seja demasiado seguro de si
- Não diagnostique simultaneamente duas doenças
- Não hesite em rever seu diagnóstico, de tempo em tempo, nos casos crônicos.

A semiologia (*semeyon*: sinal + *logos*: tratado, estudo) é a parte da Medicina que estuda os métodos de exame clínico, pesquisa os sinais e os sintomas e os interpreta, reunindo os elementos necessários para construir o diagnóstico e presumir a evolução da enfermidade.

Romeiro (1982) a divide em três partes:

- Semiotécnica: é o conjunto ordenado de métodos e manobras para a coleta dos sinais e sintomas. Elabora questionamentos e desenvolve modos de obtenção do maior número de sinais e sintomas, mais precisos, fidedignos e completos
- Semiogênese: esmiúça o mecanismo de formação dos sinais e sintomas com bases fisiopatológicas
- Propedêutica clínica (*pro*: antes + *daiten*: ensinar; *cline*: leito): atribui valores aos achados coletados pela semiotécnica. O profissional analisa os dados sob a ótica de seus conhecimentos e experiência, de modo a indicar ou sugerir possibilidades diagnósticas.

Para o raciocínio diagnóstico, os conceitos descritos a seguir são muito importantes.

▶ Sintomas. São os dados fornecidos pelo paciente, como, por exemplo: dor, ardor, comichão, prurido, cansaço, ansiedade, aumento de temperatura, dificuldade de deglutição etc. A rigor, são subjetivos, percebidos apenas pela pessoa doente.

  ▶ Diretos ou primários. Correspondem à queixa principal do paciente, o motivo que o trouxe à consulta.

  ▶ Indiretos ou secundários. Oriundos de alguma perturbação funcional.

▶ Sinais. São os dados observados pelo profissional e, em alguns casos, pelo próprio paciente, tais como: elevações, úlceras, manchas, estalidos de articulação temporomandibular (ATM) etc. A rigor são alterações objetivas passíveis de descrição e avaliação.

Alguns dados, dependendo de como são coletados, podem ser sinais ou sintomas – se o paciente relata sentir febre é um sintoma, se o profissional constata hipertermia é um sinal. O mesmo raciocínio é válido para perda de peso, dispneia etc.

▶ Sinais ou sintomas patognomônicos. São exclusivos de determinada doença; indicam de maneira quase absoluta sua existência, especificando o diagnóstico. Por exemplo, papila invertida para

GUNA (gengivite ulceronecrosante aguda); o sinal de Nikolski para o pênfigo vulgar; e a rigidez da nuca para a meningite.

▶ **Quadro clínico ou sintomatologia.** É o conjunto de sinais e sintomas obtidos no exame clínico.

Denomina-se *forma frusta* de uma doença aquela em que os sintomas são atenuados e o quadro clínico se apresenta de modo incompleto.

▶ **Síndrome.** Do grego *syndromos*, significa "que correm juntos, que acompanham". É um conjunto de sinais e sintomas que se apresentam para definir uma entidade mórbida e que se relacionam entre si por uma particularidade anatômica, física ou bioquímica. Por exemplo, síndrome de Sjögren, que ocorre basicamente em pacientes do sexo feminino e é caracterizada por xerostomia, ceratoconjuntivite seca e artrite reumatoide.

▶ **Sinais ou sintomas prodrômicos ou preditivos.** São também chamados de premonitórios, pelos quais o paciente percebe que irá desenvolver alguma patologia. Por exemplo, os pacientes portadores de enxaqueca podem apresentar sintomatologia prodrômica que se inicia 24 a 48 horas antes de uma crise, tal como hiperatividade, euforia leve, letargia, depressão, vontade de ingerir determinados alimentos, retenção hídrica e bocejos frequentes. O herpes labial recorrente, que é caracterizado por lesões vesiculares na interface pele/lábio, geralmente é precedido por sintomas prodrômicos tais como sensação de queimação ou formigamento da mucosa na área afetada.

▶ **Critério diagnóstico.** São manobras realizadas frente a algumas lesões tais como a raspagem em lesões brancas (para averiguar se cedem ou não) ou a vitropressão em manchas com suspeita de etiologia vascular.

▶ **Indício.** Dado clínico (sinal ou sintoma) que por si só não define uma patologia. Por exemplo, dor, febre, xerostomia, aumento de volume etc.

▶ **Entidade.** Dados clínicos tão característicos que definem uma patologia. Por exemplo, hemangioma, herpes labial, afta e toro palatino.

O profissional deve tomar cuidado com a quantidade de informações disponíveis. Haynes (citado por Sigulem, 1997) relata que os profissionais da área da saúde têm dificuldades no gerenciamento das informações, inclusive para:

- Coletar as informações clínicas
- Trabalhar com probabilidades no raciocínio clínico
- Estabelecer comunicação precisa
- Manterem-se atualizados
- Responder imediatamente às questões enquanto prestam assistência
- Executar procedimentos indicados quando as situações os exigem.

▶ **Saúde.** Historicamente, a *saúde* tem sido definida de várias maneiras. Os antigos *médicos gregos* acreditavam que era uma condição de equilíbrio do corpo. Para os *nativos* norte-americanos, estar saudável era estar em harmonia com a natureza. Os *chineses* antigos acreditavam que saúde era o reflexo de uma força chamada "Qi". A *homeopatia* a relaciona com a harmonia do ser humano com a natureza, entre os diversos componentes do organismo, entre si e com o meio ambiente.

A definição mais clássica de saúde é a adotada pela Organização Mundial da Saúde em 1946, que declara saúde como "estado de completo bem-estar físico, mental e social, e não apenas a ausência de doenças ou invalidez".

Assim, para a pessoa ser considerada saudável precisa apresentar todas estas características:

- Física: ausência de doenças e incapacidade, energia e vitalidade para realizar as tarefas diárias
- Social: interagir social e afetivamente
- Espiritual: vivenciar o amor, a alegria, a paz e a plenitude
- Mental: manutenção de uma visão positiva da vida.

A definição é muito ampla e, se considerada de forma rigorosa, com raras exceções, toda a população estará doente.

Segundo Kloetzel (1973), para o paciente, a transição entre saúde e doença é brusca; a Medicina, porém, reconhece infinitos estágios intermediários entre os dois estados, que não são entidades distintas, mas apenas os extremos de um processo evolutivo, que pode ser diferentemente encarado pelo paciente e pelo profissional.

A cavidade oral é sede de diversas patologias de ordem local e sistêmica. A odontologia e as diversas especialidades médicas (dermatologia, otorrinolaringologia, cirurgia de cabeça e pescoço etc.) interagem na cavidade oral e nos seus anexos sempre em benefício do paciente.

Acreditamos que o cirurgião-dentista esteja apto para diagnosticar e tratar as patologias bucais, pois:

- Está afeito ao exame dos tecidos moles e duros da cavidade bucal e de seus anexos
- Conhece as patologias bucais, está capacitado a formular hipóteses diagnósticas com grande probabilidade de acerto com base unicamente na anamnese e no exame físico do paciente
- Está preparado para realizar, solicitar e interpretar criticamente os exames complementares mais indicados para cada caso
- Tem conhecimentos terapêuticos (medicamentosos e cirúrgicos) para tratar a maior parte das patologias em regime ambulatorial ou hospitalar
- Tem contato e examina o paciente periodicamente.

▶ Diagnóstico

Raramente o paciente procura o profissional interessado apenas no seu diagnóstico. Em geral, sua preocupação se restringe ao tratamento e principalmente à restituição de seu bem-estar como estado geral. Infelizmente, o diagnóstico não conta com os benefícios da exatidão matemática – talvez resida neste fato a "beleza" da especialidade –, que geralmente é necessária em algumas etapas.

Quando não existe a possibilidade de obtenção imediata do diagnóstico, o profissional elenca uma série de patologias – denominadas hipóteses de diagnóstico – que apresentam algumas características semelhantes. Os exames complementares, ou a prova terapêutica, irão auxiliar o raciocínio para que o diagnóstico final seja obtido.

A sequência para a elaboração do diagnóstico até a alta do paciente é apresentada na Figura 1.1.

Zegarelli et al. (1982) classificam os tipos de diagnóstico com base no método de obtenção. Assim temos:

- Diagnóstico clínico: identificação da patologia baseada apenas em observação clínica e avaliação dos sinais
- Diagnóstico pela história: realizado pela avaliação de informações pertinentes obtidas no levantamento da história do paciente, que pode ser pessoal, familiar, médica passada e presente ou da doença atual
- Diagnóstico de laboratório: por meio de resultados positivos e significativos de exames laboratoriais pertinentes somados ao quadro clínico, às observações radiográficas e à história do paciente
- Diagnóstico cirúrgico: com base na exploração cirúrgica

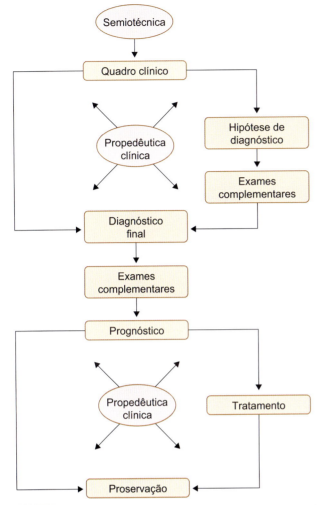

Figura 1.1 Esquema de conduta clínica para estabelecimento do diagnóstico, prognóstico e plano de tratamento.

- Diagnóstico terapêutico: estabelecido depois de um período inicial de tratamento
- Diagnóstico instantâneo: com base em pouquíssimos dados, sejam clínicos, radiográficos ou de outro tipo
- Diagnóstico diferencial: envolve todos os procedimentos diagnósticos.

Atualmente, também se considera o diagnóstico via internet, principalmente quando há apenas a necessidade de interpretação de dados laboratoriais. Em algumas áreas da Medicina já existem programas que auxiliam o profissional orientando-o para o diagnóstico mais provável.

Decidir se o paciente tem direito ou não de conhecer a verdade absoluta sobre sua situação é um problema abordado sob vários pontos de vista – filosóficos, morais, jurídicos, médicos e simplesmente humanos sem que seja possível fixar de maneira absoluta a conduta a ser adotada. O Capítulo 17, *Comunicação do Diagnóstico ao Paciente Oncológico*, aborda o tema.

▶ Exames complementares

É importante frisar que o exame clínico bem realizado pode perfeitamente ser complementado pelos chamados exames subsidiários. O inverso jamais é verdadeiro.

O raciocínio diagnóstico conduz seletivamente ao exame complementar, viabilizando-o com mais eficiência e menos tempo e custo.

Os modernos recursos tecnológicos proporcionam meios para um diagnóstico preciso, tanto do ponto de vista etiológico como topográfico, e, o que é mais importante, mais precocemente, com evidente benefício para os pacientes, como ocorre no caso das neoplasias.

Em paralelo, referidos recursos trouxeram mais segurança ao médico e o apoio necessário para tomada de decisões importantes no tocante à conduta e ao tratamento, seja nos casos de urgência ou nas doenças crônicas.

No entanto, há também as consequências negativas dessa conduta, como: negligência com o exame clínico, sedução dos aparelhos e crença em sua infalibilidade e falsa segurança, assim como elevação dos custos da assistência médica devido a pedidos excessivos de exames.

Entretanto, podem ser utilizados em todos os momentos:

- No auxílio para elucidação diagnóstica
- Para determinação do prognóstico
- No acompanhamento do tratamento
- Na preservação do paciente.

Os exames complementares podem ser classificados como:

- Específicos: são aqueles que fornecem o diagnóstico final. Por exemplo, alguns exames sorológicos e o resultado anatomopatológico
- Semiespecíficos: apenas sugerem possibilidades diagnósticas. Por exemplo, áreas radiolúcidas em radiografias periapicais
- Inespecíficos: fornecem apenas indícios de diagnóstico; por exemplo, hemograma.

Dependendo da finalidade, o mesmo exame pode ter classificação diferente. A radiografia periapical pode sugerir um granuloma ou confirmar a existência de uma lima endodôntica fraturada.

De maneira geral, os exames diagnósticos devem ter os seguintes atributos:

- Sensibilidade: é a probabilidade de o resultado ser positivo quando aplicado em paciente com a doença (proporção de verdadeiros positivos)
- Especificidade: é a probabilidade de o resultado ser negativo quando aplicado em paciente sem a doença (proporção de verdadeiros negativos).

O Capítulo 3, *Exames Complementares*, apresenta com detalhes os exames subsidiários mais utilizados na Odontologia.

▶ Prognóstico

O prognóstico (*pro*: antes + *gnosis*: conhecer) é a predição da provável evolução e do desfecho de uma doença, lesão ou anomalia de desenvolvimento em um paciente, com base no conhecimento geral de tais condições, bem como em dados específicos e no juízo clínico de cada caso particular.

O prognóstico pode ser bom, reservado ou ruim e está diretamente relacionado a uma série de fatores:

- Tipo de doença: neoplásica, infecciosa, metabólica etc.
- Leito anatômico: dependendo de sua localização, a mesma patologia oferece perspectivas terapêuticas diferentes
- Dano anatômico e funcional: relaciona-se ao tamanho/evolução da patologia

- Efetividade e disponibilidade de recursos terapêuticos
- Condições orgânicas do paciente
- Condições psíquicas do paciente
- Colaboração do paciente
- Condição financeira do paciente.

▶ Tratamento

O profissional só deve instituir o tratamento quando tiver a certeza de que este é o passo apropriado, sem se deixar pressionar pelo paciente ou por familiares. A conduta errada neste momento pode pôr a perder todo o processo de elaboração do diagnóstico, falseando um futuro quadro clínico e estremecendo relações de confiança com o paciente.

O mesmo medicamento ou conduta apresentam resultados variáveis em diferentes pacientes. Cada profissional tem seu procedimento de preferência, o que ele melhor domina e está habituado a utilizar, mas precisa conhecer e estar preparado para usar outros procedimentos, personalizando o tratamento.

Com base na clássica expressão *primum non nocere*, o clínico deve ter em mente duas regras:

- O que não se deve fazer ou ministrar
- O que se deve fazer ou ministrar.

O tratamento pode ser classificado em:

- Específico: é o tratamento ideal quando se conhece o agente etiológico e visa ao seu combate. Por exemplo, o antibiótico específico para determinado organismo ou a remoção cirúrgica da patologia
- Sintomático: trata apenas dos sintomas do paciente. Por exemplo, analgésico para dor, antipirético para febre
- De suporte: tem como objetivo melhorar as condições orgânicas do paciente, quer como coadjuvante do tratamento específico ou no aguardo de patologias que involuam espontaneamente
- Prova terapêutica: quando o profissional dispõe de um diagnóstico final provisório e ministra tratamento específico para aquela patologia
- Expectante: quando a patologia não necessita de nenhum tratamento, o profissional deve esclarecer o fato ao paciente de modo a acalmá-lo.

▶ Proservação

Nenhum dicionário, antigo ou moderno, registra o verbete proservação, mas o termo existe e tem sido empregado em linguagem médica com o sentido de seguimento. É o acompanhamento ou *follow-up* do paciente, avaliando-se os resultados dos tratamentos. Possibilita ao profissional reavaliar continuamente seus conhecimentos e raciocínio diagnóstico de modo a maximizar o sucesso terapêutico.

Classifica-se em:

- Cura completa
- Estado estacionário
- Estado indeterminável
- Piora do quadro clínico
- Óbito.

Em pacientes com diagnóstico de neoplasias malignas, consideram-se:

- Cura clínica: após 5 anos sem sinais ou sintomas da doença
- Sobrevida: tempo de vida após o diagnóstico da patologia.

▶ Bibliografia

Feinstein AR. O papel diagnóstico dos dados clínicos. Diagnóstica. 1973; 11:4-9.

Kignel S. Diagnóstico bucal. São Paulo: Robe; 1997.

Kloetzel K. As bases da medicina preventiva. São Paulo: Edart; 1973.

López M. O processo diagnóstico nas decisões clínicas: ciência, arte, ética. Rio de Janeiro: Revinter; 2001.

Porto CC. Semiologia médica. 5. ed. Rio de Janeiro: Guanabara Koogan; 2005.

Ramos J Jr. Semiotécnica da observação clínica. 8. ed. São Paulo: Sarvier; 1998.

Romeiro VJ. Semiologia médica. 12. ed. Rio de Janeiro: Artes Médicas; 1982.

Sigulem D. Um novo paradigma de aprendizado na prática médica da UNIFESP/EPM. [Tese.] São Paulo: Universidade Federal de São Paulo, Escola Paulista de Medicina; 1997.

Sonis ST, Fazio RC, Fang L. Princípios e prática de medicina oral. 2. ed. Rio de Janeiro: Guanabara Koogan; 1996.

Zegarelli EV, Kutscher AV, Hyman GA. Diagnóstico das doenças da boca e dos maxilares. 2. ed. Rio de Janeiro: Guanabara Koogan; 1982.

Capítulo 2
Exame Clínico

Sergio Kignel

▶ Introdução

Quando o paciente nos procura na clínica, muitas vezes nossa primeira reação é perguntarmos qual o problema que o trouxe e, assim, rapidamente tentarmos resolvê-lo. Esta é uma conduta errada, justificada apenas em casos de urgências que, na Odontologia, correspondem a hemorragia, infecção e dor, quando então devemos realizar o exame clínico o mais rápida e objetivamente possível.

De maneira geral, o exame clínico deve ser completo e ter uma sequência apropriada de modo que não se omita ou se esqueça nenhum detalhe, sem ser fútil ou superficial na obtenção de dados inúteis. A prática vai ensinando a reconhecer com certa rapidez as informações mais úteis. Um exame clínico completo requer tato, habilidade e paciência.

Todos os dados devem ser anotados na ficha clínica de maneira correta para que possamos, posteriormente, compreendê-los (Figura 2.1); não devem ser preenchidos mecanicamente como se fosse para atender alguma exigência burocrática, e sim com real atenção, paciência e naturalidade, demonstrando interesse nos problemas que são expostos de modo a tornar o relacionamento profissional/paciente o mais concreto e leal possível.

A ficha clínica do paciente (exame clínico, conduta e proservação) deve ser preenchida de maneira cuidadosa e legível, de modo que o próprio dentista ou outro profissional possa, após algum tempo, compreender o que estava acontecendo no momento do exame e acompanhar toda a evolução do caso clínico. Em dezembro de 2018 foi promulgada a Lei nº 13.787, que permite a digitalização e a utilização de sistemas informatizados para a guarda, o armazenamento e o manuseio de prontuário do paciente. Do mesmo modo que no papel, devem ser guardados por no mínimo 20 anos a partir do último registro.

Em alguns procedimentos, a identificação do paciente é realizada por ele mesmo ou pela secretária/enfermeira, geralmente na recepção. De maneira geral, com exceção do nome, preferimos preenchê-la pessoalmente junto com o paciente, de modo que haja o primeiro contato ao responder essas perguntas mais fáceis e, assim, iniciemos um relacionamento profissional/paciente.

Tradicionalmente, o exame clínico divide-se em anamnese (exame subjetivo) e exame físico (exame objetivo). O primeiro tem como objetivo coletar sintomas e o segundo, estudar os sinais. O exame físico divide-se em geral e regional e este subdivide-se em extra e intrabucal (ver Figura 2.1).

Apesar de apresentar divisões, o exame clínico é composto por partes que se relacionam. Assim, após determinados achados no exame físico, é possível que tenhamos de retornar a itens coletados na anamnese que acreditávamos estarem completos. A Figura 2.2 elucida um esquema da execução do exame clínico.

▶ Anamnese

Normalmente, o clínico geral não reconhece a importância dessa etapa do exame clínico. Um profissional experiente sabe que um grande número de diagnósticos se faz ainda antes do exame físico, apenas com a coleta dos sintomas e outros dados.

É importante que o profissional compreenda que a etapa de coleta de dados é fundamental para toda a sequência de elaboração do diagnóstico, propiciando um percurso mais rápido e seguro até o diagnóstico final e consequente tratamento.

A arte da entrevista não é uma habilidade que se aprende apenas com o passar do tempo. Exige prática e deveria ocupar lugar de destaque na rotina odontológica. A recepção que o profissional faz ao paciente é o início da consulta e uma de suas fases críticas, pois é necessário perceber a história do paciente com os olhos, ouvidos e coração. Não se deve permitir interrupções durante a consulta, tais como atender telefonemas.

Frequentemente, o paciente mostra-se ansioso para o início do exame físico pois acredita que este é o caminho mais rápido para o diagnóstico. Nesses casos, é necessário que o profissional seja claro, acalme o paciente e o torne colaborador. Em nossa experiência, a realização de anamnese e exame físico em salas diferentes é bastante positiva. Na anamnese, sentamo-nos à frente do paciente para que a conversa seja confortável, tentamos diminuir sua ansiedade e torná-lo cooperador na busca do diagnóstico e tratamento.

O ambiente deve ser propício para uma conversa tranquila, sem interrupções, possibilitando a privacidade, sem ruídos ou intercorrências que distraiam o paciente. Devemos manter contato visual e não ficar restritos às anotações.

Frequentemente o paciente entra tenso para o exame subjetivo. Temos de compreender que, no espaço de tempo entre o aparecimento do problema e a consulta, os anseios, as preocupações e os medos aumentam. Em seu inconsciente, no primeiro momento, ao entrar em contato com o profissional, o paciente fala efusivamente. Nesses casos, o deixamos falar à vontade e após alguns minutos tentamos retomar o controle do exame.

É importante tomarmos o cuidado de, ao perguntar ou realizar algum comentário, não induzir o paciente a determinada

Anamnese

Queixa principal/duração: _____
_____
_____

História da doença atual: _____
_____
_____
_____
_____
_____
_____

Antecedentes familiares: _____
_____
_____
_____

Antecedentes mórbidos: _____
_____
_____
_____

Hábitos e vícios: _____
_____
_____

Observações: _____
_____
_____
_____
_____
_____

Figura 2.1 Ficha clínica contendo anamnese e exame físico. (*continua*)

Exame físico

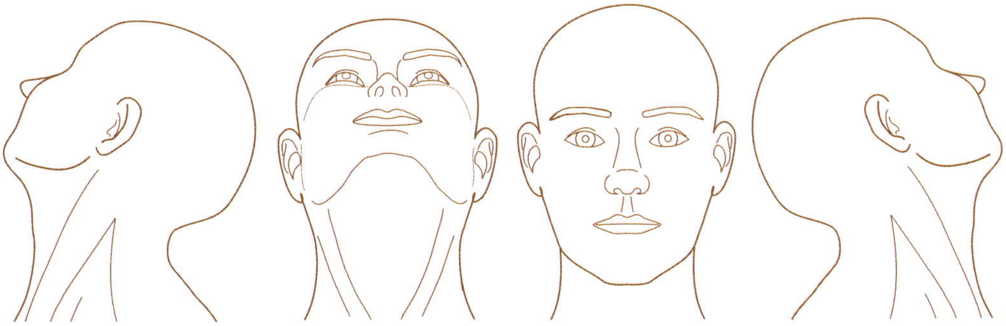

Extrabucal: _____
_____
_____
_____
_____
_____
_____
_____

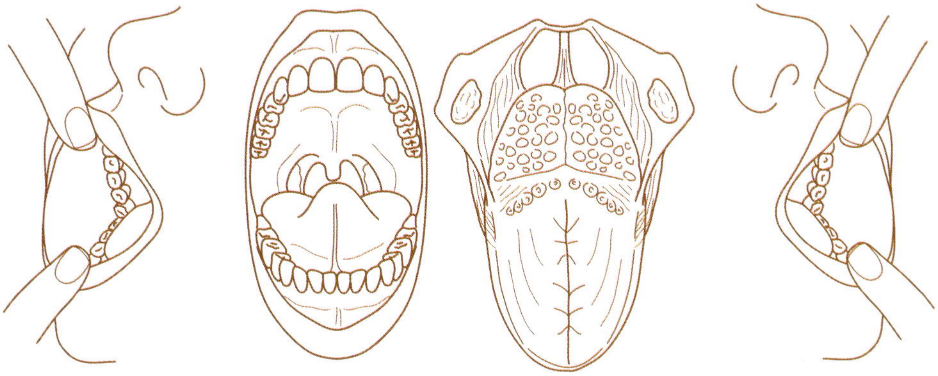

Intrabucal: _____
_____
_____
_____
_____
_____
_____
_____
_____

Figura 2.1 (*continuação*) Ficha clínica contendo anamnese e exame físico.

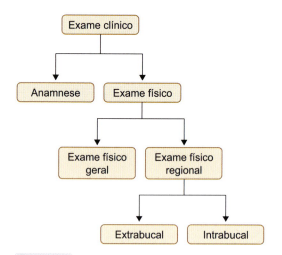

Figura 2.2 Esquema da execução do exame clínico.

resposta. Na ânsia de cooperar, os mais receptivos podem aumentar os dados que consideram ser mais importantes ao profissional, ou pacientes agressivos ou temerosos do diagnóstico podem minimizar ou não relatar dados relevantes.

O profissional deve estar atento em utilizar sempre uma linguagem acessível, pois a comunicação deve ocorrer de fato. O paciente pode sentir-se constrangido ao não compreender alguma pergunta e responder positiva ou aleatoriamente apenas com a intenção de mudar de assunto ou pensar satisfazer aos questionamentos. Por isso, o profissional deve reconhecer o nível sociocultural do paciente e adequar-se à sua conversação, facilitando o diálogo, rompendo possíveis acanhamentos.

O profissional deve prestar atenção aos sintomas que não foram expressos, à comunicação não verbal: expressões faciais, postura, gestos, olhar, sorriso, movimentos corporais, tom de voz, pausas, velocidade e lapsos de linguagem.

Por vezes, notamos que o paciente evita tópicos que acreditamos serem importantes e, ao insistirmos, torna-se irritadiço ou com vontade de encerrar a entrevista rapidamente. Nessas hipóteses, optamos por encaminhar o estudo a áreas mais neutras e, após algum tempo, tentamos explicar o motivo do questionamento e retornamos ao assunto.

O fato de o paciente ir acompanhado à consulta ou preferir ir sozinho apesar de ter parentes depende de vários fatores como:

- Caráter da doença: doenças venéreas, psíquicas, tumores ou suspeita de patologia que possam causar vergonha ao paciente
- Costume: o paciente considera-se independente e autossuficiente em todas as atividades diárias e não vê necessidade de acompanhamento
- Estreiteza de laços familiares ou pessoais: o paciente não tem alguém tão íntimo que possa acompanhá-lo
- Despreocupação: o paciente acredita não ter nada tão grave que demande estar acompanhado.

Em pacientes adolescentes, geralmente acompanhados pelos pais ou responsáveis, às vezes torna-se necessário pedirmos que estes se retirem para que o jovem não se sinta constrangido frente a algumas indagações relacionadas a hábitos sexuais ou uso de drogas ilícitas. Por vezes, o paciente torna-se pouco cooperativo e não devemos tomar essa atitude como agressiva. Nessa faixa etária, o jovem teme o fato de expor seus problemas e ansiedades.

Em crianças, ocorre o contrário: a presença de acompanhantes pode ser benéfica e tranquilizadora durante o exame. Ao falar com os pais na frente da criança, deve-se tomar cuidado com as palavras, pois ela pode influenciar-se interpretando-as fantasiosamente. Sempre tomamos o cuidado de nos referirmos ao paciente pelo nome e não por "ele" ou "ela".

Algumas informações devem ser preferencialmente coletadas da própria criança. No início, algumas se sentem inibidas ou receosas por falar com um "estranho". Por isso, geralmente começamos a abordagem com um assunto familiar que lhes agrade. Perguntamos, por exemplo, quem escolheu a roupa, o nome da escola ou do melhor amigo. Após algum tempo, geralmente as crianças se sentem mais seguras e gostam de falar; assim, devemos ter o cuidado de formular perguntas simples, diretas e de fácil entendimento.

Com o idoso, sempre que possível, devemos buscar as informações com o próprio paciente. É comum observar o acompanhante (familiar ou cuidador) intervindo por pensar que pode ajudar ou agilizar a consulta e o paciente sentir-se constrangido por não querer aparentar dependência. Nesses casos, o profissional deve gentilmente informar que prefere que as informações sejam fornecidas pelo próprio paciente. Este cuidado geralmente torna o paciente agradecido e estabelece forte vínculo de confiança.

Não se deve confundir a lentidão das respostas com falta de credibilidade. Por vezes o paciente apresenta-se poliqueixoso. Nesses casos, é necessário tentar orientar a entrevista sem perder a noção de que determinados sintomas podem estar relacionados à queixa principal. As perguntas devem ser claras, o ambiente deve ser confortável e livre de ruídos ou outras fontes de distração. Dado o aumento da expectativa de vida do idoso nos últimos tempos, pacientes idosos serão cada vez mais frequentes em nossas clínicas.

Com recém-nascidos, depende-se totalmente das informações fornecidas pelos pais, porém alguns dados (como os reflexos) podem ser estudados pelo profissional. Ao se pressionar com o polegar a palma da mão do bebê, sua boca se abre (este efeito é chamado de "reflexo de Babkin"), da mesma maneira que ao acariciar sua bochecha ele se volta naquela direção e abre a boca.

Alguns elementos são facilitadores da entrevista, como por exemplo:

- Empatia: capacidade de compreender o outro a partir do ponto de vista dele
- Respeito ou aceitação incondicional: capacidade de aceitar o outro como ele é, sem crítica ou julgamento dos seus pensamentos, sentimentos e conduta
- Congruência: capacidade de ser você mesmo em uma relação, sem se esconder atrás de uma máscara ou fachada
- Confrontação: capacidade de perceber e comunicar ao paciente discrepâncias e incoerências em seu comportamento, entre o que fala e faz
- Concreticidade: capacidade de decodificar a experiência do outro em elementos mais concretos e objetivos, esclarecendo experiências que podem ser confusas para o paciente
- Imediaticidade: capacidade de abordar os sentimentos mútuos que surgem na relação à medida que aparecem durante a consulta.

Bates et al. (1998) relacionam alguns comportamentos ou situações que podem interferir no êxito da anamnese, que apresentamos a seguir. O profissional deve estar sempre preparado, e, com habilidade e bom senso, contorná-los, pois, geralmente, em quase todos os pacientes, em algum momento algumas dessas situações ocorrem.

▶ **Silêncio.** Pode comportar uma série de significados e indicações. O paciente pode estar tentando organizar os pensamentos ou lembrar detalhes, ou simplesmente tentando decidir quais informações julga importantes ou mesmo avaliando se confia no profissional. Deve-se respeitar estes momentos, aguardar e encorajar o paciente a expor seus pensamentos. É provável que o paciente tenha assumido um papel passivo, aguardando perguntas, ou aproveitar-se das interrupções para enfatizar algum sintoma e comover o profissional. Pode ocorrer de ter se ofendido perante algum questionamento, gesto ou sinal de reprovação. O profissional deve reavaliar e tentar retomar o interrogatório.

▶ **Pacientes prolixos.** O profissional deve tentar conduzir a entrevista com cuidado para não aparentar impaciência. Algumas sugestões podem ser úteis:

- Deixe o paciente falar à vontade por cerca de 10 minutos para avaliá-lo quanto ao padrão de linguagem, se demonstra ser excessivamente detalhista ou ansioso, se existe uma organização de ideias ou raciocínio lógico. Algumas vezes, simplesmente o paciente não tem com quem conversar e está aproveitando a oportunidade para isso
- Tente dirigir o relato para o que você julga mais importante, formulando perguntas objetivas. Com cortesia, interrompa o paciente sempre que achar necessário
- Aceite que nem sempre você conseguirá realizar uma anamnese ampla e ao mesmo tempo objetiva, como seria ideal
- Se o tempo da entrevista se esgotou, explique para o paciente marcando nova consulta, preestabelecendo o tempo disponível.

▶ **Pacientes com sintomas múltiplos.** É possível que o paciente apresente múltiplas doenças orgânicas ou problemas emocionais. Muitas vezes aumenta pequenos sintomas para dar importância à sua doença ou angariar a simpatia do profissional. Todas essas possibilidades devem ser consideradas de modo a não incorrer no erro de menosprezar dados importantes que podem estar relacionados à queixa principal ou, ao contrário, esmiuçar sintomas que em nada irão cooperar para a obtenção do diagnóstico.

▶ **Pacientes ansiosos.** É comum o paciente apresentar-se ansioso. Geralmente ele teme que o diagnóstico seja de câncer, AIDS ou outra patologia grave, alterna momentos prolixos com silentes, senta-se de maneira tensa, mexendo os dedos ou roupas, suspirando ou lambendo os lábios ressecados. Na história do paciente, geralmente alguém próximo (parente, vizinho, amigo) pode ter tido este diagnóstico recentemente. O profissional deve encorajá-lo a falar de seus sentimentos e anseios, pois normalmente, após relatá-los, a ansiedade diminui.

▶ **Tranquilização.** Frente ao paciente ansioso somos tentados a rapidamente tranquilizá-lo. Este enfoque geralmente mostra-se contraproducente, pois o paciente pode pensar que "o profissional nem bem conhece seu diagnóstico e já quer falar alguma coisa". O profissional deve sempre tentar compreender a ansiedade do paciente, e após a obtenção do diagnóstico, lidar com as preocupações reais.

▶ **Raiva e hostilidade.** A doença, a indisposição e a "perda de controle sobre sua vida" podem ser a origem da hostilidade do paciente durante a consulta. Por outro lado, podemos merecê-la aparentando sermos relapsos, insensíveis ou mesmo incompetentes. O profissional deve tomar cuidado para não se tornar agressivo, lembrando que deve agir de maneira calma e racional, conquistando o respeito e a confiança do paciente.

▶ **Choro.** Frequentemente o paciente encontra-se emocionalmente abalado durante a consulta ou diante de alguma indagação, e as emoções afloram, ocorrendo o choro. O profissional não deve interromper esta manifestação; ao contrário, deve mostrar-se compreensivo, podendo oferecer um lenço e comentar que "desabafar é bom". Geralmente a recuperação é rápida, o paciente sente-se amparado e reconfortado e a consulta prossegue da etapa em que foi interrompida.

▶ **Pacientes sexualmente atraentes ou sedutores.** Ocasionalmente, o profissional pode sentir-se atraído por um(a) paciente. A atração pode ser provocada por insinuação proposital do paciente, ou ser apenas fruto da imaginação do profissional. Este relacionamento deve se manter sempre dentro dos limites profissionais. Após a consulta, o profissional deve rever quais as possíveis causas do ocorrido. Será que o paciente queria obter algum tipo de vantagem? O profissional apresentou-se excessivamente afetuoso ou manifestou algum comentário sobre a compleição física? Suas roupas e condutas estão adequadas? É necessário uma autoanálise honesta e, se necessário, uma correção de postura.

Apesar da importância desta primeira etapa, o profissional não deve correr o risco de interpretar os dados já coletados. Isto pode induzi-lo ao erro e direcionar seu exame físico de maneira inadequada.

Para que tenhamos um exame clínico mais completo e crível possível, é necessário que se criem pontes de confiança entre o profissional e o paciente.

A anamnese é dividida em:

- Identificação
- Queixa principal/duração
- História da doença atual
- Antecedentes pessoais
- Antecedentes familiares
- Observações.

▶ Identificação

A identificação deve contemplar:

- Nome: completo, sem abreviações, para o cadastramento do paciente. Alguns serviços optam por colocar o sobrenome do paciente à frente
- Sexo: sua anotação pode parecer um dado inútil, mas é importante, pois alguns nomes são dúbios e após algum tempo, quando o profissional tiver que rever suas anotações, nem sempre irá se lembrar do paciente. É importante ressaltar que algumas patologias têm maior ocorrência em determinado sexo, como, por exemplo, o líquen plano e a úlcera aftosa recorrentes nas mulheres, e a paracoccidioidomicose e o carcinoma espinocelular nos homens
- Idade: cada faixa etária apresenta maior incidência de determinada patologia, como a síndrome de Sjögren, que ocorre geralmente em mulheres após a 5ª década de vida, e a doença periodontal em idosos. Inconscientemente comparamos a idade cronológica do paciente com seu aspecto físico. Se aparenta ser mais jovem ou muito mais velho que sua idade real, pode-se intuir sobre seu estado geral de saúde, condições de vida e aspectos psicológicos
- Raça (etnia ou cor): define-se raça como o conjunto de indivíduos com determinada combinação de caracteres físicos geneticamente condicionados e transmitidos de geração em geração. Embora não seja exatamente igual à cor, na prática se confundem. Normalmente registram-se:
  ◦ Branco (caucásico)
  ◦ Pardo (feoderma)

- Negro
- Pode-se ainda utilizar a raça amarela (orientais) ou vermelha (indígenas)
- Naturalidade: deve-se anotar a região de procedência do paciente. O Brasil, por ser um país continental, apresenta áreas endêmicas de certas patologias, tais como a leishmaniose, na região da cidade de Bauru (SP), ou a hanseníase na região do Amazonas
- Estado civil: é importante saber o estado civil do paciente, não apenas pelos aspectos sociais, mas também pelo fato de inúmeras patologias estarem associadas à promiscuidade e à ausência de parceiros fixos, o que leva a uma suscetibilidade maior de doenças infecciosas
- Nacionalidade: este dado é importante não só por motivos da ocorrência de patologias mais frequentes em determinados países, como também de hábitos alimentares ou outros que variam conforme a cultura, como a ingestão de peixes crus pelos orientais ou alimentos gordurosos nos países nórdicos
- Profissão: em certas ocasiões, existe uma relação direta entre o trabalho do indivíduo e a patologia que o acomete. Por isso, não basta apenas registrar a ocupação atual, mas também questionar há quanto tempo o paciente exerce essa atividade e quais foram as anteriores, principalmente quando se trata de paciente aposentado.

Profissionais tais como enfermeiras, médicos e trabalhadores de hospitais, que ficam expostos a agentes infecciosos, são mais suscetíveis a desenvolver infecções ou outras patologias sistêmicas. Trabalhadores de zonas rurais, pelo contato com agrotóxicos, ficam mais suscetíveis a glomerulopatias, e pela intensa exposição ao sol apresentam maior incidência de queilite actínica, o que também ocorre com pescadores.

Queixa principal/duração

Neste tópico, interessa apenas o motivo da consulta e há quanto tempo o paciente queixa-se do problema. Sucintamente, utilizam-se as palavras do paciente e deve-se tomar cuidado de não aceitar "diagnósticos já formulados". Quando o paciente foi encaminhado por outro colega, nos interessa a queixa que o levou a procurar ajuda profissional.

Devemos ser vigilantes no sentido de não induzir o paciente. Sugerimos que se pergunte apenas:

- O que sente?
- Há quanto tempo?

Neste momento, é bastante comum o paciente querer relatar toda a história da lesão. O profissional deve conduzir a entrevista de uma maneira delicada, porém objetiva. Muitas vezes o paciente tem dificuldade de controlar o tempo, por isso o profissional deve auxiliá-lo, tentando recordar fatos ligados à queixa.

História da doença atual

Devemos anotar todos os dados desde o momento em que o paciente notou a presença da lesão ou do fato que o trouxe à consulta. Como se iniciou a lesão, qual sua evolução (aguda, crônica ou recorrente), qual era o estado de saúde anterior ou a existência de algum fato que o paciente acredite relacionar-se à patologia.

Normalmente deixamos o paciente falar naturalmente (anamnese espontânea) e depois o interrogamos sobre pontos omissos ou obscuros (anamnese dirigida). Nesse momento, alguns cuidados devem ser tomados, tais como a anotação dos fatos em sua ordem cronológica e a utilização das palavras do paciente.

Devemos esmiuçar os fatos relativos ao motivo da consulta, anotar se houve tentativa de tratamento, quais os resultados obtidos e se existem fatores correlatos tais como desmaio, tontura, enjoo etc. Geralmente, o paciente é pródigo em detalhes irrelevantes e econômico naqueles que consideramos importantes. A experiência profissional e o bom senso auxiliam sua depuração.

Todos os sintomas devem ser anotados e pesquisados. De todos eles, a dor é o mais frequente; assim, devemos obter detalhes como:

- Localização e irradiação: precisa, vaga, superficial, profunda
- Caráter e intensidade: surda, em queimação, em pontada, pulsátil, uniforme, lancinante. Se necessário, pede-se para o paciente pontuar a intensidade da dor em uma escala que vai de 0 a 10, sendo o "0" ausência de dor e o "10" sua maior intensidade
- Evolução: recorrente, em episódio único, ocorrência diária, contínua, periódica, rítmica, de evolução rápida ou "se demora" para chegar ao seu ponto de maior intensidade
- Relação com funções orgânicas: respiração, tosse, deglutição, posição do paciente, esforço físico, ingestão de alimentos (frios, quentes, ácidos)
- Fatores atenuantes ou de cessação: alimentos ou bochechos quentes ou frios, uso de analgésicos ou anti-inflamatórios, posição do paciente.

Devemos lembrar que a dor é uma vivência exclusiva do paciente, diferenciada entre semelhantes de acordo com suas condições físicas, emocionais, bagagem cultural, suporte familiar e social.

Além da dor existem muitos outros sintomas que devem ser levados em conta, tais como: ardor, adormecimento, formigamento, queimação, coceira, alterações do paladar etc.

Antecedentes pessoais

Neste momento nos interessam a história médica, os hábitos e os vícios do paciente e quaisquer outros dados que acreditemos serem relevantes.

Antecedentes mórbidos

Investigam-se o estado de saúde habitual e as doenças anteriores, órgãos e sistemas, a ocorrência de diabetes e cardiopatias. Damos particular atenção à ocorrência de "resfriados", sua frequência e intensidade, pois este dado será bastante útil no exame físico durante a pesquisa de linfonodos. Pesquisam-se cirurgias anteriores, suas razões e sequelas, bem como algum acidente ocorrido.

Ao perguntar se o paciente costuma fazer uso de algum medicamento, o profissional deve ser cuidadoso, já que os fármacos de uso rotineiro ou diário (vitaminas, anticoagulantes etc.) nem sempre são considerados "remédios" pelo paciente, e ele geralmente omite sua ingestão.

O uso de alguns medicamentos, tais como ácido acetilsalicílico, paracetamol, corticosteroides e anti-inflamatórios não esteroides (AINE), pode mascarar a ocorrência da febre.

Além dos medicamentos utilizados por via oral, devem ser consideradas outras substâncias, tais como unguentos, loções, colírios e outros produtos de finalidade cosmética e de higiene, tais como perfumes, sabonetes, dentifrícios, tinturas, antitranspirantes etc.

Outro dado importante a ser pesquisado é a presença de alergias e de doenças dermatológicas, visto a grande quantidade de patologias mucocutâneas. Em determinadas situações, a dieta ou um acentuado emagrecimento ou aumento de peso devem ser averiguados.

Durante a anamnese, às vezes ocorre queixa de perda ou alteração do paladar, dado que deve ser minuciosamente estudado. Frequentemente estes distúrbios resultam mais da deficiência do olfato do que do paladar, mas o inverso também pode ocorrer, ou seja, queixa de diminuição do olfato por consequência de algum distúrbio gustativo. Diversos fármacos provocam alteração do paladar, tais como antimicrobianos e ansiolíticos e, da mesma maneira, diversas patologias apresentam esses sintomas, como cirrose hepática e síndrome de Sjögren, entre outras.

A hipogeusia, a ageusia e a hipergeusia (respectivamente diminuição, ausência e exacerbação do paladar) poderão estar relacionadas a transtornos psíquicos que se reconhecem pelo conjunto de outros sintomas, tais como angústia, depressão ou ansiedade.

A qualidade do sono muitas vezes torna-se importante. Em pacientes adultos, este dado nem sempre é facilmente estudado; por vezes é necessário interrogarmos o parceiro. Em crianças, cabe aos pais informarem sobre os hábitos respiratórios diurnos (respiração bucal, separação labial permanente, dificuldades de deglutição, hipoxemia, sono excessivo) e noturnos (respiração ruidosa, roncos, apneias, sono entrecortado, hiperextensão cervical).

Cada vez mais os aspectos psicológicos do paciente tornam-se importantes. A frustração econômica, educacional e social predispõe a distúrbios psicológicos e físicos (Figura 2.3). A solidão nos grandes centros, às vezes no seio familiar, causa alterações de difíceis compreensão, diagnóstico e tratamento.

Hábitos e vícios

Devemos estar atentos ao tabagismo, ao etilismo, ao uso de drogas ilícitas recreacionais, ao hábito de mordiscar objetos, às práticas sexuais etc.

Quanto ao tabagismo, é importante saber a quantidade (cigarros/dia), há quanto tempo o paciente os utiliza (anos) e o tipo de cigarro (com ou sem filtro). O uso do cachimbo também deve ser questionado; em caso afirmativo, como o paciente o utiliza, se sempre na mesma posição, se apoiado apenas sobre os lábios ou pressionado com os dentes com a piteira apoiada em região do trígono retromolar.

Para se mensurar o grau de "dependência" do fumante, além da quantidade de cigarros perguntam-se:

- Geralmente, quando fuma o primeiro cigarro do dia?
- Costuma acordar no meio da noite para fumar?
- Acontece de sair do recinto onde está acontecendo uma reunião para fumar?
- Depois que utiliza o "primeiro cigarro do dia" consegue ficar mais de 2 horas sem fumar?

Quando o paciente relata ter "parado de fumar", deve-se anotar há quanto tempo isso ocorreu e qual foi o estímulo para o fato, se estético, por recomendação médica, por causa da dispneia etc. Deve-se ter em mente que o paciente ex-fumante demora cerca de 10 anos para ter a mesma possibilidade estatística de ocorrência de um tumor maligno de boca que um indivíduo não fumante.

Ainda em relação ao tabaco, devemos lembrar que este pode ser inalado (cigarro ou cachimbo), aspirado (rapé) ou mascado (fumo de corda), causando malefícios em qualquer uma dessas formas.

Quanto ao etilismo, devemos considerar o tipo de bebida consumido (fermentada ou destilada) e a frequência. Ao ser questionado, é comum o paciente, por motivos sociais, relatar ser "etilista social"; essa resposta não deve satisfazer o profissional, que deve pormenorizar a quantidade e a frequência. Para mensurar o grau de alcoolismo, pode-se utilizar o questionário CAGE, no qual se perguntam:

- Já sentiu a necessidade de reduzir ou cortar (*cut down*) a ingestão de álcool?
- Já se sentiu aborrecido (*annoyed*) com as críticas sobre o ato de beber?
- Já apresentou sentimento de culpa (*guilty*) por beber?
- Já aconteceu de beber pela manhã para fortalecer os nervos ou livrar-se de uma ressaca (*eye-opener*)?

Duas ou mais respostas positivas sugerem alcoolismo.

O uso de drogas ilícitas recreacionais (maconha, heroína, *crack*, anfetaminas etc.) deve ser pesquisado. O profissional deve tomar cuidado de não exprimir nenhuma recriminação de ordem religiosa, ética ou moral. O importante nesse momento é conhecer as reais possibilidades de contágio de doenças infecciosas e, apenas se houver uma relação de confiança entre o paciente e o profissional, as informações serão verídicas. Além do seu uso, deve-se averiguar sua forma de utilização (inalado, aspirado, injetável ou ingerido), pois cada uma das modalidades infere determinado fator de risco.

Os hábitos sexuais também devem ser pesquisados. Este item pode causar constrangimento. Por isso o profissional deve ser cuidadoso. Antes de formular o questionamento, deve ter certeza de que o paciente esteja à vontade, principalmente na presença do acompanhante. Dependendo da queixa ou dos sintomas, as práticas sexuais precisam ser esmiuçadas e o profissional deve explicar sua necessidade. Se necessário, é válido utilizar esta sequência de perguntas:

- Você tem vida sexual ativa?
- Mantém relações com homens, mulheres ou ambos?

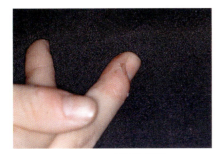 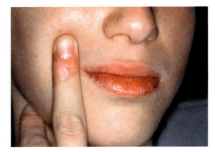

Figura 2.3 Lesões factícias ou autoinduzidas.

- Quantos parceiros sexuais teve nos últimos meses?
- Toma alguma precaução para evitar infecção?
- Pratica o "sexo oral"?

Todos os hábitos devem ser estudados, como levar objetos à boca (lápis, gravetos, papéis etc.), onicofagia (hábito de roer as unhas) etc. (Figuras 2.4 a 2.7).

Antecedentes familiares

Os estudos sobre a saúde dos pais e irmãos devem ser estendidos a outras pessoas que moram na mesma casa, tais como parentes e empregados ou outros que mantenham contato demorado com o paciente. Esses dados podem ter grande valor na pesquisa de doenças infecciosas como a tuberculose, por exemplo.

Analisamos também as condições de vida do paciente, se vive em região insalubre, se sua residência possui rede de saneamento básico e a presença de animais dentro da casa (Figura 2.8).

Antecedentes familiais

Cabe neste item a análise dos ascendentes e descendentes. Interessa-nos a ocorrência de patologias de ordem genética (síndromes, tumores, diabetes, cardiopatias etc.). Em caso de falecimento, a causa do óbito deve ser anotada.

Observações

Devem ser registrados todos os dados que acreditamos serem importantes e que ainda não tenham sido estudados.

Em pacientes senis ou nas crianças devemos anotar quem forneceu as informações. Também são relevantes algumas impressões pessoais, como se o paciente parece apático, excessivamente nervoso ou agressivo, ou se parece estar mentindo ou omitindo alguma informação.

A avaliação do humor do paciente algumas vezes mostra-se útil. Suas variações incluem tristeza, melancolia profunda, contentamento, alegria, euforia, exaltação, ira ou raiva, ansiedade, preocupação, desinteresse e indiferença.

Terminada a anamnese, o profissional deve ler suas anotações para o paciente, de modo a determinar se estão corretas e completas. Não é raro entendermos erroneamente algum dado fornecido pelo paciente, que precisará ser corrigido.

▶ Exame físico

O exame físico constitui-se como importante ferramenta ao raciocínio clínico. É a etapa que se segue à anamnese e cujos resultados apresentam-se mais significativos em função da

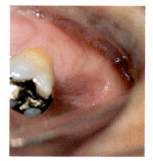
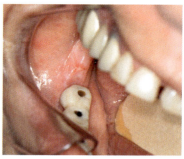

Figura 2.5 Erosão em região do túber e do trígono retromolar por hábito de mascar gelo.

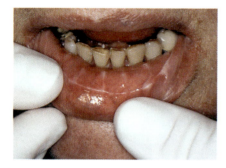

Figura 2.6 Lesão em mucosa labial provocada por hábito de succionar o lábio por entre os dentes.

história do paciente. Não deve, entretanto, ser encarado como subordinado à anamnese, mas sim, com valor individual.

O exame físico geral oferece uma ideia sintética do organismo, e com ele notamos, além da expressão fisionômica, as proporções do corpo, postura, situação nutricional, estado mental etc. Deve ser completo, sistematizado e amparado em conhecimentos técnicos de modo a angariar o maior número de dados. Como citamos anteriormente, realizamos o exame clínico em dois ambientes diferentes; assim temos a oportunidade de acompanhar o paciente de uma sala a outra e podemos obter mais dados observando sua marcha, mobilidade/agilidade e possíveis alterações no caráter da respiração etc.

Utilizamos nossos sentidos (visão, audição, tato e olfato) de forma direta ou indireta. Indiretamente, podemos potencializá-los: com uma lupa, ampliamos a visão; com o estetoscópio, a audição e assim por diante.

Todos os achados são anotados na ficha clínica. No exame físico regional (extra e intrabucal), as alterações encontradas são desenhadas em local apropriado.

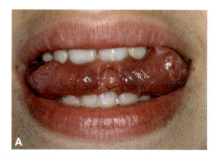
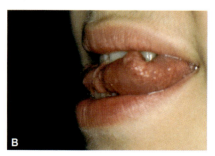
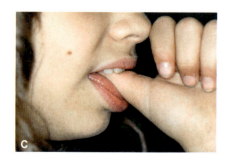

Figura 2.4 Nódulo em dorso de língua (**A** e **B**) provocado pelo hábito de sucção do polegar interpondo a língua entre o dedo e os incisivos (**C**).

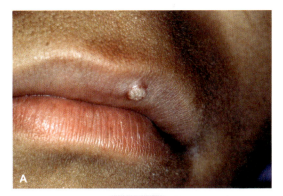 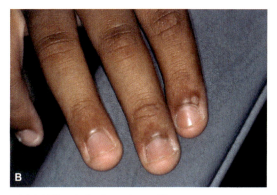

Figura 2.7 Verruga vulgar em mucosa labial (**A**) e dedo do paciente (**B**).

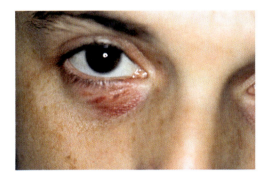

Figura 2.8 Arranhadura de gato em pálpebra inferior.

Quadro 2.1 ▪ Vantagens e desvantagens do microscópio operatório sobre a lupa.

Microscópio operatório	Lupa
Desvantagens Maior investimento "Curva de aprendizado"	**Vantagem** Menor investimento
Vantagens Visão estereoscópica sem convergência dos olhos Posição de trabalho Possibilidade de vários aumentos Iluminação com intensidade regulável	**Desvantagens** Necessidade de convergência dos olhos Posição de trabalho desfavorável Aumento único fixo

▪ Manobras de semiotécnica

Inspeção

É o ato de observar e inspecionar. Método em que se utiliza o sentido da visão na avaliação do aspecto, da cor, da forma, do tamanho e do movimento das diversas áreas corporais. A inspeção pode ser estática, quando é realizada com o paciente em repouso, ou dinâmica, na qual o examinador observa os movimentos corporais e expressões faciais do paciente bem como acentua alterações.

Pode ser realizada de maneira direta ou preferencialmente indireta com a utilização de lupa ou com o microscópio operatório (MO). Em nossa experiência clínica, utilizamos a forma direta para o exame físico geral, a lupa para o exame intrabucal (panorâmico) e, depois de visualizada a lesão para melhor detalhamento, utilizamos o microscópio operatório (Quadro 2.1).

Todos os achados devem ser anotados na ficha clínica. Para melhor compreensão, utilizamos as lesões fundamentais sem as quais acreditamos ser impossível uma real descrição das lesões e que serão estudadas ainda neste capítulo.

Palpação

É sempre precedida pela inspeção e pode ser realizada direta ou indiretamente. O exemplo clássico na Odontologia é a utilização da sonda exploratória para pesquisa de cáries ou infiltrações em sulcos e fossas nas superfícies oclusais dos dentes. Existem diversas formas de palpação, cada uma com suas técnicas e indicações.

A palpação pode ser manual ou bimanual, lembrando-se que sempre é necessário um anteparo para a estrutura a ser palpada. As técnicas são:

- Digital: utilizando-se apenas a polpa digital dos dedos; como exemplo, podemos citar a palpação da cadeia ganglionar submandibular
- Bidigital: utilizando-se dois dedos, o polegar e o indicador na palpação do lábio inferior ou indicador e médio na pesquisa de linfonodos da cadeia ganglionar pré-auricular
- Digitopalmar: utilizando o indicador para palpação e a palma da outra mão como anteparo, empregado no estudo da mucosa jugal e do assoalho de boca.

Para o profissional menos habituado, pode parecer difícil distinguir os diversos dados obtidos. Com treinamento adequado, é possível perceber alterações como:

- Textura
- Presença e consistência de nódulos submucosos
- Tamanho
- Forma
- Sensibilidade à palpação
- Alteração de temperatura
- Crepitações
- Mobilidade
- Resistência muscular
- Presença de massas.

Auscultação

A inclusão da ausculta na semiótica médica foi um dos maiores avanços da Medicina na primeira metade do século XIX. Raramente é utilizada de forma direta, sendo necessário o auxílio do estetoscópio para potencializar a audição. Na Odontologia, é utilizada principalmente para o estudo da articulação temporomandibular (ATM) para pesquisa de estalidos e crepitações ou o roçar de fragmentos frente a uma fratura. Alguns cuidados devem ser observados:

- Ambiente bastante silencioso
- As posições do paciente e do profissional devem ser confortáveis

- Instruir o paciente de maneira clara e objetiva quanto a respiração e movimentação da ATM.

Olfação

Entre os vários sentidos, o olfato é o menos utilizado; entretanto, em algumas situações pode fornecer algum indício de diagnóstico. É clássico o odor cetônico em pacientes com cetoacidose diabética, ou o hálito com cheiro de urina que ocorre em pacientes com uremia. A ingestão de bebidas alcoólicas bem como o tabagismo também fornecem cheiros característicos.

Pacientes portadores de neoplasias malignas, mormente em fases mais adiantadas, com frequência apresentam odor relativo a tecidos necrosados (putrefatos). Além das causas já mencionadas, diversas outras podem provocar halitose; podemos citar:

- Má higiene bucal
- Cáries
- Próteses mal adaptadas
- Próteses mal higienizadas
- Xerostomia
- Úlceras ou tecidos necrosados
- Exodontias recentes
- Infecções periodontais
- Infecções de vias respiratórias
- Alterações metabólicas
- Patologias do sistema digestório
- Alimentação.

Existem alguns aparelhos que podem auxiliar na pesquisa da halitose; são os detectores de compostos sulfurados. Apenas os aparelhos de cromatografia gasosa e os narizes eletrônicos conseguem detectar todos os compostos voláteis.

Punção

A punção consiste na introdução de uma agulha em cavidade ou massa tecidual para retirada de material com finalidade diagnóstica. Realiza-se com uma seringa tipo Luer e uma agulha de grosso calibre. Introduz-se a agulha no interior do tecido a ser estudado e traciona-se o êmbolo, provocando pressão negativa. O líquido aspirado pode ser:

- Sangue: a agulha encontra-se no interior de algum vaso de grande calibre ou hemangioma
- Saliva: indica mucocele ou rânula
- Pus: fornece o diagnóstico de abscesso (Figura 2.9)
- Líquido citrino: ocorre na presença de cisto
- Conteúdo "pastoso": pode ocorrer frente a queratocistos ou cistos dermoides.

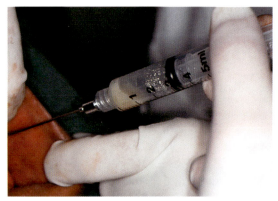

Figura 2.9 Punção mostrando conteúdo purulento.

A ausência de conteúdo aspirado também tem significado diagnóstico, sendo:

- Quando o êmbolo retrocede facilmente: presença de cavidade oca, como o seio maxilar
- Quando o êmbolo não retrocede: a agulha encontra-se no interior de algum tecido sólido, como a displasia fibrosa.

Existe também a técnica de exame realizada por punção de agulha fina que será discutida no Capítulo 13, *Glândulas Salivares*.

Percussão

Na Medicina, é bastante frequente o uso da percussão direta e a digitodigital para estudo da região abdominal, entre outras. Na Odontologia, geralmente utilizamos a forma indireta com o cabo do espelho clínico para realizar a percussão vertical e analisar a região periapical, e a percussão horizontal para pesquisa de alterações periodontais.

Raspagem

Realiza-se com uma espátula metálica de ponta romba para evitar traumatismos.

Utilizada principalmente em lesões brancas que aparecem na forma de placa, para verificar se estas cedem ou não à raspagem.

Quando a lesão apresenta a hipótese diagnóstica de pênfigo vulgar, o clínico fricciona delicadamente a mucosa de áreas próximas à lesão, esperando que ocorra uma bolha – sinal de Nikolsky positivo.

Vitropressão

Também conhecida como diascopia, é utilizada em lesões com alteração de cor, para verificar se a mancha é proveniente de alteração vascular (neste caso haverá isquemia da região) ou por algum pigmento (endógeno ou exógeno), que será realçado.

É importante ter cuidado quando a lesão encontra-se em tecido com muita elasticidade (lábio, mucosa jugal etc.); nestes casos, um anteparo – geralmente um abaixador de língua – deve ser utilizado.

Fotografia

Algumas lesões apresentam aspectos diferentes conforme sua evolução ou seu tratamento, sendo às vezes necessário uma imagem mais precisa para seu acompanhamento.

Além de todos os cuidados já mencionados, devemos lembrar que a cavidade bucal é rica em detalhes anatômicos que o profissional deve reconhecer, assim como uma infinidade de variações anatômicas. Todos estes dados serão esmiuçados no Capítulo 3, *Exames Complementares*.

• Condições necessárias para um correto exame físico

Para termos um exame físico mais completo possível, são necessárias condições mínimas como iluminação e acesso visual e tátil das estruturas a serem exploradas. Pode parecer bastante simples, mas quando se realiza o exame objetivo, diversos cuidados devem ser tomados:

- Iluminação: tanto no exame extrabucal quanto no intrabucal, este é um cuidado importante. A luz natural é sempre a que fornece dados mais reais; lâmpadas incandescentes

ou fluorescentes podem falsear dados relativos à coloração. No exame intrabucal, um bom foco de luz é imprescindível. Frequentemente precisamos utilizar espelhos clínicos para melhorar incidência da luz
- Afastamento das estruturas: a cavidade bucal tem difícil acesso visual. A necessidade de afastamento da língua, dos lábios e das mucosas geralmente é atentida com abaixadores de língua ou mesmo com a ajuda do espelho clínico. A inspeção de base de língua é realizada tracionando-a com o auxílio de uma gaze
- Secagem das estruturas: deve-se ter o cuidado de não raspar a lesão, o que poderia falsear futura inspeção. Preferencialmente usa-se gaze em vez de algodão, ou um suave jato de ar
- Conhecimento: conhecimento das características das diversas mucosas em relação a cor, textura, consistência, superfície etc. e principalmente inúmeras variações de normalidade
- Cooperação do paciente: geralmente o paciente surpreende-se ao não inspecionarmos primeiramente o motivo de sua queixa. Explicamos ao paciente que precisamos examiná-lo "como um todo" para posteriormente nos dedicarmos à área específica.

Sequência para o exame físico geral

Para o exame físico geral, propomos a sequência sugerida por Porto (2019) com algumas modificações:*

- Estado geral
- Nível de consciência
- Fala e linguagem
- Biotipo
- Estado de hidratação/nutrição
- Sinais vitais
- Marcha.

Estado geral

É uma avaliação bastante subjetiva. Visa compreender até que ponto a doença acometeu o organismo como um todo. Classifica-se em:

- Bom estado geral
- Regular estado geral
- Mau estado geral.

Nível de consciência

Analisa a capacidade de o paciente perceber, compreender e relacionar-se com o "mundo exterior". Utilizamos os parâmetros:

- Perceptividade: compreende a capacidade de responder a perguntas simples, como informar o endereço ou o nome de familiares
- Reatividade: significa a capacidade de reagir a estímulos inespecíficos, como virar a cabeça a algum ponto onde se faça barulho ou reagir frente a um estímulo doloroso.

Fala e linguagem

Durante a anamnese o profissional deve observar possíveis alterações na fala relativas à quantidade, ao ritmo, ao volume (sonoridade), à articulação das palavras e à fluência do paciente. Pode vislumbrar alterações como:

- Disfonia ou afonia: perturbação da voz que pode tornar-se rouca, fanhosa ou bitonal. Pode ter origem orgânica, funcional ou psíquica
- Dislalia: dificuldade de articular palavras, comum em crianças como a troca das letras "p" por "b" ou "l" por "r"
- Disartria: dificuldade na pronúncia das palavras por causas orgânicas, como alterações nos músculos da fonação, por exemplo
- Disfrasia: perturbação da faculdade de falar que consiste na impossibilidade de coordenação e arranjo das palavras na sua devida ordem, causada por lesão do sistema nervoso central.

Biotipo ou tipo morfológico

É o conjunto de características morfológicas apresentado pelo indivíduo, podendo ser: longilíneo, normolíneo (ou mediolíneo) e brevilíneo.

Ser brevilíneo ou longilíneo obrigatoriamente pode não ter relação com a altura.

A pessoa que apresenta biotipo brevilíneo tem os braços e as pernas curtos e o tronco mais avantajado do que uma pessoa normolínea e mais ainda do que a do tipo longilíneo.

A pessoa que apresenta biotipo brevilíneo tem a distância entre o púbis e o pé menor do que a entre o púbis e o vértice e tem braços e pernas menores que o tronco. No biotipo normolíneo, esta distância é exatamente igual, e no longilíneo encontramos uma distância púbis-pé maior do que a do púbis-vértice.

O brevilíneo pode ter uma estatura média normal. E pessoas baixas podem ter a proporção do corpo longilíneo, embora comumente o longilíneo alcance estatura final maior que o normolíneo e este maior que o brevilíneo.

Por ter o tronco maior, o brevilíneo deverá ter um peso maior do que um normolíneo e muito mais que o longilíneo da mesma altura, porque é nesta parte do corpo que se concentram as grandes vísceras compactas tais como o coração, o fígado, os rins e o baço, que concentram grande quantidade de sangue e pesam mais.

Resumidamente, podemos descrevê-los como apresentado no Quadro 2.2.

O ângulo de Charpy corresponde à abertura do ângulo formado pelas últimas costelas.

Para a homeopatia, os biotipos relacionam-se com a constituição, sendo:

- Constituição carbônica: brevilíneo, tendência a adoecer em órgãos originados do endoblasto, hipocrínico (hipotireóideo), tendência a escleroses
- Constituição sulfúrica: normolíneo, tendência a adoecer em órgãos originados do mesoblasto, normocrínico, variando entre tendências a escleroses e a desmineralização

Quadro 2.2 ▪ Características dos biotipos.

Brevilíneo	Normolíneo	Longilíneo
Pescoço curto	Pescoço, tórax, membros e estatura intermediários	Membros compridos
Tórax largo		Alta estatura
Membros curtos	Ângulo de Charpy igual a 90°	Ângulo Charpy menor que 90°
Baixa estatura	Tendência à oclusão normal ou à classe I de Angle	Tendência à classe II de Angle
Ângulo Charpy maior que 90°	Pescoço e tórax longos	
Tendência à classe III de Angle		

---

*Na 8ª edição de seu *Semiologia Médica*, o Prof. Celmo Celeno Porto propõe ao todo dezenove etapas. Abordamos neste capítulo as mais relevantes na nossa prática clínica.

- Constituição fosfórica: longilíneo, tendência a adoecer em órgãos originados do ectoblasto, hipercrínico (hipertireóideo), tendência a desmineralização.

Estado de hidratação/nutrição

No estado de hidratação normal, a pele apresenta-se elástica, as mucosas são úmidas e não há alterações oculares nem perda abrupta de peso. A desidratação pode ser classificada como:

- Leve: perda de peso de até 5%
- Moderada: perda de peso de até 10%
- Grave: perda de peso maior de 10%.

Dependendo de sua intensidade, os sinais podem apresentar-se como globo ocular afundado, mucosas ressecadas, pele pálida ou acinzentada, pulso rápido e hipotensão arterial.

Para avaliar o estado nutricional são utilizados diversos parâmetros, entre eles o peso que identifica toda a massa corporal, formada por órgãos internos, ossos, músculos, água, pele e panículo adiposo entre tantos outros componentes.

O peso ideal ou teórico para cada pessoa é aquele considerado adequado em função de determinados dados, entre os quais altura, sexo, idade, biotipo, hábitos de vida, estado geral de saúde etc. Este número está fundamentado em dados médios populacionais que não devem ser interpretados como algo rígido.

A classificação tradicional para o estado de nutrição divide os pacientes em desnutridos, subnutridos, má nutrição proteica e obesos, utilizando os parâmetros de peso, altura, musculatura, panículo adiposo, desenvolvimento físico, idade e estado geral.

Há várias formas para se calcular o peso ideal; uma delas é a avaliação do biotipo individual, classificado como normolíneo, longilíneo ou brevilíneo, em que o peso teórico ideal é aquele resultante da simples subtração da altura. Desta forma:

$$\text{Peso teórico} = \text{Altura em cm} - 100$$

Por exemplo, um paciente do sexo masculino medindo 1,78 m teria peso teórico ideal de 78 kg; para uma mulher subtrai-se 5%, assim, no mesmo exemplo, o peso teórico ideal seria de 74,2 kg.

Mudanças bruscas de peso (no espaço de alguns dias) sugerem alterações nos líquidos e não nos tecidos corporais. Como possíveis causas de perda de peso podemos citar: doenças gastrintestinais, distúrbios endócrinos (diabetes melito e hipertireoidismo), infecções crônicas, neoplasias malignas, anorexia nervosa e bulimia.

Quando o paciente apresenta peso estável de 10 a 15% abaixo do padrão, apresenta magreza que pode ser constitucional ou patológica.

Atualmente o método mais adotado pela comunidade médico-científica é o determinado pelo índice de massa corporal (IMC), proposto pela Organização Mundial da Saúde (OMS). Calcula-se como $IMC = p/h^2$, em que p representa peso em quilos e h altura em metros. Por exemplo, uma pessoa com 1,78 m de altura pesando 73 kg apresenta $IMC = 73/1,78^2$ que corresponde a 23,1.

Como qualquer outro índice, o IMC é sujeito a críticas, pois não leva em conta algumas características físicas que podem variar de um indivíduo para o outro (p. ex., gordura localizada). Esses valores não se aplicam para menores de 18 anos, idosos, pessoas sedentárias, mulheres grávidas ou amamentando, atletas de competição e fisiculturistas. Desta forma:

- IMC abaixo de 20: abaixo do peso normal
- IMC entre 20 e 24,9: peso normal
- IMC entre 25 e 29,9: sobrepeso
- IMC acima de 30: obeso.

A gordura localizada é mensurada pela circunferência abdominal (medida com fita métrica, com o paciente em pé e na altura do umbigo). Quando maior que 94 cm para homens e maior que 80 cm para mulheres já está associada a um risco aumentado para a saúde, independentemente de haver excesso de peso.

O corpo humano pode ser classificado com dois tipos diferentes de massa: a massa gorda, formada basicamente por gordura, e a massa magra, composta pela musculatura. O ideal será obter um determinado equilíbrio entre esses tipos de composição de massa. Se houver alto índice de massa gorda, é provável que ocorram alterações como o aumento do colesterol e nível de triglicerídeos, hipertensão, diabetes, problemas de coluna e cansaço excessivo.

Em geral, um percentual de gordura corporal entre 13 e 22% para homens e 18 a 27% para mulheres é considerado saudável. Mas para quem pratica exercícios físicos regularmente estes números se alteram entre 6 e 14% para homens e entre 12 e 20% para mulheres.

Sinais vitais

São aqueles que evidenciam o funcionamento e as alterações da função corporal. Dentre os inúmeros sinais que são utilizados na prática diária para o auxílio do exame clínico, destacamos:

- Pressão arterial (PA)
- Pulso
- Temperatura corporal
- Respiração.

Pressão arterial

A pressão ou tensão arterial é um parâmetro de suma importância na investigação diagnóstica; relacionando-se com o coração, traduz o sistema de pressão vigente na árvore arterial. É medida com a utilização do esfigmomanômetro e do estetoscópio. A pressão arterial é determinada pela relação PA = DC × RP, em que DC é o débito cardíaco e RP significa resistência periférica, e cada um desses fatores sofre influência de vários outros.

▶ **Débito cardíaco.** É resultante do volume sistólico (VS) multiplicado pela frequência cardíaca (FC), sendo que o volume sistólico é a quantidade de sangue expelida do ventrículo cardíaco em cada sístole (contração); as variações do débito cardíaco são grandes, sendo em média de 5 a 6 ℓ por minuto, podendo chegar a 30 ℓ por minuto durante um exercício físico.

▶ **Resistência periférica.** É representada pela vasocontratilidade da rede arteriolar, sendo este fator importante na regulação da pressão arterial mínima ou diastólica; ela é dependente das fibras musculares na camada média dos vasos, dos esfíncteres pré-capilares e de substâncias humorais tais como angiotensina e catecolamina.

▶ **Distensibilidade.** É uma característica dos grandes vasos, principalmente da aorta, que apresentam grande quantidade de fibras elásticas. Em cada sístole o sangue é impulsionado para a aorta, acompanhada de uma apreciável energia cinética, que é em parte absorvida pela parede do vaso, fazendo com que a corrente sanguínea progrida continuamente. A diminuição da elasticidade da aorta, como ocorre em pessoas idosas, resulta em aumento da pressão sistólica sem elevação da diastólica.

▶ **Volemia.** Interfere de maneira direta e significativa nos níveis da pressão arterial sistólica e diastólica. Com a redução da volemia, que ocorre na desidratação e nas hemorragias, ocorre uma diminuição da pressão arterial.

▶ **Viscosidade sanguínea.** Também é um fator determinante, porém de menor importância; nas anemias graves, podemos encontrar níveis mais baixos de pressão arterial, podendo estar elevados na poliglobulia.

▶ **Técnica.** O paciente deve ficar em repouso por pelo menos cinco minutos, em abstenção de fumo ou cafeína nos últimos 30 minutos; o braço selecionado deve estar livre de vestimentas, relaxado e mantido no nível do coração; com o paciente sentado, coloca-se o braço sobre uma mesa; a pressão arterial poderá estar falsamente elevada caso a artéria braquial fique abaixo do nível do coração.

O pulso braquial deve ser palpado para o diagnóstico de sua integridade. A bolsa inflável deve ser centralizada sobre a artéria braquial, sendo que a margem inferior do manguito deve permanecer 2,5 cm acima da prega antecubital; prende-se o manguito e posiciona-se o braço de modo que fique levemente fletido.

Coloca-se o diafragma do estetoscópio suavemente sobre a artéria braquial; insufla-se o manguito até o nível previamente determinado (30 mmHg acima da pressão arterial máxima verificada pelo método palpatório) e em seguida desinsufla-se lentamente, a uma velocidade de 2 a 3 mmHg por segundo. Verifica-se o nível no qual os ruídos (de Korotkoff) são auscultados, o que corresponde à pressão arterial máxima. Continua-se baixando a pressão até o abafamento das bulhas e a seguir o desaparecimento completo dos ruídos de Korotkoff, o que corresponde à pressão arterial mínima.

Em algumas pessoas, o ponto de abafamento e o de desaparecimento ficam muito afastados, e em raras situações chegam a não desaparecer. A diferença entre a pressão arterial máxima e mínima é chamada de pressão de pulso. Durante a ausculta dos ruídos (de Korotkoff) pode existir uma ausência temporária destes, sendo este fenômeno chamado de hiato auscultatório, comum em hipertensos graves e em patologias da válvula aórtica.

Cuidados importantes:

- Variações na posição e na pressão do receptor do estetoscópio interferem no resultado dos níveis tensionais
- A pressão arterial deve ser medida em ambos os braços
- A roupa do paciente não deve fazer constrição no braço
- Arritmias importantes interferem na medida da PA
- PA deve ser sempre medida em condições basais.

A classificação mais recentemente utilizada é preconizada pela Sociedade Brasileira de Cardiologia que toma parâmetros norte-americanos como base. Houve uma simplificação das faixas pressóricas e a categorização de uma situação dita "pré-hipertensão", em que são incentivadas as modificações do estilo de vida, tendo em vista a grande possibilidade de evolução futura para o estado de hipertensão arterial com o avançar da idade. Nesta classificação atual, a pressão ideal é aquela menor que 120 sistólica e 80 diastólica. O Ministério da Saúde (MS) considera este valor ideal, pois há menos riscos para o aparelho cardiovascular. A pressão arterial sistólica, bem como a diastólica, podem estar alteradas isolada ou conjuntamente.

O profissional deve estar atento a algumas variações que são fisiológicas como:

- Idade: em crianças é nitidamente mais baixa do que em adultos
- Sexo: na mulher, a pressão é um pouco mais baixa do que no homem, porém na prática adotam-se os mesmos valores
- Raça: as diferenças entre grupos étnicos muito distintos talvez se deva a condições culturais e de alimentação
- Sono: durante o sono ocorre uma diminuição de cerca de 10% tanto na sistólica como na diastólica
- Emoções: provocam elevação principalmente da sistólica
- Exercício físico: provoca intensa elevação da PA, devido ao aumento do débito cardíaco, existindo curvas normais da elevação da PA durante o esforço físico (testes ergométricos)
- Alimentação: após as refeições, há discreta elevação, porém sem significado prático
- Mudança de posição: a resposta normal quando uma pessoa fica em pé ou sai da posição de decúbito inclui uma queda da PA sistólica de até 15 mmHg e uma leve queda ou aumento da diastólica de 5 a 10 mmHg.

Pulso

O pulso é a mensuração periférica da frequência e do ritmo do coração, que fornece dados da qualidade do desempenho cardíaco. Provavelmente é um dos procedimentos clínicos mais antigos da prática médica. As artérias carótida, braquial, radial e femoral são tradicionalmente utilizadas devido a sua localização acessível superficial ao osso e musculatura densa. No consultório odontológico, geralmente verificamos os pulsos radial e braquial. Nessas artérias, é possível avaliar: o estado da parede arterial, a frequência, o ritmo, a amplitude, a tensão e a comparação com a artéria contralateral.

Deve-se tomar o cuidado de pressionar moderadamente a região estudada, pois o excesso de força pode ocultar o pulso pela obliteração da artéria. A pressão necessária varia em proporção à quantidade de tecido que envolve a artéria. A localização precisa é mais importante que a pressão exercida. Tanto o profissional quanto o paciente devem estar confortavelmente instalados para minimizar os movimentos.

▶ **Pulso radial.** A artéria radial encontra-se entre a apófise estiloide do rádio e o tendão dos flexores. Pede-se que o paciente volte a palma da mão para cima. Para palpá-lo empregam-se os dedos indicador e médio, com o polegar fixado no dorso do punho do paciente, sendo que o examinador usa a mão direita para examinar o pulso esquerdo e vice-versa.

▶ **Pulso carotídeo.** As pulsações da carótida são visíveis e palpáveis medialmente aos músculos esternocleidomastóideos. Para sua palpação, devemos colocar o polegar esquerdo (ou o indicador e dedo médio) sobre a carótida direita e vice-versa, no terço inferior do pescoço, adjacente à margem medial do músculo esternocleidomastóideo bem relaxado, no nível da cartilagem cricoide.

▶ **Pulso braquial.** Colocar a mão oposta debaixo do cotovelo do paciente e utilizar o polegar para palpar a artéria braquial imediatamente medial ao tendão do músculo bíceps, sendo que o braço do paciente deve repousar com o cotovelo esticado e as palmas da mão para cima.

Características do pulso

▶ **Parede arterial.** A parede do vaso não deve apresentar tortuosidades, sendo facilmente depressível; na aterosclerose, ocorre deposição de sais de cálcio na parede dos vasos, sendo que à palpação o notamos endurecido, irregular e tortuoso, recebendo o nome de traqueia de passarinho.

▶ **Frequência.** A contagem deve ser sempre feita por um período de 1 minuto. A frequência varia com a idade e diversas condições físicas. A mensuração por menos tempo com a multiplicação por algum fator para se obter a contagem de 1 minuto pode resultar em erro e falsear outros dados. Na primeira infância, varia de 120 a 130 batimentos por minuto (bpm); na segunda infância, de 80 a 100 bpm; no adulto é considerada normal de

60 a 100 bpm e nos idosos de 70 a 80 bpm, sendo que acima do valor normal temos a taquisfigmia e abaixo a bradisfigmia. Na prática diária, de maneira equivocada, usamos respectivamente os termos taquicardia e bradicardia, pois nem sempre o número de pulsações periféricas corresponde aos batimentos cardíacos. Está aumentada em situações fisiológicas como exercício, emoção, gravidez, ou em situações patológicas como estados febris, hipertireoidismo, hipovolemia entre muitos outros. A bradisfigmia pode ser normal em atletas.

▶ **Ritmo.** É dado pela sequência das pulsações, sendo que quando ocorrem em intervalos iguais chamamos de ritmo regular; quando os intervalos são ora mais longos ora mais curtos, o ritmo é irregular. A arritmia traduz alteração do ritmo cardíaco.

▶ **Amplitude ou magnitude.** É avaliada pela sensação captada em cada pulsação e está diretamente relacionada ao grau de enchimento da artéria na sístole e esvaziamento na diástole.

▶ **Tensão ou dureza.** É avaliada pela compressão progressiva da artéria; se a pressão necessária para interromper as pulsações for pequena, caracteriza-se um pulso mole. No pulso duro, a pressão exercida para desaparecimento do pulso é grande e pode indicar hipertensão arterial.

▶ **Comparação com a artéria homóloga.** É sempre obrigatório o exame de pulso da artéria contralateral, pois a desigualdade dos pulsos pode identificar lesões anatômicas.

Temperatura corporal

É possível observar pequenas variações de temperatura de pessoa para pessoa, podendo ainda variar no mesmo indivíduo dependendo do local a ser examinado ou da atividade física. Em mulheres, 24 a 36 horas antes do início da menstruação a temperatura diminui em até 1°C e assim permanece durante o período menstrual. Em dias quentes, a temperatura de um adulto saudável pode chegar a 37,2°C.

Calafrios recorrentes sugerem oscilações extremas da temperatura corporal, e sensações de calor (fogachos) e sudorese acompanham a menopausa.

Para o dentista, os locais habituais para a verificação da temperatura são as axilas e a boca, que apresentam diferentes valores considerados normais:

- Temperatura axilar: 35,5°C a 37°C
- Temperatura bucal: 36°C a 37,4°C.

Deve-se tomar alguns cuidados para aferição da temperatura, como certificar-se de que abaixou a coluna de mercúrio corretamente e se respeitou o tempo de medição (3 minutos).

Para aferição da temperatura bucal o termômetro deverá ser colocado sob a língua, posicionando-o no canto do lábio. Esta técnica é contraindicada em crianças, idosos, pacientes graves, inconscientes, psiquiátricos, portadores de alterações orofaríngeas, após fumar e após ingestão de alimentos quentes ou gelados.

Quando a temperatura corporal está acima do nível de normalidade, é denominada hipertermia ou "febre", que pode ser resultado de diversos processos tais como infecções, inflamações, lesões teciduais, afecções vasculares (infarto agudo do miocárdio) e neoplasias malignas. Quando o profissional a constata ou quando o paciente a relata durante a anamnese algumas características devem ser estudadas, como:

- Início: pode ser abrupto ou gradual
- Intensidade: a partir da temperatura axilar, classifica-se em:
  ◦ Leve ou febrícula: até 37,5°C
  ◦ Moderada: até 38,5°C
  ◦ Alta ou elevada: acima de 38,5°C
- Duração: é considerada prolongada quando a duração é maior do que 10 dias
- Modo de evolução: no consultório, os dados geralmente são fornecidos pelo paciente. Quando hospitalizado, a aferição é realizada no mínimo 2 vezes/dia
  ◦ Febre contínua: aquela que sempre permanece acima do normal, com pequenas variações (até 1 grau); exemplo frequente é a febre da pneumonia
  ◦ Febre remitente: hipertermia diária, sendo que as variações são acima de 1 grau; como exemplo, podemos citar a septicemia
  ◦ Febre intermitente: neste caso, a hipertermia é interrompida por períodos de temperatura normal, em um mesmo dia, ou um ou mais dias com temperatura normal; é característica da malária
  ◦ Febre recorrente ou ondulante: caracteriza-se por períodos de temperatura normal que dura dias, seguidos de elevações variáveis da temperatura; são encontradas, por exemplo, nos portadores de neoplasias malignas
- Término: chama-se "crise" quando a febre desaparece subitamente; com frequência, esses casos são acompanhados de sudorese profusa e prostração. E considera-se em "lise" quando a hipertermia desaparece lentamente.

Quando a temperatura corporal está abaixo do nível de normalidade recebe o nome de hipotermia.

Respiração

A respiração é a troca de gases dos pulmões com o meio exterior, que tem como objetivo a absorção do oxigênio e a eliminação do gás carbônico. É contada observando-se o peito levantar e abaixar; geralmente conferimos durante a conversa de modo a não deixar o paciente perceber que está sendo checado. Pode ser estudada quanto ao ritmo, à profundidade e ao esforço respiratório.

Um prolongamento da expiração sugere estreitamento das vias respiratórias inferiores; o estridor, um sibilo basicamente inspiratório, sugere alguma obstrução na laringe ou na traqueia. Um suspiro ocasional é normal.

No ritmo respiratório normal, os movimentos são regulares e não existe pausa entre eles.

Em crianças, a frequência é de 30 a 40 movimentos respiratórios por minuto; no adulto consideramos normal de 14 a 20 movimentos respiratórios por minuto (eupneia). Estes valores podem estar alterados pelo nível de atividades físicas, estado emocional, febre e anemia.

Podemos classificar as alterações da respiração como:

- Dispneia: é a respiração difícil, trabalhosa ou curta. É sintoma comum de várias doenças pulmonares e cardíacas; pode ser súbita ou lenta e gradativa
- Ortopneia: é a incapacidade de respirar facilmente, exceto na posição ereta
- Taquipneia: respiração rápida, acima dos valores da normalidade, frequentemente pouco profunda
- Bradipneia: respiração lenta, abaixo da normalidade
- Apneia: ausência da respiração.

Marcha

A marcha é resultante de uma série de atos coordenados, de iniciação voluntária e que se realizam automaticamente.

Poderá ser observada quando o paciente entra para a consulta ou quando se encaminha da "sala de consulta" à "sala de exame". Se necessário, peça que o paciente execute manobras que possam acentuar déficits como andar na ponta dos pés ou nos calcanhares.

Quatro dados básicos acerca da marcha podem ser coletados após observação minuciosa e atenta enquanto o paciente anda. São eles:

- Eixo da marcha: desenvolve-se segundo um eixo imaginário que representa a menor distância entre dois pontos preestabelecidos. As alterações neste eixo geralmente representam alterações neurológicas graves
- Amplitude do passo: definida como a distância linear entre os ciclos do passo. Pode estar alterada pela fraqueza muscular, pela rigidez articular, pela dor e pelas deformidades intrínsecas ou extrínsecas ao pé
- Passada: é a soma das amplitudes de dois passos consecutivos executados pelos dois membros inferiores – um passo direito e um passo esquerdo.

Todo e qualquer distúrbio da marcha recebe o nome de *disbasia*. Podemos classificá-la como:

- Marcha claudicante: quando o paciente "manca" para um dos lados
- Marcha helicópode ou hemiplégica: ocorre em pacientes que sofreram acidente vascular cerebral (AVC); o braço é mantido imóvel próximo ao corpo, ao andar o joelho não flexiona e o paciente arrasta o pé
- Marcha parkinsoniana: o paciente tem dificuldade de iniciar o movimento, anda como um bloco enrijecido, com passos curtos e rápidos
- Marcha do idoso: os passos ficam curtos, incertos e até mesmo arrastados.

Após o exame físico geral, realiza-se o exame físico regional extrabucal, em que se estuda a região de cabeça e do pescoço.

▶ Exame extrabucal

Neste momento, notamos aumentos ou depressões, deformações, perdas externas de substância, manchas, mobilidade e outras alterações na região de cabeça e do pescoço. O exame extrabucal inicia-se pela observação do pescoço e paulatinamente dirige-se à boca.

São estudados os seguintes itens:

- Pele e fâneros
- Pescoço
- Cabeça e crânio
- Face
- Fácies
- Orelhas
- Olhos
- Seios paranasais
- Nariz
- Articulação temporomandibular
- Cadeias ganglionares.

▪ Pele e fâneros

São observados os seguintes aspectos:

- Coloração: em pacientes da raça negra a avaliação é mais difícil do que em brancos ou pardos. Podemos encontrar palidez, vermelhidão (Figura 2.10), cianose, icterícia, albinismo
- Umidade: a pele pode apresentar-se normal, seca ou com a umidade aumentada (sudorenta)

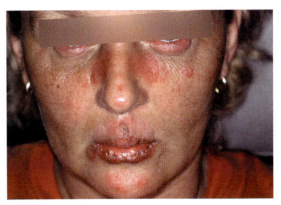

Figura 2.10 Eritema acometendo região infraorbitária e dorso do nariz (aspecto de asa de borboleta) e lesões ulcerativas em lábio em paciente com lúpus eritematoso.

- Textura: pode ser normal, lisa, áspera e enrugada
- Temperatura: normal, aumentada ou diminuída
- Lesões.

▪ Pescoço

Os pontos de referência do pescoço são os principais músculos da região cervical – esternocleidomastóideo e trapézio que dividem o pescoço em: região anterior, lateral e posterior. O exame do pescoço deve avaliar: pele e musculatura, traqueia, tireoide, mobilidade e vasos sanguíneos (jugulares e carótidas). As cadeias ganglionares (linfonodos) merecem atenção especial e serão discutidas posteriormente.

O pescoço tem uma forma cilíndrica, regular (sem abaulamentos e depressões) e grande mobilidade (ativa e passiva), livre e indolor. Utilizam-se em seu exame a inspeção e a palpação. Sua mobilidade tem amplitude de 180°, executa movimentos de flexão, extensão, rotação e lateralidade. Observa-se a existência de contratura, resistência e dor. A alteração mais comum é o torcicolo (dor e dificuldade na movimentação).

▪ Cabeça e crânio

Na avaliação do crânio, utiliza-se a inspeção e mais raramente a palpação. Verificam-se: *tamanho* e *forma*. Varia conforme a raça e idade. A mensuração do perímetro cefálico (PC) pode fornecer os seguintes achados:

- PC = 65 a 74,9 cm – cabeça ovoide, comum nos negros
- PC = 75 a 79,9 cm – cabeça arredondada, comum nos brancos
- PC = 80 a 90 cm – cabeça achatada.

As alterações de tamanho são as seguintes:

- Macrocefalia – crânio anormalmente grande
- Microcefalia – crânio anormalmente pequeno.

As alterações de forma podem surgir devido a:

- Aplicações de instrumentos no crânio ao nascimento da criança
- Doenças orgânicas
- Sífilis
- Anemias hemofílicas congênitas.

Na avaliação da cabeça, observamos também os cabelos. Normalmente, registram-se a cor, a textura e a distribuição, sua presença ou sua ausência em locais incomuns para o gênero e para a idade.

Face

Avalia-se a simetria, comparando-se um lado com o outro, com o paciente em repouso e abrindo e fechando a boca (Figura 2.11). A perda da simetria pode ser observada, por exemplo, nas paralisias faciais, na ocorrência de aumentos como em abscesso dentário, edema alérgico, anomalia congênita, tumores, aumento das glândulas salivares etc. (Figura 2.12).

Os terços inferior, médio e superior da face devem apresentar-se harmônicos, respeitando o biotipo do paciente.

O aumento da distância interpupilar (hipertelorismo) e o aumento da ponte nasal podem ocorrer na disostose craniofacial de Crouzon e na síndrome de Apert.

A perspectiva lateral revela o contorno do perfil dos ossos, podendo-se observar o desenvolvimento desproporcional das seguintes estruturas: mandíbula, maxila, arcos zigomáticos e ossos frontais.

Fácies

É o conjunto de dados exibidos na face do paciente. Deverá ser referido focalizando-se três aspectos:

- Expressão fisionômica do estado psicológico: é muito variável e pode proporcionar variações em qualidade e intensidade, representar dor, medo, ansiedade, pavor, indiferença, calma, apatia, tristeza, sonolência, alegria, ira etc.
- Demonstração de perturbação metabólica presente ou não: a pessoa pode apresentar-se bem nutrida, emagrecida, caquética, desidratada, febril, edemaciada etc.
- Fácies características de doenças orgânicas bem definidas:
  - Fácies da paralisia facial periférica: assimetria de face com impossibilidade de fechar as pálpebras, repuxamento da boca e apagamento do sulco nasolabial
  - Fácies parkinsoniana: fisionomia impassível, olhar fixo, supercílios elevados e fronte enrugada
  - Fácies cushingoide ou de lua cheia: arredondamento do rosto com atenuação dos traços faciais. Ocorre em pacientes com hiperfunção do córtex da suprarrenal ou que fazem uso de corticosteroides por tempo prolongado
  - Fácies acromegálica: proeminência das maçãs do rosto, maior desenvolvimento da mandíbula, aumento de tamanho de nariz, lábios e orelhas.

Orelhas

Estão posicionadas quase verticalmente, alinhadas com os olhos. Os formatos são similares e proporcionais ao tamanho da face. Consistem basicamente em cartilagem recoberta por pele e têm consistência firme e elástica.

Observa-se a ocorrência de secreções que podem ser hemorrágicas, purulentas ou serosas.

As malformações congênitas incluem tamanho irregular, forma desproporcional de parte da aurícula ou posição abaixo do normal em relação ao zigomático.

Olhos

Anormalidades dos olhos sugerem distúrbios de desenvolvimento, doença inflamatória ou infecciosa, manifestações de enfermidades sistêmicas e disfunção do nervo craniano. Avaliam-se as estruturas externas, estruturas do olho propriamente dito e movimentos oculares.

As estruturas externas são:

- Pálpebras: o tecido palpebral é frouxo, com pouca resistência e sem lesões. As pálpebras fecham-se totalmente e abrem-se simetricamente. A queda da pálpebra superior (ptose) pode ser congênita ou adquirida
- Cílios: os cílios devem ser implantados e distribuídos uniformemente
- Sobrancelhas: são bastante variáveis de indivíduo para indivíduo.

As estruturas dos olhos propriamente ditas são:

- Conjuntiva: a conjuntiva palpebral é a membrana vermelha lisa e úmida que recobre a parte interna das pálpebras. Normalmente é rósea e deve ser umedecida continuamente pelo lacrimejamento fisiológico. Alterações: palidez (anemias) e conjuntivite. A queixa de sensação de olho seco pode ocorrer frente à síndrome de Sjögren
- Esclerótica: é a camada subjacente que deve ser esbranquiçada e clara ou amarelada nas pessoas de raça negra ou idosos. Uma tonalidade fracamente azulada é vista frequentemente em crianças saudáveis
- Córnea: camada lisa e transparente que recobre a íris. Normalmente não tem vasos

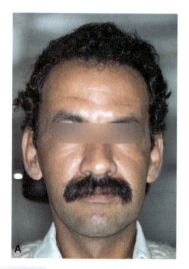
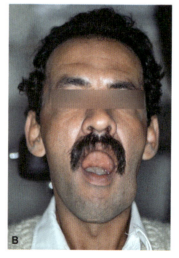
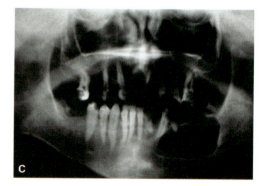

Figura 2.11 Inspeção dinâmica: com o paciente em repouso (**A**), praticamente não se nota a assimetria que aparece quando ele abre a boca (**B**). A radiografia panorâmica revela o cisto causador da assimetria (**C**).

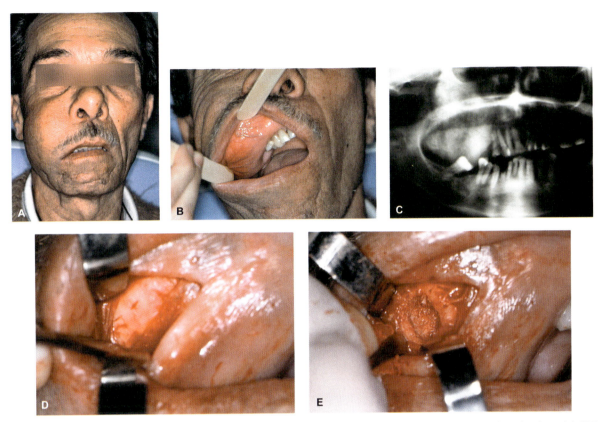

Figura 2.12 Assimetria causada por displasia fibrosa (**A**): aspecto intrabucal (**B**); lesão radiográfica com aspecto de "vidro despolido" (**C**). Nota-se cortical óssea hígida (**D**). O fragmento a ser removido para exame anatomopatológico deve ser proveniente da parte interna do osso (**E**).

- Íris: é a camada pigmentada localizada atrás da córnea
- Pupila: orifício circular situado centralmente à íris.

As pupilas normais são redondas ou levemente ovoides e do mesmo tamanho (de 2 a 4 mm). A igualdade do diâmetro da pupila denomina-se isocoria e a desigualdade, anisocoria, que pode ser observada em cerca de 25% da população normal. Quando o diâmetro está aumentado fala-se em midríase e o diâmetro diminuído é a miose.

A avaliação dos movimentos oculares consiste em verificar se o globo ocular move-se graças à ação dos músculos retos e oblíquos.

Seios paranasais

Os seios paranasais são os maxilares, o frontal, o etmoidal e o esfenoidal. Apenas os dois primeiros serão estudados.

São examinados pela palpação da seguinte maneira:

- Apoie a cabeça com uma das mãos
- Com a outra mão, palpe os seios maxilares exercendo pressão moderada com as polpas dos dedos indicador e médio, sobre o osso zigomático ao lado do nariz
- Coloque os mesmos dedos abaixo das sobrancelhas acima do globo ocular para palpar os seios frontais.

Devem ser estudados bilateralmente. O paciente fornece a informação sobre as diferenças de sensibilidade entre um lado e outro e ocorrência de dor à digitopressão.

Além das causas comuns às sinusites (inflamação, infecção e obstrução nasal), as infecções odontogênicas devem ser lembradas, principalmente em relação aos pré-molares e molares superiores. Quando estão presentes, o tratamento inclui a endodontia ou exodontia.

Frequentemente o paciente apresenta queixa de dor em região de túber ou dos dentes posteriores sem causa aparente. Ao pedirmos ao paciente que incline a cabeça para frente e para baixo, a intensificação da dor sugere sinusite.

Mais raramente, utiliza-se a diafanoscopia ou transiluminação, que consiste na utilização de um foco luminoso (no consultório utilizamos a luz do fotopolimerizador) no interior da boca com o paciente com os lábios fechados e em ambiente escuro. Ao incidirmos a luz contra o seio maxilar observa-se uma mancha luminosa rósea que estará parcial ou totalmente obliterada quando houver exsudato no interior do seio.

Nariz

Geralmente realizamos apenas a inspeção da superfície do nariz e das narinas.

A pele que recobre externamente o nariz é examinada e, quando necessário, palpa-se com o polegar e o indicador para perceber modificações da pirâmide nasal.

A origem étnica confere diferentes formatos às narinas, elípticas na raça branca e alongada no sentido transversal na raça negra. Os desvios de septo são mais frequentes na raça branca.

Apresenta a mucosa úmida, rosada e vermelha. O profissional deve estar atento a alterações como a presença de corpos estranhos, secreções, lesões, desvio ou destruição de septo (Figura 2.13), edema e obstrução.

A hemorragia nasal ou epistaxe ocorre devido a intensa vascularização e fragilidade da mucosa nasal; é geralmente de pequena intensidade e cede espontaneamente. Como causas mais frequentes, além dos traumatismos, devem ser lembradas as rinites agudas, os estados febris, a pneumonia e

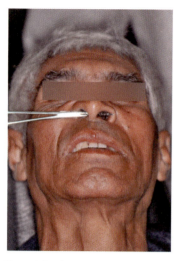

Figura 2.13 Destruição do septo em paciente com leishmaniose.

principalmente a hipertensão arterial. Na infância e na puberdade, mesmo quando ocorre periodicamente, não apresenta qualquer gravidade.

Além de sangue, outras secreções podem ser observadas como:

- Serosas (fluidas, brancas), comuns na rinite alérgica e infecções iniciais do sistema respiratório
- Mucopurulentas (viscosas, amareladas), comuns nas sinusites agudas e infecções respiratórias prolongadas.

▪ Articulação temporomandibular

A articulação temporomandibular (ATM) é uma articulação sinovial, bilateral, formada pelo osso temporal do crânio com a mandíbula, constituída por disco articular, tecido retrodiscal (zona bilaminar), cartilagem articular, cápsula articular e superfície articular, que é formada pelo côndilo da mandíbula e a fossa mandibular do osso temporal. Funciona à pressão na interdependência de uma tríade equilibrada das articulações, contato dos dentes (oclusão) e do sistema neuromuscular.

A avaliação de sua função consiste nos seguintes elementos:

- Palpação da ATM: a região pré-auricular deve ser firmemente palpada com a polpa dos dedos anular e médio com a musculatura em repouso e durante o fechamento. A presença de dor é indicação clara de inflamação da ATM
- Determinação da abertura máxima: em adultos, uma abertura de cerca de 35 até um máximo de 50 mm sem desconforto é considerada normal; uma abertura maior ou muito limitada sugere degeneração do tecido mole no interior da articulação
- Observação de desvio lateral de mandíbula durante a abertura
- Palpação para identificar a sensibilidade nos músculos da mastigação: a sensibilidade é decorrente de estresse e fadiga, características de disfunção mandibular
- Ausculta da ATM: é realizada com o auxílio do estetoscópio. Em geral, os ruídos articulares devem ser compreendidos como sinais clínicos e não como doença que necessita de tratamento. Os sons produzidos durante os movimentos articulares, como o estalido, o rangido, o clique e a crepitação, são frequentes e ocorrem por incoordenação entre disco, cabeça da mandíbula e modificações degenerativas das superfícies ósseas.

Os ruídos tornam-se relevantes quando associados a sintomas disfuncionais, tais como dor e alteração da dinâmica mandibular.

Os principais sintomas relacionados à ATM são:

- Dor nas articulações
- Cefaleia
- Ruídos nas articulações (estalidos ou rangido)
- Dificuldade de abrir totalmente a boca (contraturas musculares, calcificações articulares)
- Dificuldade de mastigar
- Mudança na postura da cabeça (cabeça inclinada para frente)
- Dor de ouvido
- Desgaste dental
- Zumbido
- Sensação de mordida torta, desalinhada, cruzada.

As disfunções das ATM são classificadas em:

- Dor miogênica: a forma mais comum de ATM, que é o desconforto ou a dor nos músculos da mastigação, podendo às vezes atingir até músculos do pescoço e ombro
- Desarranjos internos: significa que existe um disco articular deslocado ou mal posicionado, ou mesmo lesão na articulação
- Doenças degenerativas: como osteoartrite ou artrite reumatoide das ATM.

O paciente poderá apresentar uma ou mais destas condições simultaneamente.

▪ Cadeias ganglionares

A linfa é recolhida por capilares próprios – mais irregulares que os sanguíneos – que são tubos endoteliais que vão se anastomosando cada vez mais até formar coletores linfáticos maiores. Durante seu trajeto em direção ao sistema venoso central, os coletores linfáticos apresentam linfonodos interpostos que apresentam forma e quantidade variável e podem estar presentes em grupos ou isolados. Linfonodos são pequenas estruturas ovais ou riniformes que na região da cabeça e do pescoço são aproximadamente em número de 500 e compreendem cerca de 30% do total de linfonodos do corpo humano. Nos adultos geralmente não são palpáveis, exceto em indivíduos extremamente magros.

Muitos deles apresentam-se aumentados por diversos processos patológicos que atingem estruturas cervicais, da cabeça, da boca e das regiões próximas, podendo ser acometidos em processos infecciosos e tumorais. Por esta razão, a palpação de linfonodos cervicais e da face é uma prática de rotina no exame físico dos pacientes. Deve-se tomar o cuidado de não confundi-los com outras estruturas, especialmente as parótidas e glândulas salivares. O Quadro 2.3 mostra um resumo da técnica indicada para cada cadeia ganglionar.

Linfonodos submentuais, localizados entre os ventres anteriores divergentes dos músculos digástricos, drenam a gengiva, a região mediana da mucosa labial inferior, a região mediana e o ápice da língua, a região anterior do assoalho da boca, os dentes incisivos e as gengivas associadas, a porção central do lábio e a pele do queixo. Para sua palpação, o profissional pode postar-se tanto à frente quanto posteriormente ao paciente. A palpação digital é realizada inclinando-se a cabeça do paciente

Quadro 2.3 ▪ Técnica de palpação para cada grupo ganglionar.

Cadeia ganglionar	Palpação	Posição do profissional	Posição do paciente
Pré e retroauriculares	Digital bilateral	Atrás do paciente	Olhando para a frente
Parotídea	Digital bilateral	Atrás do paciente	Olhando para a frente
Submandibular	Digital	Atrás do paciente	Cabeça para baixo e para o lado palpado
Submentual	Digital	À frente do paciente	Cabeça para baixo
Cervicais profundas superior e inferior	Digital	Atrás do paciente	Inclinada para o lado oposto ao palpado

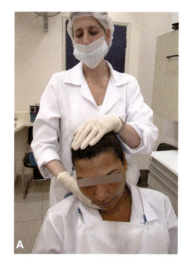

para baixo e com dois dedos (indicador e médio) traciona-se o tecido mole de encontro à borda lingual da mandíbula (Figura 2.14).

Os linfonodos da cadeia submandibular estão situados entre a glândula submandibular e a face medial da mandíbula. Drenam a região submandibular, a porção lateral, os dois terços posteriores e a base da língua; a região lateral e vestibular do lábio inferior, a porção lateral do assoalho da boca, a gengiva, a parte superficial do ângulo do olho, a raiz e a pele do nariz, sendo o principal grupo responsável pela drenagem superficial da face. Para sua palpação, o profissional pode postar-se tanto à frente quanto posteriormente ao paciente. A mão contrária ao lado a ser estudado deve orientar a cabeça do paciente e incliná-la para frente e para o lado a ser palpado. O polegar apoia-se sobre o corpo da mandíbula e com três dedos (indicador, médio e anelar) traciona-se o tecido mole contra a porção interna do corpo e ângulo da mandíbula (Figura 2.15).

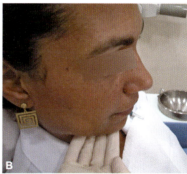

Figura 2.15 **A.** Profissional orientando a inclinação correta da cabeça do paciente. **B.** Palpação digital dos linfonodos submandibulares.

Os linfonodos da cadeia pré-auricular estão localizados superficialmente à glândula parótida, anteriormente ao pavilhão auricular. Drenam a linfa das pálpebras superior e inferior, conjuntiva palpebral e bulbar e região temporal. A palpação deve ser bidigital, bimanual e simétrica, ou seja, os dois lados devem ser palpados com dois dedos (indicador e médio) simultaneamente (Figura 2.16).

Os linfonodos retroauriculares também são chamados de mastóideos por estarem localizados lateralmente sobre o processo mastoide e posteriormente ao pavilhão auricular. Drenam

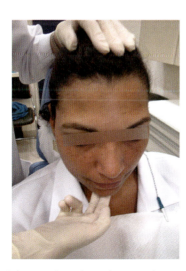

Figura 2.14 Palpação da cadeia submentual com os dedos médio e indicador.

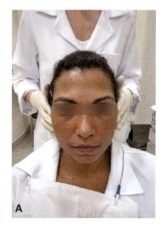

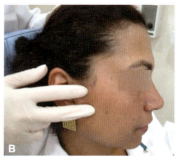

Figura 2.16 Palpação bidigital (**A**) e bimanual simétrica (**B**) dos linfonodos pré-auriculares.

porções posteriores do pavilhão auditivo, porção lateral da orelha e pele adjacente da região temporal. Sua palpação também é bidigital, bimanual e simétrica.

Os linfonodos cervicais são mais facilmente palpados com o profissional por trás do paciente. Os cervicais profundos médios drenam a supraglote, o seio piriforme e a área cricoide posterior. Recebem ainda os linfonodos retrofaríngeos e jugulares superiores. Os cervicais inferiores, ligados aos supraclaviculares, drenam indiretamente a porção posterior do couro cabeludo e pescoço, a região peitoral superior, parte do braço e, eventualmente, a porção superior do fígado. Como referência, utiliza-se o músculo esternocleidomastóideo e a palpação se faz com os dedos indicador, médio e anular orientando o paciente a inclinar a cabeça do lado contrário a ser examinado (Figura 2.17).

Os linfonodos são avaliados quanto ao tamanho ou volume, à consistência, à mobilidade, às alterações da pele, à superfície e à sensibilidade:

- Tamanho ou volume: em condições normais, tem cerca de 0,3 cm de diâmetro. Clinicamente, os linfonodos podem ser palpados a partir de 0,5 mm em planos superficiais e 1,0 mm em planos profundos
- Consistência: macios em condições normais, apresentam-se fibrosos frente a processos inflamatórios e pétreos quando tumorais. Pontos de flutuação indicam a presença de formação purulenta
- Mobilidade – estudam-se dois fatores:
    - Aderência do gânglio aos tecidos subjacentes
    - Mobilidade da pele sobre o gânglio tumoral ou inflamado.

Em ambos os casos, a ausência de mobilidade denuncia um processo de evolução tumoral mais adiantado (Figuras 2.18 e 2.19):

- Alterações da pele: existência de sinais flogísticos e fistulização
- Superfície: lisa em processos tumorais e rugosa ou globosa nos inflamatórios
- Sensibilidade: apresenta dor frente a processos inflamatórios ou infecciosos agudos, tendo sintomas mais brandos quando são crônicos. À palpação, os gânglios metastáticos são indolores.

Todas estas características podem estar mascaradas nas fases iniciais dos processos tumorais (Quadro 2.4).

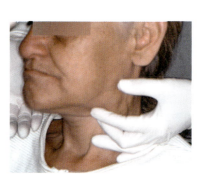
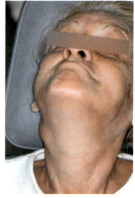
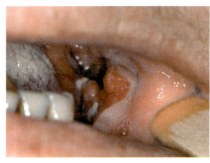

Figura 2.18 Linfonodo com características tumorais em paciente com carcinoma espinocelular em assoalho de boca.

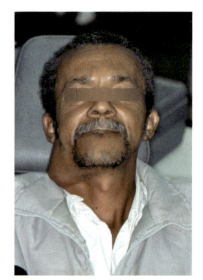

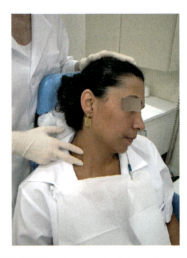

Figura 2.17 Palpação dos linfonodos cervicais.

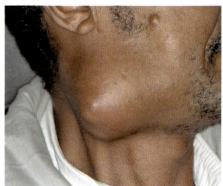

Figura 2.19 Fístula oriunda de linfonodo com características tumorais.

Quadro 2.4 ▪ Características dos linfonodos inflamatórios e tumorais.

Características inflamatórias	Características tumorais
Aumento de volume	Aumento de volume
Consistência fibrosa	Consistência pétrea
Contorno definido	Contorno não definido
Móvel ou fugaz	Aderido a planos profundos
Superfície lisa	Superfície rugosa ou globosa
Dolorido à palpação	Indolor à palpação

▶ Exame intrabucal

O examinador deve estar consciente da importância desta fase do exame clínico. A cavidade bucal tem de ser minuciosamente examinada e, para isso, é fundamental que o profissional conheça com propriedade as características de cada uma de suas partes e principalmente reconheça a infinidade de variações anatômicas que serão pormenorizadas no Capítulo 4, *Variações de Normalidade da Cavidade Bucal*.

Não existe uma sequência "mais correta". A avaliação deve compreender todas as estruturas, ser ordenada, metódica e completa. Sugerimos que o exame seja realizado de "fora para dentro", ou seja, iniciando-se no vermelhão dos lábios e encerrando-se na porção visível da orofaringe. Os dentes serão examinados após o estudo dos tecidos moles.

Quando o paciente apresenta queixa relacionando-a com a região anatômica, esta deverá ser a última a ser examinada.

O profissional e o paciente devem estar confortavelmente instalados. A remoção das próteses bem como um enxágue vigoroso devem ser realizados.

A inspeção sempre precede a palpação.

▪ Lábios

São examinadas as porções extra e intrabucais sob os seguintes parâmetros:

- Presença de lesões: vermelhão do lábio e mucosas devem apresentar-se hígidos (Figura 2.20). A ocorrência de pápulas submucosas é normal e denota a presença de glândulas salivares menores, principalmente na mucosa labial inferior
- Modificações de volume: presente em processos inflamatórios e de origem alérgica, entre outros
- Alterações de forma e simetria: podem ser congênitas (lábio leporino, fissuras etc.) ou adquiridas (cicatrizes, queimaduras etc.) (Figura 2.21)

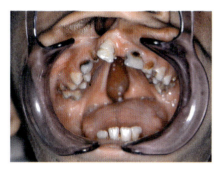
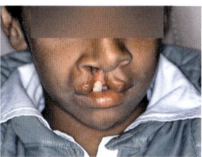

Figura 2.21 Fenda labial e palatina.

- Coloração: a porção extrabucal apresenta-se geralmente rósea pálida homogênea; a intrabucal, rosa intenso próximo ao vermelhão com uma transição gradativa para um vermelho forte e vascularidade acentuada próxima à região de fundo de sulco. Pode-se verificar palidez nas anemias, cianose nas cardiopatias etc.
- Alterações da rima labial: a palpação bidigital deve percorrer inteiramente lábios superior e inferior e revela as glândulas salivares menores que se apresentam fugazes, com consistência fibrosa (Figura 2.22).

▪ Mucosa jugal e fundo de sulco

Inspecionam-se as mucosas desde a região retrocomissural até seu limite posterior. O paciente deve abrir a boca moderadamente e, com o auxílio do abaixador de língua, do espelho clínico ou do próprio dedo, afastá-la. Observam-se:

- Lesões e coloração: semelhante à mucosa labial, apresenta coloração rósea acentuada e homogênea (Figura 2.23). Próximo à região de molares superiores visualiza-se uma pápula que representa a desembocadura do ducto parotídeo e ocasionalmente uma placa papulosa representando os grânulos de Fordyce

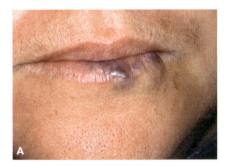
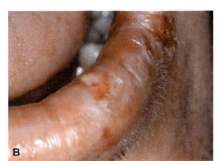
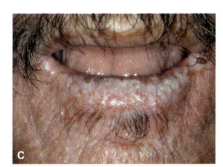

Figura 2.20 **A.** Bolha de coloração violácea em vermelhão do lábio com diagnóstico de hemangioma. **B.** Queilite actínica. **C.** Queilite actínica com carcinoma espinocelular.

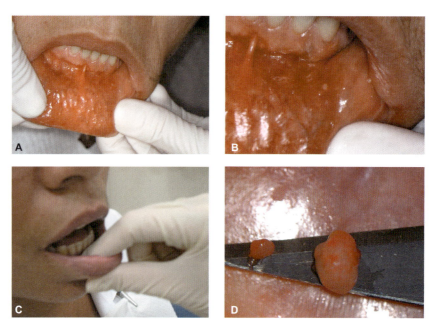

Figura 2.22 **A** e **B.** Visualização da mucosa labial, em que se observam múltiplas pápulas que correspondem às glândulas salivares menores. **C.** Palpação bidigital da mucosa labial. **D.** Remoção de duas glândulas salivares menores para exame anatomopatológico em paciente com suspeita de síndrome de Sjögren. Procedimento realizado com microscópio operatório.

- Alterações de forma e simetria: todas as estruturas como as bridas laterais, por exemplo, são simétricas.

Na mucosa jugal realizam-se a palpação bidigital e a digitopalmar com especial atenção às estruturas profundas (Figura 2.24). O estudo da carúncula parotídea (ordenha da glândula) é pormenorizado no Capítulo 13, *Glândulas Salivares*.

O fundo de sulco é estudado com a palpação digital, pressionando-se o tecido contra o anteparo ósseo. A palpação bimanual possibilita que se comparem os dois lados.

▪ Rebordo alveolar

O paciente deve permanecer com a boca entreaberta. Afastam-se os lábios e a mucosa jugal. O estudo deve abranger as faces vestibulares e linguais. Observam-se:

- Presença de lesões e contorno: os contornos devem ser simétricos; na face lingual da mandíbula e na vestibular da maxila podem ocorrer aumentos decorrentes de excrescências ósseas

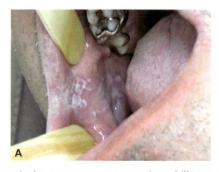
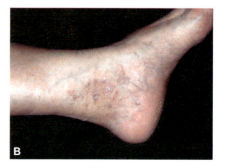

Figura 2.23 **A.** Lesão reticular em mucosa retrocomissural (líquen plano em mucosa). **B.** Mesmo paciente com lesão em tornozelo (líquen plano em pele).

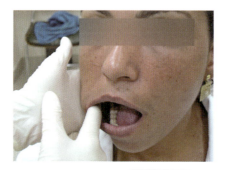
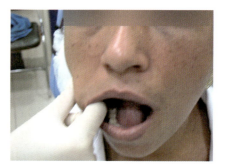

Figura 2.24 Palpação da mucosa jugal.

- Alterações de cor e textura: a gengiva, geralmente rósea, pode apresentar pigmentações acastanhadas de origem racial (Figura 2.25). A gengiva livre contorna os dentes de maneira uniforme, sem apresentar sangramentos ou secreções (Figura 2.26).

A palpação é digital, pressionando-se o tecido contra o anteparo ósseo. A palpação bimanual possibilita que se comparem os dois lados. Abaulamento ou dor em região de ápice dos dentes podem sugerir periapicopatias.

Assoalho bucal

Exibe um contorno ondulado que muda com as diferentes posições da língua. O paciente deve inclinar a cabeça ligeiramente para baixo, abrir bem a boca e colocar o ápice da língua em palato; depois, ao comando do examinador, encostá-la nas faces linguais dos molares superiores. Para melhor detalhamento, seca-se a região com gaze. Observam-se:

- Lesões e coloração: a mucosa é íntegra, de coloração rósea clara e vasos de maior calibre podem estar presentes

- Modificação de volume: geralmente de origem submucosa (Figura 2.27)
- Textura da mucosa: a superfície deve ser lisa e brilhante.

A palpação digitopalmar (Figura 2.28) deve encontrar mucosa compressível. Palpam-se as glândulas salivares e seus ductos, que não devem apresentar nódulos endurecidos. Durante a palpação digital, a face interna da borda inferior da mandíbula também é estudada.

Língua

O estudo abrange o dorso, o ventre e as bordas laterais. Utiliza-se uma gaze para apreensão da língua (Figura 2.29). Devem ser tomados cuidados especiais com a região de base da língua, que só pode ser corretamente visualizada se o profissional a tracionar com precisão (Figura 2.30). Observam-se:

- Lesões, coloração e textura: o dorso proporciona diversas estruturas anatômicas que variam em forma, cor e textura; o profissional deve estar familiarizado para não tomá-las como patológicas. Apresenta coloração homogênea e textura

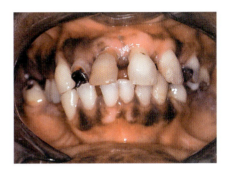
Figura 2.25 Pigmentação racial melânica – múltiplas manchas enegrecidas localizadas principalmente em gengiva inserida, mas também em outras regiões da cavidade bucal.

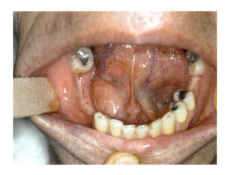
Figura 2.27 Aumento de consistência branda (bolha) indolor à palpação com diagnóstico de rânula.

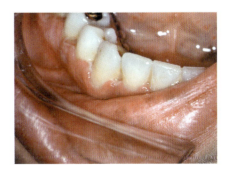
Figura 2.26 Aspecto crateriforme da papila interdentária caracterizando fase inicial de gengivite ulcerativa necrosante aguda (GUNA).

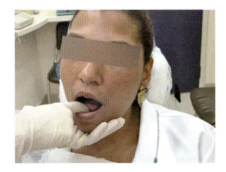
Figura 2.28 Palpação digitopalmar. O profissional mais experiente consegue vislumbrar a glândula submandibular.

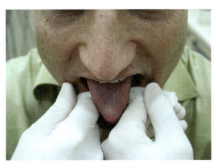
Figura 2.29 Manobra correta para tracionamento da língua.

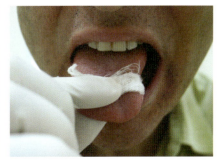

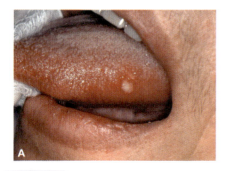 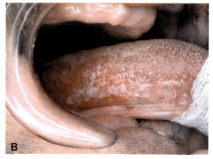 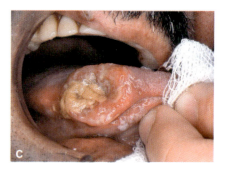

Figura 2.30 Correto tracionamento da língua. Observam-se: úlcera em borda lateral de língua compatível com diagnóstico de afta (**A**); carcinoma espinocelular em fase inicial em borda lateral de língua (**B**); carcinoma espinocelular em borda lateral de língua (**C**).

uniformemente rugosa, composta por papilas filiformes, fungiformes e circunvaladas (Figura 2.31). Uma palidez excessiva ou diminuição expressiva de rugosidade podem ser sinais de anemia. É possível que ocorram outras alterações de cor tais como: língua de framboesa (sinal de escarlatina – Figura 2.32), roxa (policitemia), amarela (icterícia), cianótica (deficiência do complexo B).

O ventre apresenta textura lisa e coloração homogênea rosa-claro ricamente vascularizada; vasos de maior calibre podem aparecer simetricamente

- Forma e tamanho: microglossia e macroglossia, língua bífida, língua fissurada, geográfica (Figura 2.33) etc.
- Mobilidade: verificada pelos movimentos laterais, verticais e circulares. A hipomobilidade e a paralisia (unilateral ou bilateral) podem ser provocadas por lesões no XII par craniano, por anquiloglossia ou por neoplasias em base de língua.

A palpação digital deve encontrar um tecido fibroso, sem a presença de nódulos.

Palato duro

O paciente deve ficar com a cabeça ligeiramente fletida para trás. Observam-se:

- Lesões, coloração e textura: a mucosa apresenta-se com coloração rosa-clara com matiz cinza-azulado homogêneo e rugosidades em seu terço anterior. A Figura 2.34 apresenta patologia na região
- Forma: arqueado, em pacientes respiradores bucais ou ogival, na sífilis congênita (Figuras 2.35 e 2.36).

A palpação digital encontra consistência firme; nas porções laterais é levemente compressível.

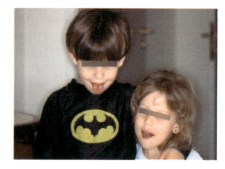
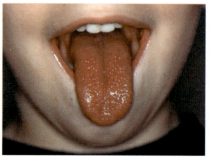
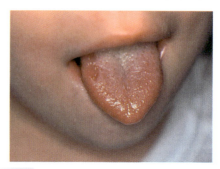

Figura 2.32 "Batman" e sua irmã, ambos com escarlatina.

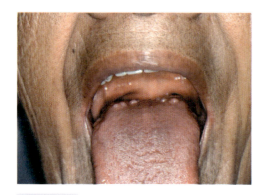

Figura 2.31 Papilas circunvaladas hipertrofiadas.

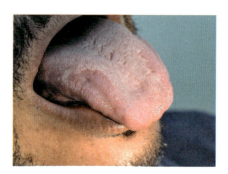

Figura 2.33 Língua geográfica.

Palato mole e porção visível da orofaringe

O paciente deve ficar com a cabeça ligeiramente fletida para trás. O abaixamento da língua frequentemente é necessário. Quatro cuidados devem ser tomados na utilização do abaixador de língua:

- Manejá-lo com delicadeza para não intimidar o paciente
- Solicitar ao paciente que mantenha a língua dentro da boca
- Instruir o paciente para que respire tranquilamente
- Pressionar a língua sem aprofundar demais, para não provocar o reflexo de náuseas.

Observam-se:

- Lesões, coloração e textura: apresenta coloração róseo-avermelhada e superfície lisa (Figura 2.37). Em pacientes mais velhos pode apresentar-se mais amarelada em consequência da proporção aumentada de tecido adiposo na submucosa
- Mobilidade: a elevação funcional do palato mole e úvula é visível ao solicitar ao paciente para protrair a língua e dizer "aah"

A palpação raramente é utilizada.

▶ Relacionamento profissional/paciente

Apesar de ser um item bastante subjetivo, talvez este seja o ponto mais importante para um exame clínico completo e principalmente confiável. A princípio, o paciente não tem muitos parâmetros para avaliar o profissional; geralmente este é indicado por outro cirurgião-dentista ou por algum parente ou amigo que já foi consultado pelo estomatologista. Quanto melhor a avaliação que o paciente faz do profissional, maior será a quantidade e a qualidade de dados e mais fácil correrá o exame clínico.

Assim, devemos prestar atenção a detalhes que nem sempre estão diretamente relacionados à qualidade de nosso atendimento, mas sobre os quais o paciente fará um primeiro juízo de valor. Devemos prestar atenção desde a apresentação física de nosso ambiente de trabalho (recepção, toaletes, sala de trabalho, escritório etc.) até o uniforme dos funcionários e do próprio profissional.

O equilíbrio emocional e a estabilidade de caráter do médico são fundamentais para uma relação médico-paciente positiva. O profissional não deve permitir que preconceitos e sistemas de valores perturbem o bom relacionamento com o paciente.

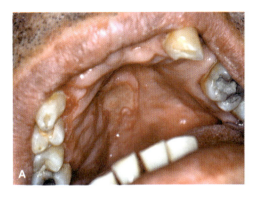
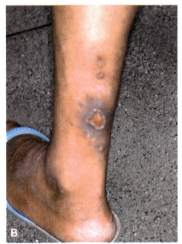

Figura 2.34 **A.** Úlcera espraiada e rasa em palato com diagnóstico de leishmaniose. **B.** Tornozelo do mesmo paciente com úlcera profunda de difícil cicatrização.

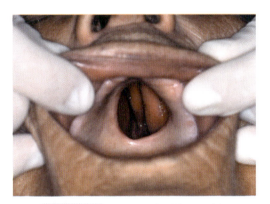

Figura 2.35 Sequela de sífilis terciária.

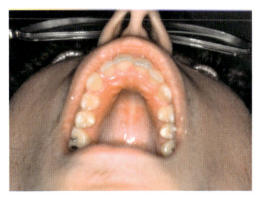

Figura 2.36 Palato ogival em paciente respirador bucal.

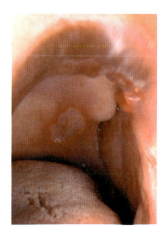

Figura 2.37 Carcinoma espinocelular em palato mole.

Da mesma maneira que examinamos o paciente, este também nos examina utilizando os dados que lhe são passíveis de avaliação tais como postura, higiene, segurança ao falar, conhecimento do assunto, simpatia, boas maneiras, afabilidade e real interesse, entre outros. O profissional mal vestido ou com aparência desleixada pode passar a imagem de ser igualmente relapso na procura do diagnóstico, incorrendo mais frequentemente em erro de tratamento.

O profissional deve ser cuidadoso com a comunicação "não verbal" como gestos, expressões faciais, tonalidade de voz etc.

Todas estas questões serão esmiuçadas no Capítulo 16, *Câncer Bucal e Condições com Potencial de Malignidade*.

▶ Lesões fundamentais

As lesões fundamentais são alterações morfológicas que ocorrem na mucosa bucal, e assumem características próprias, individualizadas e padronizadas, a partir das quais, juntamente com outros dados clínicos, pode-se identificar uma patologia.

Grinspan (1970) faz uma analogia das lesões fundamentais com as letras de um alfabeto que, unidas, formam as palavras e, destas, as frases, e por fim um idioma. Assim, da combinação de lesões fundamentais surgem sinais morfológicos que caracterizam síndromes e afecções.

Essas lesões são resultantes de processos patológicos básicos (inflamatórios, degenerativos, circulatórios, tumorais, metabólicos ou por defeitos de formação) que aparecem na mucosa bucal e na pele, sendo divididas em cinco tipos mais comuns de serem encontradas na mucosa bucal:

- Lesões enegrecidas (mancha; mácula)
- Lesões brancas (placa)
- Perdas teciduais (erosão; úlcera)
- Lesões vesicobolhosas (vesícula; bolha)
- Lesões elevadas (pápulas, nódulos).

Os termos descritos aplicados às lesões bucais devem ser rápida e facilmente compreendidos. As lesões elementares são frequentemente divididas em dois grupos: as primárias (primitivas) e as secundárias, sendo as primeiras caracterizadas por terem a forma inicial; as últimas resultam da evolução das primárias.

Como exemplo, podemos citar uma bolha na mucosa bucal que, ao se romper, dará origem a uma úlcera; se detectada em sua forma primitiva, o raciocínio clínico seria direcionado para as doenças bolhosas, mas, se for encontrada em sua fase ulcerada, será mais difícil para o clínico determinar sua origem, a não ser que o paciente informe com absoluta clareza o desenvolvimento do processo ou que outros dados clínicos sugiram sua origem bolhosa.

As *lesões primárias* são as lesões que se manifestam inicialmente, mas que ocasionalmente podem não conseguir conservar sua aparência inicial, podendo ser alteradas por traumatismos, mastigação, maceração, movimentos dos tecidos e pelo próprio tempo, por exemplo, manchas, pápulas, nódulos, vesículas, pústulas, bolhas etc.

As *lesões secundárias* são decorrentes de modificações que se associam ou se desenvolvem nas lesões primárias previamente estabelecidas (aparecem consecutivamente às lesões primárias), por exemplo, erosões, fissuras, úlceras, pseudoplacas etc.

O profissional deve ter em mente os fatores que podem produzir alterações nas lesões primárias. Uma história adequada das lesões é fundamental para o raciocínio diagnóstico.

Apenas a anotação da lesão não basta; ela deve ser descrita com riqueza de detalhes de modo que, ao ler a ficha clínica, outro profissional possa visualizá-la claramente. Para isso, alguns dados devem ser estudados.

- Forma: representa a forma geométrica com a qual a lesão se assemelha: lentiforme, cordoniforme, circular, oval, linear, globosa, discoide, filiforme, lobulada
- Localização: é a determinação da posição e da região anatômica em que se localiza a lesão
- Limites: são demarcadas as estruturas anatômicas fronteiriças à lesão
- Cor: é descrita a cor predominante da lesão: amarelada, enegrecida, esbranquiçada, acastanhada, azulada etc.
- Tamanho: é descrito em milímetros, medindo o eixo de maior diâmetro ou extensão aproximada da lesão
- Base: *séssil*, quando a base da lesão é maior que o equador (figurativamente lembra o formato de uma montanha). *Pediculada*, quando a base é menor que o equador da lesão (figurativamente lembra o formato de um cogumelo).
- Consistência: é descrita a resistência da lesão frente à pressão, podendo ser fibrosa, borrachoide, esponjosa, branda, pétrea, elástica etc.
- Textura: pode ser brilhante, opaca, globosa, verruciforme ou verrucosa, lisa, rugosa, áspera etc.
- Contorno: pode ser nítido, difuso, regular ou irregular
- Número: refere-se à quantidade de lesões semelhantes presentes; quando múltiplas anotamos a quantidade, se são simétricas, umas próximas às outras etc.

▪ Manchas ou máculas

São alterações da coloração normal da mucosa bucal, sem que ocorra elevação ou depressão tecidual. Podem variar em tamanho (desde milímetros até centímetros), cor (vermelho, preto e branco etc.), formato, número, distribuição, tamanho e contorno.

É importante lembrar que a coloração normal da mucosa é consequência de vários fatores, entre eles a coloração do sangue circulante e os pigmentos melânicos presentes no conjuntivo e o epitélio, que por transparência (espessura) e reflexão interferem na coloração final da mucosa.

Quando se depara com uma mancha, o clínico deve realizar a vitropressão de modo a avaliar origem da lesão. Quando desaparece, tem origem vascular, quando não, a origem é pigmentar, que pode ser endógena ou exógena (Figura 2.38).

Manchas hipercrômicas de origem vascular ou sanguínea

▶ **Angiomatoses.** Manchas de cor vermelha permanente que tendem a desaparecer por digito ou vitropressão, por exemplo, a mancha vermelha ao nascimento (Figura 2.39).

▶ **Eritema.** Incluem várias alterações entre as quais:

- Exantema: é o eritema generalizado da pele
- Enantema: mancha eritematosa de formato variado e limites definidos que ocorre na mucosa bucal
- Telangiectasia: dilatações dos vasos terminais, isto é, arteríola, vênulas e capilares de aspecto filamentoso resultantes de

várias causas, entre elas a hereditária (Figura 2.40) e as radiações ionizantes
- Rubor: é um eritema por vasocongestão ativa ou arterial e com hipertemia localizada.

▶ **Estase.** Representada pela cianose que clinicamente aparece como mancha de cor azul-arroxeada, resultante de vasocongestão passiva ou venosa, com diminuição de temperatura local.

▶ **Púrpura.** Extravasamento sanguíneo por trauma, discrasias sanguíneas (plaquetopenia inferior a 70.000) ou fragilidade capilar, que não desaparece sob pressão e evolui para uma cor verde-amarelada, que, segundo critérios de dimensão, formato e cor são classificadas em:

- Petéquia: apresentam extravasamento puntiforme homogêneo com ponto central anêmico ou claro, sendo pequenas e múltiplas, de coloração vermelha hemorrágica subepitelial com menos de 1 cm de diâmetro
- Equimose: ou contusão é uma mancha hemorrágica idêntica, porém o tamanho é maior (Figura 2.41)
- Víbice: quando são lineares
- Icterícia: quando amareladas, derivadas da decomposição da hemoglobina.

Manchas hipocrômicas de origem vascular ou sanguínea
▶ **Lividez.** Classificada em:

- Localizada: devido à isquemia provocada pela infiltração de anestésicos com vasoconstritor ou agenesia vascular
- Generalizada: provocada por quadros de anemia ou leucemia.

Manchas hipercrômicas de origem pigmentar
▶ **Origem endógena.** Podem ser:

- Hereditárias: ligadas ao fator racial (pigmentação racial melânica) ou às inúmeras síndromes, tais como doença de Addison e síndrome de Peutz-Jeghers, entre outras (Figuras 2.42 a 2.44)
- Não hereditárias: por exemplo, efélides, mácula melanótica bucal, nevo e melanoma (Figuras 2.45 e 2.46).

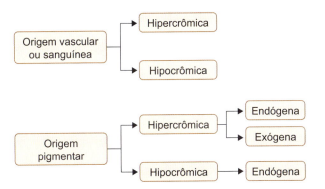

Figura 2.38 Esquema resumido com as alterações de coloração da mucosa bucal.

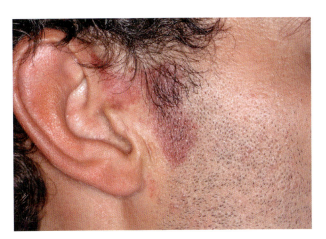

Figura 2.39 Angiomatose em face.

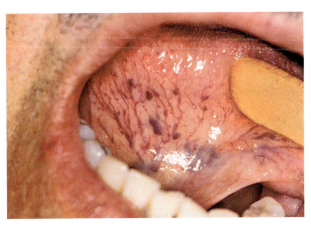

Figura 2.40 Varicosidades linguais.

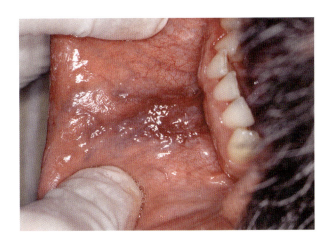

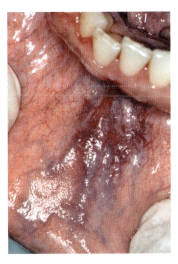

Figura 2.41 Equimose em mucosa labial inferior.

▸ **Origem exógena.** Destacam-se os íons de sais metálicos, cujo exemplo é a tatuagem por amálgama de prata (Figura 2.47). Outros exemplos são encontrados nas intoxicações profissionais (Pb, Bi, Hg etc.) ou medicamentos como antimaláricos, ciclofosfamidas e contraceptivos. Atualmente existem as tatuagens decorativas realizadas principalmente em mucosa labial.

Manchas hipocrômicas de origem pigmentar

Causadas pela diminuição ou ausência de pigmentos, por exemplo, vitiligo (perda parcial ou total da pigmentação melânica); hanseníase, pitiríase. Pode também ocorrer no albinismo.

▪ Placa

É uma ligeira elevação, mais extensa do que alta (espessa), bem delimitada, consistente à palpação, que pode apresentar superfície lisa, rugosa, papulosa, ondulada, de aspecto couráceo, ou uma combinação de todas, principalmente quando secada com gaze ou jato de ar.

Esse espessamento consiste em acúmulo de queratina que produz uma aparência de opacidade, geralmente impedindo a visualização do conjuntivo. As lesões não cedem à raspagem e geralmente não apresentam sintomatologia.

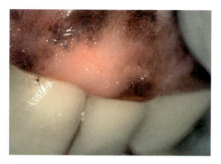

Figura 2.42 Pigmentação racial melânica; exame com microscópio operatório. Nota-se claramente pigmentação oriunda do tecido conjuntivo.

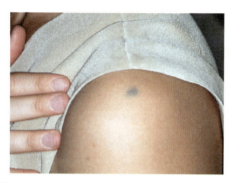 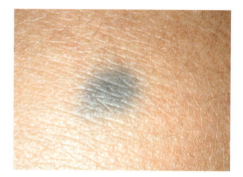

Figura 2.43 Nevo azul em pele. Nota-se integridade da superfície. Mancha provocada por alteração em tecido conjuntivo.

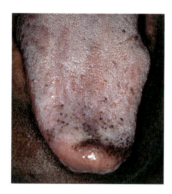 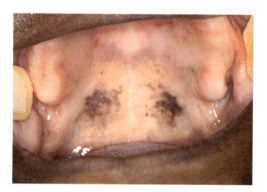

Figura 2.44 Pigmentação racial melânica. Pode ocorrer em qualquer tecido mole da cavidade bucal.

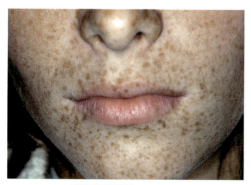 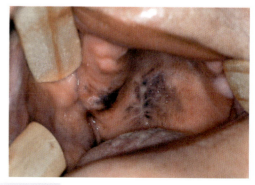

Figura 2.45 Efélides.

Figura 2.46 Melanoma com metástase locorregional.

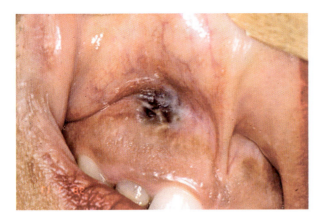 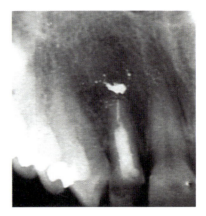

Figura 2.47 Tatuagem por amálgama causada por obturação retrógrada.

Seu diagnóstico deve ser cuidadoso, pois em forma de placa podem apresentar-se patologias inócuas (hiperqueratose, candidíase hiperplásica etc.) e lesões cancerizáveis (leucoplasia e líquen plano) (Figura 2.48)

Sua etiologia pode ser:

- Traumática:
  - Mecânica: próteses mal adaptadas, arestas cortantes de dentes, hábitos etc.
  - Química: produtos químicos, tabagismo etc.
  - Física: radiação solar
- Infecciosa: provocada por *Candida albicans*, HPV etc.
- Hereditária: leucoedema, nevo branco esponjoso etc.
- Outras: leucoplasia, líquen plano etc.

A manobra de semiotécnica indicada é a raspagem. Quando cede, estamos diante de uma pseudoplaca (membrana) cujo diagnóstico mais frequente é a candidose pseudomembranosa aguda.

▪ Erosão

Representa a perda (solução de continuidade) parcial do epitélio sem exposição do tecido conjuntivo subjacente. Surge em decorrência de variados processos patológicos, produzindo atrofia da mucosa bucal, que se torna fina, plana e de aparência frágil. Seus principais causadores são abrasão, queimaduras químicas superficiais e doenças autoimunes (Figura 2.49).

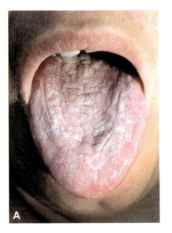 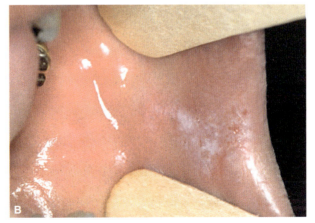
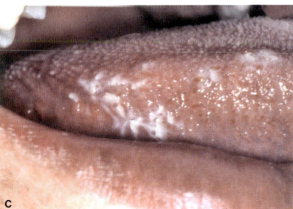 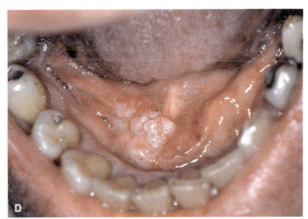

Figura 2.48 **A.** Extensa placa branca em dorso de língua – líquen plano. **B.** Trauma (hábito de mordiscar) originando placa branca entremeada por áreas erodidas em mucosa jugal retrocomissural. **C.** Lesão por HPV. **D.** Leucoplasia com carcinoma espinocelular em assoalho de boca.

Clinicamente, a área afetada apresenta o centro da lesão eritematoso, brilhante e, em alguns casos, dolorida.

Estas lesões envolvem perda da camada externa da mucosa e não deixam cicatrizes ao se regenerarem. As erosões na cavidade oral são, geralmente, de caráter úmido e representam necrose e perda da camada externa da membrana mucosa. Podem ocorrer em virtude de diversas patologias tais como líquen plano, língua geográfica, mucosites, candidoses etc. Ocasionalmente são lesões secundárias oriundas da ruptura de vesículas ou bolhas.

Uma erosão linear é denominada sulco (Figuras 2.50 e 2.51).

- **Úlcera**

Representa a perda (solução de continuidade) total do epitélio com exposição do conjuntivo subjacente (Figura 2.52).

Os termos úlcera e ulceração se confundem, e são diferenciados pelo caráter agudo ou crônico da lesão. Cada autor utiliza um parâmetro diferente; assim, para melhor compreensão acreditamos que o profissional deva ser explícito quanto a sua evolução ao descrever a lesão.

Podem ser lesões secundárias, decorrentes do rompimento de bolhas ou vesículas, ou estar sobrepostas a nódulos ou pápulas.

Quando primária pode ser causada por um traumatismo do tecido ou ser característica da própria patologia, que pode ser de origem local ou sistêmica.

Apresentam uma série de aspectos semiológicos, que devem ser considerados. São eles:

- Base: mole, endurecida ou infiltrada
- Bordas: cortadas, perfuradas, elevadas, deprimidas, irregulares, suaves, destruídas, sendo elas flácidas ou duras (Figura 2.53)
- Fundo: liso, limpo, necrótico, granuloso, brilhante, esbranquiçado, purulento, crostoso, pseudomembranoso, hemorrágico etc.
- Natureza: aguda ou crônica
- Evolução/involução
- Caráter: superficial ou profundo
- Halo: eritematoso, esbranquiçado
- Contorno: circular, serpenteado, ovoide, regular ou irregular, nítido ou difuso
- Sintomas: indolores ou assintomáticos, ou extremamente sensíveis
- Forma: redonda, oval, riniforme, irregular ou serpiginosa
- Tamanho: diâmetro ou comprimento em milímetros
- Número: única ou múltipla.

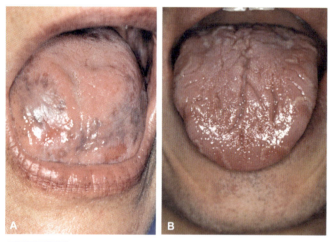
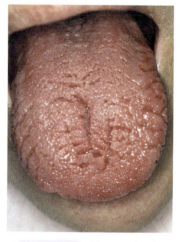

Figura 2.49 **A.** Erosão provocada por abrasão. **B.** Língua geográfica.

Figura 2.50 Língua sulcada.

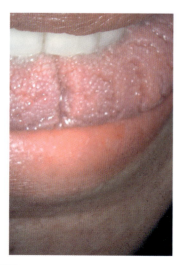
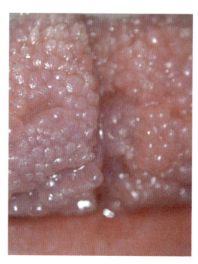
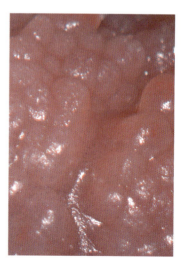

Figura 2.51 Língua sulcada (em outro paciente) examinada com microscópio operatório. Com o maior aumento, observa-se que o tecido conjuntivo não está exposto.

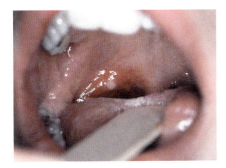 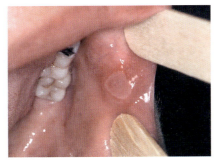 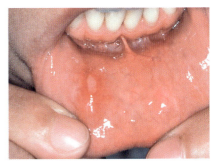

Figura 2.52 Úlceras em diferentes regiões anatômicas.

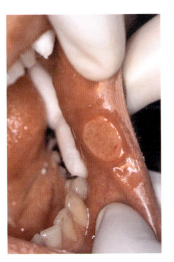 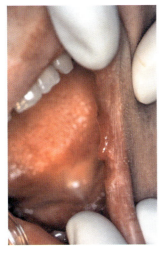

Figura 2.53 Úlcera em mucosa jugal com bordas elevadas.

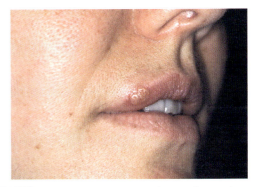

Figura 2.55 Múltiplas vesículas que coalescem, formando uma bolha.

Podem apresentar-se únicas ou agrupadas. Às vezes são envolvidas por um halo eritematoso, variam em tamanho, cor e conteúdo, sendo:

- Coleções serosas: límpidas translúcidas e semelhantes ao soro sanguíneo, por exemplo: herpes simples (Figura 2.55)
- Coleções melicéricas: límpidas, mas de consistência espessa ou viscosa semelhante à do mel, por exemplo: cistos não infectados
- Coleções pustulosas: contêm pus
- Coleções hemorrágicas: sangue tal como nos hemangiomas (Figura 2.56)
- Coleções salivares: saliva como nas mucoceles.

Sua observação é rara; geralmente se rompem devido a traumatismos, movimentação e a própria mastigação, originando úlceras ou erosões.

▪ Bolha

São elevações circunscritas, contendo líquido no seu interior com diâmetro maior que 3 mm.

O conteúdo líquido é o mesmo que o encontrado nas vesículas. Entre as possíveis etiologias podemos citar lesões traumáticas recorrentes, deficiência genética ou degeneração autoimune que comprometam as ligações intraepiteliais ou o tecido conjuntivo epitelial (Figura 2.57). Vesículas próximas umas das outras podem coalescer e formar uma bolha (ver Figura 2.55).

Da mesma forma que a vesícula, sua observação é rara; geralmente se rompem devido a traumatismos, movimentação e a própria mastigação, originando úlceras ou erosões comumente sangrantes e doloridas. Como exceção, o hemangioma e a mucocele são frequentemente encontrados hígidos (Figura 2.58).

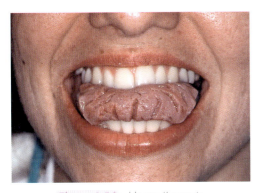

Figura 2.54 Língua fissurada.

Seu diagnóstico deve ser cuidadoso, pois patologias inócuas, como a afta e a úlcera traumática, até o carcinoma espinocelular podem apresentar-se em formato de úlcera.

Quando parece crescer tecido do interior da úlcera a chamamos de lesão ulcerovegetante.

Uma úlcera linear é denominada fissura (Figura 2.54).

Uma úlcera profunda, estreita e alongada que comunica o tecido conjuntivo à superfície, dando passagem a pus ou outro líquido, é denominada fístula.

▪ Vesícula

São elevações circunscritas, contendo líquido no seu interior e não ultrapassando 3 mm no seu maior diâmetro.

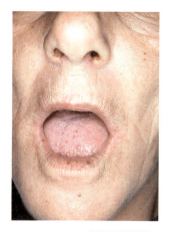 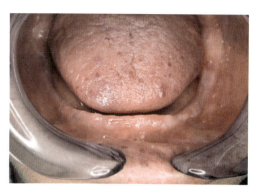 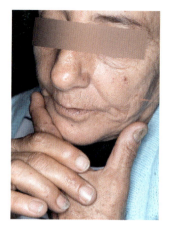

Figura 2.56 Múltiplos hemangiomas, caracterizando a síndrome de Rendu-Osler-Weber.

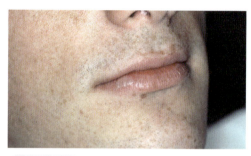

Figura 2.57 Bolha provocada por queimadura.

- **Pápula**

São elevações superficiais circunscritas, menores que 3 mm e de conteúdo sólido.

Podem ser sésseis ou pediculadas, de cor vermelha, amarela, branca ou vermelho-azulada, sendo a superfície erodida, lisa, rugosa, verrucosa ou recoberta por descamações epiteliais pontiagudas ou achatadas (Figura 2.59). Geralmente assintomáticas, ocasionalmente apresentam prurido, sensação de queimadura ou dor.

Quando aglomerada, é denominada placa papulosa.

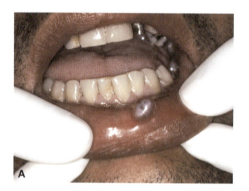 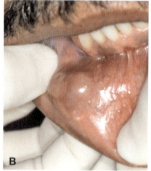 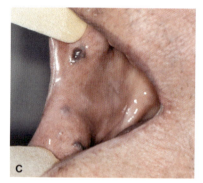

Figura 2.58 Mucocele em mucosa labial inferior (**A** e **B**) e múltiplos hemangiomas em mucosa jugal (**C**).

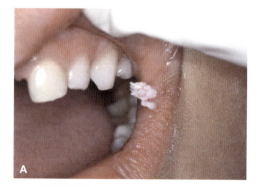 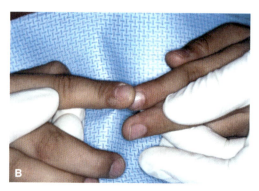

Figura 2.59 Papiloma autoinoculado (**A**); paciente apresenta lesão semelhante nos dedos (**B**).

• Nódulo

São lesões sólidas, circunscritas, de localização superficial ou profunda, formadas por tecido epitelial, conjuntivo ou misto, maior que 3 mm, que em geral estão situadas profundamente e envolvem a submucosa (Figuras 2.60 e 2.61)

Sua superfície geralmente é recoberta por epitélio de aspecto normal, a não ser em áreas de irritação ou trauma, em que uma úlcera ou placa pode estar sobreposta.

Apresentam uma série de aspectos semiológicos, que devem ser considerados; são eles:

- Base: séssil, pediculada, mole, endurecida ou infiltrada
- Consistência: fibrosa, borrachoide, esponjosa, branda, pétrea, elástica
- Evolução/involução
- Superfície: ulcerada, erodida, papulosa, verrucosa
- Contorno: nítido, difuso, regular
- Forma: redonda, oval, riniforme, irregular, cordoniforme
- Tamanho: diâmetro ou comprimento em milímetros
- Número: únicas ou múltiplas.

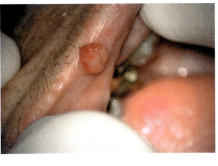
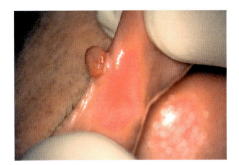
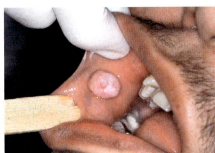
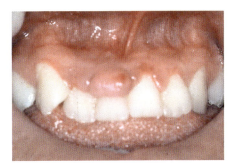

Figura 2.60 Nódulos em diferentes estruturas bucais.

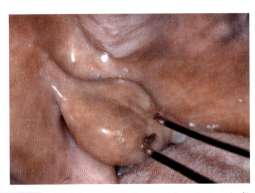
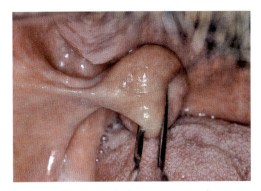

Figura 2.61 Nódulo pediculado com diagnóstico de fibrolipoma em mucosa jugal; observar a consistência esponjosa.

▶ Bibliografia

Bates B, Bickley LS, Hoekelman RA. Propedêutica médica. 6. ed. Rio de Janeiro: Guanabara Koogan; 1998.

Bevilacqua F, Bensoussan E, Jansen JM. Manual do exame clínico. 11. ed. Rio de Janeiro: Cultura Médica; 1982.

Castro AL et al. Estomatologia. 3. ed. São Paulo: Santos; 2000.

Coleman GC, Nelson JF. Princípios do diagnóstico bucal. Rio de Janeiro: Guanabara Koogan; 1996.

Grinspan D. Enfermedades de la boca. Tomo I. Buenos Aires: Mundi; 1970.

Guimarães J Jr. In: Marcucci G. Fundamentos de odontologia: estomatologia. Rio de Janeiro: Guanabara Koogan; 2005.

Guimarães J Jr, Cabral LAG, Soares HA et al. Nomenclatura das lesões fundamentais. Revista APCD (São Paulo). 1992; 46(5):863-6.

Kignel S. Diagnóstico bucal. São Paulo: Robe; 1997.

Mayfield D, McLeod G, Hall P. The Cage questionnaire: validation of a new alcoholism screening instrument. Am J Psychiatry. 1974; 131:1121-3.

Porto CC. Semiologia médica. 8. ed. Rio de Janeiro: Guanabara Koogan; 2019.

Ramos J Jr. Semiotécnica da observação clínica. 8. ed. São Paulo: Sarvier; 1998.

Sonis ST, Fazio RC, Fang L. Princípios e prática de medicina oral. 2. ed. Rio de Janeiro: Guanabara Koogan; 1996.

Tommasi AF. Diagnóstico em patologia bucal. 3. ed. São Paulo: Pancast; 2002.

Capítulo 3
Exames Complementares

Hemograma

Attilio Lopes

▶ Sangue

O sangue é um tecido conjuntivo líquido, ligeiramente viscoso, que circula ao longo do sistema cardiovascular e transporta substâncias através do corpo.

Sua coloração varia do vermelho-rubro, rutilante (sangue arterial) ao vermelho-escuro e ligeiramente opaco (sangue venoso). O sangue arterial circula pelas artérias de todos os calibres em sentido centrífugo, e pela veia pulmonar; e o sangue venoso percorre as veias e a artéria pulmonar em sentido centrípeto.

Além das substâncias figuradas (eritrócitos, leucócitos e plaquetas), sólidas, de diferentes formas, tamanhos, coloração e números absolutos, o sangue é formado, em sua maior parte, pelo *plasma*, líquido de aspecto límpido e amarelado, no qual se encontram as células e outras substâncias, principalmente as chamadas *proteínas plasmáticas* que estão em suspensão.

O *soro* é o plasma sanguíneo após a retirada dos elementos de coagulação, dos elementos figurados, das proteínas plasmáticas, dos hormônios, de diversos nutrientes etc. Diferentemente do plasma, o soro é incolor (Figura 3.1).

▶ Definição de hemograma

No âmbito da Hematologia, o hemograma compreende a contagem global e relativa de eritrócitos (glóbulos vermelhos), leucócitos (glóbulos brancos), dosagem de hemoglobina, determinação do valor globular e contagem específica dos leucócitos e dos trombócitos.

O *exame hematológico* é qualquer exame relacionado com a Hematologia, apresentando resultados específicos conforme a patologia apresentada, como, por exemplo, em um paciente com *púrpura trombocitopênica* ou com *icterícia hemolítica*.

Além de serem mais baratos e rápidos (a menos que o solicitante inclua outros itens), atualmente os hemogramas são padronizados e mais completos ou abrangentes, por causa da informatização do processo, da alta precisão e da confiabilidade dos procedimentos laboratoriais.

▶ **Hemograma como exame complementar.** Como exame não concludente ou mesmo excludente, o hemograma é um exame que complementa uma *hipótese diagnóstica*, não tendo valor diagnóstico isoladamente. É necessário fazer o *exame clínico objetivo* ou *subjetivo*, ou ambos, com a presença do paciente e com os subsídios obtidos à *anamnese*.

▶ **Valor limitado do hemograma.** Deve-se levar sempre em conta que o hemograma evidencia a presença ou não de um distúrbio, ou de uma doença ou alteração da normalidade, mas não tem como indicar o local em que ela ocorre no organismo do paciente (Figura 3.2).

O hemograma é o exame complementar que avalia qualitativa, quantitativa e comparativamente uma *noxe*, considerando os elementos figurados do sangue e das estruturas a eles concernentes.

▶ **Hemograma e prática diária do cirurgião-dentista.** A Odontologia moderna, pela sua enorme abrangência atual e por ser a

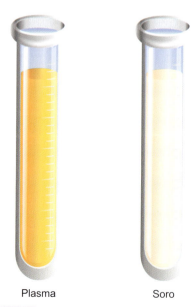

Figura 3.1 Constituintes líquidos e sólidos do sangue.

Capítulo 3 | Exames Complementares   39

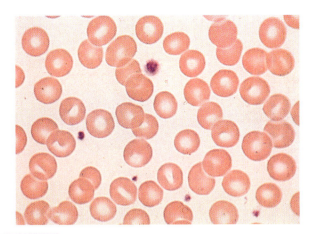

Figura 3.2 Esfregaço de sangue normal com algumas plaquetas.

Estomatologia aceita como uma especialidade, obriga o profissional que a exerce a ter conhecimentos básicos de Hematologia e a interpretar hemogramas em qualquer momento, sem ter a obrigação de fazer diagnósticos relacionados com a *Medicina Sistêmica*.

Para exemplificar, é perda de tempo para o profissional e para seu cliente levar a efeito um tratamento periodontal com sangramento persistente e deixar de solicitar um exame de dosagem de glicose no sangue (glicemia). O profissional poderá estar diante de um paciente diabético descompensado sem saber, e o tratamento periodontal não será bem-sucedido sem a cooperação do médico, que diagnosticará o distúrbio e providenciará o acompanhamento do paciente, simultaneamente com o tratamento periodontal (Figura 3.3).

▶ Conceituação de termos

A partir deste ponto, as definições que se seguirão formam uma sequência lógica de informações previamente relacionadas com a Hematologia e com as doenças do sangue, sendo necessárias e suficientes para que o estomatologista tenha condições de ler e entender o significado dos termos contidos em um hemograma rotineiro.

Devido a sua complexidade, os diagnósticos hematológicos são de competência do médico clínico geral e, frequentemente, do hematologista.

Assim, não cabe ao estomatologista estabelecer diagnósticos hematológicos nem hipóteses diagnósticas concernentes; esta é uma atribuição do médico clínico geral e, frequentemente, de outros especialistas médicos, mas o cirurgião-dentista pode prescrever e administrar qualquer fármaco relacionado com a prevenção de hemorragias ou episódios hemorrágicos, previsíveis ou imprevisíveis, no âmbito da Estomatologia.

▪ Elementos figurados do sangue no contexto da Hematologia

Na maioria das vezes, o hemograma quantifica e qualifica os elementos figurados do sangue (Figura 3.4).

Elementos figurados do sangue são um conjunto de células que se encontram na corrente circulatória, ao redor da parte interna do endotélio vascular ou nas proximidades deste, decorrentes de uma solução de continuidade inerente a ele, ou resultantes de um processo inflamatório.

▪ Células com núcleos e sem núcleos

Embora sejam originados, na maior parte, na medula óssea e nos órgãos hematopoéticos, estes elementos figurados diferenciam-se enormemente pela forma, pela função, pelo número e pela longevidade durante sua vida.

Os *leucócitos* contam de 5.000 a 10.000 se considerarmos a mesma quantidade de sangue e duram 3 a 7 dias em média; os *eritrócitos* existem em muito maior número (cerca de 5,1 milhões a 5,8 milhões por milímetro cúbico de sangue) e vivem cerca de 120 dias; e os *trombócitos* (as plaquetas) somam de 250.000 a 450.000, na mesma amostragem volumétrica de sangue, e duram, em média, 5 a 9 dias.

Os eritrócitos e as plaquetas são células do sangue sem núcleo (acariotas), na sua fase funcional, mas nucleadas durante a sua fase evolutiva não funcional (Figura 3.5).

▪ Células-tronco (ou totipotentes)

As *células-tronco* (*stem cells*) são recolhidas e armazenadas a partir de órgãos fetais, tais como a placenta e o funículo umbilical (Figura 3.6), com o escopo de promover suas diferenciações ulteriores em um conjunto de células adultas formando órgãos específicos, sobretudo no encéfalo e no pâncreas.

Pesquisas recentes estão voltadas para utilizar células-tronco da própria medula óssea vermelha do paciente, sendo mais

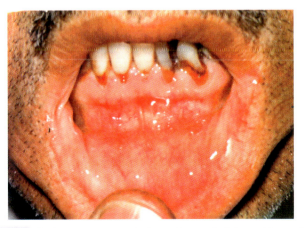 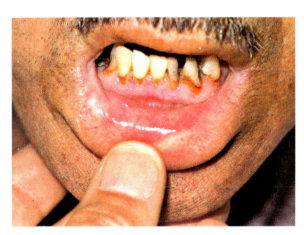

Figura 3.3 Pacientes com *anemia ferropriva*, sinal clínico evidente de uma modalidade de anemia carencial, facilmente avaliada por exame clínico objetivo, rápido e de baixo custo.

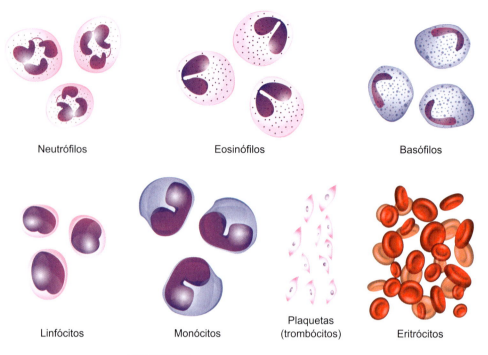

Figura 3.4 Elementos figurados do sangue.

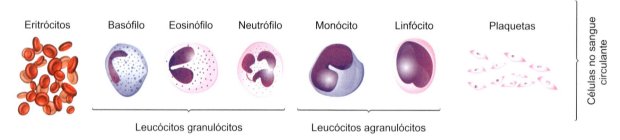

Figura 3.5 Forma dos eritrócitos. Embora tenham a mesma origem no sistema hematopoético, os eritrócitos apresentam forma, função e longevidade diferentes. Eles não se dividem ou duplicam e não têm motilidade própria.

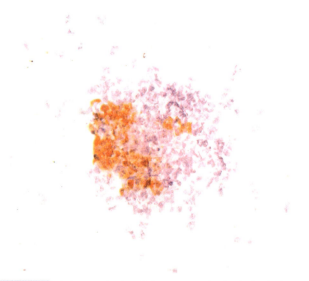

Figura 3.6 Aglomerado de células-tronco obtido de funículo umbilical.

facilmente aceitáveis pelo donatário e menos passíveis de serem rejeitadas como células estranhas, já que pertencem ao mesmo receptor.

Atualmente, o principal objetivo de um transplante de medula óssea consiste em providenciar para o donatário uma *hemocitopoese* com *hemocitoblastos* competentes.

▪ Hematopoese

O processo formador das células sanguíneas é chamado de *hematopoese*, e ocorre principalmente no tecido denominado *medula vermelha*, localizada internamente em alguns ossos longos (Figura 3.7). Em crianças, o baço e o fígado também produzem células sanguíneas vermelhas, mas, quando os ossos amadurecem, a referida medula óssea é a que desempenha esse importante papel. Calcula-se que em média 2,5 milhões de células sanguíneas vermelhas sejam produzidas a cada segundo por essa medula óssea vermelha para substituir aquelas que são desativadas e *destruídas* pelo fígado.

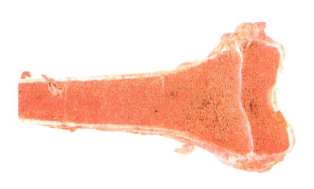

Figura 3.7 Medula óssea vermelha preparada (serrada) de um osso longo, *post mortem*. Mostra os principais locais da hematopoese. Outros ossos utilizados podem ser: costelas, esterno, ossos da bacia etc.

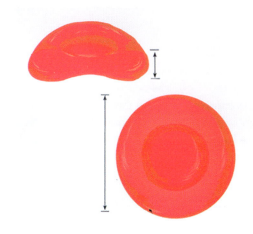

• Origem dos elementos figurados do sangue

As origens dos elementos figurados do sangue remontam às células-tronco no fígado e no baço, primeiramente nos estágios iniciais da vida intrauterina (3 semanas), continuando, então, na medula dos ossos longos, mais precisamente nas ilhotas sanguíneas do saco vitelino. Elas se desenvolvem a partir do *mesoderma* extraembrionário.

Culturas de tecido indicaram que os hemocitoblastos do saco vitelino são tidos como precursores de todas as células da *série eritroide* (as mais longevas, durando até 120 dias) e outras células primitivas do saco vitelino, entre elas as células da série branca, denominadas células-tronco, *totipotentes* do sistema hematopoético (estas, de longevidade fugaz: 3 a 12 dias). As células totipotentes podem converter-se, em qualquer momento, em células *pluripotentes*, na medida das necessidades requeridas pela *homeostase*.

Os hemocitoblastos, como são chamadas as células-tronco do sangue, deixam o saco vitelino para integrarem, precocemente, a corrente circulatória, multiplicando-se para formar os *eritroblastos primitivos* ou hemácias nucleadas, que persistem até a fase seguinte da maturação.

A Escola Carioca de Hematologistas descreve que a eritropoese definitiva leva à produção de eritrócitos não nucleados (acariotas) e persiste até a 12ª semana; a partir disso, adquire sua plena capacidade funcional, isto é, o transporte, *sem dispêndio de energia* através da molécula de hemoglobina, na forma de *oxi-hemoglobina*, do oxigênio dos pulmões aos tecidos e, de volta, dos tecidos aos pulmões, na forma de *carboxi-hemoglobina* (Figura 3.8).

Para cada grupo de quatro células-tronco formado, somente uma célula evoluirá para um eritrócito maduro, sem núcleo, sendo as outras maturadas em células brancas e, algumas poucas, em *megacariócitos*, isto é, células grandes cujos citoplasmas darão origem às plaquetas.

Para fins didáticos, a hematogênese é dividida em dois períodos: o primeiro período ou intrauterino, e o segundo período ou extrauterino.

O primeiro compreenderá as fases pré-hepática ou mesenquimal, hepatoesplênica e esplenomieloide, e o segundo, as fases de criança, adulto e velho senil.

No primeiro período, a hematogênese ainda não está bem localizada, o mesmo não acontecendo no período extrauterino.

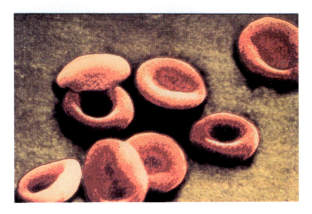

Figura 3.8 Formato das hemácias: circulares e duplamente deprimidas para dar maior superfície para a hemoglobina.

Naturalmente, não há separação nítida nesses diferentes períodos porque as modificações que se processam são gradativas.

• Eritrócitos

Tamanho

Medido pelo seu diâmetro, o tamanho da hemácia normal é 7,2 a 7,6 micra, e varia com a idade. Nas duas primeiras semanas de vida é de 8 a 8,2 micra. A partir da segunda semana, diminui progressivamente para alcançar um mínimo no 12º mês, ao redor de 7 micra. Entre os 2 e 7 anos chega ao valor do adulto (Figura 3.9).

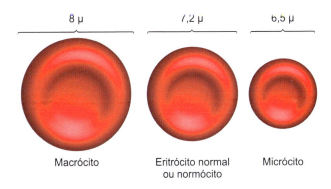

Figura 3.9 Variação de tamanho levando em conta células normocrômicas e de formatos regulares.

Em relação ao tamanho, a terminologia varia: o eritrócito pode ser *macrocítico* (8 μ), *normocítico* (7,2 μ) ou *microcítico* (6,5 μ); chamam-se *anisocitose* o conjunto de células de diferentes tamanhos e *poiquilocitose* (ou *pecilocitose*) as células de formatos e tamanhos diferentes. Portanto, uma *anisopoiquilocitose* é entendida como anisocitose e pecilocitose ao mesmo tempo. A *reticulocitose* é a presença do eritrócito que ainda não chegou à fase de maturação completa e apresenta remanescentes de núcleo, sendo, porém, uma célula funcionante.

Quantidade de eritrócitos no sangue circulante

O eritrócito ou hemácia é o elemento figurado do sangue mais abundante numericamente e de maior longevidade. Existem aproximadamente 4.500.000 a 5.000.000 de hemácias em 1 mm³ de sangue para a mulher e 5.000.000 para o homem. Esses valores são válidos para o Brasil, que não tem grandes elevações (montanhas) ou depressões. Para nosso território, a média pode ser avaliada em 4.500.00.

Uma contagem acima de 7.000.000 pode ser considerada *policitemia* ou *poliglobulia*, *primária* ou *secundária*. Valores inferiores a 4.500.000 são considerados *oligocitemias*.

- ### Hemácias

Sequência de maturação

As hemácias são produzidas na medula dos ossos longos, duram aproximadamente 120 dias e são destruídas, no fígado e no baço, através de células fagocíticas (Figura 3.10). São úteis para transportar a molécula de hemoglobina e, segundo estudos recentes de Monteiro Marinho, esta é sua única função, embora estejam sendo desenvolvidos estudos para descobrir outras atribuições que possam corroborar a longevidade dessa célula sem núcleo.

Quando são contados menos de 5 milhões nos homens e de 4 milhões nas mulheres, é possível que seja desenvolvida uma *anemia*, e, se a contagem superar 7 milhões por milímetro cúbico, será um caso de policitemia ou poliglobulia primária ou secundária.

Os eritrócitos não se duplicam nem têm motilidade própria.

Variações da coloração e do formato

Em condições normais, uma hemácia aparece ao examinador, no microscópio, corada em vermelho-pálido, tendendo para o amarelo, devendo-se levar em conta que essa coloração é devida a um pigmento chamado *hemoglobina* (Figuras 3.11 e 3.12). Curiosamente, esse pigmento tem semelhanças com a molécula da *clorofila*, também um pigmento, mas que confere

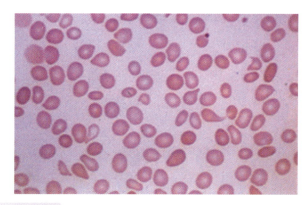

Figura 3.11 Aspecto microscópico de um esfregaço de sangue de indivíduo normal.

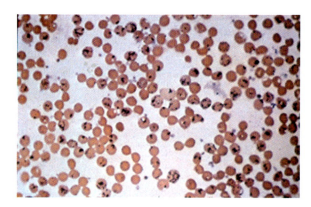

Figura 3.12 Esfregaço de sangue de indivíduo com anisocitose e poiquilocitose.

a coloração verde dos vegetais. Ambas têm quatro núcleos pirrólicos: na hemoglobina, ligados a um átomo de Fe^{++}, e na clorofila, a um átomo de Mg^{++}. Ambos são essenciais à vida. No primeiro caso, à vida animal, e no segundo, à vida vegetal.

▶ Anemia

A anemia é caracterizada pela diminuição ou má qualidade de hemoglobina circulante no sangue.

A dosagem de hemoglobina circulante no sangue é de 13,5 até 17,5 g/dℓ. A anemia pode ser conceituada como a quantidade menor que 13,5 g/dℓ de hemoglobina circulante no sangue, independentemente da quantidade normal ou anormal de

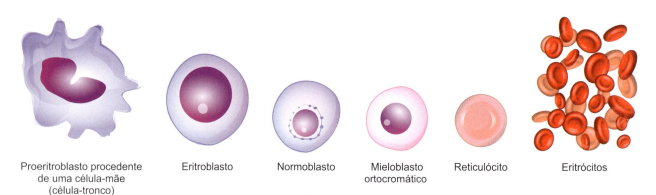

Figura 3.10 Sequência ou fases de maturação dos eritrócitos.

hemácias. Quando a quantidade de hemoglobina circulante for maior que 17,5 g/dℓ, evidencia-se algum tipo de *hemoglobinopatia*.

Um paciente é considerado anêmico quando apresenta menos de 11 g de hemoglobina por total de 100 mℓ no sangue circulante (11 g/dℓ), para mulheres e crianças; e 12 g/100 mℓ (12 g/dℓ) para homens.

Ressalte-se que a hemoglobina deve ser funcionante (de boa qualidade) e não desnaturada, como meta-hemoglobina, carboxi-hemoglobina ou sulfa-hemoglobina, e que o volume sanguíneo seja normal (hematócrito normal para o sexo do paciente) (Figura 3.13).

- ## Hemoglobina

É o corante que dá a cor avermelhada típica das hemácias, cuja função é ligar-se principalmente ao O_2, na inspiração, e ao CO_2, na expiração, ao nível dos alvéolos pulmonares. Essa substituição gasosa é muito rápida, cerca de 1/100 de segundo, enquanto a dissociação é mais lenta, de cerca de 1/20 de segundo. Essa substituição gasosa pela hemácia ocorre sem o menor dispêndio de energia.

A hemoglobina é uma *cromoproteína* constituída de 96% de uma proteína chamada globulina e de 4% de um grupo prostético não proteico chamado heme.

Molécula da hemoglobina

Dependendo da maior ou menor quantidade de hemoglobina existente no interior ou na superfície da hemácia, esse pigmento poderá apresentar-se com maior ou menor coloração, configurando a chamada *anisocromia*. De acordo com as diferenças de coloração, a hemácia pode ser denominada *hipercrômica*, *isocrômica* ou *hipocrômica*.

Afinidades da hemoglobina com o átomo de Fe^{++}

A hemoglobina, tanto na forma de oxi-hemoglobina como de carboxi-hemoglobina, contém Fe^{++}, enquanto a meta-hemoglobina contém Fe^{+++}. A ciano-hemoglobina forma gases tóxicos e bastante estáveis, usados, por exemplo, na câmara de gás.

A hemoglobina representa aproximadamente 92% dos eritrócitos quando secos e 33% quando em seu estado natural, isto é, quando frescos ou úmidos. Cada átomo de ferro fixa uma molécula de oxigênio (O_2) e cada molécula de hemoglobina, na saturação, 8 átomos de oxigênio. No adulto, diariamente, são destruídos e formados novamente, em média, 8 gramas de hemoglobina.

Heme é uma molécula não proteica de porfirina com Fe^{++} que forma o elemento conector do oxigênio com a hemoglobina. Também é conhecida como *ferroprotoporfirina*, antigamente chamada de hematina (Figura 3.14).

- ## Diferentes tipos de hemácias

Esferócitos e esquizócitos

Os *esferócitos osmóticos* (ver o esfregaço da Figura 3.15), encontrados na anemia hemolítica, são formados em um meio hipotônico cuja hipotonicidade torna possível a entrada de líquido para o interior do glóbulo, que se "intumesce", adquirindo formato esférico; os *esferócitos de estase* surgem quando incubados no seu próprio plasma, como nos sinusoides do baço; e os *esferócitos hereditários* têm vida curta e caracterizam a anemia hereditária familiar.

Os *esquizócitos* (do grego *skhistós*, fendido), demonstrados no esfregaço da Figura 3.16, podem ser vistos como pedaços ou fragmentos de hemácias. Postula-se que um dos mecanismos normais pelos quais uma hemácia se destrói, depois do seu ciclo vital, seja o da fragmentação, como ocorre na anemia do Mediterrâneo ou *talassemia*.

Codócitos e hemácias crenadas

Os *codócitos* (Figura 3.17) ou *células em alvo* são hemácias que apresentam acúmulo de hemoglobina no centro, de tal modo que, vistos ao microscópio, se assemelham a um alvo. Para alguns especialistas, são patognomônicos de certos tipos de anemia.

As *hemácias crenadas* (Figura 3.18) são eritrócitos, de contornos irregulares, cheios de espículas, muitas vezes pontiagudas.

Hemácias falciformes e ovalócitos

A hemácia falciforme (do latim *falciferu*, em forma de foice) é um eritrócito que se apresenta falcizado, isto é, em formato de foice, como é bem visualizado no esfregaço do sangue de um indivíduo com anemia falciforme. Esse tipo de anemia acomete quase exclusivamente indivíduos de pele negra ou seus descendentes. O esfregaço da Figura 3.19 é patognomônico desse tipo de anemia.

Os *ovalócitos* são eritrócitos com o formato ovalado ou elíptico como regra geral e, somente para as hemácias de

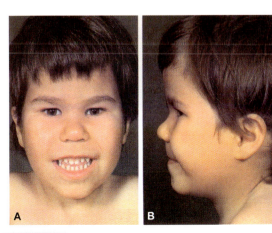
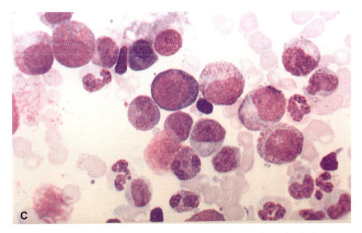

Figura 3.13 **A** e **B.** Menino com aplasia congênita de hemácias, mostrando depressão da crista nasal. **C.** Aplasia adquirida de hemácias.

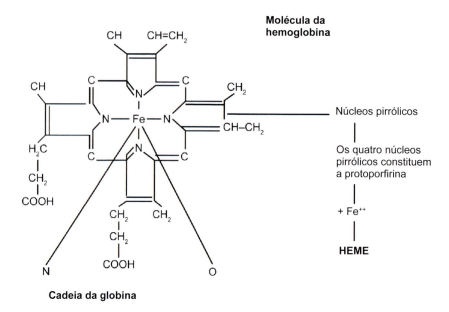

Figura 3.14 A afinidade da molécula da hemoglobina com o O_2 e o CO_2 é muito grande, o que garante a respiração, por intermédio da oxi-hemoglobina e da carboxi-hemoglobina (HbCO). A HbCO e a ciano-hemoglobina são compostos estáveis e letais. (Adaptada de Attilio Lopes, 1955.)

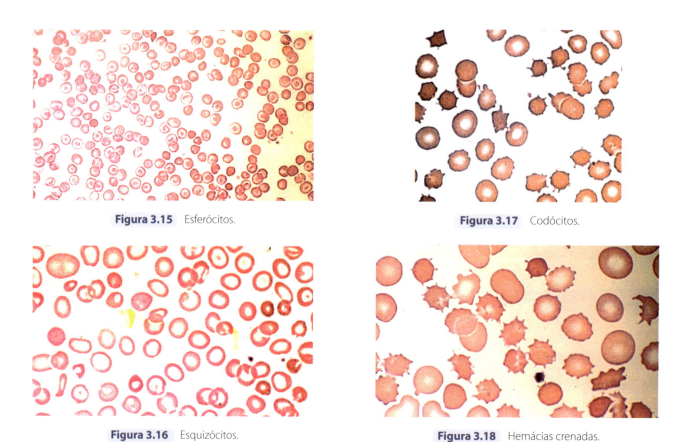

Figura 3.15 Esferócitos.

Figura 3.17 Codócitos.

Figura 3.16 Esquizócitos.

Figura 3.18 Hemácias crenadas.

tamanho normal, são considerados ovalócitos aquelas células que tiverem 2 μ ou mais de diferença entre o diâmetro maior e o menor.

Anisocitose e poiquilocitose

Como mencionado anteriormente, em condições normais as hemácias têm formato mais ou menos circular quando vistas de frente e formato bicôncavo quando estão de perfil. A diferença na forma das hemácias chama-se poiquilocitose (ou pecilocitose). A anisocitose ocorre quando a medula óssea é obrigada a lançar numerosas hemácias para o sangue periférico, em número maior do que o normal, ou quando a medula está esgotada por uma anemia prolongada. Neste caso, a medula libera hemácias de diferentes formatos. Ocorre, ainda, a possibilidade de haver simultaneamente hemácias de tamanho normal, anisocitose e poiquilocitose: anisopoiquilocitose (Figura 3.20).

Hemograma completo

Um hemograma completo, com série vermelha, série branca (Figuras 3.21 e 3.22) e valores relacionados à coagulação, geralmente cabe em uma folha de tamanho ofício, como a que vemos na Figura 3.23, em que, por motivos éticos, foram omitidos os dados relativos à identificação do laboratório e os nomes dos médicos que assinaram o documento.

A hemoglobina (Hb), o hematócrito (Ht) e a contagem de eritrócitos são os pontos de partida para a elaboração de um diagnóstico confiável dos vários tipos de anemias, levando-se em conta, além dos exames clínicos objetivo e subjetivo do paciente, idade, sexo, peso corporal, altitude em que o paciente vive, estilo de vida, medicação atual que o paciente está tomando e outras variantes que devem ser consideradas na interpretação de um hemograma.

Hematócrito

É a porcentagem do volume ocupado só pelas hemácias em 100 mℓ da amostra de sangue. Se forem considerados todos os eritrócitos existentes em 100 mℓ de sangue e determinado o volume ocupado só por eles, será obtido um valor médio de 42 a 45 mℓ. O limite mínimo do hematócrito é de 41%, e o máximo, de 53% (Figura 3.24).

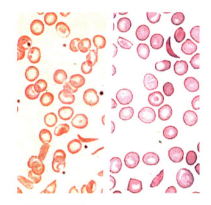

Figura 3.19 Hemácias falciformes.

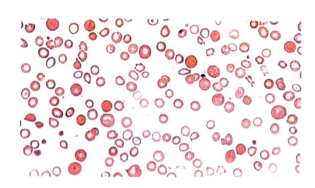

Figura 3.20 Anisocitose e poiquilocitose (anisopoiquilocitose).

```
HEMOGRAMA COMPLETO

ERITROGRAMA                                          Referência p/ Sexo
  Eritrócitos............:   5,08 milhões/mm3          4,5 a  5,7 milhões/mm3
  Hemoglobina............:  15,90 g/dl                14,0 a 18,0 g/dl
  Hematócrito............:  46,70 %                   38,0 a 52,0 %
  V.C.M..................:  91,93 u3                  82,0 a 93,0 micra3
  H.C.M..................:  31,30 pg                  27,0 a 32,0 pg
  C.H.C.M................:  34,05 g/dl                32,0 a 36,0 g/dl
  R.D.W..................:  13.5 %                    11,6 a 14,8 %
Obs: MORFOLOGIA NA FAIXA DE NORMALIDADE
```

Figura 3.21 Hemograma completo: série vermelha; eritrograma. Leitura normal. Nota: não é necessário o solicitante decorar porcentagens ou cifras; o laboratório envia os valores de referência de acordo com os métodos empregados.

```
LEUCOGRAMA
  Leucócitos...........:   7.200 /mm3                 4.800 a 10.800 /mm3
  Neutrófilos..........:   4.680 /mm3    65 %         54 a 67 %
    Mielócitos.........:       0 /mm3     0 %              0 %
    Metamielócitos.....:       0 /mm3     0 %         0 a  1 %
    Bastonetes.........:      72 /mm3     1 %         0 a  5 %
    Segmentados........:   4.608 /mm3    64 %         54 a 62 %
  Eosinófilos..........:     144 /mm3     2 %         1 a  4 %
  Basófilos............:       0 /mm3     0 %         0 a  1 %
  Linfócitos Típicos..:   2.088 /mm3    29 %         20 a 35 %
  Linfócitos Atípicos:       0 /mm3     0 %              0 %
  Monócitos............:     288 /mm3     4 %         1 a  8 %

Obs:
```

Figura 3.22 Leucograma. Neste exame não houve nenhuma observação especial.

```
em pacientes internados, sugerimos a correlacao clinica da contagem de
leucocitos com os medicamentos administrados
Contagem de Plaquetas...: 375.000    /mm3                    150.000 a 350.000 /mm3

Protocolo   Dt.Entrada   Resultados Anteriores:
08P4-381856 03/06/2008   HB.: 16,90 g/dl   HT.: 50,50 %   LEUC.:   7.200 /mm3   PLAQ.: 318.000
```

Figura 3.23 Plaquetometria. Neste caso, o paciente apresentava discreta plaquetose, isto é, 375.000/mm³ para um limite máximo de 350.000/mm³. Diante dos dados clínicos de posse do profissional solicitante, essa diferença é irrelevante.

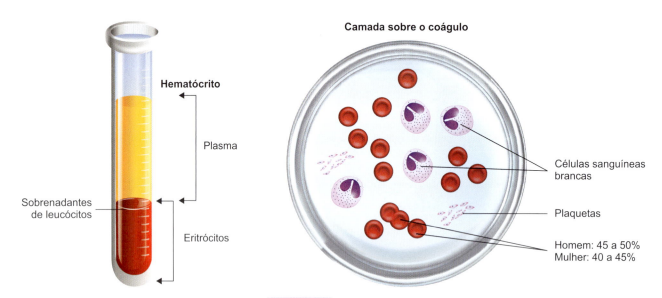

Figura 3.24 Hematócrito.

Volume corpuscular médio

O volume corpuscular médio (VCM) é a relação que existe entre o volume globular obtido pelo hematócrito (de todas as hemácias juntas) e o número de eritrócitos obtido pela hematimetria (ou contagem de eritrócitos). O resultado vem em micra cúbicas (μ^3) ou fentolitros (fℓ).

Obtém-se pela fórmula que se segue:

$$\text{VCM} = \frac{\text{Hematócrito} \times 100}{\text{Número de hemácias}}$$

Os valores normais oscilam entre 80 e 100 fℓ, sendo a média 86 μ^3.

Nas anemias macrocíticas, os valores do VCM estão acima de 100 μ^3, e nas anemias microcíticas, abaixo de 80 μ^3.

Concentração da hemoglobina corpuscular média

A concentração da hemoglobina corpuscular média (CHbCM) representa a concentração de hemoglobina em cada hemácia. Exprime a relação entre a saturação da hemoglobina e o volume de cada hemácia. Os valores normais vão de 32 a 36 g/dℓ.

A fórmula é:

$$\text{CHbCM} = \frac{\text{Hemoglobina} \times 100}{\text{Hematócrito}}$$

Hemoglobina corpuscular média

A hemoglobina corpuscular média (HbCM ou HCM) é obtida pela relação entre o valor da hemoglobina obtida em gramas por dℓ e a concentração de eritrócitos. O resultado vem em picogramas (pg), e os valores vão de 26 a 34 pg. No caso em que estamos estudando, o valor encontrado foi de 33,5 pg, portanto, dentro do normal.

A fórmula de obtenção do HbCM é:

$$\text{HbCM} = \text{CHbCM} + \frac{\text{Hemoglobina} \times 10}{\text{Hematócrito}}$$

Seu significado é representado pela soma da hemoglobina de cada hemácia, quando estas não carregam a mesma quantidade do pigmento. Assim, quando os valores estiverem abaixo de 26 pg, pode-se diagnosticar anemia (Figura 3.25), e, quando estiverem acima de 34 pg, pode-se pensar em *policitemia* ou *eritrose*.

Variação de distribuição das hemácias

Representa o cálculo da distribuição do diâmetro dos eritrócitos (RDW; do inglês, *red cell distribution width*). É como se o diâmetro de cada eritrócito fosse medido um a um e dividido pelo número de células. Os valores normais vão de 11,5 a 14,5%.

A Figura 3.26 mostra o esfregaço de sangue de paciente com anemia por deficiência de Fe (anemia ferropriva). Nota-se uma distribuição bastante irregular do diâmetro da maior parte dos eritrócitos (ou RDW), que resulta em uma variação da coloração das hemácias anormal.

Capítulo 3 | Exames Complementares 47

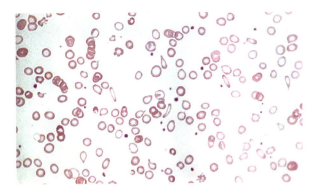

Figura 3.25 Anemia por deficiência de ferro, esfregaço sanguíneo periférico obtido durante o tratamento com ferro por via oral.

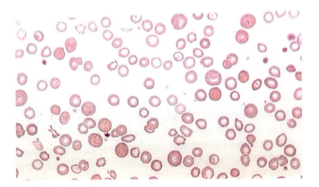

Figura 3.26 Distribuição do diâmetro dos eritrócitos.

Leucograma

No *leucograma* definem-se os seguintes elementos: neutrófilos, mielócitos, bastonetes, segmentados, eosinófilos, basófilos, linfócitos típicos, linfócitos atípicos e monócitos (ver Figura 3.22).

Valor absoluto e valor relativo

Na contagem leucocitária, denomina-se *valor absoluto* o número de leucócitos considerados separadamente, por mm³ de sangue periférico, coletado por picada na polpa digital, lóbulo da orelha ou venopunção. Calcula-se por uma simples regra de três. Por exemplo, um quadro hematológico com 8.000 leucócitos por mm³ e 60% de neutrófilos terá 60 × 8.000 divididos por 100 = 4.800 neutrófilos por mm³. Isso quer dizer que, se em 100 leucócitos, 60 são neutrófilos, então em 8.000 leucócitos contidos em 1 mm³ de sangue, 4.800 serão neutrófilos. Na interpretação de um hemograma, deve-se sempre referir aos dados absolutos e não aos relativos.

Valor relativo é o número percentual dos elementos do sangue: trata-se do valor de cada elemento do sangue em 100 células. Assim, quando se fala em 60% de neutrófilos, trata-se de um valor relativo, isto é, em cada 100 células brancas ou leucócitos, 60 serão neutrófilos.

Desvio à esquerda (neutrófilos)

Em condições normais, encontram-se no sangue 0% de *promielócitos*, 0% de *mielócitos*, 0 a 1% de *metamielócitos*, 4 a 3% de *bastonetes* e 62% de *segmentados*. A essa sequência (Figura 3.27), e nessas porcentagens, diz-se que o leucograma apresenta um *desvio à esquerda* e representa uma inflamação aguda (Figura 3.28).

Linfócitos típicos

São *agranulócitos* que têm origem no *setor linfoide* do aparelho hematopoético (Figura 3.29). Apresentam motilidade, locomovendo-se 40 μ por minuto e no campo elétrico migram para o ânodo. Existem normalmente no sangue periférico na porcentagem de 20 a 30% nos adultos e 25 a 45% nas crianças até 3 anos de idade. Pela sua importância com relação à etiologia da AIDS cuja função mais importante é a defesa humoral (produção de anticorpos), essa célula tem sido muito estudada. *Linfócitos típicos* são aqueles que entram ativamente na função de defesa do organismo e são a maioria dos linfócitos (20 a 35%).

Linfócitos atípicos

Linfócitos atípicos (Figuras 3.30 e 3.31) são aqueles que não tomam parte no mecanismo de defesa humoral do organismo, encontrando-se, entre eles, os linfócitos T supressores, que suprimem a resposta dos linfócitos B aos antígenos. Não são encontrados no sangue periférico normal, mas são identificados nas *leucemias linfoides*.

A leucemia linfoblástica aguda se caracteriza por células imaturas uniformes, um tanto pequenas e dotadas de citoplasma escasso com núcleos arredondados.

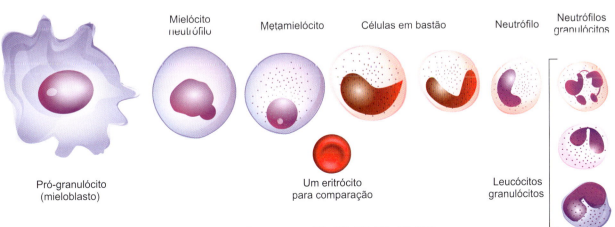

Porcentagem encontrada no sangue: 0%, 0%, 0%, 0%, 4%, 65%

Figura 3.27 Sequência de maturação dos neutrófilos.

Na fórmula leucocitária a distribuição normal dos neutrófilos é:

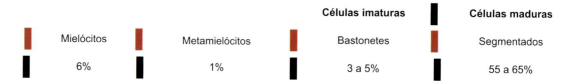

Para comparação, cotejamos valores encontrados em um leucograma em que há um desvio à esquerda, denotando, portanto, um processo inflamatório ou infeccioso:

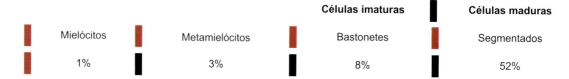

Figura 3.28 A reação escalonada ou "desvio à esquerda" pode estar presente em um processo inflamatório (infeccioso), geralmente agudo, e torna-se mais perceptível nos neutrófilos.

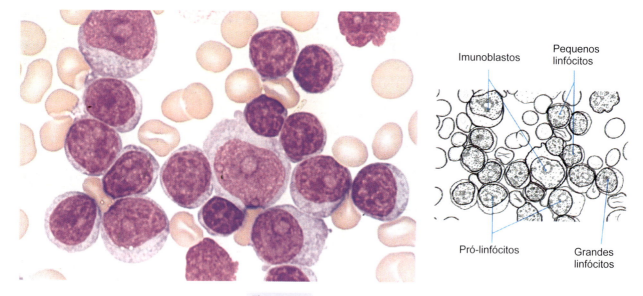

Figura 3.29 Linfócitos típicos.

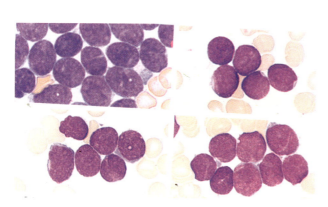

Figura 3.30 Linfócitos atípicos.

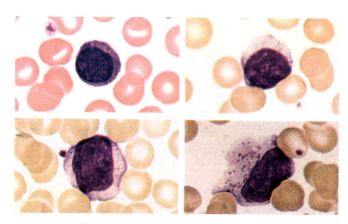

Figura 3.31 Diferentes tipos de linfócitos.

Neutrófilos | Bastonetes e segmentados

Neutrófilos (Figura 3.32) são granulócitos que se encontram no sangue periférico na porcentagem média de 45,5 a 73,5% (média de 3.200 a 6.000 como valor absoluto) (Figura 3.33). Das células sanguíneas, são as mais ativas e bem dotadas de mobilidade, cuja função principal é a *fagocitose*. Movimentam-se em média 3 mm por hora, a 37°C. Valores maiores do que os citados resultam em *neutrofilia* e valores menores, em *neutropenia*. Sua vida média é de apenas 6 dias.

Reação escalonada

Esta reação consiste na emissão de elementos imaturos para o sangue periférico, conservando sempre uma ordem quantitativa decrescente, à medida que os elementos se tornam menos adultos ou mais jovens, significando que, quando a medula óssea, por exemplo, enviar elementos imaturos para o sangue periférico, na hipótese de um processo infeccioso, lançará primeiro os mais adultos (ou mais aptos, que são reconhecidos pelo menor tamanho), sendo os *neutrófilos segmentados*, depois, os imediatamente superiores na ordem de maturação, isto é, os *metamielócitos*, após os *mielócitos* e assim por diante.

Leucócitos e sua vida curta

É intrigante o fato de os leucócitos – tanto os granulócitos como os agranulócitos – que desempenham função de proteção por meio da produção de anticorpos (principalmente, os linfócitos) e fagocitose (principalmente os neutrófilos) terem uma vida tão efêmera, de menos de 1 semana somente (de 3 a 12 dias), com poucas exceções.

Total de leucócitos

A leucocitose é o aumento global de leucócitos por mm³ de sangue periférico. O normal é 4.500 a 11.000 leucócitos por mm³; abaixo de 4.500 há *leucopenia*, e acima de 11.000, *leucocitose* (Figura 3.34). No caso que estamos estudando, o paciente tem uma contagem leucocitária de 8.200/$\mu\ell$, valor considerado dentro da normalidade.

Mielócitos e metamielócitos

Mielócito é o nome dado às células derivadas da medula e que podem resultar em eritroblasto, originando uma hemácia, ou em mieloblasto granulócito ou agranulócitos originando, principalmente, granulócitos.

Os *metamielócitos* são a fase seguinte de maturação dos mielócitos. Tanto os mielócitos como os metamielócitos são células imaturas. Sua porcentagem é de 0% ou, no caso dos metamielócitos, raramente até 1% (Figura 3.35).

Eosinófilos

Existem *eosinófilos*, normalmente, no sangue periférico na contagem de 1 a 4%. Por mm³ existem em média 150 a 240 eosinófilos. Sua duração de vida é de 8 a 12 dias, e é uma célula que tem valor semiológico muito importante. Atribuem-se várias funções aos eosinófilos, principalmente do mecanismo da desintoxicação. Chama-se *eosinofilia* quando o número dessas células é maior que 240 (Figura 3.36).

Basófilos

Pouco ou quase nada se sabe a respeito dessa célula da série branca. Nota-se que essa célula acompanha as modificações

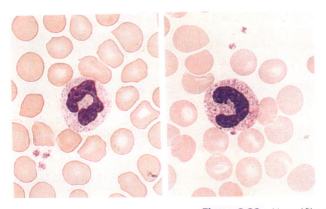
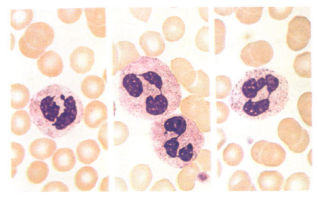

Figura 3.32 Neutrófilos bastonetes e segmentados.

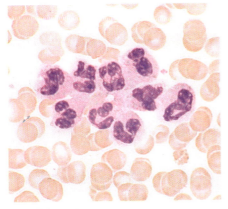

Figura 3.33 Aglutinação de neutrófilos.

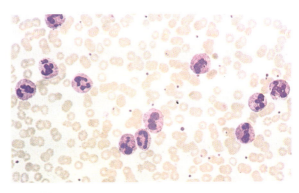

Figura 3.34 Leucocitose neutrófila. Grande número de neutrófilos em formato de bastonetes e segmentados, no sangue periférico, em paciente com infecção abdominal.

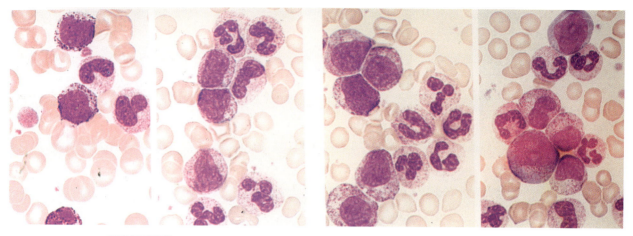

Figura 3.35 Mielócitos e metamielócitos: células jovens misturadas com células maduras.

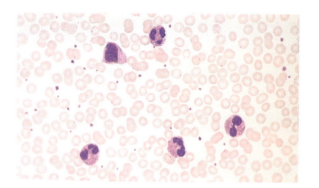

Figura 3.36 Quadro de eosinofilia em que se veem quatro eosinófilos e um monócito em paciente com dermatite herpetiforme.

quantitativas dos eosinófilos. Sua porcentagem normal no sangue periférico é de 0 a 1% e, por mm³, de 40 a 80 células (Figura 3.37).

Monócitos

Entre todos os leucócitos, costumam-se contar entre 3 e 10% de monócitos (Figura 3.38). São considerados macrófagos. Sua função ainda não está bem esclarecida, mas, de modo geral, pode-se dizer que é, obviamente, de defesa orgânica. Locomovem-se com uma velocidade de 30 μ por segundo e tomariam parte no mecanismo de formação de anticorpos. O aumento do número dessas células no sangue constitui a *monocitose*, e, ao contrário, sua diminuição, a *monocitopenia*.

Exames que fazem parte do coagulograma

O *coagulograma* deve ser solicitado à parte pelo clínico ou estomatologista quando se apresenta uma história de coagulopatia evidente, omitida ou mal explicada, ou mesmo como pré-operatório, sobretudo nas cirurgias gengivais e nos implantes osteointegrados. São os seguintes exames que constituem o coagulograma:

- Tempo de sangramento (TS)
- Prova da fragilidade capilar ou prova do laço ou de Rumpel-Leede
- Plaquetometria
- Retração do coágulo
- Tempo de coagulação
- Tempo de tromboplastina parcial (TTP)
- Tempo de protrombina (TP).

O coagulograma é mandatório em procedimentos periodontais e implantares, assim como nas exodontias de terceiros molares inclusos.

Tempo de sangramento, tempo de coagulação e plaquetometria

O tempo de sangramento e o tempo de coagulação, assim como a plaquetometria, são informações rotineiras de grande utilidade incorporadas aos hemogramas padrões elaborados pelos melhores laboratórios. Entretanto, são itens que fazem parte dos *coagulogramas*.

Pelo método de Duke, o tempo de sangramento vai até 3 minutos, e o de coagulação, de 4 a 9 minutos.

Primeiros minutos da hemostasia fisiológica

A hemostasia fisiológica ocorre somente nos vasos de pequeno calibre com o *sistema plaquetário bem funcionante* e a *presença do colágeno* em contato com os *trombócitos* (Figura 3.39).

A Figura 3.40 A mostra que a vasoconstrição inicial é devida à intervenção do sistema nervoso central. Na Figura 3.40 B, percebem-se as plaquetas circundando a lesão, emitindo pseudópodes, formando uma barreira plaquetária (Figura 3.40 C) e dando início à formação do tampão hemostático (Figura 3.40 D).

A hemostasia dos vasos de maior calibre somente é possível por compressão mecânica (compressão manual ou digital,

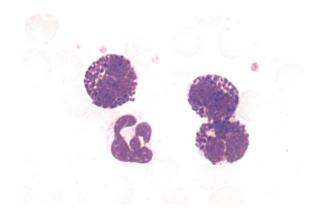

Figura 3.37 Vista em grande aumento de três basófilos e um neutrófilo em esfregaço de sangue periférico de leucemia granulocítica crônica.

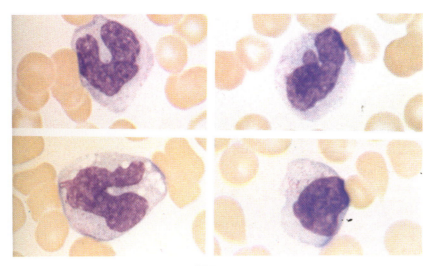

Figura 3.38 Monócitos.

garroteamento ou sutura). *Não existem hemostáticos de ação imediata.*

Tempo de sangramento

O *tempo de sangramento* é o espaço de tempo que vai desde a punção (picada) de um grupo de capilares até a parada ou estancamento da hemorragia capilar. Levando em conta que a cessação do sangramento depende da formação do *agregado plaquetário*, o tempo de sangramento se estenderá principalmente nos casos de plaquetopenia, de disfunção plaquetária (plaquetas hipofuncionantes) e na *doença de von Willebrand*, como resultado de uma proteína plasmática específica.

Utiliza-se mais comumente um de dois métodos para o cálculo do TS: o de Duke e o de Ivy.

Cálculo do tempo de sangramento segundo o método de Duke

Punciona-se o lóbulo da orelha com uma lanceta de Bensaude ou outro instrumento pontiagudo cortante, sem necessidade de desinfecção prévia, e recolhem-se a cada 30 segundos, com o uso de um papel-filtro, as gotas que vão surgindo, até que a hemorragia acabe. Esse pequeno sangramento deve cessar espontaneamente, em geral em 3 minutos. Devido à vasoconstrição ou hemostasia fisiológica, as perdas sanguíneas são insignificantes, durante 30 ou 45 segundos.

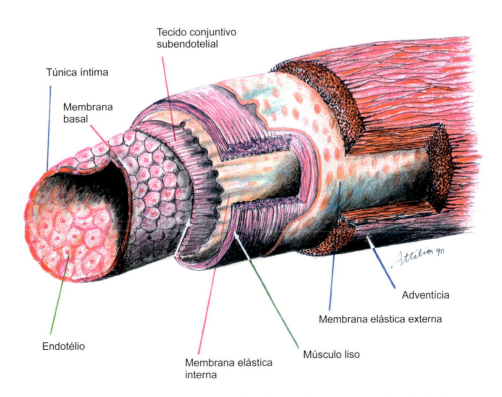

Figura 3.39 Representação anatômica de um vaso (artéria ou veia), onde se podem ver as camadas elásticas interna e externa, responsáveis pela contração inicial na hemostasia fisiológica.

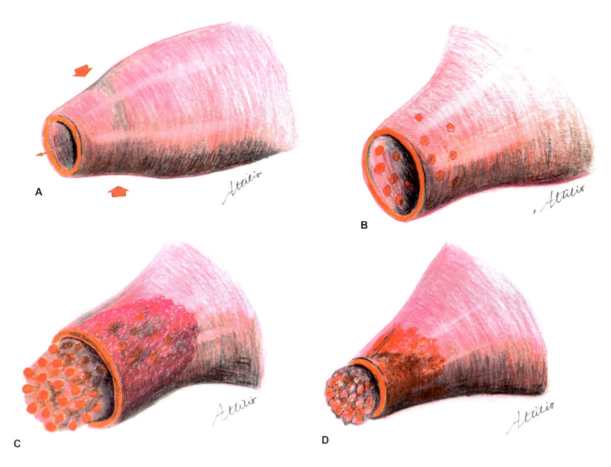

Figura 3.40 Fase inicial da hemostasia fisiológica.

A perda de quantidades maiores que 500 mℓ em curto espaço de tempo (alguns segundos) pode levar o paciente ao *choque hemorrágico* e à morte. Perdas maiores de sangue (p. ex., 1 ℓ), mas durante alguns dias, podem configurar-se em anemia.

Cálculo do tempo de sangramento segundo o método de Ivy

Pratica-se uma incisão cutânea padronizada de 1 cm de extensão e 1 mm de profundidade ao nível da face anterior do antebraço, aplicando, ao mesmo tempo, da parte superior do braço, uma contrapressão constante de aproximadamente 40 mmHg por meio do manguito de um tensiômetro (garrote).

Esta prova é mais sensível do que o método de Duke clássico porque o sangramento provocado pelo aumento da pressão capilar não se deterá até que seja formado um tampão hemostático resistente a uma contrapressão de 40 mmHg. O tempo de sangramento normal com esse método deve ser inferior a 8 minutos. Com o tempo, devido à pouca profundidade da incisão, a cicatriz desaparece.

Fatores que podem influir nos valores do tempo de sangramento

O frio pode prolongar o tempo de sangramento, assim como o uso do ácido acetilsalicílico, embora este tópico provoque controvérsias entre os hematologistas, e mesmo alguns cardiologistas preconizem o uso do ácido acetilsalicílico, prescrevendo para seus pacientes 1 g diariamente para prevenir acidentes hematológicos intravasculares (p. ex., tromboses). Observa-se que o tempo de sangramento duplica depois da ingestão de 0,5 g desse fármaco tão popular.

Não há correlação estreita entre o número de plaquetas e o alargamento do tempo de sangramento; é difícil padronizar bem a medida do tempo de sangramento. Para a prova de Ivy existem disponíveis pequenos aparelhos especiais que tornam possível a realização de incisões padronizadas, como já foi dito, tanto na extensão como na profundidade.

Um vaso anatômico ou funcionalmente anormal pode ser a causa de TS alterado. Na moléstia de von Willebrand, parece ser uma perturbação anatomofisiológica do vaso responsável pelo longo tempo de sangramento encontrado nessa doença.

Prova de fragilidade capilar | Prova do laço ou de Rumpel-Leede

Indica a fragilidade dos vasos. Normalmente é *negativa* e não tem relação com o tempo de sangramento. Utiliza-se um esfigmomanômetro de pressão arterial e é necessário insuflá-lo durante 2 a 4 minutos; depois, verifica-se a quantidade de petéquias que eventualmente podem aparecer na parte interna do antebraço do paciente (Figura 3.41). Não tem relação com o tempo de sangramento, o que pode levar à confusão. Quando existe plaquetopenia, também pode haver a prova do laço positiva.

Retração do coágulo

Um sangue normal, colocado em um tubo durante 1 hora, a 37°C, fornece 40 a 45% de seu volume total de soro, isto é, 10 mℓ de sangue coagulado fornecem, após 1 hora, a 37°C, 4 a 5 mℓ de soro.

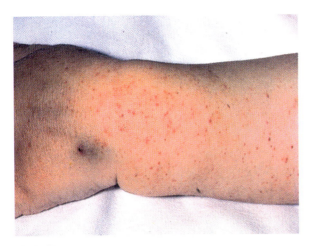

Figura 3.41 Prova do laço positiva no antebraço e no dorso da mão em um paciente com síndrome de Wiskott-Aldrich.

Esse tempo diminui nas plaquetopenias, nas poliglobulias e hiperfibrinemias e aumenta nas anemias fibrinogenopênicas e trombocitoses.

A retração do coágulo (Figura 3.42) é de grande importância no diagnóstico das moléstias e síndromes hemorrágicas, e vários fatores costumam estar relacionados com essa alteração hematológica, podendo-se citar:

- Número de plaquetas: quanto menor é o número desses elementos, menor é a retração do coágulo
- Quantidade de trombina: quanto maior é a quantidade desse fator de coagulação, maior é a retração do coágulo
- Número de eritrócitos: quanto maior é o número desses elementos figurados, menor é a retração do coágulo
- Quantidade de fibrinogênio: o aumento de fibrinogênio diminui a retração do coágulo.

Tempo de coagulação

Dependendo do método utilizado, o tempo de coagulação varia de 4 a 9 minutos, e é o tempo que o sangue leva para coagular quando retirado do leito vascular e colocado em condições padrão. Embora seja complicado explicar o mecanismo da coagulação do sangue, é fácil mentalizar que as plaquetas no sangue periférico, junto ao endotélio vascular, *precisam entrar em contato* com o colágeno (que fica externamente ao redor dos vasos) para que se iniciem a hemostasia fisiológica e a coagulação, por meio da formação do *tampão hemostático* (IV) (Figura 3.43).

Tempo de protrombina dos tecidos

Esta prova, também conhecida como *tempo de protrombina* ou *tempo de Quick*, mede o tempo de recalcificação do plasma ao nível dos tecidos, exclui a presença de um excesso de tromboplastina e, assim, a intervenção dos fatores XII, XI, IX e VIII. Ela se desenvolve de acordo com uma *via de ativação extrínseca* mais curta. Para esta prova, a atividade do fator VII é determinante.

A protrombina é o fator II da coagulação, vitamina K-dependente, sendo conhecida também como protrombase, serosina, trombinogênio etc. Trata-se, efetivamente, do fator II da coagulação (via comum). Suas etapas compreendem: protrombase → germes intestinais → fígado → protrombina.

Trata-se de excelente agente anti-hemorrágico *profilático*, sintetizada no fígado à custa do metabolismo da vitamina K (do alemão *Koagulation*). A vitamina K atravessa as seguintes etapas: vitamina K → intestino → fígado → corrente circulatória. Leva 1 semana para percorrer as etapas citadas.

Tempo de tromboplastina parcial

Tempo de tromboplastina parcial (TTP) é o teste que possibilita a triagem dos pacientes que apresentem alterações patológicas ligadas à *coagulação extrínseca do sangue*. É prolongada nas deficiências dos fatores VIII, X, XI e XII (intrínsecos) e do *sistema comum*. É aumentada também na terapia com a heparina (um anticoagulante encontrado nas sanguessugas).

O tempo normal é de 35 segundos, dependendo da metodologia do laboratório de hematologia e do equipamento utilizado.

O *tempo de tromboplastina parcial ativado* (TTPA) destina-se a calcular a supressão na amostra de sangue pelas suas flutuações por contato da ativação ao máximo do plasma antes

Cinco etapas da hemostasia

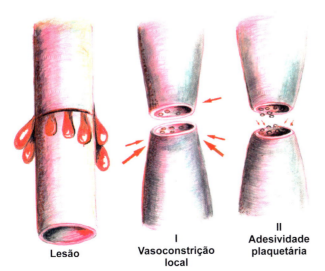
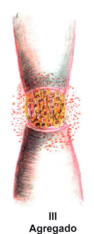
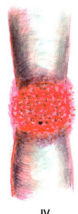
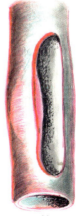

Lesão | I Vasoconstrição local | II Adesividade plaquetária | III Agregado plaquetário | IV Consolidação do coágulo | V Reinstauração da função

Figura 3.42 Representação esquemática das várias fases da retração do coágulo.

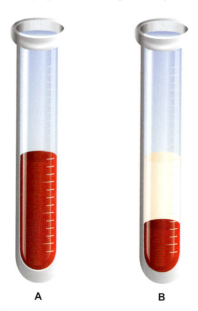

Figura 3.43 Ilustração de pipetas com o sangue ainda não coagulado (**A**) e com a retração do coágulo (**B**).

de recalcificá-lo. Ativam-se ao máximo os fatores XII e XI pré-incubando o plasma com o ativador durante alguns minutos a 37°C.

Tempo de protrombina

Detecta o tempo de coagulação mediante a conversão da protrombina em trombina, por ativação do mecanismo intrínseco da coagulação que varia de 11 a 15 segundos, e representa 100% da *atividade protrombínica*.

Serve para ativar os sistemas intrínsecos e comum.

Acha-se prolongado nas deficiências dos fatores I, II, VI, VII e X, na terapia anticoagulante e nas doenças hepáticas.

▶ Coagulação do sangue

Ainda não existe consenso entre os hematologistas nem se conhecem a fundo todos os eventos específicos que levam à coagulação do sangue. Sabe-se, porém, que vários fatores intervêm nesse complicado e engenhoso mecanismo.

Três ordens de fatores intervêm, comprovadamente, nos eventos que culminam na *hemostasia fisiológica*. São os seguintes: (1) fatores extravasculares; (2) fatores intravasculares; e (3) fatores vasculares.

É importante notar que os conhecimentos e a compreensão (embora incompletos) que se acumularam até agora sobre a coagulação e os fenômenos que ocorrem no estancamento da hemorragia têm salvado milhares de vidas durante os dois últimos séculos, e falta muito pouco tempo para se elucidarem todas as etapas e eventos que ocorrem durante o sangramento, tanto patológico como decorrente de traumatismos cada vez mais comuns.

Inicialmente, serão abordados os fatores da coagulação, tópico mais complicado e, ao mesmo tempo, mais intrigante de toda a Hematologia.

• Fatores extravasculares, vasculares e intravasculares na coagulação

Os *fatores extravasculares* são importantes para uma hemostasia satisfatória mesmo com o sangue coagulando normalmente.

A elasticidade, o tônus e a consistência dos tecidos ajudam a se processar uma hemostasia satisfatória.

Os *fatores vasculares* são fatores que intervêm na hemostasia, a saber: integridade dos tecidos dos próprios vasos, idade do paciente, estado de nutrição, deficiência de prováveis fatores, sobretudo das plaquetas (5-hidroxitriptamina).

Os *fatores intravasculares* dizem respeito aos fatores sanguíneos que intervêm na coagulação.

Quando ocorre lesão de capilares, as plaquetas aderem ao endotélio vascular lesionado, formando um tampão que impede a perda de sangue.

Essas ponderações são válidas, na *hemostasia fisiológica*, somente para os pequenos vasos e para os capilares. A hemostasia dos vasos de calibre médio e dos grandes vasos faz-se somente por qualquer tipo de compressão: seja por compressão digital, seja por garroteamento, por sutura ou outros meios mecânicos similares.

• Formação do tampão hemostático

Esse coágulo intravascular (tampão hemostático parcial e provisório) não aumenta indefinidamente, o que produziria consequências adversas (coagulação intravascular disseminada, como acontece com o efeito da mordedura de certos venenos de cobra).

Para isso, há necessidade de intervenção das plaquetas, novamente, durante o terceiro estágio da coagulação, em que ocorre a conversão do fibrinogênio solúvel (sol) em fibrina insolúvel (gel), isto é, o *fibrinogênio*, sob a ação da *trombina*, é convertido em monômeros de *fibrina*, que se agregam para formar os seus polímeros, como se vê na Figura 3.44 C.

• Processos dinâmicos e instantâneos da coagulação

Os processos inflamatórios e/ou infecciosos podem ocorrer paralelamente, mas não obrigatoriamente, ao mesmo tempo. É possível que haja inflamação sem infecção e vice-versa.

Particularmente, os processos infecciosos, com ou sem hemorragia, estão presentes com outras atividades no sangue e, em muitos pontos, interagem com o processo da sua coagulação. Quando ocorre ferimento ou lesão e o sangue extravasa dos pequenos vasos e capilares, é desencadeada uma cascata de enzimas proteolíticas (que sempre estiveram presentes no

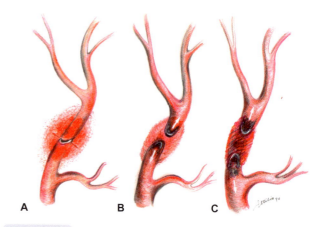

Figura 3.44 Momento do sangramento. **A.** Instante em que o vaso é lesionado. **B.** Instante em que cessa a hemorragia como resultado da retração e da contração do coágulo. **C.** Tampão hemostático formado por plaquetas e fibrina.

sangue, mas inativas), que ativam primeiramente a *trombina* (um dos mais importantes fatores de coagulação). A trombina catalisa a *proteólise*, que transforma o *fibrinogênio* (outro fator de coagulação, mas inativo) e promove interligações das cadeias, formando a *fibrina*, retraindo-se e transmutando-se em um tampão retrátil que aprisiona nas suas malhas os elementos figurados do sangue.

Coagulação fisiológica e fatores da coagulação

Com exceção do *fibrinogênio* e da *protrombina*, todos os outros fatores foram descobertos estudando-se, por método comparativo, o plasma de pacientes que apresentavam distúrbio congênito da coagulação.

No decorrer dos anos 1950 foi intensiva a maneira de buscar novos fatores de coagulação. Primeiramente, esses fatores receberam os nomes de seus descobridores. Depois, os epônimos foram gradativamente substituídos por algarismos romanos, que vão atualmente de I a XIII. Os números I a IV foram reservados para os "fatores clássicos" da coagulação e já eram conhecidos nos anos finais do século XIX (*fibrinogênio*, *protrombina*, *tromboplastina dos tecidos* e *íons cálcio*). Os outros seguintes foram descobertos no decorrer do século XX. O fator VI é um artefato e não entra na relação dos fatores de coagulação, sendo, portanto, 12 os fatores numerados.

Os fatores II (protrombina), VII (proconvertina), IX (fator da hemofilia B) e X (fator Stuart) são conhecidos como *vitamina K-dependentes*, em alusão à palavra alemã *Koagulation*.

Natureza enzimática dos fatores da coagulação

Os fatores da coagulação são glicoproteínas, com exceção da tromboplastina dos tecidos (fator III), que é uma fosfolipoproteína e, naturalmente, o fator IV (íons cálcio). Uma série desses fatores (XIII, XII, XI, X, VII, pré-calicreína e protrombina) são proenzimas que, após proteólise limitada, são transformadas em enzimas ativas.

Outros fatores (cininogênio de alto peso molecular, fatores VIII e V) não são verdadeiras enzimas, mas têm seguramente uma regulação importante nos eventos que se seguem à coagulação do sangue.

Os fatores de coagulação são os seguintes:

- Fator I (antes fibrinogênio)
- Fator II (antes tromboplastina)
- Fator III (antes tromboplastina do tecido)
- Fator IV (sempre o íon cálcio)
- Fator V (fator lábil, pró-acelerina)
- Fator VI (aceita-se hoje como o mesmo fator V)
- Fator VII (pró-convertina, fator estável)
- Fator VIII (globulina anti-hemofílica A)
- Fator IX (globulina anti-hemofílica B ou fator Christmas)
- Fator X (fator Stuart-Prower)
- Fator XI (antecedente da tromboplastina do plasma)
- Fator XII (fator de Hageman)
- Fator XIII (fator estabilizador da fibrina).

Deficiência de cálcio

Embora intervenha também no mecanismo da coagulação, sua precipitação por algumas gotas em um tubo de ensaio de citrato, oxalato de cálcio etc. inibe a coagulação do sangue.

Quando a deficiência de cálcio no sangue for grave, torna-se incompatível com a vida e o paciente vai a óbito por *tetania*; por isso, não se conhece até hoje nenhuma síndrome ou doença hemorrágica provocada pela deficiência abaixo de um nível crítico.

Fases de maturação de um trombócito

A evolução do megaloblasto ocorre por meio das seguintes fases: hemo-histioblasto → megacarioblasto → megacariócito linfoide → megacariócitos granulosos → plaquetas.

As fases são idênticas às verificadas na evolução das hemácias, mas com uma única diferença: não há a *fase de hemo-histioblasto* (Figura 3.45).

Megacariócito ou célula grande multinucleada

De todas as células brancas, somente os leucócitos apresentam núcleo (ou núcleos), e os trombócitos nem sequer são células, mas fragmentos do citoplasma de uma célula que, embora originada também das mesmas células hematopoéticas totipotentes (células-tronco), é multinucleada e chama-se megacariócito (do grego, *mega* – grande; *cario* – núcleo; e *cito* – célula). Portanto, os megacariócitos são a mãe de todas as plaquetas.

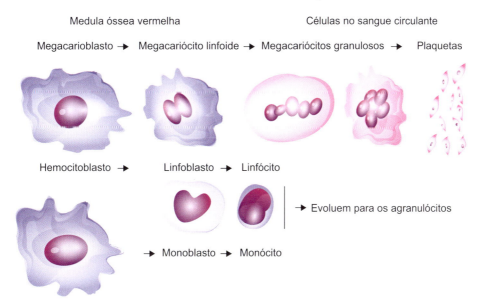

Figura 3.45 À esquerda – megacariócito maduro, com muitos lóbulos nucleares e pronunciada granulação de seu citoplasma. À direita – desenvolvimento do megacariócito. São observados megacariócitos com nucléolos e um megacariócito bilobulado sem granulação bilobulada inicial.

Plaquetas

Vistas ao microscópio

A contagem de plaquetas pelo sistema automatizado Coulter é de 140.000 a 350.000/μℓ. Menos de 140.000 configuram *plaquetopenia* (Figura 3.46) e mais de 350.000 resultam em *plaquetose* (Figuras 3.47 a 3.49).

Funções

A importante função das plaquetas ou trombócitos (do termo grego que significa células da coagulação) está ligada ao mecanismo da hemostasia fisiológica por meio de um mecanismo natural, eminentemente enzimático, mas extremamente intrincado. Por isso existem hemogramas especiais chamados *coagulogramas*, direcionados a calcular quantidade, qualidade e funcionalidade das plaquetas e de todos os outros fatores da coagulação do sangue.

As plaquetas são os menores elementos figurados do sangue e derivam de partículas citoplasmáticas de células grandes (algumas até mesmo gigantes) chamadas megacariócitos (do grego *mega*, grande, *cario*, núcleo e *cito*, células).

Assim como ocorre com os outros elementos figurados do sangue, o megacariócito se origina a partir de uma célula-tronco totipotente, por meio das seguintes etapas:

- Na medula óssea vermelha: hemocitoblasto, megacarioblasto, megacariócito *ou*
- Evolução para células do sangue circulante, isto é, transformação em corpúsculos acariotas formados de porções do citoplasma do megacariócito.

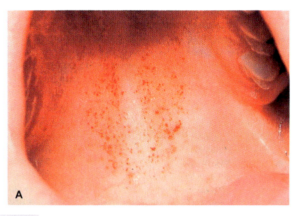
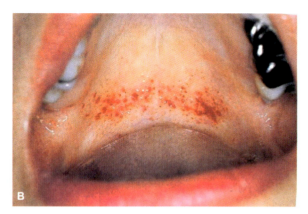

Figuras 3.46 **A.** Petéquias disseminadas no palato em um paciente com mononucleose infecciosa (trombocitopenia). **B.** Aspecto bucal em paciente com anemia de Fanconi.

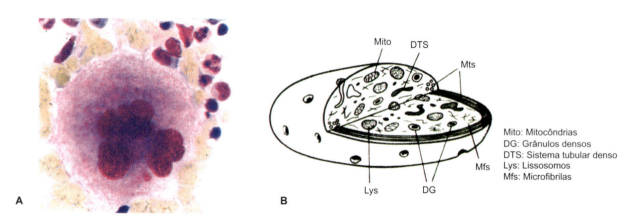

Figura 3.47 Megacariócito. **A** e **B.** Estrutura fina de uma plaqueta. (**B.** Adaptada de Vermiesen e Verstraete.)

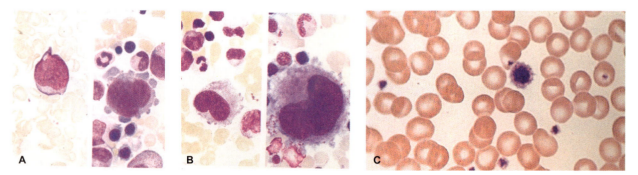

Figura 3.48 **A** e **B.** Desenvolvimento do megacariócito com nucléolo. **C.** Plaquetas normais, uma das quais é de tamanho raramente anormal.

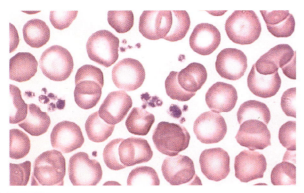

Figura 3.49 Plaquetas normais em um esfregaço de sangue periférico. Notar processo de coloração diferente do mostrado na Figura 3.48 B.

Várias são as funções das plaquetas, entre elas:
- Adesividade: a plaqueta adere em qualquer superfície rugosa
- Aglutinabilidade: é a propriedade que elas têm de se aglutinar
- Propriedade telangiotrópica: é a propriedade que as plaquetas têm de proteger o endotélio dos vasos sanguíneos
- Retração do coágulo: logo após formado o coágulo sanguíneo, este se retrai e a intensidade da reação, entre outras causas, depende, em grande parte, do número de plaquetas
- Propriedade hemostática: a plaqueta adere em qualquer lesão do endotélio, em um vaso, formando um trombo branco e contribuindo para a hemostasia.

Contêm substâncias diversas, tais como o fator I, que acelera a conversão da protrombina em trombina; o fator II, que promove a conversão do fibrinogênio em fibrina; o fator III, que é responsável, pelo menos, por duas propriedades das plaquetas.

Fator III (tromboplastina ou fator tecidual) das plaquetas

Todos os vasos de pequeno calibre (artérias, veias, arteríolas, vênulas e capilares) são revestidos, externamente, pelo colágeno.

Trata-se de uma proteína de preenchimento ou sustentação, constituinte do tecido conjuntivo, dos ossos, das cartilagens e da pele. Em ebulição é convertido em gelatina. Externamente reveste todos os vasos; internamente, o endotélio vascular é protegido pelas plaquetas.

Havendo uma solução de continuidade em algum vaso de pequeno calibre (traumatismo), as plaquetas entram em contato com o colágeno, liberando o fator III ou a *tromboplastina*, dando início à formação do coágulo e aos eventos que se seguem na hemostasia. Dessa maneira, nunca poderá haver formação de um coágulo intravascular (trombose) ou início da coagulação extravascular, *desde que o endotélio vascular esteja absolutamente íntegro*. A formação de um coágulo intravascular pode resultar em uma *trombose*, grave quadro clínico que a natureza faz o possível para evitar.

Equimoses e petéquias

Equimoses são manifestações hemorrágicas planas, não palpáveis nem puntiformes, diferentes das petéquias, que são manifestações hemorrágicas planas, puntiformes, também não sentidas à palpação e que geralmente indicam plaquetose. Ambas as manifestações se enquadram no grupo das chamadas *púrpuras hemorrágicas ou púrpuras plaquetárias*, sendo sempre adventícias, ocorrendo geralmente após *hemorragias*, na *policitemia primária*, na *menstruação*, na *anemia de Fanconi*, na *leishmaniose*, na *reticulose mieloide* etc., entre outros distúrbios. Não devem ser confundidas com hematomas.

População e longevidade do megacariócito

O sangue de uma pessoa saudável contém, por litro, 150 a 400 bilhões de plaquetas. Nos cálculos repetidos, vamos supor que contenha 250 bilhões. Permanentemente o baço sequestra um terço do conjunto de plaquetas viáveis, atuando como verdadeira reserva para eventuais hemorragias.

Conforme mencionado anteriormente, as plaquetas são formadas a partir dos megacariócitos, localizados principalmente em células-tronco *pluripotentes* (i. e., de potencialidade múltipla) da medula óssea e, em menor proporção, nos pulmões.

A maturação do megacariócito tem como característica típica a reduplicação endocelular do núcleo, isto é, o núcleo divide-se várias vezes sem uma divisão concomitante da célula. Quanto mais velho o megacariócito, maior número de núcleos apresenta, variando, na realidade, de 4 a 16. Segundo a etimologia dada a essa célula, o nome certo seria, em vez de megacariócito, pluricariócito (célula grande com vários núcleos).

Citodiagnóstico

Gabriela Nagata, Janete Dias Almeida e Sergio Kignel

▶ Introdução

O citodiagnóstico ou exame citológico corresponde a uma análise dos aspectos microscópicos individuais das células coletadas a partir de descamação natural ou de um raspado da mucosa ou pele, além de conteúdos líquidos ou semissólidos de lesões.

A aplicabilidade do citodiagnóstico sempre esteve diretamente relacionada com o desenvolvimento de métodos para o diagnóstico de carcinoma epidermoide. Walsh foi o primeiro a descrever células cancerígenas observadas no escarro de pacientes, em meados de 1843. Em 1951, Lambert enfatizou o tamanho alterado das células e do núcleo como base do diagnóstico de carcinoma, cuja importância foi enaltecida em 1960.

Em 1941, Papanicolaou e Traut iniciaram o uso do que hoje conhecemos como o "teste de Papanicolaou" como procedimento de rotina para detecção precoce de carcinoma. Posteriormente, Ziskin foi o primeiro pesquisador a relatar o uso da citologia esfoliativa em cavidade oral, que em 1951 teve seu uso aplicado no diagnóstico de carcinoma intraoral.

O uso do citodiagnóstico é mais escasso na prática da Estomatologia, porém exibe um grande potencial de aplicação devido a sua simplicidade de execução e fornecimento de informações importantes para a conduta terapêutica. Geralmente as células coletadas no exame citológico de mucosa oral correspondem a células descamadas pelo *turnover* fisiológico ou removidas dos estratos mais superficiais do epitélio – córneo ou granuloso –, caracterizadas pela ausência de núcleo ou presença de núcleo pequeno e achatado, e citoplasma amplo, contendo ou não grânulos de querato-hialina, com delimitações que formam alguns ângulos agudos. Em condições usuais de normalidade, as células profundas do epitélio são fortemente aderidas umas às outras, mas quando observa-se um elevado contingente de células com núcleo amplo e esférico, delimitado por um citoplasma escasso e que confere a estas um formato também arredondado, suspeita-se de um processo patológico no tecido analisado, principalmente de etiologia neoplásica ou autoimune, pois nessas condições os queratinócitos perdem adesividade. Já o aspecto histológico do conteúdo semissólido puncionado depende da origem do tecido. Nesses casos, geralmente são observados o conteúdo hemorrágico, as células inflamatórias tais como linfócitos, plasmócitos e neutrófilos, colônias bacterianas, fúngicas, entre outras (Figuras 3.50 a 3.55).

Na Estomatologia, a análise de queratinócitos descamados do epitélio de mucosa é aplicada para as seguintes finalidades:

- Triagem, diagnóstico precoce e acompanhamento de lesões de diversas etiologias, tais como neoplasias e lesões potencialmente malignas, lesões autoimunes como pênfigo vulgar e penfigoide benigno das membranas mucosas, e lesões infecciosas, especialmente candidíase, actinomicose, herpes simples e paracoccidioidomicose
- Avaliação de deficiências nutricionais de ferro
- Determinação de sexo e idade pela Odontologia Forense
- Utilização no estudo de alterações celulares em condições sistêmicas tais como diabetes melito, gravidez e alcoolismo
- Prognóstico da resposta celular de um tumor.

Assim, deve ser mais utilizada e valorizada, sendo o conhecimento da aplicabilidade desse tipo de exame fundamental desde a formação do cirurgião-dentista clínico.

▶ Coleta do material

De acordo com o método de coleta, o material a ser examinado pode exibir as seguintes denominações: citologia esfoliativa,

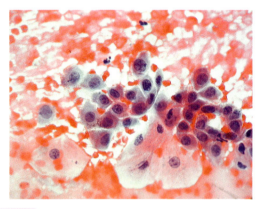

Figura 3.50 Pênfigo vulgar. Grupo de células acantolíticas, apresentando citoplasma arredondado devido à perda de coesão, núcleo aumentado, cromatina granular e hipercromática. (Papanicolaou, 630×.)

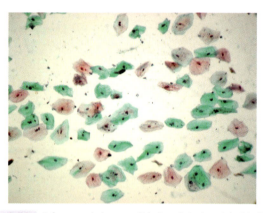

Figura 3.52 Esfregaço de boa qualidade exibindo celularidade e boa distribuição das células. (Papanicolaou, 400×.)

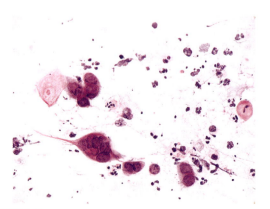

Figura 3.51 Herpes simples. Células parasitadas, com aumento de volume, múltiplos núcleos "empacotados", além de células inflamatórias. (Papanicolaou, 630×.)

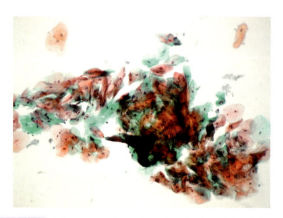

Figura 3.53 Esfregaço inadequado exibindo alta celularidade, porém com excessiva sobreposição celular. (Papanicolaou, 400×.)

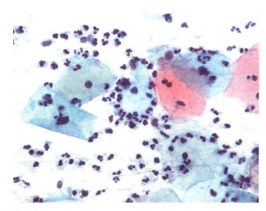

Figura 3.54 Infecção bacteriana. Células epiteliais pavimentosas com alterações inflamatórias circundadas por neutrófilos e macrófagos. (Papanicolaou, 630×.)

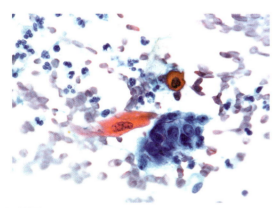

Figura 3.55 Carcinoma epidermoide. Grupo de células epiteliais malignas, com hipercromatismo, perda da relação núcleo/citoplasma, pleomorfismo e células com queratinização individual. (Papanicolaou, 630×.)

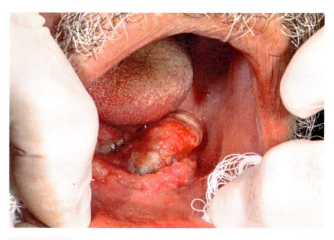

Figura 3.56 Lesão ulcerada em assoalho de boca. Aspecto clínico indicativo para a realização do exame citológico (DSC – 0200).

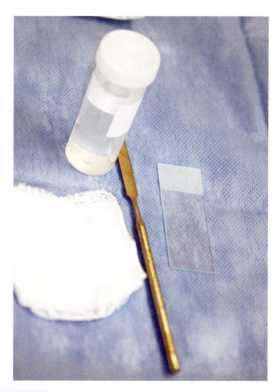

Figura 3.57 Coleta de material utilizando a espátula de metal (DSC – 0205).

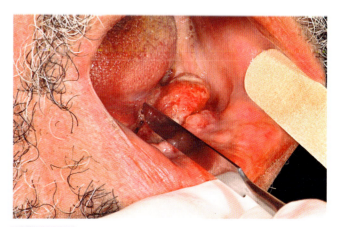

Figura 3.58 Procedimento de raspado da mucosa bucal para a coleta dos queratinócitos a serem analisados (DSC – 0208).

citologia abrasiva, citologia por punção aspirativa, citologia por agulha fina, citologia por *imprint* e citologia de base líquida.

As citologias esfoliativa e abrasiva compreendem a coleta de células por raspagem de células superficiais cutâneas ou mucosas, utilizando instrumentos como espátula ou escovas. Na Estomatologia, é o método mais usado para realizar o exame citológico (Figura 3.56). O material coletado é distribuído, por meio de um esfregaço, em lâminas de vidro (Figuras 3.57 e 3.58). Em casos de amostras escassas, antes de realizar o esfregaço na lâmina de vidro, é possível utilizar métodos para promover a concentração das células coletadas, como centrifugação e filtração por membrana. O material deve ser encaminhado ao laboratório fixado ou refrigerado.

A citologia por aspiração com agulha fina é utilizada principalmente para remover células de superfícies profundas de qualquer tecido, tais como em lesões de glândulas, lesões intraósseas e cistos. As células são obtidas por aspiração sob pressão negativa através de agulha de fino calibre (calibre 22 ou menor), e o esfregaço é preparado imediatamente após a coleta do material, assim como na citologia esfoliativa.

Para a citologia de base líquida, o material coletado é acondicionado em frascos com líquido fixador apropriado, independentemente da forma de coleta, e no laboratório são preparados esfregaços, após a centrifugação, que visa promover maior concentração celular da amostra coletada.

A citologia por *imprint* é a menos utilizada na prática odontológica clínica. Neste método, as células são coletadas por compressão ou *printagem* de lâminas de vidro sobre a superfície examinada, que pode ser cutânea ou mucosa. Outra forma de *imprint* é realizada pressionando a lâmina de vidro sobre a superfície de biopsias ou peças cirúrgicas de lesões, como se fosse um "carimbo".

Independentemente do método, a coleta das células a serem analisadas no exame citológico é bastante simples e rápida. Deve-se realizar um raspado da superfície de mucosa ou epitélio com uma espátula de metal, o mecanismo mais utilizado em consultório odontológico. Em exame ginecológico, o raspado da mucosa é realizado com escova para citologia (*cytobrush*). O material coletado deve ser estendido de maneira uniforme em lâmina de vidro de extremidade fosca, limpa e desengordurada para evitar sobreposição ou distorção excessiva das células. Imediatamente após a coleta, o material deve ser fixado com um líquido apropriado para essa finalidade, e as lâminas preparadas devem ser acondicionadas em frasco específico para exame citológico e dispostas separadamente umas das outras (Figuras 3.59 e 3.60). O fixador para exame citológico garante melhor qualidade do material para análise, sendo os mais utilizados álcool a 95%, álcool a 97%, solução álcool a 95%/éter em partes iguais (licor de Hoffman) ou fixador em *spray*. É muito importante realizar uma fixação imediata e correta do material coletado, pois a secagem ao ar ou a fixação após longo tempo de coleta não fornecem boa qualidade da coloração celular, promovendo distorções que dificultam a análise microscópica e contaminação por partículas externas.

O material coletado deve ser encaminhado ao laboratório de análises microscópicas junto com uma requisição com os dados sobre o paciente, tais como: nome, idade, endereço, profissão, história da doença atual com informações sobre a evolução do quadro clínico, descrição da lesão abordando o aspecto da lesão fundamental, localização, sintomatologia, assim como informações a respeito dos fatores de risco, existência de outras doenças concomitantes que possam estar relacionadas com a lesão e hipótese diagnóstica. A identificação do cirurgião-dentista ou profissional de saúde com telefone para contato e data da coleta do material também são dados importantes.

A área de coleta do material para exame citológico deve ser criteriosamente escolhida para que a amostragem seja representativa da lesão. Áreas de necrose e hemorragia devem ser evitadas. Em caso de secreção mucopurulenta abundante, deve-se fazer a coleta antes e depois de lavar delicadamente o local da lesão, para possibilitar melhor obtenção de células.

Após coletado e fixado, o material deve ser corado para facilitar a análise das estruturas citoplasmáticas e nucleares das células descamadas. Existem vários métodos de coloração para exame citológico, como a coloração de Papanicolaou, a mais utilizada em Estomatologia, seguida pela coloração em hematoxilina e eosina (HE), ácido periódico de Shiff (PAS), Leishman, Gomori Grocott. As colorações são selecionadas de acordo com a finalidade de análise, que é estabelecida por meio da hipótese de diagnóstico clínico. Assim, as colorações de Papanicolaou e hematoxilina e eosina são utilizadas principalmente para análise da morfologia do núcleo e do citoplasma das células, assim como o grau de maturação dessas estruturas. Essas são colorações utilizadas para o diagnóstico de carcinoma epidermoide e lesões potencialmente malignas, e também para avaliar alterações inflamatórias em queratinócitos, como no caso de lesões infecciosas e autoimunes. O PAS e o Gomori Grocott são colorações utilizadas para detectar fungos, por isso são recomendadas em casos de suspeita de candidíase e paracoccidioidomicose. A coloração de Leishman é preconizada para detectar a presença do parasito causador da leishmaniose. A evolução do conhecimento científico tem proporcionado ao estudo citológico a utilização de colorações mais específicas para o diagnóstico, como as técnicas imuno-histoquímicas e o AgNOR, que colaboram para melhorar a sensibilidade e a acurácia do diagnóstico. A técnica de imuno-histoquímica utiliza o princípio da especificidade da reação antígeno-anticorpo para detectar alteração na expressão de proteínas que ocorrem devido ao desenvolvimento das lesões. Já a coloração de AgNOR utiliza a capacidade de impregnação pela prata no

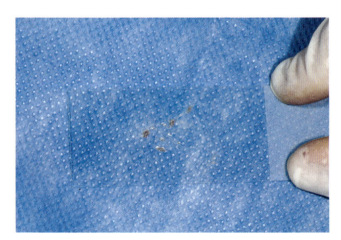

Figura 3.59 Esfregaço de material sendo realizado em lâmina de vidro com bordo fosco para identificação do paciente.

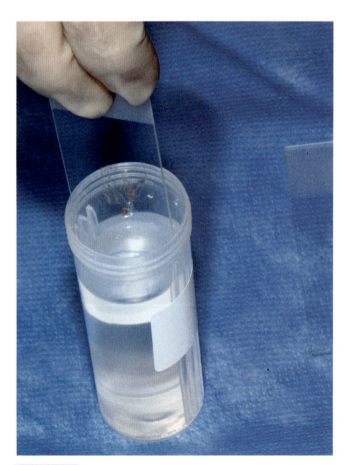

Figura 3.60 Acondicionamento das lâminas em frasco com fixador líquido apropriado para transporte.

ácido desoxirribonucleico para detectar distúrbios de proliferação celular, comuns nos casos de carcinoma epidermoide e lesões potencialmente malignas.

▶ Vantagens e limitações do citodiagnóstico

Embora os exames citológicos apresentem muitas vantagens, existem limitações na utilização desse tipo de exame, quando comparados com a biopsia. Assim, é necessário conhecer as vantagens e limitações do exame citológico para utilizá-lo de forma a obter o maior benefício para o diagnóstico dos pacientes.

Entre as vantagens do exame citológico, podem-se citar:

- Ser menos invasivo e, com isso, provocar menos traumatismo e, consequentemente, menor índice de complicações como hemorragia, infecção, perfuração e disseminação da lesão
- Não necessitar de anestesia local
- Facilidade de técnica de execução
- Colaboração do paciente
- Baixo custo, devido à simplicidade dos materiais utilizados
- Rapidez e simplicidade de diagnóstico
- Poder ser repetido várias vezes, sem risco para o indivíduo
- Poder ser aplicado em grandes populações com finalidade de exame de triagem de câncer bucal e outras doenças
- Permitir alcançar lesões de difícil acesso por biopsia pelas diferentes técnicas de coleta citológica.

Entre as limitações do exame citológico, podem-se citar:

- Grande número de resultados falso-negativos
- Ser utilizado apenas como adjuvante no diagnóstico
- Dificuldade de análise morfológica das células coletadas, devido a alterações estruturais decorrentes da perda de adesão das células entre si
- Dificuldade de diagnóstico preciso, pois o material analisado não possibilita a avaliação estrutural do tecido e sua relação com os tecidos adjacentes
- Impossibilidade de avaliar a infiltração epitelial, pois os queratinócitos observados no exame citológico são superficiais
- Falta de treinamento de cirurgiões-dentistas clínicos para a coleta do material
- Falta de treinamento de patologistas para a análise das características morfológicas do material coletado.

A sensibilidade diagnóstica do exame citológico depende de diversos fatores que ajudam a diminuir a incidência de resultados falso-positivos e falso-negativos. A experiência do profissional que realiza a coleta da amostra, assim como a técnica utilizada por ele, são muito importantes para garantir a quantidade e a qualidade do material a ser analisado. Além das considerações acerca do tipo de lesão, a experiência do patologista na leitura de exames citológicos é fundamental para o diagnóstico preciso ao paciente. Mesmo com algumas limitações, deve-se incentivar um esforço entre a classe odontológica para maior aplicabilidade do exame citológico, pois, quando bem empregado, é bastante útil no diagnóstico de diversas lesões.

▶ Resultado do exame citológico

O resultado do exame citológico é determinado pela análise da expressão de colorações especiais, por características morfológicas do citoplasma e do núcleo ou pela combinação de ambos os fatores anteriormente citados.

Até hoje, a classificação de Papanicolaou é a mais utilizada na clínica odontológica. Além dos dados fornecidos pelo aspecto da coloração, a análise do quadro citológico nesse sistema também é avaliada por parâmetros morfológicos.

Papanicolaou elaborou um corante contendo as seguintes substâncias: hematoxilina de Harris, EA-36 e EA-65. A hematoxilina de Harris é utilizada para garantir a coloração dos núcleos dos queratinócitos, para que seu tamanho e formato sejam bem evidenciados durante a análise. As colorações EA-36 e EA-65 diferem apenas pela concentração do corante ácido verde luz amarelo, que é 50% maior no corante EA-36. O corante verde luz amarelo apresenta união estável com componentes básicos do citoplasma. Já a eosina Y (eosina amarela) tem mais afinidade pelos componentes ácidos do citoplasma. Assim, quanto mais verde for a coloração do citoplasma dos queratinócitos descamados, significa que eles estão em fases precoces de maturação. Os queratinócitos que apresentam coloração vermelha a alaranjada no citoplasma revelam elevado grau de maturação; assim, quanto maior o número de células verdes no esfregaço, significa que os queratinócitos descamados pertencem aos estratos baixos do epitélio e a maturação do tecido não está sendo completada. Esses casos são evidenciados em carcinomas e lesões potencialmente malignas e lesões autoimunes tais como o pênfigo vulgar, penfigoide benigno de membranas mucosas e úlceras aftosas recorrentes. Vale ressaltar que o formato da célula também é muito importante na análise morfológica de queratinócitos: se as células exibem em sua maioria formato arredondado e são verdes, provavelmente elas são provenientes dos estratos basal e parabasal do epitélio. No entanto, se as células exibem formato losangular, com ângulos agudos eminentes, e coloração alaranjada associada à ausência de núcleo, elas são provenientes dos estratos superficiais do epitélio. No último caso, o exame citológico revela uma condição mais usual de normalidade.

Outro item de extrema importância para determinar o resultado do exame citológico é a análise das características morfológicas nucleares. Os núcleos de queratinócitos do estrato basal geralmente apresentam diâmetro amplo e formato arredondado. No estrato espinhoso, o núcleo exibe tamanho menor, mas conserva o formato arredondado; nos estratos granuloso e córneo, o núcleo apresenta-se bem pequeno em relação ao tamanho da célula e com formato achatado, ou até mesmo inexistente. Além do formato e do tamanho do núcleo, observam-se também a presença de mitoses e o aspecto da cromatina. Em casos de lesões inflamatórias, tais como candidíase, paracoccidioidomicose, mucosites de interface, os queratinócitos do esfregaço costumam exibir coloração alaranjada ou avermelhada, indicando processo de maturação correto, porém o núcleo das células exibe tamanho aumentado e formato arredondado. Nos casos de infecção viral, é possível que a degeneração do núcleo seja evidenciada pela presença de vacúolos nessa região, como no caso das lesões por herpes simples (ver Figura 3.51). A presença de figuras de mitose geralmente ocorre em casos de carcinoma epidermoide oral e lesões potencialmente malignas, devido à intensa proliferação celular que caracteriza a patogênese dessas lesões.

A interpretação conjunta de todas essas informações constitui a classificação de Papanicolaou, que é constituída pelas categorias apresentadas no Quadro 3.1.

Embora a classificação de Papanicolaou seja bastante utilizada, o relatório citológico descritivo é mais indicado, seguindo

Quadro 3.1 • Classificação de Papanicolaou para análise de esfregaços de mucosa oral.

Classe	Diagnóstico
0	Material inadequado ou insuficiente para análise
I	Células dentro dos padrões de normalidade
II	Células com alterações decorrentes do processo inflamatório
III	Células com atipias sugestivas do processo de malignidade
IV	Células com atipias fortemente sugestivas do processo de malignidade
V	Células com atipias conclusivas do processo de malignidade

os moldes da descrição das biopsias. O laudo deve contemplar comentários sobre a adequação da amostra (fixação, quantidade de material, qualidade do esfregaço, presença de muco, sangue ou material contaminante), sobre a descrição de aspectos citológicos propriamente ditos observados na lâmina (tipos celulares encontrados, morfologia citoplasmática e nuclear, componentes inflamatórios, microbiota) e sobre a classificação diagnóstica geral (dentro de padrões de normalidade, alterações benignas, inflamatórias, degenerativas, malignas ou suspeitas de malignidade).

Além do diagnóstico citológico determinado por análise de marcadores bioquímicos de colorações especiais, a análise morfológica das células vem se tornando mais precisa graças à utilização da morfometria. A análise morfométrica é uma avaliação das medidas-padrão do citoplasma e do núcleo das células. Essas medidas são realizadas em uma lâmina de raspado celular convencional, observada em um microscópio com câmera digital acoplada para captura das imagens. A imagem capturada é analisada com o auxílio de um *software* capaz de avaliar parâmetros como área nuclear, área citoplasmática, diâmetro do núcleo e diâmetro da célula.

Por meio de estudos morfométricos, foram detectadas alterações no tamanho do núcleo e do citoplasma de queratinócitos que indicaram o desenvolvimento precoce de carcinoma epidermoide. Assim, o exame citológico com análise morfométrica poderá ser utilizado como ferramenta para traçar o prognóstico de lesões potencialmente malignas.

▶ Bibliografia

Agarwal SP. Manual for cytology – National Cancer Control Program. Nirman Bhavan: Government of India, Ministry of Health & Family Welfare; 2005.
Christopher V, Murthy S, Sr A et al. Morphometry as a diagnostic tool for potentially malignant lesions. J Clin Diagn Res. 2015; 9(12):ZC22-5.
Conceição RS et al. Morfometria de células esfoliadas da mucosa bucal de indivíduos idosos expostos aos raios-X durante a radiografia panorâmica. Rev Odontol Unesp. 2012; 41(1):235-6.
Kignel S. Citodiagnóstico. In: Estomatologia: bases do diagnóstico para o clínico geral. São Paulo: Santos; 2007. pp. 68-73.
Koss LG. Koss' diagnostic cytology and its histopathologic bases. 5. ed. Boston: Lippincott Williams & Wilkins; 2004.
Kumaresan GD, Jagannathan N. Exfoliative citology: a predictive diagnostic tool. Int J Pharm Pharmaceut Sci. 2014; 6(5):1-3.
Lambert B, Woodruff D. Spinal cell atypia of the cervix. A clinicopathological study. Cancer. 1963; 16(9):1141-50.
Liu W. A simplified cytologic staining technic. Am J Clin Pathol. 1970; 54(6):767-68.
Mehrotra R, Vichal D. Historical development of oral cytology. In: Oral cytology: a concise guide. New York: Springer; 2013. pp. 173-81.
Nanci A. Mucosa oral. In: Ten Cate histologia oral. 8. ed. Montreal: Elsevier; 2013. pp. 319-57.
Neville BD, Damm DD, Allen CM et al. Patologia oral e maxilofacial. 3. ed. New York: Elsevier; 2009. p. 928.
Papanicolau GN, Traut HF. The diagnostic value of vaginal smears in carcinoma of the uterus. Arch Pathol Lab Med. 1941; 121(3):211-24.
Ramos Vara JA. Technical aspects of immunohistochemistry. Vet Path. 2005; 42(4):405-26.
Saravanan S, Kumar MS, Magesh KT et al. Exfoliative cytology: an adjuvant in diagnosing early lesions. World J Pharm Res. 2017; 6(5):333-8.
Shafer WG, Hine MK, Levy BN. Exfoliative cytology. In: Shafer's textbook in oral pathology. Haryana: Elsevier; 2001. pp. 928-30.
Ziskin DE, Kamen P, Kitley I. Epithelial smears from oral mucosa. J Dental Res. 1941; 20(5):386-7.

Biopsia

Sergio Kignel e Paulo de Camargo Moraes

▶ Introdução

A biopsia é um exame complementar que tem como finalidade a elucidação de determinada patologia após a remoção de um tecido vivo para estudo macro e microscópico. Apesar de a biopsia ser utilizada dessa maneira para detectar inúmeras patologias do corpo humano, seu nome faz com que tanto alguns profissionais quanto pacientes relacionem a palavra biopsia imediatamente com o câncer, patologia que tem seu diagnóstico confirmado, normalmente, pela técnica da biopsia e posterior estudo histológico do material removido. Entre as inúmeras patologias da cavidade bucal nas quais a biopsia poderá auxiliar no diagnóstico, podem-se citar:

- Pigmentações endógenas e exógenas da mucosa bucal
- Lesões eritroplásicas (vermelhas) da mucosa bucal
- Lesões leucoplásicas (brancas) e lesões negras (pigmentadas) da mucosa bucal
- Lesões ulcerativas, erosivas e vesicobolhosas
- Crescimentos epiteliais de origem traumática
- Lesões ósseas: inflamatórias, fibro-ósseas, neoplasias benignas e neoplasias malignas
- Lesões endocrinometabólicas

- Cistos fissurais e odontogênicos
- Câncer bucal
- Doenças das glândulas salivares.

É interessante notar que, para a realização da biopsia, é necessário instrumental cirúrgico extremamente simples e que todo clínico geral e especialistas nas diversas áreas da Odontologia tenham condições de realizá-la. Todavia, no dia a dia do consultório odontológico, o que se observa é que essa prática fica restrita normalmente a especialistas nas áreas de cirurgia e estomatologia.

A discussão de se fazer ou não a biopsia não é tão importante, mas sim saber quando indicá-la e, uma vez indicada, realizá-la o mais rapidamente possível. As patologias bucais surpreendem a cada dia, como as das glândulas salivares (Capítulo 13), portanto não se deve ter receio de realizar a biopsia, ou é preferível indicar o paciente para quem sabe como conduzir esse exame, em vez de prescrever medicamentos, colutórios, pomadas "milagrosas", chás, antibióticos, anti-inflamatórios, antifúngicos e antivirais sem sequer ter chegado ao diagnóstico de determinada doença, fazendo com que ocorra atraso no diagnóstico, piora no prognóstico e muitas vezes colocando em risco a vida ou a sobrevida dos pacientes. Neste capítulo espera-se dar subsídios para que aqueles que ainda temem realizar a biopsia possam de agora em diante executá-la quando necessário.

▶ Conceito

A palavra biopsia vem do latim (*bio*, vida) e do grego (*opsis*, observação), portanto biopsia nada mais é que a observação de um tecido vivo cuja finalidade é a visualização macro e microscópica das alterações ocorridas diante de um processo patológico qualquer. Foi introduzida no vocabulário médico em 1879, por E. H. Besnier, dermatologista francês que primeiramente introduziu o nome *biopsie* na literatura científica.

▶ Indicações

Na realidade não seria necessária a descrição de situações em que estaria indicada a realização da biopsia; ou seja, em qualquer alteração do tecido ósseo ou da mucosa que não fizesse parte do normal, a biopsia estaria indicada. Entretanto, vale a pena realçar algumas situações em que ela deve ser indicada:

- Erosões e úlceras que não apresentem tendências a cicatrização no período de 2 semanas
- Lesões cancerizáveis: brancas e vermelhas (leucoeritroplásicas)
- Lesões pigmentadas: negras, azuis e castanhas quando não for possível estabelecer o diagnóstico clinicamente
- Vesículas e bolhas
- Todo nódulo ou nódulos de crescimento rápido
- Lesões ósseas uniloculares e multiloculares com aspecto radiolúcido, radiopaco ou misto, que não foram passíveis de serem diagnosticadas por meio do exame clínico e dos exames imaginológicos
- Lesões suspeitas de cisto, para confirmar o tipo histológico e, consequentemente, propor o melhor tipo de tratamento para cada caso
- Lesões ósseas expansivas dos maxilares
- Lesões com resultado citológico classes III, IV ou V de Papanicolaou, para confirmar a presença de lesão maligna.

▶ Contraindicações

▪ Gerais

Pode-se dizer que praticamente não existem contraindicações da biopsia no dia a dia. Entretanto, há contraindicações de ordem geral para a realização da biopsia, incluindo algumas doenças sistêmicas como diabetes descompensado, doenças hematológicas como hemofilia, hipertensão arterial sistêmica (HAS), paciente cardiopata que faz uso de derivados cumarínicos e ácido acetilsalicílico e encontra-se com relação normalizada internacional (RNI) alterada e pacientes imunossuprimidos, incluindo os transplantados. Nesses casos, é conveniente entrar em contato com o médico responsável para avaliar o melhor momento para a realização do exame.

▪ Locais

Como fatores locais, apenas as lesões vasculares centrais e periféricas, como os hemangiomas intra e extraósseos, podem contraindicar a biopsia (Figura 3.61). Essas lesões são facilmente suspeitadas quando, antecedendo a biopsia, realizam-se punção e aspiração prévias nas quais, nos casos das lesões vasculares, sangue abundante descoloca o êmbolo da seringa sem que se precise tracioná-lo.

▶ Tipos de biopsia mais utilizados na cavidade bucal

▪ Em relação ao instrumental

Dependendo da localização e do formato da lesão, bem como do acesso cirúrgico, podem-se utilizar vários tipos de instrumental para a realização da biopsia (Figura 3.62), a saber:

- Bisturi: este tipo de biopsia é sem dúvida o mais empregado, no qual se utilizam na grande maioria das vezes as lâminas 15, 15C e 11 montadas em cabo de bisturi número 3. Após antissepsia extra e intrabucal, aplica-se anestesia e o tecido é excisado com o auxílio do bisturi
- Curetagem: utilizada em lesões cavitárias, raspando-se o conteúdo da lesão com curetas de diversos tamanhos e angulações
- Pinça saca-bocado: este tipo de instrumento só é indicado em lesões localizadas na região posterior da cavidade bucal,

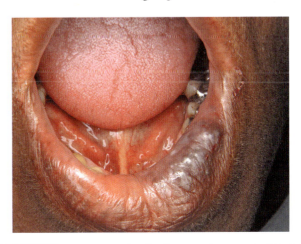

Figura 3.61 Hemangioma localizado na semimucosa do lábio inferior. A biopsia está contraindicada, pois se trata de uma lesão vascular.

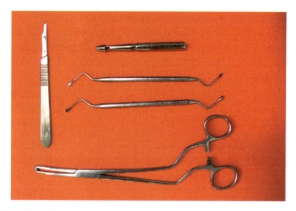

Figura 3.62 Instrumental utilizado para a técnica de biopsia na cavidade bucal. De cima para baixo; *punch*, curetas e pinça saca-bocado. Ao lado, cabo e lâmina de bisturis montados.

de difícil acesso. Tem um cabo extremamente comprido que possibilita o acesso fácil à região. Conta, em sua extremidade, com uma concavidade biselada que, quando pressionada, corta o fragmento, mantendo-o alojado no seu interior até ser colocado no frasco com o material fixador.

Biopsia por punch

O *punch* é um instrumento bastante utilizado pelos dermatologistas e consiste em um cilindro cuja extremidade, onde está localizada a parte ativa, é oca e biselada. À medida que o *punch* é paulatinamente introduzido na área a ser examinada, é realizado, concomitantemente, um movimento de um quarto de rotação para um dos lados e um quarto de rotação para o lado oposto. Daí o fato de ser conhecido também por *punch* rotatório. Esses movimentos facilitam o corte proporcionado pelo bisel, promovendo a retirada de um cilindro extremamente uniforme, em que é possível analisar todas as camadas teciduais sem comprometimento e dilaceração do tecido. Após a introdução do *punch* até ao limite da parte ativa, ele é então retirado, a base da lesão é cortada e segurada delicadamente com pinça, preferencialmente sem dentes, para não esmagar o tecido no local onde foi segurado. Depois de retirado, o material é colocado imediatamente em solução fixadora.

Biopsia por punção e aspiração

Raramente se consegue remover fragmentos de tecido por meio de punção e aspiração. A biopsia por punção e aspiração está cada vez mais sendo substituída por outro tipo de exame complementar, a punção aspirativa por agulha fina (PAAF), que nada mais é que uma técnica citológica em que as células que fazem parte da lesão são aspiradas com agulha de fino calibre e as alterações microscópicas são observadas no microscópio após fixação e coloração.

Biopsia por congelação

A biopsia por congelação é uma técnica utilizada para lesões de difícil acesso nas quais existem dúvidas no diagnóstico se a lesão é benigna ou maligna. Durante a cirurgia, o material removido é imediatamente congelado mediante um aparelho denominado criostato, cortado e analisado microscopicamente pelo patologista ainda no centro cirúrgico com o paciente ainda anestesiado. Após confirmar se é benigno ou maligno, conclui-se o procedimento cirúrgico dando o tratamento adequado às margens cirúrgicas e fazendo, assim, com que o paciente não precise retornar para outro procedimento cirúrgico.

▪ Em relação ao volume de material a ser removido

Biopsia incisional

Ocorre quando apenas parte da lesão é removida, ou seja, uma pequena porção da lesão é retirada para avaliação (Figura 3.63). Nestes casos, deve-se eleger a área mais representativa da lesão para auxiliar na elucidação diagnóstica. Este tipo de biopsia é indicado, principalmente, em lesões extensas ou múltiplas nas quais seria impossível remover a lesão como um todo, ou ainda quando existe suspeita de lesão maligna.

Biopsia excisional

Neste tipo de biopsia, remove-se a lesão como um todo, devido às pequenas dimensões que apresenta (Figuras 3.64 e 3.65), ou ainda quando, no transoperatório, a lesão mostra características próprias ou sinais patognomônicos que justifiquem sua remoção por completo.

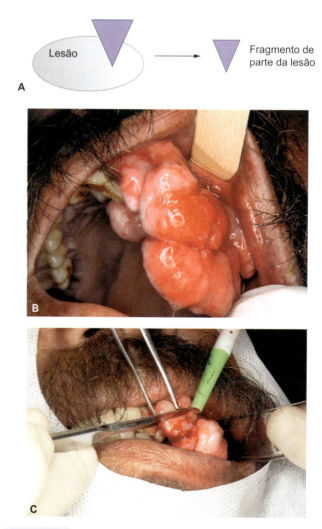

Figura 3.63 **A.** Esquema de biopsia incisional. **B.** Aspecto clínico de lesão pediculada localizada no rebordo alveolar superior esquerdo. **C.** Biopsia incisional. Notar que apenas parte da lesão está sendo removida para estudo anatomopatológico.

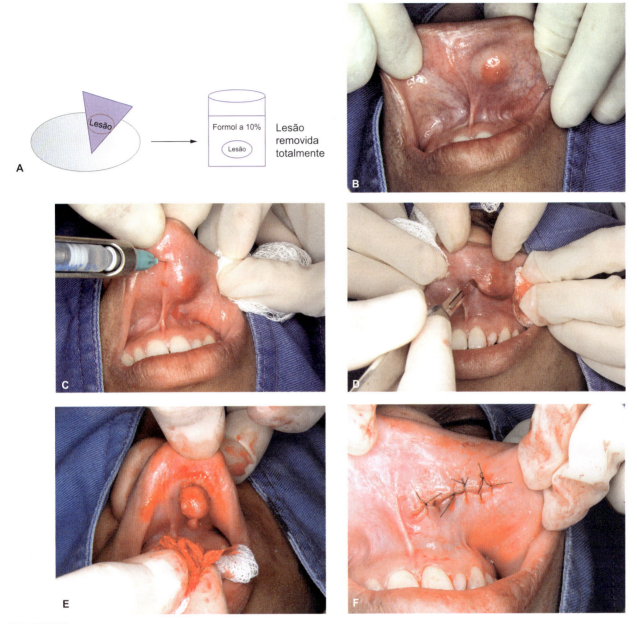

Figura 3.64 **A.** Esquema de biopsia excisional. **B.** Lesão nodular submucosa localizada na mucosa do lábio superior e coberta por mucosa eritematosa. **C.** Anestesia infiltrativa regional. **D.** Incisão semilunar ou de Partsch. **E.** Toda a lesão é removida por biopsia excisional. **F.** Sutura.

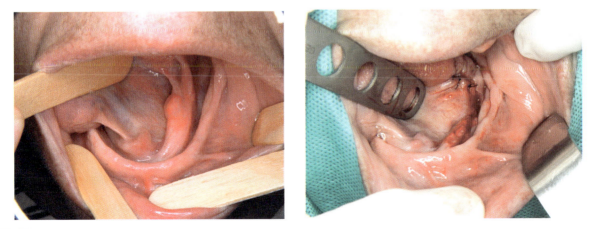

Figuras 3.65 Lesão nodular no assoalho bucal sendo removida pela técnica de biopsia do tipo excisional. Toda a lesão é removida em um mesmo ato cirúrgico.

Material necessário para biopsia

- Cabo e lâmina de bisturi
- Cinzel e martelo, curetas, *punch*, tesoura, pinça saca-bocado (Figura 3.66)
- Seringa tipo carpule, agulha e anestésico
- Compressas de gaze, frasco com boca larga e formol a 10%
- Porta-agulha, tesoura delicada sem dentes e fio de sutura.

Sequência da biopsia

▶ **Assepsia.** Deve-se tomar todo o cuidado na limpeza da sala e do equipamento odontológico, na esterilização correta do instrumental a ser utilizado, no uso correto dos campos cirúrgicos etc.

▶ **Antissepsia intra e extrabucal.** A antissepsia extra e intrabucal é realizada com solução de clorexidina a 4% para a antissepsia extrabucal e a 0,12% para a antissepsia intrabucal, com a qual pede-se ao paciente que realize bochechos por 30 segundos.

▶ **Anestesia.** A técnica anestésica empregada dependerá, entre outros fatores, da idade, do peso e das condições gerais de saúde do paciente para escolha do melhor sal anestésico a ser empregado, bem como do vasoconstritor e da localização da lesão (intraóssea ou tecido mole). Na maioria das lesões de tecido mole, utiliza-se a técnica infiltrativa regional. Para lesões de tecido ósseo, são empregadas as técnicas infiltrativas regionais na maxila e de bloqueio do nervo alveolar inferior para as lesões mandibulares. De acordo com a localização e extensão da lesão, outras técnicas deverão ser empregadas.

▶ **Diérese.** A diérese é a incisão e o afastamento dos tecidos para que se tenha acesso à lesão.

▶ **Exérese.** A exérese é o ato da remoção da lesão ou de um fragmento da lesão.

▶ **Hemostasia.** A hemostasia tem como finalidade o controle do sangramento que é realizado por meio da compressão da ferida cirúrgica.

▶ **Síntese.** A síntese tem como finalidade aproximar as bordas da ferida cirúrgica, propiciando uma cicatrização por primeira intenção, mais rápida, e também para evitar que corpos estranhos e microrganismos entrem no interior da ferida, podendo levar a quadros infecciosos e atraso na cicatrização ou na reparação.

Cuidados com o material removido pela técnica de biopsia

O material removido pela técnica de biopsia deve ser colocado imediatamente na solução fixadora. É muito comum observar profissionais que removem tecido para biopsia e deixam o material sob uma gaze enquanto uma auxiliar procura o recipiente adequado e o formol para fixação, conduta totalmente inadequada, pois o material uma vez removido e sem aporte sanguíneo para nutri-lo, se não for fixado imediatamente, começa a sofrer processo de autólise e a se deteriorar. Outro inconveniente da gaze é que, quando há fragmentos de material, estes ficarão enroscados na gaze e serão danificados quando removidos (Figura 3.67).

Portanto, o material retirado deve ser colocado imediatamente em frasco com boca larga e com tampa e com solução de formol a 10% (Figura 3.68). Ele deve ser removido com

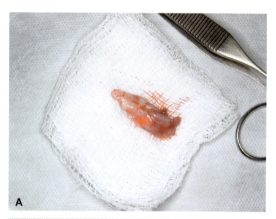

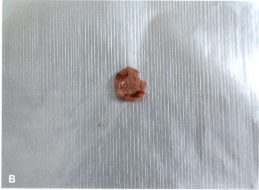

Figura 3.67 A. É errado colocar a peça sobre compressa de gaze, pois o material fica aderido na gaze e é danificado durante sua remoção. Após ser removido, o material deve ser colocado imediatamente na solução fixadora. **B.** É correto colocar o material sobre papel alumínio esterilizado, evitando que o tecido seja traumatizado durante a transferência para o frasco com formol a 10%.

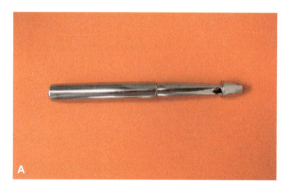

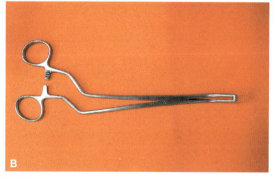

Figura 3.66 A. *Punch* rotatório. Tem a vantagem de remover todas as camadas do epitélio sem promover seu rompimento. **B.** Pinça saca-bocado ou de Hartman. Utilizada para lesões localizadas em regiões de difícil acesso, como o arco pterigopalatino e a úvula.

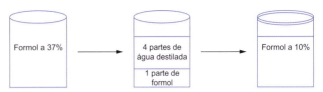

Figura 3.69 Forma de preparo do formol a 37%.

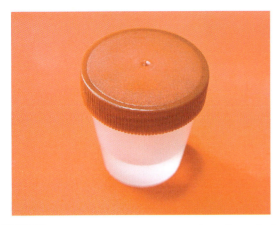

Figura 3.68 O frasco para biopsia deve ter boca larga. Os frascos de coleta para exames de análises clínicas podem ser uma boa opção.

uma pinça delicada, se possível sem dentes, para não esmagar o tecido.

- **Fixador**

O fixador utilizado para a técnica da biopsia é o formol a 10%, que pode ser adquirido no próprio laboratório ou nas farmácias, onde é encontrado a 37%. Portanto, deve ser diluído em água destilada para que chegue à concentração de 10% (Figura 3.69).

- **Encaminhamento do material para o laboratório**

O material encaminhado para o laboratório deve conter em anexo, além dos dados pessoais do paciente (nome completo, idade, etnia, telefone para contato), os exames complementares já realizados, tais como radiografias, tomografias, exames sorológicos e as hipóteses de diagnóstico ou diagnóstico clínico com uma breve descrição clínica da lesão. Também deve conter a data da coleta do material, impressões transoperatórias como punção e aspiração, que tipo de tecido foi encontrado, sua consistência, coloração, textura etc.

Exemplo de como discriminar as informações: "encaminho para exame anatomopatológico fragmento de semimucosa do lábio inferior do paciente JFCL, 65 anos, leucoderma, apresentando lesão ulcerada no lábio inferior há 2 meses, de contornos imprecisos, bordas elevadas e endurecidas, com sangramento ao toque, indolor, de forma elíptica, medindo aproximadamente 2,5 cm. O paciente possui resultado anatomopatológico da mesma lesão biopsiada há 1 mês com diagnóstico inconclusivo (anexo). No transoperatório, o tecido estava friável e apresentava sangramento. Diagnóstico clínico: neoplasia maligna (CEC)."

▶ Resultado do exame anatomopatológico

O resultado do exame anatomopatológico é subdividido em três partes:

- Exame macroscópico: a peça removida é mensurada e são avaliadas sua consistência, coloração, textura, bordas, superfície etc.
- Exame microscópico: nada mais é que a descrição das alterações histológicas observadas e descritas pormenorizadamente pelo patologista
- Diagnóstico histológico: quando o diagnóstico histológico é possível de ser confirmado. Por exemplo, cisto folicular (dentígero) ou carcinoma espinocelular.

Quando não for possível diagnosticar pelo estudo histopatológico, serão descritas apenas as alterações histológicas observadas, e então caberá ao clínico associar essas alterações com as alterações teciduais observadas no exame clínico do paciente.

▶ Dúvidas no diagnóstico e solicitação de revisão das lâminas

Em muitas situações haverá dúvida no diagnóstico histológico, e então o clínico poderá solicitar revisão das lâminas de microscopia pelo mesmo ou por outro patologista, ou pedir para o patologista que proceda a novos cortes do bloco de parafina na tentativa de encontrar uma área mais representativa da lesão.

▶ Biopsia por imunofluorescência direta

A aplicação da imuno-histoquímica surgiu em 1940, mas apenas em 1974 foi possível demonstrar alguns antígenos tissulares pela técnica de imunoperoxidase na rotina diagnóstica de patologia cirúrgica.

O fenômeno passou a ser conhecido como a revolução marrom no laboratório de histopatologia.

Baseia-se na característica de anticorpos se ligarem com especificidade aos seus alvos (antígenos). A visualização do complexo antígeno-anticorpo é possível pela adição de um fluorocromo ao anticorpo, observado ao microscópio.

O princípio fundamental da imuno-histoquímica é a localização específica de componentes-alvo na célula e no tecido. Algumas aplicações da imuno-histoquímica são:

- Identificação de agentes infecciosos
- Identificação de doenças inflamatórias
- Diferenciação entre doença benigna e maligna
- Diagnóstico de neoplasias malignas
- Classificação de neoplasias malignas
- Diagnóstico de metástases
- Prognóstico de neoplasias malignas
- Indicação e avaliação de resposta terapêutica.

▶ Bibliografia

Allison A, Melkonian DO, Collin M et al. "Ring of fire" technique for marking mucosal biopsy sites. J Am Acad Dermatol. 2016; 75:e221-2.

Campisi G, Di Fede O, Di Liberto C. La biopsia incisionale in medicina orale: metódica punch versus bisturi tradizionale. Minerva Stomatol. 2003; 52:481-8.

Chen S, Forman M, Sadow PM et al. The diagnostic accuracy of incisional biopsy in the oral cavity. J Oral Maxillofac Surg. 2016; 74(5):959-64.

Gandolfo S, Carbone M, Carrozzo M et al. Biopsy technics in oral oncology: excisional or incisional biopsy? A critical review of the literature and the author's personal contribuition. Minerva Stomatol. 1993; 42(3):69-75.

Golden DP, Hooley JR. Oral mucosal biopsy procedures, excisional and incisional. Dent Clin of North Am. 1994; 38:279-300.

Idikio HA. Immunohistochemistry in diagnostic surgical pathology: contributions of protein life-cycle, use of evidence-based methods and data normalization on interpretation of immunohistochemical stains. Int J Clin Exp Pathol. 2010; 3(2):169-76.

Kadeh H, Saravani S, Heydari F et al. Expression of matrix metalloproteinase-10 at invasive front of squamous cell carcinoma and verrucous carcinoma in the oral cavity. Asian Pac J Cancer Prev. 2015; 16(15):6609-13.

Kearns HPO, McCartan BE, Lamey PJ. Patient's pain experience following oral mucosal biopsy under local anaesthesia. Br Dent J. 2001:190:33-5.

Kerawala CJ, Ong TK. Relocating the size of fooze sections is there room for improvement? Head Neck; 2001; 23(3):230-2.

Kignel S. Diagnóstico bucal. Robe; 1986.

Kumaraswamy KL, Vidhya M, Rao PK et al. Oral biopsy: oral pathologist's perspective. J Cancer Res Ther. 2012; 8(2).

Logan RM, Goss NA. Biopsy of the oral mucosa and use of histopathology services. Aust Dent J. 2010; 55(1 Suppl):9-13.

López-Jornet P, Velandrino-Nicolás A, Martínez-Beneyto Y et al. Attitude towards oral biopsy among general dentists in Murcia. Med Oral Patol Oral Cir Bucal. 2007; 12:E116-21.

Lourenço ED et al. Utilização do punch em biópsias da mucosa oral. Rev Bras Otorrinolaringol. 1984; 50(2):17-20.

Lynch DP, Morris LF. The oral mucosal punch biopsy: indications and technique. J Am Dent Assoc. 1990; 121:145.

Mistro FZ, Donato AC, Moreira CA et al. Biópsia: indicações e técnica. Revista da APCD. 1998; 52(3).

Mota-Ramírez A, Silvestre FJ, Simó JM. Oral biopsy in dental practice. Med Oral Patol Oral Cir Bucal. 2007; 12(7):E504-10.

Patel KJ, De Silva HL, Tong DC et al. Concordance between clinical and histopathologic diagnoses of oral mucosal lesions. J Oral Maxillofac Surg. 2011; 69:125-33.

Sheahan P, O'Leary G, Lee G et al. Cystic cervical metastases: incidence and diagnosis using fine needle aspiration biopsy. Otolaryngol Head Neck Surg. 2002; 127(4):294-8.

Silva LVO, Arruda JAA, Martelli SJ et al. A multicenter study of biopsied oral and maxillofacial lesions in a Brazilian pediatric population. Braz Oral Res. 2018; 32:e20.

Recursos Imaginológicos Aplicados ao Diagnóstico Bucal

Eduardo Felippe Duailibi Neto, Israel Chilvarquer, Jorge Elie Hayek e Michel Lipiec

▶ Introdução

A Radiologia Odontológica tem como principal objetivo fornecer informações para auxiliar no processo de diagnóstico, colaborar no plano de tratamento dos pacientes e orientar e acompanhar terapêuticas realizadas. Atualmente a especialidade faz uso de diversas técnicas de imagens com várias tecnologias que associam algoritmos computacionais com diversas formas de obtenção de imagens com e sem o uso de raios catódicos.

Nos últimos anos, o desenvolvimento tecnológico possibilitou novos recursos de imagem para os cirurgiões-dentistas. As sofisticadas tecnologias de imagem são utilizadas para a obtenção do diagnóstico, porém esse processo é complexo e o desfecho é fornecido exclusivamente pelo exame microscópico anatomopatológico. Assim, ressalta-se que, independentemente da tecnologia utilizada, o diagnóstico por imagem será sempre uma sugestão, uma impressão diagnóstica que, ao associar informações provenientes do exame clínico, referenciará a conduta clínica a ser seguida.

Assim como um estomatologista identifica sinais clínicos ao analisar uma mucosa (aumento de volume, textura, bordas, úlceras, superfícies, cor etc.), o radiologista faz o mesmo ao analisar as imagens, independentemente da tecnologia utilizada. Pela observação dos contornos, limites e conteúdo das lesões, identificam-se padrões anatômicos e, a partir de suas variações, determina-se se estas são fisiológicas ou patológicas.

O conhecimento das técnicas imaginológicas é importante para o sucesso no diagnóstico e na conduta clínica. Para tanto, faz-se necessário o conhecimento das vantagens e desvantagens de cada método de imagem. O objetivo desta seção consiste em orientar o estomatologista, nas mais variadas modalidades de imagem, tornando possível a correta indicação de exame de imagens para cada caso, otimizando e orientando o diagnóstico.

▶ Exames de imagem odontológicos

O cirurgião-dentista pode fazer uso de diversas tecnologias de imagem para a obtenção do diagnóstico, as quais podem ser classificadas em exames invasivos e exames não invasivos. Os invasivos consistem no conjunto de técnicas imaginológicas que fazem uso de raios X ou outra forma de radiação ionizante para obtenção de imagens dos pacientes. Já os não invasivos consistem no conjunto de técnicas imaginológicas que não fazem uso de raios catódicos como técnicas auxiliares no diagnóstico.

As radiações ionizantes, tais como os raios X, têm capacidade de interagir com os tecidos biológicos dos pacientes, promovendo uma sequência de reações químicas que ocasionam a destruição de moléculas biológicas e a formação de radicais livres, podendo proporcionar efeitos deletérios aos pacientes. Por isso a importância da indicação correta desta modalidade de imagem com o objetivo de otimizar o processo de diagnóstico.

Os exames invasivos (que fazem uso de raios X) podem ser classificados como exames bidimensionais e tridimensionais. Os bidimensionais são uma representação bidimensional de uma estrutura tridimensional; os mais utilizados em Odontologia são as radiografias intrabucais (radiografias periapical, interproximal e oclusal) e as extraorais (radiografia panorâmica, telerradiografia lateral ou frontal etc.). Os exames tridimensionais são necessariamente computadorizados e permitem reconstruções dos dados adquiridos em múltiplos planos ortogonais. Dessa forma, possibilitam a formação de imagens por meio de programas computacionais que propiciam a reformatação de imagens, auxiliando o estomatologista nos mais variados diagnósticos. Como exemplos desses exames tridimensionais, podem-se citar a tomografia volumétrica e a tomografia computadorizada de multidetectores.

Comparativamente, os exames bidimensionais têm baixa dose de radiação e custo mais baixo que a técnica tridimensional. Cabe ao profissional decidir a melhor indicação de cada técnica com base nas suas respectivas vantagens e desvantagens, adaptando o processo de diagnóstico à individualidade de cada paciente.

Ao comparar um exame bidimensional com o exame tridimensional, percebem-se algumas diferenças. Exames bidimensionais têm capacidade reduzida em delimitar a topografia de estruturas anatômicas. Essa modalidade de imagem é uma representação bidimensional de uma estrutura tridimensional; logo, ao analisar uma radiografia, é preciso identificar suas limitações (artefatos de técnicas e sobreposições) para estabelecer o correto diagnóstico.

Como exemplo, tem-se o caso representado nas Figuras 3.70 e 3.71. Uma paciente do sexo feminino, 42 anos, foi referida ao centro radiológico para estudo anatômico para instalação de implantes do tipo osteointegrado. Ao analisar o recorte da radiografia panorâmica, não se observou alteração anatômica na região anterior de maxila (ver Figura 3.70). Quando se observam os cortes axiais de uma tomográfica computadorizada volumétrica da região anterior de maxila (ver Figura 3.71), percebe-se aumento do diâmetro do trajeto do canal incisivo.

A ressonância magnética é o exame não invasivo mais utilizado em Odontologia. Seu uso como método de diagnóstico na Odontologia é cientificamente comprovado; porém, para a grande maioria dos diagnósticos, os cirurgiões-dentistas ainda não fazem uso dessa modalidade de exame.

Exames invasivos bidimensionais

Os exames bidimensionais são divididos em duas técnicas distintas: intraoral e extraoral. As radiografias intraorais consistem no conjunto de técnicas nas quais o filme/sensor radiográfico é posicionado no interior da cavidade bucal. São elas: radiografia periapical (técnica do paralelismo e técnica da bissetriz), radiografia interproximal (*bitewing*) e a radiografia oclusal.

As radiografias intraorais possibilitam a observação com elevado nível de detalhe do trabeculado ósseo e podem indicar reabsorções ou condensações ósseas e reabsorções da lâmina dura, demonstrando um processo ativo de doença periodontal, além de alterações do órgão dentário. São exames rápidos e de baixo custo que promovem o diagnóstico do complexo dentoalveolar. Ao observar uma radiografia da região de molar inferior direito obtida pela técnica periapical do paralelismo (Figura 3.72), verifica-se detalhadamente a região apical do elemento 46. Nota-se acentuada reabsorção da lâmina dura apical com presença de rarefação óssea periapical de aspecto difuso. Circundado esse processo patológico, percebe-se aumento de deposição óssea, o que sugere lesão crônica.

Ressalte-se que, apesar de a técnica periapical ser excelente para a obtenção do diagnóstico, ela tem suas limitações. Devido à sua dimensão, ela é incapaz de reproduzir grandes reparos anatômicos; como representa uma estrutura tridimensional, a sobreposição de imagem e a distorção ocasionalmente limitam sua interpretação.

As radiografias extraorais são exames complementares às radiografias intraorais e possibilitam a visualização de uma grande área anatômica a um custo moderado.

A radiografia mais comumente utilizada é a panorâmica; sua imagem é formada pelo movimento, em direções opostas, do tubo de raios X e do sensor/filme radiográfico. Durante esse movimento, há um momento de velocidade angular nula entre o tubo de raios X e o sensor radiográfico. Nesta etapa, ocorre a formação da imagem em uma área chamada camada

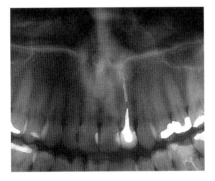

Figura 3.70 Recorte de imagem radiográfica pela técnica panorâmica. Verifica-se presença de sobreposição da cartilagem nasal na região de linha média.

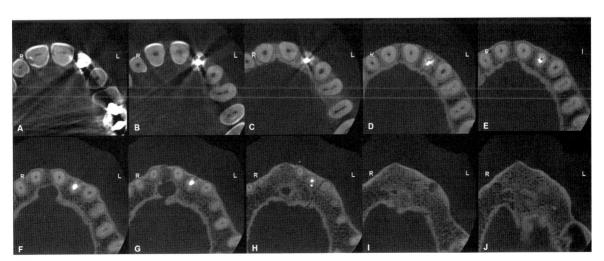

Figura 3.71 Sequência de cortes axiais da região observada no recorte da radiografia panorâmica. Nota-se aumento do diâmetro do trajeto do canal incisivo no corte axial **F**.

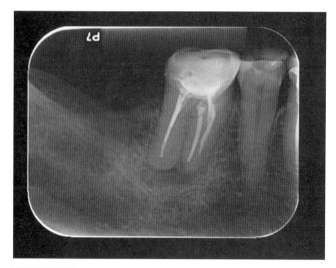

Figura 3.72 Radiografia periapical pela técnica do paralelismo da região de molar inferior direito. Nota-se reabsorção da lâmina dura apical com presença de acentuada rarefação óssea periapical de aspecto difuso, localizada no elemento 46. Circundando a rarefação, observa-se condensação óssea sugestiva de lesão inflamatória crônica na região.

A Figura 3.73 apresenta uma radiografia panorâmica, mostrando extensa área osteolítica na mandíbula direita associada ao elemento incluso 48. Pela área mapeada, na imagem adquirida pela técnica, pode-se observar que a referida lesão se estende até a base da mandíbula e, no plano vertical, até o ramo mandibular, e se aproxima da região da incisura da mandíbula; além disso, nota-se no plano horizontal o comprometimento da região do elemento 46. Observa-se que o elemento 48 foi deslocado, acarretando expansão e adelgaçamento da cortical óssea basal, da região de trígono retromolar e do ramo mandibular.

- ## Exames invasivos tridimensionais | Tomografia computadorizada

Em 1972, Godfrey Hounsfield criou o protótipo de um dispositivo que possibilitava a obtenção de imagens seccionais do corpo humano. A evolução desse protótipo foi denominada tomógrafo, proporcionando o exame de tomografia computadorizada (TC), técnica revolucionária que produz imagens axiais seccionais da região anatômica desejada pelo movimento do tubo de raios X e sensor ao redor do paciente, associado a sistemas de computação com complexos algoritmos. Modificou o *modus operandi* da observação anatômica de pacientes e tornou possível uma acurada visualização em três planos (axial, coronal e transaxial).

de imagem. As estruturas que estiverem contidas dentro dessa camada de imagem ficarão nítidas, e aquelas fora da camada de imagem aparecerão distorcidas ou não aparecerão.

Uma radiografia panorâmica ideal deve apresentar, entre outros fatores, dentes e estruturas circunvizinhas nítidos, lados direito e esquerdo simétricos e curva da linha de oclusão suave. Porém, essa técnica não possibilita uma avaliação quantitativa por ser suscetível a distorções, que podem variar de 20 a 40%, dependendo do equipamento e do posicionamento do paciente. Este compromete diretamente a imagem a ser formada, pois as estruturas que estiverem posicionadas à frente da camada de imagem terão maior distorção no sentido vertical, e as estruturas posicionadas atrás da camada de imagem terão maior distorção no sentido horizontal.

Existem dois tipos de tomografia. Eles se dissociam com base na geometria do seu feixe de raios X: tomografia computadorizada multidetectores (TCMD) e a tomografia computadorizada volumétrica (TCV). Os tomógrafos do tipo multidetectores têm geometria de feixe de raios X em leque, já os tomógrafos do tipo feixe cônico (TCFC) apresentam geometria de feixe de raios X cônico.

Os tomógrafos do tipo multidetectores foram os primeiros a ser desenvolvidos. As imagens do paciente são registradas corte a corte, seguindo a orientação do plano axial, e a interpretação das imagens é feita por meio do emparelhamento dos cortes, possibilitando várias representações bidimensionais

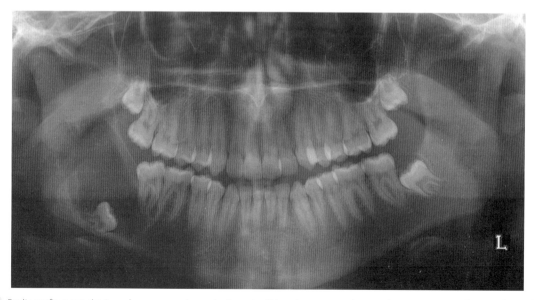

Figura 3.73 Radiografia panorâmica: observa-se extensa lesão osteolítica de aspecto circunscrito com características císticas localizadas em corpo e ramo de mandíbula direita. Notam-se expansão e adelgaçamento da cortical óssea basal próximo ao corpo mandibular e na região de trígono retromolar e ramo mandibular. Percebe-se deslocamento para basal do elemento 48. Os aspectos imaginológicos observados são compatíveis com cisto dentígero e ameloblastoma.

e tridimensionais. Essas imagens são quantificadas em uma escala de tons de cinza, denominada escala de Hounsfield, com capacidade de diferenciar tecido duro (tecido ósseo), e um intervalo de tons de cinza capaz de diferenciar tecidos moles (adiposo, muscular etc.).

Apesar das diversas vantagens dos equipamentos de tomografia multidetectores, a aplicação dessas imagens para o diagnóstico na Odontologia não é frequentemente utilizada. Os equipamentos têm elevado custo operacional, o que resulta em um exame mais oneroso para o paciente e com alta dose de radiação. Os cortes axiais das imagens adquiridas são de grandes dimensões e prejudicam a reprodução dos detalhes das pequenas estruturas da região maxilofacial de interesse para a Odontologia. No entanto, esses equipamentos são amplamente utilizados em centros de imagens médicas para o diagnóstico de grandes lesões e suas relações com tecidos adjacentes.

No final da década de 1990, Yoshinori Arai, um pesquisador japonês, adaptou os algoritmos computacionais da tomografia computadorizada de multidetectores em um protótipo similar a um equipamento radiográfico panorâmico. Diferentemente da técnica desenvolvida por Hounsfield, o protótipo criado fazia uso de um feixe cônico de raios X com um sensor do tipo *flat panel*. A este tipo de equipamento designa-se a nomeação de tomografia computadorizada volumétrica (TCV).

A tecnologia da TCV proporcionou a redução de custos operacionais com consequente redução da dose de radiação absorvida pelo paciente quando comparada ao exame de TCMD, fornecendo imagens provenientes do tecido ósseo em alta resolução espacial e de excelente resolução de contraste dos tecidos odontogênicos. Devido a esses fatores, difundiu-se na Odontologia e atualmente tornou-se uma importante ferramenta de planejamento e diagnóstico para várias especialidades, tais como Endodontia, Estomatologia Clínica, Periodontia, Cirurgia, Implantodontia e Ortodontia.

A aquisição das imagens de TCV é feita por um único movimento do equipamento. O conjunto denominado braço "C" (fonte de raios X, suporte e sensor *flat panel*) rotaciona ao redor do objeto de estudo e promove a aquisição do volume total a ser analisado em um único movimento (Figura 3.74). Durante esse movimento, são observadas múltiplas imagens-base e múltiplas projeções semelhantes a uma telerradiografia lateral. Com o uso de algoritmos específicos, é produzido um conjunto de dados volumétricos em 3D, que são usados para fornecer reconstruções primárias nos três planos ortogonais (axial, sagital e coronal).

▶ **Fidelidade da imagem.** O conjunto de dados volumétricos compreende um bloco 3D de pequenas estruturas de formato cúbico, conhecido como *voxel*, onde cada um representa determinado grau de absorção de raios X. O tamanho desses *voxels* define a resolução da imagem. Na TCMD, esses *voxels* são anisotrópicos – cubos retangulares, em que a maior dimensão do *voxel* retangular é determinada pela espessura e pelo intervalo do corte. Apesar de a superfície do *voxel* na TCMD poder ser mínima, em torno de 0,625 mm, sua profundidade é geralmente em torno de 1 a 2 mm. Entretanto, todos os TCV oferecem resoluções de *voxels* isotrópicos (iguais em todas as dimensões), o que produz resolução submilimétrica, que muitas vezes ultrapassa a TC *multi-slice*, variando de 0,4 mm a 0,125 mm (Prexion) (Figura 3.75).

O equipamento de TCV pode ser dividido em dois tipos: os tomógrafos dedicados, em que apenas a tomografia é realizada, e os equipamentos multifunção, em que, além do exame tomográfico, radiografias convencionais como a panorâmica e a telerradiografia podem ser adquiridas (Figura 3.76).

A TCV é um importante recurso imaginológico para observação de tecidos duros do complexo maxilofacial. Sua técnica, quando corretamente indicada, fornece imagens nítidas das estruturas anatômicas, sendo extremamente útil na avaliação das estruturas ósseas. Apesar de suas limitações na avaliação de tecidos moles, o uso da TCV na prática clínica apresenta inúmeros benefícios quando comparada ao exame de TCMD. Esses benefícios são apresentados a seguir.

▶ **Campo de visão.** Quanto maior a área da região de interesse a ser estudada, menor será a resolução espacial e maior será a dose de radiação utilizada (Figura 3.77). Assim, a diminuição da área de exposição pela colimação do feixe primário de raios catódicos reduz a dose de radiação e aumenta a quantidade e a qualidade dos detalhes anatômicos observados (Figura 3.78). A maioria dos tomógrafos de TCV pode ser ajustada para registrar uma pequena área de varredura. Outros são capazes de registrar todo o complexo craniofacial, se necessário.

▶ **Resolução espacial.** O conjunto de dados volumétricos é representado por um bloco tridimensional dividido em pequenos cubículos chamados de *voxels* (volume elemento) (Figura 3.79). Cada cubo representa uma determinada região que absorveu raios X. Os *voxels* determinam a resolução da imagem, isto é, quanto menor o *voxel*, maior a resolução espacial do conjunto de imagens. Na TCMD, esses cubos são anisotrópicos, ou seja, têm formato retangular, em que sua maior dimensão é determinada pelo intervalo do corte e sua espessura, apesar de a superfície do *voxel* na TCMD poder ser mínima, em torno de 0,625 mm. Os tomógrafos de TCV oferecem resoluções de *voxels* isotrópicos (diferentemente da TCMD) e apresentam formato cúbico de iguais dimensões em suas arestas. Assim, essas imagens têm resolução submilimétrica que varia de 0,4 a 0,07 mm. Quanto mais fina é a espessura do *voxel*, mais a granulação da imagem é aumentada, e o radiologista necessita identificar esses fatores para determinar o correto diagnóstico.

▶ **Tempo de exame.** A TCV adquire toda a sequência de imagens-base em um único movimento de rotação. Devido a esse fato, ao comparar com um exame de TCMD, o tempo do exame é reduzido e pode variar de 7 a 45 segundos. Quanto maior o tempo de exame, maior a quantidade de imagens-base adquiridas; assim, aumenta-se a resolução espacial do exame (Figura 3.80). No entanto, em casos de pacientes claustrofóbicos, reduzir o tempo do exame pode ser uma vantagem, pois os artefatos de movimento são diminuídos (Figura 3.81). Cabe ao operador determinar o tempo de varredura, conforme o motivo do exame, para obter uma imagem própria para o diagnóstico correto do paciente.

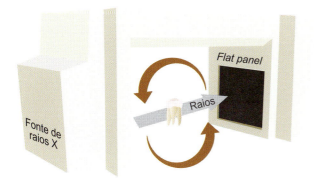

Figura 3.74 Exame de TCV, em que uma varredura é realizada ao redor do objeto de estudo, sensibilizando o *flat panel*.

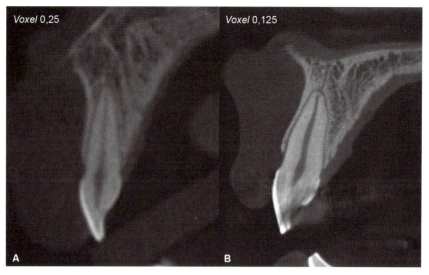

Figura 3.75 Corte transaxial comparando a resolução final de imagem em um exame de TCV, utilizando a reformatação com o *voxel* de 0,25 mm (**A**), e outro exame utilizando a reformatação com o *voxel* de 0,125 mm (**B**). Pode-se observar e comparar a fidelidade de reprodução dos detalhes na imagem obtida no *voxel* menor (0,125 mm).

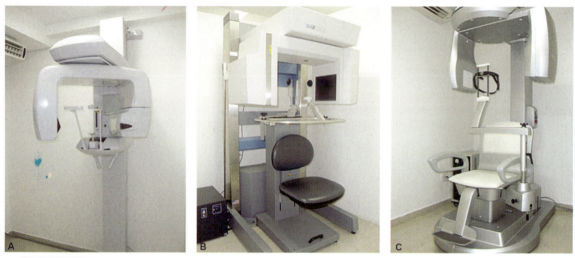

Figura 3.76 Tipos de tomografia. **A.** TCV multifunção Morita R100. **B.** TCV dedicado ICat. **C.** TCV dedicado Prexion.

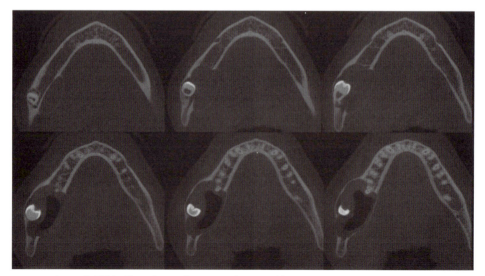

Figura 3.77 Imagem proveniente de TCV, utilizando amplo campo de visão. Observa-se uma sequência de cortes axiais da mandíbula, na qual se nota extensa lesão osteolítica de aspecto cístico localizada em corpo e ramos de mandíbula direita. Percebe-se expansão da cortical óssea vestibular e lingual com deslocamento do elemento dentário 48 para vestibular. Devido ao grande volume do campo de visão, não é possível observar em detalhes a anatomia periodontal quando comparado com um equipamento de pequeno campo de visão.

Capítulo 3 | Exames Complementares 73

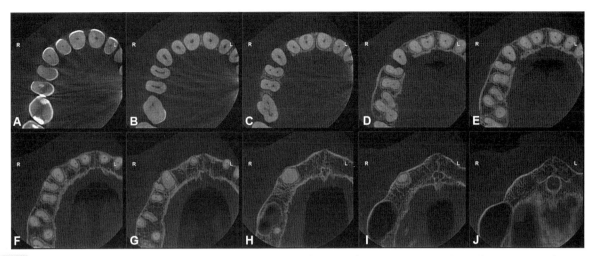

Figura 3.78 Imagem proveniente de TCV, utilizando pequeno campo de visão. Observa-se uma sequência de cortes axiais da região anterior de maxila direita. Nota-se acentuado defeito ósseo localizado na crista óssea distal e palatina na região de canino (cortes axiais **C** a **E**). Percebe-se massa radiopaca bem delimitada com lâmina dura circundando-a e contínua à raiz do elemento 13 (cortes axiais **G** a **I**). Os aspectos imaginológicos observados são sugestivos de hipercementose e periodontite crônica. Ao comparar com a Figura 3.77, percebe-se maior qualidade do detalhamento anatômico.

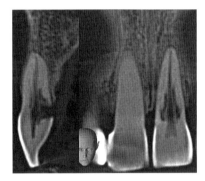

Figura 3.79 Imagens provenientes de TCV com espessura de corte (*voxel*) de 0,125 mm. Nota-se elevada quantidade e qualidade de detalhes observados. Nas duas imagens, observa-se extensa destruição dentária com interrupção da parede cervical do elemento 21 estendendo-se ao terço médio de raiz. Chama a atenção a manutenção de fina lâmina de dentina contígua ao trajeto do conduto radicular e da polpa dentária, aspectos sugestivos de reabsorção cervical do tipo invasivo.

▶ **Dose efetiva de radiação.** Segundo o SEDENTEXCT, os exames de TCV apresentam dose efetiva média de 60 microssieverts, enquanto os exames de TCMD têm dose efetiva de 1.024 microssieverts. Quando se compara com uma radiografia periapical à dose efetiva equivalente, tem-se uma redução da dose equivalente para 1,5 microssievert e um exame radiográfico obtido pela técnica panorâmica que apresenta dose efetiva média de 24,6 microssieverts.

▶ **Redução de artefatos de imagem.** Um dos maiores problemas na interpretação de imagens de TCV são os artefatos ocasionados pela presença de materiais de elevado número atômico (material obturador, metais e alguns tipos de cerâmica) (Figura 3.82). São resultado de erro matemático, ocasionado durante a reformatação de imagens pela diferença de intensidades do feixe de raios X ao atravessar os materiais mencionados. Dentre eles, destaca-se o fenômeno de *beam hardening*, uma formação de um halo de baixa densidade que pode ser confundido com fraturas ou reabsorções. Atualmente, diversos equipamentos

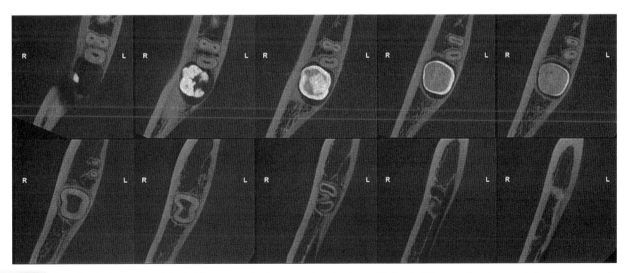

Figura 3.80 Sequência de cortes axiais obtidos por meio de um protocolo de aquisição de 36 segundos de exposição. Observa-se elemento incluso com tendência a impacção contíguo à cortical óssea vestibular, lingual, à raiz do elemento 48 e contínuo (íntimo contato) com o trajeto do canal mandibular.

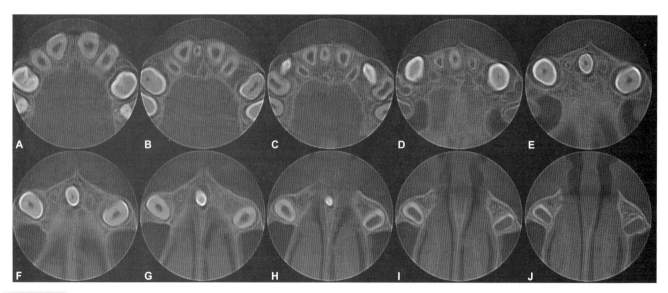

Figura 3.81 Sequência de cortes axiais obtidos por meio de um protocolo de aquisição de 9,4 segundos de exposição. Observa-se mesiodens localizado em posição inversa contíguo ao assoalho da cavidade nasal e ao septo nasal (ver cortes axiais **E** a **H**). Ao comparar com a Figura 3.80, nota-se aumento da granulação proveniente da diminuição do tempo de aquisição do protocolo; optou-se por este protocolo devido à idade do paciente, com o objetivo de evitar movimentação durante o exame.

tomográficos realizaram vários tipos de modificações com o intuito de aumentar a qualidade da imagem, conferindo a esses aparelhos a propriedade de serem HD.

- **Exames não invasivos**

Os exames classificados como não invasivos são aqueles que não fazem uso de radiação ionizante para a obtenção de imagens. Recebem essa nomenclatura devido ao fato de não promoverem efeitos deletérios nos organismos.

Dentro desse universo, duas modalidades destacam-se na Odontologia: a ressonância magnética (RM) e a ultrassonografia.

A RM é uma técnica imaginológica que submete o paciente ao centro de um campo magnético de elevada potência. Ao serem submetidas a esse campo magnético, as moléculas de água do corpo alinham-se em um único vetor, em um processo chamado de precessão. Ao aplicar um pulso de radiofrequência, o vetor resultante é modificado conforme a quantidade de moléculas de água nos tecidos, emitindo uma radiofrequência

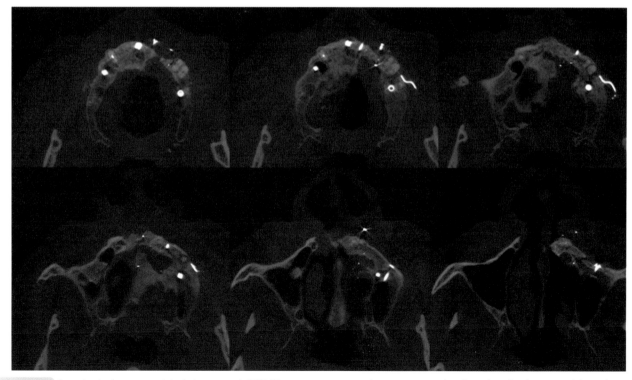

Figura 3.82 Sequência de cortes axiais de imagens de TCV. Observa-se presença de corpos estranhos livres localizados em tecido mole compatíveis com projétil de arma de fogo (PAF). Ao analisar as regiões onde estão localizados, verifica-se a presença de traços hipodensos e hiperdensos de forma raiada ao objeto. Estas imagens são características de artefatos.

que é interpretada por meio de um programa computacional em tons de cinza.

Com esse conceito em mente, a RM traduz imagens conforme a quantidade de água nos tecidos. Logo, tecidos com pouca quantidade de água produzem hipossinais, e tecidos com grande quantidade de moléculas de H_2O produzem hipersinais e brilham nas imagens. Assim, a referida técnica imaginológica produz, predominantemente, imagens de tecidos moles. Sua indicação em Odontologia consiste em observar sinais imaginológicos em tecidos moles com grande aplicação na articulação temporomandibular.

A segunda técnica imaginológica consiste no exame de ultrassonografia. Um dispositivo chamado transdutor emite uma frequência de ondas sonoras por meio de um estímulo elétrico em um cristal piezoelétrico geralmente à base de quartzo. Essas ondas iniciam-se a partir da epiderme e ecoam dentro dos tecidos. Ao encontrar tecidos duros, são absorvidas. Os tecidos capazes de absorver essas ondas sonoras são denominados hipoecoicos e produzem uma imagem escura. Ao encontrar outros tipos de tecidos, que produzem imagens hiperecoicas, essas ondas são parcialmente absorvidas e posteriormente refletidas em um mecanismo semelhante a sonares marítimos.

Os exames de ultrassonografia são exames operador-dependentes, isto é, o resultado é obtido em tempo real pelo radiologista ao se adquirirem as imagens. São ideais para observar tecidos moles, sua topografia, quantidade de água e a vascularização de lesões e órgãos (efeito Doppler). Para o diagnóstico de tecidos duros, são contraindicados devido ao fato de produzirem imagens com hipossinal e absorverem grande parte das ondas geradas pelo sistema piezoelétrico.

As modalidades de imagem citadas anteriormente serão mais bem desenvolvidas adiante.

▶ Bibliografia

Chilvarquer I. Odontologia em imagem. Rev APCD. 1996; 50(3):218-28.
Chilvarquer I. Radiologia na implantodontia osseointegrada. In: Freitas A, Rosa JE, Souza IF. Radiologia odontológica. 4. ed. São Paulo: Artes Médicas; 1998. pp. 632-46.
Chilvarquer I, Chilvarquer LW. Tecnologia de ponta em imagenologia. In: Feller C, Gorab R. Atualização na clínica odontológica: módulos de atualização. São Paulo: Artes Médicas; 2000. pp. 415-31.
Chilvarquer I, Chilvarquer LW, Hayek JE et al. Aplicação da radiologia e imaginologia bucomaxilofacial na ortodontia e ortopedia funcional dos maxilares. In: Rode SM, Gentil SN. Odontopediatria: seção 3 23º. São Paulo: Artes Médicas; 2005. pp. 143-56.
Chilvarquer I, Hayek JE, Azevedo B. Tomografia: seus avanços e aplicações na Odontologia. Rev ABRO. 2008; 9(1):3-9.
Chilvarquer I, Hayek JE, Chilvarquer LW et al. Radiologia digital. In: Panella J. Radiologia odontológica e imaginologia. Rio de Janeiro: Guanabara Koogan; 2006. pp. 293-303.
Scarfe WC, Farman AG, Sukovic P. Clinical applications of cone-beam computes tomography in dental practice. JCDA. 2006; 72(1):75-80.
Sedentexct EU [internet]. Radiation protection: cone beam for dental and maxillofacial radiology: evidence based guidelines. Manchester: Sedentexct; c2013. Disponível em: www.sedentexct.eu/files/guidelines_final.pdf. Acesso em: 27/06/13.
Whaites E. Princípios de radiologia odontológica. 4. ed. Rio de Janeiro: Elsevier; 2009. pp. 35-57.
White SC, Pharoah MJ. Principles and interpretation. Oral Radiology. 4. ed. 1999. pp. 221-31.

Articulação Temporomandibular

Israel Chilvarquer, Lilian Waitman Chilvarquer e Jorge Elie Hayek

▶ Introdução

O aparelho estomatognático é um conjunto heterogêneo de órgãos e tecidos que devem atuar integrados e harmonicamente, participando ativamente das atividades vitais como a respiração, a fonação, a mastigação e a expressão orofacial.

Os envolvimentos fisiológicos e patológicos da articulação temporomandibular (ATM) são interdependentes e podem apresentar disfunção de seus componentes.

A etiologia, o diagnóstico e a terapêutica das disfunções temporomandibulares são motivos de constantes estudos por parte dos pesquisadores. Existem vários exames complementares que podem ser utilizados para a formulação do diagnóstico diferencial nas disfunções temporomandibulares, sendo imperativos o exame clínico e a anamnese.

Os exames complementares fornecem dados importantes sobre a imagem dos distúrbios da ATM, que podem ser de origem inflamatória ou não ou decorrentes de alteração patológica, muscular, distúrbio intracapsular, problemas com a mobilidade, artrites e artroses.

Após a descoberta dos raios X por Röentgen (1895), o exame radiográfico ainda representa uma ferramenta fundamental do exame clínico.

Thoma, em 1949, afirmou que a validade do exame é diretamente proporcional ao número de informações que este oferece.

Assim, pode-se dizer que o exame radiográfico auxilia o diagnóstico, orienta e controla a terapêutica, e a sua grande valia se fundamenta em ter a aptidão de descobrir, confirmar, classificar e localizar as possíveis lesões. É importante lembrar que a imagem radiográfica convencional é uma projeção de sombras de uma estrutura tridimensional, projetada em dois planos, tendo assim a noção da altura e largura, faltando a terceira dimensão, a profundidade.

Como não há um único método que possa ser usado em todas as circunstâncias, o profissional deve estar preparado para solicitar, dentre as várias modalidades, aquela mais apropriada para cada situação. Deve-se considerar o que a técnica permite avaliar e interpretar, os artefatos e limitações oriundas de cada exame.

Com o advento da chamada tecnologia digital aplicada à radiologia, vislumbram-se métodos de imagem que têm a habilidade de demonstrar em todas as dimensões a complexa estrutura anatômica que é a região da ATM.

▶ Interpretação das técnicas radiográficas

Antes das técnicas propriamente ditas, será descrito um protocolo do que se deve interpretar em cada técnica radiográfica para observar suas maiores limitações.

Ao analisar uma técnica radiográfica para a ATM, primeiro se observa o grau de cortificação dos componentes ósseos das superfícies articulares e das suas respectivas vertentes articulares.

Considerando que existem, segundo Lysel e Petterson (1980), pelo menos oito formatos de cabeça da mandíbula, deve-se verificar se existe simetria entre os lados esquerdo e direito.

Outra importante observação está relacionada com o formato das superfícies articulares, que preferencialmente deverão apresentar tendência a serem arredondadas.

Com isso, as cabeças das mandíbulas devem ser congruentes ao formato da fossa mandibular, que deverá ser suficientemente côncava para possibilitar os movimentos mandibulares de rotação e translação, livres de interferências de arestas, aplainamentos, osteófitos e outras alterações degenerativas, tais como esclerose subcondral ou eburnizações. Devem-se ainda observar interrupções no grau de cortificação compatíveis com erosões.

Quanto à dinâmica de rotação e translação, estas deverão ser comparativamente analisadas entre os lados direito e esquerdo e poderão ser consideradas normais quando a cabeça da mandíbula atingir o vértex da eminência articular do temporal.

Quando a cabeça da mandíbula ultrapassa o vértex da eminência articular do temporal, é possível que apresente hipermobilidade, dirigindo-se para a frente e para cima dessa estrutura, porém mantendo uma distância interestrutural suficiente que corresponde ao disco articular; só poderá ser observada em exames específicos para esse fim, tais como a ressonância magnética ou artrografia de duplo contraste. Detalhes dessas duas modalidades serão descritos mais adiante nesta seção.

A hipomobilidade será observada quando a cabeça da mandíbula não atingir o vértex da eminência articular do temporal, permanecendo aquém dessa estrutura.

Situações especiais de travamento da dinâmica, também chamadas de luxações da referida estrutura, podem ser descritas como a posição mais anterossuperior da cabeça da mandíbula em contato com a parede anterior da fossa infratemporal, situação de travamento bastante aguda que requer terapêutica de redução e imobilização com ataduras do tipo de Warton para estabilização dos componentes articulares e posterior terapêutica fisioterápica adequada.

Além dos aspectos citados, deve-se levar em conta que, nos componentes ósseos dessa articulação, é possível encontrar tumores benignos, como osteomas, ou tumores malignos, como condrossarcomas ou osteossarcomas.

Após esse breve relato dos possíveis achados, serão abordadas as diversas técnicas radiográficas convencionais, bem como as chamadas imaginológicas.

▶ Classificação dos exames utilizados

Dentro da imaginologia, as imagens podem ser subdivididas de acordo com sua fonte física utilizada para a obtenção:

- Exames que utilizam radiação ionizante:
  ◦ Radiografias
  ◦ Planigrafia lateral e transorbital corrigida
  ◦ Tomografia computadorizada
  ◦ Tomografia computadorizada volumétrica
- Exames que não utilizam radiação ionizante:
  ◦ Ressonância magnética
  ◦ Ultrassonografia
- Exames que utilizam radioisótopos:
  ◦ Cintilografias.

Genericamente, os exames radiográficos da ATM podem ser classificados pelas incidências em norma lateral, norma frontal e axial.

• Classificação das técnicas de acordo com a incidência dos raios X

Normas laterais

Técnica transcraniana

Recebe este nome pela projeção utilizada, em que o feixe central de raios X atravessa o crânio e incide acima da porção petrosa do osso temporal, contralateral à cabeça da mandíbula radiografada. Devido à angulação dos feixes de raios X em relação ao longo eixo do côndilo, apenas a margem lateral da fossa mandibular e a porção laterossuperior da cabeça da mandíbula podem ser interpretadas. É utilizada uma angulação promédia de 20 a 30° no sentido horizontal, e geralmente uma angulação promédia de 25° no sentido vertical.

Quando as incidências personalizadas são realizadas, é possível observar uma visão da imagem mais lateral da fossa mandibular e a porção mais superoposterior e medial da cabeça da mandíbula.

Um aspecto importante sob o ponto de vista de limitação dessa técnica é que, em função de realizar uma incidência de trás para a frente, genericamente observa-se aumento visual fotográfico do espaço articular anterior, o que pode gerar um resultado falso-positivo para o diagnóstico diferencial dos chamados distúrbios intracapsulares, especificamente o deslocamento anterior do disco com ou sem redução (Figura 3.83).

Técnica transfacial

Esta técnica evita a sobreposição da porção petrosa do osso temporal por meio da passagem dos feixes principais de raios X abaixo dessa estrutura, passando pela incisura mandibular do lado oposto ao que está sendo radiografado.

Como ângulo vertical promédio, utilizam-se cerca de –10° e de angulação horizontal cerca de +80°, o que confere uma incidência de frente para trás do meato acústico externo cerca de 2 cm à frente deste.

Em função de esta incidência ser, em geral, duplamente oblíqua, tem-se na maioria das vezes uma visão distorcida das superfícies articulares e da cabeça da mandíbula. Devido à sobreposição do arco zigomático do lado oposto ao radiografado, perde-se a oportunidade de analisar a fossa mandibular em toda a sua extensão e, em relação aos espaços articulares, tem-se uma tendência com esta técnica de aumento do espaço articular posterior (Figura 3.84).

Atualmente, não há mais uma indicação pertinente para uma radiografia transcraniana ou transfacial no âmbito de um diagnóstico funcional da ATM.

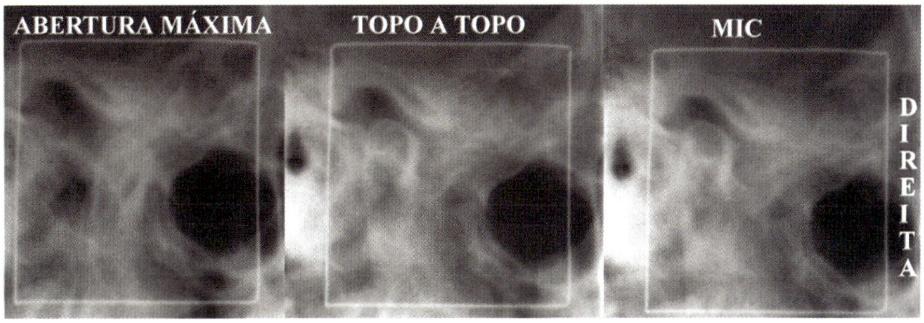

Figura 3.83 Técnica transcraniana realizada em três posições.

Técnica pantomográfica

Em 1988, Chilvarquer et al. desenvolveram uma técnica pantomográfica com o objetivo de reposicionar o paciente no aparelho para obter uma imagem o mais ortorradial possível dos componentes ósseos dessa articulação, semelhante à planigrafia lateral corrigida (Figura 3.85).

Tal projeto culminou com o reposicionamento clínico do paciente para a frente e para o lado do tubo de raios X. Tal fato teve como base dados demográficos do paciente, como bem salientou Panella, em 1981, primeiro autor da literatura a associar a distância intercondilar do paciente com o reposicionamento da cabeça da mandíbula em relação à camada de imagem de um aparelho ortopantomógrafo.

As pesquisas desses autores possibilitaram aos fabricantes de aparelhos panorâmicos desenvolverem sistemas para a execução de radiografias específicas da região da ATM por meio de alterações nos programas dos aparelhos, conhecida como radiografia panorâmica especial para ATM.

Isso faz com que a cabeça da mandíbula seja radiografada na porção mais medial da camada de imagem do sistema e com uma angulação horizontal de aproximadamente 35° em relação ao plano sagital mediano. Tal aspecto cria uma distorção acentuada das superfícies articulares da cabeça da mandíbula no sentido horizontal.

Além de promover uma projeção oblíqua dupla do mesmo aspecto observado nas técnicas transfaciais, produz praticamente o mesmo aspecto interpretativo desta última técnica, ou seja, aumento fotográfico do espaço articular posterior e sobreposição do arco zigomático na região da fossa mandibular (Figura 3.86).

Planigrafia lateral corrigida

É uma técnica especial para interpretação de uma porção selecionada da cabeça da mandíbula, bem como da fossa mandibular.

Os princípios da planigrafia enunciados por Boccage (1921), citado por Chilvarquer (1983), são obtidos por meio de uma dinâmica sincronizada do tubo de raios X unido por um braço de alavanca ao chassi porta-filme, que se movimenta em sentido contrário.

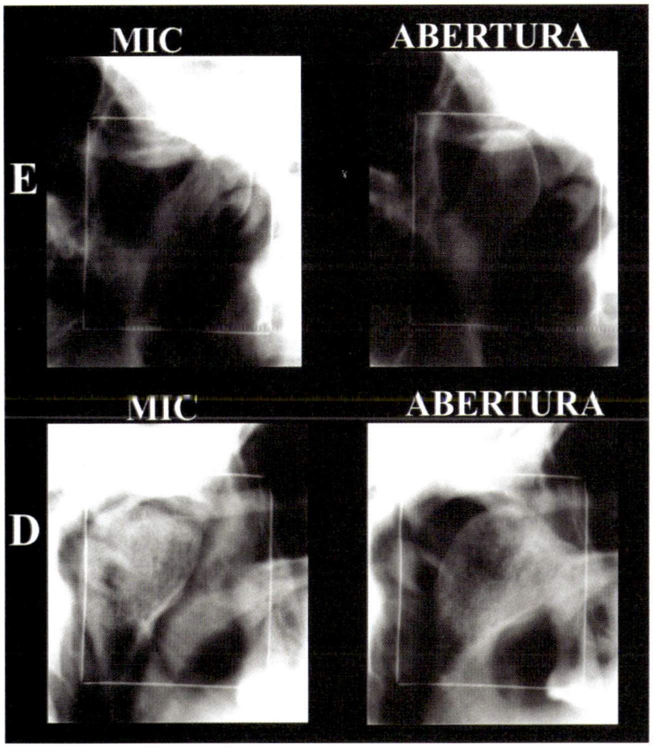

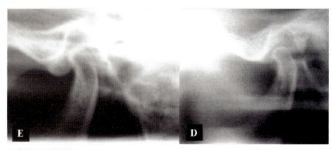

Figura 3.85 Resultado radiográfico comparando a panorâmica modificada para ATM idealizada por Chilvarquer (E) e tomografia lateral linear corrigida (D).

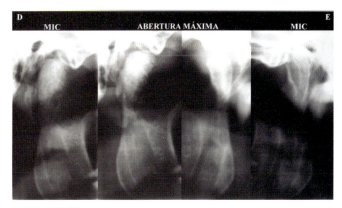

Figura 3.86 Técnica panorâmica especial para a articulação temporomandibular, demonstrando um osteossarcoma na cabeça da mandíbula direita.

Figura 3.84 Técnica transfacial apresentando hiperplasia da cabeça da mandíbula direita.

Dessa maneira, é criado um determinado ponto, denominado fulcro, em que as velocidades angulares do movimento se anulam. Assim, as estruturas que forem posicionadas no fulcro apresentam-se detalhadamente. Em contraposição, as que se encontram fora do fulcro serão demonstradas como imagens borradas.

Na personalização da técnica, realiza-se uma incidência axial do tipo submento-vértex, em que se calcula a angulação axial da cabeça da mandíbula e se realiza a incidência o mais paralelamente possível ao respectivo ângulo axial dessa estrutura.

Essa técnica geralmente é realizada em três posições, denominadas máxima intercuspidação, topo a topo e abertura máxima. Para realizar essa técnica, eram utilizados vários sistemas de planigrafia, classificados segundo suas dinâmicas de sincronismo entre o filme e o tubo de raios X, em: linear, circular, hipocicloidal e espiral.

Normas frontais
Técnica transorbital
Para a realização da norma frontal de Zimmer, também chamada transorbital, utiliza-se normalmente uma angulação vertical promédia de 35° e uma angulação horizontal de 20°.

A grande limitação dessa incidência é a possibilidade da sobreposição das células das áreas da mastoide, dificultando uma visão adequada dos polos lateromedial da cabeça da mandíbula, e a maior incidência de raios X na região do cristalino.

Técnica de Towne
Tem-se ainda como norma frontal a técnica de Towne, muito utilizada em centros médicos e hospitalares em situações de politraumatismos, pois é possível obter uma visão da região subcondiliana. A incidência dessa técnica também é feita no sentido anteroposterior.

Planigrafia transorbital corrigida
Da mesma forma que a planigrafia lateral corrigida, essa técnica é personalizada após uma incidência axial, na qual se calcula a angulação axial da cabeça da mandíbula e se realiza a incidência o mais perpendicularmente possível ao respectivo ângulo axial dessa estrutura. Essa técnica geralmente é realizada em posição de abertura máxima (Figura 3.87).

Normas axiais
Quanto às normas axiais, utiliza-se a técnica de Hirtz invertida ou submento-vértex, pois com uma angulação vertical e horizontal de zero pode-se ter uma oportunidade de avaliar a cabeça da mandíbula, o processo zigomático e o arco zigomático, além do processo coronoide.

Uma das grandes vantagens da técnica é poder calcular o ângulo axial da cabeça da mandíbula e posteriormente personalizar as incidências em norma lateral tipo transcraniana e planigrafia lateral corrigida e em norma frontal, como na planigrafia transorbital corrigida (Figura 3.88).

▶ Tomografia computadorizada

A tomografia computadorizada (TC) é uma técnica que incorpora os princípios de digitalização direta de imagem, ou seja, são imagens eletrônicas obtidas por meio de cortes seccionais de determinada parte do corpo humano.

O feixe de raios X é extremamente colimado e alcança as secções desejadas do corpo em centenas de ângulos diferentes. Devido à grande variabilidade dos coeficientes de atenuação e de absorção dos tecidos visualizados pela fonte de raios X, os detectores receberão diferentes sinais que serão decodificados no computador em uma escala de tons de cinza denominada escala de Hounsfield (HU) (–1.000 a 3.000 HU). Assim, as menores densidades aparecerão em preto, e as maiores densidades, em branco. Exemplificando, o ar tem o valor de –1.000 HU, já a água tem o valor zero, e o osso pode alcançar cerca de 200 HU.

A menor unidade de uma imagem digital convencional (em dois planos, altura e largura) é denominada *pixel*. Na TC, a menor unidade da imagem é chamada de *voxel*.

Como principais vantagens dessa modalidade de imagem, têm-se interpretação de estruturas que normalmente estão sobrepostas, aquisição da imagem no plano axial ou coronal, reformatação dos dados originais no plano bi ou tridimensional. Além disso, essas reformatações podem ser feitas por meio da seleção alternativa para tecidos duros (osso) ou moles.

Depois da aquisição, essas imagens podem ser analisadas em um terminal de vídeo, armazenadas em CD, transmitidas por *e-mail* ou simplesmente impressas em filmes para serem avaliadas em negatoscópio.

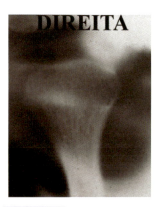
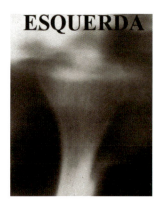

Figura 3.87 Tomografia linear transorbital corrigida, realizada em abertura máxima.

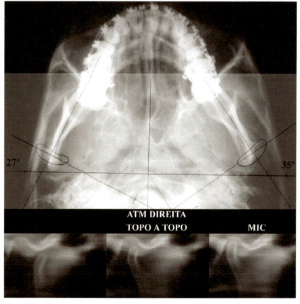

Figura 3.88 Técnica axial submento-vértex (Hirtz invertida) e sua aplicação para obtenção dos ângulos da cabeça da mandíbula e realização dos cortes da tomografia linear lateral corrigida.

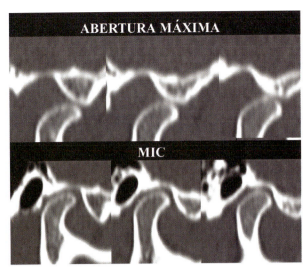

Figura 3.89 Resultado radiográfico da tomografia computadorizada helicoidal da articulação temporomandibular no plano sagital, observada na posição de boca aberta e fechada.

A TC possibilita a avaliação das corticais ósseas e sua integridade e, com capturas realizadas em máxima intercuspidação (MIC) e abertura máxima, podem-se reformatar imagens em dois ou três planos, tornando possível uma visualização em alta resolução dos movimentos parafuncionais, bem como das deformidades incipientes instaladas em todos os planos das estruturas ósseas (Figura 3.89).

Por meio de seus dados em formato Dicom, a TC possibilita a realização da prototipagem, que é um processo de obtenção de modelos por meio da integração de diversas tecnologias, permitindo a duplicação da morfologia das estruturas anatômicas em modelos de resina, com grande aplicação, principalmente no campo da cirurgia craniofacial, no qual o planejamento e a execução são extremamente difíceis devido à complexidade e à variabilidade anatômica (Figura 3.90).

Atualmente, devido ao alto custo do equipamento e às grandes doses de radiação recebidas pelo paciente durante a sua realização, a TC é utilizada para a área odontológica apenas em ambiente hospitalar.

Tomografia computadorizada volumétrica

A tomografia computadorizada volumétrica (TCV), também chamada de tomografia computadorizada de feixe cônico ou *cone beam*, teve seu desenvolvimento voltado especificamente para a área odontológica, possui menor custo de equipamento em relação à TC e possibilita a obtenção de imagens digitais por meio da captura do volume ósseo do paciente.

Na TCV, o *voxel* é dito isométrico, ou seja, apresenta altura, largura e profundidade de iguais dimensões. Cada lado do *voxel* apresenta dimensão menor que 1 mm, que varia de 0,08 a 0,4 mm, com muito boa resolução dos tecidos odontogênicos (esmalte e dentina), além de ótima identificação dos tecidos ósseos (padrões medular e cortical).

Os pontos altos da TCV são a baixa dose de exposição e a excelente resolução de contraste.

O volume total da área escaneada apresenta formato cilíndrico de tamanho variável, de acordo com a marca do aparelho e segundo o protocolo utilizado. Atualmente existem aparelhos com possibilidade de aquisição de grandes volumes necessários para estudo cefalométrico (face estendida) e de pequeno volume (parcial).

A TCV não possibilita boa visualização dos tecidos moles nas reconstruções odontológicas, porém facilita a exportação dos dados da tomografia (arquivos Dicom) para *softwares* com recursos e ferramentas mais sofisticadas que disponham desses recursos.

Sobre todas as reformatações bidimensionais, é possível a realização de mensurações lineares para, por exemplo, checar o posicionamento da cabeça da mandíbula dentro da cavidade articular, desde que a reformatação seja feita na escala real com proporção de 1:1. Esse dado deve ser informado pelo Instituto de Radiologia por meio de carta com a descrição do protocolo de aquisição. Em todos os cortes em que apareçam réguas horizontais ou verticais, pode-se checar a proporção ao fazer uma regra de três.

Na interpretação da TCV, é fundamental ter o conceito do que se está interpretando: fatias delgadas, de espessura variável (aproximadamente 0,4 mm ou menor). Portanto, não se deve fazer a leitura de apenas uma única imagem, e sim de um conjunto de imagens nos diferentes planos.

Atualmente, o número de cirurgiões-dentistas que utilizam os recursos da TCV como forma de diagnóstico e tratamento vem aumentando constantemente, embora ainda exista um hiato entre os recursos de diagnóstico dessa nova tecnologia com a formação dos profissionais. Essa desinformação resulta em subutilização dos recursos de imagem existentes, que se tornam estigmatizados, erroneamente, como pouco úteis.

A interação multidisciplinar, com maior aproximação entre o clínico geral e o radiologista, é fundamental para a indicação precisa dos exames de diagnóstico por imagem.

Nas Figuras 3.91 a 3.108 são abordados alguns exemplos da utilização da TCV no auxílio do diagnóstico e no planejamento dos casos de alterações na região da ATM.

Técnica artrográfica

A definição de artrografia é a injeção de um material de contraste seguido de uma avaliação radiográfica. Os objetivos da técnica são a avaliação da posição do disco nos diversos movimentos mandibulares e a sua integridade.

É indicada nas seguintes situações: não obtenção de resposta ao tratamento conservador do diagnóstico da síndrome de dor da ATM; história positiva de ruídos articulares e pacientes com limitação de abertura de origem indeterminada.

Como principais contraindicações do método, estão infecção aguda ou hipersensibilidade aos compostos iodados que são utilizados como meio de contraste (Figura 3.109).

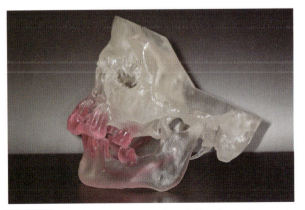

Figura 3.90 Protótipo apresentando calcificação do ligamento estilóideo esquerdo, realizado pela técnica de prototipagem rápida (esteriolitografia) com os dados Dicom da tomografia computadorizada helicoidal, protocolo INDOR. (Cortesia de P. I. Brånemark.)

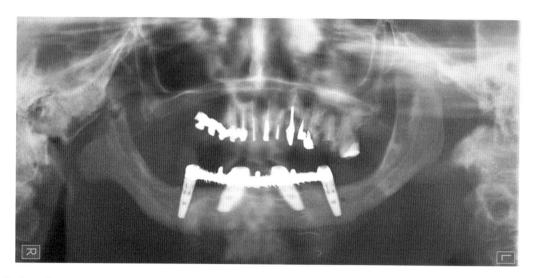

Figura 3.91 Radiografia panorâmica mostrando alterações de forma nas regiões da articulação temporomandibular, com perda de substância óssea mais evidente no lado direito e presença de massa radiopaca com aspecto compatível com tecido ósseo.

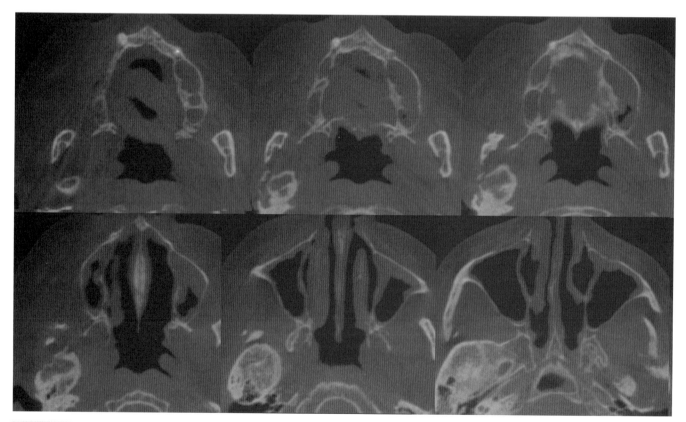

Figura 3.92 Tomografia computadorizada volumétrica observada em cortes axiais que confirmam a existência de extensa massa óssea localizada na região temporal direita compatível com anquilose óssea. Nota-se também aumento do processo coronoide do lado esquerdo.

Capítulo 3 | Exames Complementares 81

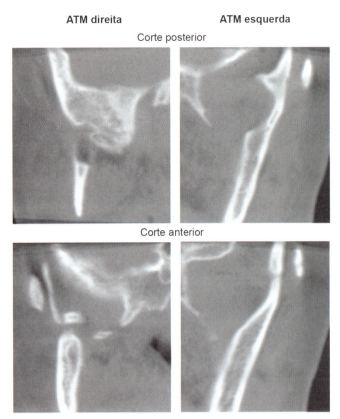

Figura 3.93 Tomografia computadorizada volumétrica observada em cortes coronais que mostram no corte mais posterior a anquilose óssea do lado direito e alteração de forma no lado esquerdo. Quando observada em corte mais anterior, notam-se perda de substância óssea no lado direito e aumento do processo coronoide do lado esquerdo.

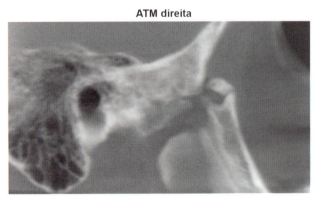

Figura 3.94 Corte sagital do lado direito, demonstrando anquilose e perda de substância óssea. (Cortesia do Dr. Carlos Kenji H. Shimizu.)

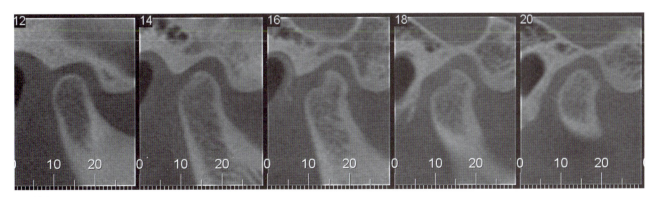

Figura 3.95 Tomografia computadorizada volumétrica observada em diversos cortes sagitais corrigidos que demonstram existência de depressão óssea (concavidade) localizada na superfície posterior.

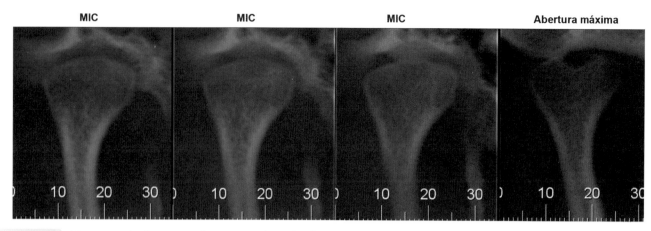

Figura 3.96 A interpretação das tomografias computadorizadas deve necessariamente englobar vários cortes e em diferentes planos para o correto diagnóstico. A depressão óssea é observada apenas na imagem realizada em abertura máxima.

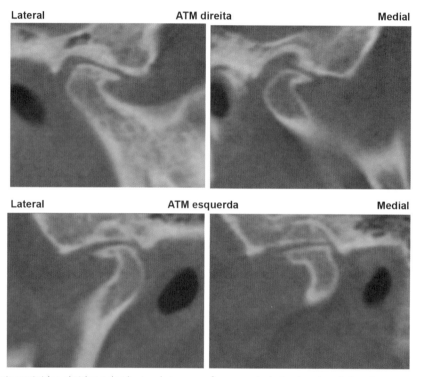

Figura 3.97 Cortes sagitais corrigidos obtidos pela técnica de tomografia computadorizada volumétrica, demonstrando presença de osteófitos bilaterais.

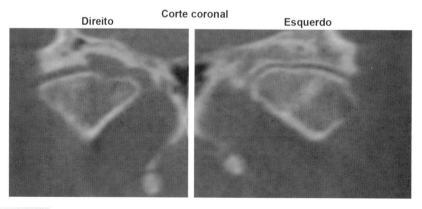

Figura 3.98 Os cortes coronais corrigidos obtidos não demonstraram presença dos osteófitos.

Capítulo 3 | Exames Complementares 83

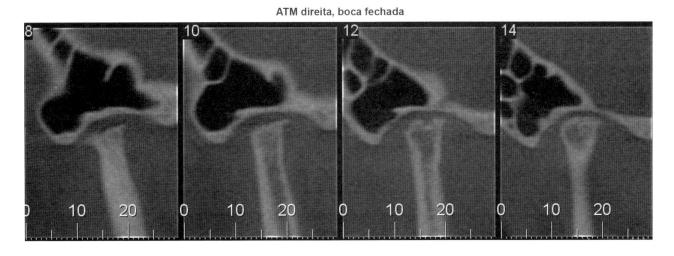

Figura 3.99 Observa-se, no plano axial, a presença dos osteófitos bilaterais.

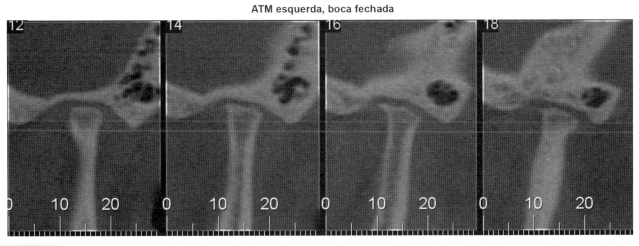

Figura 3.100 Cortes sagitais corrigidos obtidos pela técnica de tomografia computadorizada volumétrica, demonstrando acentuada degeneração articular bilateral compatível com artrite reumatoide.

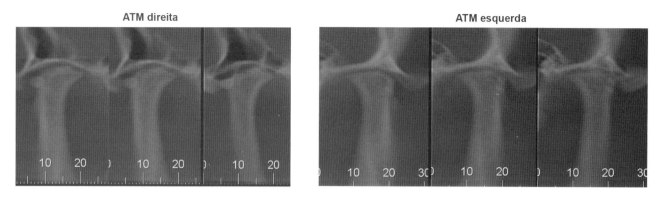

Figura 3.101 Nos cortes coronais corrigidos, observa-se acentuada alteração morfológica das estruturas ósseas devido a artrite reumatoide. (Cortesia da Profa. Dra. Solange M. de Fantini.)

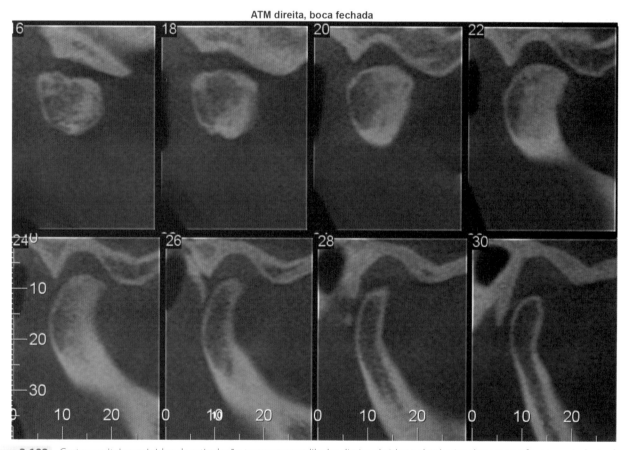

Figura 3.102 Cortes sagitais corrigidos da articulação temporomandibular direita obtidos pela técnica de tomografia computadorizada volumétrica, demonstrando hipertrofia condilar.

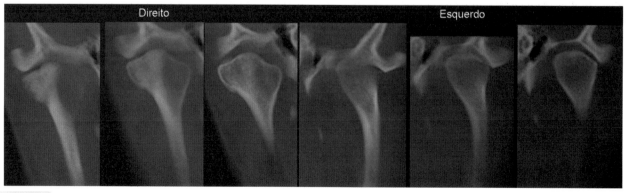

Figura 3.103 Quando se comparam os dois lados nos cortes coronais corrigidos, consegue-se avaliar a extensão da hipertrofia condilar direita.

Capítulo 3 | Exames Complementares 85

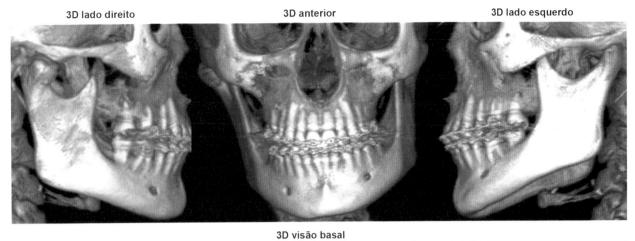

Figura 3.104 Observam-se, nas reformatações tridimensionais, a assimetria e o desvio mandibular causados pela hipertrofia condilar direita. (Cortesia do Prof. Dr. Antenor Araujo.)

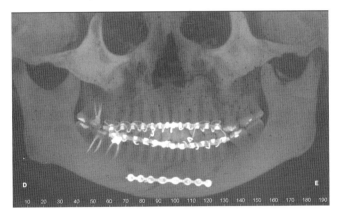

Figura 3.105 Reformatação panorâmica obtida dos dados da tomografia computadorizada volumétrica, evidenciando fraturas na região da hemimaxila esquerda, incisura da mandíbula, colo da cabeça da mandíbula e região anterior da mandíbula.

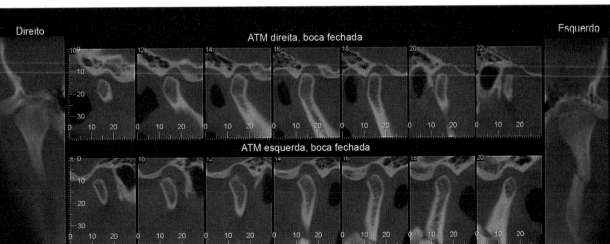

Figura 3.106 Cortes sagitais e coronais corrigidos, demonstrando desvio do côndilo esquerdo para anterior e medial.

86 Estomatologia | Bases do Diagnóstico para o Clínico Geral

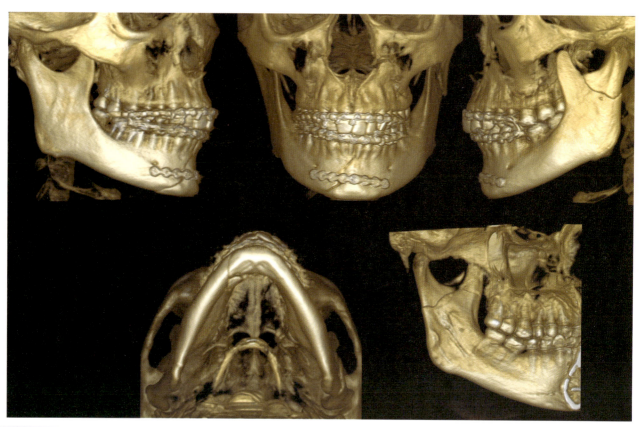

Figura 3.107 As reconstruções tridimensionais auxiliam o diagnóstico de assimetrias e facilitam a interpretação nos casos de pacientes com politraumatismo.

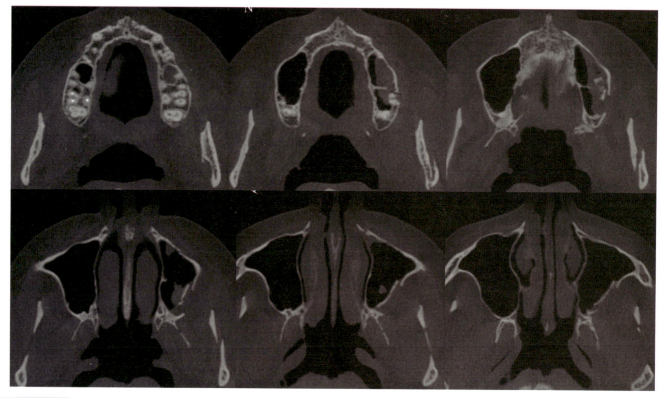

Figura 3.108 Cortes axiais nos quais é observada a solução de continuidade da cabeça da mandíbula esquerda e na região da parede posterior esquerda. (Cortesia do Prof. Dr. Antenor Araujo.)

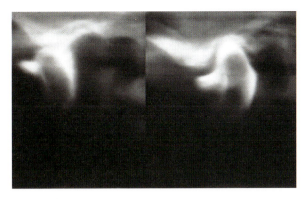

Figura 3.109 Resultado radiográfico da técnica de artrografia realizada com boca aberta e fechada, demonstrando deslocamento anterior do disco sem redução.

Apesar de ser um método sensível o suficiente para comprovar uma perfuração do disco articular, a sua utilização diminuiu bastante, sendo atualmente substituída pela ressonância magnética e, quando necessário, sendo complementada com a técnica artroscópica para a devida confirmação de perfuração discal.

▶ Ressonância magnética

A ressonância magnética (RM) é baseada no comportamento do próton presente em átomos de hidrogênio submetidos a um forte campo magnético e a pulsos de energia na forma de ondas de radiofrequência.

Os átomos de hidrogênio são utilizados na RM por serem os mais abundantes no corpo humano e apresentarem tendência a alinharem os seus momentos magnéticos a um campo magnético externo.

Quanto maior o campo magnético utilizado na RM, melhor será a resolução espacial das imagens. O campo magnético da Terra possui, aproximadamente, uma intensidade equivalente a 0,2 G (1 Tesla corresponde a 10.000 Gauss). Os equipamentos de RM utilizam em média 0,3 a 3 Teslas.

Ao se aplicar um campo magnético no paciente, os átomos de hidrogênio, que anteriormente estavam dispostos aleatoriamente, permanecerão alinhados na direção do campo magnético e apresentarão dois estados de energia: *spin up* (baixa energia) e *spin down* (alta energia).

Após a aplicação de um sinal de radiofrequência, o alinhamento dos prótons se modifica e altera a resultante dos seus momentos magnéticos, ocorrendo perda da magnetização longitudinal, com oscilação no plano transversal (excitação).

Quando o envio do sinal de radiofrequência é interrompido, os prótons dos átomos de hidrogênio retornam ao seu alinhamento com o campo magnético e liberam a energia absorvida sob a forma de ondas de radiofrequência, que será capturada e decodificada por uma bobina, a qual transmitirá os dados analógicos para um ambiente digital (computador); este possui um *software* capaz de gravar o sinal de radiofrequência em tons de cinza.

Assim, estruturas que tenham grande quantidade de água e, portanto, mais átomos de hidrogênio apresentam alto contraste (branco), e as estruturas que apresentem baixa quantidade de hidrogênio apresentam baixo contraste (preto).

Por exemplo: a cabeça da mandíbula possui um grau de cortificação pobre em água, portanto com um sinal pobre de radiofrequência. Na radiografia convencional, observa-se uma imagem radiopaca, enquanto na RM observa-se baixo contraste e, portanto, um hipossinal (escuro).

Assim, o disco articular também se apresenta com baixo contraste, ou seja, escuro (Figura 3.110).

Daí a facilidade e a especificidade de 100% da observação do disco articular nos diversos movimentos mandibulares (sua maior vantagem).

Desvantagens dessa tecnologia são a dificuldade dos pacientes que apresentam claustrofobia e a necessidade de informar a presença de clipes metálicos ou marca-passos antes da realização do exame.

▶ Ultrassonografia

Conceitualmente a ultrassonografia utiliza as ondas sonoras maiores que 20.000 ciclos/segundo (Hertz, Hz). Essa alta frequência é obtida por um material cerâmico especial, o cristal pizoelétrico, que é submetido a uma carga elétrica de baixa voltagem.

Esse conjunto devidamente isolado recebe o nome de transdutor e está acoplado a um computador que decodifica os sons em um sinal digital, que pode ser observado no monitor e pode ter escala de cinza ou colorida. As ondas de ultrassom atingem os tecidos biológicos e encontram áreas de diferentes densidades e propriedades acústicas.

Sua aplicação nos estudos da região da ATM é recente e pode ser usada para medir a espessura dos músculos e relacionar os resultados com a morfologia facial, força de mordida e a fatores oclusais.

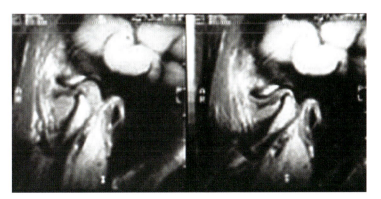

Figura 3.110 Resultado da ressonância magnética da articulação temporomandibular, com boca aberta e fechada, demonstrando deslocamento anterior do disco sem redução.

A ultrassonografia apresenta como vantagem o fato de não utilizar radiação ionizante, não ser invasiva, ser indolor, ter execução fácil e rápida e ser de baixo custo.

Como desvantagem, tem-se o fato de ser exame operador-dependente (mais do que do equipamento), em que a experiência do radiologista é valiosa.

▶ Medicina nuclear

A medicina nuclear abrange todos os procedimentos que envolvam a administração de substâncias com baixas taxas de radiação para se estudar o funcionamento (fisiologia) dos diversos órgãos.

Para a avaliação das estruturas ósseas da ATM, o elemento químico é fixado onde houver maior atividade osteoblástica, e é localizado por um aparelho mapeador. A cintilografia tem como vantagem detectar a atividade do metabolismo ósseo mesmo com mínima alteração no conteúdo de cálcio. É capaz de detectar lesões muito antes que as radiografias.

Nos distúrbios da ATM, esse método é indicado quando houver suspeita de distúrbios de crescimento e alterações patológicas.

Por não ser específica, frequentemente uma segunda modalidade de imagem é necessária para determinar a natureza do problema e o plano de tratamento.

De posse de todas essas informações, acreditamos que o especialista, bem como o clínico geral, serão capazes de identificar as indicações e limitações dos chamados métodos radiográficos da ATM.

▶ Bibliografia

Abramovicz K. A simplified practical technique for tempooromandibular joint arthrography, Master´s Thesis, Robert P. Langlais supervising professor. University of Texas Health Science Center at San Antonio, Texas: San Antonio; 1986.

Behsnilian V. Oclusión & rehabilitación. 2. ed. Montevideo: 1974; pp. 22-6.

Boeddinghaus R, Whyte A. Current concepts in maxillofacial imaging. Eur J Radiol. 2008; 66:396-418.

Brooks SL. Brand JW, Gibbs J et al. Imaging of the temporomandibular joint. A position paper of the American Academy of Oral and Maxillofacial Radiology. Oral Surg. 1997; 83(5):609-18.

Chilvarquer I. Elipsopantomografia da região temporomandibular (contribuição ao seu estudo). [Tese.] São Paulo: Faculdade de Odontologia, Universidade de São Paulo; 1983.

Chilvarquer I. Imagenologia da ATM. In: Barros JJ, Rode SM. Tratamento das disfunções craniomandibulares ATM. São Paulo: Santos; 1995. pp. 129-51.

Chilvarquer I, Chilvarquer LW. Tecnologia de ponta em imageologia. In: Módulos de atualização em radiologia, 19. Congresso Internacional de Odontologia de São Paulo; 2000. pp. 414-31.

Chilvarquer I, Freitas A, Glass BJ et al. Intercondylar dimension as a positioning factor for panoramic images of the temporomandibular joint. Oral Surg. 1987; 64(6):768-73.

Chilvarquer I, McDavid WD, Langlais RP et al. A new technique for imaging the temporomandibular joint with a panoramic x-ray machine. Part I. Description of the technique. Oral Surg. 1988; 65(5):626-31.

Chilvarquer I, Prihoda T, McDavid WD et al. A new technique for imaging the temporomandibular joint with a panoramic x-ray machine. Part II Positioning with the use of patient data. Oral Surg. 1988; 65(5):632-6.

Coutinho A. Avaliação da relevância das imagens simultâneas de fusão: SPECT COM 99MTC-MDP e tomografia computadorizada aplicadas no diagnóstico das disfunções temporomandibulares. [Dissertação.] São Paulo: Faculdade de Odontologia da USP; 2004.

Farrar WB. Characteristics of the condylar path in internal derangements of the temporomandibular joint. J Prosthet Dent. 1978; 39:319-23.

Farrar WB, McCarty WL. Inferior joint space arthrography and characteristics of condylar paths in internal derangements of the TMJ. J Prosthet Dent. 1979; 41:548-55.

Ferreira TLD. Ultra-sonografia: recurso aplicado à odontologia. [Dissertação.] São Paulo: Faculdade de Odontologia da USP; 2005.

Gillis RR. Roentgen-ray study of temporomandibular articulation. J Amer Dent Ass. 1935; 22(8):1321-8.

Helms CA, Katzberg RW, Dolwick MF. Internal derangements of the temporomandibular joint, San Francisco. Radiology Foundation; 1983:31-2.

Katzberg RW, Dolwick MF, Bales DJ et al. Arthrotomography of the temporomandibular joint: new technique and preliminary observations. AJR. 1979; 132:949-55.

Katzberg RW, Dolwick MF, Helms CA et al. Arthrotomography of the temporomandibular joint. AJR. 1980; 134:995-1003.

Langland OE, Langlais RP, McDavid WD et al. Panoramic radiology. 2. ed. Philadelphia: Lea & Febiger; 1989.

Langland OE, Sippy FH, Langlais RP. Textbook of dental radiology. 2. ed. Springfield: Thomas; 1984.

Lauterbur PC. Image formation by induced local interactions: example employing nuclear magnetic resonance. Nature. 1973; 242:190-1.

Lindblom G. Technique for roentgen-photographic registration of the different condyle positions in the temporomandibular joint. Dent Cosmos. 1936; 78(12):1127-235.

Lysel L, Peterson A. The submento-vertex projection in radiography of the temporomandibular joint. Dento Maxillofac Radiol. 1980; 9:11-7.

McQueen WW. Radiography of temporomandibular articulation. Minneapolis Dist Dent J. 1937; 21(9):28-30.

Norgaard F. Temporomandibular arthrography. Copenhagen: Einar Munksgaard; 1947.

Panella J. Exame pantomográfico da região temporomandibular (contribuição para o estudo). [Tese.] São Paulo: Faculdade de Odontologia, Universidade de São Paulo; 1981.

Petersson A. What you can and cannot see in TMJ imaging – an overview related to the RDC TMD diagnostic system. J Oral Rehabil. 2010; 37:771-8.

Rohlin M, Petersson A. Rheumatoid arthritis of the temporomandibular joint: radiologic evaluation based on standard reference films. Oral Surg Oral Med Oral Path. 1989; 67(5):594-9.

Rosenberg HM, Graczyk RJ. Temporomandibular articulation tomography: a corrected anteroposterior and lateral cephalometric technique. Oral Surg. 1986; 62(2):198-204.

Shintaku WH, Venturin JS, Langlais RP et al. Imaging modalities to access bony tumors and hiperplasic reactions of the temporomandibular joint. J Oral Maxillofac Surg. 2010; 68:1911-21.

Torres F. A trajetória sagital da cabeça da mandíbula: estudo comparativo entre as técnicas radiográficas transfacial e panorâmica. Rev Fac Odont São Paulo. 1974; 12(1):9-22.

Updegrave WJ. Visualizing the mandibular ramus in panoramic radiography. Oral Surg. 1971; 31(3):422-9.

Wadhwa S, Kapila S. TMJ disorders: future innovations in diagnostics and therapeutics. J Dental Educ. 2008; 72(8):930-47.

Zimmer EA. Die Roentgenologie des kiefergelenkes, Scweiz. Monatsschr. 1941; 51:949-83.

Capítulo 4
Variações de Normalidade da Cavidade Bucal

Florence Zumbaio Mistro e Sergio Kignel

▶ Introdução

Atualmente, muito se fala sobre harmonização facial, utilização de substâncias de preenchimento, como toxina botulínica (popularizada como Botox), entre outros procedimentos atribuídos à competência do cirurgião-dentista. Porém, para realizar qualquer procedimento, estético ou não, é imperativo que o profissional conheça a anatomia da região da cabeça e do pescoço e saiba fazer um exame físico sistemático.

Quando o paciente apresenta um quadro patológico, o cirurgião-dentista precisa formular corretamente as hipóteses diagnósticas e, consequentemente, chegar a um diagnóstico final; para isso, é necessário o conhecimento detalhado da cavidade bucal, da sua anatomia e de possíveis variações.

O exame físico intrabucal deve ter seu início pelos lábios, na parede anterior da cavidade bucal. Nesta região, devem-se inspecionar o vermelhão dos lábios e as comissuras labiais (direita e esquerda), observando a coloração e a integridade das mucosas.

A união entre os lábios superior e inferior em repouso produz uma linha que pode variar de formato, denominada rima bucal. Segundo Lopes (2004), a rima bucal pode ser retilínea ou sinuosa. Nas assimetrias faciais, encontram-se rimas oblíquas ou irregulares.

Prosseguindo com a inspeção, passa-se para as mucosas labiais internas inferiores e superiores – não existe uma sequência obrigatória no exame físico intrabucal, porém é importante ter uma rotina na sistemática clínica para que nenhuma estrutura bucal seja esquecida.

Nas mucosas labiais, é possível observar múltiplas pápulas de conteúdo cristalino, que podem ser mais ou menos pronunciadas, propagando-se por toda a mucosa; são consideradas variações de normalidade e levam à desembocadura dos ductos das glândulas salivares menores.

As mucosas labiais devem estar lisas, coradas (róseo-avermelhadas) e lubrificadas, e são visualizadas por eversão. Seguindo a mucosa labial inferior em direção ao fundo do sulco, encontram-se as bridas laterais mandibulares direita e esquerda e o frênulo do lábio inferior. Na mucosa labial superior também encontram-se as mesmas bridas laterais, porém maxilares, além do frênulo do lábio superior.

Geralmente, no exame físico intrabucal rotineiro, observa-se que as estruturas da cavidade bucal são simétricas quando bilaterais, de mesma coloração e assintomáticas.

Nas mucosas jugais, pode-se encontrar um nódulo ou pápula de cada lado, geralmente simétricos, pouco consistentes à palpação, que podem ser planos ou proeminentes, fibrosos e de mesma coloração da mucosa jugal. Localizado na face vestibular do segundo molar superior, observa-se um orifício de exteriorização do ducto parotídeo (canal de Stenon ou Stensen), denominado carúncula parotídea (Figura 4.1). O tamanho deste pequeno nódulo varia de paciente para paciente e pode, muitas vezes, parecer uma patologia ao examinador (Figura 4.2).

Continuando a inspeção pela mucosa bucal, o assoalho da boca mostra-se recoberto por mucosa não queratinizada. Nesta região anatômica, observa-se uma prega que se estende para a superfície inferior da língua, chamada frênulo da língua (Figura 4.3).

Bilateralmente ao frênulo da língua, no assoalho bucal, encontram-se carúnculas sublinguais (papilas sublinguais), por onde deságua a saliva proveniente das glândulas salivares submandibular e sublingual.

O palato pode ser dividido em duas porções: anterior – que corresponde ao palato duro, e posterior – que corresponde ao palato mole.

A mucosa do palato duro apresenta, na sua porção mais anterior, a papila incisiva, uma elevação mucosa em formato de fuso que recobre o forame incisivo. Ainda na porção anterior do palato duro encontram-se as pregas palatinas transversas, formadas por tecido fibroso denso e bem aderidas ao periósteo.

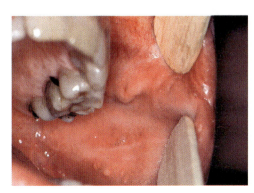

Figura 4.1 Carúncula parotídea.

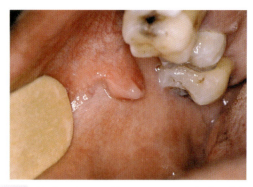
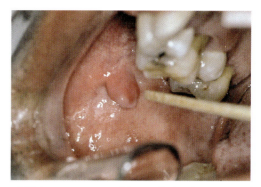

Figura 4.2 Carúncula parotídea que, nesta variação clínica morfológica, apresenta-se hipertrofiada e bastante pediculada.

Na porção posterior do palato mole encontram-se bilateralmente à linha média duas pequenas concavidades denominadas fossetas palatinas de Stieda (Figura 4.4), que não apresentam nenhum significado patológico. Segundo Castro et al. (2000), esta variação anatômica geralmente se apresenta em mulheres brancas na faixa etária de 41 a 50 anos.

O tracionamento da língua não pode ser esquecido pelo cirurgião-dentista durante a inspeção da cavidade intrabucal, manobra imprescindível para a visualização de toda a extensão da borda lateral, realizada bilateralmente com uma gaze. Esta manobra é importante pois, somente assim, consegue-se visualizar a porção posterior desta estrutura, que pode revelar algumas alterações.

▶ Grânulos de Fordyce

Conhecidos também por coristomas sebáceos, foram descritos pela primeira vez em 1896 pelo dermatologista inglês John Addison Fordyce, porém Kolliker, 30 anos antes, já havia descrito histologicamente esta variação de normalidade.

São considerados glândulas sebáceas ectópicas por serem órgãos anexos da pele e, neste caso, localizados na mucosa.

Apresentam-se clinicamente como múltiplas pápulas de coloração branco-amarelada, com mucosa íntegra, e podem estar localizadas na mucosa jugal (em geral, bilateralmente), na mucosa retrocomissural e nas mucosas labiais (Figura 4.5). São geralmente achados clínicos assintomáticos.

Como são considerados variações de normalidade, não apresentam características patológicas e não requerem qualquer tipo de tratamento.

▶ Leucoedema

O leucoedema também é uma variação de normalidade e não denota caráter patológico. Geralmente, é um achado clínico quando o cirurgião-dentista realiza o exame físico intrabucal rotineiro.

Até o momento sua etiologia não é esclarecida. Por definição, é considerado um edema intraepitelial, porém Regezi (2000) e Martin (1992) relacionam o aparecimento do leucoedema a irritações locais, principalmente ao traumatismo. Segundo relatos de Neville (1998), alguns estudos têm indicado ser mais comum e mais acentuado em tabagistas, e sua lesão tem maior prevalência em negros.

Clinicamente apresenta-se como mancha branco-acinzentada, difusa, assintomática, em geral localizada na mucosa jugal. Em alguns casos, este aspecto clínico pode apresentar-se mais intenso, passando de uma superfície lisa para uma superfície "preguedada".

Seu diagnóstico é clínico; deve-se observar que, ao tracionar a mucosa jugal, essas manchas desaparecem (Figura 4.6).

Por apresentar-se clinicamente com coloração esbranquiçada, é possível considerar como diagnóstico diferencial algumas lesões brancas, como leucoplasia, nevo branco esponjoso e candidíase. Por ser uma variação de normalidade, não necessita de tratamento e seu prognóstico é favorável.

▶ Glossite romboide mediana | Atrofia papilar central, glossite média losângica ou glossite de Pantrier

A primeira referência sobre esta variação de normalidade foi feita por Brocq em 1907. Em 1934, Loos e Horbst foram os

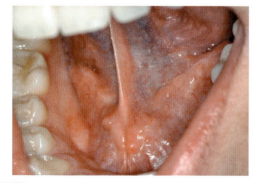

Figura 4.3 Frênulo da língua. Observar que bilateralmente encontram-se pequenas pápulas, denominadas carúnculas sublinguais, que são desembocaduras de ductos de glândulas salivares.

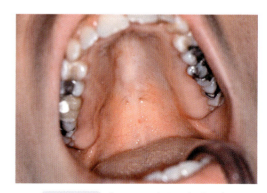

Figura 4.4 Fosseta palatina de Stieda.

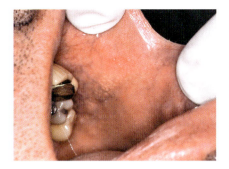
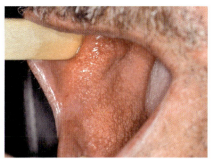
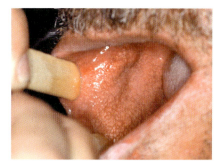

Figura 4.5 Grânulos de Fordyce. Notar que estas múltiplas pápulas apresentam grande variação de intensidade.

primeiros a acreditar que a glossite romboide mediana originava-se da persistência do tubérculo ímpar, uma estrutura que emerge entre o primeiro e o segundo arco branquial que normalmente cresce pelos tubérculos laterais da língua. Durante o desenvolvimento da língua, o tubérculo ímpar está fixado ao forame cego, e ocorre crescimento tecidual por todos os lados. Consequentemente, o tubérculo ímpar não é visível na língua normal; porém, quando persiste, teria origem a glossite romboide mediana.

Até hoje a etiologia da glossite romboide mediana é controversa, e alguns autores a associam à infecção por *Candida albicans*.

Segundo Méndez (2005), esta variação de normalidade acomete menos de 1% da população em geral, sendo aproximadamente 70 a 80% dos casos visualizados em homens. Existe desde o nascimento, mas pode não ser clinicamente notada a não ser com o passar dos anos. Geralmente, observa-se na 4ª ou 5ª década de vida.

Clinicamente, observa-se área despapilada, discretamente avermelhada com formato romboide ou oval, e pode ainda apresentar-se como uma variante clínica com textura áspera ou granular, localizada no dorso lingual, no terço posterior, anteriormente às papilas circunvaladas e ao "V" lingual (Figura 4.7).

O diagnóstico da glossite romboide mediana é basicamente clínico, porém é possível realizar biopsia no local das lesões para pesquisa de *Candida albicans*.

Como diagnóstico diferencial, por se tratar de uma variação de normalidade que pode assumir aspecto clínico nodular, são considerados os linfangiomas, tumor de células granulares (tumor de Abrikossoff), granuloma piogênico, entre outros.

Como é uma variação de normalidade, a glossite romboide mediana não requer tratamento; quando o paciente relata algum sintoma, deve-se investigar candidíase e prescrever medicação específica (uso de antifúngicos).

▶ Língua fissurada | Língua escrotal

É considerada uma variação de normalidade cuja etiologia é desconhecida, porém se acredita que o fator hereditário esteja fortemente relacionado à sua ocorrência. Indivíduos com síndrome de Down geralmente são mais acometidos. Segundo Cerri e Silva (2005), a prevalência desta variação de normalidade é cerca de 5,92%, sendo a alteração mais comum da língua.

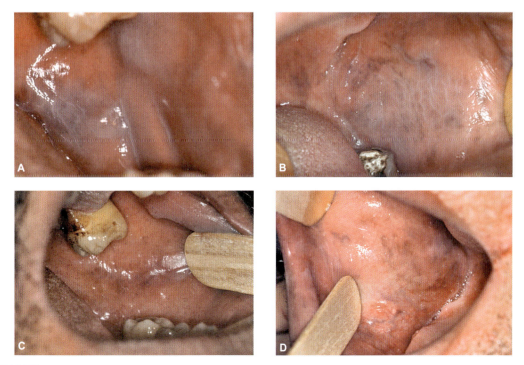

Figura 4.6 Leucoedema. Notar o esfumaçamento da mucosa (**A** e **B**), que desaparece quando ela é tracionada (**C** e **D**).

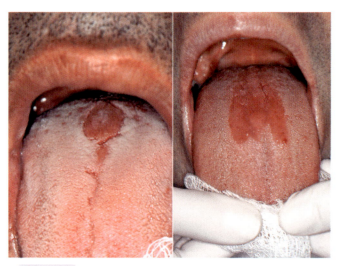

Figura 4.7 Diferentes aspectos da glossite romboide mediana.

Um grande número de casos está associado à macroglossia, que causa edentações nas bordas. Alguns autores relatam ocorrência simultânea com língua geográfica. É também observada em cerca de 1/3 dos casos de síndrome de Melkersson-Rosenthal.

Clinicamente, apresenta-se como um sulco central no dorso da língua, e destes saem fissuras secundárias em direção à borda lateral da língua. Porém, este aspecto clínico pode ser polimorfo, com múltiplas fissuras (Figuras 4.8 e 4.9).

A língua fissurada não requer tratamento, porém pode passar de um quadro assintomático para sintomático quando o paciente deixa de fazer a higienização da língua com frequência, acumulando nas fissuras e sulcos restos alimentares que promoverão um processo inflamatório local. Nesse caso, o paciente deverá ser orientado a fazer a higienização do local, descontaminando-o com uma gaze embebida em digliconato de clorexidina, raspadores linguais e escovação da língua.

▶ Língua pilosa

Por apresentar uma variação anatômica muito rica, a língua é sede de muitas variações de normalidade. Na superfície do seu dorso encontram-se as papilas linguais (papilas gustativas), que são formações anatômicas que têm a função de transmitir ao córtex cerebral informações relacionadas ao paladar e sinergicamente à olfação. As papilas filiformes são as mais numerosas, de coloração vermelho-escura, e recobrem o dorso da língua.

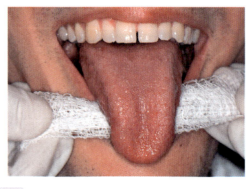

Figura 4.8 Tracionamento correto para realizar o exame físico da língua.

Existem variações anatômicas nas quais as papilas filiformes podem estar tão pronunciadas que promovem um acúmulo maior de queratina, resultando em um aspecto semelhante ao de cabelos. Segundo Neville (1998), a condição representa um aumento na produção de queratina ou um decréscimo na descamação normal da língua.

As papilas filiformes alongadas agem como um absorvente de toda a dieta ingerida pelo paciente, principalmente as ricas em corantes, tais como refrigerante do tipo cola, café, chá, entre outras, além das substâncias do cigarro, assumindo uma pigmentação muitas vezes enegrecida pelos corantes (Figura 4.10).

Embora a língua pilosa geralmente seja idiopática, existem numerosos fatores predisponentes. O uso de antibióticos de largo espectro, tais como penicilinas, e de corticosteroides sistêmicos é frequentemente identificado na história dos portadores desta condição.

Para Neville (1998), outros fatores podem estar associados, tais como: higiene oral deficiente, uso de bochechos com antiácidos ou oxidantes, radioterapia e proliferação de bactérias e fungos.

Clinicamente, a língua pilosa tem maior incidência na região anterior das papilas circunvaladas, e as papilas filiformes assumem coloração amarelo-acastanhada ou até mesmo enegrecida, resultante de dieta com pigmentação, tabagismo e proliferação bacteriana.

A língua pilosa é uma variação de normalidade assintomática, porém durante a anamnese o paciente poderá relatar sensação de gosto amargo na boca ou mau hálito.

Para a língua pilosa que está principalmente impregnada pelo uso do tabaco, é necessário orientar o paciente a higienizar a língua com escova dental e, principalmente, com raspadores de língua. O uso de digliconato de clorexidina poderá ser eficaz para a higienização, principalmente quando ocorrer a queixa de gosto amargo ou ruim na boca.

É importante orientar o paciente e esclarecer que isso é apenas uma variação de normalidade, mas que é preciso evitar, principalmente, alimentos com corante. Não será necessário biopsia já que o diagnóstico é estritamente clínico.

▶ Varicosidades linguais | Varizes linguais

No exame físico da língua, quando a tracionamos com uma gaze, é possível observar em toda a extensão da borda lateral e do ventre lingual múltiplas vesículas que variam de quantidade e intensidade de paciente para paciente. Estas vesículas de coloração violácea recebem o nome de varizes ou varicosidades linguais.

Clinicamente, apresentam-se como múltiplas vesículas ou bolhas, de coloração violácea ou vermelho-escura, algumas vezes azuladas, assintomáticas, localizadas no ventre lingual e na borda lateral da língua, em geral bilateralmente (Figuras 4.11).

Na realidade são ectasias vasculares, uma veia dilatada e tortuosa. A etiologia ainda é desconhecida, porém é importante lembrar que não há qualquer relação com casos de hipertensão arterial ou outra patologia associada ao sistema cardiovascular. O fator idade pode estar relacionado com a presença das varicosidades.

Como são consideradas uma variação de normalidade, não é necessário tratamento, a não ser que estejam em regiões de traumatismo constante (de baixa intensidade e longa duração), com queixa de sangramento contínuo.

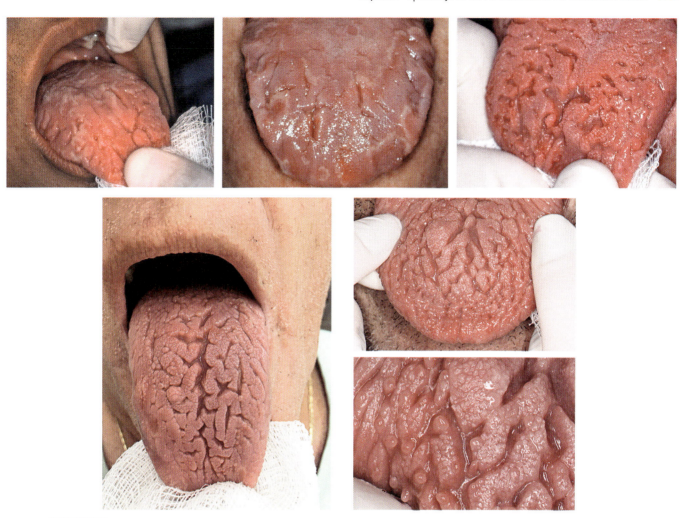

Figura 4.9 Língua fissurada. Observar que os sulcos podem acumular restos alimentares se não higienizados corretamente.

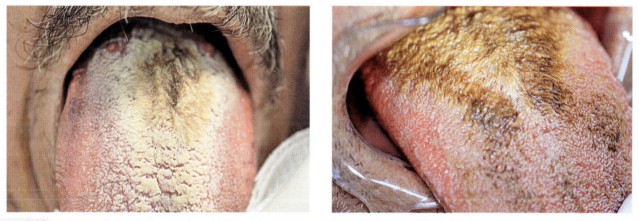

Figura 4.10 Aspecto clínico da língua pilosa. Nestes dois casos, as papilas estão impregnadas pelo alcatrão proveniente do uso contínuo de cigarros.

▶ Exostoses e toro

Exostoses e toros são crescimentos ósseos (excrescências) benignos, situados em sua cortical. Assim, denominam-se toros as exostoses que, anatomicamente, se encontram na maxila (porção média da apófise palatina) e na mandíbula (tábua óssea alveolar lingual).

Segundo Regezi (2000), sua etiologia ainda é desconhecida, porém poderia estar associada a fatores hereditários. Para Cuffari et al. (2002), pode estar associada a distúrbios nutricionais e hiperfunção mastigatória. Para os mesmos autores, a presença de toros mandibular e palatino é mais frequente por volta dos 35 aos 65 anos de idade, indicando a tendência geral de aparecimento clínico durante a meia-idade.

Para Neville (1998), os toros mandibulares não são tão comuns como os maxilares, e sua prevalência varia de 5 a 40%.

Os toros mandibulares podem apresentar-se como nódulos localizados na cortical óssea da mandíbula (lingual), uni ou bilateralmente, únicos ou como nódulos múltiplos, com mucosa de superfície íntegra (Figura 4.12).

Geralmente são assintomáticos e, por isso, são achados clínicos. Existe indicação cirúrgica nos casos em que há necessidade de reabilitação protética e quando estes crescimentos estiverem interferindo no planejamento das próteses, sejam parciais, totais ou fixas.

Outra indicação para remoção destes crescimentos ósseos está relacionada a regiões de traumatismos (quaisquer que sejam estes), onde se note úlcera no lugar da superfície íntegra da região.

Pode-se dizer que o tratamento para o toro mandibular é cirúrgico quando necessário, mas é importante esclarecer ao paciente que isso é uma variação de normalidade que não terá nenhuma evolução maligna.

Os toros palatinos localizam-se na linha média do palato duro, e apresentam-se como nódulos assintomáticos e de superfície íntegra. Muitas vezes, ao exame radiográfico rotineiro não se observa qualquer imagem que denote a sua presença (Figura 4.13).

Segundo Neville (1998), a prevalência do toro palatino oscila de 9 a 60%.

Assim como o toro mandibular, seu tratamento é cirúrgico quando for indicada reabilitação protética.

Vale ressaltar a classificação clínica dos toros segundo Neville (1998), que é realizada segundo sua vasta variação morfológica:

- Toro plano: apresenta base plana e superfície lisa, ligeiramente convexa
- Toro alongado: apresenta-se como uma crista na linha média ao longo da rafe palatina
- Toro nodular: apresenta-se como múltiplas protuberâncias, com base individual, que podem coalescer e formar sulcos entre si
- Toro lobular: apresenta-se como massa lobulada, porém se origina de base única, podendo ser séssil ou pediculado.

▶ Pigmentação racial melânica | Melanoplasia

Anatomicamente, a gengiva é dividida em marginal, inserida e interdentária. Sua coloração normal é róseo-coral, produzida pelo suprimento vascular, pela espessura e pelo grau de queratinização do epitélio, e pela presença de células contendo pigmentos, porém esta coloração varia em cada pessoa e parece estar correlacionada à pigmentação cutânea.

Em pacientes negros encontra-se maior quantidade de melanina, pigmento marrom não derivado da hemoglobina, responsável pela pigmentação normal da pele, da gengiva e do restante da mucosa bucal, que irá conferir a esses pacientes uma pigmentação escurecida em sua mucosa gengival, denominada pigmentação racial melânica.

Clinicamente, apresenta-se como manchas marrom-acastanhadas com superfície íntegra, sendo que a intensidade desta coloração varia de indivíduo para indivíduo, podendo estar propagada por toda a mucosa bucal (Figura 4.14).

Segundo Carranza et al. (2004), a pigmentação bucal nos negros distribui-se entre mucosa gengival (60%), mucosa do palato duro (61%) e língua (15%).

É importante que o clínico geral saiba que as manchas da pigmentação racial melânica não ultrapassam a gengiva marginal, sendo este um indício bastante relevante para o diagnóstico diferencial.

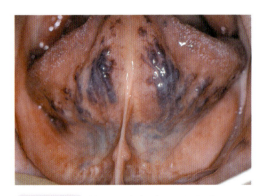
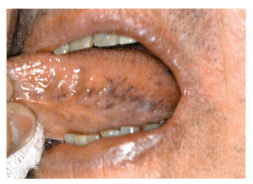

Figura 4.11 Varicosidades linguais. As figuras mostram essa variação clínica em intensidades diferentes.

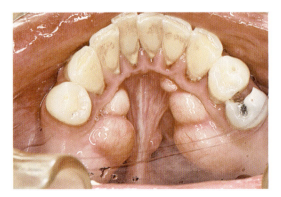
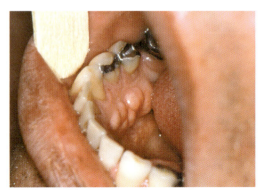

Figura 4.12 Aspecto clínico do toro mandibular.

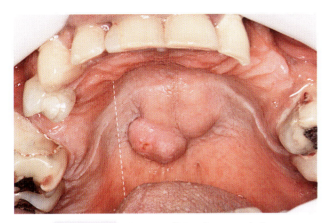

Figura 4.13 Aspecto clínico do toro palatino.

A intensidade da coloração marrom das manchas é diretamente proporcional à pigmentação da pele do paciente, ou seja, os pacientes de pele muito escura apresentam, clinicamente, uma pigmentação mais intensa do que os pacientes de pele mais clara (ligeiramente parda).

Por ser uma variação de normalidade, a pigmentação racial melânica não demanda nenhum tipo de tratamento; porém, em casos estéticos em que o paciente relata estar incomodado com as manchas, é possível realizar uma manobra chamada melanoplastia, que consiste na raspagem do epitélio, deixando-o cruento, com cicatrização por segunda intenção, sendo necessário proteger a ferida cirúrgica com cimento cirúrgico e medicar o paciente para evitar infecção secundária.

Esta manobra cirúrgica costuma apresentar um período pós-operatório muito doloroso relatado pelo paciente, por isso somente é realizada em casos extremos, em que o paciente sinta-se realmente incomodado com sua estética.

Como se trata de uma variação de normalidade que apresenta coloração enegrecida, realiza-se o diagnóstico diferencial com outras lesões pigmentadas da cavidade bucal, como o nevo e o melanoma.

▶ Nódulos de Bohn | Pérolas de Epstein, cisto do recém-nascido, cisto da lâmina dentária

Os distúrbios de desenvolvimento são anomalias que acometem os recém-nascidos antes ou logo depois do nascimento, e podem apresentar origem congênita ou genética.

Alguns pequenos cistos de desenvolvimento são achados comuns em crianças recém-nascidas e acabam apresentando involução espontânea.

Segundo Regezi (2000), a denominação pérolas de Epstein foi utilizada para denominar cistos observados ao longo da linha média do palato, sem qualquer relação com a odontogênese. Os nódulos de Bohn, por sua vez, referiam-se a cistos observados ao longo das cristas alveolares, possivelmente derivados das glândulas salivares.

Para Neville (1998), os cistos do recém-nascido ocorrem em 65 a 85% dos pacientes.

Clinicamente, o cisto gengival apresenta-se como um nódulo branco, de base larga, medindo aproximadamente 2 mm de diâmetro. Os cistos da linha média do palato aparecem ao longo da rafe palatina na junção do palato duro com o palato mole (Figura 4.15).

Os cistos não requerem tratamento e se rompem espontaneamente ou no momento da erupção dentária.

▶ Assoalho bucal protruído

Em pacientes que apresentam perda parcial ou total dos dentes, geralmente se constata reabsorção do rebordo alveolar, que pode ser observada ao exame do assoalho bucal.

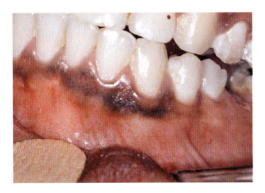
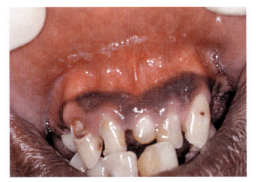
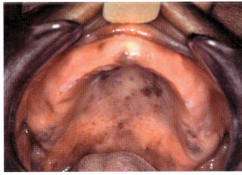
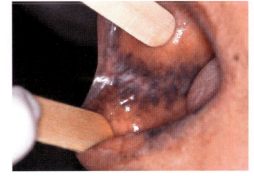

Figura 4.14 Vários aspectos clínicos da pigmentação racial melânica. Notar que as manchas não ultrapassam a mucosa gengival marginal.

Esta reabsorção ocorre devido a forças mastigatórias locais (diretamente sobre o rebordo alveolar) que provocam sua reabsorção fisiológica. Com esta reabsorção, o assoalho bucal protrai e invade o espaço onde há ausência do elemento dental.

Clinicamente, esta protrusão pode ser bem variada, discreta ou muito acentuada, e pode levar o clínico geral a confundir-se, pensando estar diante de uma patologia (Figura 4.16).

▶ Linha alba | Linha de oclusão

É possível que o exame físico intrabucal da mucosa jugal revele algumas alterações, como as relatadas anteriormente. Na extensão dessa mucosa, também se pode formar uma placa esbranquiçada retilínea, que não cede à raspagem.

A etiologia da linha alba está relacionada a pressão, irritação por fricção ou traumatismo por sucção da mucosa entre a superfície vestibular dos dentes e a mucosa jugal. Este traumatismo de baixa intensidade e longa duração provoca o espessamento epitelial local e o aparecimento de uma placa.

Para realizar o diagnóstico correto, é importante perguntar ao paciente, durante a anamnese, se ele costuma ter o hábito de sugar a mucosa e dormir do lado onde estão as lesões, a fim de identificar a causa exata.

Clinicamente, a placa é esbranquiçada, retilínea, rugosa e geralmente bilateral na mucosa jugal, na região do plano oclusal (Figura 4.17).

Como se trata de uma variação de normalidade, não é necessário tratamento; porém, se estiver associada a pressão dos dentes na superfície mucosa, pode ser necessário confeccionar uma placa acrílica de mordida. Após a sua instalação, a lesão deve regredir.

▶ Língua crenada

Como já foi relatado anteriormente, a língua é sede de muitas patologias e variações de normalidade.

A língua crenada recebe esta denominação pelo aspecto morfológico que apresenta, decorrente da pressão da língua sobre a superfície lingual dos dentes, demarcando-a (Figura 4.18).

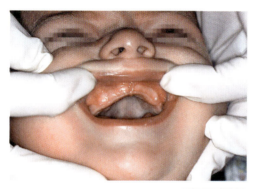
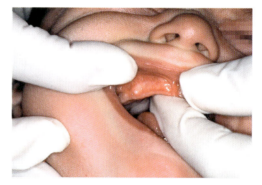

Figura 4.15 Nódulos de Bohn.

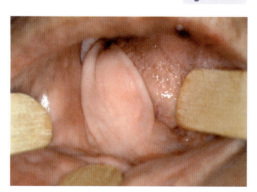
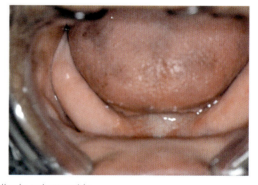

Figura 4.16 Assoalho bucal protruído.

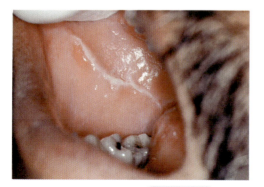
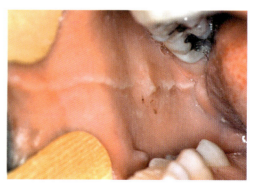

Figura 4.17 Diferentes aspectos da linha alba.

Capítulo 4 | Variações de Normalidade da Cavidade Bucal 97

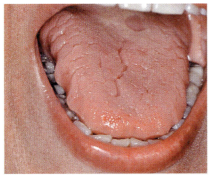
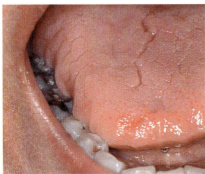
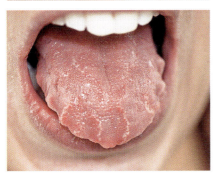

Figura 4.18 Língua crenada. Observar a relação com os dentes.

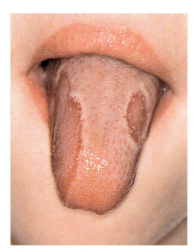

Figura 4.19 Língua geográfica.

As papilas fungiformes permanecem intactas e proeminentes e as filiformes se descamam. O aspecto migratório da afecção predomina, evidenciando erosões eritematosas que desaparecem em um intervalo de 1 a 2 semanas de um local da língua e reaparecem em outro.

As lesões são originadas da atrofia das papilas linguais, principalmente em decorrência de processos de degeneração hidrópica.

O diagnóstico é eminentemente clínico, sendo rara a necessidade de biopsia. O diagnóstico diferencial inclui candidíase, leucoplasia, líquen plano e lúpus eritematoso.

É importante orientar o paciente e esclarecer que isso é apenas uma variação de normalidade. Quando existem sintomas, o tratamento tende a ser empírico e sintomático. Esteroides tópicos, especialmente aqueles que contêm um agente antifúngico, podem ser úteis.

Esta pressão pode ocorrer devido a vários fatores, principalmente em pacientes que apresentam um quadro clínico de estresse e comprimem a língua inconscientemente sobre os dentes. Porém, outros fatores também podem estar associados, tais como macroglossia e dentes ectópicos.

▶ Língua geográfica

A língua geográfica, também conhecida como eritema migratório, glossite migratória benigna ou língua migratória, é uma condição de causa desconhecida que ocorre em cerca de 1 a 3% da população.

Numerosas teorias tentam relacionar esta doença ao estresse emocional e a infecções fúngicas e bacterianas. Tem etiologia ainda desconhecida, mas é considerada um distúrbio de desenvolvimento ligado principalmente a fatores ambientais e genéticos. É observada mais comumente em mulheres do que em homens, o que reforça um possível envolvimento hormonal; ocasionalmente, crianças podem ser afetadas.

A língua geográfica também tem sido associada a várias condições diferentes, incluindo psoríase, dermatite seborreica, síndrome de Reiter e atopia.

Caracteriza-se por várias erosões eritematosas, circunvaladas por um halo esbranquiçado e ligeiramente elevado (Figura 4.19).

▶ Bibliografia

Baldani MH et al. Prevalência de lesões bucais em crianças atendidas nas clínicas de bebês públicas de Ponta Grossa-PR, Brasil. Pesqui Odontol (Brasil). 2001; 15(4):302-7.
Berkovitz BKB, Holland GR, Moxham BJ. Oral anatomy, embriology and histology. 3. ed. Edinburgh: Mosby; 2002.
Carranza FA et al. Periodontia clínica. 9. ed. Rio de Janeiro: Guanabara Koogan; 2004. pp. 25-6.
Castro AL et al. Estomatologia. 3. ed. São Paulo: Santos; 2000. pp. 10-5.
Cerri A, Silva CEXSR. Desvios de normalidade da cavidade bucal. Disponível em: www.guiaodonto.com.br. Acesso em: 11/06/05.
Cuffari L et al. Exérese de torus mandibular – aspectos gerais, revisão de técnicas cirúrgicas e caso clínico. Revista Brasileira de Cirurgia e Implantodontia. 2002; 9(35):216 20.
Dalmaro LF. Torus palatino e mandibular: um estudo morfológico em pacientes e cabeças ósseas. Revista Gaúcha Odont. 1994; 42(3):176-8.
Lopes A. Anatomia da cabeça e pescoço. Rio de Janeiro: Guanabara Koogan; 2004. pp. 181-90.
Martin JL. Leukoedema: a review of the literature. J Natl Med Assoc. 1992; 84(11):938-40.
Méndez LL. Glossitis rhomboidal: localización atípica. Caso clínico y diagnóstico diferencial. Med Oral Patol Oral Cir Bucal. 2005; 10:123-7.
Miotto NML et al. Glossite rômbica mediana. Revista Brasileira de Patologia Oral. 2003; 2(1):19-26.
Neville BW. Patologia oral e maxilofacial. 2. ed. Rio de Janeiro: Guanabara Koogan; 1998. pp. 1-20.
Regezi JA. Patologia bucal: correlações clinicopatológicas. 3. ed. Rio de Janeiro: Guanabara Koogan; 2000.

Capítulo 5
Lesões Ulcerativas e Vesicobolhosas

Celso Augusto Lemos Júnior e Mônica Andrade Lotufo

▶ Infecções virais

A mucosa da boca, assim como os tecidos adjacentes, pode ser infectada por vários tipos de vírus, e é possível que cada um deles produza um quadro clínico relativamente distinto. É provável que as infecções apresentem manifestações subclínicas ou quadros bastante característicos de determinados vírus, e a resposta imunológica individual tem papel preponderante nessas manifestações. O mesmo vírus pode apresentar manifestação clínica intensa com grande morbidade em uma pessoa, enquanto na outra pode até mesmo não apresentar nenhum sinal ou sintoma clínico.

Em situações em que o sistema imunológico esteja comprometido, como em pacientes com síndrome da imunodeficiência adquirida (AIDS), neoplasias malignas, doenças hematológicas ou que usam substâncias imunossupressoras, costuma haver manifestações graves que evoluem até mesmo a óbito, se não tratadas precocemente e de maneira adequada. Tal situação já é bastante rara em pacientes imunocompetentes.

▪ Infecções pelo vírus do herpes simples humano

O herpes simples humano (HSV) é um vírus DNA, membro da família do herpes-vírus humano (HHV), denominada oficialmente Herpesviridae. Os seres humanos são os únicos reservatórios naturais, e todos os HHVs são capazes de residir por toda a vida no hospedeiro infectado. São reconhecidos os tipos HSV-1 e HSV-2. Outros membros são o vírus varicela-zóster (HHV-3), vírus Epstein-Barr (EBV ou HHV-4), citomegalovírus (CMV ou HHV-5), além de HHV-6, HHV-7 e HHV-8 (Quadro 5.1).

As infecções pelo HSV comumente se apresentam por erupções vesiculares na pele e na mucosa e são manifestadas de duas maneiras: sistêmica e localizada. Em pacientes imunocompetentes são autolimitadas, porém podem apresentar sintomas intensos na forma primária.

Em geral, o vírus permanece latente no tecido ganglionar. Para alguém que não foi exposto ao vírus, ou apresenta uma titulação baixa de anticorpos contra o HSV, a inoculação se faz tipicamente pelo contato físico com uma pessoa infectada, já que o vírus não permanece muito tempo viável no meio ambiente.

Na infecção primária, apenas uma pequena porcentagem das pessoas manifesta sinais e sintomas; a grande maioria apresenta sinais e sintomas leves ou não detectados clinicamente. O período de incubação varia de alguns dias até semanas, e as lesões bucais aparecem como vesículas ou bolhas que se ulceram em seguida.

Após a primeira manifestação, a chamada gengivoestomatite herpética primária, o vírus migra ao longo da bainha do axônio para o gânglio trigêmeo, no qual permanece latente. Vários são os fatores desencadeantes do vírus, entre eles exposição solar, frio, traumatismos e estresse que causam infecção recorrente.

Após a reativação, os vírus deslocam-se pelo nervo trigêmeo para a superfície da pele em que ocorreu a replicação, e é importante lembrar que esse processo também pode ocorrer nas mucosas, embora seja mais incomum. Essa migração resulta em uma erupção vesicoulcerativa focal. As múltiplas vesículas coalescem, formando ulcerações. Com a resolução, o vírus retorna ao gânglio sem deixar partículas de vírus no epitélio afetado.

Já se tentou apontar o HSV como auxiliar na carcinogênese por meio da promoção de mutações, mas sua real participação até o momento parece ser circunstancial.

Quadro 5.1 ▪ Relação de vírus da família Herpesviridae e suas respectivas doenças relacionadas.

Vírus	Doença
Herpes simples tipo 1 (HSV-1)	Gengivoestomatite herpética aguda Herpes recorrente Panarício herpético Herpes genital (eventual) Herpes bucal
Herpes simples tipo 2 (HSV-2)	Herpes genital Herpes bucal
Vírus varicela-zóster (HHV-3)	Catapora Varicela-zóster
Vírus Epstein-Barr (HHV-4)	Mononucleose Linfoma de Burkitt Carcinoma nasofaríngeo
Citomegalovírus (HHV-5)	Doença das glândulas salivares
HHV-6	Roséola infantil e outras
HHV-7	Nenhuma doença específica
HHV-8	Sarcoma de Kaposi

Capítulo 5 | Lesões Ulcerativas e Vesicobolhosas **99**

Gengivoestomatite herpética primária

Características clínicas

A gengivoestomatite herpética primária (GEHP) é o padrão mais comum de infecção primária sintomática pelo HSV. Acredita-se que pelo menos 10% das pessoas apresentem sintomatologia clínica. A maioria dos casos ocorre na infância entre os 6 meses e 10 anos de idade, com pico de acometimento por volta dos 3 anos de idade. Apesar dessa preferência, ela pode acometer adultos e até idosos. O início é abrupto, acompanhado de linfadenopatia cervical, febre, mal-estar geral, cefaleia, calafrios, náuseas, anorexia e lesões bucais dolorosas (Figuras 5.1 a 5.8).

Lesões herpéticas intrabucais desenvolvem-se no primeiro dia após os sintomas gerais em cerca de 85% das crianças; a partir do quarto dia, desenvolvem-se lesões extrabucais concomitantemente com as bucais em 72% das crianças. Essas lesões duram em média 12 dias. A sialorreia é um sintoma

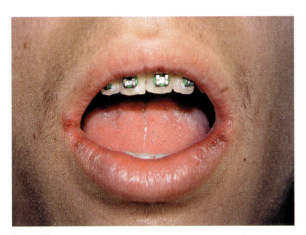

Figura 5.1 Gengivoestomatite herpética primária. Úlceras em lábio iniciando a fase de cicatrização.

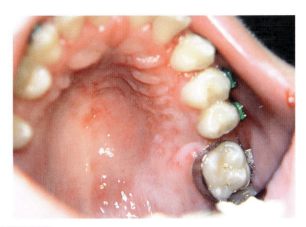

Figura 5.4 Gengivoestomatite herpética primária. Maiores detalhes de múltiplas úlceras em palato. Devido à proximidade, por vezes elas coalescem, formando úlceras maiores e extensas.

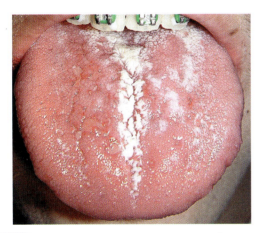

Figura 5.2 Gengivoestomatite herpética primária. Úlceras extensas, rasas e dolorosas em dorso de língua acompanhadas de candidose secundária.

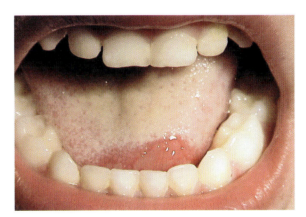

Figura 5.5 Gengivoestomatite herpética primária. Extensa úlcera na região anterior da língua, bastante sintomática, em criança de 5 anos.

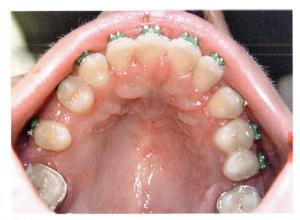

Figura 5.3 Gengivoestomatite herpética primária. Múltiplas úlceras em palato.

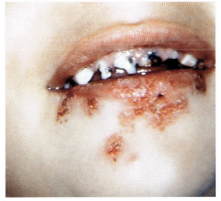

Figura 5.6 Gengivoestomatite herpética primária. Múltiplas ulcerações em lábio e região peribucal, iniciando a fase de crosta, em criança de 5 anos de idade.

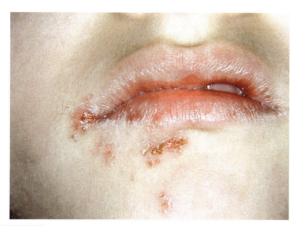

Figura 5.7 Gengivoestomatite herpética primária. Múltiplas ulcerações em lábio e região peribucal em criança de 6 anos de idade.

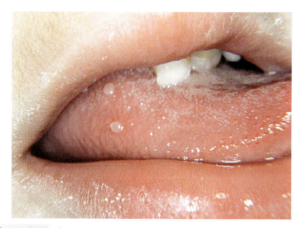

Figura 5.8 Gengivoestomatite herpética primária. Vesícula em borda de língua de criança.

frequentemente observado em até 6 dias. Durante cerca de 9 dias, as crianças apresentam dificuldade de se alimentar. Tal limitação nesse período demanda especial atenção ao risco de desidratação, causa frequente de internação, especialmente em crianças pequenas. O cirurgião-dentista ou o médico que acompanha esses pacientes deve orientar os pais adequadamente quanto ao risco da desidratação, insistindo na ingestão de água, água de coco, energéticos ou soro caseiro.

Clinicamente, os primeiros sinais surgem nas formas de múltiplas vesículas puntiformes e se desenvolvem na mucosa bucal, rompendo-se logo em seguida e formando inúmeras lesões eritematosas que aumentam de tamanho e começam a apresentar áreas centrais de ulceração recobertas por uma camada de fibrina amarela. Essas ulcerações coalescem com as adjacentes, formando úlceras maiores, rasas e irregulares, o que pode afetar a mucosa móvel e aderida. O número de lesões é altamente variável. Em todos os casos, a gengiva está edemaciada, dolorosa e extremamente eritematosa, e frequentemente apresenta erosões com aspecto de saca-bocado ao longo da margem gengival livre. Não é incomum o envolvimento da mucosa labial ultrapassar a semimucosa labial e incluir a borda adjacente do vermelhão dos lábios, além de vesículas satélites na região perioral.

É possível que ocorra a autoinoculação para dedos, olhos e áreas genitais; quando ocorre nos dedos, denomina-se panarício herpético. A duração da doença pode variar em casos brandos em torno de 7 dias e, em casos graves, até 14 dias.

Apesar de ser mais comum em crianças, como mencionado anteriormente, acomete também adultos, em geral como faringotonsilites, com sintomas iniciais de dor de garganta, febre, mal-estar e cefaleia. Várias vesículas se formam nas tonsilas e na parede posterior da faringe, as quais se rompem e formam úlceras rasas que se juntam umas às outras, podendo formar um exsudato amarelo-acinzentado difuso sobre as úlceras. O envolvimento da mucosa bucal anterior ao anel de Waldeyer (estrutura que forma o anel linfático da faringe, que engloba as tonsilas faríngea, palatinas e lingual) ocorre em menos de 10% dos casos.

Herpes recorrente | Herpes labial

O vírus latente pode ser reativado e causar o herpes secundário. Nas pessoas que já entraram em contato com o vírus anteriormente, acredita-se que a reinfecção a partir de uma fonte externa seja bastante rara. Considera-se que 90% da população já tenha entrado em contato com o vírus anteriormente e, portanto, apresente anticorpos circulantes contra o HSV, e que cerca de 40% dessas pessoas possam manifestar herpes secundário ou recorrente. Os episódios de recorrência são atribuídos atualmente a falha temporária do sistema imune ou alteração de fatores locais, possibilitando a replicação do vírus.

Características clínicas

Antes da recorrência, é comum que o paciente apresente sintomas prodrômicos de prurido (coceira), ardência, dor ou picotamento na área onde aparecerão as vesículas (Figura 5.9). Horas após esses sintomas, surgem múltiplas vesículas que se rompem, coalescem e formam uma úlcera superficial, principalmente quando elas acometem regiões intrabucais. Após se romperem, as vesículas formam crostas após 2 dias (Figura 5.10). As lesões cicatrizam em 1 ou 2 semanas, sem deixar cicatriz, e raramente são infectadas secundariamente. As recorrências variam de 1 por ano até 1 por mês. As lesões recorrentes desenvolvem-se tipicamente no mesmo local ou próximo dele, no vermelhão do lábio ou perto dele, condição denominada herpes simples labial. As recorrências intrabucais são mais incomuns, mas afetam preferencialmente o palato e as gengivas, e por vezes o paciente relaciona os sinais e sintomas de palato (Figuras 5.11 e 5.12) a um traumatismo de qualquer natureza.

Em pacientes imunossuprimidos, as manifestações recorrentes do herpes podem apresentar sintomatologia intensa, com alto grau de morbidade.

Antes da utilização de luvas pelos cirurgiões-dentistas, era comum o desenvolvimento de lesões ao redor dos dedos, o chamado *panarício herpético*; essas lesões tendem a ser mais longas em duração que as labiais e podem estender-se por 4 a 6 semanas. Atualmente, essas lesões são muito mais difíceis de serem observadas.

Diagnóstico

O estabelecimento definitivo do diagnóstico dependerá da história da doença e das características clínicas. Frente aos sinais e sintomas clínicos e à história da doença, podem-se considerar como diagnósticos diferenciais faringite estreptocócica, eritema multiforme, gengivite ulcerativa necrosante aguda (GUNA), úlceras aftosas recorrentes, traumatismos, queimaduras químicas e alergia de contato.

Eventualmente, é possível que seja necessário realizar exames complementares; o mais simples deles é a citologia

Capítulo 5 | Lesões Ulcerativas e Vesicobolhosas   101

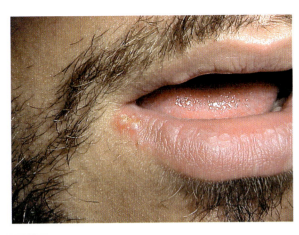

Figura 5.9 Herpes recorrente. Vesículas em lábio com 24 horas de evolução.

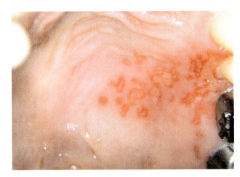

Figura 5.11 Herpes recorrente. Úlceras em palato se estendendo da linha média até a margem gengival.

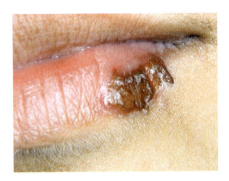

Figura 5.10 Herpes recorrente. Crosta em mucosa labial, 7 dias após o início da sintomatologia na região.

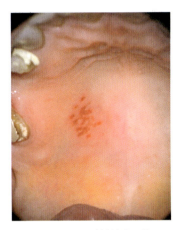

Figura 5.12 Herpes recorrente. Múltiplas úlceras em palato duro.

esfoliativa na busca de células epiteliais com características de inclusão viral. Cultura de vírus, anticorpos monoclonais ou técnicas de hibridização do DNA *in situ* também podem eventualmente ser utilizados.

Tratamento

Um dos fatores mais importantes no manejo das infecções pelo HSV é o momento do início do tratamento. Resultados positivos só são alcançados se a terapêutica for iniciada nas primeiras 48 h do aparecimento dos sintomas. A escolha do tratamento varia conforme a gravidade das lesões e o intervalo de recorrências entre as crises. É possível que algumas situações não necessitem de tratamento específico, e sim apenas de tratamento sintomático, higiene da área afetada e controle dos fatores desencadeantes. Nos últimos anos, novos medicamentos passaram a ser disponibilizados para o controle da replicação viral.

Compostos antivirais para o tratamento das infecções herpéticas e suas recorrências foram largamente estudados em laboratório e em estudos clínicos. Apesar dos resultados positivos em extensos estudos clínicos com valaciclovir oral, penciclovir tópico e aciclovir tópico, nenhum se destacou muito acima da média de resultados positivos obtidos.

A maioria das manifestações do herpes labial recorrente são brandas ou pouco frequentes em pacientes imunocompetentes, o que não justifica o uso regular de fármacos antivirais sistêmicos que, em princípio, devem ser utilizados em situações especiais ou em casos mais graves. Nos últimos anos, tem havido resistência do HSV ao aciclovir, mas sempre em pacientes imunossuprimidos que necessitaram de grandes doses de medicação.

Apesar de certa controvérsia sobre os reais efeitos das formulações tópicas antivirais, acredita-se que seu efeito benéfico ocorrerá somente se ministradas nas primeiras horas após o início da sintomatologia prodrômica; caso contrário, seu uso passa a ser totalmente ineficaz. Nos últimos anos, tem havido uma preferência de parte dos profissionais devido aos resultados estatisticamente mais favoráveis ao uso do penciclovir creme como aplicação tópica, apesar de o aciclovir apresentar resultados muito semelhantes.

Os Quadros 5.2 e 5.3 apresentam os medicamentos recomendados para o tratamento do herpes em adultos e crianças, respectivamente.

Quadro 5.2 ▪ Dosagens recomendadas para o tratamento da recorrência de herpes em adultos.

Medicamento	Dosagem
Oral	
Aciclovir	400 mg, 2 vezes/dia, por 5 dias
Fanciclovir	500 mg, 3 vezes/dia, por 5 dias
Valaciclovir	500 mg, 2 vezes/dia, por 5 dias
Tópico	
Aciclovir	5% creme, 5 vezes/dia
Penciclovir	1% creme, a cada 2 h

Quadro 5.3 ▪ Dosagens recomendadas para o tratamento da recorrência de herpes em crianças.

Medicamento	Dosagens
Oral	
Aciclovir	20 mg/kg
Fanciclovir	500 mg, 3 vezes/dia, por 5 dias
Valaciclovir	500 mg, 2 vezes/dia, por 5 dias
Tópico	
Aciclovir	5% creme, 5 vezes/dia
Penciclovir	1% creme, a cada 2 h

▪ Infecções pelo vírus varicela-zóster

Varicela | Catapora

A varicela, popularmente conhecida como catapora, é a infecção primária causada pelo vírus varicela-zóster (VZV ou HHV-3), que se assemelha ao herpes simples em vários aspectos. Apresenta latência, e a manifestação primária à recorrência é possível de acontecer. Acredita-se que sua disseminação aconteça por perdigotos no ar ou pelo contato direto com as lesões ativas. Diferentemente da infecção pelo HSV, a maioria dos casos é sintomática, com período de incubação de 10 a 21 dias, e média de 15 dias.

Características clínicas

A varicela é uma doença que afeta principalmente crianças jovens. A fase sintomática se inicia com mal-estar, faringite e rinite em crianças mais velhas e adultos, que podem apresentar ainda dor de cabeça, dores musculares, náuseas, falta de apetite e vômito. É caracterizada pela erupção cutânea generalizada com certa predominância inicial pela face e pelo tronco e depois pelas extremidades, evoluindo rapidamente de lesões maculopapulares pruriginosas para vesículas e úlceras. A evolução se divide em fases: eritema, vesícula, pústula e crosta endurecida. O estágio vesicular inicial é a característica mais clássica da doença. A erupção se mantém com o aparecimento de novas lesões por até 4 dias, mas pode se estender por 7 dias ou mais. O indivíduo afetado passa a ser infectante desde 2 dias antes do aparecimento das lesões cutâneas e se mantém assim até o momento em que as lesões formem crostas. As manifestações costumam ser mais graves em adultos e em pacientes de uma mesma casa infectados secundariamente pelo paciente inicial. A febre geralmente ocorre nos primeiros dias da doença.

As lesões bucais são comuns, por vezes precedem as cutâneas e afetam, principalmente, o palato e a mucosa jugal; ocasionalmente podem acometer a gengiva, assemelhando-se às infecções herpéticas. Quando ocorrem complicações clínicas, é necessário internação hospitalar, normalmente em decorrência das infecções secundárias em pele, além de encefalites e pneumonias.

Diagnóstico

O diagnóstico costuma ser estabelecido com base na história pregressa do paciente à exposição ao vírus VZV durante as últimas 3 semanas e pela presença de exantema. Quando necessária, a confirmação pode ser obtida por meio da observação de características de inclusão viral a partir do esfregaço de células epiteliais coletadas do líquido vesicular.

Tratamento

Em pacientes imunocompetentes, o tratamento é sintomático, amenizando-se os sintomas, além da profilaxia das lesões cutâneas para redução do risco de infecções secundárias. O tratamento medicamentoso com antivirais deve ser destinado aos pacientes com mais de 13 anos de idade e, mesmo assim, com um critério bastante rigoroso. Mais uma vez, os melhores resultados são obtidos quando o tratamento é iniciado nas primeiras 48 h do aparecimento dos primeiros sintomas.

Desde 1974, existe uma vacina preparada com o vírus atenuado que é eficiente em 98% dos casos; normalmente ela é aplicada junto com a vacina tríplice em crianças entre 12 e 18 meses de idade.

Herpes-zóster | Cobreiro

Após a infecção primária do vírus da varicela-zóster, ele é transportado para os nervos sensitivos e fica latente no gânglio espinal dorsal. O herpes-zóster só se manifesta clinicamente após a ativação do vírus com o envolvimento e a distribuição do nervo sensitivo afetado. Acomete cerca de 10 a 20% da população adulta, e sua prevalência aumenta com o envelhecimento do indivíduo. Ao contrário do herpes-vírus, sua recorrência costuma ser única.

Características clínicas

As características clínicas podem ser agrupadas em três fases: prodrômica, aguda e crônica. A dor intensa que precede a erupção cutânea em mais de 90% dos casos é decorrente da resposta inflamatória à ganglionite, que resulta em necrose neural e neuralgia grave. À medida que o vírus se movimenta pelo nervo inferior, a dor se intensifica, sendo descrita como queimação, ardência e coceira. A dor se desenvolve na área do epitélio inervado pelo nervo sensitivo afetado e pode ser acompanhada de febre, mal-estar e cefaleia, sendo observada, normalmente, de 1 a 4 dias antes do desenvolvimento das lesões cutâneas ou das mucosas. Cerca de 10% dos indivíduos afetados apresentam dor prodrômica, e pode haver recorrência sem o aparecimento de vesículas na pele ou na mucosa, padrão denominado *zoster sine herpete* (zóster sem erupção cutânea).

A fase aguda começa a partir do momento em que a pele envolvida apresenta grupos de vesículas em uma base eritematosa. Entre 3 e 4 dias, as vesículas começam a postular e ulcerar, desenvolvendo crostas a partir de 10 dias. As lesões tendem a seguir o trajeto do nervo afetado e terminam na linha média, e é possível que deixem marcas de cicatrização caracterizadas por hiperpigmentação ou hipopigmentação. As lesões bucais ocorrem com o envolvimento do nervo trigêmeo e estão presentes na mucosa móvel ou aderida. Frequentemente as lesões se estendem para a linha média e correm juntamente com as lesões da pele que recobrem o quadrante afetado.

A paralisia facial tem sido observada em associação com o herpes-zóster da face ou do canal auditivo externo. A síndrome de Ramsay Hunt é a combinação de lesões cutâneas do canal auditivo externo e o envolvimento de um dos lados da face e dos nervos auditivos. Causa paralisia facial, deficiência auditiva, vertigem e diversos outros sintomas auditivos e vestibulares.

É possível que a evolução para a fase crônica não ocorra na maioria dos pacientes nos quais a dor persista por mais de 3 meses após o início da manifestação aguda das lesões cutâneas. Essa dor é denominada neuralgia pós-herpética e ocorre em mais de 15% dos pacientes afetados e em pelo menos 50% dos pacientes com mais de 60 anos de idade.

Diagnóstico

Na maioria dos casos, o diagnóstico é feito com base nas características clínicas e na história pregressa do paciente. Em alguns casos, geralmente atípicos, podem ser solicitados exames complementares, como cultura viral, esfregaços citológicos, reação da cadeia de polimerase (PCR) e hibridização *in situ*.

Tratamento

Antes do surgimento das medicações antivirais, o tratamento era resumido a atitudes de suporte sintomático. Trata-se a febre com antitérmicos não derivados do ácido acetilsalicílico e, se ocorrerem lesões cutâneas, devem ser tratadas com antibióticos e mantidas secas e limpas para redução do risco de infecções secundárias.

É possível que o tratamento com medicamentos antivirais como aciclovir, valaciclovir e fanciclovir acelere o processo de cicatrização, reduzindo a dor aguda e a pós-herpética. Novamente, são mais eficazes se iniciados em até 72 h após o desenvolvimento da primeira vesícula. Os corticosteroides têm sido usados para reduzir a inflamação neural e a dor crônica associada.

Quadro 5.4 ▪ Aspectos importantes para formulação das hipóteses de diagnóstico.

Características	Hipóteses diagnósticas
Lesões únicas*	Traumatismo, carcinoma epidermoide, infecções (p. ex., tuberculose, sífilis)
História de recorrência de uma ou mais úlceras com reparação espontânea	Ulceração aftosa recorrente (afta), doença de Behçet, eritema multiforme, úlceras desencadeadas por medicamentos ou doenças sistêmicas
Episódio único de úlceras precedido por vesículas ou bolhas afetando várias áreas da cavidade bucal	Infecções virais (p. ex., gengivoestomatite herpética primária, herpangina), eritema multiforme
Lesões múltiplas persistentes que afetam várias áreas da cavidade bucal	Doenças mucocutâneas (p. ex., líquen plano), doenças imunológicas (p. ex., pênfigo oral), doenças gastrintestinais (p. ex., doença de Crohn), doenças hematológicas (p. ex., leucemia), lesões causadas por uso de medicamentos

*Se a lesão persistir e não mostrar sinais de reparação em torno de 15 a 20 dias após removido o traumatismo, é pertinente considerar a hipótese de malignidade. Adaptado de Field e Allan, 2003.

▶ Outras causas de lesões ulcerativas e vesicobolhosas

As principais causas das ulcerações ou úlceras da cavidade bucal são decorrentes de traumatismos (principalmente de causa mecânica), úlceras aftosas recorrentes, infecções microbianas, doenças mucocutâneas, distúrbios sistêmicos e carcinoma epidermoide.

Ressalte-se a importância de o clínico desenvolver uma linha de raciocínio bem elaborada em relação ao diagnóstico diferencial entre as lesões ulcerativas, identificando as lesões iniciais e as patologias vesicobolhosas que surgem secundariamente assim que ocorrer o rompimento das bolhas ou vesículas.

É preciso considerar alguns aspectos na história do paciente, como curso da patologia/doença para elaboração das hipóteses diagnósticas, além de outros dados pertinentes ao caso, como a idade do paciente (as úlceras traumáticas, as aftas – ulcerações aftosas recorrentes – ou infecções por vírus são relativamente mais comuns em crianças e pacientes jovens); por outro lado, homens acima dos 40 anos, tabagistas e etilistas são mais acometidos pelo câncer de boca. A história prévia à queixa do paciente, com relatos de surtos de lesões, relação entre fator causador e efeito, localização e tempo de duração, lesões múltiplas ou únicas, são importantes para a elaboração das hipóteses diagnósticas (Quadro 5.4).

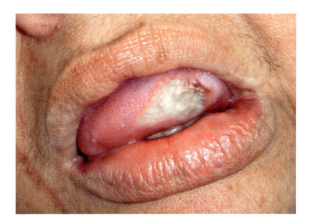

Figura 5.13 Extensa úlcera traumática em ventre de língua com 30 dias de evolução devido a mordedura crônica.

▪ Úlcera traumática

A úlcera traumática da mucosa bucal é uma lesão causada por alguma forma de agressão. Pode ser resultado de uma mordida, de irritação pelo uso de próteses, da escovação dos dentes, das restaurações com bordas cortantes, dos traumatismos durante a mastigação, das iatrogenias, de queimadura de alimentos muito quentes, e de medicamentos ou produtos químicos à base de ácidos que podem provocar úlceras em mucosa. Devem-se considerar ainda as úlceras psicogênicas, que podem ser involuntárias e muitas vezes acometem pacientes com deficiência mental; e as factícias, produzidas por autoagressão, de modo não acidental, como as causadas por mordidas ou pelos mais variados objetos (Figuras 5.13 a 5.17).

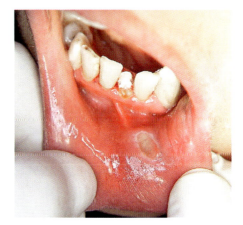

Figura 5.14 Úlcera traumática crônica em mucosa labial causada pela fratura do dente 31 com 15 dias de evolução secundária.

Características clínicas

A característica clínica das ulcerações traumáticas varia dependendo do agente agressor, do tempo de duração e da localização; inclusive sua forma e profundidade podem ser variáveis. Geralmente são lesões únicas, cobertas por uma membrana

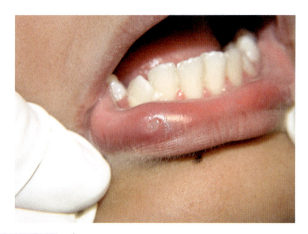

Figura 5.15 Úlcera traumática em lábio causada por mordedura em criança.

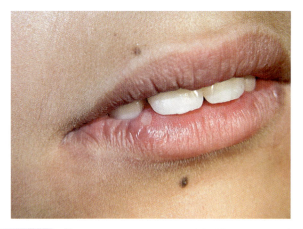

Figura 5.16 Úlcera traumática. A mucosa labial foi traumatizada devido a mordida involuntária.

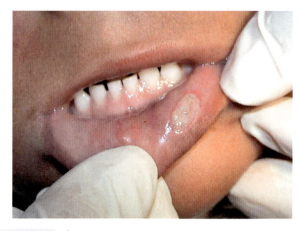

Figura 5.17 Úlcera traumática em lábio ocorrida após o paciente de 6 anos assistir a um filme de terror.

fibrinosa que consiste em fibrina misturada com neutrófilos, ou com aspecto de superfície sangrante, crostosa ou eritematosa. Na maioria das vezes, a reparação da úlcera traumática sobre a mucosa ocorre em torno de 15 dias, sendo importantes a remoção do fator traumático e o acompanhamento clínico do paciente.

Devem-se ressaltar em particular as úlceras traumáticas crônicas que ocorrem na borda lateral da língua e apresentam considerável semelhança clínica com o câncer bucal (carcinoma epidermoide); entretanto, a história evolutiva da lesão e o exame físico local em geral são suficientes para definir o diagnóstico. Eventualmente, em alguns casos, aconselha-se a biopsia incisional na tentativa de se estabelecer um diagnóstico definitivo, principalmente se a lesão persistir por mais de 15 dias sem mostrar sinais de reparação.

▪ Ulceração aftosa recorrente | Aftas, estomatite aftosa recorrente ou úlceras aftosas recorrentes

É uma doença frequente da cavidade bucal que se caracteriza por episódios de repetição e sintomatologia dolorosa. Apesar de sua etiopatogenia ainda não estar elucidada, é uma doença inflamatória crônica, de natureza imunológica. Muitos fatores locais e sistêmicos, tais como infecções virais e bacterianas, hipersensibilidade a alimentos, fatores genéticos e doenças sistêmicas, podem estar associados à patogênese das aftas.

Estudos recentes sugerem que a resposta inflamatória das ulcerações aftosas recorrentes (UAR) seja o resultado anormal de uma resposta imune direcionada à mucosa bucal. Sua imunopatogênese pode estar envolvida com o desequilíbrio imunológico desses pacientes; alguns estudos têm constatado aumento no número de células CD4 e diminuição das células CD8. A presença de linfócitos T na periferia das úlceras das aftas poderia ser resultado de uma ativação da resposta celular mediada por células.

Os antígenos associados aos queratinócitos que precipitariam esta reação ainda são desconhecidos, mas muitos fatores predisponentes podem desencadear as aftas, tais como estresse, ansiedade, alimentos (principalmente cítricos), traumatismo, entre outros.

Estudos sugerem que a morte dos queratinócitos pode ser mediada pela diferenciação de citotoxicidade das células T e envolve a produção de fator de necrose tumoral alfa (TNFα) por esses e outros leucócitos. A indução da inflamação pelo TNFα teria efeitos na adesão endotelial das células e na quimiotaxia de neutrófilos na região. Outras citocinas como a interleucina-2 podem desempenhar alguma função na imunopatogênese das aftas.

Quanto a aspectos hereditários, observa-se uma correlação importante entre as aftas e deficiências nutricionais, ácido fólico, ferro, zinco e vitaminas B_1, B_2, B_6 e B_{12}. Essas condições acometem duas vezes mais os pacientes com úlcera aftosa recorrente.

As aftas podem estar associadas a alguns distúrbios gastrintestinais, tais como doença de Crohn, colite ulcerativa e doença do celíaco. O mecanismo imunológico ou nutricional dessas deficiências, que resulta em má reabsorção pelo indivíduo, ainda não é bem claro.

As similaridades histológicas das úlceras gástricas causadas pela bactéria *Helicobacter pylori* e das úlceras aftosas recorrentes fizeram com que fossem desenvolvidos estudos para determinar o possível envolvimento desse microrganismo na etiopatogenia das aftas, embora até o momento não tenha sido observada essa associação.

Microscopicamente, três estágios são observados nas UAR durante a fase pré-ulcerativa. Com um infiltrado celular mononuclear (linfócitos) na lâmina própria, acompanhado por uma degeneração das células epiteliais da suprabasal, em um estágio mais avançado, aumenta a infiltração nos tecidos particularmente no epitélio e observa-se a presença de edema e degeneração epitelial, que progride para uma ulceração com uma membrana de fibrina recobrindo a úlcera. Observa-se a regeneração do epitélio durante a fase de reparação.

Sua prevalência na população geral varia entre 5 e 66%, dependendo do grupo estudado, sendo os não fumantes os mais acometidos.

As aftas têm ocorrido em pacientes com imunodesregulação sistêmica; por exemplo, nos casos de pacientes com neutropenia cíclica que ocasionalmente apresentam as lesões ulceradas no período de maior imunossupressão da doença, a resolução da neutropenia acarreta o fim do ciclo das úlceras. Além disso, pacientes com AIDS têm maior frequência de úlcera aftosa recorrente.

As úlceras aftosas podem ser únicas ou múltiplas e geralmente sintomáticas, apresentando-se clinicamente sob os três aspectos conhecidos como *minor*, *major* e herpetiforme. O diagnóstico é realizado pela história do paciente e pelas suas características clínicas.

O tipo *minor* é o mais comum e ocorre em aproximadamente 80 a 90% dos pacientes com aftas. Caracteriza-se por lesões pequenas, únicas ou múltiplas, ovoides ou arredondadas com base crateriforme, contorno bem definido e halo eritematoso, apresentando exsudato amarelado e centro deprimido (Figuras 5.18 a 5.21). Essas lesões medem, em geral, menos de 10 mm de diâmetro, com duração média de 7 a 14 dias. Afetam predominantemente a mucosa não queratinizada representada por assoalho bucal, mucosa jugal e labial, sendo menos comuns nas mucosas palatina e gengival e no dorso da língua.

A mais grave é a afta do tipo *major*, ou afta de Sutton, que ocorre em aproximadamente 7 a 10% dos pacientes. Com diâmetro geralmente de 10 mm ou mais, essa afta deixa cicatriz ao ser reparada (Figura 5.22). Seu período de duração é mais longo e pode chegar a até 6 semanas (42 dias), localizando-se preferencialmente no palato mole e na mucosa labial (Figura 5.23).

O tipo menos comum é o herpetiforme, representado por numerosas e múltiplas úlceras de 10 a 100 lesões ao mesmo tempo. Essas úlceras são pequenas e variam de 1 a 3 mm de diâmetro, atingindo por vezes cerca de múltiplas ulcerações em uma única recorrência. Podem fusionar-se formando lesões mais extensas, persistindo até 10 dias.

A escolha da terapêutica para as aftas deve-se basear na gravidade, na frequência, no alívio da dor, no desconforto do paciente, na redução das infecções secundárias e na promoção da reparação. Até o momento, não há tratamento específico para as aftas, embora muitos medicamentos tenham sido sugeridos. Nenhuma forma terapêutica cura ou erradica a doença devido ao fato de não haver ainda se estabelecido sua verdadeira etiopatogenia.

Tratamento

Têm sido utilizados os tratamentos de uso tópico, embora nenhuma resposta totalmente efetiva tenha sido conseguida, seja diminuindo a sintomatologia ou principalmente inibindo a recorrência. Vários agentes tópicos têm sido pesquisados e

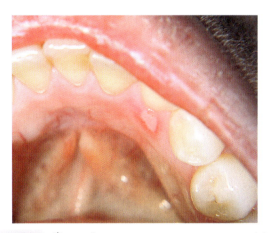

Figura 5.18 Úlcera aftosa recorrente em mucosa queratinizada.

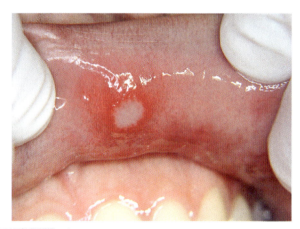

Figura 5.20 Úlcera aftosa recorrente do tipo *minor* na mucosa do lábio superior.

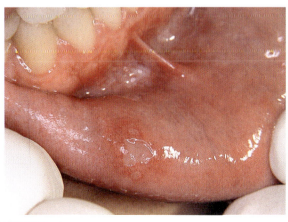

Figura 5.19 Úlcera aftosa recorrente do tipo *minor* na mucosa do lábio inferior.

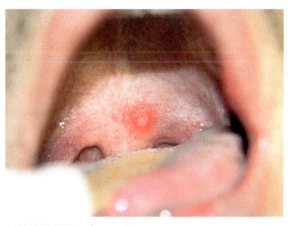

Figura 5.21 Úlcera aftosa recorrente em palato mole.

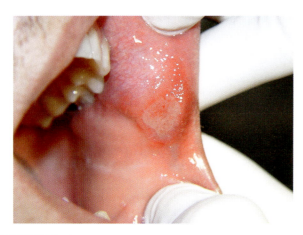

Figura 5.22 Úlcera aftosa recorrente do tipo *major* com 25 dias de evolução.

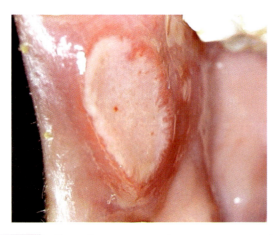

Figura 5.23 Úlcera aftosa recorrente do tipo *major* com 35 dias de evolução.

usados, tais como: anti-inflamatórios esteroides e não esteroides, antimicrobianos, imunomoduladores, analgésicos, entre outros.

Não se recomenda o uso de agentes cáusticos como formol, paramonoclorofenol canforado, Albocresil®, nitrato de prata, entre outros, pois não trazem efeito benéfico ao paciente. Os medicamentos cáusticos funcionam transformando uma úlcera aftosa recorrente em uma úlcera traumática indolor devido ao traumatismo químico sobre as terminações nervosas da lesão, situação que pode prolongar a duração das lesões, além de provocar acidentes.

O uso dos corticosteroides tópicos tem sido um recurso empregado para tratamento das aftas, como a betametasona em colutórios, ou pomadas como a triancinolona em orabase. Os corticosteroides tópicos apresentam alguma eficácia, diminuindo as recorrências, o número de lesões, o tempo de duração e a sintomatologia. Podem ser indicadas medicações em forma de enxaguatórios com ação antimicrobiana à base de clorexidina, ou cápsulas de tetraciclinas diluídas em água morna, o que proporciona diminuição da infecção bacteriana que se forma na superfície das úlceras. Também são recomendadas associações de corticosteroides, como a triancinolona, e antimicrobianos em um mesmo medicamento, assim como o uso de adesivos à base de cianocrilato, que proporcionam uma barreira mecânica benéfica ao tratamento, esmbora ainda não sejam comercializados em nosso meio. Anti-inflamatórios de uso colutório como a benzidamina apresentam efeito benéfico. Estudos recentes com solução de própolis a 5% em propilenoglicol também mostraram bons resultados, principalmente quanto à sintomatologia e à duração das lesões.

• Doença de Behçet | Síndrome de Behçet

É uma doença sistêmica, embora de causa ainda não bem definida. Tem base imunogenética confirmada. Assim como nas aftas, o distúrbio parece ser uma imunodesregulação que pode ser primária ou secundária a outros fatores desencadeadores.

Sua maior prevalência ocorre no Japão e no Oriente Médio, acometendo mais o sexo masculino e a faixa etária entre 20 e 30 anos. As lesões bucais precedem outros locais de envolvimento, como primeira manifestação, em 25 a 75% dos casos.

Em 1990, o International Study Group for Behçet' Disease propôs que pelo menos duas das seguintes manifestações deveriam estar presentes como critérios para o diagnóstico da doença: ulceração genital recorrente, lesões inflamatórias oculares e lesões inflamatórias na pele. A doença de Behçet tem manifestações clínicas diversas e, na falta de um sintoma patognomônico ou de diagnóstico laboratorial, muitas vezes há dificuldade no diagnóstico da doença.

O diagnóstico é fundamentado na história da doença, nas características clínicas das lesões e no fato de haver ou não ulcerações recorrentes na mucosa bucal que acometam mais a região de palato mole e orofaringe.

É possível que ocorram manifestações cutâneas, tais como pústulas e foliculites, além da artrite nos joelhos, nos cotovelos, nos punhos e nos tornozelos. O tratamento clássico é médico e feito à base de corticoterapia tópica ou sistêmica. Manifestações sistêmicas ou oculares graves requerem o uso combinado de agentes imunossupressores tais como ciclosporina, interferona e azatioprina, e é importante monitorar esse paciente frente à possibilidade de desenvolver um quadro de candidose.

• Granulomatoses orofaciais não infecciosas

Esse grupo de patologias tem despertado atenção nos últimos anos, como doença de Crohn, sarcoidose oral e outras entidades clínicas como síndrome de Melkersson-Rosenthal e queilites granulomatosas. As granulomatoses orofaciais não infecciosas (GOF) fazem parte desse grupo de distúrbios e são caracterizadas clinicamente por inchaço na face, nos lábios e nos tecidos bucais em uma associação de evidências histológicas de um processo inflamatório crônico dentro dos tecidos.

Estudos recentes investigam a associação das GOF com doença de Crohn e intolerância a alimentos específicos, suplementos alimentares, aromatizantes, condimentos e alguns componentes das pastas de dentes.

Estima-se que 10 a 48% dos pacientes com granulomatose orofacial apresentem também sintomas intestinais.

• Doença de Crohn e colites ulcerativas

São doenças inflamatórias do intestino. Muitas lesões bucais podem preceder ou surgir concomitantemente com essas doenças gastrintestinais ou, mais raramente, ser a única área afetada por essas patologias.

A doença de Crohn apresenta uma variedade de lesões bucais, muitas vezes de maneira inespecífica, e aproximadamente 30% dos pacientes as manifestam. Clinicamente, as úlceras bucais apresentam aspecto linear em região de fundo de sulco e, ao redor da lesão, pode-se observar aspecto hiperplásico. O aparecimento de ulcerações bucais semelhantes às aftas na doença de Crohn tem significado incerto porque as ulcerações aftosas são frequentemente encontradas na população em geral. A biopsia incisional da área afetada é preconizada nestes casos sugestivos, como doença de Crohn ou sarcoidose.

A doença de Crohn é manifestação inflamatória de causa desconhecida, mediada imunologicamente, que ocorre em qualquer localização do trato gastrintestinal e apresenta maior prevalência na adolescência. Os sintomas podem incluir cólica abdominal, dor, náuseas e diarreia, perda de peso e subnutrição; devido a esses fatores, os pacientes desenvolvem anemia, diminuição do crescimento e baixa estatura.

Tratamento

O tratamento preconizado é médico à base de substâncias tipo sulfa (sulfassalazina) ou corticosteroides sistêmicos, que devem ser evitados em crianças e adolescentes, combinados ou não com medicamentos imunossupressores, além da avaliação da necessidade cirúrgica.

É importante ressaltar a importância de o cirurgião-dentista executar uma boa anamnese e exame físico do paciente, pois frente a quadros de lesões bucais, como na úlcera aftosa recorrente bucal de qualquer tipo, é preciso pesquisar a presença de sintomatologia sistêmica que possa estar relacionada a uma doença de ordem geral, para que posteriormente ela seja investigada pelo médico.

▪ Lúpus eritematoso sistêmico

É uma doença inflamatória crônica, de natureza autoimune e de etiologia não esclarecida. As manifestações clínicas apresentam-se com características polimórficas e períodos de exacerbações e remissões. O desenvolvimento da doença está associado à predisposição genética e aos fatores ambientais, tais como luz ultravioleta e alguns medicamentos.

O lúpus eritematoso sistêmico (LES) é uma doença rara e ocorre mais frequentemente em mulheres jovens em relação aos homens (9:1). A doença não apresenta predileção por etnia. Os critérios de diagnóstico para estabelecer se o paciente tem ou não a doença tem como base a classificação proposta pelo American College of Rheumatology (ACR), que constata a presença de pelo menos quatro dos onze critérios citados a seguir.

- Critérios de pele e mucosa
  - Eritema malar: lesão eritematosa fixa em região malar, plana ou em relevo
  - Lesão discoide: lesão eritematosa, infiltrada, com escamas queratóticas aderidas e tampões foliculares, que evolui com cicatriz atrófica e discromia
  - Fotossensibilidade: exantema cutâneo, como reação não usual à exposição à luz solar, de acordo com a história do paciente ou conforme observado pelo médico
  - Úlceras bucais/nasais: úlceras bucais ou nasofaríngeas, em geral indolores
- Critérios sistêmicos
  - Artrite: artrite não erosiva envolvendo duas ou mais articulações periféricas, caracterizadas por dor e edema ou derrame articular
  - Serosite: pleuris (caracterizada por história convincente de dor pleurítica ou atrito auscultado pelo médico ou evidência de derrame pleural) ou pericardite (documentada por eletrocardiograma, atrito ou evidência de derrame pericárdico)
  - Comprometimento renal: proteinúria persistente (> 0,5 g/dia ou 3+) ou cilindrúria anormal
  - Alterações neurológicas: convulsão ou psicose (na ausência de outra causa)
- Critérios laboratoriais
  - Alterações hematológicas: anemia hemolítica ou leucopenia (menor que 4.000 leucócitos/mℓ em duas ou mais ocasiões), linfopenia (menor que 1.500 linfócitos/mℓ em duas ou mais ocasiões) ou plaquetopenia (menor que 100.000 plaquetas/mℓ – na ausência de outra causa)
  - Alterações imunológicas: anticorpo anti-DNA nativo ou anti-Sm, ou presença de anticorpo antifosfolipídio com base em:
    - Níveis anormais de IgG ou IgM anticardiolipina
    - Teste positivo para anticoagulante lúpico ou teste falso-positivo para sífilis, por no mínimo 6 meses
  - Anticorpos antinucleares: título anormal de anticorpo antinuclear por imunofluorescência indireta ou método equivalente, em qualquer época, e na ausência de fármacos conhecidos por estarem associados à síndrome do lúpus induzido por medicamentos.

Estes critérios foram desenvolvidos com o objetivo de uniformizar a definição de LES para estudos científicos e, embora seja raro, existem alguns pacientes com LES que não apresentam quatro dos onze critérios de classificação.

Diagnóstico diferencial

Clinicamente, as lesões bucais do lúpus eritematoso costumam se assemelhar ao líquen plano erosivo, embora com distribuição menos simétrica; além disso, as estrias queratóticas do lúpus eritematoso são mais delicadas e discretas que as estrias de Wickham. Existindo ulceração significativa, devem ser considerados no diagnóstico diferencial o pênfigo vulgar, o penfigoide benigno de mucosa e o eritema multiforme. Eventualmente pode ser confundido com a eritroplasia com focos de queratose (eritroplasia mosqueada). A presença de lesões características na pele ou de sinais e sintomas sistêmicos pode ajudar no diagnóstico do lúpus eritematoso.

Exames complementares

A hipótese clínica pode ser confirmada pela biopsia incisional e pela imunofluorescência direta; os testes sorológicos negativos para autoanticorpos excluem o envolvimento sistêmico.

Tratamento

O tratamento médico preconizado deve ser individualizado e bem direcionado em vários aspectos além da medicação química designada, como o uso de protetor solar com FPS elevado. A terapêutica medicamentosa dependerá dos órgãos ou dos sistemas acometidos e da gravidade desses acometimentos. Utilizam-se corticosteroides e imunossupressores para o tratamento da nefrite, associados ao uso de talidomida para o tratamento da lesão cutânea refratária, ou de antimaláricos (difosfato de cloroquina, ou sulfato de hidroxicloroquina); complicações resultantes do tratamento podem ocorrer, como outras dermatoses concomitantes, requerendo condutas diagnósticas e terapêuticas diversas.

▪ Pênfigos

Pênfigo é uma doença autoimune rara e séria, representada pela formação de bolhas na pele e na boca. Se não tratada, quase sempre é fatal. Duas formas são consideradas básicas: o vulgar e o foliáceo, que afetam diferentes níveis do epitélio, apresentam sintomas específicos e formam anticorpos contra antígenos diferentes. No vulgar, as bolhas se formam logo acima da camada basal, e no foliáceo, acima do epitélio.

Os pênfigos formam um grupo de doenças relacionadas de origem autoimune:

- Pênfigo vulgar
- Pênfigo vegetante
- Pênfigo eritematoso
- Pênfigo foliáceo.

As manifestações bucais ocorrem somente no vulgar e no vegetante, sendo este bastante raro e não discutido neste capítulo.

A manifestação mais comum é o pênfigo vulgar, com uma incidência anual de 1 a 5 casos por milhão de pessoas diagnosticadas. Cabe ressaltar a importância do reconhecimento dessas lesões pelo cirurgião-dentista, visto que frequentemente são a primeira manifestação da doença, sendo as mais difíceis de serem tratadas; costuma-se dizer que são as primeiras que aparecem e as últimas a desaparecer. Quanto mais cedo o início do controle da doença, melhores serão os resultados alcançados.

As bolhas formadas são intraepiteliais decorrentes da atuação de anticorpos contra glicoproteínas da superfície das células epiteliais demogleína-3 e desmogleína-1, que são componentes dos desmossomos, estruturas responsáveis pela união intracelular das células do epitélio.

Eventualmente podem ocorrer erupções bolhosas cutâneas e mucosas em pacientes submetidos a terapias antineoplásicas, especialmente da linhagem linforreticular, condição denominada pênfigo paraneoplásico, raramente vista em ambulatório, sendo mais comum em ambientes hospitalares.

Características clínicas

O pênfigo vulgar pode se desenvolver em qualquer idade, mas é mais comumente encontrado na faixa etária de 40 a 70 anos, embora casos raros possam ser vistos na infância. Não existe predileção por sexo. Parece ser mais prevalente em pessoas de origem mediterrânea e em judeus. Apesar do componente genético importante, raramente acomete pessoas de uma mesma família, portanto não pode ser considerada uma doença hereditária.

Os primeiros sinais e sintomas são geralmente observados na boca. Os pacientes se queixam de dor na mucosa bucal e, ao exame clínico, observam-se erosões e ulcerações distribuídas ao acaso na mucosa bucal. Pode afetar qualquer região, mas é mais comum no palato, na mucosa labial, no ventre da língua e na gengiva (Figura 5.24). Devido ao rápido rompimento das bolhas na boca, dificilmente o paciente relata o aparecimento de lesões (ver Figuras 5.24 a 5.26).

Mais de 50% dos pacientes desenvolvem lesões bucais 1 ano ou mais antes do início das lesões em pele; estas apresentam-se como vesículas e bolhas que se rompem, dentro de horas ou até dias, deixando a superfície desnuda e eritematosa (Figuras 5.27 a 5.30). Diferentemente do penfigoide, raramente as mucosas oculares são afetadas; mas, quando isso ocorre, apresenta-se como conjuntivite bilateral e não deixa cicatrizes ou formação de simbléfaros.

A demora do diagnóstico, e consequentemente do tratamento, faz com que as lesões bucais e cutâneas persistam e afetem áreas maiores com sintomas mais graves (Figuras 5.31 a 5.34).

Um achado característico do pênfigo vulgar é uma bolha que pode ser induzida em pele ou mucosa aparentemente

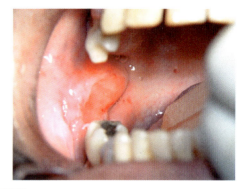

Figura 5.24 Pênfigo vulgar: úlcera envolvendo a mucosa jugal e a região do trígono retromolar.

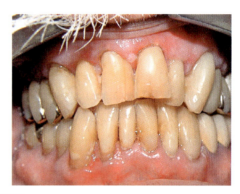

Figura 5.25 Pênfigo vulgar: discreta manifestação de pênfigo na gengiva.

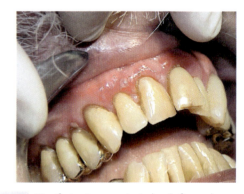

Figura 5.26 Manifestações gengivais de pênfigo vulgar com vesícula induzida (sinal de Nikolsky positivo).

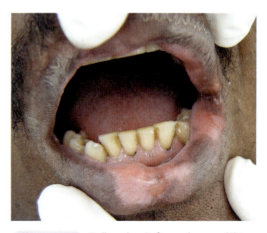

Figura 5.27 Bolhas de pênfigo vulgar em lábio.

Capítulo 5 | Lesões Ulcerativas e Vesicobolhosas

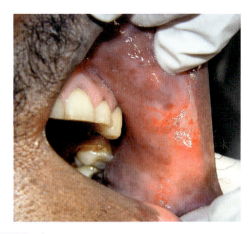

Figura 5.28 Úlceras características de pênfigo vulgar em mucosa jugal de homem de 40 anos de idade.

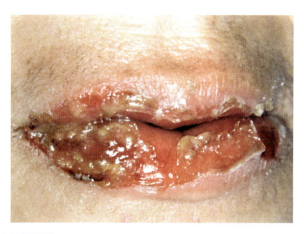

Figura 5.31 Manifestação grave de pênfigo vulgar (vegetante) em lábio de mulher de 60 anos de idade.

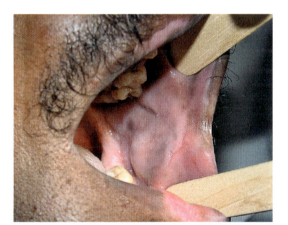

Figura 5.29 Aspecto clínico de pênfigo vulgar após 10 dias de medicação sistêmica.

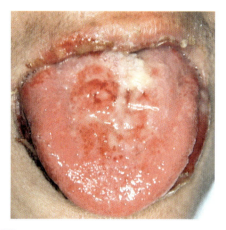

Figura 5.32 Extensa área ulcerada de pênfigo vulgar em dorso de língua.

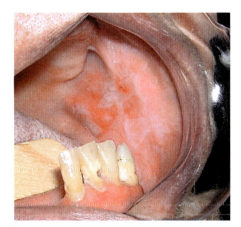

Figura 5.30 Lesões eritematosas difusas de pênfigo vulgar em mucosa jugal.

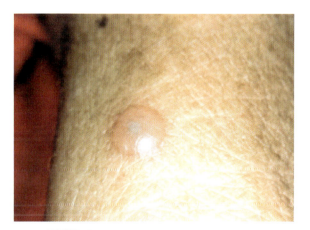

Figura 5.33 Bolha de pênfigo vulgar em pele.

normal após firme fricção; isso é chamado de sinal de Nikolsky positivo, que nem sempre é encontrado em todos os casos. Na mucosa jugal, sugere-se que essa fricção seja executada delicadamente com uma gaze em áreas livres de ulceração.

Diagnóstico

A área a ser eleita para biopsia deve sempre ser perilesional, evitando-se áreas atróficas ou ulceradas. Ao exame histopatológico convencional, costuma-se observar uma separação intraepitelial que ocorre logo acima de células basais do epitélio (suprabasal). Na camada espinhosa, observa-se a separação entre as células, característica chamada de acantólise; devido a isso, na citologia esfoliativa, é de grande auxílio para o diagnóstico a observação de células arredondadas, denominadas células de Tzanck.

O diagnóstico de pênfigo vulgar deve ser confirmado preferencialmente pelo exame de imunofluorescência direta do

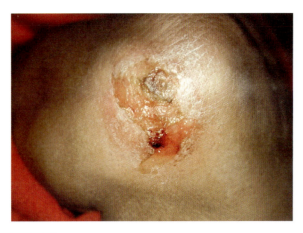

Figura 5.34 Manifestação cutânea de pênfigo vulgar na região flexora de membro superior.

tecido perilesional congelado ou enviado na solução de Michel; tal situação não é comum na rotina diária de um ambulatório de estomatologia, mas deve ocorrer em casos de difícil estabelecimento de diagnóstico final. Busca-se a identificação nos espaços intercelulares de anticorpos IgG ou IgM e componentes do complemento como o C3. Em cerca de 80 a 90% dos pacientes, a imunofluorescência indireta é positiva, demonstrando a presença de autoanticorpos circulantes no plasma do paciente. Atenção especial deve ser dada à área de eleição da biopsia, pois não são incomuns resultados inconclusivos de anatomopatológicos.

O diagnóstico diferencial deve ser tomado frente a lesões, tais como eritema multiforme, eritema maior (síndrome de Stevens-Johnson), líquen plano erosivo, penfigoide bolhoso, penfigoide das membranas mucosas e herpes simples.

Tratamento

Antes de o tratamento ser iniciado, o diagnóstico do pênfigo deve ser confirmado pela revisão dos dados clínicos, histológicos e de imunofluorescência, uma vez que a terapia é demorada e pode causar efeitos adversos graves. A análise da saúde geral deve ser levada em conta para avaliar a possibilidade de esse paciente suportar os efeitos da corticoterapia a longo prazo. Esse é um exemplo de situação ideal, em que o paciente é tratado de maneira interdisciplinar, sendo acompanhado pelo cirurgião-dentista e pelo médico.

O tratamento escolhido deve levar em conta a área afetada, a agressividade e a extensão da lesão, sendo tópico com corticosteroides potentes, como o propionato de clobetasol a 0,05%, ou sistêmico com a prednisona, iniciando-se com doses pequenas (20 a 40 mg/dia) e aumentadas em 50%, se necessário, observando-se o resultado terapêutico a cada semana. Eventualmente pode ser necessário usar doses moderadas (70 a 90 mg/dia) ou mais elevadas, por isso a importância de acompanhamento médico. Em pacientes que não respondam adequadamente à corticoterapia, podem ser necessários outros imunossupressores, como azatioprina e ciclofosfamida.

Existem casos em que o controle adequado torna-se um desafio difícil de ser superado, mas sabe-se que quanto mais cedo iniciado o controle medicamentoso, mais fácil este será obtido.

▪ Penfigoides

Lesões subepiteliais vesicobolhosas imunologicamente mediadas (LeSBIM) ou vesicobolhosas autoimunes subepidérmicas constituem uma grande família de doenças mucocutâneas que apresentam muitas características em comum, devido à formação de bolhas subepiteliais. Acredita-se que essa doença seja duas vezes menos comum que o pênfigo vulgar. O termo penfigoide é usado porque frequentemente é semelhante ao pênfigo (-oide significa *semelhante*).

Os penfigoides foram reconhecidos como entidades distintas dos pênfigos há cerca de 50 anos. Dez anos depois, foi demonstrada como característica principal do penfigoide a deposição linear *in vivo* de imunocomponentes (imunoglobulinas e/ou complementos) ao longo da membrana basal do epitélio predominantemente caracterizado por IgG e C3.

Os penfigoides atualmente são reconhecidos como uma família de doenças que inclui penfigoide bolhoso e penfigoide gestacional, que geralmente afetam a pele e muito discretamente a mucosa bucal, incomuns de serem observados em nosso meio devido a essas características; são mais comuns como um problema médico e raramente como queixa em ambulatório odontológico. Há também o penfigoide cicatricial, que envolve principalmente as mucosas oculares e bucais. Quando a lesão acomete as mucosas oculares, deixa cicatrizes que podem levar à perda da visão; na boca, raramente deixa cicatriz.

Outras lesões autoimunes bolhosas foram descritas posteriormente, sendo reconhecidas pela sigla LeSBIM (Quadro 5.5). Todas têm em comum a ação de anticorpos na camada basal formando bolhas; o que as diferencia é o antígeno afetado.

Características clínicas

O primeiro diagnóstico costuma ocorrer em adultos entre 50 e 60 anos de idade. As mulheres são duas vezes mais acometidas do que os homens (2:1). As lesões de mucosa da boca afetam a maioria dos pacientes, porém podem acometer as mucosas conjuntival, nasal, esofágica, laríngea e vaginal, bem como a pele.

Muitos autores se referem a essa doença como penfigoide cicatricial, porém é importante lembrar que o termo penfigoide de membranas mucosas se refere a um grupo de doenças com características clínicas muito semelhantes.

Quadro 5.5 ▪ Doenças bolhosas de mucosa e/ou cutâneas que se caracterizam por uma reação autoimune contra antígenos da mucosa basal ou do epitélio.

Ação intraepitelial dos anticorpos
- Pênfigo vulgar
- Pênfigo vegetante
- Pênfigo herpetiforme
- Pênfigo foliáceo
- Pênfigo endêmico (fogo selvagem)
- Pênfigo eritematoso
- Pênfigo medicamentoso
- Pênfigo relacionado à IgA
- Pênfigo paraneoplásico

Ação subepitelial dos anticorpos
- Penfigoide bolhoso
- Penfigoide gestacional
- Penfigoide do tipo líquen plano
- Penfigoide de membranas mucosas
- Penfigoide antiplectina
- Penfigoide anti-p105
- Penfigoide anti-p200
- Epidermólise bolhosa adquirida
- Dermatose herpetiforme
- Dermatose linear IgA

Para efeito didático, são listadas somente as mais comumente encontradas na boca.

As lesões bucais se iniciam como vesículas ou bolhas que podem eventualmente ser observadas na clínica, pois são mais resistentes do que as vesículas ou bolhas formadas no pênfigo. A explicação para isso é a localização da bolha formada: nos penfigoides as lesões são subepiteliais e nos pênfigos, intraepiteliais e, por isso, mais fáceis de romper (Figuras 5.35 a 5.37). Após o rompimento, formam-se extensas áreas ulceradas e dolorosas que podem persistir por muito tempo se não tratadas adequadamente. Essas ulcerações dificultam as atividades diárias tais como alimentação e higiene.

As ulcerações geralmente ocorrem de maneira difusa em toda a boca, mas podem se apresentar em lesões isoladas, especialmente na gengiva. Quando isso ocorre, recebem o nome genérico de gengivite descamativa, mais uma vez um termo clínico que pode estar se referindo a lesões inflamatórias de gengiva tais como o líquen plano erosivo, o pênfigo vulgar e outras manifestações inespecíficas.

A complicação mais importante do penfigoide deve-se às lesões oculares; cerca de 25% dos pacientes com lesões bucais podem manifestar a doença nas mucosas oculares, afetando um olho de cada vez ou os dois ao mesmo tempo. Por isso, ao se suspeitar da manifestação bucal do penfigoide, é importante que o paciente seja encaminhado a uma avaliação oftalmológica para que sejam evitadas as sérias potenciais complicações da doença nos olhos. Com a progressão da doença, ocorre aumento da inflamação e formação de erosões, por isso a fibrose subconjuntival é a primeira alteração observada.

No processo de cicatrização dessas lesões, são formadas cicatrizes que resultam em aderências chamadas de simbléfaros.

Sem tratamento adequado, as inflamações tendem a aumentar. A cicatrização recorrente pode everter a pálpebra para dentro (entrópio), fazendo com que os cílios fiquem em contato com a córnea e o globo ocular, traumatizando-os (triquíase). O ducto da glândula lacrimal pode ser obstruído pelas cicatrizes e impedir a chegada da lágrima aos olhos, causando um olho extremamente seco. A queratina produzida pela córnea em defesa aos traumatismos pode levar à perda total ou parcial da visão. Em casos graves, é possível que haja a total cicatrização entre as pálpebras inferior e superior. As outras mucosas afetadas levam a sintomas dolorosos, como a dispareunia, que é a dor durante as relações sexuais.

Diagnóstico

O diagnóstico diferencial dos penfigoides deve incluir pênfigo vulgar, penfigoide bolhoso, eritema multiforme, epidermólise bolhosa, herpes simples e lúpus eritematoso bolhoso, além de todos os outros subtipos de penfigoides (LeSBIM).

O exame complementar de rotina a ser utilizado nas mucosas é a biopsia incisional, com especial atenção quanto à amostra a ser removida; deve-se escolher um tecido adjacente a uma região inflamada, evitando-se as áreas ulceradas. Recomenda-se que o tecido obtido não seja de margem gengival, pois a inflamação crônica da gengiva pode confundir e resultar em laudos inconclusivos, além de provocar defeitos periodontais (Figuras 5.38 a 5.40). Quando são encontradas lesões na pele, a amostra removida deve conter áreas de inflamação.

Ao exame histopatológico, classicamente se observa uma divisão entre o epitélio da superfície e o tecido conjuntivo

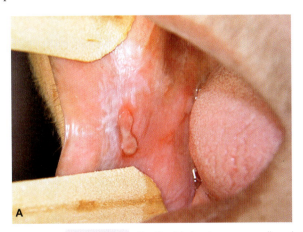
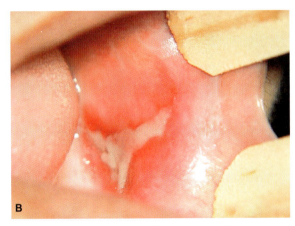

Figura 5.35 Penfigoide benigno em mulher de 58 anos em mucosa jugal direita (**A**) e esquerda (**B**).

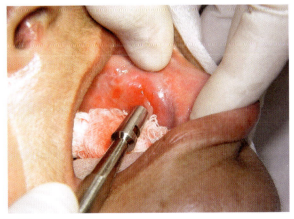

Figura 5.36 Biopsia incisional de penfigoide benigno de mucosa realizada com *punch*.

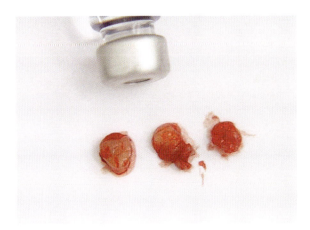

Figura 5.37 Três amostras de penfigoide obtidas da área lesionada.

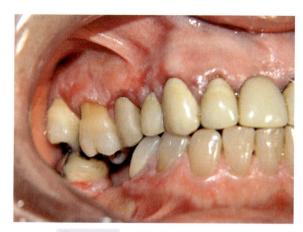
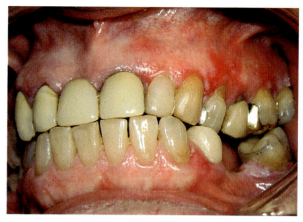

Figura 5.38 Múltiplas úlceras e erosões em gengiva compatíveis com o penfigoide benigno de mucosa.

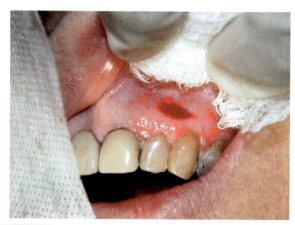
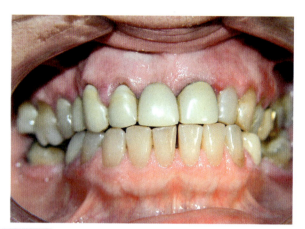

Figura 5.39 Penfigoide. Biopsia incisional realizada corretamente em áreas aparentemente saudáveis.

Figura 5.40 Aspecto clínico do penfigoide após 15 dias de uso de colutório à base de corticosteroide.

adjacente, com discreto infiltrado de células inflamatórias crônicas na submucosa superficial. A imunofluorescência direta da mucosa perilesional apresenta banda linear contínua de imunorreação na membrana basal em aproximadamente 90% dos pacientes. Esses compostos autoimunes consistem principalmente em IgG e C3, embora IgA e IgM também possam ser identificadas. A imunofluorescência indireta apresenta positividade em 5% dos casos.

Mais recentemente, tornaram-se disponíveis exames sorológicos de imunofluorescência indireta no soro chamados de "anticorpos antiepitélios", que detectam anticorpos circulantes no soro em metade dos pacientes (deve-se lembrar que pacientes somente com lesões oculares ou bucais podem apresentar resultados negativos no soro circulante). Esse exame apresenta maior especificidade em relação ao pênfigo vulgar.

Tratamento

Os penfigoides de membranas mucosas representam um grupo de manifestações que nem sempre apresentam evolução clínica previsível. Em alguns pacientes, a lesão é localizada e desenvolve-se lentamente sem causar grandes complicações, enquanto em outros se torna agressiva com grande morbidade. Devido às dificuldades de diagnóstico e aos poucos dados disponíveis até o momento, não é possível avaliar se os subtipos de penfigoides importam na agressividade e na evolução da doença. Sugere-se atualmente que em pacientes que apresentem resposta imunológica dupla em soro, como com IgG e IgA, a agressividade e a duração da doença seriam maiores.

Uma vez diagnosticado, é recomendado que o paciente seja encaminhado a uma avaliação oftalmológica, como já discutido anteriormente.

Geralmente o tratamento é feito com anti-inflamatórios tópicos ou sistêmicos, dependendo da localização e da gravidade da doença.

Os penfigoides localizados somente na mucosa bucal em geral são bem controlados com o uso de corticosteroides tópicos ou aplicados intralesionalmente. Deve-se lembrar que a higiene bucal é recomendada para diminuir a inflamação; portanto, mesmo em lesões ativas, o cirurgião-dentista deve insistir na manutenção da adequada higiene, com a remoção de cálculo e da placa bacteriana.

Corticosteroides tópicos

O uso tópico de triancinolona acetonida (0,5%) em geral tem pouco efeito nas lesões do penfigoide quando comparado a fármacos mais potentes e mais indicados, como o propionato de clobetasol 0,05%, 3 vezes/dia durante 9 a 24 semanas. Quando as lesões estão localizadas em gengiva, placas de moldeira prensadas são bastante úteis, pois mantêm a medicação sobre a área afetada por várias horas, aumentando sua ação. Erosões localizadas e renitentes podem ser tratadas com triancinolona acetonida injetável com excelentes resultados.

Tacrolimo

Ainda pouco usado em nosso meio, esse fármaco anti-inflamatório parece apresentar resultados animadores na aplicação tópica de casos de difícil controle, e seu potencial de ação pode ser explicado no controle regulatório local dos linfócitos T, geralmente em aplicação diária de creme a 1%.

Corticosteroides sistêmicos

Doses iniciais de 40 a 80 mg/dia de prednisona (meia-vida plasmática curta) em tomada única pela manhã geralmente produzem bons resultados. A dose utilizada deve ser reduzida após a remissão dos sintomas; tratamentos de até semanas dificilmente causam supressão da suprarrenal. Protocolos alternativos, como o uso de 40 mg/dia por 5 dias, seguidos por 10 a 20 mg/dia por 2 semanas, apresentam bons resultados e poucos efeitos colaterais. Se essa terapêutica for eficaz, pode ser mantida e potencializada com as soluções para bochecho à base de corticosteroides.

É importante lembrar os efeitos adversos do uso contínuo da corticoterapia, especialmente quanto ao risco de inibição da produção de corticosteroide endógeno e ao aparecimento de infecções oportunistas, tais como a candidose.

Outros imunossupressores, como dapsona, azatioprina, metotrexato, entre outros, são utilizados em casos de difícil controle.

• Penfigoide bolhoso

É a mais comum das condições autoimunes bolhosas, caracterizando-se pela produção de autoanticorpos direcionados contra componentes da membrana basal. Em muitos aspectos se assemelha ao penfigoide cicatricial, mas a maioria dos autores a considera uma manifestação distinta, porém relacionada; o fato que mais a distingue é que o curso clínico nos pacientes com penfigoide bolhoso é limitado, enquanto nos pacientes com penfigoide cicatricial geralmente é progressivo e prolongado.

Características clínicas

Geralmente acomete pacientes mais velhos: a maioria apresenta a lesão entre a sétima e a oitava década de vida. Não existe predileção por sexo ou raça. O sintoma precoce mais relacionado é o prurido, seguido pelo desenvolvimento de bolhas na pele normal ou eritematosa, que se rompem, permanecem por vários dias e depois cicatrizam sem deixar marcas.

O envolvimento da mucosa bucal é incomum, embora a prevalência relatada seja de 8 a 39%.

Tratamento

Consiste na terapia sistêmica de medicamentos imunossupressores. Doses moderadas de prednisona diária geralmente apresentam bons resultados. Após o controle, o tratamento pode ser feito em dias alternados visando reduzir os efeitos adversos da corticoterapia. Em casos que não respondam adequadamente, o controle pode ser obtido com a azatioprina adicionada ao tratamento padrão. A dapsona, um derivado da sulfa, também poderá ser indicada como um medicamento alternativo. Casos mais renitentes podem ser tratados com prednisona e ciclofosfamida, mas os efeitos colaterais podem ser graves.

O prognóstico costuma ser bom, e em muitos pacientes ocorre remissão espontânea após 2 a 3 anos. O fator idade pode trazer complicações importantes devido ao tratamento imunossupressor, que pode evoluir a óbito em até 20% dos casos.

• Eritema multiforme

O eritema multiforme é uma doença mucocutânea bolhosa e ulcerativa, autolimitante, de curso agudo e etiopatogenia incerta, e apresenta um amplo espectro de características. Acredita-se que seja um processo imunomediado. Atualmente é dividido em quatro subtipos com base na gravidade da manifestação:

- Eritema multiforme menor, uma forma mais branda geralmente associada a uma reação cruzada ao herpes-vírus ou a medicamentos
- Eritema multiforme maior (síndrome de Stevens-Johnson), uma forma mais grave, muitas vezes ativada por fármacos sistêmicos, especialmente do grupo dos antibióticos, dos analgésicos e dos barbitúricos
- Necrólise epidérmica bolhosa (síndrome de Lyell), forma mais grave do eritema, quase sempre desencadeada por medicamento
- Eritema multiforme bolhoso, que foi definido em 1993 por Bastuji-Garin como a forma mais grave do espectro do eritema. Com técnicas de biologia molecular, foi demonstrada a presença do DNA do herpes simples nos pacientes com eritema multiforme, suportando o conceito de um evento imunológico desencadeante.

Características clínicas

O eritema multiforme menor é em geral um processo de início agudo e autolimitado que afeta a pele e/ou a mucosa. Cerca de 25 a 50% dos pacientes com eritema multiforme cutâneo apresentam manifestações bucais.

A denominação "eritema multiforme" foi criada para incluir os aspectos clínicos variados que estão associados às manifestações cutâneas da doença. A lesão em pele clássica é apresentada em forma de alvo ou íris, com anéis circulares concêntricos de cor avermelhada, separados por anéis de cor semelhante à mucosa normal, classicamente referida como lesão em alvo ou em olho de boi. O envolvimento das extremidades é típico, geralmente com distribuição simétrica; podem ainda ocorrer lesões em pele na forma de máculas, pápulas, vesículas, bolhas e placas urticariformes.

Geralmente os pacientes são adultos jovens por volta da segunda ou terceira década de vida, e os homens costumam ser mais afetados do que as mulheres.

Os sintomas prodrômicos incluem febre, mal-estar geral, cefaleia, tosse e dor de garganta, que ocorre aproximadamente 1 semana antes do início. Embora a doença seja autolimitada, ela pode perdurar por 2 a 6 semanas, com recorrências sazonais em mais de 20% dos pacientes.

As manifestações bucais se apresentam na forma de placas eritematosas que sofrem necrose epitelial e evoluem para grandes erosões ou ulcerações rasas com bordas irregulares. Crostas hemorrágicas nos lábios são comuns (Figuras 5.41 a 5.43). Tanto as lesões de pele quanto as de mucosa aparecem

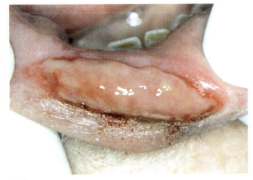

Figura 5.41 Eritema multiforme. Extensa úlcera em lábio inferior com 48 horas de evolução em homem de 40 anos de idade.

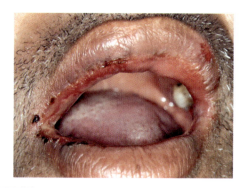

Figura 5.42 Eritema multiforme. Úlceras em mucosa dos lábios superior e inferior, iniciando o processo de cicatrização.

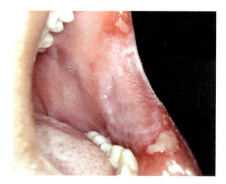

Figura 5.43 Eritema multiforme afetando extensa área de mucosas jugal e labial.

rapidamente, causando grande desconforto. O paciente precisa estar sempre hidratado devido à dificuldade de deglutição normalmente acompanhada da intensa sintomatologia dolorosa na boca. As ulcerações bucais costumam ser difusas e afetam preferencialmente os lábios, a mucosa labial, a mucosa de bochecha, a língua, o assoalho da boca e o palato mole. A gengiva e o palato duro costumam ser preservados e raramente apresentarão alguma manifestação relacionada.

Eritema multiforme maior apresenta maior gravidade que a forma menor, também denominada síndrome de Stevens-Johnson, normalmente desencadeada por um medicamento. Ocorre em uma relação de cinco casos a cada milhão de pessoas por ano. Para que o diagnóstico seja estabelecido, a mucosa ocular ou a genital deve ser afetada em conjunto com as lesões da boca e da pele. Como ocorre no penfigoide, pode deixar cicatrizes na mucosa ocular, formando o simbléfaro.

A forma mais grave do eritema é a necrólise epidérmica tóxica, também denominada síndrome de Lyell. Quase sempre é desencadeada por fármaco. Afeta cerca de uma pessoa por milhão por ano. Estudos recentes demonstraram que o dano ao epitélio ocorre devido ao aumento na apoptose das células epiteliais. A descamação difusa de grandes áreas da pele e da mucosa leva a parecer que o paciente foi escaldado. Acomete mais mulheres do que homens e geralmente afeta pacientes mais velhos, em comparação com o eritema multiforme maior. É uma manifestação rara que pode levar o paciente à morte. Caso sobreviva, as lesões cicatrizam dentro de 2 a 4 semanas; no entanto, as lesões bucais podem levar mais tempo para cicatrizar, e danos oculares costumam ocorrer em metade dos pacientes.

O eritema multiforme bolhoso foi definido em um trabalho de Bastuji-Garin et al., em 1993, como a forma mais grave da manifestação da doença com base na morfologia das lesões em pele, sua extensão, distribuição e a gravidade das áreas descamadas, mas ainda é incerto se sua etiopatogenia é diferente das outras formas de apresentação do eritema.

Diagnóstico

O eritema multiforme nas suas várias apresentações é essencialmente diagnosticado pelas características clínicas, procurando-se por fatores relacionados, tais como infecções herpéticas e uso de medicamentos. As lesões de pele em alvo ajudam no diagnóstico. O diagnóstico diferencial deve levar em conta úlceras aftosas recorrentes, infecções virais, pênfigo vulgar, penfigoide de mucosas e líquen plano erosivo.

Não há um teste específico; a biopsia incisional costuma ser um exame complementar bastante útil, mas não definitivo. A citologia esfoliativa das úlceras iniciais pode ser útil, sugerindo-nos infecções virais compatíveis com o HSV.

Tratamento

O tratamento varia em função da gravidade da manifestação. No eritema multiforme menor, o tratamento deve ser sintomático. No eritema multiforme maior, corticosteroides tópicos com antifúngicos podem ajudar no controle da doença. O uso de corticosteroides sistêmicos é controverso, e alguns especialistas os consideram contraindicados. Aciclovir de 400 a 600 mg/dia pode ser utilizado em pacientes que apresentem recorrências desencadeadas pelo HSV. Medidas de suporte, tais como colutórios, antitérmicos, hidratação adequada, devem ser utilizadas.

▶ Considerações finais

O Quadro 5.6 apresenta o resumo comparativo das doenças ulcerativas e vesicobolhosas discutidas neste capítulo.

Quadro 5.6 • Resumo comparativo das doenças ulcerativas e vesicobolhosas.

Doença	Etiologia	Incidência (sexo, etnia, idade)	Diagnósticos diferenciais	Exames complementares	Tratamento
Úlcera traumática	Traumática	Sem predileção	UAR, carcinoma epidermoide	Desnecessários	Remoção do fator traumático
Úlcera aftosa recorrente	Autoimune?	Sem predileção	Herpes, doença de Behçet	Desnecessários	Corticosteroides, antissépticos
GEHP	Viral	Ambos, qualquer, crianças	Outra infecção viral, eritema multiforme	Desnecessários, ou citologia esfoliativa e cultura	Suporte na maioria dos casos. Antivirais em casos graves

Quadro 5.6 • Resumo comparativo das doenças ulcerativas e vesicobolhosas. (*continuação*)

Doença	Etiologia	Incidência (sexo, etnia, idade)	Diagnósticos diferenciais	Exames complementares	Tratamento
Herpes recorrente	Viral	Ambos, qualquer, jovens e adultos	UAR, herpes-zóster	Desnecessários, ou citologia esfoliativa e cultura	Antiviral tópico ou, na maioria dos casos, sistêmico, eventualmente controle desencadeante
Herpes-zóster	Viral	Ambos, qualquer, adultos	Herpes recorrente	Desnecessários, ou citologia esfoliativa e cultura	Antiviral tópico e/ou sistêmico Analgésicos, corticosteroides
Doença de Behçet	Autoimune	Ambos, adultos	Herpes, UAR	Desnecessários, ou exames laboratoriais	Corticosteroides e imunossupressores
Pênfigo vulgar	Autoimune	Ambos, qualquer, adultos	Penfigoides, eritema multiforme menor	Biopsia incisional	Corticosteroides e imunossupressores
Penfigoide benigno de mucosas	Autoimune	Feminino, qualquer, 40 a 60 anos	Pênfigo vulgar, eritema multiforme menor	Biopsia incisional	Corticosteroides e imunossupressores
Eritema multiforme menor	Autoimune	Ambos, qualquer, qualquer	Pênfigo vulgar, penfigoides, herpes, GEHP	Biopsia incisional	Corticosteroides e imunossupressores
Eritema multiforme maior	Autoimune	Ambos, qualquer, qualquer	Pênfigo vulgar	Biopsia incisional	Corticosteroides e imunossupressores

UAR: ulceração aftosa recorrente; GEHP: gengivoestomatite herpética primária

▶ Bibliografia

Alawi F. Granulomatous diseases of the oral tissues: differential diagnosis and update. Dent Clin North Am. 2005; 49(1):203-21.

Amir J, Harel L, Smetana Z et al. The natural history of primary herpes simplex type 1 gingivostomatitis in children. Pediatr Dermatol. 1999; 16(4):259-63.

Bagan J, Lo Muzio L, Scully C. Mucosal disease series. Number III. Mucous membrane pemphigoid. Oral Dis. 2005; 11(4):197-218.

Barrons RW. Treatment strategies for recurrent oral aphthous ulcers. Am J Health Syst Pharm. 2001; 58(1):41-50.

Bastuji-Garin S, Rzany B, Stern RS et al. Clinical classification of cases of toxic epidermal necrolysis, Stevens Johnson syndrome and erythema multiforme. Arch Dermatol. 1993; 129:92-6.

Black M, Mignogna MD, Scully C. Mucosal disease series. Number II. Pemphigus vulgaris. Oral Dis. 2005; 11(3):119-30.

Bradley PJ, Ferlito A, Devaney KO et al. Crohn's disease manifesting in the head and neck. Acta Otolaryngol. 2004; 124(3):237-41.

Bruce AJ, Hairston BR, Rogers III RS. Diagnosis and management oral viral infection. Dermatologic Therapy. 2002; 15:270-86.

Casiglia JM. Recurrent aphthous stomatitis: etiology, diagnosis, and treatment. Gen Dent. 2002; 50(2):157-66.

Chakrabarty A, Anderson NJ, Beutner R et al. Valacyclovir for the management of herpes viral infections. Skin Therapy Lett. 2005; 10(1):1-4.

Eisen D, Lynch DP. Selecting topical and systemic agents for recurrent aphthous stomatitis. Cutis. 2001; 68(3):201-6.

Farthing P, Bagan JV, Scully C. Mucosal disease series. Number IV. Erythema multiforme. Oral Dis. 2005; 11(5):261-7.

Field EA, Allan RB. Review article: oral ulceration – aetiopathogenesis, clinical diagnosis and management in the gastrointestinal clinic. Aliment Pharmacol Ther. 2003; 18:949-62.

Fritscher AM, Cherubini K, Chies J et al. Association between Helicobacter pylori and recurrent aphthous stomatitis in children and adolescents. J Oral Pathol Med. 2004; 33(3):129-32.

Gonzalez-Moles MA, Ruiz-Avila I, Rodriguez-Archilla A et al. Treatment of severe erosive gingival lesions by topical application of clobetasol propionate in custom trays. Oral Surg Oral Med Oral Pathol Oral Radiol Endod. 2003; 95:688-92.

Hirohata S, Kikuchi H. Behçet's disease: arthritis. Res Ther. 2003; 5:139-46.

Kaplan I, Hodak E, Ackerman L et al. Neoplasms associated with paraneoplastic pemphigus: a review with emphasis on non-hematologic malignancy and oral mucosal manifestations. Oral Oncol. 2004; 40(6):553-62.

Kignel S. Incidence of the Helicobacter pylori in saliva and in supragengival dental plaque in patients with gastric sintomatology. [Tese.] São Paulo; 2003.

Lewkowicz N, Lewkowicz P, Kurnatowska A et al. Innate immune system is implicated in recurrent aphthous ulcer pathogenesis. J Oral Pathol Med. 2003; 32(8):475-81.

Marcucci G. Estomatologia: fundamentos de odontologia. Rio de Janeiro: Guanabara Koogan; 2005.

Moomaw MD, Cornea P, Rathbun RC et al. Review of antiviral therapy for herpes labialis, genital herpes and herpes zoster. Expert Rev Anti Infect Ther. 2003; 1(2):283-95.

Natah SS, Hayrinen-Immonen R, Hietanen J et al. Immunolocalization of tumor necrosis factor-alpha expressing cells in recurrent aphthous ulcer lesions (RAU). J Oral Pathol Med. 2000; 29(1):19-25.

Neville B, Damm DD, Dean KW. Patologia oral clínica. 2. ed. Rio de Janeiro: Guanabara Koogan; 2001.

Parisi E, Raghavendra S, Werth VP et al. Modification to the approach of the diagnosis of mucous membrane pemphigoid. A case report and literature review. Oral Surg Oral Med Oral Pathol Oral Radiol Endod. 2003; 95:182-6.

Porter S, Scully C. Aphthous ulcers (recurrent). Clin Evid. 2004; (11):1766-73.

Porter SR, Hegarty A, Kaliakatsou F et al. Recurrent aphthous stomatitis. Clin Dermatol. 2000; 18(5):569-78.

Porter SR, Leao JC. Review article: oral ulcers and its relevance to systemic disorders. Aliment Pharmacol Ther. 2005; 21:295-306.

Raborn GW, Grace MGA. Recurrent herpes simplex labialis: selected therapeutic options. J Can Dent Assoc. 2003; 69(8):498-503.

Regezi JA, Sciubba JJ. Patologia bucal: correlações clínico-patológicas. 3. ed. Rio de Janeiro: Guanabara Koogan; 1999.

Robinson NA, Yeo JF, Lee YS et al. Oral Pemphigus vulgaris: a case report and literature update. Ann Acad Med Singapore. 2004; 33(Suppl):63S-8S.

Roizman B, Whitley RJ. The nine ages of herpes simplex virus. Herpes. 2001; 8(1):23-7.

Sakallioglu EE, Acikgoz G, Keles G et al. Pemphigus vulgaris and complication of systemic corticosteroid therapy: a case report. J Oral Sci. 2003; 45:165-9.

Sato EI, Bonfá ED, Costallat LTL et al. Brazilian consensus for the treatment of systemic erythematous lupus. Rev Bras Rematol. 2002; 42(6):362-70.

Schleiss MR. Vertically transmitted herpesvirus infections. Herpes. 2003; 10(1):4-11.

Sciubba JJ, Said-Al-Naief N. Orofacial granulomatosis: presentation, pathology and management of 13 cases. J Oral Pathol Med. 2003; 32(10):576-85.

Scully C, Bagan JV, Black M et al. Epithelial biology. Oral Dis. 2005; 11(2):58-71.

Scully C, Gorski M, Lozada-Nur F. Aphthous ulcerations. Dermatologic Therapy. 2002; 185-205.

Spruance SL, Kriesel JD. Treatment of herpes simplex labialis. Herpes. 2002; 9(3):64-9.

Systryn JC, Rudolph JL. Pemphigus. Lancet. 2005; 366(2):61-73.

Tüzun B, Tüzun Y, Wolf R. Oral disorders: unapproved treatments or indications. Clinics in Dermatology. 2000; 18:197-200.

Vasudevan DM, Vijayakumar T. Viruses in human oral cancers. J Exp Clin Cancer Res. 1998; 17(1):27-31.

Wu JJ, Brentjens MH, Torres G et al. Valacyclovir in the treatment of herpes simplex, herpes zoster, and other viral infections. J Cutan Med Surg. 2003; 372-81.

Zunt SL. Recurrent aphthous stomatitis. Dermatol Clin. 2003; 21(1):33-9.

Capítulo 6
Alterações de Cor da Mucosa Bucal

André Caroli Rocha, Luciana Estevam Simonato e Ana Carolina Prado Ribeiro

▶ Introdução

A mucosa bucal pode ser local de uma série de condições fisiológicas ou patológicas que se caracterizam pela alteração de cor da superfície. O diagnóstico das doenças que a acomete pode ser feito em bases clínicas ou necessitar de manobras complementares, especialmente, a análise histopatológica. A cor, a localização, a distribuição e a duração, bem como o relato de uso de medicamentos, a história familiar e a alteração nos padrões de manifestação são relevantes para o diagnóstico diferencial. Neste contexto, é importante que o profissional tenha conhecimento das principais alterações e busque estabelecer o diagnóstico correto que levará a uma estratégia terapêutica mais adequada para cada caso.

▶ Leucoplasia bucal

A definição e terminologia da leucoplasia bucal (LB) é assunto de discussão na literatura há décadas, principalmente, no que diz respeito aos aspectos clínicos e histopatológicos. A Organização Mundial da Saúde (OMS) definiu, em 1978, a LB como "placa branca que não pode ser caracterizada clinicamente ou histologicamente como nenhuma outra lesão". Em uma atualização de 1997, a LB foi definida como "placa predominantemente branca da mucosa bucal que não pode ser caracterizada como nenhuma outra lesão da boca". Mais recentemente, em uma publicação de Warnakulasuriya et al. (2007), os autores sugeriram a definição de LB como "placa predominantemente branca com potencial de malignização questionável, após exclusão de (outras) doenças ou distúrbios conhecidos que não tenham potencial de desenvolvimento (evolução) em câncer". Segundo os autores, essa definição visa facilitar a troca de informações entre epidemiologistas, clínicos e patologistas com vistas a promover melhores intervenções, comparar modalidades de tratamento e estabelecer o prognóstico.

De acordo com a definição de LB, o diagnóstico é realizado por meio da exclusão de outras lesões da boca que também se apresentam clinicamente como placas brancas, tais como: candidose, líquen plano, estomatite nicotínica, queratose fricional, leucoedema, nevo branco esponjoso, dentre outras lesões.

As LB tendem a ser clinicamente assintomáticas e normalmente são diagnosticadas em exames clínicos de rotina. Frequentemente acometem homens após a quarta década de vida. Os principais fatores de risco associados ao desenvolvimento da LB incluem tabagismo e consumo de álcool e, em menor frequência, a infecção pelo papilomavírus humano (HPV).

Apresentam maior incidência em borda lateral de língua, assoalho de boca, palato mole e mucosa jugal e podem se apresentar desde pequenas placas brancas a lesões extensas que envolvem grandes áreas de mucosa bucal (Figuras 6.1 a 6.3).

Duas principais variáveis clínicas da LB foram descritas: leucoplasia homogênea e não homogênea, sendo a distinção entre ambas baseada exclusivamente nos aspectos clínicos de coloração da superfície e morfologia (espessura e textura) da

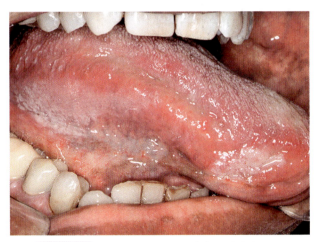

Figura 6.1 Leucoplasia em borda lateral de língua.

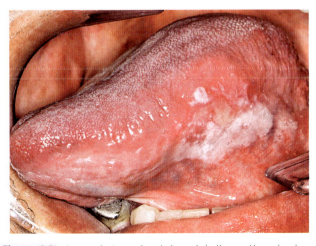

Figura 6.2 Leucoplasia em borda lateral de língua (área de ulceração associada).

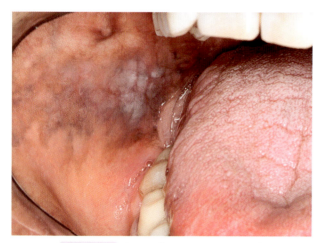

Figura 6.3 Leucoplasia em mucosa jugal.

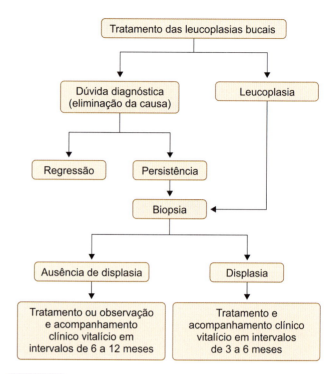

Figura 6.4 Fluxograma para o manejo da leucoplasia bucal. (Adaptada de van der Waal e Axéll, 2002.)

lesão, que podem apresentar alguma influência à sua evolução clínica e ao prognóstico.

As LB homogêneas são descritas clinicamente como lesões uniformemente planas e finas, de superfície lisa, e possivelmente apresentam fissuras de queratina; as não homogêneas podem apresentar três variáveis clínicas:

- Leucoplasia salpicada: lesões mistas, de coloração branca e/ou branco-avermelhada (também denominadas eritroleucoplasias), com predomínio de áreas de coloração branca
- Leucoplasia nodular: pequenas lesões de superfície exofítica que podem apresentar áreas vermelhas ou branco-avermelhadas ao redor
- Leucoplasia verrucosa ou exofítica: lesões de superfície fissurada ou corrugada.

A prevalência das LB varia de 1 a 5%, e o seu potencial de malignização pode variar de 3 a 17% de acordo com a literatura científica internacional especializada.

Quando uma lesão predominantemente branca ao exame clínico não pode ser claramente diagnosticada como qualquer outra lesão da mucosa bucal, a biopsia é mandatória.

Tratamento

O tratamento da LB pode variar desde um cuidadoso acompanhamento clínico periódico até a remoção cirúrgica completa. A biopsia incisional seguida da análise histopatológica é o "padrão-ouro" para o diagnóstico e o manejo inicial das LB (Figura 6.4).

Até o presente momento, não há na literatura científica especializada evidência de um tratamento eficaz para evitar a transformação maligna da LB; contudo, a presença de displasia epitelial ao exame microscópico pode ser considerada um forte indicativo de potencial de malignização da lesão.

O tratamento cirúrgico tende a ser eficaz, sendo importante considerar que podem ocorrer recidivas; diante disso, o acompanhamento clínico deve ser rigoroso: trimestral em casos de displasias moderadas e intensas e semestral em casos de displasias leves. Dentre os tratamentos cirúrgicos indicados, estão procedimento cirúrgico convencional com bisturi a frio, eletrocoagulação, criocirurgia e cirurgia realizada por meio de *laser* de alta potência.

Na literatura vêm sendo descritos diferentes tratamentos não cirúrgicos; entretanto, não existe um consenso na literatura em relação a sua indicação e eficácia. As principais técnicas relatadas incluem o uso de carotenos (betacaroteno e licopeno), vitaminas A, C e K, ferretinida, bleomicina e terapia fotodinâmica.

Leucoplasia verrucosa proliferativa

A leucoplasia verrucosa proliferativa (LVP) é uma forma rara e agressiva da LB e apresenta alta morbidade. Foi descrita pela primeira vez em 1985, por Hansen et al., como uma forma distinta da LB, que clinicamente tem aspecto verrucoso e exofítico e apresenta altos índices de transformação maligna. A OMS, em sua mais recente publicação, em 2017, definiu a LVP como uma lesão potencialmente maligna rara e agressiva que clinicamente se apresenta de forma multifocal, com curso progressivo associado a altos índices de recorrência e transformação maligna. Acomete, principalmente, mulheres acima dos 60 anos de idade, sendo 1:4 a proporção entre homens e mulheres.

A etiologia da LVP é desconhecida. A característica clínica mais marcante da LVP são as alterações progressivas, com aumento do número de lesões e alterações na sua apresentação clínica ao longo do tempo. A OMS subdividiu a LVP em quatro estágios clínicos:

- Lesão branca delgada com áreas focais de queratose
- Placas brancas difusas e multifocais
- Lesão de crescimento progressivo e horizontal se apresentando com superfície exofítica ou verrucosa com áreas eritematosas focais
- Progressão para carcinoma verrucoso ou carcinoma espinocelular.

A LVP pode acometer qualquer local da boca, mas gengiva, rebordo alveolar e palato são os mais acometidos (Figuras 6.5 a 6.8). O diagnóstico é realizado retrospectivamente, por meio da associação das características clínicas e histopatológicas.

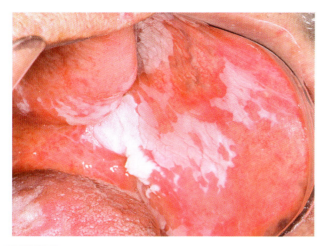

Figura 6.5 Leucoplasia verrucosa proliferativa em palato, rebordo alveolar superior e mucosa jugal.

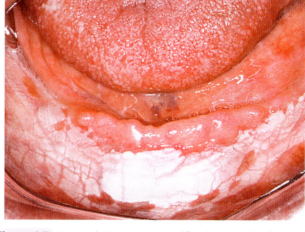

Figura 6.7 Leucoplasia verrucosa proliferativa em rebordo alveolar inferior.

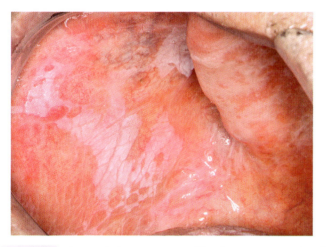

Figura 6.6 Leucoplasia verrucosa proliferativa em mucosa jugal contralateral.

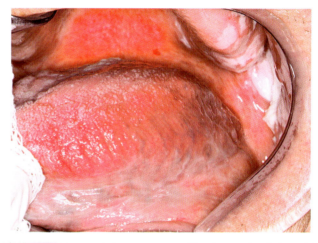

Figura 6.8 Leucoplasia verrucosa proliferativa em borda lateral de língua, rebordo alveolar e mucosa jugal.

Apresenta altas taxas de transformação maligna, ou seja, ao menos 70% das lesões diagnosticadas como LVP irão se desenvolver em carcinomas invasivos, resultando em taxas de mortalidade em torno de 30 a 40%.

Tratamento

Devido ao alto potencial de malignização da LVP, o tratamento cirúrgico é o mais indicado. Frequentemente se observa recorrência local da lesão, logo após a remoção cirúrgica.

O acompanhamento clínico dos pacientes diagnosticados com LVP deve ser rigoroso.

▶ Queilite actínica

Queilite actínica (QA) é descrita como uma condição potencialmente maligna que acomete os lábios, mais frequentemente o lábio inferior, e é resultado da exposição crônica e excessiva à radiação solar ultravioleta.

A prevalência global da QA descrita na literatura científica internacional varia de 0,45 a 2,4%; no entanto, quando avaliada em estudos que incluem especificamente a população com hábitos de exposição solar crônicos, há aumento significativo na taxa de prevalência, que fica em torno de 43,2%. De Souza et al. (2012), ao avaliarem uma população de 362 pessoas que exercem atividades profissionais em praias no Brasil, diagnosticaram QA em 15,5% da amostra.

A real taxa de progressão da QA para um carcinoma espinocelular invasivo de lábio é desconhecida; no entanto, em recente revisão sistemática realizada por Dancyger et al. (2018), a taxa de transformação maligna da QA foi descrita como 3,07%.

A QA ocorre quase exclusivamente em pacientes de pele clara, com maior incidência em homens de meia-idade, acima dos 50 anos. Kaugars et al. (1999), ao avaliarem 152 casos de QA, observaram maior incidência em homens (81,3%), brancos (99,3%), com média de idade de 62 anos.

Clinicamente, a QA pode mostrar uma variação em seus aspectos clínicos e se apresentar na forma aguda ou crônica. A manifestação aguda se caracteriza por edema e discreto eritema em lábio inferior, e também é possível observar fissuras e pequenas ulcerações. Essas lesões, geralmente, estão associadas a exposição à radiação ultravioleta em um curto período de tempo. A forma crônica da QA está associada a exposição prolongada e cumulativa à radiação ultravioleta. Clinicamente se apresenta como área de atrofia no vermelhão do lábio inferior associada à perda de elasticidade, característica bastante relevante que pode representar a perda da clara separação anatômica entre a semimucosa labial (vermelhão) e a pele. Placas

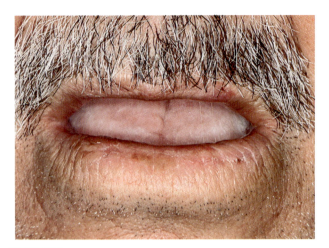

Figura 6.9 Queilite actínica. Ressecamento e atrofia de lábio inferior com ausência da separação anatômica entre a semimucosa e a mucosa labial.

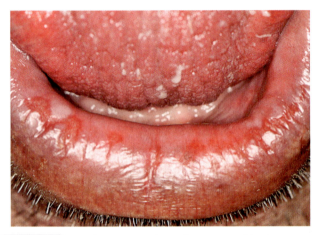

Figura 6.10 Queilite actínica. Áreas de eritema e fissuras em semimucosa labial.

leucoplásicas que mostram variações de espessura (delgada a espessa), com superfície áspera e ressecada, podem sobrepor áreas eritematosas, fissuradas e ulceradas em semimucosa de lábio inferior (Figuras 6.9 e 6.10).

- ### Tratamento

Diferentes técnicas cirúrgicas e não cirúrgicas vêm sendo propostas para o tratamento da QA. De acordo com análise histopatológica, a indicação está associada à extensão da lesão e ao grau de displasia epitelial.

As técnicas cirúrgicas utilizadas no tratamento da QA incluem remoção cirúrgica conservadora, vermelhectomia, eletrocirurgia, ablação por meio de *laser* de alta potência ou, ainda, a criocirurgia.

Dentre as terapias não cirúrgicas, cuja maioria ainda é considerada experimental, foram descritos tratamentos tópicos com 5-fluoruracila, ácido tricloroacético, imiquimode e terapia fotodinâmica. Estes tratamentos são considerados menos invasivos, mas sua efetividade e segurança ainda não foram cientificamente determinadas.

Shah et al. (2010), ao realizarem uma revisão sobre as principais técnicas empregadas no tratamento, concluíram que a crioterapia e a eletrocauterização apresentam maior efetividade em lesões focais, enquanto as terapias tópicas que empregam 5-fluoruracila ou imiquimode seriam mais indicadas no tratamento de lesões subclínicas.

A vermelhectomia quando utilizada em lesões extensas, assim como o uso do *laser* de alta potência têm alta efetividade e menor índice de recidivas, enquanto a terapia fotodinâmica apresenta menos efeitos colaterais secundários quando comparada à vermelhectomia e ao *laser* de alta potência; no entanto, as taxas de sucesso também são consideradas menores.

Os casos de QA não diagnosticados e não tratados adequadamente tendem, pelo princípio da fotocarcinogênese, a se transformar em carcinomas espinocelulares labiais, que, segundo a literatura atual, apresentarão comportamento biológico menos agressivo do que os carcinomas induzidos por tabaco e álcool.

▶ Eritroplasia bucal

A eritroplasia bucal (EB) é definida pela OMS como "uma placa vermelha que não pode ser caracterizada clinicamente ou histologicamente como nenhuma outra lesão". Esta definição não sofreu alterações ao longo dos anos e se mantém amplamente utilizada até os dias de hoje. Em uma publicação de 2007, Warnakulasuriya et al. se propuseram a revisar a nomenclatura e a classificação das lesões potencialmente malignas. A definição da OMS foi endossada; no entanto, os autores enfatizaram que a EB tende a se apresentar clinicamente como uma lesão vermelha, de superfície plana ou granular, e que numerosas outras lesões (placas ou manchas) mostram essas mesmas características clínicas na boca, devendo haver, portanto, uma exclusão diagnóstica antes de se determinar a EB.

A EB se apresenta clinicamente como uma lesão eritematosa única, assintomática, de superfície lisa ou aveludada em mucosa bucal (Figura 6.11). Lesões exclusivamente eritroplásicas são relativamente incomuns e, muitas vezes, se apresentam como um misto de lesão branca e vermelha, condição denominada eritroleucoplasia (Figura 6.12).

EB acomete mais frequentemente pacientes acima dos 45 anos de idade, e os locais de maior incidência são palato mole, ventre de língua e assoalho de boca. O diagnóstico diferencial inclui candidose eritematosa, líquen plano erosivo e lúpus eritematoso e, como a EB se apresenta geralmente como uma lesão única, exclui as demais lesões.

A EB apresenta baixa prevalência, entre 0,02 e 0,83%; no entanto, é considerada a lesão potencialmente maligna com maior capacidade de evolução para o câncer de boca. Mais de 50% dos casos diagnosticados apresentam áreas de displasia epitelial ao exame microscópico, como carcinoma *in situ* ou carcinoma invasivo.

- ### Tratamento

Devido ao alto potencial de malignização das EB, a abordagem terapêutica precoce é indicada, incluindo a realização de biopsia incisional e completa remoção cirúrgica da lesão em casos de displasia epitelial moderada a grave ao exame histopatológico.

▶ Líquen plano bucal

O líquen plano (LP) é uma doença mucocutânea inflamatória crônica que acomete a pele e as mucosas. Sua patogênese apresenta caráter imunomediado e pode acometer pele, couro cabeludo, unhas e mucosas (bucal e genital).

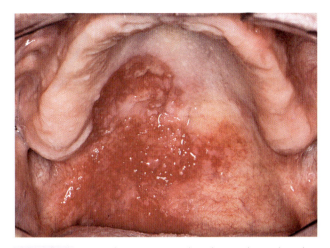

Figura 6.11 Eritroplasia acometendo palato mole e palato duro.

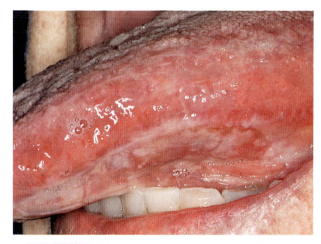

Figura 6.12 Eritroleucoplasia em borda lateral de língua.

O líquen plano bucal (LPB) acomete mais frequentemente mulheres entre 30 e 60 anos de idade e apresenta prevalência média de 0,5 a 2,2% na população geral. Apresenta seis variantes clínicas: reticular, placa, atrófica, erosiva, papular e bolhosa. Neste capítulo são descritas com mais detalhes as duas variantes mais prevalentes na boca: reticular e erosiva.

A variante reticular é considerada a mais comum, normalmente assintomática, e acomete predominantemente a mucosa jugal bilateralmente, mas também pode ser diagnosticada em borda lateral de língua, dorso de língua, gengiva, palato e vermelhão do lábio (Figuras 6.13 e 6.14). Clinicamente, o LP reticular se apresenta na forma de múltiplas pápulas ou estrias brancas (ou acinzentadas) entrelaçadas, denominadas estrias de Wickham. As lesões são tipicamente dinâmicas e podem apresentar períodos de remissão e exacerbação.

O LPB erosivo se apresenta como áreas eritematosas, atróficas associadas a áreas de ulcerações (Figura 6.15). Normalmente essa variante tem maior impacto na qualidade de vida do paciente por estar associada a dor. Pode acometer exclusivamente a gengiva e, neste caso, passa a ser denominado gengivite descamativa (Figura 6.16). Clinicamente, a gengivite descamativa apresenta intenso eritema gengival associado a edema, com áreas de descamação que tendem a progredir para ulcerações. Há sangramentos gengivais com frequência. O LPB é a doença mais associada à gengivite descamativa (75% dos casos); no entanto, outras lesões devem ser incluídas no diagnóstico diferencial, como o pênfigo vulgar e o penfigoide das membranas mucosas, que podem se manifestar na gengiva.

O diagnóstico do LPB pode ser realizado por meio das principais características clínicas da lesão (simetria e distribuição bilateral), especialmente da variante reticular; entretanto, recomenda-se a realização de biopsia incisional para análise histopatológica para confirmação do diagnóstico clínico e exclusão da presença de displasia epitelial.

O potencial de malignização do LPB ainda é controverso na literatura científica especializada; estudos relatam uma taxa de malignização em torno de 1%, com maior incidência de transformação em carcinoma espinocelular de boca na variante erosiva.

- **Tratamento**

Em lesões assintomáticas do LPB, recomendam-se acompanhamento e monitoramento periódico dos pacientes. Em caso de lesões sintomáticas, a base do tratamento inclui o uso de corticosteroides tópicos como propionato de clobetasol 0,05%, com indicação de uso 2 vezes/dia durante o período sintomático da lesão, por no máximo 2 meses.

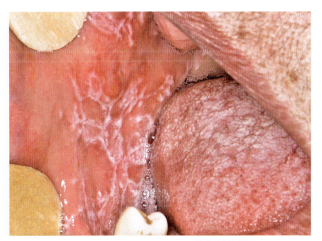
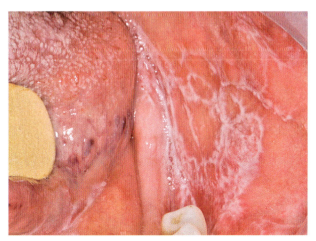

Figura 6.13 Líquen plano reticular em mucosa jugal.

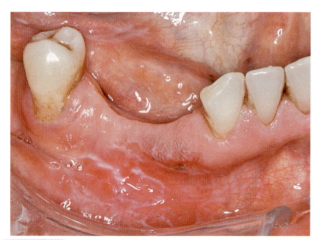

Figura 6.14 Líquen plano reticular em mucosa de fórnice e rebordo alveolar inferior.

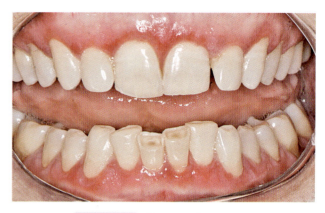

Figura 6.16 Gengivite descamativa.

▶ Nevo branco esponjoso

Nevo branco esponjoso (NBE) é uma rara doença autossômica, de caráter dominante, que acomete o epitélio estratificado não queratinizante, como o da mucosa bucal. O traço autossômico dominante do NBE mostra penetrância irregular e expressividade variável, por isso casos familiares são raros. O NBE está associado a mutações nos genes *KRT4* e *KRT13*, responsáveis por codificar as proteínas do filamento intermediário de queratina específicas da mucosa. A falha estrutural nos queratinócitos promovida por essa mutação leva a fragilidade epitelial e hiperqueratose da mucosa (bucal ou anogenital).

O NBE é uma doença benigna congênita que se manifesta frequentemente no início da infância (antes dos 20 anos de idade) e não há predileção entre os sexos. Acomete a mucosa bucal, mas também pode ser observado nas mucosas anogenital, esofágica e nasal. Quando afeta a boca, a mucosa jugal é o local de maior incidência, seguida de lábio, língua, gengiva e assoalho de boca (Figura 6.17).

Clinicamente, o NBE se apresenta como placas brancas espessas, difusas e bilaterais em mucosa bucal. As lesões são assintomáticas e podem alterar períodos de remissão e exacerbação devido a infecções secundárias.

O diagnóstico do NBE tem como base as características clínicas da lesão e o histórico familiar positivo do paciente (todas as gerações apresentam um membro afetado). Em casos esporádicos, o diagnóstico deve ser confirmado por meio da análise histopatológica.

- **Tratamento**

O NBE é uma doença benigna que não apresenta potencial de malignização; portanto, não é necessário nenhum tratamento. As lesões persistem ao longo da vida do paciente.

▶ Lesões enegrecidas

- **Pigmentação racial | Melanose**

A pigmentação ou melanose racial é uma alteração causada pela hiperatividade dos melanócitos dispostos entre as células epiteliais, na camada basal do epitélio, que resulta no aumento da produção de melanina. É a principal pigmentação da mucosa bucal e é clinicamente caracterizada por manchas acastanhadas difusas.

Acomete predominantemente a gengiva de pacientes negros (Figura 6.18) sem distinção de sexo e idade, mas também se observa no vermelhão do lábio, na mucosa jugal e na língua. Indivíduos com pele clara podem ser acometidos em menor incidência.

Normalmente, a pigmentação racial é observada simetricamente em toda a cavidade oral, não sofrendo qualquer alteração de localização, tamanho ou cor ao longo do tempo.

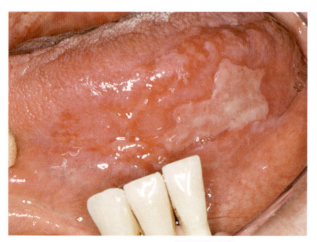
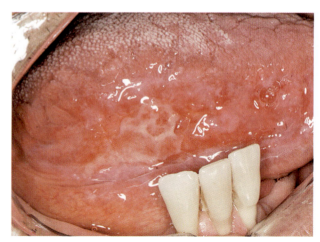

Figura 6.15 Líquen plano erosivo em borda lateral de língua.

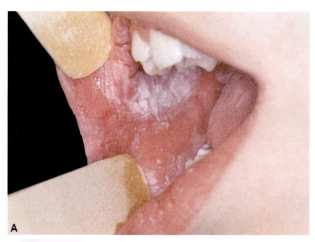
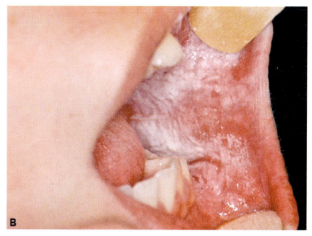

Figura 6.17 Nevo branco esponjoso em mucosa jugal nos lados direito (**A**) e esquerdo (**B**). (Cortesia do Prof. Dr. Sergio Kignel.)

Tratamento

O diagnóstico da pigmentação racial é clínico e o tratamento não é necessário. Em casos de envolvimento estético, pode ser indicada a remoção cirúrgica.

Atualmente, várias técnicas cirúrgicas têm sido propostas para a despigmentação melânica gengival, tais como: abrasão com broca de diamante, gengivectomia/gengivoplastia, autoenxerto de tecidos moles, deslocamento de retalho com espessura parcial, colocação de membrana biológica, criocirurgia, eletrocirurgia e uso de *laser* de alta potência.

De acordo com Gusmão et al. (2012), todas as técnicas têm vantagens e desvantagens e apresentam resultados variáveis. O *laser* de alta potência e a criocirurgia são as modalidades que promovem melhores resultados estéticos.

- ### Tatuagem por amálgama

A tatuagem por amálgama ou argilose focal é uma pigmentação intrabucal provocada pelo derramamento do amálgama no interior dos tecidos moles, o que resulta em mancha enegrecida, azulada ou acinzentada, localizada em uma área anatômica específica da mucosa bucal (Figura 6.19). É uma condição iatrogênica relativamente comum na clínica odontológica, decorrente da deposição do amálgama durante sua condensação no preparo cavitário de um dente ou nas exodontias em dentes restaurados com esse metal.

Clinicamente, a tatuagem por amálgama se apresenta como uma mancha bem delimitada, indolor, de superfície lisa, cuja extensão é proporcional ao tamanho das partículas envolvidas. Qualquer área da mucosa pode estar envolvida, sendo mais comum na gengiva, no rebordo alveolar e na mucosa jugal. Normalmente apenas uma área bucal é afetada, mas existem relatos de múltiplas pigmentações (p. ex., nos casos de introdução de amálgama por fio dental entre as papilas).

Para confirmação do diagnóstico clínico de tatuagem por amálgama, indica-se a realização de exames radiográficos da área de pigmentação para demonstrar os fragmentos metálicos de amálgama, que se apresentam como uma imagem radiopaca (Figura 6.20).

Tratamento

Não há necessidade de tratamento quando os fragmentos puderem ser detectados radiograficamente. Quando nenhum fragmento metálico for encontrado e a lesão não puder ser diferenciada clinicamente, a biopsia é necessária para descartar lesão melanocítica. Justifica-se a excisão cirúrgica conservadora em caso de comprometimento estético.

- ### Língua pilosa negra

A língua pilosa negra é uma condição benigna, caracterizada por deficiente descamação e subsequentes hipertrofia,

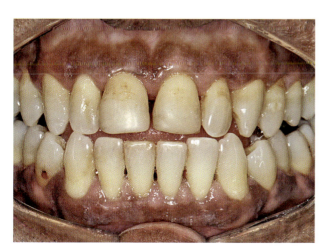

Figura 6.18 Pigmentação melânica nas gengivas superior e inferior.

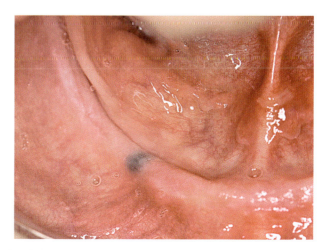

Figura 6.19 Tatuagem por amálgama em rebordo alveolar inferior.

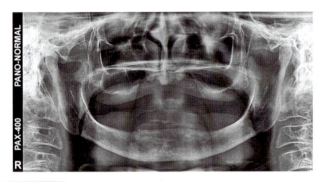

Figura 6.20 Radiografia panorâmica de mandíbula mostrando imagem radiopaca correspondente ao fragmento metálico de amálgama.

alongamento e pigmentação das papilas filiformes localizadas no dorso da língua, que se tornam semelhantes a vilosidades (Figura 6.21). Apesar do nome, as vilosidades podem adquirir tonalidade amarela, verde, castanha ou preta em decorrência de pigmentos derivados dos alimentos e bactérias endógenas intrabucais. Sua etiologia é desconhecida, mas se verifica que a extensão das papilas linguais aumenta quando não são requisitadas, como no caso de pacientes que se privam de mastigação, deglutição e fonação.

De acordo com o agente causador da pigmentação, a língua pilosa pode assumir diferentes cores e aspectos clínicos que estão relacionados a processos infecciosos, consumo de bebidas alcoólicas, tabagismo, uso prolongado de antibióticos, xerostomia ou ainda efeitos colaterais da radioterapia em região de cabeça e pescoço e quimioterapia.

Em geral, a língua pilosa negra se estende por todo o dorso lingual desde o forame cego até o ápice lingual. As papilas filiformes alongadas podem chegar a 2 cm de comprimento, e as bordas laterais da língua raramente são afetadas. É assintomática e a falta de higienização bucal adequada é um fator importante, o que facilita a infecção secundária por *Candida albicans* e a halitose.

O diagnóstico tem como base o aspecto clínico e a história da exposição a alguns fatores previamente mencionados. É importante esclarecer ao paciente a condição benigna e não contagiosa da lesão.

Tratamento

O tratamento consiste principalmente no hábito da higiene bucal adequada e na eliminação do fator potencialmente desencadeante com consequente resolução completa da alteração da língua pilosa.

A higiene bucal deve ser feita com escova dental e pasta de dentes, no mínimo 3 vezes/dia, com o objetivo de remover a queratina em excesso do dorso da língua.

Nevo pigmentado

O nevo é uma condição de natureza congênita ou de desenvolvimento também conhecida como nevo melanocítico e se desenvolve no epitélio ou no tecido conjuntivo. O nevo da mucosa é menos comum do que o da pele; na boca, o nevo pigmentado localiza-se em geral no palato, mas pode ocorrer em mucosa labial, mucosa jugal e lábio.

A prevalência e a incidência do nevo pigmentado bucal não têm sido sistematicamente estudadas. Buchner et al. (2004) verificaram que cerca de 0,1% das 90.000 biopsias analisadas durante um período de 19 anos correspondiam a nevo pigmentado. Afeta, principalmente, mulheres, sendo a relação mulher/homem de 1,5:1. Não existe predileção por etnia, e a idade no momento do diagnóstico varia de 3 a 85 anos, com idade média de 35 anos.

Clinicamente se apresenta como uma mancha bem delimitada, de coloração homogênea enegrecida, acastanhada ou azulada, de dimensões variadas, superfície lisa, plana ou ligeiramente elevada (Figura 6.22).

É classificado histologicamente em intramucoso, juncional e composto. O nevo intramucoso apresenta os melanócitos localizados exclusivamente no tecido conjuntivo subepitelial; no nevo juncional essas células migram para os estratos inferiores do tecido epitelial ao longo da junção com o tecido conjuntivo, e no nevo composto os melanócitos localizam-se tanto no tecido epitelial quanto no tecido conjuntivo adjacente.

O nevo juncional tem maior potencial de transformação maligna. Os eventuais sinais de evolução para melanoma são crescimento da lesão, aumento da pigmentação, eritema inflamatório, sangramento, ulceração, prurido e formação de lesões satélites.

Tratamento

A biopsia é recomendada para confirmar o diagnóstico, pois, ao contrário dos nevos cutâneos, os nevos bucais são raros, sendo indicada a confirmação histológica. A remoção cirúrgica com bisturi a frio é o tratamento mais indicado.

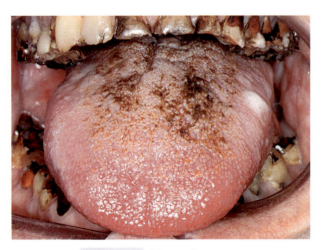

Figura 6.21 Língua pilosa negra.

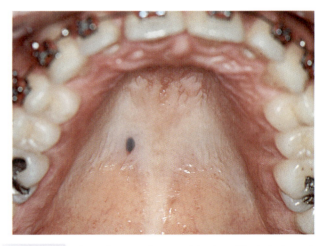

Figura 6.22 Nevo pigmentado em palato duro. (Cortesia da equipe Orocentro, FOP-Unicamp.)

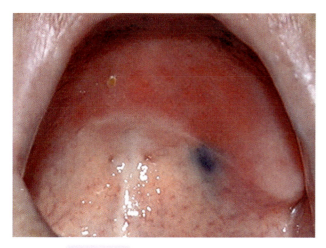

Figura 6.23 Nevo azul em palato duro.

- **Nevo azul**

O nevo azul é uma lesão melanocítica benigna, caracterizada pela proliferação de melanócitos de aspecto fusiforme em uma região profunda do tecido conjuntivo subepitelial, que sintetizam melanina em abundância. Clinicamente, o nevo azul se apresenta como uma mancha azul-escura ou negra, bem delimitada e plana. Normalmente, quando localizado na boca, é único e ocorre quase exclusivamente no palato (Figura 6.23).

É tipicamente identificado entre a terceira e a quinta década de vida. Tem predileção pelo sexo feminino, em uma proporção de 1:1,5. É assintomático, sendo o segundo tipo mais comum de nevo da cavidade oral, e varia de 19 a 36% dos casos.

Tratamento

Devido à raridade no nevo azul na boca e à semelhança clínica e microscópica com o melanoma bucal, recomenda-se a realização de biopsia para estabelecimento do diagnóstico definitivo, sendo que a remoção cirúrgica conservadora é o tratamento mais indicado.

- **Efélides**

Efélides ou sardas são múltiplas manchas de coloração acastanhada, ocasionadas ou intensificadas após exposição a radiação ultravioleta, especialmente na pele de pessoas claras. A efélide ocorre eventualmente no interior da cavidade bucal e se apresenta como mancha única, pequena e assintomática. Pode ser encontrada em qualquer local da boca, sendo mais comum em lábios, gengiva e palato.

Tratamento

Não é necessário qualquer tratamento, mas se recomenda o uso de protetor solar em pele e lábios.

▶ Bibliografia

Al-Hashimi I, Schifter M, Lockhart PB et al. Oral lichen planus and oral lichenoid lesions: diagnostic and therapeutic considerations. Oral Surg Oral Med Oral Pathol Oral Radiol Endod. 2007; 103(Suppl S25):e1-12.

Alrashdan MS, Cirillo N, McCullough M. Oral lichen planus: a literature review and update. Arch Dermatol Res. 2016; 308(8):539-51.

Amérigo-Góngora M, Machuca-Portillo G, Torres-Lagares D et al. Clinicopathological and immunohistochemical analysis of oral melanocytic nevi and review of the literature. J Stomatol Oral Maxillofac Surg. 2017; 118(3):151-5.

Awadallah M, Idle M, Patel K et al. Management update of potentially premalignant oral epithelial lesions. Oral Surg Oral Med Oral Pathol Oral Radiol. 2018; 125(6):628-36.

Bagan J, Scully C, Jimenez Y et al. Proliferative verrucous leukoplakia: a concise update. Oral Dis. 2010; 16(4):328-32.

Boleto D. Pelos na língua: um caso de língua pilosa negra. Rev Port Med Geral Fam. 2013; 29(4):255-7.

Buchner A, Merrel PW, Carpenter WM. Relative frequency of solitary melanocytic lesions of the oral mucosa. J Oral Pathol Med. 2004; 33(4):550-7.

Cai W, Jiang B, Yu F et al. Current approaches to the diagnosis and treatment of white sponge nevus. Expert Rev Mol Med. 2015; 17:e9.

Carvalho MV, de Moraes SLD, Lemos CAA et al. Surgical versus non-surgical treatment of actinic cheilitis: A systematic review and meta-analysis. Oral Dis. 2019; 25(4):972-81.

Cawson RA, Odell EW. Cawsons fundamentos básicos de patologia e medicina oral. 8. ed. São Paulo: Santos; 2013.

Dancyger A, Heard V, Huang B et al. Malignant transformation of actinic cheilitis: a systematic review of observational studies. J Investig Clin Dent. 2018; 9(4):e12343.

de Souza Lucena EE, Costa DC, da Silveira EJ et al. Prevalence and factors associated to actinic cheilitis in beach workers. Oral Dis. 2012; 18(6):575-9.

Gondak RO, da Silva-Jorge R, Jorge J et al. Oral pigmented lesions: clinicopathologic features and review of the literature. Med Oral Patol Oral Cir Bucal. 2012; 17(6):e919-24.

Gouvêa AF, Santos Silva AR, Speight PM et al. High incidence of DNA ploidy abnormalities and increased Mcm^2 expression may predict malignant change in oral proliferative verrucous leukoplakia. Histopathology. 2013; 62(4):551-62.

Gouvêa AF, Vargas PA, Coletta RD et al. Clinicopathological features and immunohistochemical expression of p53, Ki-67, Mcm-2 and Mcm-5 in proliferative verrucous leukoplakia. J Oral Pathol Med. 2010; 39(6):447-52.

Gusmão ES, Cimões R, Soarees RSC et al. Estética gengival: repigmentação da melanina. Rev Cir Traumatol Buco-Maxilo-Fac. 2012;12(3):49-54.

Hamad Y, Warren DK. Black hairy tongue. N Engl J Med. 2018; 379:e16.

Hansen LS, Olson JA, Silverman S. Proliferative verrucous leukoplakia. A long-term study of thirty patients. Oral Surg Oral Med Oral Pathol. 1985; 60:285-98.

Kaugars GE, Pillion T, Svirsky JA et al. Actinic cheilitis: a review of 152 cases. Oral Surg Oral Med Oral Pathol Oral Radiol Endod. 1999; 88(2):181-6.

Kumar A, Cascarini L, McCaul JA et al. How should we manage oral leukoplakia? Br J Oral Maxillofac Surg. 2013; 51(5):377-83.

Kürklü E, Öztürk Ş, Cassidy AJ et al. Clinical features and molecular genetic analysis in a Turkish family with oral white sponge nevus. Med Oral Patol Oral Cir Bucal. 2018; 23(2):e144-50.

Lambertini M, Patrizi A, Fanti PA et al. Oral melanoma and other pigmentations: when to biopsy? J Eur Acad Dermatol Venereol. 2018; 32(2):209-14.

Lodi G, Franchini R, Warnakulasuriya S et al. Interventions for treating oral leukoplakia to prevent oral cancer. Cochrane Database Syst Rev. 2016; 7:CD001829.

Marangon H Jr, Souza PE, Soares RV et al. Oral congenital melanocytic nevus: a rare case report and review of the literature. Head Neck Pathol. 2015; 9(4):481-7.

Marcucci G. Fundamentos de odontologia: estomatologia. 2. ed. São Paulo: Santos; 2014.

Markopoulos A, Albanidou-Farmaki E, Kayavis I. Actinic cheilitis: clinical and pathologic characteristics in 65 cases. Oral Dis. 2004; 10(4):212-6.

Martelli H Jr, Pereira SM, Rocha TM et al. White sponge nevus: report of a three-generation family. Oral Surg Oral Med Oral Pathol Oral Radiol Endod. 2007; 103(1):43-7.

Maymone MBC, Greer RO, Kesecker J et al. Premalignant and malignant mucosal lesions: clinical and pathological findings J Am Acad Dermatol. 2019; 81(1):59-71.

Meleti M, Vescovi P, Mooi WJ et al. Pigmented lesions of the oral mucosa and perioral tissues: a flow-chart for the diagnosis and some recommendations for the management. Oral Surg Oral Med Oral Pathol Oral Radiol Endod. 2008; 105:606-16.

Neville BW, Damm DD, Allen CM et al. Patologia oral & maxilofacial. 4. ed. Rio de Janeiro: Elsevier; 2016.

Santos TS, Martins-Filho PRS, Raimundo RC et al. Extenso nevo azul intraoral: relato de caso. Na Bras Dermatol. 2011; 86(4 Suppl 1):61-5.

Scully C, Carrozzo M. Oral mucosal disease: lichen planus. Br J Oral Maxillofac Surg. 2008; 46(1):15-21.

Shah AY, Doherty SD, Rosen T. Actinic cheilitis: a treatment review. Int J Dermatol. 2010; 49(11):1225-34.

Tavares TS, Meirelles DP, de Aguiar MCF et al. Pigmented lesions of the oral mucosa: a cross-sectional study of 458 histopathological specimens. Oral Dis. 2018; 24(8):1484-91.

van der Waal I. Oral leukoplakia, the ongoing discussion on definition and terminology. Med Oral Patol Oral Cir Bucal. 2015; 20(6):e685-92.

van der Waal I, Axéll T. Oral leukoplakia: a proposal for uniform reporting. Oral Oncol. 2002; 38(6):521-6.

Warnakulasuriya S. Clinical features and presentation of oral potentially malignant disorders. Oral Surg Oral Med Oral Pathol Oral Radiol. 2018; 125(6):582-90.

Warnakulasuriya S, Johnson NW, van der Waal I. Nomenclature and classification of potentially malignant disorders of the oral mucosa. J Oral Pathol Med. 2007; 36(10):575-80.

Capítulo 7
Aumentos dos Tecidos Moles na Boca

Maria Regina Sposto e Cláudia Maria Navarro

▶ Introdução

As lesões de boca clinicamente identificadas como aumentos de tecido mole podem ser classificadas de acordo com o aspecto clínico, a cor, o tipo de tecido acometido, a etiologia, o envolvimento com processos neoplásicos ou mesmo a localização anatômica. Neste capítulo, optou-se por utilizar o critério etiológico para classificar as lesões em decorrentes de causas reacionais e de causas inflamatórias.

Também se poderiam abordar os aumentos teciduais causados por outras etiologias, como infecções virais (papiloma escamoso, verruga vulgar, condiloma acuminado, hiperplasia epitelial focal), porém essas questões serão abordadas no Capítulo 9, *Papilomavírus Humano* (*HPV*).

Os aumentos teciduais de origem neoplásica benignos (fibroma, mixoma, hemangioma, linfangioma, adenoma e outros) serão abordados no Capítulo 15, *Tumores Benignos*.

Os aumentos teciduais de origem neoplásica maligna (carcinoma espinocelular, linfomas, sarcomas, leucemias e outros) serão abordados no Capítulo 16, *Câncer Bucal e Condições com Potencial de Malignidade*.

Finalmente, os aumentos de tecido mole decorrentes de cistos (odontogênicos e não odontogênicos) serão abordados no Capítulo 11, *Cistos e Tumores Odontogênicos*.

Com base na classificação por etiologia, serão abordadas neste capítulo as seguintes doenças:

- Aumentos teciduais reacionais
  - Granuloma piogênico
  - Lesão periférica de células gigantes
  - Epúlide granulomatosa
  - Fibroma ossificante periférico
  - Hiperplasias fibrosas
    - Fibroma traumático
    - Hiperplasia induzida por prótese
  - Hiperplasia linfoide reacional
  - Fibromatoses gengivais
    - Fibromatose gengival inflamatória
    - Fibromatose gengival hereditária
    - Fibromatose gengival associada a doenças genéticas e síndromes
    - Fibromatose gengival induzida por medicamentos
    - Fibromatose gengival associada a outras doenças
    - Fibromatose gengival idiopática
- Aumentos teciduais inflamatórios agudos
  - Abscesso periodontal agudo
  - Pericoronarite
  - Celulite
  - Angioedema.

▶ Aumentos teciduais reacionais

A maioria dos aumentos teciduais reacionais em tecido mole – também denominados hiperplasias reacionais – são decorrentes de resposta a um traumatismo ou agente irritante de longa duração que desencadeia uma reação de reparação tecidual intensa. Essa reação é clinicamente identificada como um crescimento localizado, de evolução lenta e indolor. Em geral, não há associação com sinais ou sintomas sistêmicos.

Na maioria desses aumentos, a mucosa de revestimento está íntegra, a não ser nos casos de traumatismo local, em que aparecem ulcerações superficiais. São lesões únicas, de implantação séssil ou pediculada. Podem ser multifocais ou generalizadas, quando o agente irritante é um medicamento ou o desequilíbrio hormonal. O curso clínico desses aumentos mostra um crescimento lento e limitado, e algumas dessas lesões regridem parcialmente após a remoção do fator causal, principalmente em pacientes jovens.

▪ Granuloma piogênico

É um aumento tecidual em resposta a uma reação inflamatória local. Existem vários irritantes locais que podem causar essa reação, entre eles: depósitos de biofilme, restaurações com arestas ou rugosidades, próteses mal adaptadas, fraturas dentais, materiais estranhos (ponta de grafite, partículas de plástico), resíduos de alimentação (casca de pipoca) ou de material de higiene dental (cerdas de escovas).

Características clínicas

A maioria das lesões apresenta-se como um nódulo vermelho intenso, séssil ou pediculado, assintomático, de crescimento rápido, com episódios de sangramento, podendo apresentar ulcerações na superfície quando há traumatismos locais. São lesões comuns em crianças. A principal localização anatômica é a gengiva (papila interdental), quando associada a irritantes dentais (Figura 7.1), mas também podem desenvolver-se em mucosa jugal, lábio inferior e língua (Figura 7.2). Na maioria das vezes, são lesões únicas. Há ocorrências em mulheres grávidas ou em fase de alterações hormonais; nesses casos, as lesões podem ser múltiplas e são denominadas granulomas gravídicos ou da puberdade. Acometem mais as mulheres em uma faixa etária ampla.

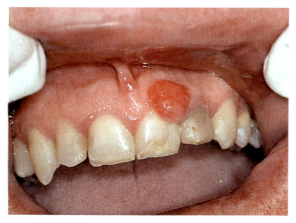

Figura 7.1 Granuloma piogênico em gengiva.

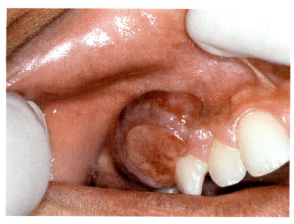

Figura 7.3 Lesão periférica de células gigantes em gengiva.

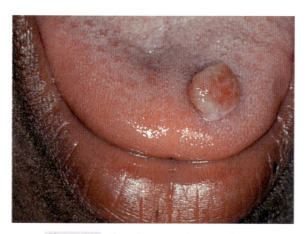

Figura 7.2 Granuloma piogênico em língua.

Diagnóstico diferencial
Por meio de biopsia, devem ser diferenciados das lesões periféricas de células gigantes e do fibroma ossificante periférico, que são aumentos teciduais mais firmes e pálidos, com menor sangramento e em geral localizados em rebordo alveolar ou gengiva.

Tratamento
A cirurgia para a remoção total da lesão é o tratamento de escolha, que deve ser complementado pela remoção do agente irritante envolvido, com curetagem do periósteo e das inserções profundas para prevenir recidivas.

Lesão periférica de células gigantes
Também denominada granuloma periférico de células gigantes, tem sua origem no ligamento periodontal ou tecido periostal em consequência de irritação crônica de baixa intensidade, geralmente subgengival.

Características clínicas
É representada por aumento de tecido localizado na gengiva ou na mucosa do rebordo alveolar, aparecendo com maior frequência na região anterior ao primeiro molar. É séssil, compressível e assintomática na maioria dos casos, com coloração que varia do rosa-pálido ao vermelho ou púrpura. É possível que a superfície seja ulcerada por pequenos traumatismos e sangre com facilidade (Figura 7.3). A evolução dessa lesão é rápida, alcançando até 1 cm em poucas semanas. É mais frequente em mulheres em faixa etária ampla. Estudos apontam grande frequência na população e estimam potencial de crescimento dessas lesões de até 5 cm de diâmetro. As radiografias periapicais podem mostrar leve erosão do osso alveolar quando situadas em rebordo alveolar, deixando a típica imagem de taça. Eventualmente a lesão encontra-se inserida no ligamento alveolar, provocando reabsorção óssea, mobilidades e perdas dentais.

Diagnóstico diferencial
Em muitos casos, a lesão periférica de células gigantes é de difícil diferenciação com o granuloma piogênico. Fibroma ossificante periférico e tumor marrom do hiperparatireoidismo também são frequentemente considerados no diagnóstico diferencial.

Tratamento
A cirurgia para remoção total da lesão e a eliminação de irritantes crônicos na área são suficientes para o tratamento. Em geral, a recidiva é rara, se a curetagem do periósteo for feita para remover possíveis inserções profundas.

Epúlide granulomatosa
É um aumento de tecido reacional que ocorre no interior de um alvéolo após extração dental ou esfoliação de um dente decíduo. Na maioria das vezes, existem espículas ósseas ou mesmo fragmentos de raízes no interior desses alvéolos em reparação.

Pode ocorrer também em locais que não sofreram extração, e sim fraturas coronárias decorrentes de processos cariosos que deixaram no local fragmentos de raízes dentais.

Características clínicas
Com frequência a lesão é um aumento tecidual composto por tecido de granulação com aparência clínica de nódulo vermelho-escuro, flácido e hemorrágico com superfície lisa, localizado em um alvéolo dental em reparação (Figura 7.4). É indolor, ocorre em qualquer idade e aparece cerca de 2 semanas após a extração de um dente. Na radiografia periapical visualiza-se uma pequena área radiopaca sugestiva de fragmento de raiz residual ou espícula óssea.

Diagnóstico diferencial
A epúlide granulomatosa surge no local de extração ou fratura dental, característica suficiente para diferenciá-la dos granulomas, que podem surgir em qualquer outro local da boca. Em regiões de dentes superiores, o pólipo pulpar e sinusal deve ser

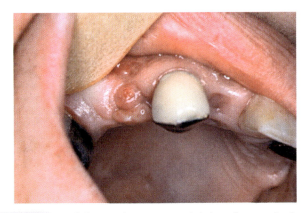

Figura 7.4 Epúlide granulomatosa em alvéolo após extração dental.

considerado no diagnóstico diferencial pois é derivado de quadros de cáries profundas em crianças ou jovens, com desenvolvimento de pulpite crônica hiperplásica, e pode ser associado a destruições dentais extensas visíveis radiograficamente.

Mais raramente as neoplasias malignas intraósseas podem ser consideradas no diagnóstico diferencial.

Tratamento

Deve-se realizar curetagem do alvéolo para remoção do tecido de granulação e das espículas ósseas ou fragmentos de raízes dentais, além de alisamento ou regularização das bordas do tecido ósseo local. Em geral, não apresenta recorrência. Se houver suspeita de lesão óssea central ou maligna, sugerida pela presença de alterações radiográficas, deve-se realizar biopsia incisional.

Fibroma ossificante periférico

É também conhecido como fibroma odontogênico periférico, fibroma periférico com ossificação e fibroma periférico. Essas denominações refletem o componente histológico observado no exame microscópico das lesões. O fibroma ossificante periférico também é decorrente da ação de um irritante crônico de longa duração, como a maioria dos aumentos de tecido mole denominados hiperplasias reacionais.

Características clínicas

Clinicamente é representado por um aumento tecidual pálido, de crescimento lento, com base séssil ou pediculada, superfície lisa ou lobulada, que pode apresentar áreas ulceradas decorrentes de traumatismo local (Figura 7.5). Essa lesão é assintomática

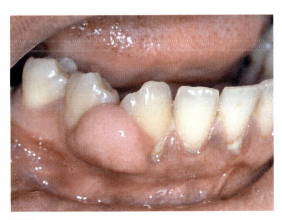

Figura 7.5 Fibroma ossificante periférico em gengiva entre canino e pré-molar.

e firme à palpação, podendo-se sentir endurecimento no interior, dependendo da presença de material calcificado. O fibroma ossificante periférico desenvolve-se com frequência em mulheres adultas jovens, com pico de prevalência entre 10 e 19 anos. A gengiva e as mucosas alveolares justapostas à superfície mesial do primeiro molar são a localização preferida, com frequência deslocando os dentes. O exame radiográfico periapical pode mostrar erosão na superfície do osso alveolar acometido, e, em alguns casos, no interior da lesão são visualizadas quantidades variáveis de material calcificado.

Diagnóstico diferencial

Outros aumentos de tecido mole, principalmente os situados na gengiva, devem ser considerados, assim como o granuloma piogênico e a lesão periférica de células gigantes, apesar de mais eritematosos, vascularizados e com maior risco de sangramento. Em contraposição, as características clínicas mais marcantes do fibroma ossificante periférico são a cor pálida e a firmeza do tecido, além de imagem radiopaca.

Tratamento

A excisão cirúrgica é o tratamento de escolha. Recomenda-se a abordagem cirúrgica profunda, incluindo o ligamento periodontal para evitar recidiva. A eliminação da causa é igualmente importante (irritante local).

Hiperplasias fibrosas

Alguns autores denominam esses aumentos teciduais de hiperplasias reacionais de origem não neoplásica. São causados por vários agentes irritantes locais, desde próteses mal adaptadas até doença periodontal crônica. Em alguns casos, o uso de medicamentos ou a predisposição genética podem ser os fatores determinantes para o aumento tecidual. A identificação do agente causador é condição indispensável para o diagnóstico correto da doença e para a conduta de tratamento. Em muitos casos, além do cirurgião-dentista, é necessária a colaboração do médico do paciente para ajuste de doses ou até troca de medicamentos que possam estar envolvidos na etiologia.

Fibroma traumático

Trata-se dos aumentos de tecido mole mais comuns na boca. Bouquot e Gundlach (1986) relatam a ocorrência de 12 casos para cada 1.000 indivíduos. Está relacionado ao traumatismo local, principalmente de origem mastigatória, e apresenta intenso componente fibroso como resposta ao traumatismo.

Características clínicas

É um aumento de tecido mole que cresce lentamente em forma de pápula, pólipo ou nódulo séssil, firme e indolor, de coloração rosa-pálido. Ocorre com frequência nas áreas em que os traumatismos são mais prováveis, tais como gengiva, língua e mucosa jugal (Figuras 7.6 e 7.7). A maioria dessas lesões localiza-se onde há traumatismo, e seu tamanho pode se manter estável por muitos anos.

Diagnóstico diferencial

Clinicamente apresenta similaridades com outras lesões neoplásicas benignas, principalmente as originárias de glândulas salivares (adenomas). As características clínicas do fibroma ossificante periférico, do granuloma de células gigantes periféricas e do granuloma piogênico também devem ser consideradas, porém podem apresentar maior vascularização e episódios

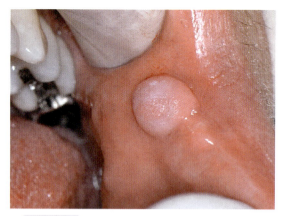

Figura 7.6 Fibroma traumático em mucosa jugal.

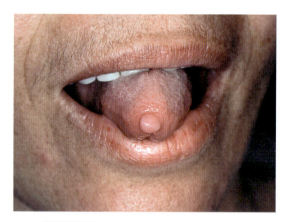

Figura 7.7 Fibroma traumático em língua.

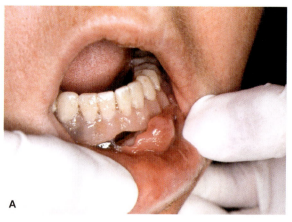

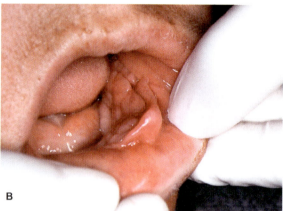

Figura 7.8 Hiperplasia induzida por prótese. **A.** Associação com a borda da prótese mal adaptada. **B.** Aumento tecidual sulcado após retirada da prótese.

de sangramento ao menor toque. Por outro lado, o fibroma ossificante periférico e o fibroma traumático em geral são pálidos, mais firmes e assintomáticos.

Tratamento

A remoção cirúrgica da lesão acompanhada e a eliminação do fator etiológico são os tratamentos de escolha. Deve-se sempre avaliar o padrão histológico da lesão removida, uma vez que é difícil a diferenciação clínica entre o fibroma traumático e algumas neoplasias benignas. De modo geral, não apresenta recidivas.

Hiperplasia induzida por prótese

Lesão decorrente de traumatismos constantes no rebordo alveolar causados por próteses totais, parciais ou mesmo por aparelhos ortodônticos removíveis. A atrofia do rebordo alveolar como causador da reação tecidual é comum nas hiperplasias por prótese total. A maioria das próteses envolvidas na etiologia das hiperplasias foi confeccionada há muito tempo, algumas há mais de 30 anos. Com o uso e as alterações anatômicas dos tecidos bucais de suporte (rebordos alveolares, área de apoio), as próteses perdem sua adaptação.

A hiperplasia induzida por prótese é também conhecida como hiperplasia fibrosa induzida por prótese, hiperplasia fibrosa inflamatória ou *epulis fissuratum*, termo latino encontrado nos livros mais clássicos. A lesão nada mais é do que um aumento tecidual reacional.

Características clínicas

Com o passar do tempo e a insistência do uso de uma prótese antiga, pode-se encontrar aumento tecidual vermelho ou pálido dependendo da intensidade do traumatismo e do processo inflamatório. Dependendo do grau de edema, este aumento pode ser firme ou flácido à palpação, e doloroso ao menor toque. Geralmente apresenta-se como massa firme e lobulada no sulco gengivolabial ou no assoalho da boca. A associação ou a contiguidade da lesão com a borda de prótese mal adaptada é evidente durante o exame clínico (Figura 7.8). O aumento tecidual pode se apresentar clinicamente com várias formas e tamanhos, alguns muito extensos. Existem ainda hiperplasias induzidas por próteses totais em consequência de câmara de sucção. Apesar de a confecção deste artefato nas próteses ser contraindicada, ainda se encontram muitas que dependem dele para manter a estabilidade na mucosa palatina subjacente. A aparência clínica é característica e não oferece dificuldades para o diagnóstico (Figura 7.9).

Diagnóstico diferencial

A presença dessa lesão mostra relação direta com o uso de uma prótese mal adaptada ou um rebordo alveolar atrófico e não oferece dificuldades para a identificação da relação causa e efeito. Em alguns casos, é necessário excluir a possibilidade de neoplasias benignas. Deve-se considerar que as lesões neoplásicas deslocam ligeiramente a prótese, pois apresentam um crescimento progressivo, e as hiperplasias se adaptam ao contorno da prótese, muitas vezes ajustando-se a suas bordas ou limites.

Tratamento

A suspensão do uso da prótese insatisfatória tornará possível uma regressão parcial da hiperplasia, melhorando principalmente a inflamação, a sensação dolorosa e o edema no local.

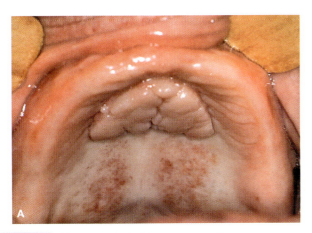 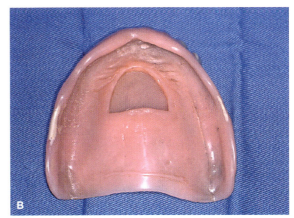

Figura 7.9 Hiperplasia induzida por prótese. **A.** Aumento tecidual no palato. **B.** Prótese total com câmara de sucção, causa da lesão.

Apesar dessa melhora parcial, a remoção cirúrgica é o método de escolha para o tratamento. Pode ser necessária a realização de uma cirurgia ampla com finalidade pré-protética para restaurar a anatomia do rebordo alveolar e permitir a futura moldagem adequada para a confecção de novas próteses. É consenso que o traumatismo causador da lesão deve ser removido, o que demanda troca, reajuste ou reembasamento da prótese.

Hiperplasia linfoide reacional

Existem alguns locais na cavidade bucal em que há maior quantidade de tecido linfoide, como a região peritonsilar, a região posterior de palato mole, o dorso e a região posterior da língua ou mesmo a mucosa jugal. Os tecidos linfoides podem sofrer reações inflamatórias por agentes irritantes de origens diversas que se manifestam por aumento tecidual. Assim, são denominados nódulos linfoides ou linfáticos ou ainda agregados linfoides.

Denomina-se papila foliácea o agrupamento de tecido linfoide localizado na região posterolateral do dorso da língua. Essas estruturas também são chamadas de tonsilas linguais ou acessórias e, em decorrência da ação de estímulos inflamatórios locais, tornam-se aumentadas e caracterizam a presença da hiperplasia linfoide reacional.

Características clínicas

O exame clínico revela protuberância nodular com forma e tamanho variáveis. A superfície é lisa e brilhante, e a coloração varia de branco-amarelada a vermelho intenso, dependendo da quantidade de componente vascular na lesão. Em geral, o aumento tecidual é bilateral, indolor ou apresenta leve incômodo nos episódios de inflamação aguda. É uma condição benigna e ocorre com maior frequência em homens jovens. A região posterior lateral da língua é o local de maior ocorrência da hiperplasia linfoide reacional (Figura 7.10).

Diagnóstico diferencial

A hiperplasia linfoide reacional deve ser diferenciada de abscessos de tecido mole, lipoma e cisto dermoide. Essas lesões são mais flácidas e compressíveis à palpação. O abscesso de tecido mole em geral apresenta sintomatologia dolorosa, ao contrário do lipoma e do cisto dermoide. Alguns autores sugerem considerar a hipótese de linfoma nodular, devendo ser realizada uma análise dos indicativos de neoplasia maligna, tais como aumento repentino da lesão e linfonodos satélites fixos. Qualquer dúvida quanto ao caráter benigno da lesão deve indicar biopsia e análise dos componentes histológicos.

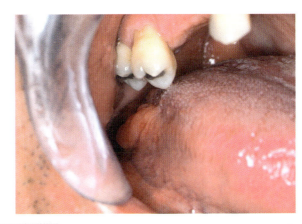

Figura 7.10 Hiperplasia linfoide reacional em região posterolateral da língua.

Tratamento

Em geral, não são recomendados tratamentos específicos, devendo ficar claros para o paciente a origem e o comportamento benigno da lesão. Algumas hiperplasias regridem após a eliminação da causa da inflamação local. Recomenda-se o acompanhamento clínico da lesão até sua resolução; porém, se isso não ocorrer, pode ser realizada biopsia excisional.

Fibromatoses gengivais

As fibromatoses são um grupo raro e heterogêneo de distúrbios que se desenvolvem progressiva e lentamente, com aumentos difusos ou localizados, associados a gengiva aderida ou papila interdental. Em casos graves, o excesso de tecido pode recobrir as coroas dentais, causando problemas funcionais, estéticos e periodontais, tais como sangramentos, perdas ósseas decorrentes de pseudobolsas e acúmulo de biofilme e cálculo. Afetam ambos os sexos igualmente. A manifestação patológica das fibromatoses ocorre devido ao excesso de matriz extracelular, sendo o colágeno tipo I a proteína mais proeminente. O diagnóstico é feito com base na história do paciente e nos aspectos clínicos e, eventualmente, na avaliação microscópica da gengiva afetada. O diagnóstico inicial é importante principalmente para excluir neoplasias malignas. O diagnóstico diferencial envolve todas as doenças bucais que causam excessivo crescimento gengival. Quando houver suspeita de doença sistêmica ou síndrome, o paciente é encaminhado a um geneticista para exames adicionais e testes de diagnóstico genético especializados.

Os tratamentos variam de acordo com o tipo de fibromatose, com a extensão e com a progressão clínica, podendo ser suficiente a raspagem da superfície dental, enquanto casos mais graves requerem intervenção cirúrgica. O prognóstico eventualmente é incerto, e o risco de recidiva é comum.

Fibromatose gengival inflamatória

Também denominada hiperplasia gengival por doença periodontal crônica ou hiperplasia gengival generalizada quando ocorre em toda a gengiva. Trata-se de um aumento reacional do tecido gengival como resposta a estímulos locais. Na maioria dos casos, o estímulo é a doença periodontal crônica de longa duração. Os fatores causais são biofilme bacteriano e cálculo.

Características clínicas

A forma mais comum de aumento decorre da inflamação produzida pelo biofilme bacteriano associado aos tecidos gengivais próximos (hiperplasia inflamatória) e tende a ocorrer mais comumente na papila interdental de modo localizado ou generalizado. É possível que este aumento tecidual seja exacerbado por fatores hormonais, como na puberdade ou na gravidez, e também seja complicado por alguns medicamentos ou doenças sistêmicas.

Clinicamente visualiza-se aumento tanto da gengiva marginal quanto da gengiva inserida com edema da papila interdental (Figura 7.11). A mucosa de revestimento pode ser lisa ou rugosa, flácida ou firme, com coloração que varia de rosa a vermelho, dependendo do grau de inflamação. À palpação, apresenta-se indolor e, dependendo da gravidade do aumento gengival, é provável que ocorra o recobrimento da coroa dental.

Diagnóstico diferencial

A doença mais importante a ser excluída nos casos de fibromatose gengival inflamatória generalizada é a leucemia aguda, que pode ser causa de aumento gengival repentino. Nesses casos, o paciente pode apresentar palidez e áreas de equimose em gengiva e em outros locais da boca, halitose e linfadenopatia, além de sinais e sintomas gerais como febre, mal-estar e perda de peso. Nos quadros de leucemia, o crescimento gengival é flácido e vermelho intenso. A abordagem médica é essencial para o diagnóstico. O aumento gengival causado pela doença periodontal crônica é difuso, vermelho intenso, e pode apresentar locais com hemorragias, diferentemente dos aumentos gengivais causados por medicamentos, que são lobulados, rosa-pálidos e não apresentam hemorragias locais, pois o grau de inflamação presente nem sempre é tão intenso.

Tratamento

A instituição de um tratamento periodontal básico aliado a um programa de higiene e controle do biofilme bacteriano é o primeiro passo para diminuir a inflamação local. Após essas medidas, é necessário avaliar a necessidade de cirurgia periodontal para correção do aumento gengival.

Fibromatose gengival hereditária

Também é conhecida como hiperplasia gengival. Representa uma das categorias de alterações gengivais de origem genética. A prevalência dessa condição é baixa (1/175.000 habitantes), e podem ocorrer vários casos em uma mesma família. É possível que seja parte do quadro clínico que compõe algumas síndromes. Em alguns livros mais antigos, esse tipo de crescimento gengival também é denominado hiperplasia ou fibromatose gengival idiopática, pois sua causa era considerada desconhecida.

Características clínicas

Na maioria dos casos, o aumento gengival é generalizado e envolve toda a gengiva vestibular e lingual (Figura 7.12). Na avaliação da história clínica da doença, o paciente ou alguém da família relata que o início do processo foi durante a infância e que existem outros membros da família com o mesmo tipo de alteração, o que indica a predisposição hereditária como fator causal. Porém, em cerca de 20% dos casos os pacientes não apresentam herança genética aparente. A fibromatose gengival hereditária normalmente aparece com a irrupção dos dentes permanentes, embora alguns casos tenham sido descritos na presença dos dentes decíduos ou mesmo logo após o nascimento. A gengiva tem coloração rosada, aparência fibrosa, acentuado aspecto de casca de laranja (*stippling*), porém sem sinais de inflamação. Pode cobrir total ou parcialmente os dentes, e a fibromatose pode ser localizada ou generalizada conforme a gravidade da doença, mas sem afetar o tecido ósseo. Em geral interfere na fala, no selamento labial e na mastigação, e, dependendo da idade em que se manifesta, é possível que envolva algum tipo de sofrimento psicológico.

Diagnóstico diferencial

Devem ser levadas em consideração a fibromatose gengival induzida por medicamentos e a fibromatose gengival inflamatória causada por doença periodontal crônica. Esses diagnósticos são de fácil exclusão pela história de uso de medicamentos ou pelo exame clínico e a constatação de biofilme e cálculo dental em grande quantidade.

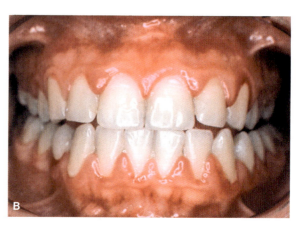

Figura 7.11 Fibromatose gengival inflamatória. **A.** Aumento generalizado da gengiva inserida. **B.** Papila interdental aumentada.

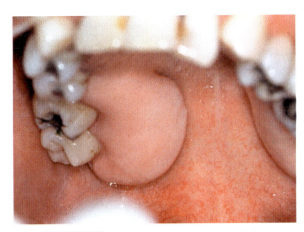

Figura 7.12 Fibromatose gengival hereditária.

Tratamento

Na maioria dos casos, o biofilme e o cálculo dental não estão presentes em quantidade significativa. Porém, assim como nas outras formas de fibromatoses gengivais, deve ser realizado um tratamento periodontal básico aliado a um programa de higiene e controle de placa dental. Após essas medidas, é necessária a realização de cirurgia periodontal para correção do aumento gengival, que em muitos casos interfere na oclusão e nas funções fisiológicas. A fibromatose gengival hereditária não se resolve espontaneamente, e o tratamento de escolha é a gengivectomia. A realização da cirurgia após a irrupção dos dentes permanentes diminui a probabilidade de recidiva, porém os efeitos psicológicos negativos da fibromatose e as dificuldades funcionais justificam que a cirurgia seja realizada precocemente mesmo com o risco de recidivas.

Fibromatose gengival associada a doenças genéticas e síndromes

A fibromatose gengival pode estar associada a doenças genéticas e síndromes raras tais como dimorfismo craniofacial, fibromatose gengival com surdez progressiva, hialinose infantil sistêmica, fibromatose hialina juvenil (síndrome de Murray-Puretic-Drescher), síndrome de Zimmermann-Laband, síndrome da amplogênese imperfeita e nefrocalcinose, síndrome oculodental (síndrome de Rutherfurd), síndrome da hipertricose, síndrome de Ramon, todas com prevalência de 1 ou menos por milhão de habitantes. O aspecto clínico, o diagnóstico diferencial e a conduta para as fibromatoses associadas a doenças e síndromes descritas anteriormente seguem o mesmo padrão da fibromatose gengival hereditária.

Fibromatose gengival induzida por medicamentos

Também é denominada hiperplasia gengival induzida por medicamentos. Os primeiros relatos desse tipo de aumento gengival ocorreram pela ingestão da fenitoína, um medicamento anticonvulsivante. Atualmente existem outros medicamentos em uso pela população que também induzem crescimento gengival. Os mais utilizados são a ciclosporina A, um imunossupressor utilizado por pacientes transplantados para evitar a rejeição, e os bloqueadores de canais de cálcio para controle de hipertensão arterial. É necessário esclarecer que nem todos os pacientes que usam tais medicamentos irão desenvolver a fibromatose gengival por medicamentos. Aproximadamente 50% dos pacientes que usam fenitoína são afetados, assim como 30 a 50% dos que usam nifedipino e 25% dos que usam ciclosporina.

Alguns fatores como idade, predisposição genética, biofilme preexistente e inflamação gengival influenciam a relação entre os medicamentos e o tecido gengival. Há grande variabilidade individual entre pacientes que fazem uso de determinados medicamentos, sendo alguns "responsivos" e outros "não responsivos" aos efeitos colaterais, podendo também a gravidade dessas fibromatoses ser muito variável. A patogênese da fibromatose gengival induzida por medicamentos ainda não está consolidada na literatura, mas sabe-se que os fármacos (Quadro 7.1) que induzem este efeito atuam sobre fibroblastos, citocinas, metaloproteinases.

Características clínicas

A fibromatose gengival comumente é generalizada. A intensidade do crescimento da gengiva pode depender da quantidade de fatores locais, como o biofilme bacteriano. Em alguns casos, percebe-se também uma correlação entre a dose do medicamento e o tempo de uso. O crescimento gengival geralmente é observado 1 a 3 meses após o início do uso da medicação, e os aumentos de volume se originam na papila interdental e se espalham sobre as superfícies dentais (Figura 7.13). A região mais afetada é a gengiva vestibular anterior, e a fibromatose pode recobrir as coroas dentais da região afetada. É possível que a expansão do crescimento na face lingual dos dentes ou o recobrimento das coroas comprometa a fala e a mastigação. Os fármacos que induzem fibromatoses são comumente usados em adultos jovens, e a estética pode ser uma questão importante para esses pacientes. Clinicamente o aspecto é rosa-pálido, denso e fibroso, com pouco componente inflamatório. É possível que o aumento gengival muito intenso recubra as coroas dentais, o que dificulta a mastigação e outras funções.

Diagnóstico diferencial

A história clínica do paciente e a correlação com a ingestão de medicamentos indutores de crescimento gengival são passos decisivos para o diagnóstico definitivo da fibromatose gengival induzida por medicamentos. Devem-se considerar também a fibromatose gengival hereditária e a fibromatose gengival inflamatória como condições a serem excluídas.

Tratamento

Nessa situação, a primeira ação deve ser o estabelecimento de relação de cooperação com o médico do paciente. Nesta interação profissional, deve ser investigada a possível substituição do medicamento, a diminuição ou o ajuste da dose que vem sendo utilizada, além do tempo pelo qual o paciente deverá utilizar tal medicamento. Muitas vezes a descontinuidade do tratamento

---

Quadro 7.1 • Medicamentos capazes de induzir fibromatose gengival.

Anticonvulsivantes
Fenitoína, valproato de sódio, fenobarbital, vigabatrina, primidona, mefenitoína, etotoína, etossuximida, metossuximida, carbamazepina, diazepam, clobazam, gabapentina, levetiracetam, topiramato, zonisamida

Imunossupressores
Ciclosporina, tacrolimo, sirolimo, everolimo, micofenolato de mofetila

Bloqueadores de canais de cálcio
Nifedipino, nitrendipino, felodipino, nicardipino, manidipino, anlodipino, nimodipino, nisoldipino, verapamil, diltiazem

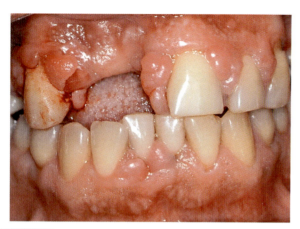

Figura 7.13 Fibromatose gengival induzida por medicamentos. Aumento de volume rosa-pálido e fibroso da gengiva livre e inserida.

resulta em cessação da progressão da fibromatose, e algumas vezes em sua regressão parcial. A substituição do fármaco por outro da mesma classe pode ser benéfica. Após esses entendimentos, a conduta cirúrgica para a correção do aumento gengival deverá ser planejada, desde que esses fatores tenham sido abordados corretamente para evitar recidivas múltiplas e novas cirurgias. Assim como nas outras formas de fibromatoses gengivais, deve-se instituir um tratamento periodontal básico aliado a um programa de higiene e controle de placa dental. Estas medidas são necessárias, pois alguns estudos indicam a placa dental como fator ativador do crescimento gengival em conjunto com o medicamento. A azitromicina tem se mostrado útil na melhora das fibromatoses induzidas por medicamentos, especialmente nos casos provocados pela ciclosporina. Outras opções de tratamento incluem o uso de metronidazol e roxitromicina.

Fibromatose gengival associada a outras doenças

Os aumentos gengivais abrangem uma variedade de doenças e alterações além daquelas previamente mencionadas neste capítulo. Os aumentos associados a doenças não genéticas decorrem principalmente de:

- Nutrição deficiente (deficiência de vitamina C)
- Estímulo hormonal sistêmico (puberdade ou gravidez)
- Discrasias sanguíneas (leucemia)
- Granulomatose de Wegener
- Granulomatose orofacial
- Granuloma piogênico
- Sarcoidose
- Pseudotumores
- Neoplasias benignas (fibroma de células gigantes)
- Miofibroma gengival
- Papiloma
- Granuloma de células gigantes
- Neoplasias malignas (carcinoma de células escamosas, linfoma)
- Tumores de glândulas salivares
- Melanoma
- Adenoma.

Fibromatose gengival idiopática

A fibromatose gengival idiopática é uma condição hereditária rara sem causa definida. A etiopatogenia é pouco entendida, mas pode ser atribuída direta ou indiretamente a fatores tais como biofilme bacteriano, nutrição inadequada e estímulos hormonais sistêmicos. Alguns casos têm base hereditária, mas os mecanismos genéticos envolvidos não são bem compreendidos. O aumento geralmente tem início com a irrupção dos dentes decíduos ou permanentes e pode regredir após extração, o que sugere que os dentes ou o biofilme a eles associados possam ser um dos fatores desencadeantes. Devido ao crescimento gengival maciço, uma criança afetada pode desenvolver padrões funcionais anormais, apresentando dificuldades na fala e na mastigação. Todos esses fatores favorecerão o acúmulo de biofilme, o que por sua vez tende a complicar a fibromatose existente.

Características clínicas

O aumento afeta a gengiva inserida, assim como a margem gengival e as papilas interdentais. Geralmente as superfícies vestibular e lingual da mandíbula e maxila são afetadas, mas o envolvimento pode estar limitado a um dos maxilares e normalmente distribuído simetricamente no arco. A gengiva aumentada é rosada, firme, não hemorrágica, com consistência semelhante à do couro, com discretas granulações superficiais. Nos casos graves, os dentes são quase inteiramente recobertos, e o aumento gengival projeta-se para vestibular. Os maxilares assumem aparência deformada pelo crescimento lobular da gengiva. É comum observar alterações inflamatórias secundárias na margem gengival.

Diagnóstico diferencial

Devem ser descartadas todas as outras formas de fibromatose gengival, associando-se aspectos clínicos, história médica, história familiar, uso de medicamentos, entre outros.

Tratamento

Dependendo da gravidade de cada caso, várias formas de tratamento podem ser instituídas. Em casos mais brandos, o tratamento conservador é o mais utilizado. Essa modalidade é a combinação de excisão cirúrgica do excesso de tecido gengival com rigoroso controle de higiene oral. No entanto, além de excisão cirúrgica, a extração seletiva dos dentes envolvidos na lesão também é preconizada nos casos graves, em que os dentes normalmente estão associados a cáries extensas e doença periodontal. Outros métodos de remoção de grandes quantidades de tecido gengival também têm sido utilizados, tais como *laser* de dióxido de carbono e eletrocautério.

▶ Aumentos teciduais inflamatórios agudos

As reações inflamatórias agudas podem causar aumentos de tecido mole que se caracterizam por início repentino, progressão rápida, edema e eritema localizado com dor espontânea e à pressão. Quando esses processos se espalham, é possível que ocorram sinais e sintomas típicos de inflamação aguda com manifestações sistêmicas como febre, mal-estar e linfadenopatia. As características de inflamação aguda local associadas às sistêmicas são suficientes para auxiliar o diagnóstico e para diferenciá-las de aumentos inflamatórios de origens diversas. Os aumentos teciduais inflamatórios agudos podem envolver processos infecciosos geralmente de origem peridental ou dental, sendo a maioria dos casos consequência de abscesso dental, pericoronarite ou celulite. Os aumentos teciduais inflamatórios agudos não infecciosos são quadros provocados por fenômeno de retenção de muco (rânula e mucocele) e angioedema. Os quadros de reações inflamatórias agudas não infecciosas associadas a fenômenos de retenção de muco (mucocele e rânula) serão abordados no Capítulo 13, *Glândulas Salivares*.

• Abscesso periodontal agudo

O abscesso periodontal é uma reação inflamatória aguda que se desenvolve em resposta ao acúmulo de exsudato ou à impacção alimentar. Os locais do periodonto mais predispostos são aqueles com lesões decorrentes de doença periodontal crônica de longa duração como, por exemplo, as "bolsas" gengivais ou periodontais.

Características clínicas

Ao exame clínico, visualiza-se tumefação dolorosa no tecido gengival, de coloração vermelha, às vezes com ponto amarelo no centro da lesão. Pode ocorrer em qualquer face ao redor do dente ou grupo de dentes, espalhando-se desde a região vestibular até a mucosa jugal (Figura 7.14). A coleção purulenta que se aloja na "bolsa" periodontal percorrerá um caminho na evolução do processo inflamatório que apresentar menor resistência. Assim, a fístula para a drenagem que se forma ao longo do processo terá maior probabilidade de ocorrer na região vestibular. A sintomatologia dolorosa pode ser intensa e difusa com dificuldade de localização do ponto exato da lesão. Na evolução do quadro inflamatório, é possível a ocorrência de linfadenopatia, febre e mal-estar geral; nesse estágio se pode visualizar uma fístula localizada na gengiva. A mobilidade dental de um ou vários dentes próximos à fístula é sinal indicativo de abscesso periodontal agudo.

Diagnóstico diferencial

Os abscessos periapicais devem ser considerados, uma vez que a sintomatologia dolorosa é compatível com a evolução clínica deste tipo de lesão. Além disso, eles perfazem seu caminho de drenagem ao longo da superfície radicular imitando os abscessos periodontais laterais. Também existem as lesões necróticas parciais de polpa e periodonto, que podem mascarar o quadro de abscesso periodontal. Dentre os exames complementares úteis para o diagnóstico, deve-se realizar a radiografia periapical e os testes de vitalidade pulpar dos dentes envolvidos. As radiografias periapicais frequentemente demonstram áreas de defeitos infraósseos na área da queixa. Quando o paciente apresenta dor intensa com vários dentes sensíveis à percussão e suspeitos de estarem envolvidos no processo, os quadros graves podem evoluir para osteomielite.

Tratamento

A primeira abordagem para aliviar o quadro é a drenagem via sulco gengival, que pode ser realizada pela introdução de uma sonda periodontal no sulco gengival. Caso haja drenagem espontânea, a sintomatologia diminuirá pela liberação de material purulento. Esse procedimento deve ser realizado com muito cuidado, uma vez que a sintomatologia é dolorosa, a drenagem pode não ser bem-sucedida e a anestesia local via sulco é contraindicada devido ao perigo de disseminação da infecção. Para complementação do tratamento, são indicados limpeza local e bochechos com soluções antissépticas. Nos casos em que se evidenciam sintomas gerais (febre, mal-estar, linfadenopatia regional), deve-se complementar o tratamento com antibioticoterapia sistêmica. Após a abordagem de emergência, deve ser feita a avaliação da causa do abscesso periodontal agudo. Na maioria dos casos, o fator causal está relacionado a doença periodontal crônica ou defeito periodontal ósseo, por isso essa avaliação deve ser realizada por um periodontista, que terá de considerar a necessidade de terapia periodontal básica ou não associada à cirurgia, ou mesmo de exodontia, dependendo das condições do dente envolvido e das recorrências.

• Pericoronarite

É representada por uma inflamação localizada ao redor de um dente em processo de irrupção ou parcialmente irrompido. Essa inflamação pode ser iniciada pelo acúmulo de detritos alimentares e microrganismos patogênicos sob o capucho pericoronário e o sulco gengival. Muitas vezes, o fator desencadeante é algum irritante sólido como resíduos de alimentos.

Características clínicas

Na maioria das vezes está associada à irrupção incompleta dos terceiros molares inferiores (Figura 7.15). O quadro típico é identificado com edema gengival e da mucosa ao redor do local de erupção do dente com coloração vermelha. Em algumas ocasiões, pode-se constatar a evolução da extensão da inflamação para os tecidos moles adjacentes. Assim, é comum encontrar trismo associado a essa extensa inflamação aguda, o que dificulta ou mesmo impede a abertura bucal do paciente.

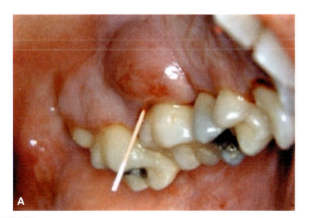
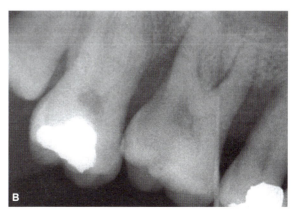

Figura 7.14 **A.** Abscesso periodontal agudo com ponto de flutuação e cone de guta-percha intrassulco gengival. **B.** Radiografia periapical de abscesso periodontal agudo com cone de guta-percha indicando a profundidade do processo inflamatório. (Cortesia do Prof. Dr. Jamil Awad Shibli – UnG.)

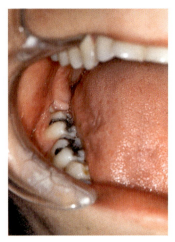

Figura 7.15 Pericoronarite associada a terceiro molar parcialmente irrompido.

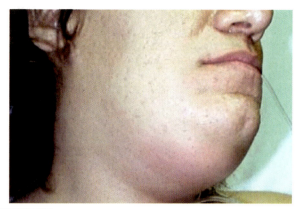

Figura 7.16 Angina de Ludwig, uma complicação de celulite. (Fonte: www.mcardledmd.com.)

Diagnóstico diferencial

Deve-se fazer a diferenciação com outros quadros de inflamação aguda localizada no tecido gengival e nos tecidos de suporte dental. Devem ser excluídos, principalmente, os abscessos dentoalveolares agudos e os abscessos periodontais agudos.

Tratamento

A avaliação da capacidade de irrupção do dente e do espaço disponível deve ser o primeiro passo para a tomada de decisão da exodontia ou não do elemento dental. Em muitos casos, a recorrência do quadro de pericoronarite é frequente, devendo levar à opção da exodontia do dente acometido.

- ### Celulite

As inflamações agudas de tecido mole podem evoluir para o desenvolvimento de um abscesso localizado entre a cortical e o periósteo, caracterizando, nestes casos, o abscesso subperiostal e a infecção do periósteo. Porém, quando ocorre a difusão deste processo para os tecidos moles, trata-se de um quadro de celulite.

Celulite é a evolução de um quadro de inflamação aguda para os espaços do tecido conjuntivo adjacente a um processo inflamatório agudo. As causas mais comuns de celulite na face e nas regiões próximas são as infecções dentais crônicas. Geralmente, os microrganismos envolvidos nesse processo são *Streptococcus* beta-hemolíticos do grupo A, que produzem uma enzima denominada hialuronidase, a qual destrói as barreiras comuns de proteção à infecção, tornando possível a infiltração supurativa para os tecidos moles.

Características clínicas

O quadro mais comum em Odontologia é de edema vermelho, difuso e com dor intensa na região submandibular. A assimetria facial é muito evidente, e à palpação notam-se aumento de temperatura local e variação entre flacidez com flutuação e endurecimento da área envolvida. O paciente também pode apresentar sinais e sintomas sistêmicos como febre, mal-estar, linfadenopatia regional, relatando, na maioria das vezes, um processo rápido de evolução. Em alguns casos, pode ocorrer a formação de um trajeto fistuloso com abertura intra ou extrabucal, tornando possível a drenagem da coleção purulenta e o alívio da sintomatologia dolorosa. Caso não haja drenagem, o material purulento continua no interior dos tecidos moles e se estenderá para as regiões adjacentes. Geralmente o processo de formação da celulite é consequência de reações periapicais em decorrência de necrose pulpar, pericoronarite ou outras infecções dentais. O exame radiográfico periapical pode auxiliar na localização do dente envolvido no processo, e muitas vezes a radiografia panorâmica é necessária para se avaliar a extensão da celulite. Nos casos mais graves, pode ocorrer angina de Ludwig (Figura 7.16), que pode ser letal devido ao rápido edema da região cervical, comprimindo tecidos e levando à obstrução das vias respiratórias superiores. Esse quadro pode ser mais provável, por exemplo, em pacientes diabéticos não compensados, nos quais uma infecção periodontal aparentemente simples pode ter grave evolução.

Diagnóstico diferencial

A análise dos achados clínicos, radiográficos e a história da evolução da infecção são indicativos de inflamação aguda extensa. Deve-se considerar que a rânula, o angioedema e o enfisema também podem produzir aumentos flutuantes nos tecidos moles. Em seu interior, a rânula apresenta saliva viscosa, de cor clara, com sintomatologia dolorosa moderada. O angioedema produz aumento rápido, mas é menos doloroso. O enfisema é causado por intervenções iatrogênicas e se inicia após tratamento dental, que possibilita a entrada de ar no interior dos tecidos moles. Essas três condições também podem ser diferenciadas da celulite por não apresentarem exsudato purulento.

Tratamento

A celulite é uma infecção grave capaz de evoluir para um quadro fatal se não sofrer intervenção rápida. Alguns casos evoluem para um quadro denominado angina de Ludwig, no qual os espaços intersticiais submandibulares ficam fechados, o que impede a passagem de ar para os pulmões. Em decorrência do risco à vida associado ao quadro, o tratamento deve ser em ambiente hospitalar e com doses adequadas de antibióticos, geralmente por via intravenosa. Os casos menos graves de celulite podem ser tratados fora do ambiente hospitalar, porém devem ser reavaliados constantemente. Deve-se tomar cuidado com os casos que não respondam à antibioticoterapia por resistência ao medicamento utilizado.

A antibioticoterapia de amplo espectro associada a drenagem cirúrgica, em geral, é suficiente para o tratamento. A incisão e a drenagem cirúrgica devem ser feitas no ponto mais flutuante da área envolvida, por isso a importância do cuidado na escolha do local. É interessante coletar o material purulento durante a drenagem cirúrgica para cultura e antibiograma. Isso auxiliará o acompanhamento do processo e indicará um antibiótico eficiente nos casos de resistência. Após a fase aguda e os primeiros cuidados, deve-se proceder ao tratamento e à eliminação da origem da infecção.

- ### Angioedema

Em geral, é uma resposta rápida a um estímulo alérgico, caracterizada por uma reação imunomediada. A forma mais comum é uma forma adquirida de reação alérgica desencadeada por alimentos, cosméticos ou medicamentos. Existem alguns produtos utilizados rotineiramente na Odontologia que têm uma grande capacidade de promover reações alérgicas. É preciso adotar cuidados especiais com os pacientes que apresentem predisposição a qualquer tipo de reação alérgica, pois estão mais sujeitos a desenvolver tal reação também a produtos utilizados em Odontologia.

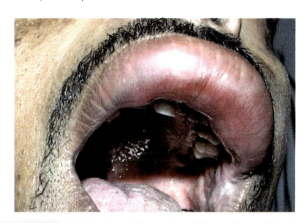

Figura 7.17 Angioedema. (Fonte: http://dermatlas.med.jhmi.edu/derm.)

Características clínicas

Edemas difusos, flácidos, sem sintomatologia dolorosa de coloração vermelha. O início é súbito em consequência do acúmulo de líquido no interior dos tecidos. O local mais afetado de interesse em Odontologia é o lábio superior, mas outras áreas da face e da cavidade bucal podem estar envolvidas. Um sintoma característico é a queixa inicial de prurido local (Figura 7.17). O edema pode regredir após algumas horas ou em até 2 dias após o início do processo. Uma das complicações graves do angioedema é quando há o envolvimento da língua, da úvula ou da orofaringe, ocasionando obstrução da respiração.

Diagnóstico diferencial

O início do angioedema é rápido e difuso e pode ser confundido com a celulite. Porém, no angioedema não se encontram os sinais clássicos de infecção bacteriana, ou seja, dor, eritema local e secreção purulenta. A ausência de fonte de infecção é, portanto, um fator primordial para afastar o diagnóstico de celulite.

Tratamento

A identificação do alergênio causador é de fundamental importância para prevenir recorrências, assim como o risco de desenvolver reações de hipersensibilidade mais graves. Os anti-histamínicos sistêmicos são os medicamentos de escolha para o tratamento. Em casos moderados desta reação, pode-se optar por apenas acompanhar e observar a regressão do processo. Os corticosteroides sistêmicos devem ser administrados nos casos mais graves com envolvimento de dificuldades respiratórias. É preciso ter em mente que a evolução de um caso grave de angioedema pode culminar em choque anafilático.

- ### Considerações finais

O Quadro 7.2 resume as características e o manejo das principais formas de aumento dos tecidos moles na boca.

Quadro 7.2 ▪ Características e manejo das principais formas de aumento dos tecidos moles na boca.

Aumentos de tecidos moles	Características clínicas	Diagnóstico diferencial	Exames complementares	Tratamento
Granuloma piogênico	Nódulo flácido, vermelho, séssil ou pediculado. Assintomático sangrante, mais comum na gengiva	Lesão periférica de células gigantes, fibroma ossificante periférico	Radiografia periapical, análise histológica	Remoção cirúrgica com curetagem do periósteo, remoção do irritante
Lesão periférica de células gigantes	Nódulos assintomáticos, vermelho-pálidos ou purpúreos, em gengiva ou mucosa do rebordo anterior ao primeiro molar	Granuloma piogênico, fibroma ossificante periférico, tumor marrom do hiperparatireoidismo	Radiografia periapical, análise histológica, dosagem de fosfatase alcalina	Remoção cirúrgica com curetagem do periósteo, remoção do irritante
Epúlide granulomatosa	Aumento tecidual, assintomático, nódulo vermelho-escuro, localizado em alvéolo dental, pós-extração	Pólipo pulpar, pólipo sinusal, granuloma piogênico, neoplasias malignas	Radiografia periapical, análise histológica	Remoção cirúrgica, remoção do irritante, curetagem do alvéolo
Fibroma ossificante periférico	Aumento tecidual pálido, crescimento lento, séssil ou pediculado, liso ou lobulado, firme. Gengiva e mucosa alveolar. Pode deslocar dentes	Granuloma piogênico, lesão periférica de células gigantes	Radiografia periapical, biopsia, análise histológica	Remoção cirúrgica, remoção do irritante
Fibroma traumático	Aumento tecidual, pólipo ou nódulo séssil, rosa-pálido, firme, assintomático. Áreas de traumatismos mastigatórios	Neoplasias benignas, fibroma ossificante periférico, lesão periférica de células gigantes, granuloma piogênico	Biopsia (dependendo do tamanho da lesão), análise histológica	Remoção cirúrgica, remoção do traumatismo
Hiperplasia induzida por prótese	Aumentos teciduais pálidos ou vermelhos, firmes ou flácidos, doloroso. Sulco gengivolabial ou assoalho da boca. Áreas adjacentes à borda da prótese	Neoplasias benignas, aumentos teciduais por outros fatores traumáticos	–	Suspensão do uso da prótese, remoção cirúrgica, confecção de novas próteses

(continua)

Quadro 7.2 • Características e manejo das principais formas de aumento dos tecidos moles na boca. (*continuação*)

Aumentos de tecidos moles	Características clínicas	Diagnóstico diferencial	Exames complementares	Tratamento
Hiperplasia linfoide reacional	Protuberância nodular assintomática. Borda posterior da língua, bilateral	Abscessos de tecido mole, lipoma, cisto dermoide	–	Não há tratamento específico. Se necessário, acompanhar até a completa resolução. Possível cirurgia
Fibromatose gengival inflamatória	Aumento gengival em quadro de doença periodontal crônica. Aumento da gengiva livre e inserida. Edema da papila interdental. Coloração variando de rosa a vermelho. Assintomática	Leucemia aguda, fibromatose gengival induzida por medicamento	–	Tratamento periodontal básico, cirurgia periodontal corretiva
Fibromatose gengival hereditária	Aumento gengival generalizado, que envolve toda a gengiva vestibular e lingual. História familiar. Início na infância	Fibromatose gengival induzida por medicamentos, fibromatose gengival causada por doença inflamatória crônica	–	Tratamento periodontal básico, cirurgia periodontal corretiva
Fibromatose gengival associada a doenças genéticas e síndromes	Aumento gengival local ou generalizado, firme, pálido. A intensidade do aumento depende da resposta individual a estímulos gerais e locais	Fibromatose gengival inflamatória, fibromatose gengival hereditária, fibromatose gengival induzida por medicamentos, fibromatose gengival associada a outras doenças, fibromatose gengival idiopática	–	Tratamento periodontal básico, cirurgia periodontal corretiva
Fibromatose gengival induzida por medicamentos	Aumento gengival generalizado. Firme, pálido, com proeminências das papilas. Intensidade do aumento pode depender da quantidade de fatores locais (placa, cálculo)	História de ingestão de medicamentos indutores. Fibromatose gengival hereditária, fibromatose gengival inflamatória	–	Tratamento periodontal básico, cirurgia periodontal corretiva, reavaliação do uso do medicamento indutor
Fibromatose gengival associada a outras doenças	Aumento gengival cujas características podem variar desde aumentos locais ou generalizados, com mais ou menos componentes inflamatórios, eritema e edema, dependendo da doença associada	Fibromatose gengival inflamatória, fibromatose gengival hereditária, fibromatose gengival induzida por medicamentos, fibromatose gengival associada a doenças genéticas e síndromes, fibromatose gengival idiopática. A história médica é importante para identificar a doença sistêmica associada	Exames laboratoriais para diagnóstico das doenças sistêmicas associadas ao aumento gengival	Tratamento periodontal básico, cirurgia periodontal corretiva, diagnóstico e tratamento da doença associada, cirurgia periodontal corretiva, se necessário
Fibromatose gengival idiopática	Aumento gengival local ou generalizado, firme, pálido. A intensidade do aumento depende da resposta individual a estímulos gerais e locais	Fibromatose gengival inflamatória, fibromatose gengival hereditária, fibromatose gengival induzida por medicamentos, fibromatose gengival associada a outras doenças, fibromatose gengival associada a doenças genéticas e síndromes	–	Tratamento periodontal básico, cirurgia periodontal corretiva
Abscesso periodontal agudo	Tumefação dolorosa, gengiva vermelha, podendo apresentar ponto amarelo no centro da lesão. Pode haver fístula no centro da lesão ou ponto flutuante	Abscessos periapicais	Radiografia periapical, teste de vitalidade pulpar	Drenagem via sulco gengival, bochechos com soluções antissépticas, antibioticoterapia sistêmica
Pericoronarite	Aumento doloroso de tecido associado a dente não irrompido ou parcialmente irrompido. Sintomatologia dolorosa, cor vermelha intensa	Quadros de inflamação aguda em gengiva e tecidos de suporte dental. Abscessos dentoalveolares e periapicais	Radiografia periapical ou panorâmica	Drenagem via sulco gengival, avaliação da capacidade de erupção do dente. Decisão quanto à extração dental
Celulite	Edema vermelho difuso, com dor intensa e aumento local de temperatura em região submandibular. Assimetria facial	Rânula, angioedema, enfisema, angina de Ludwig	Radiografia panorâmica, antibiograma de coleção purulenta	Possível evolução fatal: recomenda-se tratamento em ambiente hospitalar. Drenagem cirúrgica, antibioticoterapia sistêmica
Angioedema	Edema difuso flácido, sem sintomatologia dolorosa, frequente no lábio superior. Queixa de prurido no início do processo	Celulite	–	Identificação do alergênio, tratamento com anti-histamínicos ou corticosteroide sistêmico, dependendo da gravidade

▶ Bibliografia

Afonso M, Bello VO, Shibli JA et al. Cyclosporin: a induced gingival overgrowth in renal transplant patients. J Periodontol. 2003; 74(1):51-6.

Agrawal AA. Gingival enlargement: differential diagnosis and review of literature. World J Clin Cases. 2015; 16(9):779-88.

Al-Khateeb T, Ababneh K. Oral pyogenic granuloma in Jordanians: a retrospective analysis of 108 cases. J Oral Maxillofac Surg. 2003; 61(11):1285-8.

Alminãna-Pastor PJ, Buitrago-Vera PJ, Alpiste-Illueca FM et al. Hereditary gingival bromatosis: characteristics and treatment approach. J Clin Exp Dent. 2017; 9(4):e599-602.

Anneroth G, Sigurdon A. Hyperplastic lesions of the gingival and alveolar mucosa: a study of 175 cases. Acta Odontologica Scandinavica. 1983; 41(2):75-86.

Aral CA, Dilber E, Aral K et al. Management of cyclosporine and nifedipine-induced gingival hyperplasia. J Clin Diagn Res. 2015; 9(12):ZD12-5.

Bharti V, Bansal C. Drug-induced gingival overgrowth: the nemesis of gingiva unravelled. J Indian Soc Periodontol. 2013; 17(2):182-7.

Bodner L, Peist M, Gatot A et al. Growth potential of peripheral giant cell Granuloma. Oral Surg Oral Med Oral Pathol Oral Radiol Endod. 1997; 83(5):548-51.

Bouquot JE, Gundlach KKH. Oral exophitic lesions in 23,616 white Americans over 35 years of age. Oral Surg Oral Med Oral Pathol. 1986; 62(3):284-91.

Bozzo L, Machado MA, Almeida OP et al. Hereditary gengival fibromatosis: report of three cases. J Clin Pediatr Dent. 2000; 25:41-6.

Carranza FA Jr, Newman MG, Takei HH. Periodontia clínica. 9. ed. Rio de Janeiro: Guanabara Koogan; 2004.

Castro AL. Estomatologia. São Paulo: Santos; 1992.

Coelho CM, Sousa YT, Dare AM. Denture related oral mucosal lesions in a Brazilian School of Dentistry. J Oral Rehab. 2004; 31(2):135-9.

Coelho CM, Zucoloto S, Lopes RA. Denture-induced fibrous inflammatory hyperplasia: a retrospective study in a school of Dentistry. Int J Prosthodont. 2000; 13(2):148-51.

Coleman GC, Nelson JF. Princípios de diagnóstico bucal. Rio de Janeiro: Guanabara Koogan; 1996.

Coletta RD, Graner E. Hereditary gingival bromatosis: a systematic review. J Periodontol. 2006; 77(5):753-64.

Conde SA, Aarestrup FM, Vieira BJ et al. Roxithromycin reduces cyclosporine-induced gingival hyperplasia in renal transplant patients. Transplant Proc. 2008; 40(5):1435-8.

Fouad SAA, Shatty SR. Oral mucosal lesions in children. Intern Ped Dent Open Acc J. 2018. doi: 10.32474/IPDOAJ.2018.01.000103.

Gawron K, Bartyzel-Lazars K, Potempa J et al. Gingival fibromatosis: clinical, molecular and therapeutic issues. Orphanet Journal of Rare Diseases. 2016; 11(9):1-14.

Häkkinen L, Csiszar A. Hereditary gingival fibromatosis: characteristics and novel putative pathogenic mechanisms. J Dent Res. 2007; 86(1):25-34.

Hatahira H, Abe J, Have Y et al. Drug-induced gingival hyperplasia: a retrospective study using spontaneous reporting system databases. J Pharmaceutical Health Care and Sciences. 2017; 3(19):1-11.

Ikeda K. Drug-induced oral complications. Atlas Oral Maxillofacial Surg Clin N Am. 2017; 25(2):127-32.

Kaur G, Verhamme KM, Dieleman JP et al. Association between calcium channel blockers and gingival hyperplasia. J Clin Periodontol. 2010; 37(7):625-30.

Kignel S. Diagnóstico bucal. São Paulo: Robe Editorial; 1997.

Leong R, Seng GF. Epulis granulomatosa: extraction sequellae. Gen Dent. 1998; 46(3):252-5.

Lindhe J. Clinical periodontology and implant dentistry. 3. ed. Copenhagem: Munsksgaard; 1998.

Majola MP, Mcfadyen ML, Connolly C et al. Factors influencing phenitoin-induced gingival enlargement. J Clin Periodontol. 2000; 27:506-12.

Marcucci G (Ed.). Fundamentos da estomatologia. Rio de Janeiro: Guanabara Koogan; 2005.

Missouris GG, Kalaitzidis rg, Cappuccio FP et al. Gingival hyperplasia caused by calcium-channel blockers. J Hum Hypertens. 2000; 14:155-6.

Mortazavi H, Safi Y, Baharvand M et al. Peripheral exophytic oral lesions: a clinical decision tree. Int J Dentistry. 2017. Disponível em: https/doi.org/10.1155/2017/9193831.

Neville BW, Damm DD, Allen CM et al. Oral and maxillofacial pathology. 4. ed. St Louis: Elsevier; 2015.

Pinto A. Pediatric soft lesions. Dent Clin North Am. 2005; 49(1):241-58.

Ramalho VL, Ramalho HJ, Cipullo JP et al. Comparison of azithromycin and oral hygiene program in the treatment of cyclosporine-induced gingival hyperplasia. Ren Fail. 2007; 29(3):265-70.

Regezi JA, Sciubba JJ. Patologia bucal: correlações clinicopatológicas. Rio de Janeiro: Guanabara Koogan; 1991.

Reichart PA, Philipsen H. Patologia bucal. Porto Alegre: Artes Médicas; 2000.

Salman A, Tekin B, Koca S et al. Another adverse effect of vemurafenib: gingival hyperplasia. J Dermatol. 2016; 43(6):706-7.

Savage N, Daly CG. Gingival enlargements and localized gingival oergrowths. Australian Dental J. 2010; 55(1 Suppl):55-60.

Schluger S, Youdlis RA, Page RC. Peridontal diseases. 2. ed. Philadelphia: Lea & Febiger; 1990.

Scully C, Bagan JV. Adverse drug reactions in the orofacial region. Crit Rev Oal Biol Med. 2004; 15(4):221-39.

Scully C, Flint SR, Porter SR. Atlas colorido de doenças da boca: diagnóstico e tratamento. 2. ed. Rio de Janeiro: Revinter; 1996.

Seymour RA. Effects of medications on the periodontal tissues in health and disease. Periodontol 2000. 2006; 40:120-9.

Shafer WG, Hine MK, Levy BM. Tratado de patologia bucal. 4. ed. Rio de Janeiro: Interamericana; 1985.

Shah R, Sharma S. Idiopathic gingival enlargement: a case report. JCMS Nepal. 2015; 11(1):26-8.

Suassuna TM, de Almeida AB, Landim FS et al. Extensa fibromatose gengival idiopática: relato de caso. Rev Cir Traumatol Buco-Maxilo-Fac Camaragibe. 2016; 16(4):40-4.

Tandon PN, Gupta SK, Gupta DS et al. Peripheral giant cell granuloma. Contemporary Clin Dent. 2012; 3:S118-21.

Tiwana PS, De Kok JI, Stoker DS et al. Facial distortion secondary to gingival hyperplasia: surgical management and oral reconstruction with endosseous implants. Oral Surg Oral Med Oral Pathol Oral Radiol Endod. 2005; 100(2):153-7.

Topazian RG, Golberg MH. Infecções maxilofaciais e orais. 3. ed. São Paulo: Santos; 1997.

Wood NK, Goaz PW. Diferential diagnosis of oral lesions. 4. ed. St. Louis: Mosby; 1991.

Capítulo 8
Doenças Infecciosas de Interesse Estomatológico

Jayro Guimarães Jr.

▶ Infecções fúngicas

• Candidose

Preferimos o termo "candidose" em vez de "candidíase" por julgarmos que o sufixo "ose" é mais adequado para infecções fúngicas (neste caso) ou bacterianas e virais, enquanto o sufixo "íase" é designativo de infecções parasitárias – opostamente, preferimos "leishmaníase" no lugar de "leishmaniose" para a conhecida doença parasitária.

É comum a infecção orofaringiana pelas espécies dimórficas e gram-positivas do gênero *Candida*, eucariontes do filo Deuteromycota, já que estes fungos fazem parte da microbiota comensal do sistema digestório. As espécies que afetam as mucosas dos humanos são *C. albicans*, *C. krusei*, *C. glabrata*, *C. parapsilosis*, *C. stellatoidea* e *C. tropicalis*, sendo que a primeira espécie, *C. albicans*, é a mais frequente.

Há uma preocupação crescente com infecções provocadas por espécies não *albicans*. Algumas dessas espécies, como *C. krusei* e *C. glabrata*, podem ser menos suscetíveis ao tratamento com os medicamentos azólicos. A própria *C. albicans*, em portadores da infecção pelo vírus HIV, está tornando-se mais resistente a esses antifúngicos. Há relatos de infecções provocadas por *C. albicans* e *C. parapsilosis* em unidades de terapia intensiva, carreadas por profissionais de saúde colonizados por esses fungos. A *C. tropicalis* causa graves infecções em pacientes imunodeprimidos, principalmente nos portadores de neoplasias malignas hematológicas.

Recentemente foi descrita a *Candida auris* (do latim *auris*, orelha), uma espécie emergente e multirresistente aos principais medicamentos usados contra outras espécies mais conhecidas e que causa grande preocupação aos profissionais da saúde. Até o momento, essa espécie ainda não foi encontrada na cavidade bucal.

A *candidose oral* é a infecção fúngica mais comum tanto nas populações imunocompetentes quanto nas imunocomprometidas, mas ganha maior incidência nestas últimas. É resultado da deficiência de imunidades celular e humoral, sendo que a imunidade humoral é mais importante que a celular. É possível que a infecção esteja presente mesmo em indivíduos moderadamente imunocomprometidos. Em pacientes muito vulneráveis, a infecção pode causar candidemias e infecções em órgãos que podem colocar suas vidas em risco. Infecções micóticas invasivas são causas importantes de morbidade e mortalidade em portadores de neoplasias malignas. Há alta incidência de candidose em pacientes com câncer de cabeça e pescoço, a maioria causada pela *C. albicans*, mas um terço dos pacientes apresenta outras espécies, como a *C. glabrata*, que é mais resistente à ação de fungicidas.

Em termos de imunidade local e alterações epiteliais, as *respostas do hospedeiro* estão ativamente envolvidas na resistência aos fungos. Na infecção da mucosa oral, uma grande quantidade de citocinas é secretada pelos epiteliócitos que ativam as células mielócitas da região subepitelial. A defesa seguinte do hospedeiro contra as espécies de *Candida* são os neutrófilos e outros fagócitos que tentam evitar a disseminação hematológica dos fungos. Assim, os pacientes estão sob maior risco nas fases de neutropenia, sobretudo se prolongadas. Os linfócitos T desempenham importante papel na prevenção da candidose mucosa.

A *biologia* e o *ciclo vital* da *C. albicans* mostram que pode apresentar-se como forma unicelular, como pseudo-hifas e como hifa. A infectividade dos fungos depende de sua adesão ao epitélio, pela ação de adesinas (mucopolissacarídeos da parede celular), invasão, morfogênese (formação de hifas e apressórias: estruturas localizadas nas pontas das hifas que facilitam a ancoragem e a penetração), tigmotropismo (a orientação do crescimento é orientada pelo contato físico na superfície onde cresce), produção de enzimas (hidrolases) e alteração fenotípica (que não é apenas uma alteração morfológica, mas um mecanismo que torna possível a sobrevivência dos mais aptos) (Figura 8.1).

A pesquisa sobre a *C. albicans* foi muito facilitada após a descrição total do *genoma* dessa espécie (6.354 genes), em 2005, por Braun et al. Após isso, vários genes foram identificados *in vitro* e *in vivo*, o que codificou fatores fúngicos associados à infecção oral. Evidências sugerem que a morfologia fúngica tem papel-chave na adesão e na invasão dos epiteliócitos.

A colonização pode ser o primeiro passo para o desenvolvimento da infecção por *Candida*. Acredita-se que a fonte da colonização neonatal seja o ambiente hospitalar ou o trato vaginal materno; por isso foi investigado em que medida os isolados de *Candida* em recém-nascidos são semelhantes aos isolados do trato vaginal da mãe.

A deficiência de *fatores que regulam a formação de hifas* diminui a capacidade dos fungos em invadir e danificar essas células. A adesão é mediada por fatores associados à formação

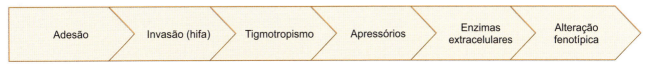

Figura 8.1 Sequenciamento de alteração fenotípica.

de hifas com as adesinas Hwp1 e da família das AIs. A formação de hifas invade os epiteliócitos de duas formas: penetração ativa, devido à ação de hidrolase e à pressão mecânica, e endocitose induzida, mediada pelas adesinas – mucopolissacarídeos da parede celular – e invasinas AIs3. Durante a infecção por *Candida*, ocorrem apoptose e morte celular das células epiteliais por meio de estímulos das caspases celulares.

Por ser considerada uma *infecção oportunista*, é mandatório, diante de um portador de candidose, tentar esclarecer qual é essa oportunidade, ou seja, o fator predisponente, diagnosticá-la e, se possível, corrigi-la. Existem muitos outros fatores predisponentes, como listado no Quadro 8.1.

É possível que a infecção por estes microrganismos oportunistas (MOs) ganhe importância letal em pacientes imunossuprimidos ou em doentes com o curso mórbido alterado devido a fatores iatrogênicos.

Embora ainda não se possa categorizar como fator predisponente, a candidose parece coexistir entre os pacientes com a síndrome da boca ardente (estomatodinia) em 73% das culturas e 59,5% dos exames diretos.

Existe associação importante entre a *candidose* e *a glossite romboide mediana*. Comparando-se culturas obtidas de portadores dessa doença e não portadores, verificou-se que espécies do fungo estavam presentes em 90% dos portadores e em 46,6% dos não portadores.

Quadro 8.1 ▪ Fatores predisponentes para candidoses bucais.

Imunológicos
- Fármacos
  - Antineoplásicas
  - Corticosteroides
- Doenças e outras condições
  - Neoplasias de tecidos sólidos
  - Linfomas e neoplasias hematológicas (p. ex., leucemias)
  - Diabetes tipo 1
  - Idade (pouca ou muita)
  - AIDS
  - Outras imunodeficiências adquiridas (p. ex., quimioterapia, radioterapia e primárias)
  - Pênfigos
  - Transplantados

Não imunológicos
- Fármacos
  - Antibióticos de largo espectro
  - Colutórios
  - Contraceptivos
- Doenças e outras condições
  - Alcoolismo
  - Tabagismo
  - Diabetes tipo 2
  - Endocrinopatias (outras)
  - Hemopatias (anemia, neutropenia, pancitopenia etc.)
  - Má higiene bucal
  - Má nutrição, dieta rica em carboidratos ou má absorção
  - Próteses parciais removíveis e totais
  - Xerostomia
  - Após radioterapia
  - Pacientes hospitalizados ou institucionalizados
  - Hipossialia

As *formas clínicas* mais presentes são a pseudomembranosa aguda (Figura 8.2), a atrófica ou eritematosa, a queilite angular e a hipertrófica ou hiperplásica, aparentemente nessa ordem de frequência, embora alguns autores encontrem mais casos do tipo eritematoso do que o pseudomembranoso.

A forma *pseudomembranosa* caracteriza-se por apresentar placas esbranquiçadas cremosas facilmente removidas por raspagem feita com gaze, espátula ou abaixador de língua. Uma vez removida a pseudomembrana, seu fundo poderá apresentar-se eritematoso, com ou sem áreas hemorrágicas. Pode envolver qualquer área da mucosa bucal.

A candidose *eritematosa* aparece como mancha plana, de cor vermelha. É mais comum no palato e na face dorsal da língua. A forma eritematosa incidente no dorso lingual provoca depapilação. Sua manifestação pode ser sutil e menosprezada pelo clínico menos atento. A candidose eritematosa é considerada a doença mais infecciosa comum nos usuários de próteses totais, principalmente das próteses superiores e usadas por longos períodos.

A *queilite angular* é ulcerada ou fissurada, uni ou bilateral, e pode estar ou não associada com as outras formas. Frequentemente está associada a uma coinfecção pelo *Staphylococcus aureus* e à presença de umidade salivar provocada por diminuição da dimensão vertical do terço inferior da face. Outros fatores que podem estar envolvidos são: anemia, má nutrição e deficiência vitamínica.

A manifestação *hiperplásica* é menos comum. As lesões são brancas, devido à hiperqueratose, e inamovíveis por raspagem. Por isso também são chamadas de leucoplasiformes. Podem ser confundidas com a leucoplasia e a leucoplasia pilosa.

Um estudo tentou compreender a razão pela qual aparece este ou aquele tipo de manifestação clínica isolada ou concomitantemente nos pacientes. Em primeiro lugar, foi considerado que existem diferenças de imunorreatividade entre regiões adjacentes da mucosa. Nas apresentações pseudomembranosas, há marcada diminuição de células CD4 se compararmos com as formas eritematosas. Na candidose hiperplásica, há reação celular superficial contra o patógeno que não consegue erradicá-lo inteiramente por meio da resposta imunitária local ou sistêmica. Nas diferentes manifestações, encontram-se variações notórias na produção de proteinases extracelulares.

O *diagnóstico* leva em consideração os aspectos clínicos e os exames complementares, tais como o micológico direto no qual se encontram as hifas e blastóporos em preparações em que o esfregaço é colocado em contato com uma gota com hidróxido de potássio a 40% e coberto por uma lamínula, a cultura em ágar-sabouraud, a citologia esfoliativa, corada pelo ácido periódico de Schiff (PAS) ou Gram, e a biopsia. Pode-se também fazer um teste terapêutico com medicamentos específicos.

Os *medicamentos usados no tratamento* estão descritos no Quadro 8.2.

Em pesquisa publicada recentemente, 15 participantes bochecharam 2 vezes/dia com soluções de violeta de genciana a 0,1%, 0,008% e 0,00165%. Concluiu-se, por métodos laboratoriais, que nesta última concentração, 0,00165, que não acomete a mucosa, houve potente atividade antifúngica (Jurevic

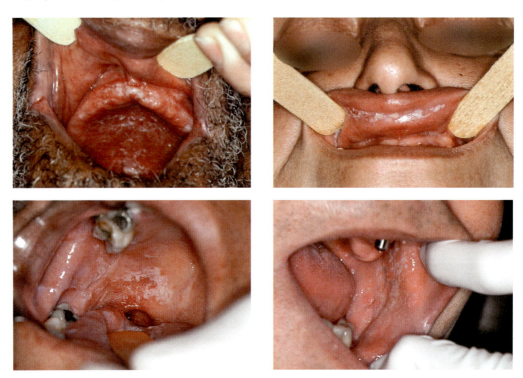

Figura 8.2 Candidose pseudomembranosa em diferentes regiões da cavidade bucal.

Quadro 8.2 ▪ Tratamento da candidose bucal.

Medicamento	Observações	Dosagem VO
Anfotericina B	Age topicamente dissolvida lentamente na boca; é absorvida pelo sistema digestório; apresenta graves efeitos colaterais. A pomada pode ser usada na queilite angular (4 vezes/dia)	10 a 100 mg a cada 6 h
Fluconazol	Reduzir a dose diante da disfunção renal; não recomendado para crianças ou durante a gravidez ou amamentação. Usado também como profilático	200 mg/dia
Nistatina	Ativa topicamente; absorção desprezível VO	Comprimidos de 500.000 U ou 5 mℓ de suspensão com 100.000 U/mℓ a cada 6 h. Tratamento tópico: tabletes vaginais de 100.000 U dissolvidos na boca, 3 vezes/dia ou comprimidos VO de 500.000 U, 5 vezes/dia; para queilite: creme contendo nistatina 5 vezes/dia
Miconazol	Ativo topicamente; tem atividade antibacteriana; absorção desprezível VO. Usado também como profilático	Comprimidos 250 mg cada 6 h ou gel tópico com 25 mg/mℓ – 5 mℓ/6 h
Itraconazol	Absorvido VO	200 mg VO, 2 vezes/dia
Cetoconazol	Contraindicado na gravidez e nas hepatopatias; pode causar náuseas, eritema cutâneo, prurido, dano hepático, trombocitopenia, ginecomastia, potencializa a nefrotoxicidade da ciclosporina, potencializa o efeito dos cumarínicos, hipoglicemiantes, fenitoína e bloqueadores de receptores H$_2$	200 a 400 mg/1 vez/dia à refeição Tratamento tópico de queilites: creme contendo cetaconazol 5 vezes/dia
Clotrimazol	Efeitos colaterais: cólicas, gastrite, diarreia, náuseas, vômitos e cacosgeusia	Uso tópico: 5 vezes/dia
Voriconazol	Efeitos colaterais: distúrbios visuais, febre, *rash*, vômito, náuseas, diarreia, cefaleia, edema periférico e dor abdominal	Dose de ataque: (24 h): 200 mg a cada 12 h, seguidos de dose de manutenção:100 mg a cada 12 h ou 1 ampola 200 mg IM
Tratamento coadjuvante	Mupirocina para combater a coinfecção por *S. aureus* nos casos de queilite angular (tubo com 15 g de creme a 2%)	Aplicar 3 a 4 vezes/dia
Desinfecção das próteses removíveis	Solução aquosa de água sanitária a 10%, por 10 min, enxaguando bem em água corrente Clorexidina a 0,12%, por 10 min Solução alcoólica de própolis: aspergir na prótese 2 vezes/dia	Deve ser feita, no mínimo, 1 vez/dia

VO: via oral; IM: via intramuscular.

et al., 2011). Em outro trabalho, o uso do vinagre contribuiu para o controle da colonização por *Candida* em próteses totais de pacientes (Pinto et al., 2008). Acreditamos que o assunto merece especial atenção entre os pesquisadores e clínicos devido ao baixo custo dessas substâncias usadas.

O *tratamento profilático sistêmico e local* é usado em alguns centros que atendem pacientes imunodeprimidos e portadores de neoplasias malignas. As maneiras de prevenir a candidose na boca e garganta incluem: manutenção da saúde bucal, lavar a boca ou escovar os dentes depois de usar corticosteroides inalados e usar bochechos orais com clorexidina. Alguns estudos demonstraram que o enxaguatório bucal com clorexidina pode ajudar a prevenir a candidose oral em pessoas submetidas ao tratamento do câncer.

Usuários de próteses removíveis – parciais e totais – devem desinfetá-las, no mínimo 1 vez/dia, com solução aquosa de água sanitária a 10%, por 10 min – enxaguando bem em água corrente –, ou de clorexidina a 0,12%, durante 10 min.

A *resistência* aos fármacos antifúngicos pode ser dividida em dois aspectos: é possível que aconteça mesmo antes da administração de qualquer medicamento (resistência primária ou inata) ou após a administração de um fármaco (resistência secundária ou adquirida). Quando se torna mais resistente aos antifúngicos a *Candida* é capaz de produzir biofilmes.

A candidose bucal mal tratada e/ou em paciente com defesas diminuídas pode estender-se para o esôfago, a faringe e os pulmões ou disseminar-se sistemicamente, tornando-se fatal.

▪ Criptococose

Cryptococcus neoformans e *Cryptococcus gattii*, seus causadores, são adquiridos do ambiente por inalação de seus basidiósporos. Algumas vezes, pode ser oriundo de pombas e outras aves, gatos, cães, bovinos, macacos e outros animais. Vivem no solo e na matéria orgânica que contenha grandes quantidades de fezes de pombo e de outros pássaros. Os dois fungos se reproduzem por brotamento e circundam por uma cápsula ampla.

Não existe contaminação inter-humanos e, entre outros fatores de virulência, há uma espessa cápsula polissacarídea que pode inibir a fagocitose defensiva.

Não é transmitida pelo contato de pessoa para pessoa, nem de animais para humanos. Os homens são mais infectados que as mulheres (2:1). É uma infecção sistêmica crônica ou subaguda que afeta mais comumente o sistema nervoso central (SNC) superior – os fungos são neurotrópicos – e os pulmões, mas há ocorrência na pele e em outros órgãos.

A *infecção pulmonar* primária, adquirida por aspiração, pode ser assintomática; a partir daí torna-se sistêmica por via hematogênica. O fungo é neurotrópico e, por isto, a primeira manifestação clínica pode ser a meningite e outras alterações devido à infecção no SNC. Pode causar lesões cutâneas e não causa infecções bucais.

Para o *indivíduo HIV-positivo*, os riscos maiores ocorrem quando a contagem de CD4 estiver menor que 50/mm^3. Cerca de 80% das infecções encontram-se relacionadas com a AIDS, na qual tem um prognóstico reservado. De certo modo, é uma infecção oportunista. Estima-se que 220.000 casos de meningite criptocócica ocorram entre pessoas vivendo com HIV/AIDS (PVHAs) em todo o mundo a cada ano, o que resulta em quase 181.000 mortes. A maioria dos casos de meningite criptocócica ocorre na África Subsaariana, e atualmente os *Cryptococci* são a causa mais comum de meningite em adultos em grande parte dessa região, podendo matar mais pessoas a cada ano do que a tuberculose.

O *diagnóstico* é feito por micologia direta e cultura. Nos casos sistêmicos, o fungo pode ser encontrado no líquido cefalorraquidiano.

O *tratamento* é feito com anfotericina por via intravenosa (IV), 0,5 mg/kg/dia, 5-fluorcitosina e fluconazol, 200 mg/dia, ou itraconazol, por longos períodos. Também podem ocorrer resistências.

▪ Geotricose

As espécies de fungos *Geotrichum* são habitantes saprofíticos dos tratos respiratórios superiores e digestórios de 18 a 31% dos pacientes sadios. Sua infecção é rara e geralmente acomete pacientes imunossuprimidos manifestando-se na boca, nos brônquios, nos pulmões e nos intestinos.

As *manifestações bucais* revelam-se como lesões eritematosas acompanhadas de algum grau de edema, principalmente na gengiva.

O *diagnóstico* é auxiliado pelo exame micológico direto, cultura em meio de Sabouraud e biopsia. No *exame histopatológico*, vemos vascularização marcante que acomete até a superfície do epitélio, infiltrado inflamatório crônico em aspecto semelhante ao da psoríase. A coloração de Gomori mostrará as formas esporuladas oblongas ou retangulares do fungo nas camadas mais altas do epitélio.

O *Geotrichum candidum* pode ser *diagnosticado* erroneamente como *Candida*, *Aspergillus* ou *Trichosporon*.

As espécies de *Geotrichum* são sensíveis ao *tratamento* com anfotericina B, miconazol e nistatina.

▪ Histoplasmose

O *Histoplasma capsulatum* variedade *capsulatum*, um fungo dimórfico, saprofítico e parasito intracelular, pode afetar qualquer indivíduo, principalmente os HIV-positivos, quando, após sua inalação, pode causar infecção disseminada.

Os fungos em fase saprofítica vivem em zonas de climas temperados com certo grau de umidade. Nela, o fungo é pluricelular e miceliano, de onde emergem microconídeos e macronídeos. Na fase parasitária ou tissular, os conídeos evoluem para elementos unicelulares, ovoides ou leveduriformes.

Os fungos são encontrados no solo, particularmente quando está contaminado com excrementos de pássaros, galinhas ou morcegos.

Não há contágio inter-humano e nas pessoas HIV-negativas causa micose respiratória. Nem todos os casos na infecção pelo HIV estão relacionados com as áreas endêmicas. Poucos casos são causados pelo *Histoplasma capsulatum* variedade *duboisi*, mais encontrado na África.

A *histoplasmose* é uma infecção profunda ou sistêmica adquirida em regiões geográficas específicas com clima temperado e úmido, associada à movimentação de solo contaminado. A movimentação de terrenos de cavernas onde habitam morcegos ou de galinheiros são locais propícios para a contaminação, pois seus esporos podem ser veiculados pelo ar.

Na *cavidade bucal* pode causar ulcerações infiltrativas com bordas em rolete, superfície irregular ou não, dolorida e que pode ser confundido, ao diagnóstico diferencial, com outras afecções, inclusive com o carcinoma epidermoide. É acompanhada por hipersialia e linfadenopatia cervical e a sintomatologia sistêmica demonstra febre, mal-estar e perda de peso.

O *diagnóstico* da manifestação bucal é feito por meio de biopsia, que mostrará um tecido granulomatoso, edema, hiperemia, proliferação fibroblástica e capilar, focos de histiócitos, macrófagos, células gigantes e infiltrado linfocitário. A coloração com a técnica de Gomori (prata) revelará o fungo dentro de macrófagos e é provável que haja uma reação cutânea para histoplasmina.

O fungo pode ser isolado nas secreções respiratórias, no sangue e na medula óssea. A sorologia pode ser feita pela fixação do complemento, imunoeletroforese e imunodifusão dupla. É possível fazer uma intradermorreação com o antígeno específico (histoplasmina).

Os casos de histoplasmose são mais frequentemente observados nas *áreas geográficas endêmicas*. Desde 1985, a histoplasmose disseminada foi adicionada ao espectro conceitual das doenças associadas ao HIV e alguns casos de histoplasmose bucal foram relatados em áreas não endêmicas.

O *tratamento* pode ser feito com cetoconazol ou itraconazol (400 mg/dia durante 3 meses ou mais), fluconazol (400 mg/dia) ou anfotericina B (1 mg/kg por semana). O itraconazol pode ser usado em casos menos graves e em tratamentos profiláticos.

O tratamento da doença em *pacientes com imunodeficiência* é mais difícil. Há maior agressividade, falta de resposta à terapêutica e possibilidade de disseminação sistêmica. O tratamento de escolha é a anfotericina B.

- ## Paracoccidioidomicose

A descoberta do agente etiológico, conhecido hoje como *P. brasiliensis*, foi feita em 1908 por *Adolpho Lutz* (1855-1940), que isolou o fungo em cultura, demonstrou seu dimorfismo e sua patogenicidade para a cobaia. Seu primeiro trabalho foi executado em dois pacientes da Santa Casa de Misericórdia de São Paulo.

O dimorfismo apresentava-se sob o aspecto leveduriforme com brotamentos múltiplos nos tecidos e de estruturas filamentosas nos meios de cultura. Lutz denominou a doença de micose pseudococcídica e a classificou entre as hifoblastomicoses americanas, mas não deu nome ao fungo (Figuras 8.3 a 8.5).

A partir de seus estudos iniciados em 1927, *Floriano Paulo de Almeida* (1898-1977) inseriu o agente no gênero *Coccidioides,* denominando a espécie de *Coccidioides brasiliensis*. Em 1930, ele criou um gênero, o *Paracoccidioides*, e a espécie de *P. brasiliensis*. Dessa maneira, utilizou parcialmente a denominação de *Splendore* de 1912 e a atualizou.

Em um congresso colombiano, micologistas de todas as Américas, reunidos sob a égide da Organização Pan-Americana da Saúde, cunharam o nome da doença: paracoccidioidomicose. Como isso ocorreu em 1971, não se justifica o uso que alguns ainda fazem do nome blastomicose sul-americana.

Os *casos autóctones* ocorrem na América Latina Continental em países situados entre 23° de latitude norte (México Central) e 34,5° de latitude sul (Argentina). Os casos são praticamente inexistentes em Chile e El Salvador e outras ilhas caribenhas. Esta não ocorrência provavelmente está novamente ligada a fatores ecológicos. A área endêmica tem temperatura anual média entre 17°C e 23°C.

Os casos no sexo feminino são mais raros, cerca de 15:1. Isto é devido não só à presença menor da mulher em atividades de maior risco de contágio, como também a fatores hormonais e imunitários. É importante ressaltar que não há diferenças quanto à cutirreação contra a paracoccidioidina, o antígeno específico, em ambos os sexos. Em outras palavras, ambos se contaminam, mas o sexo masculino é mais sensível

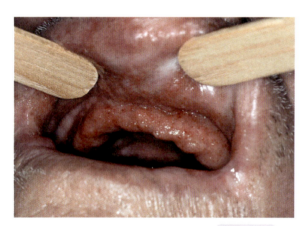
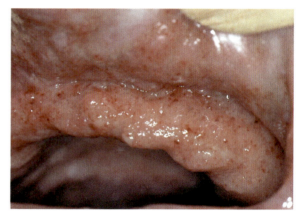

Figura 8.3 Paracoccidioidomicose.

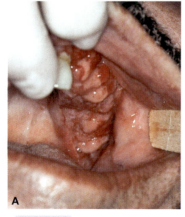
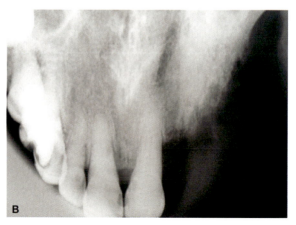

Figura 8.4 Aspectos clínico (**A**) e radiográfico (**B**) da paracoccidioidomicose em rebordo alveolar.

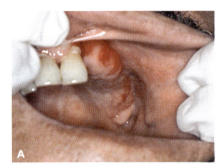 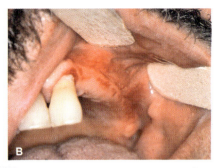 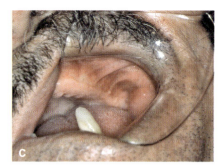

Figura 8.5 Preservação de 2 meses (**A**), 1 ano (**B**) e 3 anos (**C**).

ou, ainda, para a paracoccidioidomicose-infecção a diferença intersexual não existe; está na paracoccidioidomicose-doença, mais comum entre os homens. Isto seria devido à influência inibitória do estrógeno na transição da forma miceliana para a leveduriforme.

Pacientes que vivem ou viveram nas áreas rurais e os de baixo nível socioeconômico são os mais afetados. O fungo é adquirido por inalação e a infecção primária é pulmonar. O alcoolismo pode ser um fator predisponente.

A doença é rara em crianças e adolescentes, em que não há preferência por sexo, e os indivíduos mais afetados têm entre 29 e 40 anos de idade.

Uma vez estabelecida, a doença pode evoluir de duas formas:

- Forma progressiva aguda ou subaguda (juvenil)
- Forma progressiva crônica (adulto).

Na *forma progressiva aguda ou subaguda* há disseminação linfo-hemática com grande envolvimento de vários órgãos: linfonodos, baço, fígado e medula óssea com linfadenomegalia, esplenomegalia e pancitopenia. Esta forma ocorre mais em pacientes jovens, que apresentam pouca resistência.

Recentemente, têm-se observado infecções graves em *pacientes imunossuprimidos*, inclusive em portadores de AIDS. Esses pacientes podem manifestar a paracoccidioidomicose-doença de forma grave durante sua imunodepressão. Apesar da idade adulta, apresentam manifestações juvenis dos pacientes HIV-negativos, ou seja, manifestações agudas.

As *lesões pulmonares* podem ser primárias, pela entrada do fungo por esta porta, ou secundárias à disseminação hematolinfática. Pode ou não haver sintomatologia, como dispneia e tosse. A sintomatologia pode ser tão discreta que o envolvimento desta área somente será percebido se a clínica for complementada pela radiologia.

Quer os tecidos orais estejam ou não envolvidos claramente, pode haver manifestação de *linfonodos cervicais*, o que é característico da doença. Os linfonodos apresentam-se com características clínicas inflamatórias.

As *manifestações dermatológicas*, com seu pleomorfismo, são, ao lado das bucais, verdadeiros arautos da paracoccidioidomicose. A infecção da pele pelo fungo é secundária. Geralmente advém pela via hematogênica ou da continuidade com mucosas infectadas ou, ainda, devido ao rompimento da cápsula de algum linfonodo e invasão da pele que o recobria. As lesões tendem a circundar os orifícios naturais.

A *estomatite ulcerosa moriforme* é um processo ulcero ou exulceroinfiltrativo que pode afetar gengivas, periodonto de sustentação, periápice, mucosa alveolar, assoalho bucal, lábios, língua, mucosas jugais, palatos mole e duro, úvula, orofaringe e pilares tonsilares.

A *exulceração* ocorre quando granulomas paracoccidióidicos, que fazem volume primeiramente no tecido submucoso, se exteriorizam e se ulceram. Assim, temos uma úlcera sobre um tecido exofítico e microabscessos (Figura 8.6). Quando os granulomas estão situados mais profundamente no tecido submucoso não afloram à superfície e produzem apenas aumento de volume na área. As úlceras de fundo endurecido apresentam-se com um pontilhado fino eritematoso devido a ectasias vasculares e hemorrágicas, geralmente indolores. Nos lábios são apresentadas ulcerações que regridem ao tratamento, deixando sequelas cicatriciais, o que provoca microstomia (Figura 8.7).

Um dos sinais mais chamativos é o da *mobilidade dental*. O fungo pode instalar-se no periodonto de sustentação e destruí-lo.

O *diagnóstico* é auxiliado pelo exame histopatológico. Nele, observam-se uma inflamação crônica inespecífica, células epitelioides e gigantes e a presença do *P. brasiliensis* nos tecidos, dentro de células gigantes e dentro de capilares. Se houver áreas ulceradas, é possível observar uma reação inflamatória aguda com a presença de neutrófilos. A presença do fungo é mais bem observada se o corte for tratado com pigmentação pela prata.

A resposta à injeção intradérmica de 0,1 mℓ de paracoccidioidina é considerada positiva quando, após 24 a 48 h, temos a formação de uma reação de no mínimo 5 mm de diâmetro.

O *exame micológico direto* do escarro poderá ser positivo em 93% dos pacientes.

Outros exames que ajudam no diagnóstico são: fixação do complemento, imunodifusão dupla e imunoeletroforese. Existe relação entre os resultados sorológicos e a evolução da paracoccidioidomicose.

O *tratamento* é longo e pode ser feito com a associação trimetoprima-sulfometoxazol (800/160 mg 2 a 4 vezes/dia, durante 6 meses), fluconazol (400 mg/dia), itraconazol (200 mg/dia), anfotericina B (1 mg/kg/semana) ou cetoconazol (400 a 800 mg/dia).

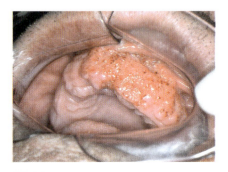

Figura 8.6 Lesão exofítica em rebordo alveolar.

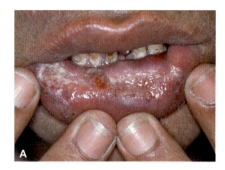 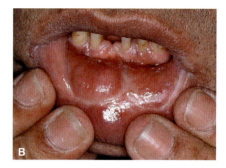

Figura 8.7 Lesão em lábio inferior, após tratamento (**A**), e ocorrência de sequela cicatricial (**B**), ocasionando dificuldade de abertura da boca.

A paracoccidioidomicose geralmente tem *evolução* crônica. O sucesso do tratamento depende tanto do medicamento quanto da disseminação da infecção e da imunidade do portador. O desaparecimento das lesões costuma demorar entre 1 e 6 meses de tratamento e a recidiva pode ocorrer por persistência de reservatórios ocultos, o que merece acompanhamento dos pacientes. Há casos de evolução aguda e grave que, se deixada ao seu curso, sem tratamento, leva à morte.

Apesar da grande evolução que tivemos no tratamento, o *prognóstico* ainda pode ser considerado reservado.

▶ Infecções bacterianas

▪ Sífilis

Apesar de ser uma infecção sexualmente transmissível (IST) sistêmica, sua importância estomatológica está no seu secundarismo; as manifestações intrabucais são muito frequentes. Cerca de 5 a 10% das lesões primárias ou protossifilomas ocorrem na boca. É provável que um cirurgião-dentista generalista ou um estomatologista seja solicitado para diagnosticar as alterações na mucosa bucal proporcionadas pela doença, contribuindo para o posterior tratamento e profilaxia do terciarismo desta infecção.

Além disso, as placas mucosas do secundarismo sifilítico são altamente contagiosas, constituindo-se em um grave problema de biossegurança e infecção cruzada.

Por estas razões, os profissionais não podem deixar de participar nos esforços multidisciplinares que lutam contra a doença que já foi chamada de "a grande simuladora" ou "grande impostora", principalmente nas lesões dermatológicas, mas também nas mucosas, pelos muitos aspectos clínicos que consegue mimetizar.

O *agente etiológico* é o *Treponema pallidum* (TP), que pertence à família Spirochaetacea, preferentemente anaeróbio, apresentando espiras regulares, uniformes e separadas, com movimentos tipo saca-rolhas.

Multiplica-se a cada 30/33 h, tem grande labilidade e morre rapidamente fora do organismo. Ainda não foi possível cultivar o TP *in vitro*. O coelho é o animal mais usado em laboratório para a manutenção de microrganismos virulentos.

É destruído a 4°C, bem como sob a ação de água e sabão e da maioria dos antissépticos.

A *infecção pelo TP não confere imunidade*, sendo o ser humano reservatório exclusivo, cuja fonte de infecção é unicamente outro humano, especialmente acometido por sífilis recente.

A principal *via de transmissão* é pelo contato sexual, embora possa ocorrer pela via uterina e por transfusão sanguínea. Sua infectividade pela via sexual situa-se em torno de 30% dos casos em relações íntimas de número variado. Em voluntários, a infecção só se desenvolveu em 10% dos casos após uma única relação sexual.

A *suscetibilidade* é universal e não há variação quanto à raça, ao sexo ou à idade. A diferença da incidência em alguns estratos indica mais a atuação de fatores sociais do que biológicos.

As consequências psicológicas das IST incluem estigma, vergonha e perda de valor próprio, e foram associadas à ruptura de relacionamentos e à violência baseada em gênero.

O TP encontra-se no sangue em todas as fases da doença, raramente nos primeiros dias da infecção, mas em grande número na sífilis recente. Com o passar do tempo, nas fases latente ou tardia, diminui consideravelmente sua quantidade na circulação, estando praticamente inexistente na goma sifilítica.

Em 95% dos casos, o *contágio da sífilis adquirida* ocorre pelo *ato sexual*, sendo que a forma extragenital venérea corresponde a mais ou menos 10% e, destas, 50% ocorrem na boca.

Os *casos extravenéreos* são raros e aparecem principalmente em indivíduos que militam na área da saúde tais como cirurgiões-dentistas, ginecologistas, parteiras, enfermeiras e auxiliares de enfermagem, sendo que o local mais comum da penetração do TP é nos dedos das mãos, principalmente se houver solução de continuidade da pele.

Dependendo do tempo de infecção, a *transmissão* ocorre pela presença de lesões úmidas infectantes, do contato íntimo, da quantidade do inóculo e da presença de portas de entrada.

Segundo a Organização Mundial da Saúde (OMS), tanto as IST ulcerativas quanto as não ulcerativas estão associadas a um risco várias vezes maior de transmissão ou aquisição do HIV. As infecções causadoras de úlceras genitais estão associadas ao maior risco de transmissão do HIV. Além das IST curáveis causadoras de úlceras (p. ex., sífilis e cancroide), as infecções por herpes-vírus humano 2 (HHV-2) altamente prevalentes aumentam substancialmente esse risco.

Na *sífilis congênita*, a infecção fetal ocorre pela via hematogênica a partir do quarto mês de gestação. Os TP estão no espaço interviloso placentário e penetram facilmente nas vilosidades coriônicas. O epitélio trofoblástico é mais espesso e constituído de duas camadas de células antes do quarto mês de gestação. Por isso, a transmissão vertical é mais difícil até esta fase gestacional.

Pesquisas mostram que, nos países em desenvolvimento, 10 a 15% das *gestantes* são portadoras de sífilis e que em países da África 5% das crianças sofrem de malformações, retardamentos ou morrem devido a sífilis congênita.

As *manifestações clínicas da sífilis* são notoriamente variáveis. A doença adquirida é dividida em recente, latente e tardia.

A fase recente é dividida em primária e secundária, caracterizada por manifestações mucocutâneas. Há um período de latência, seguido por um estágio terciário, caracterizado por lesões crônicas progressivas dos sistemas nervoso, cardiovascular e musculoesquelético (Quadro 8.3).

No Quadro 8.4 apresentamos a cronologia das lesões sifilíticas, resguardado o fato de que uma doença não segue padrões de ciência exata.

A *sífilis adquirida recente*, no seu primarismo, tem início mediante passagem dos TP, principalmente pela mucosa genital e raramente pela mucosa bucal, não havendo necessidade em ambas que haja solução de continuidade, isto é, atravessa as mucosas normais. Acredita-se que isto dificilmente aconteça em pele normal.

Os *locais de penetração* do TP mais comuns são, para a mulher, o colo uterino, a vulva e o períneo, e, para o homem, o sulco balanoprepucial e a glande.

Após a passagem pela barreira cutânea ou mucosa, serão fagocitados pelos macrófagos, neutrófilos e linfócitos. Se vencerem esta barreira, chegarão às células endoteliais capilares e, destas, às cadeias linfáticas que drenam a região, disseminando-se hematogenicamente.

Após a inoculação e o tempo de incubação, que ocorre em torno de 3 a 4 semanas, podendo chegar em alguns casos até 3 meses, surgem os sinais e sintomas da doença, dos quais o *cancro duro* (protossifiloma) é o primeiro a aparecer. Ele é em geral solitário e indolor, mas ocasionalmente múltiplo, aparecendo no local da inoculação. Está sempre acompanhado de linfadenite satélite e começa como uma pápula endurecida que se torna uma úlcera bem definida e endurecida com um centro granuloso. Embora a maioria dos cancros duros se localize na genitália externa, é possível que ocorram lesões na uretra, na região anorretal (tanto em homo como em heterossexuais masculinos), nos dedos, na cavidade bucal e nos lábios. O protossifiloma nas mulheres também pode ocorrer em qualquer parte da genitália externa e na cérvice uterina. Esta lesão primária cura-se em 2 a 4 semanas, mesmo sem qualquer tratamento. O protossifiloma é acompanhado por linfadenopatia satélite, representada por gânglios inflamatórios sólidos e pouco doloridos.

O *T. pallidum* pode ser visualizado em *microscopia em campo escuro* em material coletado no cancro, que é altamente infectivo. Outro método de visualização é feito em cortes histológicos impregnados pela prata (método de Fontana-Tribondeau). A positivação dos exames sorológicos só ocorre no final da fase.

O *protossifiloma na boca* localiza-se principalmente na semimucosa labial, na língua e na própria mucosa labial. Pode ocorrer em qualquer outra região, como em faringe, laringe e tonsilas. Seus aspectos clínicos são representados por lesões ligeiramente elevadas, papulares, erosadas ou ulceradas, de formato circular ou ovalado, com bordas e infiltrações nítidas, centro necrosado recoberto por viscosidade, chegando a medir até 2 cm de diâmetro. Quando acomete áreas mais queratinizadas, como, por exemplo, as comissuras labiais externas, passa a formar lesões crostosas.

A *sintomatologia do secundarismo*, conhecida como sifílides, ocorre depois do período de latência de 6 a 8 semanas após a lesão primária que pode ainda não estar curada. Caracteriza-se pela presença, principalmente na mucosa bucal, de lesões altamente infectantes representadas pelas típicas *placas mucosas* ligeiramente dolorosas, de coloração esbranquiçada, opalina, de formato circular ou oval, ou pela presença de manchas eritematosas (sifílides rosáceas) causadas pela disseminação do *T. pallidum*. As sifílides rosáceas são particularmente proeminentes nas mãos e no colo e podem ser semelhantes às lesões da psoríase. Em estágios avançados, as lesões podem tornar-se necróticas e apresentar aparência pustular que poderão deixar cicatrizes, observadas especialmente na face.

As placas mucosas não são removidas por simples raspagem e podem durar algumas semanas. São ulcerações de formato variado, rasas, de cor branca ou acinzentada, encontradas em qualquer local da boca ou da orofaringe. Na mucosa bucal também podem ocorrer erosões, pápulas, fissuras, sulcos, vegetações, depapilação da língua e queilite comissural interna e externa, sendo que na região peribucal e nasogeniana é comum a presença de sulcos (Figuras 8.8 e 8.9).

As manifestações são acompanhadas por *linfadenopatia satélite*, principalmente cervical, além de formar polimicroadenopatias generalizadas axilares, inguinais e epitrocleares.

Estes aspectos podem ser precedidos por exantema cutâneo, devido à toxemia bacteriana, representado pelas *roséolas*

Quadro 8.3 ▪ Classificação das manifestações da sífilis.

Tipo de contágio	Classificações
Sífilis adquirida	Recente Latente Tardia
Sífilis congênita	Recente (do nascimento aos 3 anos de idade) Latente Tardia (após o terceiro ano)

Quadro 8.4 ▪ Cronologia das lesões sifilíticas.

Classificação	Cronologia	Manifestações
Recente	dia 0 21º a 30º dias 40º dia 50º dia 60º a 180º dias	Contágio[1] Protossifiloma Linfadenopatia satélite Positivação sorológica Fase exantemática (roséolas e pápulas)
Latente	2 a 3 anos	Silêncio clínico
Tardia (terciária)	Até 30 anos	Goma, nódulos cutâneos e justarticulares, lesões oculares e ósseas, lesões viscerais e do sistema nervoso central

[1]Existe a possibilidade de positivação do FTA-Abs desde o surgimento do protossifiloma.

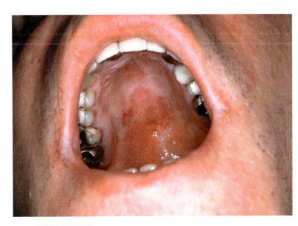

Figura 8.8 Lesão de sífilis provocada em palato.

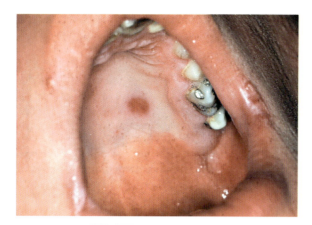

Figura 8.9 Sífilis secundária.

sifilíticas que são as mais precoces manifestações cutâneas, assintomáticas ou com ligeiro prurido, inclusive nas palmas das mãos e nas plantas dos pés, que regridem em poucos dias sem deixar qualquer sinal.

Os *exantemas poderão vir acompanhados* por pápulas com ápices pontudos e escamosos ("rupias"), febre, cefaleia, artralgias, mal-estar geral, queda de cabelos e rouquidão.

Mesmo nos casos não tratados a *fase latente* tende a acontecer. A infecção permanece assintomática e pode ser revelada, eventualmente, durante um teste de rotina, durante a gravidez, por exemplo. As lesões secundárias regridem espontaneamente em cerca de dois terços dos casos quando o paciente para um novo período de latência, agora mais longo, no mínimo de 1 ano, podendo começar a desenvolver os primeiros sinais da fase tardia, conhecidos como sifilomas. Durante este período latente, que pode durar até 4 anos, é possível que ocorra a cura espontânea ou o caso caminhar para a fase tardia.

A *fase tardia* aparece em cerca de um terço dos pacientes com sífilis latente não tratada e vem tornando-se cada vez mais rara. As lesões são mais frequentemente vistas na pele, nas mucosas, nos ossos e nas articulações, no coração e no sistema nervoso.

O primeiro sinal é representado pela *goma sifilítica*, que não é contagiosa e não muito comum na mucosa bucal, porém pode estar presente em qualquer outra parte do organismo, tal como na pele, nos ossos, no tecido nervoso, nas vísceras e em outros locais.

A goma sifilítica é resultante de uma reação de hipersensibilidade representada basicamente por lesão inflamatória granulomatosa com zona central de necrose. Clinicamente, é observada nodosidade com zona central endurecida eliminando exsudato espesso, bordas elevadas e nítidas, geralmente de formato circular, medindo até 4 cm de diâmetro, consistência firme e indolor à palpação, geralmente única, que, ao regredir, deixa cicatriz deprimida e às vezes pigmentada, com localização na mucosa bucal, principalmente na língua e no palato.

Microscopicamente, a goma mostra áreas de necrose central cercada por tecido de granulação com infiltrado inflamatório. Os fibroblastos estão presentes na periferia. Ocasionalmente, veem-se células gigantes e epitelioides.

A sífilis cardíaca e a neurossífilis, próprias dessa fase, raramente são observadas atualmente.

As *características clínicas da sífilis congênita* recente vão desde o nascimento da criança até o primeiro ano de vida. As alterações que nela ocorrem estão apresentadas no Quadro 8.5.

A *sífilis congênita tardia* é a forma distrófica da doença que começa a ocorrer após o primeiro ano de vida, quando se notam as primeiras evidências da doença (Quadro 8.6).

Na sífilis congênita tardia, temos a famosa e dita patognomônica, *tríade de Hutchinson*, em homenagem a *Jonathan Hutchinson*, que a descreveu, representada por queratite parenquimatosa, surdez labiríntica (lesão do VIII par craniano) e anomalias dentárias: incisivos com bordas incisais semilunares em formato de barrica ou chave de fenda (*dentes de Hutchinson*) e os primeiros *molares em formato de amora* (*dentes de Moon ou Fournier*). Estas alterações dentais provavelmente são produzidas pelos treponemas durante a fase ativa da amelogênese, ocorrendo exclusivamente nos dentes permanentes (Figuras 8.10 e 8.11).

No preparo dos *exames específicos*, também denominados treponêmicos, são utilizados como antígenos o próprio TP

Quadro 8.5 • Manifestações clínicas da sífilis congênita recente.

Local	Manifestações
Mucosa bucal	Placas, pápulas, erosões e pênfigo sifilítico (como parte de lesões vesicobolhosas generalizadas)
Laringe	Laringite com afonia e choro fraco e rouco
Nariz	Coriza sifilítica (rica em treponemas)
Orifícios naturais	Fissuras periorificiais (rágades)
Região anogenital	Condiloma plano
Pele	Icterícia ou exantema
Sangue	Anemia
Fígado e baço	Hepatoesplenomegalia
Sistema nervoso central	Meningite assintomática
Sistema osteoarticular	Periostite e osteocondrites intensas e dolorosas (pseudoparalisia de Parrot)

Quadro 8.6 • Manifestações clínicas da sífilis congênita tardia.

- Osteíte e periostite (tíbia em lâmina de sabre), nariz em sela (alteração do vômer), fronte olímpica (periostites frontal e parietal)
- Fissuras na pele (rágades)
- Espessamento esternoclavicular (sinal de Higoumenakia)
- Edema doloroso dos joelhos (articulação de Clutton)
- Tríade de Hutchinson – surdez labiríntica, anomalias dentais e queratite parenquimatosa

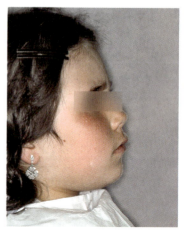

Figura 8.10 Fronte olímpica em paciente com 7 anos de idade.

Capítulo 8 | Doenças Infecciosas de Interesse Estomatológico 149

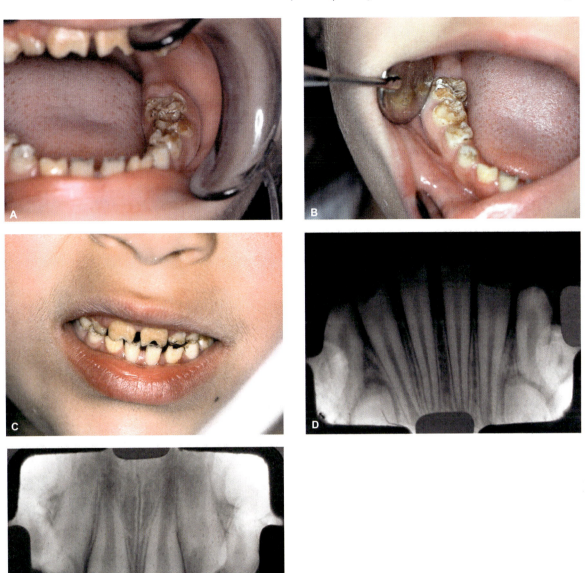

Figura 8.11 Mesma paciente da Figura 8.10 apresentando dentes de Moon (**A** e **B**) e dentes de Hutchinson (**C** a **E**).

(Ag) que é obtido de tecido testicular de coelhos infectados. São provas de alta especificidade e sensibilidade. Algumas pessoas devem ser rotineiramente testadas para a infecção sifilítica (Quadro 8.7).

Estes exames estão representados pelas seguintes provas:

- TPI – prova de imobilização do TP de Nelson e Mayer
- FTA-Abs – absorção de anticorpos treponêmicos fluorescentes. É a mais usada. TP mortos são conjugados com anti-IgG humana, associada ao isocianato de fluoresceína. Coloca-se este conjugado diante do soro do paciente. Este será reagente (positivo) e não reagente (negativo). Não há titulagem; portanto, não serve para o controle de cura
- TPHA – teste de hemaglutinação passiva do TP (neste, os antígenos utilizados são dos TP da cepa de Nichols)
- ELISA – apesar de ser de difícil realização e custo elevado, atualmente, têm sido usados os testes sorológicos imunoenzimáticos (ELISA; do inglês, *enzyme linked immuno sorbent*

assay). Na seção sobre AIDS, mais adiante, temos uma descrição mais detalhada sobre esta técnica.

São raros os falsos resultados nas reações específicas, podendo ocorrer falso-positivo no FTA-Abs em portadores de lúpus eritematoso sistêmico.

Quadro 8.7 • Pessoas com maior risco que devem ser testadas rotineiramente para sífilis, segundo o Centers for Disease Control and Prevention (2017).

- Grávidas (na primeira consulta pré-natal, no início do terceiro trimestre e em parto de risco)
- Homens que fazem sexo com homens sexualmente ativos: pelo menos anualmente
- Pessoas vivendo com HIV/AIDS sexualmente ativas
- Pessoas com sinais ou sintomas sugestivos de sífilis
- Pessoa que pratica sexo oral, anal, ou vaginal com parceiro que foi recentemente diagnosticado com sífilis

No preparo dos exames inespecíficos, também denominados não treponêmicos ou sorologia lipídica, a cardiolipina é utilizada como antígeno.

As vantagens apontadas são a possibilidade de poderem ser titulados, isto é, obter-se uma resposta quantitativa, além da qualitativa, e a alta sensibilidade. Uma das grandes desvantagens é a falta de especificidade, isto é, dão resultados falso-positivos.

São representados pelas seguintes provas:

- VDRL (*venereal disease research laboratory*) – muito usado e de grande importância no controle de cura. Dá resultado em forma de diluições do soro: 1:2, 1:4, 1:8 etc.
- PCR (*polimerase chain reaction*) – foi realizado um ensaio com PCR-*nested* a partir de amostras de esfregaços e sangue, em 294 pacientes com suspeita de sífilis e 35 voluntários saudáveis. Oitenta e sete dos 294 pacientes tinham sífilis primária, 103 tinham sífilis secundária, 40 tinham sífilis latente e 64 não tinham sífilis. Os resultados de PCR-*nested* de TP para amostras de *swab* foram altamente concordantes com o diagnóstico de sífilis, com uma sensibilidade de 82% e uma especificidade de 95%. Foi observada concordância razoável entre os resultados obtidos com o método PCR-*nested* e outros testes. O estado da positividade para HIV não afetou a frequência de detecção do TP em nenhum dos espécimes testados. Espécimes de esfregaço de lesões da mucosa ou da pele pareceram ser mais úteis do que o sangue para a detecção eficiente do genoma do TP e, portanto, para o diagnóstico de sífilis.

Wassemann-Maltaner, Kline, Kahn, Mazzini, Kolmer e, mais atualmente, o *teste da reagina rápida* do plasma (RPR) são outros testes usados.

Devemos lembrar que, para o diagnóstico da neurossífilis, a pesquisa dos anticorpos antitreponêmicos deverá ser feita por meio de amostra do líquido cefalorraquidiano (LCR).

Os testes não treponêmicos podem dar resultados falso-positivos.

Na sífilis adquirida recente, a imagem histopatológica é representada por um infiltrado inflamatório predominantemente plasmocitário, capilares com endotélios tumefatos e hiperplásicos com tendência à obstrução da sua luz e trombose.

Na forma tardia, a goma é representada por lesão granulomatosa, caracterizada inicialmente por vasculite e subsequentes endoarterites obliterantes, áreas de tecido epitelioide necrosado, presença de células gigantes e infiltrado periférico de células plasmáticas. Este exame sugere, mas não fecha o diagnóstico.

Como regra geral, a penicilina atualmente ainda é o medicamento de escolha para o tratamento da sífilis em suas variadas fases, adequando-se determinada posologia para cada uma delas.

São vários os *esquemas terapêuticos* citados na literatura e, para padronizar, transcrevemos no Quadro 8.8 as normas para tratamento aconselhadas pelo Centro de Vigilância Epidemiológica da Secretaria do Estado da Saúde de São Paulo (2016) e do Ministério da Saúde (2017).

O *fenômeno de Jarisch-Herxheimer* dura de 12 a 24 h e consiste em intensa erupção cutânea e mal-estar depois de 1 a 2 h da injeção antibiótica. É causado pela liberação de endotoxinas devido à morte massiva de espiroquetas.

Nos casos de hipersensibilidade à penicilina, pode ser usada a eritromicina ou a tetraciclina.

Na sífilis recente, o acompanhamento do paciente deverá ser feito até a obtenção da negatividade dos exames sorológicos, que deverá ocorrer entre o sexto e o nono mês após o tratamento, utilizando-se os testes VDRL. Se o VDRL estiver elevado, justifica-se o retratamento.

As reações específicas como o FTA-Abs são as últimas a negativarem, levando mais ou menos de 5 a 10 anos e podendo

Quadro 8.8 ▪ Tratamento da sífilis (Brasil, SES-SP, 2016; Brasil, MS, 2017).

Fase clínica	Antibiótico	Frequência e intervalo
Sífilis adquirida em não alérgicos à penicilina		
Primária	Penicilina G benzatina, 2,4 milhões de UI IM, 1,2 milhão em cada glúteo	Dose única
Secundária ou latente (< 1 ano)	Penicilina G benzatina, 2,4 milhões de UI IM, 1,2 milhão em cada glúteo	2 vezes, 1 semana de intervalo entre cada
> 1 ano ou de tempo indeterminado (tardia) ou terciária	Penicilina G benzatina, 2,4 milhões de UI IM, 1,2 milhão em cada glúteo	3 vezes, 1 semana de intervalo entre cada
Terciária com neurossífilis	Penicilina G cristalina aquosa, 18 a 24 milhões de UI/dia	10 a dias, 4/4 h
Sífilis adquirida em alérgicos à penicilina[1]		
Primária	Doxiciclina[2] 100 mg VO, 2 vezes/dia	15 dias, 4/4 h
Secundária ou latente (< 1 ano)	Doxiciclina 100 mg VO, 2 vezes/dia	15 dias, 4/4 h
> 1 ano ou de tempo indeterminado ou terciária	Doxiciclina 100 mg VO, 2 vezes/dia	30 dias, 4/4 h
Terciária com neurossífilis	Penicilina G procaína, 2,4 milhões de UI IM + probenecida, 500 mg VO, 4 vezes/dia, ambas durante 10 a 14 dias	Diariamente
Sífilis congênita		
Período neonatal com alterações clínicas e/ou sorológicas e/ou radiológicas e/ou hematológicas	Penicilina G cristalina, 50.000 UI/kg IV ou	Durante 10 dias, 12/12 h (primeira semana), 8/8 h (após 1 semana)
	Penicilina G procaína 50.000 UI/kg IM, durante 10 dias	Durante 10 dias, dose única diária. Reiniciar o tratamento se interromper mais que 24 h
Não havendo o quadro acima	Penicilina G benzatina, 50.000 UI/kg IM	Dose única

[1]Poderá ser alternativa à ceftriaxona. A doxiciclina é preferível à ceftriaxona devido ao seu baixo custo e à administração oral. O fármaco não deve ser usado em mulheres grávidas.
[2]A azitromicina é uma opção somente quando a suscetibilidade local à azitromicina for provada. A resistência à azitromicina foi relatada em algumas cepas de *Treponema pallidum*.
IM: via intramuscular; VO: via oral; IV: via intravenosa.

permanecer por período maior (cicatriz sorológica). A titulagem habitual da cicatriz sorológica fica entre 1:2 e 1:4, não havendo necessidade de retratamento. Porém, o aumento da positividade dos títulos sorológicos, que pode acontecer em ambas as fases da doença, persistente mesmo após o paciente ter sido convenientemente tratado, indica a possibilidade de recidiva ou de reinfecção. Nestes casos, o paciente deverá ser tratado novamente.

Todo paciente tratado para sífilis deve refazer o VDRL com 6 e 12 meses. O critério de sucesso do tratamento da sífilis é o desaparecimento dos sintomas e uma queda de 4 titulações nos níveis de anticorpos. Por exemplo: VDRL era 1:64 e caiu para 1:16; VDRL era 1:32 e caiu para 1:8; e VDRL era 1:128 e caiu para 1:32. Quanto mais tempo se passa, mais caem os títulos, podendo até ficarem negativos após alguns anos (há pacientes curados que permanecem a vida inteira com títulos baixos, como 1:2 ou 1:4). Os títulos na sífilis primária caem mais rapidamente que na sífilis secundária e terciária. O FTA-Abs não serve para controle, já que ele não fica negativo após o tratamento.

Na sífilis tardia, o controle sorológico deverá ser feito de 6 em 6 meses, até se obter titulagem baixa no VDRL e o exame do LCR apresentar resultado de normalidade.

▶ Infecções parasitárias

▪ Leishmaníase

O termo leishmaníase refere-se às variedades da doença produzida pelo protozoário *Leishmania* spp., transmitido pelos mosquitos *Phlebotomus* e *Lutzomyia*. Como se trata de uma doença produzida por protozoário, preferimos usar *leishmaníase* ao bastante usado leishmaniose. No nosso entendimento, o sufixo "ose" deve ser reservado às doenças produzidas por fungos. Inversamente, cremos que a tradicional candidíase deve ser trocada por candidose, pois aqui temos um fungo e não um protozoário. Apesar dos costumes, sempre é tempo para nos corrigirmos.

Uma única espécie do parasito, *Leishmania*, pode provocar *síndromes clínicas diferentes* e cada uma das síndromes pode ser causada por várias espécies de *Leishmania*. As várias síndromes de leishmaníase distribuídas por alguma parte do globo terrestre nem sempre são causadas pelas mesmas espécies. Ao contrário, são muito variáveis.

A doença tem servido de modelo para o estudo deste tipo de resposta imunológica.

As *síndromes clínicas são divididas em viscerais, cutâneas e mucosas* e serão reguladas pela resposta imunológica mediada por células (Quadro 8.9).

No Brasil, a ocorrência é maior na região Centro-Oeste nos estados de São Paulo, Paraná (Norte), Minas Gerais, Goiás e Mato Grosso, porém, uma grande atenção tem sido dada à leishmaníase desde o fim do século XX, devido ao surgimento de *surtos no Nordeste brasileiro*.

Na América Latina ocorrem casos desde o México até a Argentina, com exceção do Uruguai e do Chile.

Ocorreram também surtos epidêmicos no leste indiano e em Bangladesh e entre refugiados sudaneses.

Alguns militares americanos que estiveram na Guerra do Golfo, no Iraque, retornaram ao seu país contaminados com a *Leishmania tropica* que provocou uma síndrome viscerotrópica, mas que normalmente estava associada a uma síndrome tegumentar.

Alguns pacientes espanhóis, franceses e italianos portadores do vírus da AIDS tiveram um surpreendente surto de leishmaníase visceral. O mesmo aconteceu em alguns casos internacionais em pacientes transplantados.

As *Leishmania* spp. estão representadas por protozoários parasitos heteróxenos (parasitos que vivem em mais de um hospedeiro), da ordem Kinetoplastida, família dos Trypanosomatidae, que tem um ciclo vital dimórfico.

A taxonomia destas espécies ainda não está totalmente cristalizada, por isso notamos alguma discrepância de nomenclatura.

Nos seres humanos e em outros mamíferos suscetíveis, são encontradas dentro de macrófagos, em vacúolos parasitóforos, sob a forma de *amastigotas* (do grego, a = sem + mastix = flagelo) de 2 a 3 μm, em um conjunto parasito-célula antigamente conhecido como corpúsculo de Leishman-Donovan. Sua multiplicação dentro do macrófago ocorre por simples divisão.

Os mosquitos vetores infectam-se com os amastigotas quando picam um hospedeiro mamífero humano ou não. Além dos humanos, caninos, roedores e outros mamíferos são parasitados. Os amastigotas transformam-se em promastigotas ou leptômonas no intestino do mosquito, se multiplicam e transformam-se em promastigotas metacíclicos (estágio intermediário; do grego: meta = depois de, entre, sobre) em aproximadamente 1 semana. O ciclo é completado quando o mosquito pica um mamífero e deposita o parasito no local da picada.

Obviamente, nem todos os mosquitos destas espécies estão parasitados. A positividade é variável, e os números superiores chegam próximo de 15%.

Os mosquitos dos gêneros *Lutzomyia* e *Phlebotomus* pertencem à subfamília Phlebotominae da família Psychodidae. Suas fêmeas são hematófagas com mandíbulas e maxilas sob a forma de estiletes destinados à punção. Ambos os sexos dos mosquitos se alimentam de sucos vegetais ricos em substâncias açucaradas.

Vivem alguns dias em frestas de paredes de residências próximas aos outros ambientes: lixo, buracos no tronco e em bases de raízes de árvores, fendas de rochas, buracos no solo, folhas caídas, tocas de animais, chiqueiros etc. Tendem a permanecer perto do solo, geralmente abaixo dos 2 metros de altura, junto das fontes de alimentação.

Embora ocorram casos de leishmaníase em áreas de recente devastação florestal, este fato não é absolutamente imprescindível.

O alvo primário da *Leishmania* é o macrófago. As relações de aderência entre os promastigotas e os macrófagos são mediadas *in vitro* e, na ausência do soro, pelo receptor de complemento tipo 3 e por outros receptores desta célula.

Uma vez aderidas aos macrófagos, as leishmânias são fagocitadas e passam a residir nos vacúolos parasitóforos que se fundem com os lisossomos. Os promastigotas são convertidos em amastigotas e ocorre a replicação parasitária. Os amastigotas conseguem resistir às enzimas lisossomais e eventualmente, os amastigotas são liberados e infectam outros fagócitos.

A *reação de Montenegro* é uma prova cutânea de sensibilização altamente específica, muito simples e de grande valor diagnóstico.

O antígeno é uma suspensão de promastigotas de cultura, diluídos em soro fisiológico e esterilizados pelo calor.

Injeta-se 0,1 mℓ por via intradérmica. São feitas leituras das reações em 48 h (leitura precoce) e na segunda e terceira semanas (leitura tardia).

A prova é positiva quando se obtém uma reação precoce eritematoinfiltrativa maior que 1 cm e uma leitura tardia papular ou nodular maior que 3 cm, com ou sem ulceração.

Quadro 8.9 ▪ Síndromes de leishmaníase, seus agentes etiológicos e sua distribuição geográfica.

Síndromes clínicas	Espécies de *Leishmania*	Distribuição geográfica
Leishmaníase visceral	*L. donovani*	Índia, China, Paquistão e Nepal
	L. infantum	Oriente Médio, litoral do Mediterrâneo, Bálcãs centrais, Sudoeste da Ásia, Norte e Noroeste da China, Norte e região Subsaariana da África
	L. archibaldi	Sudão, Quênia e Etiópia
	L. chagasi	América Latina
	L. amazonensis	Estado da Bahia (Brasil)
	L. tropica	Israel, Índia e Arábia Saudita
Leishmaníase dérmica pós-calazar	*L. donovani*	Índia
	L. spp.	Quênia, Etiópia e Somália
Leishmaníase do Velho Mundo (lesões cutâneas únicas ou poucas)	*L. major*	Oriente Médio, noroeste da China, noroeste da Índia, Paquistão e África
	L. tropica	Litoral do Mediterrâneo, Oriente Médio, Oeste da Ásia, Índia
	L. aethiopica	Etiópia, Quênia, Yemen
	L. infantum	Bacia do Mediterrâneo
	L. archibaldi	Leste da África, Sudão
	L. spp.	Quênia, Etiópia, Somália
Leishmaníase cutânea difusa	*L. aethiopica*	Etiópia, Quênia, Iêmen
Leishmaníase do Novo Mundo (lesões cutâneas únicas ou poucas)	*L. mexicana* (úlcera dos chicleros)[1]	México, América Central e Texas (EUA)
	L. amazonensis	Bacia do Amazonas, Nordeste do Brasil, Bahia e outros estados brasileiros
	L. pifanoi	Venezuela
	L. garnhami	Venezuela
	L. venezuelensis	Venezuela
	L. (Viannia) brasiliensis	América Latina
	L. (Viannia) guyanensis	Guiana, Suriname, Norte do Brasil
	L. (Viannia) peruviana (uta)[1]	Peru, Argentina
	L. (Viannia) panamensis	Panamá, Costa Rica, Colômbia
	L. chagasi	América Latina
Leishmaníase cutânea difusa	*L. amazonensis*	Bacia Amazônica, Norte do Brasil, Bahia e outros estados brasileiros
	L. pifanoi	Venezuela
	L. mexicana	México, América Central, Texas (EUA)
	L. spp.	República Dominicana
Leishmaníase mucosa	*L. brasiliensis*	América Latina
	Outras *L.* spp. (raras)	Qualquer lugar

[1]Nomes regionais da leishmaníase. Chicleros: indivíduos que entram na floresta, e aí são picados pelos mosquitos, para colher o látex do sapotizeiro, matéria-prima do chiclete.

A forma visceral é conhecida como *calazar* (do sânscrito *kala* = negro + persa *azar* = doença), febre negra, febre "dundum", febre de Assam, esplenomegalia infantil e muitos outros nomes.

Os *sinais e sintomas da leishmaníase visceral* representam síndromes que vão desde casos assintomáticos com afecções viscerais autocontroladas até manifestações viscerais intensas acompanhadas de febre, espleno e hepatomegalia, anemia, leucopenia, hipergamaglobulinemia e perda de peso. As síndromes são conhecidas pelas regiões geográficas com maior incidência. Assim temos as formas indiana (ou clássica), mediterrânea (ou infantil), sudanesa e americana. Esta última foi descrita pela primeira vez no Brasil.

Designa-se *leishmaníase tegumentar ou cutaneomucosa* a forma da doença em que os protozoários tendem a se instalar preferentemente nos componentes do sistema reticuloendotelial cutâneos e/ou mucosos, o que provoca lesões nestes tecidos. O que pode ocorrer é uma lesão ulcerativa no local da inoculação, seguida, tempos depois, por manifestações nas mucosas nasal, bucal, faringiana e genital. Nem sempre as lesões cutâneas são seguidas pelas mucosas.

A *leishmaníase tegumentar* é uma *zoonose* em que os diferentes parasitos, oriundos de vários hospedeiros vertebrados silvestres, nos quais se adaptam de várias maneiras, produzem manifestações clínicas diferentes chamadas de manifestações Montenegro positivas.

A forma tegumentar, conhecida como "leishmaníase cutânea do Velho Mundo", tem várias outras denominações: botão do oriente, botão de Creta, botão ou mal de Alepo, botão de

Biskra etc. Costuma ocorrer nas faixas tropical e subtropical do globo, notadamente na Ásia Menor, na China, no litoral do Mediterrâneo, na Índia e na África.

Quanto ao agente etiológico, já houve algumas controvérsias. Há teorias unicistas que creem haver um único agente, até teorias pluralistas que admitem a existência de dois ou mais agentes. De qualquer maneira, entre as espécies mais encontradas estão *L. donovani*, *L. major*, *L. tropica* e *L. infantum*. Os *hospedeiros intermediários* são os roedores e o *hyrax* (um pequeno mamífero).

Esta forma de leishmaníase cutânea é uma doença esporádica em áreas endêmicas que, eventualmente, mostra-se com características epidêmicas dependendo do agente infectante e da resistência do hospedeiro. A incubação varia de 2 semanas a alguns meses.

A leishmaníase cutânea do Novo Mundo representa um problema de saúde pública na América Latina. Aparece do Texas ao norte da Argentina. O Brasil e o Peru são os países onde ela mais surge. Uruguai, Chile e Canadá são os únicos países onde ela inexiste.

Afeta mais as pessoas que vivem em áreas rurais, perto de florestas, principalmente quando são devastadas. Nelas, o mosquito do gênero *Lutzomyia* é encontrado em abundância.

É uma zoonose onde pequenos roedores silvestres e canídeos silvestres e domésticos são *reservatórios intermediários*. Os parasitos transmitidos são *L. (Viannia) brasiliensis*, *L. mexicana*, *L. panamensis*, *L. peruviana* e *L. chagasi*.

Nas *lesões ulcerativas cutâneas* temos uma variedade de manifestações que vão desde lesões pequenas, secas e crostosas até ulcerações mutilantes, grandes e profundas. A lesão pode ser solitária, mas podem ocorrer lesões múltiplas em áreas corporais expostas. Múltiplos tipos de lesões podem ser observados no mesmo paciente e cerca de 80% delas ocorrem nos membros inferiores.

A lesão inicial em geral aparece entre 2 e 8 semanas após a picada do inseto. Inicialmente temos uma pápula que progride até formar uma ulceração típica de leishmaníase, conhecida em nosso meio por úlcera de Bauru: arredondada, com limites precisos com uma base granulada coberta por exsudato. A ulceração pode durar meses ou anos. Ocasionalmente, temos uma exulceração assemelhando-se a uma neoplasia.

Os amastigotas são escassos nas ulcerações e, às vezes, indetectáveis. As biopsias mostram apenas uma inflamação crônica inespecífica e alterações granulomatosas. Na fase de resolução, temos um quadro de granuloma tuberculoide que envolve a área ulcerada.

Recentemente, temos uma nova síndrome de leishmaníase cutânea no Nordeste brasileiro, onde há linfadenite regional que precede a lesão cutânea por 1 a 12 semanas.

Existe uma forma de *leishmaníase cutânea disseminada* em que observamos nódulos nas faces do paciente e nas suas extremidades. Não há ulcerações. É uma forma anérgica, de longa duração, e pode durar toda a vida do paciente.

No *diagnóstico diferencial* da leishmaníase cutânea do Novo Mundo incluímos: esporotricose, cromicose, micose de Lobo, tuberculose cutânea, sífilis, hanseníase, sarcoidose e carcinoma basal.

Após a cicatrização da(s) ulceração(ões) cutânea(s), as manifestações da leishmaníase poderão apresentar-se nas mucosas. As lesões geralmente são indicações tardias de leishmaníase. Nem todos os portadores de leishmaníase tegumentar terão manifestações deste tipo. No Brasil, a maioria dos casos de leishmaníase cutânea ocorre em pacientes entre 10 e 30 anos de idade. As lesões mucosas ocorrem em cerca de 3% dos pacientes após uma duração média de 6 anos do início da doença cutânea.

As *manifestações mucosas* geralmente são causadas pela *L. (V.) brasiliensis* e, mais raramente, por outras espécies de *Leishmania*.

As manifestações mais precoces do envolvimento mucoso são epistaxes e obstrução nasal. O processo envolve o septo nasal no qual se observam edema, eritema, ulceração e destruição do septo e da cartilagem e derme nasal, o que provoca uma grave perfuração. A destruição do septo faz com que o nariz colabe, dando ao paciente o aspecto de anta ou tapir ou, ainda, de bico de ave. As lesões da leishmaníase respeitam o tecido ósseo (Figura 8.12).

As ulcerações mucosas da leishmaníase podem envolver os palatos duro e mole, o lábio superior, a língua, a orofaringe, a laringe e a traqueia. É possível que ocorra pneumonia por aspiração. Em alguns casos, as mucosas genitais são afetadas. São lesões exulcerativas com um pontilhado grosseiro se compararmos com a estomatite moriforme da paracoccidioidomicose. Nos palatos duro e mole, as lesões poderão ser vegetativas e, como respeitam a rafe mediana e a união dos palatos duro e mole que lhe é transversal, adquirir o clássico aspecto de *cruz de Escomel*. As lesões infiltrativas no lábio podem provocar macroqueilia. A linfadenopatia cervical não é um fato marcante (Figura 8.13).

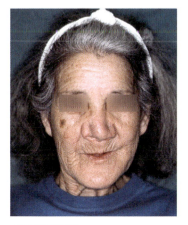 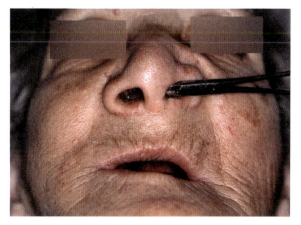

Figura 8.12 Aspecto de anta ou tapir provocado pela destruição do septo e da cartilagem nasal.

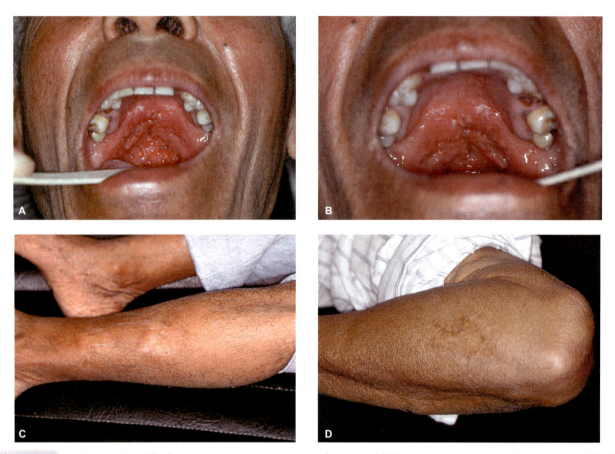

Figura 8.13 Lesão em palato (**A** e **B**) em paciente com cicatrizes de "feridas de difícil cicatrização" em extremidades do corpo (**C** e **D**).

O diagnóstico é feito por esfregaço ou biopsia. A coloração mais usada é a de Giemsa. A reação de Montenegro, como já dito, é positiva.

O diagnóstico diferencial é feito com a paracoccidioidomicose, a histoplasmose e o carcinoma epidermoide.

Lembramos ao estomatologista de questionar sobre a presença das cicatrizes hipocrômica ou discrômica da ulceração de inoculação, provavelmente visível nos membros inferiores.

O tratamento é de ordem médica, devido ao envolvimento de áreas não afeitas aos estomatologistas.

Os compostos antimoniacais (que contêm antimônio) pentavalentes são os medicamentos mais comumente usados no tratamento da leishmaníase. Existem dois tipos básicos. O estibogliconato sódico é usado em países ingleses, e o antimoniato megluminíco ou de meglumina, em países da América Latina e de idioma francês. Este último, cujo nome comercial é o Glucantime®, é apresentado no Brasil em caixas de 25 ampolas de 5 mℓ com 1,5 g do sal ativo. Ambos os compostos são usados pelas vias IM ou IV na dose de 20 mg/kg de peso/dia durante 20 a 28 dias. Infelizmente, vem ocorrendo resistência a estes compostos e alguns fracassos acontecendo, principalmente em pacientes imunocomprometidos. Estes compostos podem provocar arritmias cardíacas.

Outra classe de medicamento utilizado é a anfotericina B. Seu uso é limitado, pois sua administração parenteral demanda um tempo longo, e é nefro e cardiotóxica.

A pentamidina é efetiva, porém é mais tóxica que os compostos antimoniais. São usadas de 3 a 9 aplicações, em intervalos de 2 dias, empregando-se doses de 4 mg/kg de peso em cada aplicação (Talhari et al., 2008).

Algumas alternativas mais recentes estão sendo ensaiadas. Entre elas alopurinol, miltefosina, gamainterferona recombinante, cetoconazol, itraconazol e imidazólicos.

▶ Infecções virais

▪ Infecções pelo herpes-vírus humano 1 e 2 (HHV-1 e HHV-2)

Estão também citadas no Capítulo 5, *Lesões Ulcerativas e Vesicobolhosas*. Os HHV-1 e 2 são os dois principais tipos de herpes conhecidos por causarem infecções orais e periorais mais comuns. Classicamente, é dito que o HHV-1 causa a maioria dos casos de infecção oral e faríngea, meningoencefalite e dermatite, acima da cintura, e o HHV-2 está implicado na maioria das infecções genitais e anais, abaixo da cintura. É o que acontece, mas, dependendo das práticas sexuais adotadas, ambos os tipos podem causar infecções primárias ou recorrentes nas áreas oral, perioral ou genital.

São transmitidos entre os hospedeiros por contato direto com o exsudato melicérico das vesículas, saliva e secreções genitais.

Os HHV-1 e 2 transmitidos pela saliva provocam uma infecção primária na mucosa bucal, faringiana, conjuntival e na pele, penetrando pelas terminações nervosas sensitivas e estabelecendo uma infecção latente no gânglio trigeminal.

Os imunodeficientes com qualquer etiologia podem se sujeitar às infecções herpéticas bastante graves. Alguns vírus da família Herpesviridae são frequentemente os agentes etiológicos das lesões orais associadas ao HIV.

Infecções pelo herpes-vírus humano 3 (HHV-3) ou vírus varicela-zóster (VZV)

O HHV-3 apresenta simetria icosaédrica que contém DNA central com duplo filamento e envelope envolvente. Mede entre 150 e 200 nm. As três famílias de glicoproteínas mais importantes são gp I, gp II e gp III. A recorrência da varicela, o herpes-zóster (HZ), que também pode ter uma apresentação subclínica, acontece quando a imunidade celular não é efetiva.

Os vírus são encontrados em todo o mundo e os hospedeiros são os seres humanos. A varicela é uma doença infantil. Cerca de 75% da população que chega aos 15 anos já foram afetados pela varicela. É mais frequente no inverno e no começo da primavera e em zonas temperadas.

Em termos epidemiológicos é importante sabermos se uma criança foi ou não exposta ao vírus, isto é, se teve a doença.

Em 0,3 a 0,5% da população, o vírus torna-se reativado, causando HZ que afeta mais os adultos, idosos e imunocomprometidos.

Em cultura de células, após cerca de 8 h, já é possível detectar o vírus no interior das células hospedeiras.

O vírus varicela-zóster (varicela = bolhas), a exemplo do HHV-1 e HHV-2, produz *infecções primárias e recorrentes*, e permanece latente em células do sistema nervoso. Desde o início do século XX, estudos histopatológicos apontavam similaridades entre os aspectos clínicos de varicela e zóster, o que sugeria um mesmo agente responsável pelas duas manifestações clínicas; entretanto, apenas em 1958 o HHV-3 foi isolado, tornando viáveis estudos mais específicos de sua biologia. Morfologicamente, não é possível distinguir o HHV-3 dos seus primos, HHV-1 e 2.

O HHV-3 é *transmitido de pessoa para pessoa pelas vias respiratórias* e o vírus pode vir da orofaringe de um doente no fim da fase prodrômica ou de fluidos vesiculares durante os primeiros 3 a 4 dias da cada lesão dermatológica. É um vírus facilmente transmitido e ubíquo, pois infecta 90% da população até os 15 anos.

O HHV-3 infecta principalmente pela via respiratória e é altamente contagioso por contato direto e por inalação.

A *infecção primária* pelo HHV-3, a *varicela* (catapora), ocorre em surtos epidêmicos e tem incubação de cerca de 15 dias. Em crianças, raramente temos a fase prodrômica.

A varicela, como infecção primária que envolve indivíduos soronegativos ao HHV-3, afeta especialmente crianças de ambos os sexos e de qualquer raça. Noventa por cento dos casos envolvem crianças em torno dos 3 anos de idade, estimando-se que cerca de 10% dos indivíduos acima dos 15 anos permaneçam suscetíveis à infecção primária.

O *período de incubação* varia entre 10 e 20 dias. Os pacientes são infectantes desde 48 h antes do início da erupção até 4 ou 5 dias após o ressecamento das vesículas. A transmissão ou infecção secundária dos habitantes suscetíveis da mesma casa é bastante elevada: entre 70 e 90%.

A varicela infantil manifesta-se por febre exantemática benigna, ao primeiro contato do indivíduo com o vírus, que tem sua porta de entrada pelas vias respiratórias. O exantema geralmente começa no couro cabeludo, mas expande-se pela face e pelo tronco. Os adultos podem apresentar, mais comumente, mialgia, artralgia, febre e calafrios 2 a 3 dias antes do aparecimento do exantema.

A erupção da varicela é discreta e varia de gravidade desde algumas máculas até um exantema generalizado. Cada lesão começa como uma pequena mácula que rapidamente se torna papular e, a seguir, vesicopustular. As vesículas são superficiais, intensamente pruriginosas e logo rompidas por coçadura, tornando-se crostosas. Quando se curam deixam pequenas cicatrizes ovais e, em indivíduos de pele escura, ocorre despigmentação temporária.

As formas graves têm que ser tratadas com aciclovir ou vidarabina parenterais. Lesões bucais vesiculares evoluindo para úlceras ocorrem com alguma frequência; entretanto, não constituem a queixa principal da maioria dos casos.

A *doença é grave e rara no período perinatal*, uma vez que as mulheres geralmente têm imunidade para o vírus. A varicela congênita, resultante de varicela materna durante o primeiro trimestre de gravidez, também é rara pelos mesmos motivos. Ela provoca lesões dermatológicas com distribuição dermatômica, anormalidades oculares, membros hiperplásicos e danos neurológicos.

A recuperação do paciente ocorre em 2 a 3 semanas. Em alguns casos, particularmente nas grávidas, é possível que surjam complicações pneumônicas. Na gravidez, ainda existe o risco de malformações fetais na pele, nos braços, nos músculos, nos dedos, no cérebro e nos olhos.

É possível que a *síndrome de Reye*, composta por sintomas no SNC, edema cerebral, degeneração gordurosa do fígado e alta mortalidade tenha alguma relação com a varicela e/ou o uso de salicilatos; certamente, em 16 a 28% dos casos este vírus está presente. Por estas razões, o uso de salicilatos em crianças menores de 12 anos está contraindicado.

O diagnóstico clínico não é difícil. Se houver necessidade de exames laboratoriais, podem-se observar, à microscopia eletrônica, partículas típicas dos vírus herpéticos em fluidos oriundos das vesículas. Este aspecto é idêntico ao dos vírus HHV-1 e 2. Só uma cultura poderia diferenciá-los. O diagnóstico sorológico é feito por fixação do complemento, mas a presença destes anticorpos é transitória. Outros exames são o ELISA e a determinação de anticorpos contra os antígenos de membrana por microscopia de fluorescência.

Existe uma *vacina* com vírus vivos atenuados que demonstrou ser segura para crianças normais e imunodeprimidas. É indicada para todas as crianças acima de 1 ano de idade, e os adolescentes e adultos suscetíveis que não tiverem contraindicação. Está contraindicada em indivíduos que tenham apresentado reação alérgica grave a uma dose prévia ou a qualquer um de seus componentes, durante a gravidez e em pessoas com imunodeficiência. Nos indivíduos que tenham, simultaneamente, maior risco de evolução grave e critérios de contraindicação (gestantes, prematuros, recém-nascidos de mães que tiveram varicela 5 dias antes até 2 dias depois do parto e imunodeficientes) está indicado o uso de imunoglobulina específica (VZIG), que deve ser administrada (por via intramuscular) até 96 h da exposição. Quando não impede o surgimento da varicela, a VZIG geralmente prolonga o período de incubação e atenua as manifestações da doença. Não existe comprovação de benefício da utilização de medicamentos quimioprofiláticos (como o aciclovir) na prevenção da *varicela* em contatantes.

Diversos medicamentos *antivirais* (aciclovir, valaciclovir, fanciclovir) apresentam ação sobre o vírus varicela-zóster e estão disponíveis para o tratamento específico da doença. Até o momento, apenas o aciclovir está liberado para uso em crianças. Estes medicamentos não são capazes de eliminar o vírus varicela-zóster, mas podem reduzir a duração da doença e o número de lesões cutâneas. Se a relação custo/benefício deste tratamento é boa, ainda é assunto controverso.

A vacina do HHV-3 vivo reduz a incidência de HZ em aproximadamente 50%. É bem tolerada e eficaz no adulto imunocompetente, com reações leves tais como erupção cutânea, eritema, edema e prurido no local da injeção. A vacina reduz a incidência de nevralgia pós-herpética em 66%.

Após o surto primário, *o vírus aloja-se de forma latente* na raiz dorsal dos gânglios dos nervos espinais ou em gânglios extramedulares de nervos cranianos, particularmente aqueles que estão na altura do tronco de onde poderá ser reativado, produzindo as manifestações clínicas do *HZ*. Estas manifestações secundárias ocorrem em três quartos dos casos em pacientes acima de 45 anos de idade. Em 56% das recorrências, o tronco é afetado, e em 13% são afetadas a cabeça e pescoço. Nesta última região, o ramo oftálmico é mais acometido que o trigeminal. Na primeira hipótese, pode haver ulceração corneana e cegueira.

Da latência nos gânglios da raiz dorsal, o HHV-3 esporadicamente se reativa e produz doença. A reativação depende de fatores relacionados tanto ao vírus quanto ao hospedeiro. Seguindo a reativação do vírus, há degeneração das células ganglionares da raiz dorsal e o vírus afeta a área da pele suprida pelos nervos sensitivos daquele gânglio.

Embora apareça em qualquer faixa etária, acomete maior porcentagem de idosos. Estima-se que cerca de 20% da população terá a doença em algum momento de suas vidas e 5 a 10 em cada 1.000 indivíduos acima dos 60 anos de idade experimentam a reativação do HHV-3. Abaixo dos 40 anos a incidência anual é de 1,6 caso por 1.000. A incidência acima dos 80 anos é de 10 para 1.000. Crianças com leucemia comparadas com crianças sadias têm incidência 5 a 100 vezes maior. O herpes-zóster é muito mais comum em pacientes com linfoma, após transplantes e, cada vez mais frequentemente, naqueles com infecção pelo HIV, especialmente os do território africano. É possível que pacientes imunossuprimidos estejam envolvidos por manifestações bastante graves e até mesmo fatais relacionadas às infecções por estes microrganismos. Neles, o vírus pode disseminar-se e causar pneumonia, hepatite ou meningoencefalite.

Raramente ocorre uma segunda manifestação do zóster em um mesmo indivíduo. Pacientes imunossuprimidos apresentam características diferentes e podem padecer de episódios recorrentes múltiplos. Crianças nascidas de mães que apresentaram varicela durante a gravidez podem manifestar a reativação do vírus (zóster) ainda na infância.

A transmissão parece estar afeita à via respiratória, seguida da replicação viral em locais ainda indefinidos, viremia e manifestação cutânea.

Os *achados histopatológicos* são idênticos aos da varicela e do zóster, constando de degeneração balonizante das células epiteliais, formação de células gigantes multinucleadas, inclusões intranucleares eosinofílicas e formação de vesículas.

A *infecção recorrente*, conhecida por herpes-zóster (do grego, *herpein* = rastejar; *zoster* = cintura), zona, ou simplesmente zóster, popularmente "cobreiro" ou "zona", à semelhança das manifestações recorrentes do herpes simples, manifesta-se de forma mais localizada, mas, diferentemente do herpes simples, não provoca múltiplas recorrências.

O herpes-zóster é caracterizado por *erupção vesicular* que, em geral, apresenta pródromo de 2 a 4 dias, acompanhada por dor, parestesia ou queimação ao longo do nervo afetado. A doença pode começar com dor nas áreas de distribuição dos nervos sensitivos dos gânglios afetados antes de aparecer o exantema. Surgem pápulas que logo evoluem para vesículas com base eritematosa, agrupadas e distribuídas ao longo de um único dermátomo, normalmente no curso de apenas um nervo periférico e, portanto, dispostas unilateralmente. As vesículas podem coalescer e formar bolhas que podem ser vistas fora do dermátomo afetado, provavelmente relacionadas à viremia. As vesículas continuam a se formar por 3 a 5 dias, quando passam a se transformar em escaras, com reparação completa em 2 ou 3 semanas.

As lesões são *unilaterais* e envolvem os dermátomos adjacentes. Qualquer dermátomo pode estar envolvido, embora os torácicos sejam afetados na metade dos casos. O segundo local mais acometido é o território inervado pelo nervo trigêmeo. O ramo oftálmico é o mais afetado, mas a distribuição maxilar ou mandibular também é observada. O risco de lesões oculares graves exige o concurso de um oftalmologista. O estomatologista pode ser consultado nas situações (perto de 18%) nas quais o nervo trigêmeo ou facial é afetado.

Lesões intrabucais são mais raras, mas acontecem antes do envolvimento da pele nas regiões inervadas pelo ramo maxilar ou mandibular do trigêmeo. As lesões bucais são muito semelhantes às do herpes simples, e o diagnóstico é fundamentado na dor prodrômica, na distribuição unilateral ou segmentar das lesões e nas manifestações cutâneas que geralmente acompanham as bucais.

As lesões em qualquer local duram aproximadamente 15 a 21 dias. Depois da cicatrização, a pele pode parecer normal ou atrófica ou, mais raramente, queloide.

A dor pode mimetizar pulpites, apendicite ou colecistite. Nestes casos, o diagnóstico depende da suspeita clínica e da investigação dos títulos de anticorpos. Ocasionalmente, pode haver envolvimento de nervos motores, observando-se paralisias musculares, de extremidades, da bexiga ou do diafragma.

A sequela mais frequente do herpes-zóster é a *neuralgia pós-herpética*, caracterizada pela persistência da dor, decorrente de lesão do feixe nervoso envolvido pela infecção.

A ocorrência de herpes-zóster durante a odontogênese tem sido associada a malformações dentárias, necrose pulpar e reabsorções internas. Quando afeta pacientes imunocomprometidos, pode produzir lesões bucais extensas e profundas, que ocasionam necrose óssea e esfoliação dentária.

O envolvimento do gânglio geniculado, condição rara, origina a *síndrome de Ramsay-Hunt*, caracterizada por dor e vesículas no meato auditivo externo, perda de sensibilidade gustativa nos terços anteriores da língua, infecção zosteriana do globo ocular e paralisia facial unilateral (*paralisia de Bell*).

O HHV-3 envolve os gânglios da raiz dorsal e pode, raramente, causar paralisia motora ou complicar-se pelo envolvimento do sistema nervoso central. No paciente imunocomprometido, a manifestação é mais grave; entretanto, mesmo com infecções disseminadas, raramente é fatal.

Pacientes imunocomprometidos com HZ estão em risco de desenvolver infecções potencialmente fatais. Neste grupo, o HZ pode causar grandes lesões locais ou infecção disseminada. A HZ oral nesses pacientes tem sido relatada como causadora de necrose do osso alveolar e esfoliação dos dentes. As infecções disseminadas entre esses imunocomprometidos podem exibir lesões generalizadas na pele, meningite, encefalite, pneumonia por HHV-3 e hepatite.

A superinfecção bacteriana, geralmente causada por *Streptococcus* spp., particularmente do grupo A, e *Staphylococcus* spp., pode causar celulite, osteomielite, fascite necrosante e sepse.

Normalmente, o *diagnóstico* é feito com base na história e no exame físico. O diagnóstico diferencial pode incluir impetigo ou aspectos atípicos de infecção pelo herpes simples ou vírus Coxsackie.

O método mais acurado de identificação do vírus é a identificação em cultura de tecidos; entretanto, é uma técnica dispendiosa e demorada. A citologia esfoliativa corada por conjugado de anticorpos monoclonais e fluoresceína é o método mais rápido e apresenta 80% de positividade. Em geral, a investigação do aumento do título de anticorpos só é utilizada em casos de manifestação atípica para confirmar a suspeita. A PCR auxilia o diagnóstico.

O *tratamento* visa reduzir o curso da infecção, prevenir a nevralgia pós-herpética e evitar a disseminação da doença em pacientes imunocomprometidos.

Casos leves em indivíduos jovens e saudáveis podem ser tratados apenas sintomaticamente.

O tratamento básico é feito com pomadas antipruriginosas, banhos, antitérmicos e corte das unhas das crianças para evitar focos de infecção secundária decorrentes da coçadura por causa da característica pruriginosa das lesões.

O uso de antivirais (vidarabina, aciclovir) tem sido reservado a pacientes imunossuprimidos ou com apresentações especialmente agressivas. Além disso, vários estudos têm demonstrado a utilidade do aciclovir na redução da sintomatologia e prevenção de complicações oculares. Entretanto, o HHV-3 é bem menos sensível ao aciclovir que os HHV-1 e 2, recomendando-se dose cerca de quatro vezes a utilizada para o tratamento das infecções pelo herpes simples, 800 mg 5 vezes/dia, durante 10 dias em geral. Uma alternativa é o valaciclovir (Valtrex®), o éster L-valina do aciclovir, que no ser humano é convertido em aciclovir pela enzima valaciclovir hidrolase. Este medicamento tem ação também contra os HHV-1 e 2, o HHV-5 (CMV) e o HHV-4 (EBV). São indicados dois comprimidos (1.000 mg), 3 vezes/dia, durante 1 semana. Uma alternativa é o uso de fanciclovir, um comprimido/dia durante 7 dias.

A utilização de corticosteroides para a prevenção da nevralgia pós-herpética é controversa; essa condição deve ser incisivamente combatida nos primeiros meses, uma vez que o prognóstico piora com a cronicidade da doença. O tratamento inclui desde infiltrações de corticosteroides, antidepressivos e bloqueadores simpaticomiméticos, até neurocirurgia ou neurólise química em casos refratários e graves.

A capsaicina tópica, um derivado da pimenta *chili*, apresenta resultado pobre a moderado no tratamento da nevralgia pós-herpética. Outras tentativas terapêuticas incluem antidepressivos tricíclicos, anticonvulsivantes e analgésicos narcóticos.

São usados analgésicos tais como o paracetamol, a dipirona, o AAS, o ibuprofeno e os associados a opioides (codeína, tramadol) e os anti-inflamatórios não esteroides. *Em casos de dor renitente, são usados antidepressivos tais como a amitriptilina e a gabapentina.* Eventualmente, prescrevem-se antibióticos sob forma tópica para evitar uma superinfecção bacteriana. A *prevenção* é feita com o isolamento do doente e cuidados em relação à infecção, voltada especialmente para adultos soronegativos e que trabalham, por exemplo, em ambiente hospitalar.

Infecções pelo herpes-vírus humano 4 (HHV-4) ou vírus Epstein-Barr (EBV)

A identificação do HHV-4 ou vírus Epstein-Barr (EBV) seguiu-se à descrição por Denis Parsons Burkitt do linfoma africano que leva seu nome. A pesquisa pela etiopatogenia do tumor levou à descoberta de partículas virais em células derivadas do linfoma de Burkitt por Epstein, em 1964.

O HHV-4, membro da família Herpesviridae, é um vírus linfotrópico para a linhagem das células B, com capacidade de se estabelecer como uma infecção persistente, tanto *in vivo* quanto *in vitro*.

A *infecção inicial* normalmente é adquirida na infância, crescendo a prevalência de anticorpos na adolescência e entre os adultos jovens, certamente em função dos contatos sociais progressivos.

Os vírions medem entre 180 e 200 nm, DNA de duplo filamento e nucleocapsídios hexagonais envolvidos por envelope complexo. São cultiváveis em poucas linhagens celulares como linfócitos B e células epiteliais nasofaringianas.

Mais de 50% dos indivíduos apresentam soroconversão antes dos 5 anos de idade. A maioria dos adultos apresenta soropositividade para o HHV-4.

O vírus pode ser transmitido tanto pela saliva quanto pela via genital (IST), sendo também considerado patógeno sexualmente transmissível. A infecção ainda poderia ser adquirida por transfusão sanguínea ou por transplantes.

O HHV-4 está associado a uma série de *manifestações clínicas*, relacionadas à sua replicação e ao seu potencial tumorigênico ou neoplásico, tais como a mononucleose infecciosa, o carcinoma nasofaringiano, o linfoma de Burkitt (tanto a forma africana quanto a americana), os linfomas de células B e, mais recentemente, a leucoplasia pilosa em pacientes imunocomprometidos.

O HHV-4 pode ser encontrado em porcentagens variáveis nos *carcinomas epidermoides, in situ* e *verrugoso*, por meio da reação em cadeia da polimerase (PCR), hibridização *in situ* para HHV-4-DNA e imuno-histoquímica para proteína de membrana do HHV-4. Tais achados, embora sugiram certo *potencial carcinogênico do HHV-4*, não descartam a possibilidade de infecção transitória, sem relação etiopatogênica, ou mesmo maior suscetibilidade à infecção pelas células alteradas pelo carcinoma epidermoide.

A *porta de entrada* do vírus parece ser o tecido linfoide da orofaringe, especialmente linfócitos B suscetíveis. Após período de incubação entre 30 e 50 dias, há disseminação do vírus pelo sistema linforreticular.

A *infecção primária* pelo HHV-4 é, na maioria das vezes, assintomática, e quando se manifesta pode iniciar-se abruptamente ou preceder-se de pródromo variável (calafrios, sudorese, anorexia, mal-estar, perda de paladar, cefaleias, mialgias e outros).

A mononucleose infecciosa constitui a manifestação clínica mais frequentemente provocada pelo HHV-4. A evolução mais comum da mononucleose é caracterizada pelo aparecimento súbito de dor de garganta, febre e fadiga extrema, associadas com faringotonsilite, linfadenopatia, mal-estar, linfocitose atípica transitória e aumento do título de anticorpos heterófilos (com afinidade por outros antígenos além do específico), icterícia, esplenomegalia, *rash* cutâneo e sintomas gastrintestinais tais como diarreia, náuseas e vômitos. A febre é o sinal clínico mais frequente e geralmente persiste por 10 a 14 dias entre 38°C e 39°C.

Na fase aguda, aparecem ulcerações transitórias e petéquias hemorrágicas na boca, distribuídas especialmente pelo palato.

A infecção é autolimitante e permanece sintomática entre 2 e 6 semanas, sendo que a fase aguda inicial é seguida por período de desaparecimento progressivo da sintomatologia.

Linfonodos de todo o organismo podem mostrar-se infartados, assim como, caracteristicamente, os submandibulares e cervicais.

A mononucleose é mais comum em brancos que em negros, e o pico de incidência ocorre entre os 15 e 24 anos de idade.

Um fato epidemiológico importante relaciona-se ao longo período de transmissão do HHV-4 que o convalescente da mononucleose infecciosa apresenta. O HHV-4 está presente nas secreções orofaríngianas e na saliva do doente e continua a ser emitido pelo indivíduo por período acima dos 18 meses após sua recuperação. A transmissão parece exigir contato íntimo entre os indivíduos (doença do beijo), desde que o vírus não seja cultivado a partir do ambiente.

A vasta maioria dos casos resolve-se sem deixar sequelas em 2 ou 3 semanas. A faringite dura entre 3 e 5 dias e a febre entre 10 e 14 dias. O mal-estar e a sensação de fadiga regridem mais lentamente e é comum que ao final do surto o paciente sinta melhora dos sintomas em alguns dias, seguida de recaídas.

O *diagnóstico* é feito por exames clínicos e laboratoriais. A sintomatologia clínica e a detecção de linfócitos atípicos no hemograma e teste positivo para anticorpos heterófilos formam uma tríade suficiente para o diagnóstico da mononucleose infecciosa.

Provavelmente a contagem de leucócitos esteja dentro dos limites de normalidade ou pouco aumentada; entretanto, grandes linfócitos atípicos que apresentam pseudopodia múltipla constituem 20 a 80% da contagem diferencial e persistem por várias semanas após a regressão das lesões. São observadas ainda linfocitose absoluta e relativa em cerca de 70% dos casos, neutropenia relativa e absoluta entre 60 e 90% e a trombocitopenia é comum, acometendo cerca de 50% dos doentes.

Os testes sorológicos mais utilizados no diagnóstico da mononucleose são voltados à pesquisa de anticorpos heterófilos, que não são específicos. Esses anticorpos heterófilos, originalmente descritos por Paul e Bunnell tais como aglutininas de hemácias de carneiro, estão presentes em cerca de 90% dos casos. Podem ser demonstrados logo ao início ou surgirem posteriormente, durante o curso da doença.

Apenas recentemente os testes específicos para anticorpos relacionados ao HHV-4 têm sido utilizados. Eles são capazes de determinar se o indivíduo já apresenta anticorpos específicos (IgG), além de tornar possível o diagnóstico dos poucos casos em que o doente apresente teste heterófilo negativo.

O *diagnóstico diferencial* mais próximo da mononucleose infecciosa faz-se com infecções com vírus do próprio grupo herpes, especificamente as causadas pelo citomegalovírus (CMV). A mononucleose relacionada ao HHV-5 (CMV) pode ser difícil de ser distinguida, mas a infecção pelo HHV-5 frequentemente segue transfusões e mais raramente causa faringite ou linfadenopatia. Outras doenças que podem ser lembradas no diagnóstico diferencial são: a hepatite viral, a toxoplasmose e as infecções estreptocócicas.

A imensa maioria dos casos de mononucleose infecciosa é tratada apenas por *terapêutica de suporte*, recomendando-se repouso, antitérmicos e analgésicos. Corticosteroides têm sido recomendados apenas para os casos complicados por trombocitopenia grave, anemia hemolítica, miocardite, obstrução das vias respiratórias ou envolvimento do SNC. As doses variam de 40 a 80 mg de prednisona diários.

In vitro, o aciclovir, o ganciclovir e a alfainterferona são capazes de inibir a replicação do HHV-4; entretanto, estudos clínicos têm demonstrado que a utilização desses antivirais parece reduzir o período de emissão orofaríngiana dos vírus pelos pacientes e modificam muito pouco o curso natural da doença.

A *leucoplasia pilosa oral (LPO)* é outra entidade relacionada à infecção pelo HHV-4, de ocorrência não muito comum, manifestando-se mais frequentemente em pacientes HIV-positivos, mas ocorre em imunossuprimidos por outras causas. Lesões clínica e histologicamente similares à leucoplasia pilosa, porém negativas para o HHV-4, também têm sido descritas.

Foi relatada em 1984 por Greenspan et al., e inicialmente considerada um marcador da infecção pelo HIV. Atualmente, existem registros de ocorrência da LPO em outros grupos de pacientes imunossuprimidos, tais como em indivíduos que utilizam corticosteroides potentes tópica ou sistemicamente e até mesmo em pacientes imunocompetentes e sem qualquer comprometimento patológico ou medicamentoso.

Em pacientes imunocomprometidos, é possível isolar-se o HHV-4, tanto de mucosa bucal clinicamente normal quanto de lesões hiperqueratóticas. A LPO ocorre em cerca de 20% das pessoas com infecção assintomática pelo HIV e se torna mais comum à medida que a contagem de células CD4+ diminui. Nos HIV-positivos sua progressão é mais rápida.

A LPO é caracterizada por placa esbranquiçada aderente, superfície corrugada, que normalmente se localiza nos dois terços anteriores da borda lingual, em área de mucosa paraqueratinizada. A distribuição pode ser uni ou bilateral, às vezes estendendo-se para o ventre lingual. Há relatos mais raros de ocorrência em mucosa labial, da bochecha ou em palato mole.

O *diagnóstico clínico* é bastante sugestivo, mas pode haver a necessidade da utilização de exames complementares imuno-histoquímicos, de microscopia eletrônica ou hibridização *in situ* para confirmar o HHV-4 como agente infeccioso envolvido. A microscopia eletrônica revela partículas virais nas camadas mais superficiais do estrato espinhoso, e hifas de *Candida* podem ser observadas na camada de paraqueratina, bem como bactérias no espaço intercelular mais superficial.

A *histopatologia* mostra hiperqueratose com projeções queratóticas afiladas ("pilosas") em algumas áreas, vacuolização ou degeneração balonizante em células superficiais, lembrando coilócitos, acantose e inflamação subepitelial muito discreta, praticamente com ausência de células inflamatórias no conjuntivo subjacente. Os queratinócitos vacuolizados superficiais mostram uma característica marginação da cromatina nuclear contra a membrana nuclear. É frequente a colonização por *Candida albicans*.

Migliorati et al. (1993) sugerem a possibilidade de diagnosticar a leucoplasia pilosa por meio de esfregaços citológicos corados pelo método de Papanicolaou, sem a necessidade de confirmação da presença do HHV-4 por métodos sofisticados, dispendiosos, demorados e nem sempre disponíveis, como a hibridização *in situ*, imuno-histoquímica ou microscopia eletrônica. Segundo esses autores, a presença de queratinócitos balonizantes que mostra agregados de cromatina nuclear rechaçados ao longo da membrana nuclear constitui achado típico da leucoplasia pilosa, o que torna possível um diagnóstico confiável por meio da citologia esfoliativa.

O *tratamento* pode ser feito com ácido retinoico a 0,0025 a 0,05 mg ou aciclovir sistêmico. A lesão pode desaparecer espontaneamente, sem qualquer tratamento, após persistência por tempo variável, sendo aceitável o simples acompanhamento clínico, sem a introdução de medicação.

O *diagnóstico diferencial* inclui queratoses irritativas, leucoplasia idiopática, líquen plano, nevo branco esponjoso e candidose hipertrófica.

Em 1950, Dennis Parsons Burkitt descreveu um tumor linfoide de linfócitos B com crescimento rápido envolvendo os maxilares e o abdome de crianças africanas.

O HHV-4 está presente em 90% dos pacientes africanos com *linfoma de Burkitt*. Porcentagem bem menor é encontrada nos pacientes de outras partes do mundo (15 a 20%). Ainda não se sabe o papel exato do vírus na doença, se é fator etiológico primário, cocarcinógeno ou simples habitante transitório.

O linfoma de Burkitt é uma neoplasia pouco diferenciada que representa o tumor mais comum na infância na África Central e na Nova Guiné. Neoplasia idêntica ocorre de maneira esporádica no restante do globo. Na África, em 98% dos pacientes é possível identificar material genético do HHV-4 e 100% dos pacientes apresentam títulos elevados de anticorpos contra antígenos capsídios do HHV-4.

Aparentemente, o desenvolvimento do linfoma de Burkitt depende de outros fatores, além da presença do HHV-4. A malária e a translocação genética entre os cromossomos 8 e 14 são citadas entre esses coadjuvantes.

Do ponto de vista histológico, o tumor apresenta-se por um lençol de células medindo entre 10 e 25 μ de diâmetro, com núcleos redondos ou ovais que contêm de dois a cinco nucléolos, conferindo aspecto monótono ao panorama. O citoplasma em geral é basofílico, e pode conter vacúolos lipídicos com alto índice de mitoses. Essas neoplasias respondem bem à quimioterapia, observando-se remissões prolongadas, embora recidivas não sejam raras.

O tumor responde muito bem à *quimioterapia*, particularmente com ciclofosfamida, além de metotrexato, vincristina e citarabina. Frequentemente são utilizadas combinações de fármacos obtendo remissão superior a 90% dos pacientes, mas recaídas são comuns. A redução cirúrgica de grandes massas localizadas auxilia a quimioterapia e casos mais resistentes geralmente respondem a transplantes de medula óssea.

O *carcinoma nasofaringiano* é outra neoplasia associada à infecção pelo HHV-4. É endêmico no sul da China, em algumas partes do continente africano e entre esquimós do Ártico. Em todos os carcinomas deste tipo, em qualquer parte do mundo, é possível identificar-se o DNA do HHV-4. O tumor maligno, progressivamente, invade e destrói os tecidos da região nasofaringiana, dissemina-se para os linfonodos cervicais e, em casos avançados, produz metástases para os pulmões, as cavidades pleurais, o fígado e as cadeias linfáticas distantes. A maioria é radiossensível e possibilita índice de cura, em termos de sobrevida de 5 anos, em torno de 80%, conforme a gravidade e a extensão de cada caso.

▪ Infecções pelo herpes-vírus humano 5 (HHV-5) ou citomegalovírus (CMV)

Os citomegalovírus estão associados a uma *síndrome congênita em recém-nascidos* que pode ser fatal, e a uma forma de mononucleose que pode afetar pacientes imunocompetentes, mas é nas populações de imunossuprimidos que esses vírus se manifestam com mais importância. A exemplo dos demais integrantes do grupo herpes, apresenta a capacidade de se manter latente e produzir doença recorrente, sendo oportunistas por excelência.

O vírus distribui-se mundialmente e a pesquisa de anticorpos em pacientes adultos resulta em 40 a 100% de soropositividade na população, conforme o grupo socioeconômico estudado. É detectável em praticamente todas as secreções corporais: sangue, leite materno, saliva, sêmen, fezes, lágrimas e urina de pessoas infectadas. Os picos de incidência de infecção pelo HHV-5 ocorrem entre recém-nascidos e crianças e, posteriormente, por volta do início das atividades sexuais do indivíduo.

A infecção pode ser adquirida pelo recém-nascido na passagem pela cérvice uterina infectada da mãe e ainda a partir de transfusões sanguíneas e contato com secreções infectadas.

Grande parte dos pacientes submetidos a *transplantes de grandes órgãos ou de medula óssea* apresenta infecção pelo HHV-5; este fato pode estar relacionado ao órgão como carregador do vírus ou mesmo a imunossupressão medicamentosa favorecer a infecção ou reativação do HHV-5.

A *imunossupressão progressiva* provocada pela infecção pelo HIV possibilita a expressão cada vez mais acentuada do HHV-5.

A infecção pode acontecer até mesmo por via intrauterina, embora seja mais comum na vida pós-natal e especialmente entre os adultos jovens.

A *doença de inclusão citomegálica* manifesta-se em cerca de 20% dos recém-nascidos infectados pelo HHV-5, caracterizando-se por icterícia, hepatoesplenomegalia, exantema puntiforme e envolvimento de múltiplos órgãos. Microcefalia, disfunção motora, alterações oculares e auditivas, além de sintomas diversos associados ao envolvimento do SNC podem ser evidentes. O paciente pode vir a óbito em dias ou semanas após o nascimento ou apresentar retardo mental, problemas motores e metabólicos.

A doença provocada pelo HHV-5, adquirida no período pós-natal, manifesta-se bem mais branda, lembrando as indicações clínicas da mononucleose, raramente sendo observado o envolvimento visceral ou do SNC.

A *mononucleose* relacionada ao HHV-5 manifesta-se por febre e linfocitose rica em linfócitos atípicos, porém difere da provocada pelo HHV-4 (EBV) em função da ausência de anticorpos heterófilos. Pneumonite intersticial, hepatite, meningoencefalite, miocardite, trombocitopenia e anemia hemolítica podem constituir complicações da infecção pelo HHV-5.

Na AIDS houve grande crescimento no número de pacientes diagnosticados com infecção pelo HHV-5, tornando-se uma das infecções virais oportunistas com risco à vida mais comum entre os portadores da síndrome. O HHV-5 tem sido associado às infecções em pulmões, fígado, glândulas adrenais, baço, cólon, SNC, esôfago, retina, estômago e mucosa bucal. Devido a essa característica marcadora importante, o diagnóstico de infecção pelo HHV-5 atualmente faz suspeitar da possibilidade de AIDS.

Na boca, as infecções pelo HHV-5 são incomuns. O aspecto clínico mais comumente apresentado se refere às ulcerações superficiais ou vegetantes, embora sejam encontrados relatos de lesões radiolúcidas intraósseas. O pequeno número de casos relatados, registrados na literatura (o primeiro data de 1960), pode ser devido à falta de pesquisa diagnóstica, em virtude das características clínicas inespecíficas que as lesões ulceradas apresentam na mucosa bucal desses pacientes, mimetizando inclusive outras doenças ulcerativas mais comuns.

O *diagnóstico* da infecção pelo HHV-5 depende de confirmação laboratorial, por meio do isolamento do vírus ou demonstração de um pico sorológico. Técnicas mais modernas utilizam anticorpos monoclonais e sondas de DNA por hibridização.

O vírus pode ser cultivado em cultura de fibroblastos humanos e apresenta afinidade por células epiteliais ductais e do endotélio; entretanto, em infecções disseminadas, virtualmente qualquer célula ou órgão pode estar envolvido. As múltiplas e pequenas inclusões intracitoplasmáticas podem ser identificadas pelas colorações pelo PAS (*periodic acid-Schiff*) ou pela impregnação argêntica de Gomori. As inclusões intranucleares apresentam-se eosinofílicas e circundadas por halo claro, lembrando os "olhos da coruja". Outros exames imuno-histoquímicos, hibridização *in situ* de DNA e análises ultraestruturais também podem ser utilizados para a identificação do vírus.

Os HHV-5 constituem vírus bastante *refratários aos agentes terapêuticos* disponíveis atualmente. Respondem mal tanto à vidarabina quanto ao aciclovir. O ganciclovir parece ser uma substância mais eficiente no tratamento dessas infecções (5 mg/kg, IV, 2 a 3 vezes/dia, durante 3 semanas).

A imunização passiva utilizada profilaticamente com grandes doses de gamaglobulina IV apresenta baixa toxicidade, mas resultados ainda incertos quanto ao tratamento e à prevenção da infecção pelo HHV-5.

Nos pacientes HIV-positivos, as manifestações mais importantes envolvem a retinite e a doença gastrintestinal relacionada ao HHV-5. O arsenal terapêutico disponível inclui o ganciclovir e o foscarnete, ambos efetivos contra o HHV-5, mas aparentemente o foscarnete possibilita maior sobrevida aos seus usuários.

O *foscarnete* deve ser administrado durante 2 a 3 semanas ou até a cura das lesões, na forma de infusão intermitente na dose de 40 mg/kg por 1 h a cada 8 h em pacientes com função renal normal. A dosagem deve ser individualizada de acordo com a função renal do paciente. Em pacientes com função renal normal, a dose varia de 90 a 120 mg/kg administrados por infusão diária de 2 h. A dosagem deve ser individualizada de acordo com a função renal do paciente. O tempo de infusão não deve ser inferior a 1 h.

- ### *Roseola infantum* | Infecção pelo HHV-6

O HHV-6 é o responsável pela roséola infantil (*roseola infantum*), um exantema súbito acompanhado de febre moderada. A doença acomete infantes de 6 meses a 3 anos, apresenta incubação de 10 a 15 dias e não há uma fase prodrômica. O primeiro sinal é febre alta, algumas vezes acompanhada de linfadenopatia, que dura poucos dias e pode causar convulsões. Quando cessa a febre, ocorre exantema maculopapular que dura de horas a poucos dias. A imunidade para esta doença parece ser duradoura.

Investiga-se sua *possível associação com doenças linfoproliferativas e com infecções nos imunodeprimidos*. A maioria dos adultos é soropositiva e o carrega na saliva. O HHV-6 foi primeiramente cultivado em leucócitos periféricos de pacientes com distúrbios linfoproliferativos e AIDS, nos quais há um efeito citopático característico pela formação de células gigantes negativas para o HIV.

O HHV-6 raramente causa *complicações* graves ou fatais em crianças imunocompetentes, mas é reconhecido como riscos adicionais para os pacientes imunocomprometidos, particularmente entre aqueles que se submeteram aos transplantes de órgãos ou medula óssea ou são HIV-positivos. Em alguns casos, a febre alta provocada pela roséola pode causar convulsão febril, que pode ser assustadora.

A maioria das pessoas tem *anticorpos para a roséola* já aos 4 anos de idade, mesmo sem nunca ter tido a doença. Em certos casos, um adulto com o sistema imunológico comprometido, como uma pessoa submetida à quimioterapia, pode apresentar infecção devido à reativação do vírus, de forma semelhante como acontece na infecção pelo herpes-zóster.

- ### Infecções pelo HHV-7

Em 1990, foi detectado inicialmente em linfócitos CD4+ de pacientes sadios. Os genomas do HHV-7 e as duas variantes do HHV-6 estão intimamente relacionados, com 20 a 75% de homologia de ácido nucleico, dependendo dos genes comparados. É encontrado em 80% dos adultos e 70% das crianças.

A primoinfecção ocorre aproximadamente aos 2 anos e é frequentemente assintomática; no entanto, pode causar pitiríase rósea, apresentando-se como exantemas descamativos e cor-de-rosa.

Lesões orais que envolvem o HHV-7 são raras e podem apresentar-se como eritemas puntiformes ou em manchas, úlceras e bolhas. O HHV-7 é comumente isolado da saliva, de onde pode ser transmitido, e o modo de transmissão em geral é análogo ao do HHV-6.

A reativação do HHV-7 em pacientes imunocomprometidos pode levar à disseminação de infecções em múltiplos órgãos, incluindo encefalite, pneumonite e hepatite. O HHV-6 pode ser reativado de sua latência pela reativação do HHV-7.

- ### Infecções pelo HHV-8

O HHV-8 foi isolado em tecido tumoral de um paciente com sarcoma de Kaposi (SK) – descrito por Moritz Kaposi, em 1872 – associado a AIDS, em 1994. Acredita-se que o HHV-8 estimule citocinas angiogênicas e inflamatórias e liberação de produtos gênicos encontrada na angiogênese para o desenvolvimento do SK. A progressão clínica de lesões em mácula ou placa para lesões nodulares está associada à carga viral.

O SK, em cuja etiologia está o HHV-8 gama, pode ocorrer intraoralmente, isoladamente ou em associação com lesões na pele e disseminadas. Lesões intraorais podem ser o arauto da manifestação tardia do HIV/AIDS. O SK ocorre mais comumente em homens, mas também tem sido observado em mulheres. Pode aparecer como uma lesão vermelha, azul ou arroxeada, em mácula, placa nódulo ou nodulação, única ou múltipla. Na boca, o local mais comum é o palato duro, mas podem ocorrer em qualquer parte da mucosa oral, abrangendo a gengiva, o palato mole, a mucosa bucal e a orofaringe. As lesões orais do SK podem aumentar, ulcerar e infectar-se.

- ### Retrovírus

Vírus da imunodeficiência humana tipos 1 e 2 (HIV-1 e HHV-2) e sua infecção

A *síndrome da imunodeficiência adquirida* (AIDS), o estágio sintomático da infecção pelo HIV (IHIV) posterior à soropositividade pelo HIV (Figura 8.14), representa um problema grave de saúde individual e pública que convoca todos a participarem como única forma de fazer-lhe frente.

A Figura 8.14 mostra-nos que a passagem do estado de portador assintomático para o estado de paciente com AIDS nem sempre acontece. Esta classificação proposta tem como objetivo principal eliminar por vez o hábito, ainda presente, de se confundir portador assintomático com doente (e vice-versa).

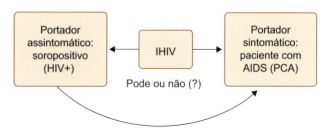

Figura 8.14 Possibilidades na infecção pelo HIV (IHIV).

Mostra que, toda vez que pensarmos em um paciente "aidético" (ou "aidética"), deve-se desmembrar a palavra em "aid + ética" e perceber quão é inadequado nos referirmos aos pacientes portadores da IHIV desta maneira.

Apesar de estudos retrospectivos mostrarem que o HIV já estava presente na África Subsaariana na metade do século passado e nos EUA no fim dos anos 1970, o primeiro relato sobre pacientes homossexuais afetados por doenças então raras como a pneumonia causada por *Pneumocystis jiroveci* e sarcoma de Kaposi foi publicado, em maio de 1981, pelo Centers for Disease Control and Prevention (CDC) dos EUA. Logo ficou evidenciado que outros grupos poderiam ser afetados com o relato de casos semelhantes em usuários de substâncias psicoativas intravenosas. Somente 2 anos depois o vírus da imunodeficiência humana do tipo 1 (HIV-1) foi implicado na etiologia da doença, então chamada de síndrome da imunodeficiência humana, cujo acrônimo em inglês (AIDS) ficou, no Brasil, mais consagrado que aquele que seria correto da língua portuguesa (SIDA). Em 1985, um vírus aparentado, mas distinto, o HIV-2, foi encontrado no oeste africano.

O HIV é o responsável pela IHIV, pois responde perfeitamente aos postulados de Koch:

- É isolado em doentes
- É isolado em cultura
- A cultura inoculada em indivíduos ou animais saudáveis reproduz a doença.

A AIDS evoluiu de uma doença fatal para uma doença crônica controlável, mas, não nos iludamos, ainda grave, com o desenvolvimento da poliquimioterapia antirretroviral, nem sempre acessível nos bolsões mais pobres e socialmente marginalizados do globo terrestre.

É uma *pandemia*, pois afeta todos os continentes habitados. Desde maio de 1999, a IHIV converteu-se, segundo dados da OMS, na doença infecciosa mais letal do mundo, superando a tuberculose e subindo para o quarto lugar entre todas as causas globais de mortalidade.

O relatório de dezembro de 2005 da OMS mostra que, apesar da diminuição do aparecimento de casos novos em algumas regiões, o número total de pessoas vivendo com a IHIV vem aumentando. Em 2017, a OMS registrava os números apresentados no Quadro 8.10.

A pandemia da IHIV explodiu no sul e Sudeste Asiático e na Europa Central e Ocidental, após, desde seus primórdios, ter-se alastrado avassaladoramente pela África Subsaariana.

O Brasil começou a oferecer acesso universal e gratuito ao tratamento antirretroviral em 1996. Ele inclui 17 medicamentos deste tipo, oito dos quais são produzidos domesticamente e nove são importados. Em 2004, o custo foi de 260 milhões de dólares e esperava-se que a conta chegasse a 400 milhões em 2005. Em 2017, o custo passou para 1,1 bilhão de reais. Estima-se que essas providências evitaram mais de dois bilhões de dólares em custos de tratamento das consequências de uma hipotética não intervenção.

Apesar de muitas mortes serem evitadas pela melhoria do acesso aos fármacos antirretrovirais, a luta ainda exige que a terapêutica seja intimamente relacionada com a prevenção. Toda opinião contrária de cunho filosófico ou teológico não tem respaldo na prática clínica do dia a dia ou, para ser mais claro, com a realidade do comportamento humano. Não é sem propósito que as reações discriminatórias públicas e, infelizmente, até entre os profissionais de saúde provocaram diversos movimentos reivindicatórios que resultaram na elaboração de declarações de direitos do pacientes portadores da infecção pelo HIV (Quadro 8.11).

Quadro 8.10 ▪ Estimativa dos números globais da epidemia de HIV/AIDS em 2017.

Casos		Quantidade
Pessoas HIV-positivas	Total	36,9 milhões [31 a 43,9 milhões]
	Adultos	35,1 milhões [29,6 a 41,7 milhões]
	Crianças < 15 anos	1,8 milhão [1,3 a 2,4 milhões]
	Sabiam	75% [55 a 92%]
	Não sabiam	9,4 milhões
	Desde o início	77,3 milhões [59,9 a 100 milhões]
Pessoas com acesso aos antirretrovirais	Total	21,7 milhões [19,1 a 22,6 milhões]; adultos 59% [44 a 73%], grávidas 80% [61 a > 95%]; crianças até 14 anos 52% [37 a 70%]
	Aumentos	2,3 milhões desde 2016; 8 milhões desde 2010
Novas infecções	Total	1,8 milhão [1,4 a 2,4 milhões]; 5.000/dia
	Adultos	1,6 milhão [1,3 a 2,1 milhões]
	Crianças	180.000 [110.000 a 260.000]
	Reduções	Adultos 47% desde o pico de 1996, 16% desde 2010; crianças 35% desde 2010
Mortes	Total	940.000 [670.000 a 1,3 milhão]; 1,9 milhão [1,4 a 2,7 milhões] em 2004; 1,4 milhão [1 a 2 milhões] em 2010
	Desde o início	35,4 milhões [25,0 a 49,9 milhões]

Fonte: Nações Unidas, UNAIDS, 2018.

Quadro 8.11 ▪ Declaração dos direitos fundamentais dos portadores de HIV, conforme a Rede Brasileira de Solidariedade (ONGs/AIDS), Porto Alegre, outubro de 1989.

- Todos têm direito à informação clara, exata, cientificamente fundada sobre a AIDS, sem nenhum tipo de restrição. Os portadores do HIV têm direito a informações específicas sobre a sua condição
- Todo portador tem direito à assistência e ao tratamento, dados sem nenhuma restrição, garantindo sua melhor qualidade de vida
- Nenhum portador de HIV será submetido a isolamento, quarentena ou qualquer tipo de discriminação
- Ninguém tem o direito de restringir a liberdade ou os direitos das pessoas pelo único motivo de serem portadoras de HIV, qualquer que seja sua raça, nacionalidade, religião, ideologia, sexo ou orientação sexual
- Todo portador de HIV tem direito à participação em todos os aspectos da vida social: manutenção do emprego, alojamento, assistência, participação em atividades coletivas civis, escolares e militares. A discriminação deve ser coibida por lei
- Todas as pessoas têm o direito de receber sangue e hemoderivados, órgãos ou tecidos que tenham sido rigorosamente testados para o HIV
- Ninguém poderá referir-se à doença de alguém, passada ou futura, ou aos resultados dos testes para o HIV sem o consentimento da pessoa envolvida. A privacidade deve ser assegurada por todos os serviços de saúde e assistenciais
- Ninguém será submetido a testes para o HIV compulsoriamente. Os testes deverão ser usados apenas para diagnóstico, controle de transfusões ou transplantes, estudos epidemiológicos e nunca para controle de pessoas ou populações. Os interessados deverão sempre ser informados por um profissional competente
- Todo portador de HIV tem o direito de comunicar o fato apenas às pessoas que deseja
- Todo portador de HIV tem o direito de continuar com sua vida civil, profissional, sexual e afetiva. Nenhuma ação poderá restringir seus direitos completos à cidadania

O estudo da IHIV pertence à pesquisa do "fenômeno humano", na acepção usada por Teilhard de Chardin. Jamais vimos uma doença onde tantos campos pudessem atuar em conjunto: Medicina, Odontologia, Farmácia, Psicologia, Psiquiatria, Assistência Social, Sexologia, Toxicologia, Sociologia, Direito, Economia, Política, Religião e Tanatologia são algumas das abordagens multifacetadas de que lembramos *grosso modo*. O profissional que não usar todas estas possibilidades, achando que o paciente é "seu", se colocará em posição ridícula.

As vias de transmissão estão muito bem estabelecidas:

- Relações sexuais desprotegidas com parceiro(a) infectado(a): a via mais importante. O HIV está em altos títulos no sêmen e nas secreções cervicais. A contaminação é facilitada por eventuais pertuitos causados na mucosa pelo ato sexual. A relativa fragilidade da mucosa retal pode ser responsabilizada pela alta probabilidade de contaminação durante o sexo anal
- Compartilhamento de seringas, agulhas e instrumentais contaminados que penetram nos tecidos. Neste caso, se enquadram os usuários de drogas ilícitas por via intravenosa que costumam aspirar sangue para confirmar se estão no caminho certo. A Odontologia que se curva aos ditames da biossegurança usando instrumentos esterilizados e equipamentos de proteção individual não é um terreno propício para a contaminação
- Injeção ou transfusão de sangue e seus produtos contaminados. O risco para o sangue testado é de 1:1.000.000; todavia, nem todos os países fazem testes rigorosos
- Inseminação artificial, enxertos e transplantes de órgãos contaminados
- Transmissão materno-fetal durante a gravidez, no parto ou no aleitamento. Na falta de prevenção, 15 a 30% das mães transmitem o HIV aos seus filhos. Em 75% destes casos, durante a gestação e o parto, e entre 10 e 15% durante o aleitamento.

A *transmissão ocupacional* pode ocorrer, mas é infrequente. O risco de contaminação por acidente perfurocortante com agulha contaminada, quando a prevenção antirretroviral não é usada, é de 0,3%.

O HIV já foi detectado na saliva, nas lágrimas, na urina e no leite humano, mas, com exceção deste último, os demais fluidos não são meios de transmissão. É importante deixar claro que o vírus não é transmitido por picadas de insetos e relação social afetiva ou não e com contato de saliva ou lágrima livres de sangue e pele íntegra. A pele íntegra é barreira mesmo para fluidos contaminados. Como não é transmitido por saliva, inocenta-se o compartilhamento de copos, talheres, sanduíches e frutas.

Conforme declarou René Jules Dubos, microbiólogo franco-americano (1901-82) que isolou a tirotricina do *Bacillus brevis*, em 1939:

"Frequentemente as epidemias têm exercido mais influência na formação do curso da história política do que os estadistas e os soldados, sendo que as doenças também podem colorir o estado de espírito das civilizações."

A IHIV é o conjunto das complicações provocadas pela infecção pelo vírus da imunodeficiência humana (HIV) caracterizada pela presença de doença efetivamente diagnosticada por métodos clínicos e laboratoriais e indicativa de deficiência da imunidade celular subjacente; e ausência de outras causas conhecidas de imunodeficiência.

Na ausência de toda intervenção terapêutica, a história natural segue os seguintes caminhos:

- Infecção assintomática primária – vai do momento da contaminação até a resposta imunológica (janela imunológica), um estágio totalmente assintomático
- Síndrome viral aguda – aparece após dias a semanas depois da contaminação e mostra sintomatologia semelhante à da mononucleose. Há linfadenopatia generalizada e persistente. É possível que, em alguns pacientes, o quadro seja assintomático durante muitos anos. Há viremia intensa e, frequentemente, depleção de linfócitos CD4. Posteriormente, estas células aumentam para um número inferior aos valores normais antes da infecção
- Período de latência – após a infecção aguda há equilíbrio entre a replicação viral e a resposta imunitária, que pode durar 8 anos ou mais. É uma fase assintomática. O termo pode confundir, pois há multiplicação viral e lise de células CD4
- Período sintomático – aparece alguma sintomatologia que ainda não preenche toda a conceituação da doença plenamente desenvolvida, como discretas alterações imunológicas, dermatológicas, hematológicas e neurológicas, e sintomatologia constitucional, tais como febre, perda ponderal, sudorese noturna e diarreia. Nesta fase, uma contagem de linfócitos CD4 abaixo de 200 células/$\mu\ell$ é um marco para a tendência de desenvolvimento para o período de doença totalmente deflagrada
- Período de doença – aparecem as doenças que conceituam a AIDS como doença, entre elas várias infecções oportunistas e neoplasias; a imunodeficiência é grave. A rapidez com que se chega nesta fase depende de fatores ligados ao hospedeiro. O doente poderá pertencer ao grupo que rapidamente a desenvolve ou ao daqueles que a terão a longo prazo (5% dos pacientes).

A classificação mais aceita é a do CDC, publicada em 1986 e revisada em 1993, com base em condições clínicas (Quadro 8.12).

O CDC tem outra classificação para a AIDS pediátrica (Quadro 8.13).

São preditores da progressão da doença os seguintes fatores:

- Contagem de linfócitos CD4
- Carga viral: representada pelos títulos quantitativos de RNA do HIV circulante. A carga é detectada por reação em cadeia da polimerase reversa ou por amplificação de DNA.

Os exames complementares usados para diagnosticar a IHIV estão apresentados a seguir:

- *ELISA (enzyme-linked immunosorbent assay)* – detecta anticorpos contra HIV-1 e 2. Após 6 meses de contaminação, 95% dos pacientes são positivos
- *Western blot* – detecta componentes específicos da estrutura viral. Se não houver bandas detectadas, é negativo. Se detectar bandas da gp41 e gp120/160 ou ambas mais a da gp24, é positivo. Qualquer outro padrão é considerado indeterminado. Apresenta sensibilidade e especificidade de 99,9%
- Detecção rápida – o *single use diagnostic system* (SUDS) dá o resultado em 30 min, tem sensibilidade de 99,9% e especificidade de 99,6%. O *Home Access Express* apresenta sensibilidade de 100% e especificidade de 99,95%
- Anticorpos na mucosa bucal – o OraQuick® tem sensibilidade e especificidade de 99,9%
- Anticorpos na urina – o *Sentinel* e o *Calypte* oferecem resultados em 2,5 h e apresentam sensibilidade de 99,7% e especificidade de 94%
- Antígeno p24 – não é detectado durante a janela de 2 meses. É usado para o controle de doação de sangue. Sua positividade depende do método e do estágio da doença

Quadro 8.12 • Categorias clínicas dos sistemas de classificação do Centers for Disease Control and Prevention (CDC) para pessoas adultas infectadas pelo HIV.

Categoria	Condições
A	Infecção assintomática Infecção aguda Linfadenopatia generalizada persistente
B Sintomatologia que não está listada na categoria C	Angiomatose bacilar Candidose orofaringiana Candidose vulvovaginal, persistente, frequente ou pobremente responsiva ao tratamento Displasia cervical (moderada ou grave) Carcinoma cervical *in situ* Sintomas constitucionais: febre (38,5°C) ou diarreia com duração > 1 mês Leucoplasia pilosa Herpes-zóster oral envolvendo pelo menos dois episódios ou em mais de um dermátomo Púrpura trombocitopênica idiopática Listeriose Doença pélvica inflamatória, principalmente se complicada por abscesso tubo-ovariano Neuropatia periférica Outras condições
C Doenças que conceituam a AIDS-doença[1]	Candidose dos brônquios, traqueia e pulmões Candidose esofágica Câncer cervical, invasivo Coccidioidomicose disseminada ou extrapulmonar Criptococcose extrapulmonar Criptosporidiose crônica intestinal (com mais de 1 mês de duração) Citomegalovirose (em diversas regiões do fígado, baço e linfonodos) Retinites por citomegalovírus (com perda da visão) Encefalopatia relacionada com o HIV Herpes simples: ulceração crônica (com mais de 1 mês de duração), ou bronquite, pneumonite, ou esofagite Histoplasmose disseminada ou extrapulmonar Isosporíase crônica intestinal (com mais de 1 mês de duração) Sarcoma de Kaposi Linfoma de Burkitt (ou termo equivalente) Linfoma imunoblástico (ou equivalente) Linfoma primário do cérebro Complexo do *Mycobacterium avium* ou *M. kansasii*, disseminado ou extrapulmonar *Mycobacterium tuberculosis*, em qualquer localização (pulmonar ou extrapulmonar) *Mycobacterium*, outras espécies ou espécies não identificadas, disseminado ou extrapulmonar Pneumonia por *Pneumocystis jiroveci* Pneumonia recorrente Leucoencefalopatia multifocal progressiva Sepse por *Salmonella*, recorrente Toxoplasmose cerebral Síndrome consumptiva devido ao HIV

Categorias de linfócitos T-CD4[2]

Categorias	Contagem (células/$\mu\ell$)
1	> 500
2	200 a 499
3	< 200

[1]Essas condições devem preencher os seguintes critérios: (a) elas são atribuídas à infecção pelo HIV (IHIV) ou são indicativas de deficiência da imunidade celular; ou (b) elas são consideradas pelos profissionais de saúde como tendo um curso clínico cujo manejo é complicado pela IHIV. Uma vez que uma condição da categoria C tenha ocorrido, o paciente estará sempre classificado nesta categoria.
[2]Contagem baseada na contagem mais baixa obtida por métodos confiáveis, não pela contagem mais recente.

- Carga viral podem ser usadas a PCR, a ampliação do RNA e das cadeias *branched* do DNA (bDNA), em que se emprega sonda de oligonucleotídios.

Durante algum tempo, as *manifestações bucais* poderão ser os únicos traços da infecção; por isso, geralmente, o cirurgião-dentista é o primeiro a diagnosticar a doença.

A IHIV teve a capacidade de reescrever a clínica estomatológica, pois suas manifestações bucais podem apresentar-se com características diferentes das conhecidas anteriormente ao advento da AIDS. Queixas de manifestações bucais deverão ser encaminhadas ao cirurgião-dentista especializado em Estomatologia que irá identificá-las e aliviar o paciente como parte de um grupo de profissionais que irá tratar o doente. Está muito claro para nós que o tratamento desta doença deverá ter abordagem multidisciplinar.

Sempre é útil que o cirurgião-dentista entre em contato com o médico que cuida de seu paciente; entretanto, no caso de pacientes com a IHIV, isto é mais mandatório ainda, se assim podemos nos expressar. O desenvolvimento de um plano

Quadro 8.13 • Classificação da infecção pelo HIV em menores de 13 anos de idade.

Classe P-0: infecção indeterminada

Classe P-1: infecção assintomática
- Subclasse A: função imunológica normal
- Subclasse B: função imunológica anormal
- Subclasse C: função imunológica não testada

Classe P-2: infecção sintomática
- Subclasse A: achados inespecíficos
- Subclasse B: doença neurológica progressiva
- Subclasse C: pneumonia linfoide intersticial
- Subclasse D: doenças infecciosas secundárias
  - Categoria D-1: doenças infecciosas secundárias específicas listadas na definição epidemiológica para AIDS, segundo o CDC
  - Categoria D-2: infecções bacterianas graves recorrentes
  - Categoria D-3: outras doenças infecciosas secundárias especificadas
- Subclasse E: neoplasias secundárias
  - Categoria E-1: neoplasias secundárias listadas pelo CDC
  - Categoria E-2: outras neoplasias possivelmente secundárias à infecção pelo HIV
- Subclasse F: outras doenças possivelmente secundárias à infecção pelo HIV

CDC: Centers for Disease Control and Prevention.

de tratamento conjunto é muito importante para a saúde do paciente. Este relacionamento deverá ser fundamentado em estritas condições éticas e, muitas vezes, é melhor que tenhamos o consentimento do paciente.

A anamnese deverá ser detalhista. Devido à própria natureza cambiante da IHIV, os dados precisam ser atualizados em quase todas as consultas. Chamamos a atenção particularmente para a história médica e o tratamento médico atual e exames complementares recentes.

De forma geral, o paciente está sendo tratado com vários medicamentos antirretrovirais e outros (polifarmácia) concomitantemente. No início dos anos 1990, a monoterapia com zidovudina era a norma; atualmente ela provavelmente estará com dupla ou tríplice terapia que envolve inibidores de transcriptase reversa e inibidores de protease.

Muitas vezes, o paciente está fazendo quimioprofilaxia da pneumonia por *P. jiroveci* e uma micobacteriose por *M. avium-intracelullare* ou *M. tuberculosis*.

Quem está em tratamento com muitos medicamentos tem maiores possibilidades de sofrer os malefícios das interações destas substâncias.

O estado nutricional do paciente poderá estar alterado, frequentemente por perda de peso e hipoalbuminemia. Há perda de massa muscular à medida que a doença progride.

Disfunções gastrintestinais, tais como aumento da velocidade do trânsito, diarreia e acloridria, podem comprometer a absorção de medicamentos por via oral. Dependendo de cada tipo de fármaco, é possível que haja diminuição ou aumento da absorção devido à acloridria. Por exemplo: o indinavir, o itraconazol, o ciprofloxacino e o cetoconazol preferem a acidez normal, e a didanosina (ddI), um pH estomacal mais alcalino. Pacientes em tratamento apresentam, com certa frequência, náuseas, vômitos, dor abdominal e gastrite medicamentosa.

As *infecções dermatológicas* pelo herpes-vírus simples tipo 2 (HSV-2 ou HHV-2) ocorrem em mais de 90% dos homossexuais masculinos com a IHIV, principalmente nas áreas genitais e perianais.

Como ocorre *disfunção hepática*, os medicamentos metabolizados no fígado terão que sofrer ajuste das dosagens. De modo geral, a alteração da dosagem de analgésicos, antibióticos e anestésicos deve ser considerada.

As *anemias* nos pacientes com AIDS são muito comuns devido ao HIV ou à terapia antirretroviral. As cirurgias menores e periodontais podem ser feitas normalmente em pacientes com níveis hemoglobínicos acima de 7 g/dℓ, sem alterações hemorrágicas. As anestesias profundas de bloqueio devem ser realizadas com cautela nos pacientes com problemas de coagulação. O médico deve ser consultado quando cirurgias extensas forem planejadas.

Frequentemente os pacientes apresentam *disfunção renal*, por isso a excreção de medicamentos pode estar comprometida. Aciclovir, ganciclovir, foscarnete e fluconazol podem requerer ajuste de dosagem.

Pacientes com a IHIV podem ter *reações de hipersensibilidade* com maior frequência. A reação deste tipo diante da administração de sulfa e trimetoprima é bastante conhecida. Eles podem ter também reações à amoxicilina, à anfotericina B e a alguns medicamentos antituberculosos.

Pacientes com riscos para *endocardite* devem ser tratados com a devida quimioprofilaxia nos procedimentos que provoquem bacteriemia.

Existem várias doenças capazes de causar *alterações respiratórias* nos pacientes com AIDS. Talvez a mais típica e que entra na própria conceituação da IHIV seja a pneumocistose pelo *Pneumocystis jiroveci*.

Deve-se considerar que a IHIV pode causar uma ampla variedade de *deficiências cognitivas e motoras*, mesmo na ausência de infecções oportunistas ou neoplasias típicas da AIDS. Se assim não fizerem não terão como compreender muitos fatos que poderão ocorrer dentro da relação profissional-paciente. Muitos pacientes com a IHIV podem ser afetados por anormalidades cognitivas, afetivas e psicomotoras.

É possível que ocorram *disfunções neurológicas* durante o curso da doença. As causas são de três ordens: neoplásicas, infecciosas genéricas e infecciosas ligadas ao HIV. Um dos exemplos é a leucoencefalopatia multifocal progressiva, doença desmielinizante fatal que afeta a porção branca do cérebro devido a um papovavírus. Os pacientes apresentam cefaleia, hemiparalisia, ataxia, confusão e outras alterações mentais. O diagnóstico é feito com o auxílio de tomografia computadorizada, ressonância magnética e biopsia. A deterioração é rápida e o paciente pode ir a óbito após ser afetado.

A maioria dos pacientes com a IHIV tem ou terá *sinusites*, ou melhor, rinossinusites.

Alguns pacientes poderão ter *hipercolesterolemia e hipertrigliceridemia* devido aos efeitos colaterais de alguns antirretrovirais.

O *exame físico* deve ser constantemente repetido. Os pacientes HIV-positivos podem desenvolver repentinamente sintomatologia de qualquer das doenças associadas com esta síndrome.

As *manifestações bucais* da IHIV foram consideradas importantes desde a caracterização inicial da doença e, muitas vezes, representam o *primo canto*. O encontro desta sintomatologia demanda que o cirurgião-dentista tenha familiaridade com estas apresentações e o conhecimento de Estomatologia necessário para a apreciação e solicitação ou realização de exames complementares pertinentes.

Embora algumas lesões possam indicar a presença da IHIV, convém ter cautela para não generalizar, pois nenhuma delas é patognomônica.

O *tratamento odontológico* dos pacientes com IHIV deve considerar a necessidade e a oportunidade, além do estado geral e as condições econômicas presentes ou futuras. Não há sentido em programar, por exemplo, restaurações protéticas de longa durabilidade em pacientes que, infelizmente, apresentam a doença em estado avançado. Não há propósito em negar-lhe o direito de ter um tratamento que leve inclusive em consideração suas necessidades estéticas e, portanto, de autoestima. Como sempre, "a virtude está no meio".

A *higiene bucal e os frequentes procedimentos básicos do tratamento periodontal* devem ser bem enfatizados nestes pacientes. O uso de antissépticos bucais pode ser necessário naqueles com periodontopatias agudas ou nos pacientes que sejam impossibilitados de manter uma boa fisioterapia bucal (Quadro 8.14).

Em alguns pacientes com AIDS (PCA) o decréscimo do *fluxo salivar* pode proporcionar aumento da quantidade de cáries. A aplicação tópica de flúor pode ser necessária nestes pacientes.

A *endodontoterapia* de rotina não desencadeia muitos problemas pós-operatórios. Nos casos de discrasias sanguíneas, é possível ter uma hemorragia não habitual nos procedimentos de biopulpectomia.

Com o advento da *terapia antirretroviral*, a incidência de doenças estomatológicas diminuiu drasticamente. Com o passar dos anos, os frequentes episódios que costumavam ser observados antes da existência dessa terapia deixaram de acontecer. As *doenças estomatológicas* mais vinculadas classicamente com a IHIV estão citadas no Quadro 8.15.

Sem dúvida alguma, a *candidose* pode ser considerada, ao lado da linfadenopatia, um verdadeiro anúncio da síndrome provocada pelo HIV. Como manifestação intraoral, é a mais importante (75 a 84% dos pacientes) e frequentemente indica a presença de infecção esofágica. A candidose resulta da deficiência de imunidades celular e humoral. Em relação à defesa contra *Candida*, a imunidade humoral é mais importante que a celular. Sua incidência aumenta com o decréscimo da contagem de linfócitos CD4+, particularmente quando sua contagem cai abaixo de 200 a 300/mm^3. Esta infecção oportunista ocorre mais nos PCA que pertencem ao grupo de comportamento de risco dos homens homossexuais e usuários de drogas ilícitas intravenosas. O tratamento profilático deve ser considerado nos PCA, dependendo da evolução da doença avaliada, por exemplo, por meio da contagem de células CD4+ (Figura 8.15).

O *Cryptococcus neoformans* é adquirido do ambiente. Ele vive no solo e na matéria orgânica que contém grande quantidade de fezes de pombo e de outros pássaros. Entre outros fatores de virulência, tem uma cápsula polissacarídica que pode inibir a fagocitose defensiva. A infecção pulmonar primária pode ser assintomática. O fungo é neurotrópico. Por isso, a manifestação clínica que pode apresentar-se em primeiro lugar é a meningite. Para o indivíduo com IHIV, os riscos maiores ocorrem quando a contagem de CD4 estiver menor que 50/mm^3. Esse fungo é o principal causador de infecções cerebrais micóticas que afetam os PCA. O tratamento é feito como fluconazol ou itraconazol.

As espécies de fungos *Geotrichum* são habitantes saprofíticos dos tratos respiratório superior e digestório de 18 a 31% dos pacientes sadios. Sua infecção é rara e geralmente acomete os pacientes imunossuprimidos, manifestando-se na boca, nos brônquios, nos pulmões e nos intestinos. Nos PCA, as indicações bucais revelam-se como lesões eritematosas acompanhadas de algum grau de edema, principalmente na gengiva. O diagnóstico é auxiliado pelo exame micológico direto, cultura em meio de Sabouraud e biopsia.

O *Histoplasma capsulatum* variedade *capsulatum*, um fungo dimórfico, saprofítico e parasito intracelular pode afetar os PCA. Nas pessoas HIV-negativas ele causa micose respiratória. Nos PCA, além disso, espraia-se em infecção disseminada. Poucos casos são provocados pelo *Histoplasma capsulatum* variedade *duboisi*, mais encontrado na África. A histoplasmose

Quadro 8.15 • Principais manifestações bucais da AIDS.

Fúngicas
- Candidoses
  - Pseudomembranosa
  - Eritematosa (atrófica)
  - Hiperplástica
  - Queilite angular
- Criptococose (*Cryptococcus neoformans*)
  - Histoplasmose (*Histoplasma capsulatum*)
  - Geotricose
  - Aspergilose (*Aspergillus fumigatus*)
  - *Coccidioides immitis*
  - *Penicillum marneffei*
  - *Blastomyces dermatitidis*

Bacterianas
- Periodontopatias
  - Gengivite/HIV
  - Gengivite necrosante (HIV)
  - Periodontite/HIV
- Angiomatose bacilar
- Estomatite por *Klebsiella*

Virais
- Papilomavírus (HPV)
- Verrugas venéreas (HPV-7)
- Condiloma acuminado (HPV-13,18, 32)
- Hiperplasia epitelial focal (os mesmos do condiloma acuminado)
- Leucoplasia pilosa viral
- Herpes simples
- Herpes-zóster
- Citomegalovírus
- Poxvírus
- Vírus do molusco contagioso

Neoplásicas
- Linfomas
- Sarcoma de Kaposi
- Carcinoma epidermoide

Outras
- Xerostomia
- Sialadenomegalias
- Eritema multiforme
- Eritema cutâneo facial (e geral)
- Linfadenopatia cervical
- Neuropatia trigeminal
  - Nevralgia trigeminal
  - Paralisia facial
- Ulceração aftosa recorrente
  - Minor
  - Major
  - Herpetiforme
- Estomatite necrosante
- Púrpura trombocitopênica imunitária
- Pigmentações melanóticas
- Cicatrização retardada

Quadro 8.14 • Manifestações clínicas das periodontopatias na infecção pelo HIV (IHIV).

Gengivite associada à IHIV
- Eritema gengival linear
- Gengivite ulcerativa

Periodontites associadas à IHIV
- Periodontite ulceronecrosante
- Estomatite necrosante

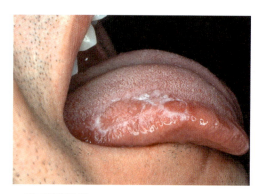 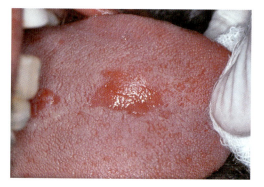

Figura 8.15 Candidose em paciente HIV-positivo. (Fotografias cedidas pelo Dr. Haroldo Arid Soares.)

é uma infecção adquirida em regiões geográficas específicas, associada à movimentação de solo contaminado, mas nem todos os casos na IHIV estão relacionados com as áreas endêmicas. Na cavidade bucal, pode causar ulceração infiltrativa com bordas em rolete, com superfície irregular, dolorida e que pode confundir o diagnóstico diferencial com diversos fatores, inclusive com o carcinoma epidermoide. A sintomatologia sistêmica mostra febre, mal-estar e perda de peso.

Os PCA que tinham a *paracoccidioidomicose-infecção* podem manifestar a paracoccidioidomicose-doença de forma grave durante sua imunodepressão.

A *angiomatose bacilar* foi descrita em 1983 em PCA. É uma doença vascular proliferativa causada por bactérias que têm relação estreita com o nosso país, pois foram descritas pela primeira vez por Rocha Lima (*Rochalimae hensalae* e *R. quintana*). A angiomatose pode ser tanto cutânea como visceral (brônquios, trato gastrintestinal e mucosa anal). Seu aspecto clínico bucal é o de lesões vasculares que se assemelham muito com o SK, entretanto, na angiomatose está presente infiltrado inflamatório agudo e agregados bacterianos que podem ser identificados pela impregnação pela prata de Warthin-Starry.

Embora não tão comuns, é possível que ocorram algumas *ulcerações bucais* produzidas por bactérias. Os agentes etiológicos que já foram apontados são *Klebsiella pneumoniae, Cryptococcus neoformans, Salmonella, Shigella, Enterobacter cloacae* e *Escherichia coli*, mas ainda não está claro se são causas primárias ou secundárias. As bactérias já foram encontradas em boca de pacientes HIV-positivos sem causar qualquer ulceração.

Gengivites e periodontites graves podem ser observadas em PCA. Sua instalação pode ser insidiosa, mas abrupta. As periodontopatias relacionadas com a infecção pelo HIV estão ligadas às alterações da microbiota bucal, à desregulação imunitária e à diminuição da atividade dos polimorfonucleares. No seu desenvolvimento, o PCA se queixará de dor, ulemorragia, mau hálito e mobilidade dental. É provável que não haja uma quantidade de placa dental que justifique a presença e/ou gravidade destas doenças. O tratamento nem sempre tem um resultado tão bom como os procedimentos periodontais básicos, como ocorre com as periodontopatias em indivíduos não infectados pelo HIV. Às vezes, é necessário usar antissépticos tópicos (p. ex., iodopovidona ou clorexidina) e antibióticos com espectro ativo contra bactérias anaeróbias (p. ex., metronidazol) (Figura 8.16).

A *sífilis* pode ser encontrada em PCA tanto nas suas fases primária e secundária, como pelo fato de encontrarmos soropositividade para o *T. pallidum*. Está claro que nos PCA o envolvimento do SNC pela sífilis é mais comum, predispondo o paciente a manifestações neurossifilíticas graves acompanhadas por uveíte. A imunodeficiência pode levar a uma apresentação clínica atípica e mais agressiva da sífilis, conhecida como sífilis maligna.

A *tuberculose* vem associando-se, de forma oportunista, à infecção pelo HIV em pacientes do estrato social mais baixo. A infecção pelo HIV tem proporcionado a reativação da infecção tuberculosa latente ou maior sensibilidade para uma contaminação recente pelo *Mycobacterium tuberculosis*. É provável que pacientes gravemente imunodeprimidos apresentem manifestações atípicas dessa micobacteriose e a infecção pode apresentar resistência incomum aos fármacos conhecidos (multirresistência). Pode ocorrer infecção por outra micobactéria, como é o caso da provocada pelo *Mycobacterium avium-intracellulare*.

O *citomegalovírus* é frequentemente isolado de vários tecidos e fluidos orgânicos em PCA com a doença avançada. Os locais mais comuns de envolvimento são: trato gastrintestinal – especialmente estômago e cólon –, pulmões, fígado, cérebro e olhos.

A infecção mostra-se muito avançada quando a contagem de células CD4 está abaixo de $50 \times 10^6/\ell$. O CMV é a maior causa infecciosa de defeitos no nascimento; pode estar presente na saliva, na urina, no sêmen, nas secreções cervicais, no leite, nos tecidos transplantados e na via placentária. O isolamento deste vírus no sangue, na urina e nas secreções respiratórias não prova que ele esteja causando alguma lesão orgânica. É preciso que seja isolado em biopsias em que as características da infecção citomegálica sejam demonstradas. Além de ulcerações na mucosa bucal, é provável que sejam observadas colite, esofagite, pneumonite, encefalite, polirradiculomielite, hepatite e retinite.

No paciente com a IHIV, as *lesões herpéticas* acontecem em cerca de 10% dos indivíduos. No imunodeprimido, os aspectos são diferentes; além disso, a ocorrência do HHV-2, descrito como mais comum na área genital nestes pacientes, apresenta-se com alta incidência. Em muitos casos, concomitantemente

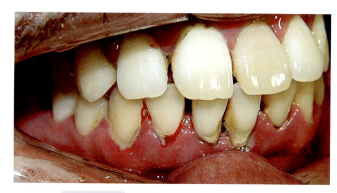

Figura 8.16 GUNA em paciente HIV-positivo.

ocorrem lesões peri e intrabucais e genitais. Como as células *natural killer* (NK) voltadas contra o HHV estão com atividade deprimida, as manifestações são mais intensas, espalhadas, demoradas (mais de 1 mês) e frequentes. As localizações podem ser atípicas: palato, gengiva, mucosa labial e da bochecha e assoalho da boca.

O *HHV-3* pode afetar com mais frequência os pacientes com IHIV. As lesões são maiores e com sintomas mais intensos.

Durante algum tempo, a *leucoplasia pilosa* foi considerada patognomônica da IHIV. Relatos posteriores demonstraram não ser verdade. A LPV é encontrada em pacientes com leucemia, em transplantados renais, cardíacos e de medula e outras condições imunodepressoras. Sua presença indica imunodepressão importante. Clinicamente, aparece como uma placa esbranquiçada ou acinzentada, corrugada, uni ou bilateral, assintomática, de superfície lisa ou rugosa, não removível por simples raspagem na borda da língua. Algumas vezes, é vista como linhas serpiginosas. No seu início, a discromia apresentada é muito sutil e necessita de atenta observação do clínico que deve secar bem a mucosa, colocar boa iluminação e tracionar bem a língua com uma gaze. Em casos avançados, o paciente poderá queixar-se de disgeusia e desconforto. A *C. albicans* pode estar associada, mas secundariamente.

Nos PCA, observa-se a presença de *verrugas, papilomas, papilomatoses, hiperplasias epiteliais focais* e *condilomas acuminados múltiplos* causados pelo HPV. Os tipos de HPV encontrados nestas últimas doenças bucais (tipos 7,13 e 32) podem ser diferentes daqueles verificados na localização anogenital.

Os conceitos ligados às linfadenopatias preveem que tenhamos duas cadeias extrainguinais afetadas. A área de interesse do cirurgião-dentista, isto é, a cervical, é frequentemente afetada.

A alta incidência da *leishmaníase* associada com a IHIV não é uma doença conceitual (definidora) da IHIV. A OMS estima que 2 a 3% dos portadores do HIV possam ter a leishmaníase. Esta ocorre, talvez, por causa do caráter oportunista da parasitose causada pela *Leishmania infantum*, um dos membros da *L. donovani*, que se manifesta durante as imunodeficiências. Estes casos foram primeiramente descritos no Mediterrâneo Ocidental, notadamente em Espanha, Itália e França, onde o calazar é endêmico.

Embora a *linfadenopatia* não seja uma doença em si, é uma importante indicação de que um processo infectivo, imunológico ou neoplásico esteja em curso. Nas ocasiões em que precede a doença franca, é o sinal inicial mais consistente observado, principalmente se for persistente. A linfadenopatia será uma resposta à soroconversão, ou à multiplicidade de infecções instaladas ou à infecção das células dendríticas foliculares. Eventualmente, será consequência de metástase de um linfoma ou carcinoma ou uma combinação de infecção e neoplasia. Nos pacientes HIV-positivos a linfadenopatia pode ocorrer sem que se detecte infecção ou se saiba da ingestão de algum medicamento que possa provocá-la.

Além das produzidas pelo HHV, os PCA poderão ter ulcerações causadas pelo CMV e as *ulcerações aftosas recorrentes* (UAR). Algumas ulcerações podem advir do uso dos fármacos zalcitabina, foscarnete, zidovudina e dapsona. Estas ulcerações iatrogênicas podem ser partes de uma manifestação de eritema multiforme ou de síndrome de Stevens-Johnson. Outras ulcerações são causadas por infecções por bactérias entéricas. O fato de legítimas UAR (sem etiologia infecciosa específica) e ulcerações iatrogênicas produzidas por medicamentos poderem ser infectadas secundariamente por uma miríade de microrganismos pode levar a uma confusão nos seus estudos.

Tanto crianças como adultos podem apresentar *sialoadenomegalias e xerostomia* associadas à infecção pelo HIV, provavelmente envolvendo todas as glândulas salivares maiores.

Um *eritema* difuso, maculopapular e não pruriginoso pode ser contatado em pacientes com infecção aguda pelo HIV. Este fenômeno acomete tronco, braços e face.

Pigmentações melanóticas podem estar presentes por várias causas (Quadro 8.16).

Pacientes com a IHIV podem ter *retardo de cicatrização* após exodontias, osteotomia e mesmo após biopsia. A curetagem local e a irrigação com iodopovidona podem melhorar a sintomatologia álgica que ocorre nestes casos. A ferida aberta ainda pode ser infectada secundariamente.

A *plaquetopenia* é uma complicação comum em todos os estágios da doença. Se os PCA pertencem ao grupo de usuários de drogas ilícitas intravenosas a causa pode ser, inclusive, devido ao uso de cocaína e/ou heroína. Então, a patogenia parece estar ligada ao depósito de complexos imunes nos receptores Fc das plaquetas com consequente lise dessas células pelos fagócitos ou pela deterioração da produção de megacariócitos (precursores) e plaquetas causadas pelo depósito desses complexos. Aventa-se outra possibilidade: a infecção dos megacariócitos, que também expressam o receptor CD4, pelo próprio HIV.

O *sarcoma de Kaposi* (SK) na sua forma epidêmica afeta 37% dos PCA homossexuais masculinos, sendo que metade deles terão manifestação bucal e em 20% a um terço dos casos a boca será a primeira localização. Entre os hemofílicos e as mulheres, a incidência é de 1 a 2%. É a neoplasia mais comum da IHIV. O intervalo relativamente curto entre o surgimento da infecção pelo HIV e o SK foi a razão de esta neoplasia ser primeira a entrar na definição de caso pelo CDC. O aparecimento e a alta incidência do SK em homens homossexuais foram facilmente reconhecidos nos EUA por causa da baixa expectativa de incidência do SK antes da IHIV (0,29/100.000) e a incidência em homossexuais foi 2.000 vezes maior. Recentemente, a partir de 1994, o envolvimento de um vírus do grupo herpes (HHV-8) na sua etiologia está muito fortalecido. O herpes-vírus humano 8 já foi encontrado em 90% das lesões do SK, principalmente nas células fusiformes, de todos os tipos: relacionado com a AIDS, clássico e endêmico, além de em alguns linfomas de células B. Sua tumorigenicidade parece estar relacionada com a produção de um homólogo da interleucina-6 (IL-6) que tem um efeito mitogênico. No SK produzido pelo HHV-8 existe um gene *vbcl-2* que é homólogo ao proto-oncogene *bcl-2*. O HHV-8 compartilha um alto grau de homologia com o HHV-4 (EBV), que também é ubíquo no ser humano, estabelece uma infecção latente e replica-se diante de uma imunossupressão. Os nucleosídios que atuam contra a replicação do HHV-4 têm o potencial de inibir a replicação do HHV-8. Entretanto, um tratamento

Quadro 8.16 • Possíveis causas de pigmentações melanóticas em pacientes com IHIV.

- Anticoncepcionais
- Bussulfano, bleomicina e mostarda nitrogenada
- Medicamentos antimicrobianos. Exemplos: clofazimina (antimicobacteriano) e cetoconazol (antifúngico) que bloqueiam a síntese de esteroides → doença de Addison secundária; minociclina (muito usada no tratamento de acne)
- Eritema pigmentar fixo (p. ex., heroína)
- Hiperpigmentação pós-infecciosa (p. ex., HHV-4 ou EBV)
- Insuficiência adrenal devido à destruição adrenocortical por infecção (histoplasma, *M. avium intracellulare* e HHV-5 ou CMV)
- Pirimetamina (antimalárico e antitoxoplasmose)
- Zidovudina

IHIV: infecção por HIV; HHV: herpes-vírus humano; EBV: vírus Epstein-Barr; CMV: citomegalovírus.

prolongado pode provocar o surgimento de formas resistentes, como já aconteceu, por exemplo, com o HHV-1 e 2 (HSV-1 e 2). É importante considerar que o grande desafio de tratar as infecções herpéticas em geral está no combate da infecção latente. Ainda não temos medicamentos capazes de atuar neste campo. O HHV-8 pode estar presente nas secreções nasais e na saliva. Isto sugere que estes fluidos possam providenciar uma via não sexual de transmissão, embora, na maioria dos casos, o vírus seja transmitido por via sexual. A forma cutânea do SK é bastante disseminada e ocorre comumente no pescoço e na face. Suas características particularmente chamam a atenção com apresentações na ponta do nariz e nas pálpebras, onde o edema produzido poderá levar a perturbações visuais. Na pele, apresenta-se por máculas, placas ou nódulos achatados de cor que varia de vermelha a violácea, assintomáticos, com tamanho variado e formato mais ou menos circular. Em pacientes melanodérmicos, a cor das lesões poderá ser quase negra. Suas localizações viscerais predominantes são os tratos gastrintestinal e pulmonar. Dentro da boca, o lugar de maior incidência é na região palatina (94%), seguida pela lingual (principalmente dorsal), gengival e orofaringiana. Geralmente começa por uma mancha que se transforma em placa e, evoluindo, em nódulo, para depois lobular e ulcerar. A cor é semelhante à descrita para a pele, porém o formato costuma ser mais irregular. Geralmente o início é assintomático e o crescimento poderá provocar dor, sangramento e odinofagia. O diagnóstico é feito pela biopsia e seu aspecto avermelhado não deve inibir ninguém com a possibilidade de maior sangramento, exceto se pensarmos que possa ser um hemangioma (Figura 8.17).

Linfomas de todas as linhagens já foram descritos na boca de PCA. É o segundo tipo mais frequente de neoplasia maligna. O tipo não Hodgkin (LNH) é mais encontrado e entre eles os de fenótipo de células B. Entre 2 e 3% dos casos americanos de IHIV tinham LNH. Hemofílicos e os portadores de outras coagulopatias têm a maior incidência: 5%. Uma das apresentações é a do linfoma cerebral primário, cujos primeiros sinais clínicos são cefaleia, distúrbios motores e convulsões. As características do linfoma de Hodgkin são de evolução rápida, afetação frequente da medula óssea, má resposta ao tratamento e curta sobrevivência.

É esperada uma incidência maior de *carcinomas epidermoides* em pacientes com a infecção pelo HIV. Suas características são as mesmas dos outros tipos de pacientes. A biopsia revela seu diagnóstico.

Uma *vacina* certamente seria ideal para prevenir a infecção pelo HIV, evitando o estágio de doença, todavia, a curto prazo, esta perspectiva não se efetivará. Para este lapso de tempo as pessoas que adquiriram o vírus precisarão ser tratadas e os pesquisadores estão esforçando-se para melhorar os recursos terapêuticos (Quadro 8.17).

Os alvos de atuação de uma substância qualquer para impedir que a infecção pelo HIV se estabeleça são adesão e fusão na célula hospedeira, transcrição reversa, integração no genoma e, mais posteriormente, transcrição e translação das proteínas virais do DNA pró-viral e o subsequente empacotamento destas proteínas em vírions que serão lançados fora da célula.

O *arsenal terapêutico* é extenso e vem-se ampliando continuamente. O HIV é capaz de se tornar resistente a alguns antirretrovirais. Procura-se também obter medicamentos com menores efeitos colaterais. Os antirretrovirais (ARV) fizeram uma revolução no prognóstico da doença; entretanto, ela ainda deve ser encarada com cautela, por exemplo, alguns antirretrovirais se mostraram muito úteis na contenção da multiplicação viral, entretanto, um dos efeitos colaterais – a disfunção lipídica – tem produzido doenças cardiovasculares que, por si sós, podem trazer graves complicações, se não levarem o paciente a óbito.

O termo "coquetel", vulgarizado no dia a dia, parece adequado para aquilo que bebemos em festas comemorativas. Cremos que o termo "poliquimioterapia" seja bem mais correto para, pelo menos, uso profissional.

Os inibidores de transcriptase reversa, análogos de nucleosídios, são compostos com estrutura semelhante aos nucleosídios que atuam inibindo de maneira competitiva a citada enzima produzida pelo HIV. Apesar do desenvolvimento de outros grupos de antirretrovirais, esses fármacos ainda desempenham papel fundamental na terapêutica e requerem fosforização intracelular para se ativarem.

Os inibidores não nucleosídios da transcriptase reversa são um grupo de compostos com estrutura química variada que se fixam de forma não competitiva para a transcriptase reversa do HIV, modificando os *loci* receptores da enzima. Não requerem fosforização intracelular para se ativarem (Quadros 8.18 e 8.19).

Os inibidores de protease são medicamentos antivirais destinados a reduzir a quantidade de HIV produzida no organismo. Os inibidores de protease tentam impedir a produção de novas cópias de células infectadas com HIV, enquanto os outros medicamentos citados anteriormente tentam impedir

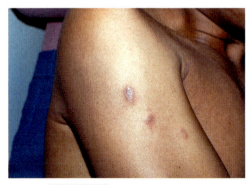

Figura 8.17 Sarcoma de Kaposi.

Quadro 8.17 • Indicações para início do tratamento antirretroviral em pacientes cronicamente infectados pelo HIV, conforme Guidelines for the Use of Antiretroviral Agents in HIV-Infected Adults and Adolescents [US Health & Human Services, Dec. 1998].

Estado clínico	Contagem de células TCD4+ e RNA/HIV	Recomendação
Sintomático (AIDS, candidose, febre inexplicada)	Qualquer valor	Tratar
Assintomático	Células T CD4+ < 500/mm^3 ou RNA/HIV > 10.000 (bDNA) ou > 20.000 (RT-PCR)	Tratamento deve ser oferecido. Recomendação baseada no prognóstico de sobrevivência livre de doença e no desejo do paciente em aceitar o tratamento
Assintomático	Células T CD4+ > 500/mm^3 e RNA/HIV < 10.000 (bDNA) ou < 20.000 (RT-PCR)	Muitos especialistas preferem postergar o início do tratamento e manter observação; outros preferem iniciar o tratamento

Quadro 8.18 ▪ Inibidores da transcriptase reversa do HIV – análogos de nucleosídios.

Medicamentos	Dosagens comuns	Efeitos colaterais
Abacavir	1 comprimido 300 mg, 2 vezes/dia	Reação alérgica (5% dos pacientes), dor abdominal ou gástrica, tosse, diarreia; dispneia, febre, cefaleia, mialgia, artralgia, neuropatias periféricas, eritema ocular, eritema da pele, faringite, estomatalgia, edema dos membros inferiores, vômito, cansaço e hipersensibilidade
Didanosina	2 comprimidos, 2 vezes/dia, com o estômago vazio	Náuseas, diarreia, disgeusia, hipertrigliceridemia, erupções de pele, dores abdominais, artralgias, pancreatite, neuropatia periférica
Entricitabina	1 cápsula 200 mg/dia	Acidose láctica, cefaleia, diarreia, prurido, discromia na pele, palmas das mãos e plantas dos pés, indigestão, mialgias, artralgia, depressão, sonhos, insônia, coriza, tosse, faringite, eritema, neuropatias
Estavudina	1 comprimido, 2 vezes/dia	Neuropatia periférica dolorosa que se manifesta como dormência nas mãos e nos pés, dores abdominais, náuseas, vômito, diarreia, xerodermia, cefaleia e anorexia
Lamivudina	1 comprimido, 3 vezes/dia	Geralmente poucos efeitos colaterais, mas pode provocar diarreia, náuseas, fadiga, cefaleia, artralgia, mialgia, insônia, alopecia, anemia
Lamivudina + zidovudina	1 comprimido, 2 vezes/dia	Os mesmos de zidovudina e lamivudina
Tenofovir	1 comprimido/dia	Náuseas, vômitos, anorexia, aumento da creatinemia (disfunção renal) e das enzimas hepáticas (disfunção hepática)
Zalcitabina	1 comprimido, 3 vezes/dia	Neuropatia periférica, cefaleia, febre, fadiga, dores abdominais, ulcerações aftoides orais, pancreatite, miocardiopatia e ulcerações esofágicas e penianas
Zidovudina	1 comprimido, 2 vezes/dia	Supressão da medula óssea: anemia e/ou neutropenia e/ou leucopenia; intolerância gastrintestinal, náuseas, diarreia, anorexia, disgeusia, obstipação, cefaleia, calafrios, fraqueza, astenia, insônia, dificuldades de concentração, mialgias, insônia e acidose láctica com esteatose hepática.

Quadro 8.19 ▪ Inibidores não nucleosídios da transcriptase reversa.

Medicamentos	Dosagens comuns	Efeitos colaterais
Delavirdina	4 comprimidos, 3 vezes/dia, misturados na água, 1 h antes de antiácidos e da didanosina	Reação alérgica com exantema, cefaleia, hepatite, elevação das enzimas hepáticas, fadiga
Nevirapina	1 comprimido, 2 vezes/dia	Reação alérgica com exantema, síndrome de Stevens-Johnson, febre, cefaleia, neutropenia, hepatite
Efavirenz	1 comprimido/dia	Fadiga, sonolência, cefaleia, diarreia, sinusite, ansiedade, malformação fetal

que as células sejam contaminadas pelo vírus. Eles bloqueiam o centro catalítico das proteases, imitando o substrato natural, a proteína gag-pol sintetizada pelo HIV.

A maioria dos inibidores de protease deve ser ingerida junto com algum alimento, pois assim é possível diminuir problemas gastrintestinais tais como enjoos e diarreia. A ingestão de alimentos também favorece a absorção desses medicamentos pelo organismo. Todos os inibidores de protease têm a tendência de alterar a quantidade de triglicerídeos e de colesterol no sangue. Eles também podem provocar mudanças na distribuição de gordura do corpo – a chamada lipodistrofia. Esses efeitos colaterais podem ser controlados com dieta saudável e exercícios.

O indinavir é o único inibidor de protease que deve ser ingerido em jejum (2 h antes e 1 h depois de tomar o medicamento). Ao ser ministrado junto com o ritonavir, o indinavir dispensa o jejum e reduz a quantidade de cápsulas e o número de tomadas no dia (Quadro 8.20).

Os inibidores de fusão são peptídios que bloqueiam a fusão da proteína gp41 e evitam a entrada do HIV nas células (Quadro 8.21).

As pesquisas em busca de novos antirretrovirais continuam. Foram aprovados, nos últimos anos, pela Food and Drug Administration (FDA) norte-americana os seguintes medicamentos antirretrovirais: enfuvirtida (em 03/2003), fosamprenavir (em 10/2003), tipranavir (em 06/2005), darunavir (em 06/2006), maraviroque (em 08/2007), raltegravir (em 10/2007), etravirina (em 01/2008), rilpivirina (em 05/2011), dolutegravir (em 08/2013), cobicistate (em 09/2014), elvitegravir (em 09/2014), bictegravir (em 02/2018), ibalizumab-uiyk (em 03/2018) e doravirina (em 08/2018). Os laboratórios, ainda, possuem vários fármacos em diferentes fases de testes clínicos e/ou laboratoriais.

Apesar da esperança que podemos e devemos depositar em futuro tratamento, é preciso deixar bem claro que, até o momento, a AIDS tem um controle muito melhor do que tínhamos, mas *continua sendo uma doença muito grave*.

Devido aos avanços da terapêutica, o decréscimo da mortalidade tem provocado o arrefecimento dos cuidados preventivos que todos devem ter. Este descuidado é acentuado pelo menor interesse dos meios de comunicação e da própria redução do número e da intensidade das campanhas preventivas governamentais, se compararmos com os primórdios da pandemia de AIDS. Estes fatores podem falsear e desmerecer a importância que esta epidemia ainda apresenta.

Apesar de todos os cuidados, eventualmente um *profissional pode se expor, em um acidente, ao sangue de um HIV positivo ou PCA* (Quadro 8.22).

A *profilaxia pré-exposicional (PPrE)* – acrônimo muito usado, em inglês: *PrEP (pre-exposure prophylaxis)* – para o HIV é um método de prevenção medicamentoso à infecção pelo HIV em pessoas que ainda não foram expostas ao vírus, mas apresentam um comportamento de risco. Isso é feito tomando diariamente antirretrovirais que evitem que o HIV infecte o organismo, antes de a pessoa ter contato com o vírus.

O teste de HIV é necessário antes que a PPrE seja oferecida e regularmente enquanto a PPrE é usada. Pessoas que testam

Quadro 8.20 • Inibidores da protease.

Medicamentos	Dosagens comuns	Efeitos colaterais
Amprenavir	1 cápsula de 150 mg, 2 vezes/dia (indisponível no mercado) 1 cápsula de 50 mg, 2 vezes/dia (mantida para pacientes pediátricos)	Hiperglicemia, acidose diabética, diarreia, dispepsia, vômito, cefaleia, cansaço extremo, eritema de pele, prurido, dispneia, disfagia, faringite, febre, calafrios, tosse. A terapia com o amprenavir exige muitas cápsulas por dia, mas, ao ser associado ao ritonavir, o número de cápsulas diminui um pouco
Fosamprenavir (substitui o amprenavir)	1 comprimido 1.400 mg, 1 vez/dia	Hiperglicemia, acidose diabética, diarreia, dispepsia, vômito, cefaleia, cansaço extremo, eritema de pele, prurido, dispneia, disfagia, faringite, febre, calafrios, tosse
Indinavir	2 comprimidos, 3 vezes/dia com o estômago vazio, 2 h longe da didanosina	Litíase renal, cefaleia, borramento visual, tontura, náuseas, exantema, disgeusia (gosto metálico), dor abdominal, refluxo gástrico, xerodermia, lipodistrofia, hipercolesterolemia, hipertrigliceridemia, intolerância à glicose. Para evitar a formação de cálculo renal e minimizar o ressecamento da boca causados por este remédio, beba, pelo menos, 2 ℓ de água durante o dia
Lopinavir	1 comprimido 400 mg, 2 vezes/dia	Diarreia, fraqueza, precordialgia, cefaleia, insônia, eritema de pele, dispepsia, vômito, gastralgia, hemorragias, hematomas, cansaço extremo, perda de apetite, sintomas "gripais", icterícia, hiperglicemia (acompanhada de sintomatologia diabética), dispneia, hipercolesterolemia, hipertrigliceridemia. A associação com o ritonavir possibilita que o lopinavir chegue a níveis elevados no sangue. Este medicamento tem sido usado em pacientes que já apresentaram resistência a outros inibidores da protease
Nelfinavir	1 comprimido 1.250 mg, 2 vezes/dia com algum alimento	Diarreia, náuseas, meteorismo, fadiga, dores abdominais, aumento das enzimas hepáticas, lipodistrofia, hipercolesterolemia, hipertrigliceridemia, intolerância à glicose. Deve, obrigatoriamente, ser ingerido com alimentos para propiciar sua absorção e melhor tolerância gastrintestinal
Ritonavir	6 comprimidos 100 mg, 2 vezes/dia, ou 4 comprimidos, 2 vezes/dia se tomados com saquinavir – com alimento e longe 2 h da didanosina	Dormência peribucal, náuseas, vômito, diarreia, anorexia, dor abdominal, cefaleia, disgeusia, disestesia na pele (picamento), hipersensibilidade, hepatite, fadiga, fraqueza, torpor, lipodistrofia, hipercolesterolemia, hipertrigliceridemia, intolerância à glicose. Deve ser guardado na geladeira, mas não há problema em ficar alguns dias sem refrigeração. Não deve ser deixado fora da geladeira por muitos dias, pois pode sofrer alterações químicas. O ritonavir é quase sempre usado, em pequenas doses, junto com outro inibidor da protease para potencializar seu efeito
Saquinavir	6 cápsulas, 3 vezes/dia, ou 2 cápsulas, 2 vezes/dia se somadas ao ritonavir às refeições	Náuseas, diarreia, cefaleia, lipodistrofia (distribuição anormal de gordura), hipercolesterolemia, hipertrigliceridemia, meteorismo, refluxo gástrico, erupções na pele, elevação das enzimas hepáticas, intolerância à glicose. Deve ser sempre administrado junto com o ritonavir
Tipranavir	1 cápsula 500 mg, 2 vezes/dia	Diarreia, vômito, cefaleias, dor abdominal. Raramente: vertigens, fadiga, elevação das transaminases

Quadro 8.21 • Inibidor de fusão.

Medicamento	Dosagens comuns	Efeitos colaterais
Enfuvirtida	1 ampola 50 mg, 2 vezes/dia por via subcutânea	Alergia, eritema, prurido, náuseas, vômito. Reações no local injetado: dor, edema, prurido, endurecimento

Quadro 8.22 • Recomendações ao cirurgião-dentista exposto acidentalmente ao sangue contaminado ou não pelo HIV.

O sangue da fonte não pode ser identificado
- As decisões sobre a preservação do profissional devem ser individualizadas
- Os testes devem ser feitos se o cirurgião-dentista estiver muito preocupado

A fonte foi testada e é soronegativa e não tem sinais e sintomas de infecção pelo HIV ou AIDS
- Não há necessidade de preservação a menos que existam evidências de que a fonte tenha sido exposta muito recentemente ou o profissional deseje ser testado

A fonte é HIV-positiva ou paciente com AIDS ou se recusa a ser testada
- Remover as luvas e proceder à degermação habitual. Usar solução iodada. Calçar as luvas e continuar o procedimento
- Informar-se sobre os riscos de transmissão
- Avaliar clínica e laboratorialmente logo que seja possível
- Procurar o médico se houver doença febril em 3 meses após a exposição
- Usar preservativos durante a relação sexual, especialmente nos 3 meses pós-exposição
- Se houver negatividade inicial, importante para se caracterizar o acidente trabalhista, testar após 6 e 12 semanas no mínimo por 6 meses e, talvez, até 1 ano
- Manter a calma, pois o risco é estatisticamente pequeno
- Se houver doença febril pós-exposicional, efetuar pesquisa de Ag-p24, que estará aumentado na infecção aguda. Se disponível, pesquisar o HIV por meio da reação da cadeia de polimerase (PCR)
- Quimioprofilaxia das exposições acidentais

HIV negativo, mas relatam alto risco, devem ser encaminhadas para os serviços de prevenção em que o potencial de uso da PPrE pode ser avaliado. Na PPrE são usados dois antirretrovirais combinados (tenofovir e emtricitabina), 1 vez/dia – Truvada® – que bloqueiam alguns meios que o HIV usa para infectar o organismo. Usada diariamente, a PPrE pode impedir que o HIV se estabeleça e se espalhe no corpo, mas, só tem efeito se os comprimidos forem ministrados todos os dias, caso contrário, pode não haver concentração suficiente do medicamento em sua corrente sanguínea para bloquear o vírus.

A *profilaxia pós-exposicional ocupacional ao HIV (PPE)* é um método de prevenção medicamentoso para pessoas que recém se contaminaram com o HIV, ou existe fortíssima suspeita potencial de contaminação, mas não foi possível estabelecer o risco. Para implementação da PPE para HIV em profissionais da saúde, alguns fatores devem ser levados previamente em consideração: tipo e forma do acidente perfurocortante, gravidade da agressão produzida e estágio de infecção da pessoa-fonte – risco não ocupacional – ou paciente-fonte – e risco ocupacional.

- ## Picornavírus

Chamamos de picornavírus (pico = pequeno; RNA = ácido ribonucleico) os vírus da família Picornaviridae, que é integrada pelos gêneros *Enterovirus, Cardiovirus, Rhinovirus, Aphtovirus* e *Hepatovirus*. São ribovírus pequenos, de formato esférico e diâmetro de 20 a 30 nm. Fazem parte do gênero *Enterovirus* cujas espécies são *Poliovirus*, vírus *Coxsackie*, *Enterovirus hominis* e *Ecovirus hominis*.

Entre os tipos de *enterovírus* nos deteremos nos vírus Coxsackie, nome derivado da localidade norte-americana onde foi primeiramente isolado. Os *vírus Coxsackie* incluem dois subtipos, denominados A (agentes da herpangina), com 24 sorotipos, e B (agentes da encefalomiosite do recém-nascido), com seis sorotipos (Quadro 8.23).

O vírion dos enterovírus é constituído por um cerne em formato de novelo e por cápside externa. Não apresentam envoltório.

A *infecção pelo vírus Coxsackie* ocasiona aspectos clínicos diversos. As portas de entrada são a nasofaringe e o intestino delgado. Como na poliomielite, ocorre a multiplicação local do vírus seguida de infecção generalizada e sintomas decorrentes da multiplicação viral nos órgãos do tropismo do vírus (músculos, coração e meninge).

De *distribuição universal* tem como reservatório o ser humano. A maioria das infecções não é diagnosticada ou decorre sem sintomatologia e a *transmissão* ocorre por via direta, tanto por contaminação local da cavidade bucal quanto por aerossóis. Nas coletividades, a partir da contaminação de um indivíduo, é praticamente impossível que vários membros não sejam infectados. *Não existe vacina* disponível, mas a *imunidade adquirida* após uma infecção é duradoura, o que explica o fato de pessoas com idade mais avançada raramente se infectarem.

- ## Herpangina

Causada pelo vírus Coxsackie A10 e outros sorotipos do grupo A, bem como alguns de sorotipo B.

Clinicamente, caracteriza-se por um surto de febre, inflamação e aparecimento de vesículas na orofaringe, com halo eritematoso periférico que pode estender-se ao palato mole anteriormente à úvula. Essa terminologia ficou consagrada pelo fato de as ulcerações que sucedem as pequenas vesículas serem semelhantes às da infecção herpética. Muitas vezes, a sintomatologia é acompanhada de exantema, do tipo da rubéola e o indivíduo acometido queixa-se, principalmente, de dificuldade de deglutição, ocasionada pela miosite difusa dos músculos da região afetada. Muitas vezes, a sintomatologia e a aparência clínica são de faringite. Sua ocorrência é maior na primavera, no verão e no início do outono. Quando o *aspecto bucofaringiano* é típico, o diagnóstico é feito com base nos aspectos clínicos. Quando a manifestação é difusa, muitas vezes passa despercebida ou pode ser confundida com estados gripais (Figura 8.18).

O *tratamento* é apenas sintomático, com antitérmicos e analgésicos, associados a colutórios bucais visando à melhora da faringodinia, principalmente durante a deglutição.

Doença de mãos, pés e boca

A doença de mãos, pés e boca é causada pelo vírus Coxsackie, preferencialmente do grupo A (A16 e ocasionalmente A5 e A10). A nova taxonomia enquadra estes vírus no gênero *Aphtovirus* da família Picornaviridae.

Caracteriza-se pelo aparecimento de *lesões vesiculares* com margens eritematosas nas plantas dos pés, palmas das mãos e cavidade bucal. Algumas vezes, a manifestação clínica é precedida por exantema cutâneo, semelhante à rubéola.

É uma doença de *ocorrência universal*, e afeta principalmente crianças na primeira ou segunda infância, sendo mais rara em adultos, devido aos anticorpos de longa vigência.

As *lesões bucais* geralmente antecedem as lesões cutâneas. Constitui-se pelo aparecimento de enantema generalizado por toda a mucosa bucal. Pouco depois, surgem inúmeras vesículas pequenas, circulares, preenchidas com líquido claro, branco-amarelado. Ao se romperem, podem coalescer e dar origem a ulcerações de extensão variável, dependendo do grau de agrupamento das vesículas. Não é rara a presença concomitante de vesículas e ulcerações. Na fase ulcerativa, o aspecto clínico assemelha-se a um surto de estomatite herpética primária ou mesmo de eritema multiforme, hipóteses descartadas após o aparecimento das lesões cutâneas características. A infectividade é alta, sendo comum a ocorrência de surtos em instituições que agrupam crianças (escolas, creches, hospitais infantis).

O *tratamento* instituído é sintomático, combatendo febre e mialgia, como na herpangina. Em adendo, especial atenção deve ser dada às lesões cutâneas com relação à possibilidade de contaminação secundária. Normalmente, utilizam-se soluções antissépticas fracas, por exemplo, à base de permanganato de potássio ou água boricada, devendo ser evitado o uso de corticosteroides. Nas feridas infectadas, a antibioticoterapia tópica preferencial é representada pelo uso das pomadas à base de

Quadro 8.23 ▪ Manifestações bucais de enterovírus.	
Manifestação nosológica	**Tipos**
Herpangina	Coxsackie A1-6, 10, 22, A8, 16, B1-5, vírus ECHO 3, 6, 9, 17, 30
Doença de mãos, pés e boca	Coxsackie A16, 4, 5, 7, 9, 10, B2,5, enterovírus 71
Faringite linfonodular	Coxsackie A10
Faringite	Coxsackie A2, 7, 9, 21, vírus ECHO 1, 9, 11, 19, 20, 22
Sialadenite aguda	Coxsackie A9, B3, vírus ECHO 9
Paralisia palatina	Coxsackie A10, B3, vírus ECHO 9, enterovírus 70

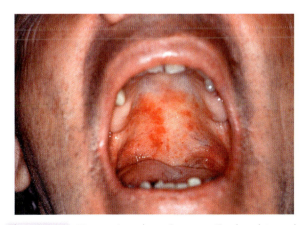

Figura 8.18 Herpangina, ulceração em região de palato mole.

neomicina, na concentração de 500 mg/100 mℓ, sendo a gentamicina o antibiótico tópico de secunda escolha, na concentração de 0,1%.

- ## Mixovírus

Os mixovírus (do grego *myxos* = muco) pertencem à ordem Monovirales, que possui quatro famílias: Paramyxoviridae (subfamílias Paramyxovirinae e Pneumovirinae), Orthomyxoviridae, Bunyaviridae e Arenaviridae (subfamília Paramyxovirinae). Seus principais representantes são os agentes etiológicos da influenza (família Orthomyxoviridae, gênero *Influenzavirus*, espécies *A*, *B* e *C*, parotidite epidêmica ou caxumba (família Paramyxoviridae, subfamília Paramyxovirinae, gênero *Rubulavírus*, espécie de vírus da parotidite epidêmica) e sarampo (família Paramyxoviridae, subfamília Paramyxovirinae, gênero *Morbilivírus*, espécie de vírus do sarampo) sendo essas duas últimas de interesse em Estomatologia e objeto de estudo neste capítulo.

São ribovírus (RNA mono-helicoidal) de diâmetro médio, com nucleocápside espiralada em formato de tubo, envolvida por um constituinte lipoide. Externamente, a nucleocápside é dotada de envelope lipídico.

Algumas características dos mixovírus são importantes do ponto de vista classificatório e são destacadas a seguir:

- Capacidade de hemaglutinação: os mixovírus têm a propriedade de ligar-se a hemácias, aglutinando-as
- Sensibilidade ao éter: os mixovírus são sensíveis ao tratamento pelo éter, perdendo sua capacidade infectante
- Alguns mixovírus apresentam certa quantidade de neuraminidase (*receptor destroying enzyme* – RDE).

Os receptores superficiais das hemácias que reagem com os vírus são constituídos por glicoproteínas, mais precisamente mucoproteínas que são inativadas pela enzima neuraminidase. Portanto, os mixovírus dotados de RDE conseguem destruir os receptores de superfície das hemácias.

Sob o ponto de vista do RDE, a ordem Monovirales é composta por três famílias:

- Orthomyxoviridae, agentes etiológicos da *influenza* e sem interesse neste capítulo → vírus dotados de RDE
- Paramyxoviridae, subfamília Paramyxovirinae, gênero *Rubulavirus*, ao qual pertence o vírus da caxumba → vírus dotados de RDE
- Paramyxoviridae, subfamília Paramyxovirinae, gênero *Morbilivírus*, ao qual pertence o vírus do sarampo → vírus sem RDE.

A *porta de entrada*, bem como a *via de propagação* dos mixovírus, é o trato respiratório, especialmente a mucosa dos brônquios. A neuraminidase do mixovírus pode destruir essa mucosa por necrose de liquefação, penetrando na intimidade das células. Por meio dos receptores de membrana, a partícula viral é adsorvida e inicia-se o ciclo de reprodução.

- ## Parotidite epidêmica ou caxumba

É uma infecção aguda uni ou bilateral das parótidas (ou outras glândulas salivares) que pode ter repercussão gonadal, pancreática ou no SNC.

A caxumba tem sua etiologia devida a um paramixovírus com RDE, hemaglutinante e passível de eluição. O vírion mede cerca de 150 nm e apresenta apenas um sorotipo. O vírus da caxumba tem o ser humano como reservatório e pode ser

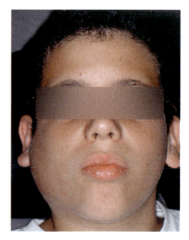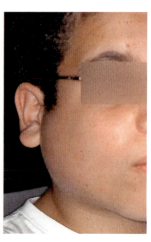

Figura 8.19 Aspecto clássico de edema sob o lóbulo da orelha.

encontrado nas glândulas salivares, na saliva, no líquido cefalorraquidiano e no sangue. A infecção determina imunidade perene. A penetração dos vírus ocorre através da cavidade bucal, acometendo as glândulas parótidas, por via linfática ou hemática, propagando-se pelo parênquima glandular.

O *tempo de incubação* é de aproximadamente 14 a 24 dias. A transmissão ocorre desde 48 h antes da sialoadenomegalia até 10 dias após sua resolução. O *contágio direto* acontece pela saliva ou por objetos contaminados (fômites).

As *manifestações clínicas* iniciais incluem febre e mal-estar geral. Na maioria das vezes, há inflamação da parótida (geralmente unilateral). Nas *manifestações sistêmicas* pode haver invasão de testículos (ou ovários), pâncreas, tireoides, mamas e cérebro. O *aspecto da parótida* é clássico, localizando-se o edema sob o lóbulo da orelha (Figura 8.19). Geralmente a região contralateral é afetada um pouco mais tarde. Além da sialoadenomegalia uni ou bilateral, haverá sonolência, febre, anorexia, cefaleia, hiperestesia e linfadenomegalia. A *orquite* ocorre em 20 a 35% dos homens, pode ser uni (75%) ou bilateral e poderá provocar esterilidade nos casos bilaterais se ocorrer após a puberdade. Quando ocorre, é mais comum dos 15 aos 29 anos de idade. Nos pacientes de sexo masculino, o envolvimento testicular é quase sempre unilateral. Mulheres acometidas por caxumba no primeiro trimestre de gravidez têm maior *risco de abortarem* ou seus filhos nascerem com *malformações* sem consequências quando há o envolvimento ovariano. Crianças com caxumba podem desenvolver meningoencefalite, geralmente benigna, e são desconhecidos efeitos teratogênicos sobre embriões, no caso de a gestante adquirir caxumba.

O *diagnóstico* é formulado com base nos aspectos clínicos e pode estar dificultado naqueles casos em que o envolvimento das parótidas é subclínico. O diagnóstico pode ser complementado pela fixação do complemento.

O *tratamento* é sintomático (analgésicos e antitérmicos), incluindo tratamento de suporte (hidratação, repouso e dieta pastosa), principalmente em adolescentes do sexo masculino, para profilaxia da orquite. A vacinação é feita pela SRC ou MMR (sarampo, rubéola e caxumba). A primeira dose é feita dos 12 aos 15 meses, e a segunda dose, dos 4 aos 6 anos.

O *isolamento* é recomendável durante 10 dias, a contar do aparecimento da sialoadenomegalia.

- ## Sarampo

O agente etiológico do sarampo pertence ao grupo dos paramixovírus desprovidos de RDE. Apresenta diâmetro de 140 nm, capacidade hemaglutinante e apenas um sorotipo. É um vírus RNA envelopado com distribuição universal.

O *ser humano é o único reservatório natural* para o vírus do sarampo. Somente ele adoece espontaneamente após a infecção pelo vírus. Este, *penetrando pelo trato respiratório*, replica-se nas células epiteliais, generalizando rapidamente essa infecção permanecendo infectivo várias horas em *gotículas de saliva* ou em *mucosidades respiratórias* expelidas pelo doente.

A doença é *facilmente transmissível*, sendo mais frequente nos meses frios, e há tendência em produzir epidemias em crianças pequenas entre cada 2 e 5 anos, onde a vacina não está disponível.

O *período de incubação* médio é de cerca de 12 dias, variando de 10 a 14 dias. É seguido por sintomatologia prodrômica apresentando tosse, coriza, conjuntivite, febre e anorexia, que dura de 2 a 4 dias. Durante este período prodrômico o epitélio de todo o trato respiratório fica inflamado e eritematoso, podendo ocorrer bronquiolite e pneumonite viral.

A incidência brasileira é alarmante e chamamos especial atenção dos pediatras, odontopediatras, demais PAS e público em geral, pois o vírus é extremamente contagioso. Em 9/10/2019, o Boletim Epidemiológico, vol. I, nº 10, da Secretaria de Estado da Saúde do Governo do Estado de São Paulo informou que, no Brasil, em 2019, da semana epidemiológica (SE) 28 a 39, foram registrados 35.522 casos suspeitos de sarampo, 5.404 confirmados, 7.554 descartados e 22.564 em investigação, com 4 óbitos – 3 em São Paulo e 1 em Pernambuco, 3 dos mortos com menos de 1 ano de idade. Em outubro de 2019, após surto iniciado em maio daquele ano, o Ministério da Saúde tinha contabilizado mais de 5.000 pessoas infectadas. Os casos confirmados estavam concentrados em 19 estados, sendo a maioria (98,37%) no estado de São Paulo, seguido por Rio de Janeiro, Maranhão, Santa Catarina, Mato Grosso do Sul, Minas Gerais, Pernambuco, Paraná, Distrito Federal, Espírito Santo, Piauí, Goiás, Rio Grande do Norte, Bahia, Sergipe, Rio Grande do Sul e Pará, Ceará, Paraíba. Os casos suspeitos de sarampo do estado de São Paulo estavam distribuídos em 432 municípios, e os casos confirmados, em 197 municípios.

O paciente caminha para o *estágio de doença* em que a febre persiste e aparecem mal-estar, tosse produtiva, congestão nasal e erupções na pele. Esses exantemas iniciam-se geralmente na região retroauricular e temporal, disseminando-se, nos dias subsequentes, para a face e por toda a extensão do corpo, inclusive para as palmas das mãos e as plantas dos pés. Apresenta-se maculopapular e eritematoso, com tamanho variado. O exantema representa uma hipersensibilidade mediada por células aos vírus e seu aparecimento coincide com o aumento dos anticorpos séricos e o fim da transmissibilidade da infecção. Alguns dias após o sarampo não complicado, a febre amaina e o exantema esmaece. As hemorragias capilares que ocorrem no pico da doença se mostram como púrpuras transitórias que acompanham a distribuição do exantema.

De especial interesse em Estomatologia, destaca-se o clássico *sinal ou mancha de Koplik*, manchas (enantemas) branco-azuladas, com centro necrótico de 1 a 2 mm de extensão, sobre uma base eritematosa em placa, patognomônicas, que aparecem no fim da fase prodrômica e ainda podem ser observadas na fase de doença, durante os dois primeiros dias do exantema.

As lesões são mais bem vistas no fundo de sulco inferior, na região em frente aos pré-molares inferiores, mas podem estender-se para cima em direção da mucosa da bochecha e mucosa alveolar e gengival.

Crianças malnutridas podem desenvolver uma forma grave de doença, que é frequentemente complicada por infecção herpética secundária. A pneumonia de células gigantes sem nenhum sinal de exantema pode se desenvolver em paciente com a imunidade celular deprimida.

O *diagnóstico diferencial* é feito principalmente com a escarlatina e rubéola, visto ser o exantema do sarampo bem característico, com manchas, com diâmetro de 0,5 a 1 mm, entremeadas por áreas hígidas da epiderme que persistem por cerca de 10 a 12 dias.

O sarampo clássico é facilmente diagnosticável, mas pode ser necessário o uso de *métodos laboratoriais* para os casos atípicos. Um método rápido é o da detecção de antígenos do sarampo em células nasofaringianas por imunofluorescência direta. Outros métodos são o da demonstração de anticorpos pelo teste de inibição da hemaglutinação e o teste imunoenzimático do soro que pode dar imunofluorescência positiva para a IgM e a ascensão dos títulos de IgG em duas amostras coletadas com intervalo de 2 semanas.

O *tratamento* é sintomático e inclui medidas severas para prevenir infecções bacterianas. A profilaxia é desenvolvida a partir de vacinação com vírus vivos que conferem imunidade provavelmente por toda a vida. Normalmente, a criança recebe uma *vacina tríplice* contra sarampo, rubéola e caxumba (SRC ou MMR), aos 15 e aos 18 meses de idade. A imunização passiva com imunoglobulina hiperimune, 6 dias após a exposição, é recomendada para as crianças que correm riscos de contaminação e para aquelas que tenham imunidade celular deprimida ou neoplasias malignas. Pelo grande número de complicações, é um erro considerar o sarampo como uma doença sem importância, sendo, no Brasil, causa ainda relevante de mortalidade infantil.

Rubéola

Conhecida também como "sarampo alemão", é causada por um vírus RNA envelopado da família Togaviridae, gênero *Rubivirus,* com 60 nm, hemaglutinante e sensível ao éter. Seu envelope externo é preguedo, daí a denominação "toga trêmula". Foi antigamente classificado dentro do grupo dos mixovírus.

A *porta de entrada* do vírus geralmente é a cavidade nasofaringiana. A propagação, moderadamente infecciosa, acontece por gotículas que são expelidas pelo doente e entram pelas vias respiratórias de um indivíduo sadio, disseminando-se pelo organismo, por via hemática e/ou linfática. A disseminação epidêmica, que antigamente ocorria a cada 5 a 10 anos, tem sido prevenida onde há vacinação sistemática.

O *período de incubação* é de 12 a 23 dias. O *período inicial da doença,* mais frequentemente observada em crianças em idade escolar, varia de doente para doente e manifesta-se por febre, conjuntivite, adenomegalia cervical, occipital (características) e generalizada durante várias semanas.

Em vários casos ocorre esplenomegalia. No primeiro dia, o exantema da rubéola é discreto, róseo, difuso, macular e mais marcado na face, na área retroauricular e no tronco. Em crianças da raça negra pode ser difícil de visualizá-lo. No segundo dia, dissemina-se ao longo dos membros e posteriormente para o tórax e o ventre. As manchas são menores que as do sarampo, maiores que as da escarlatina e não confluem. O exantema é de curta duração e persiste por poucas horas até cerca de quatro dias. Outros aspectos comuns na rubéola são eritemas conjuntival e faríngeo discretos e petéquias palatinas (manchas de Forscheimer).

Como a *infecção subclínica* é muito comum e o exantema e a linfadenopatia podem ser discretos e transitórios, muitos casos escapam do diagnóstico. Mesmo quando o exantema é evidente, pode ser facilmente confundido com sarampo discreto, escarlatina, infecção por parvovírus, sífilis secundária, erupção enterovirótica, mononucleose infecciosa e erupção medicamentosa.

No *diagnóstico*, por meio do hemograma, constatam-se leucopenia com linfocitose e presença de monócitos jovens. O diagnóstico da rubéola pode ser confirmado sorologicamente: aglutinação passiva do látex, ELISA e hemólise radial. Os anticorpos IgG e IgM para rubéola podem ser detectados em poucas horas de infecção.

A *complicação* mais comum da rubéola pós-natal é a artrite viral que tem maior ocorrência em mulheres adultas do que em homens adultos e crianças. A trombocitopenia é ocasionalmente observada em crianças doentes.

No caso da rubéola, o *interesse em Estomatologia* é justificado pela sua conhecida ação teratogênica, determinando, principalmente durante o primeiro trimestre da gestação, lesões que causam a morte do feto ou manifestações variadas pós-parto: surdez, microcefalia, defeitos cardíacos congênitos (principalmente a persistência do forame de Botall), púrpuras trombocitopênicas e anemias hemolíticas.

Não há *tratamento específico* para a rubéola. O tratamento é *sintomático* e as vacinas com vírus vivos são usadas para tentar-se prevenir a rubéola congênita. A despeito da imunidade específica, pode ocorrer a reinfecção. A maioria destes casos é assintomática, mas o doente torna-se transmissor.

Cuidados especiais quanto à imunização devem ser observados pelos cirurgiões-dentistas que atendem em serviços infantis.

• Papovavírus

Os papovavírus pertencem à família Papovaviridae que tem dois gêneros: *Papilomavirus* e *Polyomavirus*. O primeiro inclui espécies de *Papilomavirus* de 1 a 60, conforme a classificação. No entanto, sabe-se que já existem mais espécies descritas. Estes vírus estão relacionados com diferentes aspectos clínicos de verrugas: vulgar, plantar, plana e acuminada.

Morfologicamente, os vírus incluídos neste gênero são pequenos e apresentam um enovelado esférico constituído pelos filamentos bi-helicoidais de DNA, protegido por uma cápside icosaédrica, constituída por 90 capsômeros. Este grupo inclui o vírus do polioma, o vírus vacuolizante e um extenso grupo dos papilomavírus.

Estão relacionados com várias *lesões benignas de pele e mucosa*, principalmente verrugas e papilomas, e a algumas lesões pré-malignas e malignas, entre as quais os carcinomas da cérvice uterina e da laringe. O HPV tem tropismo pelos epitélios e depende dos epiteliócitos da camada espinhosa e granulosa para ter seu ciclo reprodutivo completado, mas pode invadir a camada basal.

Existem evidências comprovadas de que alguns tipos de HPV sejam os agentes etiológicos diretamente incriminados no *papiloma, lesões cancerizáveis ou carcinoma epidermoide* com localização intrabucal no ser humano.

Na ocorrência destas transformações desafortunadas parece estar presente uma deficiência da imunidade celular acoplada à predisposição genética e, eventualmente, a outros fatores locais cocarcinógenos. A radiação ultravioleta é um destes fatores locais já bem conhecido. O tipo de HPV presente é outro determinante de importância relevante. Além do HPV-16, encontram-se normalmente na mucosa os HPV-1, 2, 6, 11, 13 e 18.

Quadro 8.24 • Relação do papilomavírus e algumas manifestações bucais.

Manifestações nosológicas	Tipos
Carcinoma verrucoso (Ackerman)	2
Carcinoma epidermoide	16
Papilomas	6, 11 e 16
Verruga vulgar	2, 6 e 16
Verrugas em paciente com infecção pelo HIV	7
Condiloma acuminado	6 e 11
Hiperplasia epitelial focal (doença de Heck)	13 e 32

Evidências recentes sugeriram que o carcinoma epidermoide HPV-positivo de cabeça e pescoço é um subgrupo separado deste carcinoma com distinta epidemiologia, característica histopatológica, resposta terapêutica a radioterapia/quimioterapia e diferente desfecho clínico. Investigaram o papel da infecção pelo HPV no carcinoma epidermoide oral e a correlação entre a infecção pelo HPV, expressão de proteína p16 e característica clinicopatológica em pacientes.

A incidência de carcinoma epidermoide aumentou nos últimos anos, principalmente entre as mulheres mais jovens. Foram revisados estudos clínicos e epidemiológicos sobre a associação entre a infecção por HPV, o carcinoma epidermoide e a eficácia da vacina contra o HPV, de modo a fornecer possíveis implicações políticas para a prevenção dos carcinomas epidermoides HPV-positivos.

As *principais doenças causadas pelo HPV, de interesse em Estomatologia*, são verruga vulgar, papiloma, hiperplasia epitelial focal e condiloma acuminado, discutidas no Quadro 8.24.

Embora o HPV possa ser observado à microscopia eletrônica integrado ao núcleo de células das camadas espinhosa e granulosa, uma falha nesta detecção não elimina a possibilidade da sua presença. Neste caso, a hibridização dos seus ácidos nucleicos e a reação em cadeia da polimerase podem ser úteis.

• Verruga vulgar

A verruga vulgar é uma doença cutaneomucosa, com predominância cutânea, diretamente relacionada à ação do HPV. *Clinicamente se manifesta* como pápula ou nódulo séssil ou pediculado, exofítico, vegetante, com projeções digitiformes ou papilares que pode ou não apresentar ramificações mais rasas que o papiloma, ocorrendo preferencialmente em crianças e adolescentes. A superfície pode apresentar-se esbranquiçada.

As verrugas são particularmente comuns em pacientes imunodeprimidos e regridem espontaneamente quando é possível a reversão desta deficiência.

A *infecção ocorre por contato direto* entre indivíduos afetados, ou por meio de autoinoculação. Pode apresentar remissão espontânea ou persistir por períodos relativamente longos. Os sorotipos 1, 2, 4, 7 e 57 estão mais associados à verruga cutânea.

Nas *verrugas da cavidade bucal*, os sorotipos mais prevalentes são 6, 11 e 16, e mais recentemente têm sido isolados os sorotipos 2 e 4. O diagnóstico da verruga vulgar é eminentemente clínico, devendo-se fazer o diferencial com o papiloma.

Verrugas orais, papilomas, verrugas cutâneas e verrugas genitais estão associadas ao HPV. As lesões causadas pelo HPV são comuns na pele e nas mucosas de pessoas com HIV. Verrugas anais têm sido frequentemente relatadas entre homens que fazem sexo com homens.

As lesões do HPV na cavidade bucal podem aparecer como pápulas, nódulos e tumores solitários ou múltiplos, sésseis ou pediculados, com superfícies lisas ou múltiplas projeções papilíferas semelhantes a couve-flor. Foram identificados os tipos 7, 13 e 32 de HPV em algumas dessas verrugas orais. A malignização de lesões orais do HPV não foi relatada e a identificação de novos tipos de HPV nessas lesões merece estudo mais aprofundado, pois alguns tipos são carcinogênicos.

Histopatologicamente, há proliferação de todas as camadas epiteliais, exceto a basal. As células espinhosas contêm vacúolos e núcleos diminuídos e são chamadas de coilócitos.

O *tratamento* não é específico e há várias alternativas utilizadas na prática clínica. No caso de verrugas cutâneas é possível utilizar a eletrocoagulação, a crioterapia, com nitrogênio líquido ou neve carbônica, e substâncias químicas. Entre estas, os ácidos nítrico, tricloroacético, láctico e salicílico e nitrato de prata ainda são bastante utilizados. Em mucosa bucal, deve ser evitada a aplicação de cáusticos químicos, optando-se pela excisão cirúrgica ou crioterapia.

- ### Papiloma

O papiloma é a lesão benigna do tipo papilar mais frequente na cavidade bucal. Clinicamente, apresenta-se como lesão única ou múltipla, exofítica, pequena, coloração esbranquiçada, com projeções digitiformes "em dedo de luva". Pode ocorrer, teoricamente, em qualquer localização bucal. No entanto, a prática clínica demonstra maior prevalência em palato, dorso e bordas linguais, lábio inferior e gengiva.

A ocorrência, nas lesões bucais, de antígenos ligados aos sorotipos 6 e 11 do HPV em cerca de 80% das lesões sugere indícios bastante consistentes de que a etiologia do papiloma bucal seja viral. Pela conotação do papiloma em outras localizações, com o câncer (bexiga, cérvice uterina), estudou-se, também, uma possível correlação de papiloma bucal e carcinoma epidermoide, sem chegar a uma conclusão positiva.

O *diagnóstico* do papiloma bucal é tomado com base clínica e histopatológica, já que o isolamento e a detecção dos sorotipos, por meio de metodologias como hibridização *in situ* e reação em cadeia de polimerase, são utilizados apenas nas pesquisas. Nas lesões características que ocorrem na boca, o diferencial é feito com a verruga vulgar.

O *tratamento* escolhido para o papiloma bucal é a excisão cirúrgica, mas se podem empregar, também, a eletrocauterização, a crioterapia por meio do nitrogênio líquido ou neve carbônica, a podofilina em solução a 25%, a podofilotoxina em creme a 0,15%, o ácido acetilsalicílico a 10 a 50%, o ácido tricloroacético a 50 a 90%, o imiquimode em comprimido (1×/dia até 123 semanas ou em creme, retinoides, isoprinosina e BCG. Não é nosso objetivo comentar todo esse arsenal, mas chamamos a atenção para que, na mucosa bucal, as substâncias cáusticas sejam usadas com muita prudência.

As vacinas profiláticas estão disponíveis e consistem em partículas semelhantes aos vírus, geradas pela principal proteína L1 do capsídeo dos diferentes subtipos aos quais são dirigidas. Portanto, elas não contêm DNA viral e não têm capacidade infecciosa ou oncogênica, mas têm imunogenicidade. Assim, não são úteis em indivíduos já infectados. Existem 3 vacinas:

- Vacina quadrivalente, que contém partículas semelhantes a vírus dos genótipos 6, 11, 16 e 18 (Gardasil®, Merck). É indicada para ambos os sexos para a prevenção de câncer do colo do útero, câncer genital e verrugas genitais
- Vacina bivalente, que visa ao HPV-16 e ao HPV-18 (Cervarix®, GlaxoSmithKline). Indicada para mulheres para prevenção de câncer do colo do útero
- Vacina nonavalente, que imuniza contra os genótipos 6, 11, 16, 18, 31, 33, 45, 52 e 58 (Gardasil9®, Merck). Indicada para ambos os sexos para prevenção de câncer do colo do útero, câncer anogenital e verrugas anogenitais.

- ### Hiperplasia epitelial focal ou doença de Heck

A hiperplasia epitelical focal caracteriza-se clinicamente pela ocorrência, na mucosa bucal, de lesões múltiplas, em forma de pápulas, de consistência mole e tamanho pequeno. As *sintomáticas são mais frequentes* no lábio inferior de crianças e adolescentes. Sua ocorrência é relativamente rara e em mais de 90% dos casos são identificados os sorotipos 13 e 32 do HPV, raros em outras lesões bucais papilomatosas e ausentes em localizações extrabucais, conotando exclusividade.

O *diagnóstico* é clínico e o *tratamento*, aconselhado pela extensão das lesões, a aplicação da eletrocauterização ou crioterapia. A cirurgia deve considerar, no caso de invasão do vermelhão labial, técnica queiloplástica adequada, com vistas a evitarem-se sequelas antiestéticas.

- ### Condiloma acuminado bucal

O condiloma acuminado, também conhecido como verruga venérea e "cavalo de crista" está classificado entre as doenças sexualmente transmissíveis. A localização típica é anogenital e pode envolver a mucosa bucal e outras localizações do organismo, por isso sua inclusão neste capítulo.

O *período de incubação* é de 1 a 3 meses e a infecção ocorre pelo contato orogenital. Apresenta-se, *clinicamente*, como nódulos róseos, de superfície rugosa, assintomáticos, sésseis ou pediculados. Pode ser confundido com verruga vulgar ou com o papiloma. Não obstante, o diagnóstico é clínico e pode ser auxiliado pelo histopatológico.

O *tratamento* de eleição do condiloma acuminado é realizado com podofilina, uma substância antimitótica, extraída de um vegetal (*Euphorbia resinifera*). Prepara-se uma solução alcoólica a 25% (álcool 95 G.L.) e aplica-se sobre a superfície da lesão, tomando-se o cuidado de se isolar sua periferia pela aplicação de vaselina sólida. No caso de lesões extensas, pode ser utilizada a eletrocoagulação com bons resultados.

▶ Bibliografia

Abreu e Silva MA, Salum FG, Figueiredo MA, Cherubini K. Important aspects of oral paracoccidioidomycosis-a literature review. Mycoses. 2013; 56(3):189-99.

Agut H, Bonnafous P, Gautheret-Dejean A. Laboratory and clinical aspects of human herpesvirus 6 infections. Clin Microbiol Rev. 2015; 28(2):313-35.

Ahmed R, Morrison LA, Knipe DM. Persistence of viruses. In: Fields BN, Knipe DM, Howley PM. Fundamental virology. 3. ed. Philadelphia: Lippincott-Raven; 1996.

Akpan A, Morgan R. Oral candidiasis. Postgrad Med J. 2002; 78:455-9.

Al-Badriyeh D, Heng SC, Neoh CF et al. Pharmacoeconomics of voriconazole in the management of invasive fungal infections. Expert Rev Pharmacoecon Outcomes Res. 2010; 10(6):623-36.

Arantes TD, Theodoro RC, Teixeira MM et al. Environmental mapping of Paracoccidioides spp. in Brazil reveals new clues into genetic diversity, biogeography and wild host association. PLoS Negl Trop Dis. 2016; 10(4):e0004606. Correction in 2016 Apr 28.

Araújo MA, de Freitas SC, de Moura HJ et al. Prevalence and factors associated with syphilis in parturient women in Northeast, Brazil. BMC Public Health. 2013; 13:206.

Arendrup MC, Patterson TF. Multidrug-resistant Candida: epidemiology, molecular mechanisms, and treatment. J Infect Dis. 2017; 216(Suppl 3):S445-51.

Azenha MR, Caliento R, Brentegani LGas et al. A retrospective study of oral manifestations in patients with paracoccidioidomycosis. Braz Dent J. 2012; 23(6):753-7.

Bagg J. Human herpesvirus-6: the latest human herpes virus. J Oral Pathol Med. 1991; 20(10):465-8.

Baião AM, Kupek E, Petry A. Syphilis seroprevalence estimates of Santa Catarina blood donors in 2010. Rev Soc Bras Med Trop. 2014; 47(2):179-85.

Balasubramaniam R, Kuperstein AS, Stoopler ET. Update on oral herpes virus infections. Dent Clin N Amer. 2014; 58(2):265-80.

Barnabas RV, Baeten JM, Lingappa JR et al. Acyclovir prophylaxis reduces the incidence of herpes zoster among HIV-Infected Individuals: Results of a randomized clinical trial. J Infect Dis. 2016; 213(4):551-5.

Bensadoun RJ, Patton LL, Lalla RV et al. Oropharyngeal candidiasis in head and neck cancer patients treated with radiation: update 2011. Support Care Cancer. 2011; 19(6):737-44.

Bertazzoli R, Jaeger MMM, Araujo NS. Método auxiliar no diagnóstico de leucoplasia pilosa em pacientes HIV positivos. Rev APCD. 1997; 51(4):339-42.

Brasileiro CB, Abreu MH, Mesquita RA. Critical review of topical management of oral hairy leukoplakia. World J Clin Cases. 2014; 2(7):253-6.

Braun BR, van het Hoog M, d'Enfert C et al. A Human-Curated Annotation of the Candida albicans Genome. PLoS Genet. 2005; 1(1):e1.

Bravo TC. Criptococosis cutánea y SIDA. Reporte de un caso y Revisión de la literatura. Med Int Méx. 2004; 20(5):392-5.

Browning WD, McCarthy JP. A case series: herpes simplex virus as an occupational hazard. J Esthet Restor Dent. 2012; 24(1):61-6.

Calamari SE, Bojanich MA, Barembaum SR et al. Antifungal and post-antifungal effects of chlorhexidine, fluconazole, chitosan and its combinations on Candida albicans. Med Oral Patol Oral Cir Bucal. 2011; 16(1):e23-8.

Callegari FM, Pinto-Neto LF, Medeiros CJ et al. Syphilis and HIV co-infection in patients who attend an AIDS outpatient clinic in Vitoria, Brazil. AIDS Behav. 2014; Suppl 1:S104-9.

Carrard V, Haas A, Rados P et al. Prevalence and risk indicators of oral mucosal lesions in an urban population from South Brazil. Oral Dis. 2011; 17(2):171-9.

Carrilho Neto A, De Paula Ramos S, Sant'ana AC et al. Oral health status among hospitalized patients. Int J Dent Hyg. 2011; 9(1):21-9.

Carvalho JJM. Tratamento. In: Rosenblatt CR, Wroclawski ER, Lucon AM et al. HPV na prática clínica. São Paulo: Atheneu; 2005. pp. 105-16.

Chambers AE, Conn B, Pemberton M et al. Twenty-first-century oral hairy leukoplakia--a non-HIV-associated entity. Oral Surg Oral Med Oral Pathol Oral Radiol. 2015; 119(3):326-32.

Chandra J, Kuhn DM, Mukherjee PK et al. Biofilm formation by the fungal pathogen Candida albicans: development, architecture, and drug resistance. J Bacteriol. 2001; 183(18):5385-94.

Chang DC, Anderson S, Wannemuehler K et al. Testing for coccidioidomycosis among patients with community-acquired pneumonia. Emerg Infect Dis. 2008; 14(7):1053-9.

Chen YK, Hou HA, Chow JM et al. The impact of oral herpes simplex virus infection and candidiasis on chemotherapy-induced oral mucositis among patients with hematological malignancies. Eur J Clin Microbiol Infect Dis. 2011; 30(6):753-9.

Cohen JI. Optimal treatment for chronic active Epstein-Barr virus disease. Pediatr Transplant. 2009; 13(4):393-6.

Colombo AL, Tobon A, Restrepo A et al. Epidemiology of endemic systemic fungal infections in Latin America. Med Mycol. 2011; 49(8):785-98.

Davison AJ. Herpesvirus systematics. Vet Microbiol. 2010; 143(1-2):52-69.

de Almeida SM, Roza TH, Salvador GLO et al. Autopsy and biopsy study of paracoccidioidomycosis and neuroparacoccidioidomycosis with and without HIV co-infection. Mycoses. 2018; 61(4):237-44.

de Arruda JAA, Schuch LF, Abreu LG et al. A multicentre study of oral paracoccidioidomycosis: analysis of 320 cases and literature review. Oral Dis. 2018. doi: 10.1111/odi.12925. [Epub ahead of print].

dos Santos LFM, Melo NB, de Carli ML et al. Photodynamic inactivation of Paracoccidioides brasiliensis helps the outcome of oral paracoccidiodomycosis. Lasers Med Sci. 2017; 32(4):921-30.

El Hayderi L, Delvenne P, Rompen E et al. Herpes simplex virus reactivation and dental procedures. Clin Oral Investig. 2013; 17(8):1961-4.

Facciolà A, Venanzi Rullo E, Ceccarelli M et al. Kaposi's sarcoma in HIV-infected patients in the era of new antiretrovirals. Eur Rev Med Pharmacol Sci. 2017; 21(24):5868-9.

Farah CS, Lynch N, McCullough MJ. Oral fungal infections: an update for the general practitioner. Aust Dent J. 2010; 55(Suppl 1):48-54.

Fauquet CM, Mayo MA, Maniloff J et al. (Eds.). Virus taxonomy: classification and nomenclature of viruses. Eighth report of the International Committee on Taxonomy of Viruses. London: Elsevier Academic Press; 2005. pp. 193-212.

Ficarra G, Carlos R. Syphilis: the renaissance of an old disease with oral implications. Head Neck Pathol. 2009; 3(3):195-206.

Fidel PL Jr. Candida-host interactions in HIV disease: implications for oropharyngeal candidiasis. Adv Dent Res. 2011; 23(1):45-9.

Fields BN, Knipe DM, Howley PM. Fundamental virology. 3. ed. Philadelphia: Lippincott – Raven; 1996.

Firth NA, Rich AM, Reade PC. Oral mucosal ulceration due to cytomegalovirus associated with human immunodeficiency virus infection. Case report and brief review. Aust Dent J. 1994; 39(5):273-5.

Gautam H, Kaur R, Goyal R et al. Oral thrush to candidemia: a morbid outcome. J Int Assoc Physicians AIDS Care. 2010; 9(5):325-7.

Gerend MA, Madkins K, Phillips G 2nd et al. Predictors of human papillomavirus vaccination among young men who have sex with men. Sex Transm Dis. 2016; 43(3):185-91.

Giannini PJ, Shetty KV. Diagnosis and management of oral candidiasis. Otolaryngol Clin North Am. 2011; 44(1):231-40.

Gligorov J, Bastit L, Gervais H et al. Prevalence and treatment management of oropharyngeal candidiasis in cancer patients: results of the French Candidoscope study. Int J Radiat Oncol Biol Phys. 2011; 80(2): 532-9.

Goregen M, Miloglu O, Buyukkurt MC et al. Median rhomboid glossitis: a clinical and microbiological study. Eur J Dent. 2011; 5(4):367-72.

Grange PA, Gressier L, Dion PL et al. Evaluation of a PCR test for detection of Treponema pallidum in swabs and blood. J Clin Microbiol. 2012; 50(3):546-52.

Greenspan D, Greenspan JS, Conant M et al. Oral "hairy" leucoplakia in male homosexuals: evidence of association with both papillomavirus and a herpes-group virus. Lancet. 1984; 2(8407):831-4.

Greenspan JS, Greenspan D, Webster-Cyriaque J. Hairy leukoplakia; lessons learned: 30-plus years. Oral Dis. 2016; 22(Suppl 1):120-7.

Guleç AT, Haberal M. Lip and oral mucosal lesions in 100 renal transplant recipients. J Am Acad Dermatol. 2010; 62(1):96-101.

Heinz WJ, Silling G, Böhme A. Utilisation, efficacy and safety of voriconazole: prospective, non-interventional study on treatment of IFIs in clinical practice. Curr Med Res Opin. 2011; 27(2):335-42.

Henao-Martínez AF, Johnson SC. Diagnostic tests for syphilis. New tests and new algorithms. Neurol Clin Pract. 2014; 4(2):114-22.

Hyland PL, Coulter WA, Abu-Ruman I et al. Asymptomatic shedding of HSV-1 in patients undergoing oral surgical procedures and attending for noninvasive treatment. Oral Dis. 2007; 13(4):414-8.

Jayatilake JA. A review of the ultrastructural features of superficial candidiasis. Mycopathologia. 2011; 171(4):235-50.

Jiang S, Dong Y. Human papillomavirus and oral squamous cell carcinoma: a review of HPV-positive oral squamous cell carcinoma and possible strategies for future. Curr Probl Cancer. 2017; 41(5):323-7.

Jurevic RJ, Traboulsi RS, Mukherjee PK et al. Oral HIV/AIDS Research Alliance Mycology Focus group. Identification of gentian violet concentration that does not stain oral mucosa, possesses anti-candidal activity and is well tolerated. Eur J Clin Microbiol Infect Dis. 2011; 30(5):629-33.

Kim J, Sudbery P. Candida albicans, a major human fungal pathogen. J Microbiol. 2011; 49(2):171-7.

Kim SM. Human papilloma virus in oral cancer. J Korean Assoc Oral Maxillofac Surg. 2016; 42(6):327-36.

Kouketsu A, Sato I, Abe S et al. Detection of human papillomavirus infection in oral squamous cell carcinoma: a cohort study of Japanese patients. J Oral Pathol Med. 2016; 45(8):565-72.

Lalla RV, Epstein JB. Oropharyngeal candidiasis in head and neck cancer patients treated with radiation: update 2011. Support Care Cancer. 2011; 19(6):737-44.

Laurent M, Gogly B, Tahmasebi F et al. Oropharyngeal candidiasis in elderly patients. Geriatr Psychol Neuropsychiatr Vieil. 2011; 9(1):21-8.

Lawrence P, Saxe M. Bullous secondary syphilis. Clin Exp Dermatol. 1992; 17(1):44-6.

Li X, Kolltveit KM, Tronstad L et al. Systemic diseases caused by oral infection. Clin Microbiol Rev. 2000; 13(4):547-58.

Liguori G, Di Onofrio V, Gallé F et al. Candida albicans identification: comparison among nine phenotypic systems and a multiplex PCR. J Prev Med Hyg. 2010; 51(3):121-4.

Lima MD, Braz-Silva PH, Pereira SM et al. Oral and cervical HPV infection in HIV-positive and HIV-negative women attending a sexual health clinic in São Paulo, Brazil. Int J Gynaecol Obstet. 2014; 126(1):33-6.

Lourenço AG, Figueiredo LT. Oral lesions in HIV infected individuals from Ribeirão Preto, Brazil. Med Oral Patol Oral Cir Bucal. 2008; 13(5):E281-6.

Lourenço AG, Motta ACF, Figueiredo LTM et al. Oral lesions associated with HIV infection before and during the antiretroviral therapy era in Ribeirão Preto, Brazil. J Oral Sci. 2011; 53(3):379-85.

Luger A. The origin of syphilis clinical and epidemiologic considerations on the Columbian theory. Sex Transm Dis. 1993; 20(2):110-7.

Macedo PM, Almeida-Paes R, Almeida MA et al. Paracoccidioidomycosis due to Paracoccidioides brasiliensis S1 plus HIV co-infection. Mem Inst Oswaldo Cruz. 2018; 113(3):167-72.

MacLeod RI, Long LQ, Soames JV. Oral hairy leucoplakia in HIV-negative renal transplant patient. Br Dent J. 1990; 169(7):208-9.

Mao EJ, Smith CJ. Detection of Epstein-Barr virus DNA by the polymerase chain reaction in oral smears from healthy individuals and patients with squamous cell carcinoma. J Oral Pathol Med. 1993; 22(1):12-7.

Marcos-Arias C, Eraso E, Madariaga L et al. In vitro activities of new triazole antifungal agents, posaconazole and voriconazole, against oral Candida isolates from patients suffering from denture stomatitis. Mycopathologia. 2012; 173(1):35-46.

Martin R, Wächtler B, Schaller M et al. Host-pathogen interactions and virulence-associated genes during Candida albicans oral infections. Int J Med Microbiol. 2011; 301(5):417-22.

Martinez R. New trends in paracoccidioidomycosis epidemiology. J Fungi (Basel). 2017; 3(1):pii E1. doi: 10.3390/jof3010001.

Martins LL, Rosseto JHF, Andrade NS et al. Diagnosis of oral hairy leukoplakia: The importance of EBV in situ hybridization. Int J Dent. 2017; 2017:3457479.

Matarasso S, Sammartino G, Perciavalle C et al. Manifestazioni orali da virus coxsackie. Min Stomatol. 1984; 33:927-32.

Mbulaiteye SM, Pfeiffer RM, Dolan B et al. Seroprevalence and risk factors for Human Herpesvirus 8 infection, in rural Egypt. Emerg Infect Dis. 2008; 14(4):586-91.

McCullough M, Patton LL, Coogan M et al. New approaches to Candida and oral mycotic infections: Workshop 2A. Adv Dent Res. 2011; 23(1):152-8.

Migliorati CA, Jones AC, Baughman PA. Use of exfoliative cytology in the diagnosis of oral hairy leukoplakia. Oral Surg. 1993; 76(6):704-10.

Miller CS, Cunningham LL, Lindroth JE et al. The efficacy of valacyclovir in preventing recurrent herpes simplex virus infections associated with dental procedures. J Am Dent Assoc. 2004; 135(9):1311-8.

Miller CS, Redding SW. Diagnosis and management of orofacial herpes simplex vírus infections. Dent Clin North Am. 1992; 36(4):879-95.

Miller CS, Zeuss MS, White DK. "In situ" detection of HPV DNA in oral mucosal lesions. A comparison of two hibridization kits. J Oral Pathol Med. 1991; 20:403-8.

Musher DM. Syphillis. In: Gorbach SL, Bartlett JG, Blacklow NR. Infectious diseases. Philadelphia: W.B. Saunders; 1992.

Nadarzynski T, Smith H, Richardson D et al. Human papillomavirus and vaccine-related perceptions among men who have sex with men: a systematic review. Sex Transm Infect. 2014; 90(7):515-23.

Naranjo P. On the American Indian origin of syphilis: fallacies and errors. Allergy Proc. 1994; 15(2):88-9.

Nasatzky E, Katz J. Bells palsy associated with herpes simplex gingivostomatitis – a case report. Oral Surg. 1998; 86-3(3):293-6.

Pagnacco A, Randon C, Vangelist R et al. Coxsackiose del cavo orale. Dent Cadmos. 1998; 20:83-5.

Palmeiro M, Cherubini K, Yurgel LS. Paracoccidioidomicose – revisão da literatura. Scient Med. 2005; 15(4):274-8.

Palmieri M, Martins VAO, Sumita LM et al. Oral shedding of human herpesviruses in patients undergoing radiotherapy/chemotherapy treatment for head and neck squamous cell carcinoma. Clin Oral Investig. 2017; 21(7):2291-301.

Pappalardo MC, Melhem MS. Cryptococcosis: a review of the Brazilian experience for the disease. Rev Inst Med Trop Sao Paulo. 2003; 45(6):299-305.

Pappas PG, Kauffman CA, Andes D et al. Clinical Practice Guidelines for the Management Candidiasis: 2009 Update by the Infectious Diseases Society of America. Clin Infect Dis. 2009; 48(5):503-35.

Pedreira RP, Guimarães EP, de Carli MLjá et al. Paracoccidioidomycosis mimicking squamous cell carcinoma on the dorsum of the tongue and review of published literature. Mycopathologia. 2014; 177(5-6):325-9.

Penna JJ, Eskinazi DP. Treatment of oro-facial herpes simplex infections with acyclovir: a review. Oral Surg. 1988; 65:689.

Perfect JR, Dismukes WE, Dromer F et al. Clinical practice guidelines for the management of cryptococcal disease: 2010 Update by the Infectious Diseases Society of America. Clin Infect Dis. 2010; 50(3):291-322.

Perrone M, Premoli G. Papillomavírus humanos. Association con ciertas lesiones de la cavidad bucal. Acta Odont Venez. 1992; 30:59-62.

Pienaar ED, Young T, Holmes H. Interventions for the prevention and management of oropharyngeal candidiasis associated with HIV infection in adults and children. Cochrane Database Syst Rev. 2006; (3):CD003940.

Pinheiro RS, Ferreira DC, Nóbrega F et al. Current status of herpesvirus identification in the oral cavity of HIV-infected children. Rev Soc Bras Med Trop. 2013; 46(1):15-9.

Pinto TM, Neves AC, Leão MV et al. Vinegar as an antimicrobial agent for control of Candida spp. in complete denture wearers. J Appl Oral Sci. 2008; 16(6):385-90.

Playfordf EG, Webster AC, Sorrel TC et al. Antifungal agents for preventing fungal infections in non-neutropenic critically ill and surgical patients: systematic review and meta-analysis of randomized clinical trials Antimicrob Chemother. 2006; 57(4) 628-38.

Premoli M, De-Percoco G, Galindo I et al. Detection of human papillomavirus related oral verruca vulgaris among Venezuelans. J Oral Pathol Med. 1993; 22:113-6.

Ramage G, Jose A, Coco B et al. Commercial mouthwashes are more effective than azole antifungals against Candida albicans biofilms in vitro. Oral Surg Oral Med Oral Pathol Oral Radiol Endod. 2011; 111(4):456-60.

Ramoni S, Cusini M, Boneschi V et al. Primary syphilis of the finger. Sex Transm Dis. 2010; 37(7):468.

Redding SW, Montgomery MT. Acyclovir prophylaxis for oral herpes simplex vírus infection in patients with bone marrow transplants. Oral Surg. 1989; 67:680.

Regezi JA, Sciubba JJ. Patologia bucal: correlações clínico-patológicas. Rio de Janeiro: Guanabara Koogan; 1991.

Reichart PA, Langford A, Gelderblom HR et al. Oral hairy leucoplakia: observations in 95 cases and review of the literature. J Oral Pathol Med. 1989; 18(7):410-5.

Reichart PA, Samaranayake LP, Philipsen HP. Pathology and clinical correlates in oral candidiasis and its variants: a review. Oral Dis. 2000; 6(2):85-91.

Restrepo MA. Paracococcidioides brasiliensis. In: Mandell G, Bennett JE, Dolin R. Principles and practice of infectious diseases. 4. ed. New York: Churchill Livingstone; 1995.

Reyes M, Rojas-Alcayaga G, Pennacchiotti G et al. Human papillomavirus infection in oral squamous cell carcinomas from Chilean patients. Exp Mol Pathol. 2015; 99(1):95-9.

Riera FO, Caeiro JP, Denning DW. Burden of serious fungal infections in Argentina. J Fungi (Basel). 2018; 4(2):pii E51.

Rocha-Silva F, Maria de Figueiredo S, Rutren La Santrer EF et al. Paracoccidioidomycosis: detection of Paracoccidioides brasiliensis genome in biological samples by quantitative chain reaction polymerase (qPCR). Microb Pathog. 2018; 121:359-62.

Rohner E, Bütikofer L, Schmidlin K et al. AIDS-defining Cancer Project Working Group for IeDEA and COHERE in EuroCoord. Comparison of Kaposi sarcoma risk in human immunodeficiency virus-positive adults across 5 continents: a multiregional multicohort study. Clin Infect Dis. 2017; 65(8):1316-26.

Roizman B, Sears AE. Herpes simplex viruses and their replication. In: Fields BN, Knipe DM, Howley PM. Fundamental virology. 3. ed. Philadelphia: Lippincott-Raven; 1996.

Sahebjamee M, Shakur M, Nikoobakht MR et al. Oral lesions in kidney transplant patients. Iran J Kidney Dis. 2010; 4(3):232-6.

Salerno C, Pascale M, Contaldo M et al. Candida-associated denture stomatitis. Med Oral Pathol Oral Cir Bucal 2011; 16(2):e139-43.

Sangeorzan JA, Bradley SF, He X et al. Epidemiology of oral candidiasis in HIV-infected patients: colonization, infection, treatment, and emergence of fluconazole resistance. Am J Med. 1994; 97(4):339-46.

Santos DO, Coutinho CER, Madeira MF et al. Leishmaniasis treatment – a challenge that remains: a review. Parasitol Res. 2008; 103(1):1-10.

Santos VR, Pimenta FJGS, Aguiar MCF et al. Oral candidiasis treatment with Brazilian ethanol propolis extract. Phytote Res. 2005; 19(7):652-4.

Schelenz S, Abdallah S, Gray G et al. Epidemiology of oral yeast colonization and infection in patients with hematological malignancies, head neck and solid tumors. J Oral Pathol Med. 2011; 40(1):83-9.

Schubert MM, Epstein JB, Lloyd ME et al. Oral infections due to cytomegalovirus in immunocompromised patients. J Oral Pathol Med. 1993; 22(6):268-73.

Schulten EAJM, Snijders PJF, Ten Kate RW et al. Oral hairy leukoplakia in HIV infection: a diagnostic pitfall. Oral Surg. 1991; 71(1):32-7.

Scott A. Piratas das células. 7. ed. Lisboa; 1987.

Scully C. Are viruses associated with aphthae and oral vesiculo-erosive disorders? Br J Oral Maxillofac Surg. 1993; 31(3):173-7.

Scully C. Orofacial herpes simplex virus infections: current concepts in the epidemiology, pathogenesis, and treatment, and disorders in which the virus may be implicated. Oral Surg. 1989; 68(12):701-10.

Scully C, Epstein J, Porter S et al. Viruses and chronic disorders involving the human oral mucosa. Oral Surg. 1991; 72(5):537-44.

Scully C, Samaranayake L. Clinical virology in oral medicine and dentistry. England: Cambridge University Press; 1992.

Secchiero P, Cleghorn FR. HHV-6 infection in immunocompromised patients. Infect Med. 1998; 15(3):192-8.

Secretaria de Estado da Saúde de S. Paulo. Casos confirmados de sarampo no Brasil e no Estado de São Paulo. 2011. Disponível em: www.cve.saude.sp.gov.br/htm/resp/pdf/IF11_SARAMPON8.pdf.

Sharon V, Fazel N. Oral candidiasis and angular cheilitis. Dermatol Ther. 2010; 23(3):230-42.

Ship II, Brightman VJ, Laster LL. The patient with recurrent aphthous ulcers and the patient with recurrent herpes labialis: a study of two population samples. J Am Dent Assoc. 1967; 75:645.

Shukla A, Nyambose J, Vanucci R et al. Evaluating the effectiveness of human papillomavirus educational intervention among oral health professionals. J Cancer Educ. 2018. [Epub ahead of print].

Siikala E, Rautemaa R, Richardson M et al. Persistent Candida albicans colonization and molecular mechanisms of azole resistance in autoimmune polyendocrinopathy-candidiasis-ectodermal dystrophy (APECED) patients. J Antimicrob Chemother. 2010; 65(12):2505-13.

Sonnen G, Henry N. Mumps. In: Wilson WR, Drew WL, Henry NK et al. Current diagnosis & treatment in infectious diseases. New York: Lange-McGraw-Hill; 2001. pp. 418-20.

Soukos NS, Goodson JM. Control of oral biofilms. Periodontol. 2011; 55(1):9-15.

Southam JC, Felix DH, Wray D et al. Hairy leucoplakia: an histological study. Histopathology. 1991; 19(1):63-7.

Southerland JH, Taylor GW, Offenbacher S. Diabetes and periodontal infection: making the connection. Clin Diabetes. 2005; 23(4):171-8.

Spalanzani RN, Mattos K, Marques LI et al. Clinical and laboratorial features of oral candidiasis in HIV-positive patients. Rev Soc Bras Med Trop. 2018; 51(3):352-6.

Storthz KA, Ficarra G, Woods KV et al. Prevalence of Epstein-Barr virus and HPV in oral mucosa of HIV-infected patients. J Oral Pathol Med. 1992; 21(4):164-70.

Syrjänen S. Viral infections in oral mucosa. Scand J Dent Res. 1992; 100:17-31.

Syrjänen S, Kallo P, Sainio P et al. Epstein-Barr virus genomes and c-myc oncogene in oral Burkitt's lymphomas. Scand J Dent Res. 1992; 100(3):176-80.

Syrjänen S, Laine P, Niemela M et al. Oral hairy leucoplakia is not a specific sign of HIV infections but related to immunosupression in general. J Oral Pathol Med. 1989; 18(1):28-31.

Talhari C, de Souza JV, Parreira VJ et al. Oral exfoliative cytology as a rapid diagnostic tool for paracoccidioidomycosis. Mycoses. 2008; 51(2):177-8.

Tanaka EE, Silveira FRX, Birman EG. Epstein-Barr virus e Coxsackie vírus: manifestações clínicas na cavidade bucal. Rev Odontol UNICID. 1994; 6(1):29-36.

Tani N, Shimamoto T, Inoue T et al. Isolation of coxsackievirus group A from patients with herpangina in Nara Prefecture from January 1988 to December 1991: observation on one station ofepidemiological surveillance of infectious disease. Nippon Koshu Eisei Zasshi. 1993; 40(6):507-11.

Telles DR, Karki N, Marshall MW. Oral fungal infections: diagnosis and management. Dent Clin North Am. 2017; 61(2):319-49.

Terai H, Shimahara M. Glossodynia from Candida-associated lesions, burning mouth syndrome, or mixed causes. Pain Med. 2010; 11(6):856-60.

Terai H, Shimahara M. Tongue pain: burning mouth syndrome vs Candida-associated lesion. Oral Dis. 2007; 13(4):440-2.

Thomas HI, Morgan-Capner P, Roberts A et al. Persistent rubella-specific IgM reactivity in the absence of recent primary rubella and rubella reinfection. J Med Virol. 1992; 36(3):188-92.

Thomas I, Janniger CK. Hand, foot, and mouth disease. Cutis. 1993; 52(5):265-6.

Traboulsi RS, Mukherjee PK, Chandra J et al. Gentian violet exhibits activity against biofilms formed by oral Candida isolates obtained from HIV-infected patients. Antimicrob Agents Chemother. 2011; 55(6):3043-5.

Tugizov SM, Herrera R, Veluppillai P et al. Epstein-Barr virus (EBV)-infected monocytes facilitate dissemination of EBV within the oral mucosal epithelium. J Virol. 2007; 81(11):5484-96.

Vallabhaneni S, Kallen A, Tsay S et al. Investigation of the first seven reported cases of Candida auris, a globally emerging invasive, multidrug-resistant fungus-United States, May 2013-August 2016. Am J Transplant. 2017; 17(1):296-9.

Van Heerden WF, Van Rensburg EJ, Raubenheimer EJ. Detection of human papillomavírus DNA in an ameloblastoma using the in situ hibridization technique. J Oral Pathol Med. 1993; 22:109-12.

van Velzen M, Ouwendijk WJ, Selke S et al. Longitudinal study on oral shedding of herpes simplex virus 1 and varicella-zoster virus in individuals infected with HIV. J Med Virol. 2013; 85(9):1669-77.

Vescovi P, Zucchi A, Bonanini M et al. Undici casi di eritema multiforme. Correlazioni etiologiche e terapia. Minerva Stomatol. 1994; 43(6):301-7.

Villar CC, Zhao XR. Candida albicans induces early apoptosis followed by secondary necrosis in oral epithelial cells. Mol Oral Microbiol. 2010; 25(3):215-25.

Wanke B, Aidê MA. Paracoccidioidomycosis. J Bras Pneumol. 2009; 35(12):1245-9.

Webb BC, Thomas CJ, Willcox MD et al. Candida-associated denture stomatitis. Aetiology and management: a review. Part 3. Treatment of oral candidosis. Aust Dent J. 1998; 43(4):244-9.

Weindl G, Wagener J, Schaller M. Interaction of the mucosal barrier with accessory immune cells during fungal infection. Int J Med Microbiol. 2011; 301(5):431-5.

Westhansen GH, Reichart PA. Demonstration of Epstein-Barr virus in scrape material of lateral border of tongue in heart-transplant patients by negative staining electron microscopy. J Oral Pathol Med. 1991; 20(5):215-7.

White MI, Brown T. A papular eruption and acute abdominal pain associated with coxsackie A-14 vírus. Clin Exp Dermatol. 1991; 16(2):127-8.

WHO-AIDS Epidemic Update. 2009. Disponível em: http://data.unaids.org/pub/report/2009/jc1700_epi_update_2009_en.pdf.

Wilkerson J, McPherson C, Donze A. Fluconazole to prevent systemic fungal infections in infants: reviewing the evidence. Neonatal Netw. 2010; 29(5):323-33.

Williams DW, Kuriyama T, Silva S et al. Candida biofilms and oral candidosis: treatment and prevention. Periodontol. 2011; 55(1):250-65.

Williams DW, Kuriyama T, Silva S et al. Photodynamic therapy in the control of oral biofilms. Periodontol. 2011; 55(1):143-66.

Wilson WR, Sande MA. Current diagnosis & treatment in infections diseases. New York: Lange Medical Books; 2001.

Wood MJ. Skin and soft tissue viral, fungal and ectoparasitic infections. In: Farrar WE, Wood JJ, Innes JA et al. Infectious diseases. St Louis: Mosby; 1995.

Workowski KA, Bolan GA. Sexually transmitted diseases. Treatment guidelines. Morb Mort Wk Rep (MWR) Recomm Rep. 2015; 649(RR-03):1-137.

Worthington HV, Clarkson JE, Eden OB. Intervenciones para el tratamiento de la candidiasis oral en pacientes que reciben tratamiento para el cáncer (Revisión Cochrane traducida). Disponível em: www.update-software.com.

Yang CJ, Chang SY, Wu BR et al. Unexpectedly high prevalence of Treponema pallidum infection in the oral cavity of human immunodeficiency virus-infected patients with early syphilis who had engaged in unprotected sex practices. Clin Microbiol Infect. 2015; 21(8):787.e1-7.

Zhao G, Wang HS, Du XY et al. Virus infection and hand papular dermatoses in young children. Chin Med J (Engl). 1992; 105(8):657-60.

Zhavasky DM, Gerberding JL, Sande MA. Patient with AIDS. In: Wilson WR, Sande MA. Current diagnosis & treatment in infections diseases. New York: Lange Medical Books; 2001. pp. 315-27.

Zomorodian K, Haghighi NN, Rajaee N et al. Assessment of Candida species colonization and denture-related stomatitis in complete denture wearers. Med Mycol. 2011; 49(2):208-11.

Capítulo 9
Papilomavírus Humano (HPV)

Carlos Eduardo Xavier dos Santos Ribeiro da Silva e Sergio Kignel

▶ Introdução

O papilomavírus humano (HPV) é um vírus do gênero *Papillomavirus*, que pertence à família Papovaviridae, com aproximadamente 200 subtipos identificados epiteliotrópicos e altamente espécie-específicos. É composto por um genoma de 8.000 pares de bases de DNA de dupla fita que forma um complexo semelhante a um cromossomo, envolvido por um capsídio externo proteico, não envelopado, de 55 nanômetros de tamanho.

Esse capsídio é formado por 72 subunidades (capsômeros), com arranjo icosaédrico; por isso, quando examinado à microscopia eletrônica, apresenta formato esférico. Sua estrutura é constituída por dois tipos de proteínas: *L1* (também chamada de proteína maior), que é gênero-específica, tem sua presença correlacionada à presença de HPV intacto nos tecidos e serve como medidor indireto de infectividade, e *L2* ou proteína menor, que é altamente tipo-específica (relacionada a cada subtipo do vírus).

O genoma do vírus contém dois segmentos principais, sendo cada um constituído por uma série de "regiões" ou ORFs (*opening reading frames*) que codificam as proteínas virais. O segmento E (*early*), que representa 45% do genoma, é constituído por 8 ORFs e codifica proteínas relacionadas à replicação e ao controle do genoma. O segmento L (*late*), que representa 40% do genoma, é responsável por codificar as proteínas estruturais do capsídio do vírus. Entre os segmentos L e E existe outro segmento que representa 15% do genoma e contém elementos regulatórios.

O local de abertura da molécula circular do DNA do vírus é específico, ou seja, sempre se abre no mesmo local (entre *E1* e *E2*). *E2* é responsável por reprimir a transcrição dos genes virais *E6* e *E7*. Uma vez que *E2* é inativado pela abertura da molécula viral, há uma superexpressão dos genes *E6* e *E7*.

O potencial oncogênico do vírus é relacionado aos produtos destes genes, que interagem e inativam proteínas celulares derivadas dos genes supressores de tumores *p53* e *p105-RB*, além de promover sua degradação, bloqueando sua função. Entre outras condições, a oncogenicidade depende diretamente do grau de afinidade entre as proteínas derivadas dos genes supressores de tumores e as proteínas virais derivadas de *E6* e *E7*.

Assim, os produtos dos genes *E6* e *E7* dos HPVs de "alto risco" apresentam grande afinidade com as proteínas derivadas de *p53* e *p105-RB*, enquanto os produtos derivados dos genes dos vírus de "baixo risco" apresentam baixa afinidade com tais proteínas. O resultado da penetração do vírus é a imortalização das células em que o HPV foi integrado. Morfologicamente, essas células exibem figuras de mitose anormais, pleomorfismo nuclear, valores de DNA aneuploides, consistentes com número cromossômico anormal e alteração arquitetural dos cromossomos. Porém, elas só passam a ser geradoras de tumor quando os genes transformantes *E6* e *E7* são expostos a oncogenes celulares ativados. Contudo, o HPV não atua isoladamente na oncogênese; outros fatores, como estado nutricional, tabagismo e etilismo, atuam em conjunto, favorecendo a instalação do tumor.

A associação desses fatores com os subtipos de HPV de "alto risco" é extremamente importante na gênese dos tumores malignos, uma vez que o tabagismo e o etilismo atuam como fatores indutores, e o papilomavírus age na fase de progressão tumoral.

Alguns subtipos são responsáveis por verrugas vulgares, condilomas anogenitais, papilomas da cavidade bucal e nasofaringe, e outros são associados a neoplasias malignas.

A infecção pelo HPV é a doença sexualmente transmissível mais prevalente na população, sendo inegável sua íntima relação com o aparecimento das neoplasias cervicais; segundo alguns autores, pode estar presente em até 100% das pacientes com câncer de colo de útero.

Sua principal via de transmissão é a sexual, tanto em homens quanto em mulheres, mas existe ainda a possibilidade de transmissão por outras vias, como pelo sangue, pelo canal do parto, pelo beijo e por objetos contaminados ou fômites. Na década de 1990, foram realizados inúmeros estudos que comprovaram que a infecção por determinados subtipos de HPV é um evento precursor do câncer ginecológico. Os diferentes tipos de HPV são divididos em dois grupos, dependendo de seu potencial oncogênico. Os HPVs ditos de "baixo risco" são os subtipos 6, 11, 42 e 54, normalmente presentes em lesões verrucosas, papilomas e condilomas, e os de "alto risco" são 16, 18, 31, 33, 35, 39, 45, 51, 55, 56, 58, 66, 68, frequentemente presentes nos casos de neoplasias malignas.

Lesões papilomatosas e/ou verrucosas eram descritas desde a Grécia Antiga em associação com doenças venéreas, pois eram extremamente comuns em pessoas que apresentavam comportamento sexual promíscuo.

Em publicação de 1977, zur Hausen formulou a hipótese de que a etiologia dos cânceres de colo de útero tinha importante participação do papilomavírus.

A partir de então houve um crescimento expressivo do interesse pelo estudo do papilomavírus e sua relação com as neoplasias malignas, particularmente na região genital feminina.

Estima-se que 10 a 40% da população sexualmente ativa sejam infectados por um ou mais tipos de HPV, sendo que a maior parte dessas lesões é transitória, ou seja, o sistema imunológico produz anticorpos que são capazes de inibir a ação do vírus.

Os estados físicos do DNA do vírus são diferentes nas lesões benignas e malignas. Nas primeiras, ele está presente não integrado ao genoma da célula hospedeira e em múltiplas cópias, e nas lesões malignas ele se integra ao genoma da célula hospedeira formando uma ligação estável e perdendo a capacidade de se replicar de maneira autônoma, caracterizando a chamada ligação epissomal.

O HPV atinge o núcleo basocelular por meio de microlacerações no epitélio, mas os primeiros sinais de transcrição do genoma viral só aparecem cerca de 4 semanas após a infecção.

O período de incubação varia de 3 a 18 meses, e a persistência das lesões pode ser mantida por semanas, meses ou anos. Isso parece estar mais relacionado a particularidades do hospedeiro que do vírus, a exemplo do que é observado em pacientes com imunodeficiências, que parecem ser portadores de lesões mais exuberantes e persistentes.

Na cavidade bucal, o papilomavírus está associado principalmente ao papiloma e mais raramente a verrugas vulgares, condiloma acuminado e doença de Heck.

A primeira referência à possibilidade de envolvimento do papilomavírus com as neoplasias orais foi feita por Syrjanen et al. em 1983, pela observação de alterações histológicas compatíveis com infecção viral associada ao tumor.

Alguns autores têm associado a presença de HPV, particularmente dos subtipos 16 e 18, como fator contribuinte para o aparecimento do carcinoma espinocelular da cavidade bucal.

A prevalência do HPV no câncer oral varia de 0 a 100% na literatura médica, principalmente por mudanças no tamanho da amostra, na população estudada e na sensibilidade das técnicas empregadas.

O diagnóstico da presença do HPV nos tecidos pode ser feito por diversos métodos: imuno-histoquímico, captura híbrida, hibridização *in situ* e reação da cadeia de polimerase (PCR), sendo este último o mais indicado, pois, além de ser o mais sensível, é capaz de identificar o subtipo do vírus e consequentemente seu risco, além de ter a capacidade de amplificar quantidades reduzidas de DNA viral. Bastam apenas 10 cópias do vírus para que o processo de PCR possa amplificá-las e possibilitar sua detecção.

O tratamento preferencial do HPV é sua remoção cirúrgica, que pode ser feita de inúmeras formas, como, por exemplo, por abrasão local, por agentes cáusticos, químicos ou elétricos, por crioterapia e pela cirurgia a *laser*.

O tratamento medicamentoso para o HPV ainda requer mais estudos, mas o uso da interferona parece promissor.

Em termos de prevenção, já estão disponíveis no mercado dois tipos de vacina capazes de impedir a infecção pelo HPV; um deles oferece proteção aos subtipos 16 e 18, e o outro acrescenta também proteção contra o 6 e o 11, que são causadores das verrugas genitais. A vacina para proteção contra o HPV já faz parte do calendário de vacinação recomendado pelo Ministério da Saúde.

▶ **Papiloma**

O papiloma ou papiloma escamoso é uma neoplasia benigna comum na cavidade oral originária do epitélio superficial, com envolvimento dos subtipos 6 e 11 do HPV. Trata-se de crescimento exofítico, bem delimitado, normalmente pediculado, de

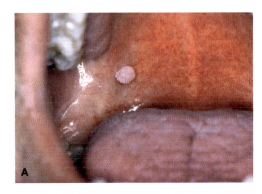
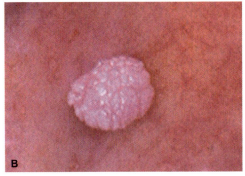

Figura 9.1 **A.** Papiloma em palato. **B.** Detalhe do papiloma com aspecto de couve-flor.

superfície rugosa (graças às suas projeções digitiformes), com aspecto de "couve-flor" (Figura 9.1). Tem crescimento lento e coloração esbranquiçada, além de ser uma patologia assintomática. É uma lesão em geral encontrada em pequenas dimensões (alguns milímetros), mas pode apresentar proliferações exuberantes em pacientes com deficiências cognitivas ou imunodeprimidos. Não apresenta predileção por sexo ou idade. As regiões anatômicas mais prevalentes para sua ocorrência são a língua, os lábios, a mucosa jugal, a gengiva inserida (Figura 9.2) e o palato.

O aspecto histológico do papiloma é patognomônico, apresentando projeções digitiformes longas e finas cuja parte central é composta por tecido conjuntivo. Dependendo do tempo de evolução e de a região sofrer maior ou menor traumatismo crônico (Figura 9.3), eventualmente pode ocorrer a queratinização superficial.

Seu tratamento é feito pela remoção cirúrgica com pequena margem de segurança, fato que praticamente elimina a possibilidade de recidiva.

▶ **Verruga vulgar**

A verruga vulgar ou verruga comum é uma neoplasia benigna frequente na pele que raramente ocorre na mucosa bucal. Seu agente etiológico é o HPV em seus subtipos 2 e 4. Trata-se de uma lesão mais prevalente em crianças que têm verrugas nas mãos e nos dedos e que, pelo hábito de mordê-los, transmitem o vírus para a mucosa da boca. Não tem predileção por sexo e pode estar presente em qualquer região da mucosa bucal, apesar de possuir discreta preferência por lábios e língua. Apresenta-se como massa exofítica de base séssil e contorno oval, com superfície papilomatosa e digitiforme, esbranquiçada devido à espessa camada de queratina. Seu tratamento consiste na remoção da lesão, que pode ser feita por meio de substâncias

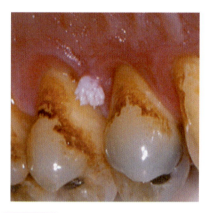

Figura 9.2 Papiloma em gengiva inserida.

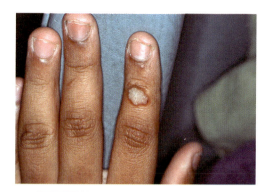

Figura 9.5 Verruga em dedo de criança.

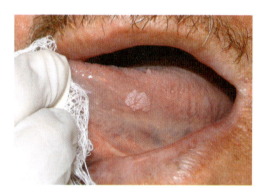

Figura 9.3 Papiloma em bordo lateral de língua.

papilomatosa extensa. Pode ocorrer em qualquer área da mucosa bucal, mas, pelo fato de sua transmissão ser sexual (em geral por sexo oral), as áreas de maior prevalência são os lábios e a língua. Pacientes portadores do vírus da imunodeficiência humana (HIV) podem apresentar condilomas múltiplos e disseminados pela cavidade bucal (Figura 9.6). Clinicamente, são lesões semelhantes às verrugas vulgares, apesar de serem ligeiramente mais planas e queratinizadas. Seu tratamento consiste na remoção das lesões, com mínima chance de recidiva, desde que a condição imunológica do paciente esteja controlada.

cáusticas, como ácido tricloroacético ou podofilina, eletrocoagulação, crioterapia, ablação a *laser* ou, ainda, por meio de exérese cirúrgica convencional (Figuras 9.4 e 9.5). O diagnóstico diferencial entre o papiloma e a verruga vulgar ocorre apenas por meio do exame histopatológico associado a método de biologia molecular que possa identificar o subtipo do vírus, como a PCR.

▶ **Condiloma acuminado**

O condiloma acuminado é um tipo de verruga sexualmente transmissível cujos agentes etiológicos são os HPVs 6 e 11. Na maioria das vezes, caracteriza-se por lesões múltiplas, mas pode apresentar-se como nódulo único. Quando ocorre o coalescimento de muitas lesões, seu aspecto é de massa

▶ **Doença de Heck | Hiperplasia epitelial focal**

A hiperplasia epitelial focal (HEF), ou doença de Heck, é uma infecção própria da mucosa bucal que não tem comprometimento cutâneo. É causada pelos subtipos 13 e 32 do HPV, e seu padrão de transmissão e infecção permanece obscuro, apesar de ter sido descrita pela primeira vez em 1965 em índios Navajos nos EUA. Alguns autores procuraram determinar uma relação com grupos étnicos específicos, como os índios da região amazônica e os esquimós da Groenlândia, mas não obtiveram sucesso por sua distribuição universal. Clinicamente apresenta-se como lesões nodulares, exofíticas múltiplas, de base séssil, com poucas projeções digitiformes em sua superfície (Figura 9.7). Pode acometer qualquer região da mucosa bucal, apesar de discreta preferência por lábios e região de fundo de sulco. São lesões mais prevalentes em crianças e adolescentes, grupo no qual são autolimitantes, tendo muitas vezes remissão espontânea, e por isso não é indicado tratamento.

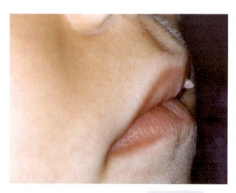
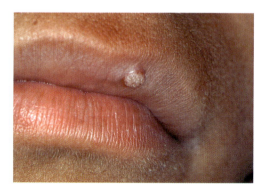

Figura 9.4 Verrugas em lábio de crianças.

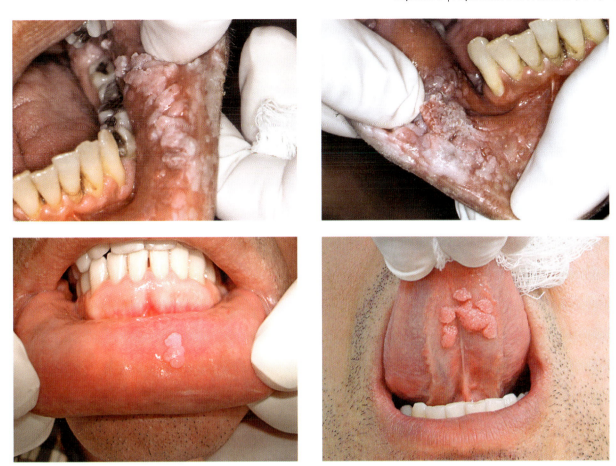

Figura 9.6 Extensos condilomas em paciente com AIDS.

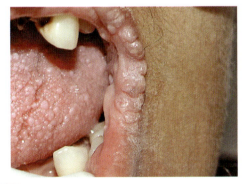

Figura 9.7 Múltipla papilomatose em paciente com doença de Heck.

Na ocorrência em adultos, a remoção das lesões pode não ter resultado a longo prazo, pois frequentemente ocorrem recidivas das lesões.

▶ Câncer oral e HPV

A transmissão do papilomavírus para a cavidade oral ocorre por meio de relações sexuais (sexo oral em parceiro contaminado), e também por contato com objetos ou fômites contaminados pelo vírus. A partir do contato com o vírus, sua instalação dependerá de uma oportunidade de baixa efetividade do sistema imunológico do hospedeiro. Se o subtipo ou subtipos presentes forem de baixo risco, o paciente poderá desenvolver um papiloma ou uma verruga vulgar, por exemplo. Em contrapartida, se forem de alto risco, a infecção poderá evoluir para neoplasia maligna. No entanto, é fundamental ressaltar que o câncer oral é uma doença multifatorial; condições como tabagismo, uso contínuo de bebidas alcoólicas, traumatismos crônicos, radiação solar, entre outras, são importantes para a oncogênese, sendo a infecção pelo HPV apenas mais um fator.

O papilomavírus não tem capacidade de provocar alterações no DNA das células; seu principal papel na oncogênese reside no fato de que sua proteínas inativam a atuação de *p53* e *pRb*, que fazem parte dos mecanismos de proteção celular cujo objetivo é impedir a multiplicação celular em casos de células com alteração genética. Em síntese, uma célula cujo DNA tenha sido modificado pela ação dos componentes do tabagismo, por exemplo, deveria ser levada a apoptose por meio da atuação de *p53* e *pRb*, fato que não ocorre pois o HPV inibe sua atuação e contribui para a perpetuação do dano genético, podendo iniciar uma neoplasia maligna (Figura 9.8).

Trabalhos recentes afirmam que cerca de 70% dos casos de carcinomas espinocelulares da cavidade oral têm a presença do DNA do HPV em seu interior, comprovando que a associação deste com o desenvolvimento de neoplasias malignas da cavidade oral é bastante significativa.

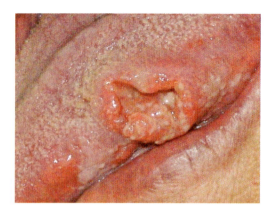
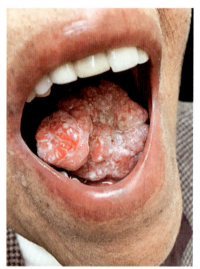
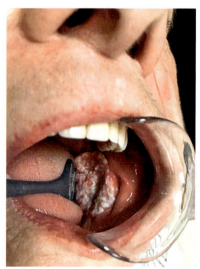

Figura 9.8 Carcinoma espinocelular com reação da cadeia de polimerase (PCR) positiva para HPV.

▶ Bibliografia

Capone RB, Pai SI, Koch WM et al. Detection and quantitation of human papillomavirus (HPV) DNA in the sera of patients with HPV – associated head and neck squamous call carcinoma. Clin Cancer Res. 2000; 6(11):4171-5.

Foman D, Bray F, Brewester DH et al. Cancer incidence in five continents. Vol. X. Lyon: IARC Scientific Publication 164; 2014.

Gillison ML, Koch WM, Capone RB et al. Evidence for a causal association between human papillomavirus and a subset of head and neck cancers. J Natl Cancer Inst. 2000; 92(9):709-20.

Mork J, Lie AK, Glattre E et al. Human papillomavirus infection as a risk factor for squamous cell carcinoma of the head and neck. N Engl J Med. 2001; 344(15):1125-31.

Rautava J, Syrjanem S. Biology of human papillomavirus infections in head and neck carcinogenesis. Head Neck Pathol. 2017; 6(Suppl 1):S3-15.

Silva CEXSR, Silva ID, Cerri A et al. Prevalence of human papillomavirus in squamous cell carcinoma of the tongue. Oral Surg Oral Med Oral Pathol Oral Radiol Endod. 2007; 104(4):497-500.

Silva CEXSR, Souza V Jr, Oliveira G et al. Lesões orais associadas ao HPV. Acta Oncológica Brasileira São Paulo. 2004; 24:724.

Sun JR, Kim SM, Seo MH et al. Oral cancer incidence based on annual cancer statistics in Korea. J Korean Assoc Oral Maxillofac Surg. 2016; 38:20-8.

Syrjanen K, Syrjanen S, Lamberg M et al. Morphological and immunohistochemical evidence suggesting human papillomavirus (HPV) involvement in oral squamous cell carcinogenesis. Int J Oral Surg. 1983; 12(6):418-24.

Zhang ZY, Sdek P, Cao J et al. Human papillomavirus type 16 and 18 DNA in oral squamous cell carcinoma and normal mucosa. Int J Oral Maxillofac Surg. 2004; 33(1):71-4.

zur Hausen H. Cell-virus gene balance hypothesis of carcinogenesis. Behring Inst Mitt. 1977; 61:23-30.

Capítulo 10
Lesões Ósseas

Haroldo Arid Soares

▶ Introdução

As doenças próprias do osso são de difícil diagnóstico e impreterivelmente necessitam de imagens para avaliar hipóteses de diagnóstico e prognóstico. O plano de tratamento e a proservação devem ser diferenciados, e a experiência do profissional deve ser levada em conta.

Não se deve ter a ilusão de que somente o estudo imaginológico do complexo maxilomandibular ou a biopsia serão suficientes para o diagnóstico; portanto, o exame clínico deve ser revisto sempre que necessário, apresentando melhores hipóteses de diagnóstico e exames complementares mais específicos que, somados aos achados clínicos, elucidarão o diagnóstico.

As doenças ósseas do complexo maxilomandibular na maioria das vezes apresentam-se assintomáticas ou com sintomatologia muito discreta, por vezes negligenciada pelo paciente.

Para o diagnóstico e o tratamento das doenças ósseas, é importante frisar que há a necessidade de uma abordagem interdisciplinar e por vezes multiprofissional.

Adiante serão apresentadas muitas patologias próprias do osso, com várias sinonímias usadas para uma mesma patologia; por isso, deve-se ficar atento aos diversos nomes e características das doenças dos ossos. Como não é intenção deste capítulo incluir mais termos nesta vasta nomenclatura, optou-se por usar nomes de referências atuais.

Os exames complementares para diagnóstico das patologias dos ossos são numerosos (especialmente os de imagem) e devem ser muito específicos para não desperdiçar tempo na formulação de hipóteses diagnósticas nem onerar o paciente. A biopsia também merece atenção especial, assim como suas indicações e o local da remoção do fragmento – que deve ser representativo e removido de vários locais da lesão quando tiver grandes dimensões. Deve-se considerar a experiência do patologista para análise histopatológica das lesões do osso, e todos os dados disponíveis devem ser passados pelo profissional responsável pelo caso em um relatório completo, pois existem inúmeros complicadores para o estudo microscópio dessas patologias.

Por meio de uma abordagem clínica, este capítulo apresenta as lesões ósseas de interesse para o cirurgião-dentista, para quem é pertinente o conhecimento da semiologia dos ossos do complexo maxilomandibular para melhor aproveitamento deste texto.

- Lesões ósseas inflamatórias | Osteomielites
  - Osteomielite supurativa aguda supurativa
  - Osteomielite supurativa crônica
  - Osteomielite crônica esclerosante focal | Osteíte condensante
  - Osteomielite crônica esclerosante difusa
  - Osteomielite com periostite proliferativa (osteomielite de Garré)
- Necroses
  - Osteorradionecrose
  - Osteonecrose
- Lesões fibro-ósseas do complexo maxilomandibular
  - Displasia fibrosa
  - Displasia cemento-óssea
- Lesões ósseas pseudotumorais | Pseudoneoplasias
  - Doença de Paget do osso | Osteíte deformante
  - Querubismo
  - Lesão central de células gigantes
  - Fibroma ossificante central
  - Hiperparatiroidismo | Tumor marrom
- Neoplasias ósseas
  - Benignas
    - Osteoma
    - Condroma
  - Malignas
    - Osteossarcoma
    - Condrossarcoma
  - Cistos dos maxilares de origem não odontogênica
    - Cisto ósseo simples | Cisto ósseo traumático
    - Cisto ósseo aneurismático
    - Defeito ósseo de desenvolvimento da mandíbula (Stafne)
- Outras lesões ósseas
  - Osteogênese imperfeita
  - Osteopetrose
  - Osteoporose
  - Displasia cleidocraniana
  - Histiocitose das células de Langerhans.

▶ Lesões ósseas inflamatórias | Osteomielites

Constituem um grupo de lesões do osso que apresentam processo inflamatório progressivo iniciado na medula ou nas superfícies corticais e que se estende a todos os tecidos circunvizinhos. Essas alterações apresentam dor, aumento de volume, elevação de temperatura, avermelhamento (dor, calor, rubor, edema e perda da função).

O processo inflamatório pode passar por todas as fases (subaguda, aguda ou crônica) e apresentar coleção purulenta.

Os principais microrganismos responsáveis pela infecção são os estafilococos e estreptococos, entre outras bactérias que podem disseminar-se por via local ou sistêmica.

Na maioria das vezes, para que a osteomielite ocorra, há necessidade de fatores predisponentes ou desencadeantes locais ou sistêmicos. O mais importante deles é a vascularização ou, mais especificamente, a má circulação óssea local, ocasionada principalmente por doenças do osso, displasia cemento-óssea florida, osteopetrose, osteoporose, doença de Paget do osso, querubismo, displasias ósseas, osteomielite crônica esclerosante difusa, entre outras, tais como diabetes melito, anemia falciforme, doenças vasculares e do colágeno e desnutrição. Há ainda as alterações ósseas inflamatórias idiopáticas, de tratamento mais difícil.

Outro aspecto que deve ser levado em consideração são as condições gerais do paciente, que podem dificultar a reparação do osso, tais como anemias, diabetes, alcoolismo, tabagismo, corticoterapia crônica, imunodepressão, outras doenças crônicas que envolvam de maneira direta ou indireta a fisiologia óssea, entre outras.

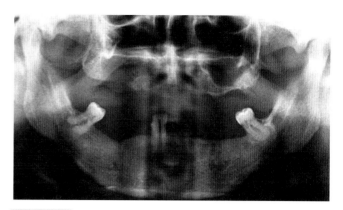

Figura 10.1 Osteomielite supurativa aguda. Radiografia panorâmica com área osteolítica, radiolúcida difusa, sem contornos definidos.

▪ Osteomielite supurativa aguda

A osteomielite aguda é a infecção mais comum na região do complexo maxilomandibular; geralmente apresenta causa dentária e é muito raro que seja originada por fraturas e traumatismos. Seu tempo de evolução varia de 30 a 45 dias, sendo esse processo de desenvolvimento atrelado a vários fatores locais e sistêmicos. Em pacientes jovens, pode ocorrer osteomielite aguda por infecção via hematogênica. Nesses casos, a maxila apresenta maior incidência principalmente na sua porção anterior, invariavelmente decorrente de traumatismo. Nos pacientes adultos, a mandíbula é mais afetada.

Geralmente o paciente se queixa de dor intensa "forte", aumento de volume na região, temperatura local aumentada, sensibilidade à palpação, coleção purulenta, halitose, mobilidade e sensibilidade à percussão dos dentes envolvidos. A linfadenopatia deve ou pode estar presente com características de linfonodos palpáveis, lisos e doloridos e mobilidade à palpação. Pode haver parestesia e dificuldade de alimentação.

O conjunto de bactérias é próprio da boca e envolve o osso, geralmente tendo como porta de entrada um dente destruído, ou alvéolo, periodonto ou outra perda de continuidade de mucosa com exposição óssea subjacente.

Por haver na região extensa reabsorção osteolítica, em que os sequestros ósseos estão presentes, o pus formado é observado pela ordenha com presença de fístulas.

O quadro clínico local é acompanhado de febre, linfadenopatia regional, notadamente nas cadeias submandibulares, cefaleia, fraqueza, prostração, mal-estar, irritabilidade e histórico de automedicação.

No início do processo de osteomielite aguda, o osso não sofre alterações percebidas ao exame radiográfico; essas somente irão alterá-lo radiograficamente passados aproximadamente 7 a 14 dias ou mais, quando se observa área osteolítica, radiolúcida difusa sem contornos definidos. Pode apresentar área radiopaca central compatível com sequestros ósseos, que podem estar totalmente desligados do osso ou apresentar alguma área circundada por osso normal, inflamado sem envolver o sequestro ou com tendência a reparação (Figura 10.1).

O diagnóstico pode ser firmado pelo aspecto clínico e radiográfico. Iniciando o plano de tratamento, pode-se optar por biopsia incisional para confirmação histopatológica, e cultura/antibiograma para envolvimento de preservação.

No hemograma, o paciente apresenta anemia, leucocitose intensa e hemossedimentação alterada, sintomas não específicos das osteomielites.

O tratamento apresenta várias fases: remoção do sequestro ósseo, se houver; drenagem da coleção purulenta; limpeza da região; e antibioticoterapia de largo espectro, tal como penicilinas, clindamicina e cefalexina, enquanto se aguarda o resultado do antibiograma. Devem ser indicados analgésicos e antitérmicos, manutenção da hidratação e tratamento odontológico imediato do processo de origem de osteomielite – esse deve ser removido ou sanado. O acompanhamento clínico deve ocorrer até involução do processo, com resolução dos fatores desencadeantes.

▪ Osteomielite supurativa crônica

Como o próprio nome define, apresenta caráter crônico, persistência da infecção com períodos de exacerbação e remissão da sintomatologia; porém, a evolução longa por vezes resulta de uma osteomielite supurativa aguda mal evoluída.

A sintomatologia é semelhante à osteomielite supurativa aguda, com quadro clínico acrescido de história de recidiva, tratamentos anteriores, sequestros e fístulas (Figura 10.2 A).

Há casos em que essas osteomielites crônicas perduram por meses ou anos e provocam mobilidade dental, sequestros ósseos, osteólise extensa e fístulas extra e intrabucais (ver Figura 10.2 C), que ocasionalmente culminam em fraturas patológicas (Figura 10.3).

Radiograficamente apresenta áreas radiolúcidas osteolíticas irregulares e difusas, margens mal definidas, com ou sem sequestro ósseo (ver Figuras 10.2 e 10.3), o qual pode ser de diversos diâmetros ou tamanho, dependendo da área afetada. As áreas circunvizinhas podem apresentar radiopacidade compatível com resistência óssea local ou reparação óssea nos períodos de remissão. Nos processos inflamatórios ósseos crônicos de longa duração, pode haver imagens multifocais.

O diagnóstico se faz pelo aspecto clínico-radiográfico, sendo necessária a biopsia incisional com resultado anatomopatológico.

Capítulo 10 | Lesões Ósseas   187

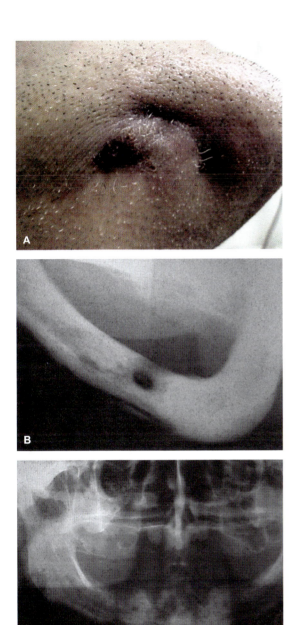

Figura 10.2 Osteomielite supurativa crônica. **A.** Fístulas extrabucais na região submandibular, provocando depressões com crostas. As radiografias mostram osteólise intensa (**B**) e áreas osteolíticas irregulares e difusas (**C**) com sequestro ósseo.

Nesses casos, a cultura e o antibiograma são interessantes, pois o paciente geralmente apresenta histórico de automedicação e antibioticoterapia esporádica.

O tratamento é cirúrgico associado à antibioticoterapia. É necessária a limpeza da região por curetagem e ostectomia periférica com broca sob intensa irrigação, e o osso deixado deve ser de aspecto clínico transoperatório normal, sangrante e sem restos do processo instalado, que são causas constantes de recidiva e antibioticoterapia de largo espectro. Os pacientes devem ser preservados periodicamente até reparação óssea local (ver Figura 10.3 C e D). Há casos de persistência do processo inflamatório e infeccioso, em que se deve avaliar todo o processo de diagnóstico valorizando as informações do exame clínico – principalmente os antecedentes mórbidos – e pensar em outras possibilidades de tratamento, incluindo remoção total da área afetada, oxigênio hiperbárico, reconstrução etc.

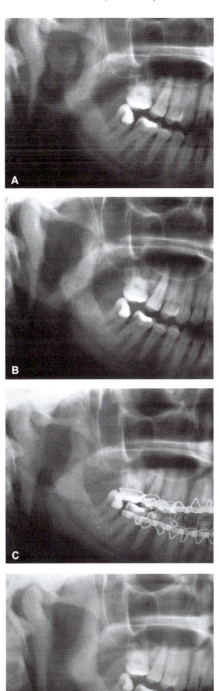

Figura 10.3 Osteomielite supurativa crônica. **A.** Radiografia panorâmica mostrando área osteolítica irregular na região de ramo ascendente da mandíbula direita, com sequestro ósseo. **B.** Pós-operatório com presença de fratura patológica. **C.** Pós-operatório com bloqueio maxilomandibular. **D.** Radiografia panorâmica de preservação da evolução clínica e radiográfica.

- ## Osteomielite crônica esclerosante focal | Osteíte condensante

Ocorre de forma crônica em casos nos quais a resistência local à infecção é adequada, porém os microrganismos são persistentes e de baixa virulência em hospedeiros de alta resistência.

Não é uma patologia rara; ocorre em pacientes de todas as idades, desde crianças até idosos, na maioria das vezes em região de corpo de mandíbula, próximo aos ápices de molares e pré-molares (Figura 10.4), dentes que de alguma forma foram envolvidos em infecções apicais (cáries profundas, pulpites, necroses pulpares, pericementites etc.).

O osso reage localmente contra o agente agressor neoformando osso, sem sintomatologia. Porém, radiograficamente apresenta área radiopaca ou de radiopacidade aumentada associada ao ápice dentário e sem envolvimento na sua periferia de linha radiolúcida (Figura 10.5 A).

Radiografias odontológicas de rotina apresentam melhor detalhamento da lesão; portanto, radiografias periapicais e oclusais e a utilização da técnica de Clark são indicadas para avaliação da imagem (ver Figura 10.5).

Os aspectos clínicos e radiográficos são suficientes para estabelecer o diagnóstico, porém outras lesões ósseas devem fazer parte do diagnóstico diferencial, tais como displasia cemento-óssea focal e esclerose óssea idiopática. Além disso, são necessários outros exames complementares.

O tratamento consiste na remoção do fator desencadeante, geralmente o dente, que deve ser tratado endodonticamente e reconstruído; caso contrário, a exodontia é indicada. A critério clínico pode-se utilizar a antibioticoterapia. Após a exodontia, é comum a permanência de esclerose óssea na região, que recebe na literatura diversas denominações, entre as quais osteoesclerose apical e cicatriz óssea (ver Figura 10.5 B).

No diagnóstico de osteíte condensante, deve-se tratar o dente envolvido e preservar o paciente por meio de radiografias da região, aguardando a estabilização da imagem radiográfica.

A agudização do processo com presença de fístulas, secreção purulenta e sintomatologia dolorosa é rara, e nesses casos o tratamento é semelhante ao indicado para osteomielite supurativa crônica.

▪ Osteomielite crônica esclerosante difusa

O processo é semelhante à osteomielite crônica esclerosante focal, ocorrendo em áreas adjacentes a dentes e principalmente em áreas edêntulas, tanto da maxila quanto da mandíbula, sendo esta última mais acometida, geralmente na porção posterior e preferencialmente em pacientes adultos.

Clinicamente, pode haver vários graus de apresentação, desde totalmente assintomáticos até com aumentos consistentes, irregulares e doloridos. Pode ocorrer em ambos os lados da mandíbula como também simultaneamente na maxila e na mandíbula.

Na agudização do processo, pode haver dor, secreção purulenta e fístulas.

A doença apresenta-se radiograficamente como áreas radiopacas difusas, principalmente em áreas de infecção crônica, como pericementite, periodontite e inflamações apicais. Essa radiopacidade aumentada se apresenta irregular, sem nitidez, isolada na maxila e na mandíbula, notadamente nas regiões posteriores, podendo ocorrer em um só local ou ser multifocal (Figura 10.6).

Nas hipóteses de diagnóstico podem existir diversas possibilidades, por isso o aspecto clínico e radiográfico deve ser sugestivo para o diagnóstico final, sendo, na dúvida, executada a biopsia.

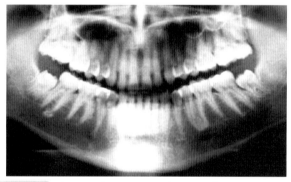

Figura 10.4 Osteomielite crônica esclerosante focal. Radiografia panorâmica mostrando área radiopaca sem limites precisos e limitada a corpo de mandíbula próximo a ápice de molar.

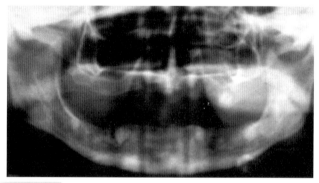

Figura 10.6 Osteomielite crônica esclerosante difusa. Radiografia panorâmica mostrando áreas radiopacas difusas e irregulares na região de corpo de mandíbula bilateralmente.

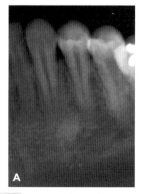 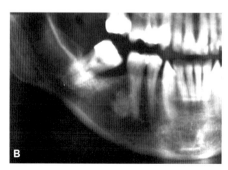 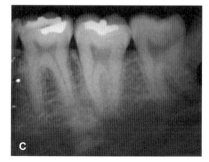

Figura 10.5 **A.** As radiografias periapicais são mais indicadas quando há áreas radiopacas próximas a ápices dentários. **B.** Radiograficamente, as áreas radiopacas são irregulares e não estão unidas ao dente. **C.** Ausência de dente e permanência de esclerose óssea na região.

O tratamento consiste na remoção do processo infeccioso crônico envolvido com ou sem utilização de antibioticoterapia; dependendo do caso clínico, deve-se inclusive ter o acompanhamento radiográfico das lesões assintomáticas. Porém, essas lesões podem permanecer sem alterações clínicas e radiográficas por tempo indeterminado.

Não se deve esquecer que o osso reparado é hipovascular, portanto é preciso evitar o manuseio sem critérios, pois uma nova osteomielite pode ser provocada. Quando existir agudização desse processo por qualquer motivo, o tratamento deve ser o mesmo indicado para as osteomielites agudas ou crônicas.

- ### Osteomielite com periostite proliferativa | Osteomielite de Garré

A osteomielite proliferativa ou periostite proliferativa, também conhecida como osteomielite de Garré, ocorre principalmente em ossos longos provocando uma reação periférica do osso, ou seja, uma reação do periósteo. No complexo maxilomandibular, essa osteomielite é semelhante à osteomielite crônica esclerosante focal ou difusa: são microrganismos de baixa virulência que permanecem por tempo prolongado em local geralmente próximo ao ápice do 1º e do 2º molar inferior, provocando uma reação no periósteo e na superfície cortical externa da mandíbula. Não há casos relatados na maxila.

Geralmente, o paciente apresenta dentição mista, em que o 1º ou 2º molar inferior está destruído por cárie profunda, podendo ocorrer também nos pré-molares. Em algum momento do processo, o paciente queixa-se de dor e relata o uso de antibióticos.

Aumento volumétrico consistente à palpação, liso e com seus limites precisos provoca notada assimetria facial localizada na porção externa e inferior do corpo da mandíbula. Na maioria das vezes, o diagnóstico é feito na fase crônica; entretanto, na fase aguda, além da sintomatologia citada, pode haver dor intensa e aumento flutuante que envolve o crescimento ósseo. É possível que estejam presentes dor à palpação, secreção purulenta e fístulas.

Nesses pacientes é comum a linfadenopatia regional, notadamente nas cadeias submandibulares e cervicais anteriores. Raramente há história de aumento de temperatura ou febre elevada.

A imagem radiográfica é uma das mais conhecidas e recebe o nome de aspecto de "casca de cebola". Na radiografia oclusal são observadas linhas radiopacas paralelas dispostas em camadas radiopacas intercaladas por camadas radiolúcidas à superfície cortical vestibular, o que é representado clinicamente por aumento ósseo. A imagem radiográfica não é patognomônica, e o diagnóstico é clínico e radiográfico. Obviamente a tomografia computadorizada apresenta maior detalhamento.

O tratamento envolve o dente acometido pela infecção, ou pré-molar ou molar inferior comprometido. Este pode ser tratado endodonticamente ou por exodontia, sendo que em ambos os procedimentos exige-se antibioticoterapia. Removida a causa, o aspecto clínico regride gradativamente, bem como o aspecto radiográfico.

▶ Lesões fibro-ósseas do complexo maxilomandibular

De maneira extremamente simplista, as lesões fibro-ósseas são aquelas que substituem o osso por tecido fibroso; na verdade, trata-se de um osso normal que sofre algum processo que altera sua formação por fibras, algumas inclusive mineralizadas. Como é um grupo grande de lesões que apresentam diversas etiologias, o comportamento clínico é diferente entre elas, inclusive o prognóstico e o tratamento.

O exame clínico é extremamente importante para o diagnóstico, e a correlação clínica com os exames imaginológicos é necessária ao estudo anatomopatológico.

As lesões fibro-ósseas benignas ou lesões fibro-ósseas dos maxilares (displasia fibrosa, displasias cemento ósseas, fibroma ossificante) são processos que precisam de uma adequada avaliação clínica, radiográfica e anatomopatológica a fim de determinar seu diagnóstico. Os aspectos para o diagnóstico final são complexos. Além disso, essas lesões recebem tratamentos diferentes, com enorme multiplicidade de terapias empregadas.

- ### Displasia fibrosa

As displasias fibrosas (DFs) fazem parte de um grupo de lesões denominadas "lesões fibro-ósseas benignas".

As DFs apresentam alteração do osso normal; há substituição excessiva deste por tecido fibroso rico em trabéculas ósseas irregulares, alterando sua arquitetura em diversos níveis, dependendo de quanta substituição da estrutura óssea ocorreu.

As DFs geralmente apresentam expansão óssea de crescimento lento e indolor, que tende a ser limitada. Não apresentam características neoplásicas e acometem um ou mais ossos do esqueleto, quando são denominadas, respectivamente, displasia fibrosa monostótica e displasia fibrosa poliostótica.

A DF monostótica é a mais comum, sendo o complexo maxilomandibular o mais afetado. Sua ocorrência é maior em adultos jovens, e geralmente o diagnóstico é feito durante ou após a 2ª década de vida, embora não seja incomum após a 1ª década. O crescimento e a substituição do osso por tecido fibroso podem ter início antes desse período. A maioria das DFs monostóticas ocorre no complexo maxilomandibular, seguido do fêmur e das costelas.

Embora as DFs monostóticas possam ocorrer mais na maxila, ela pode envolver ossos adjacentes como o zigomático, o esfenoide e o occipital; essa condição é conhecida como displasia craniofacial.

Displasia

A DF monostótica se apresenta como um aumento de volume duro à palpação. A expansão da cortical óssea ocorre geralmente por vestibular, de crescimento lento e indolor, sem limites definidos ou precisos (Figura 10.7 A). A mucosa superficial que recobre a lesão apresenta-se normal e às vezes avermelhada pela expansão e pela maior presença de vasos sanguíneos (ver Figura 10.7 B). Eventualmente pode movimentar dentes, que geralmente permanecem sem mobilidade, e é raro que ocorra pequena mobilidade. A maxila é o local mais acometido, por isso é importante a avaliação dos seios maxilares e das fossas nasais; mais raramente a órbita pode estar envolvida.

Radiograficamente a DF não é bem definida; há várias descrições de radiopacidade e radiolucência motivadas pelo estágio de desenvolvimento em que a DF monostótica se encontra.

No início de sua evolução, a imagem é radiolúcida, vai se tornando mais tênue e chega a mostrar uma radiopacidade sem apresentação do trabeculado normal do osso (ver Figuras 10.7 C e 10.8 A). Na literatura se perpetuou o termo "vidro fosco" ou "vidro despolido", sendo utilizadas outras terminologias tais como "casca de laranja", "aspecto nebuloso", "aspecto

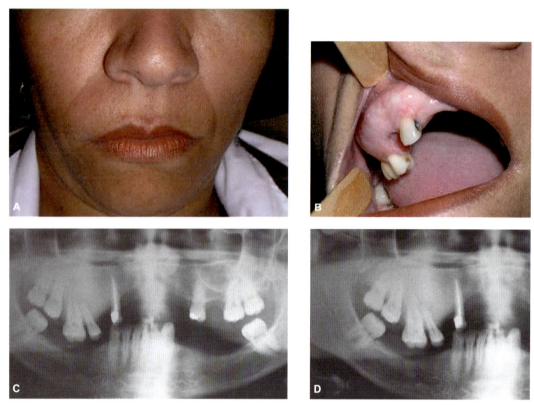

Figura 10.7 Displasia fibrosa. **A.** Ao exame extrabucal, observa-se assimetria facial com aumento na região da maxila direita e deformação do sulco nasogeniano. **B.** Exame intrabucal apresentando aumento consistente e indolor na região posterior de maxila direita. **C.** Aspecto conhecido como vidro fosco ou vidro despolido. **D.** Radiografia panorâmica mostrando deslocamento dentário e alteração na nitidez da lâmina dura dos dentes envolvidos na área radiopaca, com trabeculado anormal do osso.

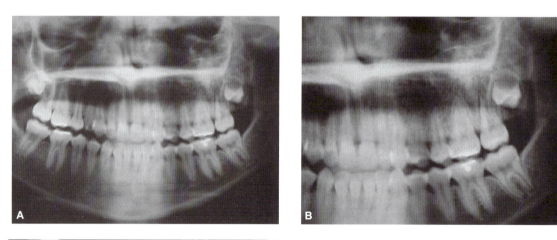

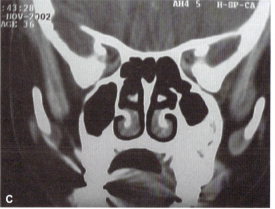

Figura 10.8 Displasia fibrosa. **A.** Radiografia panorâmica mostrando imagem radiolúcida com áreas periféricas radiopacas mal definidas. **B.** Radiografia com maior detalhamento mostrando perda do trabeculado normal do osso; as margens não são nítidas e apresentam-se difusas. **C.** Tomografia computadorizada mostrando seios paranasais aerados, com revestimento mucoso espesso. Textura óssea alterada, notando-se heterogeneidade de cortical óssea, adquirindo aspecto insuflativo na hemiface esquerda desde a arcada dentária maxilar, com envolvimento da parede anterolateral da maxila esquerda e do assoalho de seio maxilar.

de impressão digital", "aspecto de sal com pimenta" e "aspecto mosqueado". As margens da lesão não são nítidas e se tornam difusas na evolução desta patologia. Notam-se deslocamento dentário e menor nitidez da lâmina dura nos dentes envolvidos. Não há perfuração ou destruição das corticais (ver Figuras 10.7 D e 10.8 B).

Os aspectos clínicos somados aos aspectos imaginológicos devem direcionar a hipótese de diagnóstico de DF monostótica. O diagnóstico deve ser firmado por biopsia incisional de fragmento intralesional, sendo o resultado histopatológico nosológico, ou seja, específico, no qual se encontra a proliferação de fibroblastos em estroma compacto de fibras colágenas entrelaçadas e trabéculas ósseas sem orientação definida.

Quando ocorre o diagnóstico final de DF monostótica, deve-se observar fatores que podem influenciar no seu desenvolvimento e, consequentemente, no seu tratamento (ver Figura 10.8 C). Uma das opções é a estabilização do desenvolvimento esquelético do paciente, que deve estar concluído; nesse período permite-se o tratamento expectante.

Quando da opção de tratamento, deve-se obter um conjunto de exames hormonais, principalmente aqueles ligados com o crescimento esquelético e com a utilização da cintilografia óssea para observação do estágio de desenvolvimento da lesão.

Quando o fator estético estiver envolvido, pode-se optar por cirurgia remodeladora por osteoplastia. Há casos que demandam cirurgia, como quando a modificação de posicionamento dentário causa maloclusões e alterações de mastigação, deglutição e fonação.

Se o paciente estiver fora da idade de crescimento ósseo e houver fatores estéticos e funcionais envolvidos, pode-se optar por cirurgia remodeladora por osteoplastia ou mesmo remoção total da lesão; este fator decisório dependerá do tamanho da lesão, da localização, dos dentes envolvidos, se está ou não se desenvolvendo, entre outros.

Toda vez que os pacientes com DF monostótica forem submetidos a cirurgia radical ou cosmética, devem estar cientes da possibilidade de recidiva ou recrescimento dessa patologia; portanto, deve haver acompanhamento periódico, clínico e radiográfico, independentemente do tempo de tratamento.

Alguns autores dividem a DF monostótica em juvenil e do adulto.

A DF poliostótica acomete mais de um osso, às vezes vários ossos, é uma lesão pouco comum. Seu início ocorre na infância, tem caráter não neoplásico, crescimento lento e indolor e eventualmente o paciente pode apresentar fraturas espontâneas. A lesão se apresenta semelhante à DF monostótica e difere apenas na quantidade de ossos envolvidos, que invariavelmente são ossos longos do esqueleto, mas podendo acometer vários ossos.

É classificada por dois tipos de apresentação clínica: doença de Jaffe ou síndrome de Jaffe-Linchtenstein e síndrome de McCune-Albright ou síndrome de Albright.

A DF poliostótica tipo Jaffe apresenta lesão progressiva nos ossos, principalmente nas costelas, no fêmur, na maxila e nas lesões acastanhadas ou marrons na pele, conhecidas como manchas "café com leite".

A DF poliostótica tipo Albright apresenta-se com os aspectos clínicos do tipo Jaffe somados a distúrbios endócrinos, como alterações nas características de precocidade sexual, apresentação precoce da puberdade, principalmente no sexo feminino, distúrbios relacionados a hipófise, tireoide e paratireoide, entre outros.

Outra alteração da DF poliostótica é a síndrome de Mazabraud, em que o paciente, além de ser acometido pela displasia fibrosa em vários ossos, apresenta também mixomas intramusculares.

O aspecto clínico da DF poliostótica no complexo maxilomandibular apresenta-se como aumentos irregulares, podendo ser de crescimento lento ou rápido e estar acompanhado de posicionamento dental modificado, inclusive com alteração na cronologia de erupção. O aspecto do envolvimento da dor que aparece precocemente no desenvolvimento da doença difere das outras displasias.

A DF poliostótica ocorre em vários ossos longos, portanto a sintomatologia acaba sendo mais diagnosticada por sintomatologia mais evidente no fêmur, no tamanho dos membros inferiores e superiores, nas fraturas patológicas e nos aumentos nessas regiões que não o complexo maxilomandibular.

Radiograficamente, o trabeculado ósseo mostra-se difuso, e ocorrem áreas radiolúcidas irregulares e multilobulares. A cortical nitidamente sofre abaulamento, mas permanece radiolúcida.

O diagnóstico se faz somando os aspectos clínicos e imaginológicos, incluindo dados histopatológicos obtidos por biopsia intralesional.

Os resultados laboratoriais não são específicos, porém vez por outra observam-se fosfatase alcalina acima dos padrões de normalidade, hipofosfatemia, alterações endócrinas etc.

O tratamento deve ter enfoque multidisciplinar, pois vários ossos devem estar envolvidos. Também deve haver consenso entre a equipe, pois a evolução da doença norteará a conduta.

As DFs podem estabilizar-se com o tempo, mas, em lesões que envolvam a estética, pode haver necessidade de cirurgias cosméticas remodeladoras.

▶ Lesões ósseas pseudotumorais | Pseudoneoplasias

▪ Doença de Paget do osso | Osteíte deformante

A osteíte deformante é uma alteração crônica de etiologia desconhecida, embora na literatura encontrem-se várias possibilidades, como fatores endócrinos, inflamatórios e genéticos, sendo que há história familiar em até 40% dos casos.

Essa doença se caracteriza por perda de osso (reabsorção) e aposição de osso (neoformação) anormal e irregular, alterando a consistência e enfraquecendo os ossos afetados.

Pode ser monostótica ou poliostótica, com diagnóstico geralmente tardio. Aumenta conforme a população envelhece, ocorrendo geralmente a partir dos 40 anos de idade e acometendo algumas partes do mundo mais que outras.

Os pacientes geralmente apresentam sintomatologia geral como dor óssea importante, dor articular, dificuldade de locomoção, dor em decúbito e irritabilidade, chegando à incapacidade física.

Nos ossos afetados em que existam forames, eles se obliteram e com o tempo provocam o desenvolvimento de dor. O prejuízo está na compressão do feixe vasculonervoso envolvido.

Quando o osso afetado é o crânio, normalmente apresenta aumento de volume progressivo com notada deformidade, dando aspecto triangular ou de "E.T.", com a base voltada para a porção superior. Pelo estreitamento dos forames, há prejuízo de visão, audição e gustação, e às vezes parestesia das regiões.

No complexo maxilomandibular, a maxila é mais envolvida que a mandíbula e apresenta aumentos com modificações nos espaços dentários, perda da nitidez da lâmina dura e aspecto de hipercementose nas raízes dentárias envolvidas. A reabilitação protética se torna difícil nesses pacientes, pois há alterações constantes na forma do rebordo alveolar e no posicionamento dos dentes.

Nas imagens radiográficas, observam-se áreas radiolúcidas que correspondem a reabsorções ósseas e áreas radiopacas que correspondem a neoformação óssea. Porém, no desenvolvimento da doença, encontram-se os dois quadros radiográficos (imagem conhecida como "bolas de algodão"). O osso encontra-se aumentado, com o trabeculado alterado, intercalando áreas radiolúcidas e radiopacas.

Opta-se pela cintilografia óssea para avaliação geral do esqueleto, à procura de outras lesões ou atividades ósseas atípicas.

O resultado do exame anatomopatológico apresenta osso com estrutura em mosaico, definida como patognomônica para a doença de Paget.

O diagnóstico é confirmado pelas características clínicas, pelo estudo de imagens e pelos exames laboratoriais. Nesses pacientes, os níveis de cálcio e fósforo estão dentro dos padrões de normalidade, porém apresentam aumento considerável de fosfatase alcalina sérica. Sugere-se a pesquisa de hidroxiprolina na urina, a qual, na doença de Paget, apresenta-se com níveis elevados. Estão sendo desenvolvidos marcadores mais eficazes para o diagnóstico.

O tratamento é paliativo, com tendência a estabilização da atividade óssea e controle da dor.

O tratamento cirúrgico de áreas alteradas deve ser evitado, pois são hipervascularizadas, sem definição de margens, havendo alto risco de osteomielites.

Os tratamentos atuais seguem protocolos de múltiplas terapias, porém isolados ou associados não eliminam a doença.

O acompanhamento desta doença é feito por exames laboratoriais: fosfatase alcalina sérica (elevada), dosagem de cálcio e fósforo e níveis séricos de hidroxiprolina urinária.

Na literatura, há preocupação na preservação desses pacientes, pois há relatos de possibilidade de transformação sarcomatosa.

As radiografias e cintilografias são necessárias para diagnóstico, prognóstico, tratamento e preservação da doença de Paget do osso.

- ### Querubismo

A terminologia utilizada para esta patologia é extremamente variada: displasia fibrosa familial, displasia fibrosa familial dos maxilares, doença cística multilocular dos maxilares, displasia óssea bilateral dos maxilares. Porém, denomina-se querubismo com mais frequência.

O termo "querubismo" deve-se à semelhança entre o aspecto clínico facial do paciente e os querubins, que apresentam na feição angelical aumento nos quadrantes do complexo maxilomandibular.

As lesões se iniciam nos primeiros anos de vida e apresentam crescimento lento, indolor e expansivo, principalmente no ramo e ângulo da mandíbula e no túber da maxila. Os dentes se deslocam pela deformidade óssea, resultando em mau posicionamento dentário com consequente alteração na mastigação, na deglutição e na fonação do indivíduo.

Na maioria das vezes, o diagnóstico do querubismo é feito até os 5 anos de idade. Em outros casos, quando a sintomatologia se apresenta de forma mais branda, aparece até os 12 a 14 anos, porém as alterações clínicas se iniciam no primeiro ano de vida, progredindo até a puberdade, quando há um período de estabilização, e lentamente tendem a regredir.

As radiografias apresentam áreas radiolúcidas multiloculares bem definidas, com expansão óssea das corticais. Os dentes e germes dentais estão alterados no seu posicionamento. Dependendo do estágio de crescimento ósseo do paciente, a lesão óssea apresenta-se com radiopacidade irregular, indefinida e de localização bilateral.

Dependendo da fase evolutiva do querubismo, pode haver semelhança entre outras lesões ósseas, e a biopsia pode ser necessária para definir a patologia.

A biopsia incisional apresenta como resultado aumento de tecido conjuntivo fibroso ricamente vascularizado com grande quantidade de células gigantes multinucleadas e formação de osso e osteoide.

As alterações ósseas do querubismo tendem a se estabilizar na puberdade ou próximo a ela. O acompanhamento é feito pelos aspectos clínicos e radiográficos, e a estabilização do processo mantém-se expectante.

Portanto, após a estabilização do crescimento ósseo, incluindo o craniofacial, pode-se optar por cirurgia plástica remodeladora, que, se necessária, deve fazer parte do plano de tratamento desde o diagnóstico, quando se estudam o alinhamento, a manutenção dos dentes, a fonoaudiologia, a saúde bucal, entre outros aspectos que devem ser avaliados.

- ### Lesão central de células gigantes

A denominação dessa patologia apresenta uma rica sinonímia; a mais antiga e hoje menos utilizada é granuloma reparador de células gigantes. Após algum tempo, passou a ser chamada de lesão de células gigantes. Mais recentemente, foi utilizado o termo granuloma central de células gigantes e, atualmente, lesão central de células gigantes (LCCG).

A LCCG é uma lesão de características benignas osteolíticas e de etiologia desconhecida, de desenvolvimento lento, indolor, invasivo e agressivo. Uma entre tantas teorias é a que sugere o envolvimento de um traumatismo agudo na região da alteração óssea.

É extremamente controversa a classificação desta lesão como uma neoplasia ou um processo de resposta reacional alterada.

Essas lesões são mais comuns em pacientes entre 10 e 30 anos de idade e podem ocorrer em qualquer faixa etária, acometendo mais as mulheres; entretanto, há inúmeros artigos indicando não haver diferença significativa de incidência por sexo.

A lesão parece ser exclusiva dos maxilares, sendo sua maior ocorrência na mandíbula, porém tanto na maxila como na mandíbula a região posterior é mais acometida que a anterior.

O comportamento clínico dessas lesões pode variar de pequenas lesões assintomáticas, de pouca agressividade e crescimento lento, a lesões de maiores proporções e crescimento rápido, provocando dor, destruição óssea e abaulamento com assimetria facial (Figura 10.9 A).

As lesões são radiolúcidas, uni ou multiloculares, com bordas bem ou mal definidas e com graus variáveis de expansão das corticais, na maioria das vezes de limites imprecisos (ver Figura 10.9 B e C). Pode haver reabsorção de raiz dental, bem como seu deslocamento. As grandes lesões de LCCG tendem a apresentar o aspecto multilobulado, e a maior incidência é na mandíbula. No interior da lesão, há um trabeculado ósseo não uniforme, irregular e indefinido (ver Figura 10.9 D).

É importante frisar que o aspecto imaginológico depende da evolução da lesão, porém sempre haverá destruição óssea, não sendo, portanto, patognomônico.

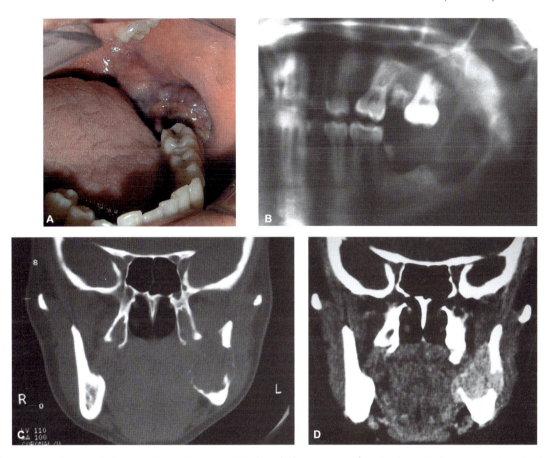

Figura 10.9 Lesão central de células gigantes. **A.** Ao exame intrabucal, observa-se perfuração da cortical com aparecimento de nódulo arroxeado pouco consistente e sangrante ao leve toque. **B.** Radiografia panorâmica mostrando perfuração das corticais do osso com áreas radiolúcidas multiloculares com borda bem definida. **C.** Tomografia computadorizada mostrando expansão das corticais com limites imprecisos, aspecto multilocular, trabeculado irregular e indefinido. **D.** Tomografia computadorizada mostrando envolvimento da região posterior da mandíbula com estruturas de tecido mole.

Não é comum, mas pode ocorrer perfuração ou destruição das corticais, que resulta no aparecimento de lesão intrabucal nodular firme à palpação, indolor, vermelho-escura ou arroxeada, que sangra ao leve toque e é clinicamente semelhante à lesão periférica de células gigantes (ver Figura 10.9 A).

A biopsia incisional (Figura 10.10) geralmente apresenta como resultado anatomopatológico estroma de células mesenquimais fusiformes com tecido conjuntivo fibrovascular celularizado que contém numerosas células gigantes. Encontra-se grande número de capilares e espaços vasculares. Extravasamento de eritrócitos e áreas de deposição de hemossiderina são achados constantes, além da formação de osso e deposição de osteoide.

Histologicamente, as lesões do querubismo e do tumor marrom do hiperparatireoidismo são idênticas à LCCG.

Os exames para observação dos níveis de cálcio e paratormônio (PTH) devem ser rotina no processo de diagnóstico, uma vez que os tratamentos do querubismo e do hiperparatireoidismo são diferentes. Portanto, os aspectos clínicos, radiográficos e anatomopatológicos e a observação de exames laboratoriais são necessários para a conclusão do diagnóstico final.

Os tratamentos da LCCG são cirúrgicos, com planejamentos diferenciados, dependendo da localização e do tamanho da lesão (Figura 10.11). São importantes a avaliação pormenorizada da tomografia computadorizada e o planejamento cirúrgico das lesões de grandes dimensões com estabilizações.

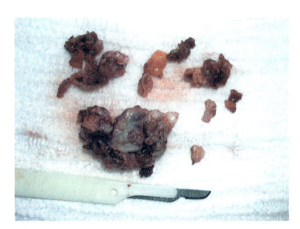

Figura 10.10 Fragmentos da biopsia incisional da lesão descrita na Figura 10.9.

O tratamento cirúrgico deve ser feito por remoção da lesão, curetagem intensa, ostectomia periférica com brocas até quando não houver fragmentos visíveis da lesão e diminuição do sangramento, pois essas lesões são extremamente hipervascularizadas. O osso deve ser de aspecto transoperatório normal, com sangramento espontâneo na área medular.

Por esta lesão apresentar inúmeros casos de recorrência na literatura médica, os pacientes devem ter acompanhamento longo e periódico (Figura 10.12).

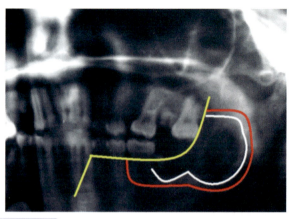

Figura 10.11 Planejamento cirúrgico do caso de lesão central de células gigantes. Amarelo: incisão; branco: lesão; vermelho: margem de segurança.

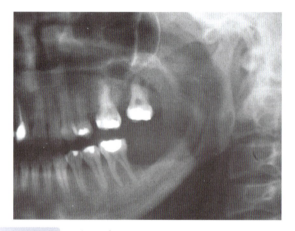

Figura 10.12 Radiografia panorâmica de proservação de evolução clínica e radiográfica com 3 meses de pós-operatório.

Nessas lesões, mesmo com cirurgias eficientes, existe a possibilidade de recidiva, por isso o acompanhamento clínico deve ser por longo tempo.

Recentemente foram demonstrados bons resultados com injeções intralesionais de corticosteroides, terapia com calcitonina humana de administração subcutânea, uso de osteoprotegerina e alfainterferona. Todos foram relatados na tentativa de diminuir a recidiva desta lesão, mas não há experiências concretas de vantagens no tratamento nem das contraindicações dessas terapias, motivo pelo qual a cirurgia é a primeira opção.

Por essas lesões serem agressivas e de ocorrência em pacientes jovens, todos os meios possíveis para melhorar o prognóstico devem ser utilizados, desde que observadas a literatura e as experiências anteriores.

Hiperparatireoidismo | Tumor marrom

O hiperparatireoidismo ocorre devido à hiperfunção das paratireoides, por diversas causas, promovendo aumento da secreção de PTH, que, em excesso, promove alteração na formação do osso.

Quando isso ocorre, há diferença na mineralização do osso por perda dos componentes minerais, alterando o trabeculado normal. Raramente ocorre formação de lesão radiolúcida de margem pouco definida na região do complexo maxilomandibular e em outros ossos. A maior incidência é em mulheres com mais de 60 anos de idade. Com a persistência do hiperparatireoidismo, pode haver desenvolvimento de lesões conhecidas como tumor marrom.

O tumor marrom do hiperparatireoidismo se apresenta amarronzado, arroxeado, vermelho-escuro por deposição de hemossiderina, e é sangrante ao toque.

Radiograficamente observam-se perda da nitidez da lâmina dura periodontal, espessamento do trabeculado ósseo mandibular e áreas radiolúcidas uni ou multiloculares. Espaços medulares podem apresentar aspectos de cistos. No complexo maxilomandibular e no crânio, podem ter aspecto de osso com trabeculado alterado, sem a radiopacidade normal. Nessa fase, o termo mais utilizado é "aspecto de vidro despolido". Os ossos das mãos e a calvária podem apresentar aspecto de osteoporose.

Nas características clínicas do hiperparatireoidismo, os sintomas gerais mais importantes são: deformidades ósseas, dores, fraqueza muscular, prostração, sonolência, irritabilidade, alterações renais, arritmias cardíacas e fraturas espontâneas.

No interior dos ossos pode haver destruição local com formação de tecido conjuntivo extremamente vascularizado. Há presença de células gigantes multinucleadas e hemossiderina, que recebem o nome de tumor marrom do hiperparatireoidismo.

Na biopsia incisional de lesões bucais, o resultado apresenta-se como lesão de células gigantes.

Este quadro clínico, radiográfico e histológico pode ser compatível com outras doenças do osso, portanto radiografias de outros ossos do esqueleto devem ser realizadas para observação de lesões múltiplas.

Devem ser solicitados exames bioquímicos para avaliação de importantes mudanças causadas pelo hiperparatireoidismo, como possível aumento da taxa de cálcio sérico (hipercalcemia), diminuição do fósforo (hiperfosfatemia) e manutenção ou aumento da fosfatase alcalina.

Como há excesso de cálcio circulante, podem ocorrer cálculos renais e calciúria alterada.

O diagnóstico é feito por uma bateria de exames complementares, sendo o mais importante a dosagem do PTH. O tratamento depende do estágio da doença e da causa do hiperparatireoidismo. O tratamento mais comumente utilizado tem sido a remoção das paratireoides. As lesões ósseas apresentam regressão frente à correção hormonal; portanto, ao diagnóstico desta patologia, o cirurgião-dentista deve preservar as condições de saúde bucal e aguardar a recuperação óssea do complexo maxilomandibular.

A proservação deve ser feita radiograficamente e por testes laboratoriais.

▶ Neoplasias ósseas

Tanto o osso compacto quanto o osso esponjoso podem sofrer alterações de crescimento, benignas ou malignas. As neoplasias ósseas são raras no complexo maxilomandibular, estando seu diagnóstico fundamentado na metodologia do exame clínico, nas hipóteses de diagnóstico e nos exames complementares.

Os osteomas são as neoplasias benignas mais comuns no complexo maxilomandibular, tendo seu correspondente maligno, o osteossarcoma, como o mais incidente nesta região.

Na evolução das neoplasias benignas e malignas, as características clínicas, imaginológicas e anatomopatológicas diferem bastante e determinam o diagnóstico. Nas neoplasias benignas o cirurgião-dentista deve promover o diagnóstico e o tratamento; entretanto, nas neoplasias malignas, o profissional deve realizar o diagnóstico o mais precocemente possível e providenciar o encaminhamento para tratamento.

- ## Benignas

Osteoma

Os osteomas podem se desenvolver no interior do osso (tecido ósseo esponjoso) ou na sua superfície (tecido ósseo compacto), sendo comuns na região do complexo maxilomandibular. Na maioria das vezes, são achados clínicos ou radiográficos, e podem ser percebidos apenas quando o aumento chega a incomodar o paciente. Seu crescimento é lento e indolor. Sua consistência dura e regular provoca expansão óssea e, dependendo da localização, assimetria facial.

As lesões mais internas dos ossos maxilares apresentam maior dificuldade de diagnóstico, pois se assemelham a outras lesões. Na evolução pode haver afastamento de dentes (Figura 10.13 A). Os osteomas de crescimento periférico são mais fáceis de serem diagnosticados, e é comum serem pediculados (ver Figura 10.13 B).

Os osteomas acometem mais a região do corpo da mandíbula e podem se apresentar em qualquer região óssea do complexo craniofacial, porém o palato e os côndilos são as regiões mais citadas na literatura.

Há casos na literatura de diagnóstico de osteoma longe de estruturas ósseas, ou seja, em tecido mole, o que representa uma raridade.

Radiograficamente os osteomas apresentam massas radiopacas bem delimitadas, circunscritas, que se confundem com o osso normal. Dependendo da fase de evolução em que se encontra e da sua localização, seu trabeculado central pode ser circundado por halo esclerótico (Figuras 10.14 e 10.15).

No diagnóstico do exame anatomopatológico, observa-se osso compacto ou esponjoso, podendo ocasionalmente apresentar cartilagem em seu permeio, quando recebe o diagnóstico de osteocondroma.

O tratamento dos osteomas é eminentemente cirúrgico, com remoção total da lesão, sem tendências à recidiva. A dificuldade cirúrgica, quando ocorre, resulta da localização da lesão, que apesar disso deve ser totalmente removida. O prognóstico é bom e a recidiva é rara.

Quando há osteomas múltiplos, tanto nos maxilares como em outras regiões do corpo, polipose intestinal, lesões císticas e/ou fibromas cutâneos, dentes supranumerários ou inclusos, faz-se o diagnóstico de síndrome de Gardner. Essa síndrome apresenta inúmeras considerações de envolvimento sistêmico e possibilidades de transformações malignas, principalmente nos pólipos do cólon. Portanto, o tratamento e a preservação devem ficar sob a responsabilidade de médico especializado.

Condroma

Dentre as neoplasias benignas do osso com formação de cartilagem hialina, o condroma é o mais comum. Essas neoplasias são mais encontradas nos ossos curtos das mãos e dos pés, mas podem ocorrer em qualquer parte do esqueleto. É uma patologia rara na região do complexo maxilomandibular; nesses casos, deve ser considerada com preocupação no diagnóstico, dadas sua recidiva e sua evolução com muitas e atípicas displasias.

O condroma apresenta crescimento lento, provocando aumento de volume, liso, firme à palpação e indolor. Geralmente ocorre na região anterior da maxila, inversamente ao que acontece na mandíbula, na qual o local de maior ocorrência é a região posterior, a apófise coronoide e o côndilo. Na região superior do ramo da mandíbula, sua ocorrência provoca dificuldade de abertura de boca e, por vezes, desvio em abertura e fechamento. Nessa região, o diagnóstico diferencial pode ser o osteocondroma, que apresenta características clínicas, radiográficas e histológicas semelhantes (Figura 10.16).

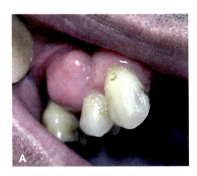
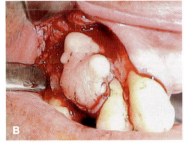

Figura 10.13 **A.** Nódulo consistente à palpação, indolor, séssil, liso, com história de crescimento lento. **B.** Transoperatório mostrando osso compacto liso e brilhante com aumento no osso da maxila e da região de pré-molares.

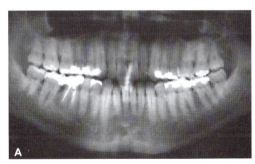
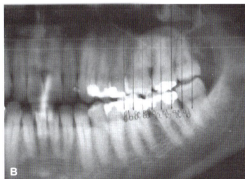

Figura 10.14 **A.** Radiografia panorâmica apresentando área radiopaca bem delimitada e circunscrita, localizada na região de palato do lado esquerdo posterior. **B.** Radiografia panorâmica com corte para maior detalhamento e planejamento cirúrgico por tomografia linear.

196 Estomatologia | Bases do Diagnóstico para o Clínico Geral

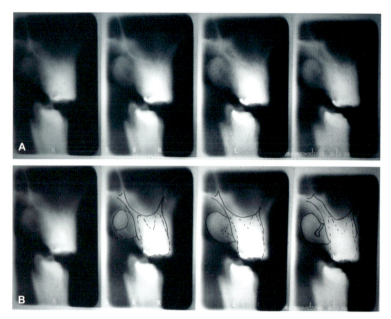

Figura 10.15 **A.** Tomografia linear mostrando lesão radiopaca, pediculada, na região de palato duro e rebordo alveolar posterior. **B.** Mesma tomografia em visualização esquemática.

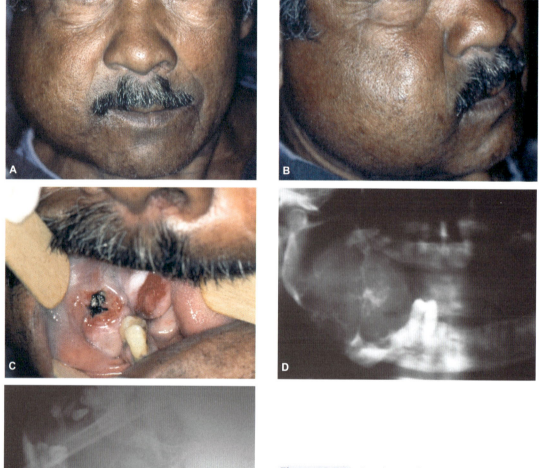

Figura 10.16 Condroma. **A.** Paciente ao exame extrabucal apresentando assimetria facial por aumento acentuado do terço inferior da face do lado direito. **B.** Vista lateral. Paciente relata crescimento lento e indolor. **C.** Aumento em corpo, ângulo e ramo ascendente da mandíbula, sem limites precisos, indolor, ulcerado na sua superfície. Observa-se região de biopsia incisional. **D.** Na radiografia panorâmica, observa-se grande região radiotransparente com áreas centrais de radiopacidade. **E.** Radiografia lateral, mostrando a extensa lesão óssea.

Radiograficamente apresentam-se como áreas radiolúcidas não bem delimitadas. Pode haver calcificação na sua porção interior, representada por pontos ou áreas radiopacas irregulares. Quando os dentes estão envolvidos, apresentam reabsorção radicular e pequena mobilidade.

A biopsia é o exame para diagnóstico, em que o resultado anatomopatológico mostra cartilagem hialina com áreas de calcificação entrelaçadas por tecido fibroso. Pode haver dificuldade no diagnóstico histopatológico entre o condroma e o condrossarcoma de baixa agressividade.

Frente ao diagnóstico de condroma, o tratamento é cirúrgico, com remoção total da lesão, ficando a dificuldade por conta da extensão e da localização desta neoplasia benigna.

O prognóstico é bom, porém são descritos casos de recidiva e raros casos de transformação maligna.

A proservação do tratamento dos condromas deve ser permanente, periódica e observada por radiografias da área operada.

- **Malignas**

Osteossarcoma

As neoplasias malignas nos ossos maxilares são raras, porém o osteossarcoma é a mais comum delas no complexo maxilomandibular.

Na literatura, encontram-se casos de outras alterações e patologias ósseas que podem se desenvolver em osteossarcoma, porém sua etiologia é desconhecida. O que se sabe é que a neoplasia maligna aumenta exageradamente a produção de osso, osteoide e osso imaturo.

O osteossarcoma ocorre em qualquer idade, porém existe maior frequência em pacientes entre 10 e 40 anos, sem predileção acentuada entre ambos os sexos.

Tanto a mandíbula como a maxila são acometidas principalmente na sua porção posterior. O achado clínico mais frequente é aumento de volume consistente, de crescimento rápido, que provoca mobilidade dental. A dor e a parestesia fazem parte da evolução do quadro.

Importante frisar que esta neoplasia apresenta rapidez na sua evolução, portanto o quadro clínico depende da ocasião do diagnóstico.

Radiograficamente esta lesão mostra destruição do osso, com áreas de lise, áreas escleróticas, mistas, indefinidas, deslocamento de dentes sem reabsorção, expansão das corticais, bem como sua destruição irregular.

Dependendo do estágio evolutivo desta neoplasia, pode-se ter simples radiolucências irregulares sugerindo destruição óssea, até áreas totalmente radiolúcidas com calcificações no seu interior, dando aspecto de "raios de sol", o que sugere biopsia incisional para o diagnóstico.

O exame anatomopatológico apresenta resultado nosológico, no qual se observam osteoblastos atípicos, com grande quantidade de osteoide, inclusive podendo apresentar predominância condroblástica e fibroblástica.

Frente a esse diagnóstico, o cirurgião-dentista deve encaminhar o paciente ao cirurgião de cabeça e pescoço, pois o tratamento indicado é o cirúrgico radical com grande margem de segurança. A quimioterapia apresenta-se como arma terapêutica adjuvante.

Na avaliação de osteossarcomas de boca, é comum a pesquisa de metástase, sendo o pulmão o principal órgão afetado.

O prognóstico desta neoplasia óssea é ruim, independentemente dos recursos utilizados, sendo a sobrevida de 5 anos extremamente baixa. Entretanto, quando esta lesão ocorre nos ossos gnáticos, sua agressividade e seu poder de metástase são diminuídos. A literatura se apresenta controversa quanto à relação de sobrevida dos osteossarcomas localizados na maxila e na mandíbula.

Condrossarcoma

O condrossarcoma por vezes se assemelha ao condroma, pois se apresenta com crescimento lento, provocando aumento consistente e indolor. As ocorrências anatômicas mais comuns são ilíaco, fêmur e úmero, sendo raros nos maxilares.

Há classificações clínicas do condrossarcoma dependendo da sua evolução, ou seja, de sua agressividade e da fase do desenvolvimento, somadas às características anteriores. Observa-se que podem ser agressivos, invasivos, e provocam destruição na região, dor, parestesia, dificuldade de abertura da boca e acentuada assimetria facial.

Radiograficamente observa-se mais comumente a área radiolúcida permeada por pontos ou áreas radiopacas, por vezes com aspecto de raios de sol. As bordas são totalmente indefinidas. Quando envolvem dentes, eles podem estar reabsorvidos e sem suporte ósseo.

O aspecto radiográfico dessas lesões nem sempre é da forma descrita, pois, dependendo do estágio de evolução, elas se apresentam como lesões destrutivas malignas ou lesões que se assemelham a outras lesões ósseas do complexo maxilomandibular odontogênicas ou não odontogênicas.

A biopsia é o exame para diagnóstico e, por vezes, torna difícil diferenciar a lesão no anatomopatológico dos condromas. Porém, essa neoplasia maligna apresenta vários graus de maturação e celularidade.

O tratamento é cirúrgico, com ampla margem de segurança. Não se deve esquecer que as neoplasias malignas podem provocar metástases e recidivas, portanto esses pacientes são proservados indeterminadamente, de forma periódica. O prognóstico é duvidoso, principalmente quando se avalia esta lesão no complexo maxilomandibular.

- **Cistos dos maxilares de origem não odontogênica**

Cisto ósseo simples | Cisto ósseo traumático

É uma das alterações ósseas com maior número de sinônimos: cisto ósseo hemorrágico, cisto hemorrágico, cisto ósseo solitário, cisto ósseo solitário unicameral, cavidade óssea idiopática, cisto de extravasamento. Isso reflete o pouco conhecimento sobre esta lesão, mas sabe-se que ela não se apresenta como um cisto verdadeiro, pois não exibe cápsula com recobrimento epitelial na sua evolução, ou seja, é uma cavidade vazia ou com líquido sem revestimento epitelial.

A etiologia é desconhecida, porém na literatura encontram-se diversas propostas de gênese. Sabe-se que existe um distúrbio local de crescimento e desenvolvimento do osso após traumatismo seguido de hemorragia, e, talvez por falha na organização do coágulo, ocorra a reabsorção deste mais o osso circunvizinho.

Ocorre em vários ossos do esqueleto, principalmente em ossos longos, não sendo raro na maxila e na mandíbula.

A lesão ocorre mais em jovens entre 10 e 30 anos de idade e pode estar relacionada a histórias de traumatismo local. Não apresenta expansão óssea, dor ou outra sintomatologia e, por este motivo, a maioria dos achados acontece por radiografias de rotina. A grande maioria dessas lesões ocorre no complexo maxilomandibular. Acomete mais a mandíbula na sua região anterior, sendo raro na maxila, e ocorre mais no sexo masculino.

Radiograficamente apresenta-se como área radiolúcida bem delimitada, podendo ser encontradas eventualmente áreas radiopacas em seu permeio. As margens podem ser definidas ou indefinidas. Seu crescimento geralmente é medular, portanto anteroposterior, podendo raramente haver abaulamento da tabua óssea. Na existência de dentes, nota-se que estes não são envolvidos pela lesão. Os dentes se mantêm íntegros, sem reabsorção ou deslocamento. Clinicamente respondem positivamente aos testes de vitalidade.

Na maioria das vezes estes cistos são de grandes proporções, pois podem permanecer assintomáticos durante anos. Poucos são os casos que apresentam expansão óssea com sintomatologia significativa.

Não é raro encontrar casos de cisto ósseo traumático bilateral na mandíbula, geralmente acometendo região posterior próxima de ângulo.

Na tentativa de biopsia precedida de punção aspirativa, observa-se que não há expansão da cortical, o que dificulta ou impossibilita esta manobra, além da dificuldade de exploração cirúrgica. A cavidade pode estar preenchida total ou parcialmente por líquido amarelado, amarelo cristalino, amarronzado ou escurecido (serossanguinolento) ou às vezes estar totalmente vazia.

O exame anatomopatológico, que geralmente é obtido pela curetagem, apresenta cápsula hipocelular com fragmentos ósseos medulares, e, dependendo das características clínicas do líquido, podem-se encontrar cristais de colesterol ou hemossiderina.

A observação transoperatória dessa lesão é importante, pois as paredes da cavidade no osso podem se apresentar lisas com revestimento epitelial parcial e extremamente fino. O tratamento é eminentemente cirúrgico. As paredes devem ser curetadas com três principais finalidades: tentar remover o fragmento para estudo anatomopatológico; remover possíveis fragmentos e revestimentos de cápsula; e provocar sangramento para formação de coágulo e consequente neoformação óssea.

Outras técnicas utilizadas ainda precisam de mais estudos.

Após a curetagem, pode haver necessidade de ostectomia óssea com brocas esféricas em baixa rotação sob irrigação. Este procedimento parece diminuir a possibilidade de recidiva e o tempo de reparação óssea observada radiograficamente.

A proservação deve ser feita por estudo radiográfico periódico da região até o completo restabelecimento ósseo.

As Figuras 10.17 a 10.20 apresentam um caso clínico para exemplificar o processo de elaboração do diagnóstico.

Cisto ósseo aneurismático

Patologia óssea rara, expansiva e sem características neoplásicas. São espaços intraósseos preenchidos de sangue de tamanhos diversos circundados por um osso reativo.

Independentemente de a denominação desta lesão estar correta ou não e ainda apresentar controvérsias quanto à sua formação, deve haver mais estudos para facilitar seu diagnóstico, que por vezes torna-se complicado. Sua denominação deve estar relacionada ao seu aspecto clínico e radiográfico.

A patogenia, embora controversa, apresenta-se como a mais plausível. Após traumatismo seguido de hemorragia, há alteração hemodinâmica local com falha na reparação do osso, apresentando, portanto, grandes lacunas de sangue separadas por tecido fibroso, às vezes com células gigantes.

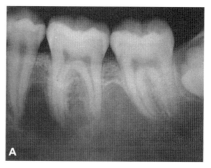

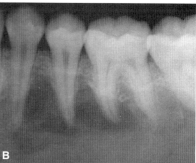

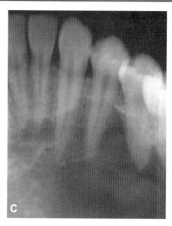

Figura 10.17 A. Radiografia periapical de molares inferiores do lado esquerdo por queixa de "sensação estranha" do lado esquerdo da mandíbula. Observa-se área radiolúcida circundando as raízes dos dentes envolvidos. **B.** Radiografia periapical da região de pré-molares que acompanhou a sequência de radiografias. **C.** Radiografia periapical da região de canino que acompanhou a sequência de radiografias. Observar que os limites da lesão são indefinidos e nas radiografias periapicais a lesão não se apresentava por inteiro.

O cisto ósseo aneurismático ocorre em todos os ossos do esqueleto, especialmente nos ossos longos e nas vértebras, sendo raro no complexo maxilomandibular, tendo preferência pela região posterior da mandíbula.

Não apresenta predileção por sexo; porém, pela própria patogenia (traumatismo), sua maior ocorrência está em pacientes entre 10 e 30 anos de idade.

A queixa principal é de expansão progressiva e rápida da região, com ou sem dor; parestesia e crepitação são raras.

Apresenta aumento das corticais, sendo seu aspecto radiográfico com rompimento dessas. A área radiolúcida é uni ou multilocular expansiva com septos extremamente finos, radiopacos e com interrupções, dando às vezes aspecto multilocular. Os dentes envolvidos podem apresentar deslocamento e reabsorção radicular. Alguns autores citam a imagem como semelhante ao formato de balão no contorno do osso afetado.

Capítulo 10 | Lesões Ósseas 199

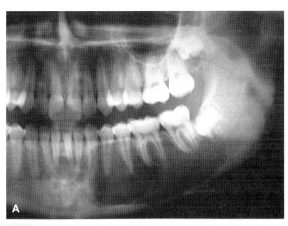
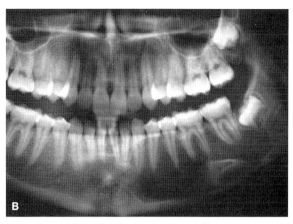

Figura 10.18 **A.** Radiografia panorâmica para estudo radiográfico. Observa-se a integridade dos dentes, que respondiam aos testes de vitalidade. **B.** Área radiolúcida em corpo de mandíbula do lado esquerdo compreendendo a região de 33 a 38, da porção alveolar até borda da mandíbula, com rarefação óssea evidente.

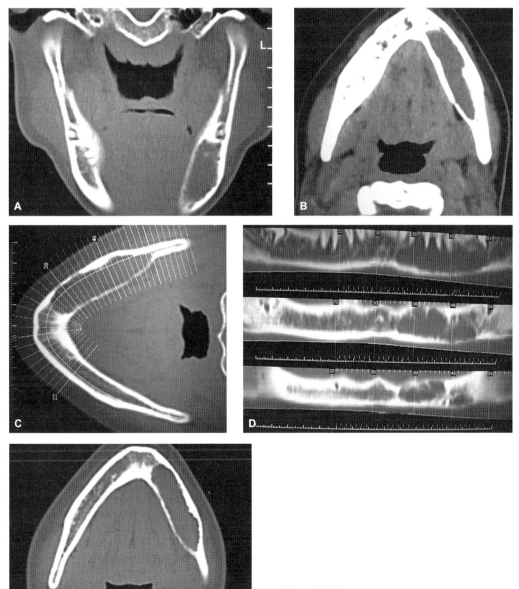

Figura 10.19 Na tomografia computadorizada, observa-se lesão levemente insuflante, com área osteolítica corticalizada em corpo de mandíbula do lado esquerdo, indo de 32 ao ramo ascendente no sentido anteroposterior e no sentido suprainferior do processo alveolar, muito próximo ao basal.

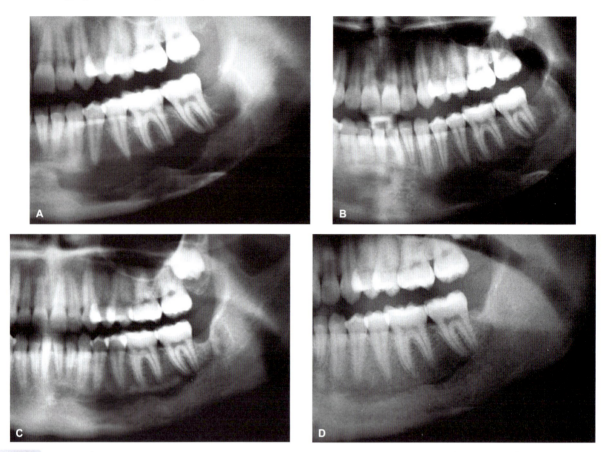

Figura 10.20 Radiografia de controle e proservação de evolução clínica e radiográfica após 3 meses (**A**), 6 meses (**B**), 9 meses (**C**) e 12 meses (**D**) de tratamento cirúrgico.

Há casos em que o cisto ósseo aneurismático pode estar associado a outras doenças ósseas; inclusive esse tipo de lesão pode se desenvolver de outra lesão óssea preexistente.

A microscopia dessa lesão apresenta espaços que contêm sangue com colagenização variável, neoformação óssea e grande quantidade de hemossiderina encontrados junto com células gigantes multinucleadas.

É unânime que o tratamento deve ser cirúrgico, por meio de curetagem intensa, em que a lesão se apresente como uma massa esponjosa com sangramento escuro abundante. Quando possível, é importante fazer enucleação; porém, quando a alternativa cirúrgica for a curetagem, essa deve ser enérgica em todas as áreas, inclusive com remoção das trabéculas ósseas, devendo haver um sangramento controlável para a organização do coágulo e a neoformação óssea. Pode-se usar ostectomia periférica pelo uso de brocas (brocagem periférica).

Dessa maneira, não tem sido observada recorrência dessas lesões no complexo maxilomandibular, porém devem ser proservadas radiograficamente até a neoformação óssea.

▶ Outras lesões ósseas

▪ Osteogênese imperfeita

É um grupo grande e heterogêneo de distúrbios hereditários caracterizados na formação óssea pela dificuldade de desenvolvimento e maturação do colágeno; com isso, o seu trabeculado se torna "fraco", com osteoporose, e as corticais diminuem sua espessura, tornando-se finas. Os ossos tornam-se frágeis e favorecem desde fraturas a leves traumatismos.

A osteogênese imperfeita é uma condição rara, pouco comum, por vezes letal, em que há um prejuízo na formação do osso. A mineralização não se completa, sendo, portanto, o oposto da osteopetrose.

Na forma grave da doença, os pacientes não sobrevivem. Nas formas de curso menos agressivas, a sintomatologia começa a aparecer quando as crianças começam a engatinhar ou dar os primeiros passos. Existem quatro tipos e outros subtipos de osteogênese imperfeita, portanto é difícil tipificar esta patologia e determinar o prognóstico e o tratamento.

A fragilidade óssea frente a pequenos traumatismos está presente desde a infância, com histórias de múltiplas fraturas.

Há perda progressiva da audição e dificuldade de movimentos por alterações no desenvolvimento articular. A esclerótica apresenta-se com um branco escurecido próximo do azulado, e na boca é comum a dentinogênese imperfeita.

Radiograficamente a osteogênese imperfeita pode apresentar abaulamentos no osso com angulação, motivados por formação de "calo ósseo" exuberante e radiopacidade alterada no trabeculado ósseo, principalmente nos ossos longos. Há sinais radiográficos de diversas fraturas, e os dentes apresentam cavidade pulpar aumentada.

Há trabalhos que mostram que, quando existe dentinogênese imperfeita, o prognóstico é prejudicado.

A doença é progressiva, com sintomatologia grave, não existindo formas capazes de alterar o seu desenvolvimento. Por isso, esses pacientes são tratados com todos os cuidados possíveis para evitar fraturas.

O tratamento odontológico se baseia nos achados clínicos, geralmente nas maloclusões e na atrição dental. Pelas características da doença, são contraindicados procedimentos cirúrgicos tais como exodontias múltiplas, implantes, entre outros, pois o osso se apresenta com sérias alterações.

▪ Osteopetrose

A osteopetrose é uma doença rara, caracterizada por uma condição hereditária, com alterações dominantes ou recessivas.

Caracteriza-se por um defeito hereditário que altera o metabolismo ósseo, com diminuição exagerada da atividade osteoclástica e aumento da atividade osteoblástica, denotando densidade óssea alta que resulta em acentuada esclerose óssea, chamada às vezes de doença do osso marmóreo ou doença de Albers-Schönberg. Atualmente existem dois padrões clínicos distintos: osteopetrose infantil e osteopetrose adulta, e a gravidade clínica varia bastante em qualquer classificação.

A sintomatologia é progressiva. Os primeiros sinais e sintomas são percebidos na infância. Geralmente apresentam atrofia do nervo óptico, perda parcial da audição e alterações da sensibilidade trigeminal. Também ocorre expansão craniana com crescimento dos ossos do complexo maxilomandibular e processo mastoide (Figura 10.21 A). A cronologia de erupção é retardada, e há anemia e infecções frequentes. Os ossos longos são reduzidos e se tornam frágeis a fraturas (ver Figura 10.21 B). Há história de hematomas e hemorragias. Os pacientes são de baixa estatura, com ambulação comprometida e histórias de fraturas múltiplas.

A osteopetrose se classifica em duas formas clínicas: a infantil (anteriormente denominada grave ou maligna), com aspecto mais agressivo, de evolução severa, geralmente fatal antes dos 10 anos de idade; e a adulta, forma benigna, mais branda e mais comum.

A deposição do osso provoca o estreitamento dos forames e espaços medulares, e isso é responsável pelas principais características da doença somado à fragilidade óssea.

O quadro radiográfico apresenta esclerose óssea com pouca nitidez do trabeculado ósseo. As corticais são espessadas, o crânio apresenta-se com sua base extremamente radiopaca, os seios da face estão diminuídos, e os dentes, ectópicos e retidos. Fraturas no esqueleto são facilmente identificadas.

O diagnóstico é firmado pelos aspectos clínicos, radiográficos e exames laboratoriais, não havendo necessidade de biopsia. O exame anatomopatológico apresenta neoformação óssea sem relação com a atividade osteoclástica.

Não há tratamento específico para essa doença, o que torna complexo o acompanhamento desses pacientes.

O prognóstico da osteopetrose infantil geralmente é ruim, sendo o transplante de medula parte do tratamento, além de corticoterapia, imunoterapia, hormonoterapia, ingestão de cálcio, entre outros. É comum esses pacientes apresentarem osteomielites.

A osteopetrose do adulto demonstra características crônicas de evolução lenta, apresentando prognóstico melhor que o da infância e sobrevida mais longa.

No tratamento odontológico, devem-se observar erupção retardada dos dentes, maloclusão e impactação de dentes acompanhadas de anquilose (ver Figura 10.21 C); quando há necessidade de exodontias, são frequentes as osteomielites. A condição geral dos pacientes deve ser observada quando houver necessidades cirúrgicas.

▪ Osteoporose

A osteoporose é uma disfunção do metabolismo ósseo, geralmente associada ao envelhecimento.

Conceitualmente, a osteoporose é definida como uma doença esquelética sistêmica caracterizada por massa óssea baixa e deterioração microarquitetural do tecido ósseo com consequente aumento da fragilidade óssea e suscetibilidade a fraturas.

O declínio da quantidade de massa óssea começa a ocorrer por volta dos 45 anos de idade, tanto no sexo masculino quanto no feminino, estando relacionado às condições hormonais e ao estilo de vida. É mais comum nas mulheres durante e após a menopausa.

O osso se altera na sua porção cortical e trabecular, e geralmente os ossos longos são mais afetados.

O diagnóstico precoce e a prevenção desta doença são os principais itens desenvolvidos atualmente sobre esta patologia.

As imagens utilizadas no auxílio do diagnóstico estão se desenvolvendo com o avanço tecnológico. O diagnóstico da osteoporose é realizado por radiografias convencionais, radiografias digitalizadas e densitometria óssea; tomografia computadorizada também tem sido utilizada para determinar a densidade óssea.

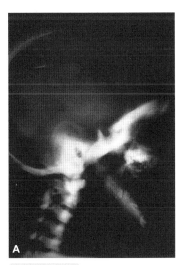
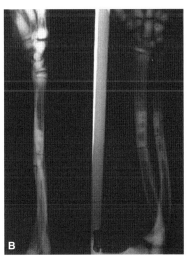
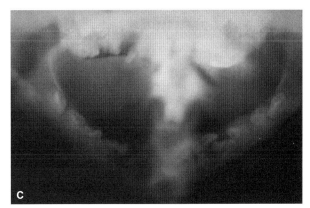

Figura 10.21 Osteopetrose. **A.** Expansão craniana com crescimento dos ossos maxilares e processo mastoide. **B.** Fraturas múltiplas em alguns ossos longos. **C.** Radiografia panorâmica mostrando dentes impactados, anquilosados e mal posicionados.

O osso alterado pela osteoporose também pode ser encontrado no complexo maxilomandibular, o que modifica ou influencia os tratamentos odontológicos. Porém, inúmeros trabalhos imaginológicos não permitem concluir que as radiografias usadas rotineiramente nos consultórios odontológicos possam determinar a densidade óssea. Até mesmo as radiografias panorâmicas não têm essa pretensão e, portanto, não constituem auxílio específico para o diagnóstico.

Na literatura, quando as imagens do osso do complexo maxilomandibular estão alteradas, sugerindo osteoporose, quase sempre o grau de perda de densidade óssea é alto, sendo que outros ossos do esqueleto são alterados precocemente e radiograficamente de forma mais significativa.

Na osteoporose grave observam-se alterações na espessura da cortical do ângulo da mandíbula, aumento da porosidade mandibular e alteração da altura do rebordo alveolar geralmente edêntulo.

Em resumo, não existem parâmetros bem definidos para que as imagens utilizadas para o complexo maxilomandibular possam servir de forma definitiva para o diagnóstico final da osteoporose.

A maioria dos estudos sobre a osteoporose e o complexo maxilomandibular são feitos para a mandíbula, geralmente na sua porção de corpo.

O tratamento desta patologia é clínico e tem como base a gravidade da osteoporose, usam-se diversos medicamentos, tais como os alendronatos, os bifosfonatos e outros que apresentam contraindicações ou reações adversas, incluindo o complexo maxilomandibular.

O cirurgião-dentista deve ficar atento aos antecedentes mórbidos do paciente, principalmente em relação ao uso de medicamentos e às alterações clínicas associadas a possíveis alterações ósseas. O tratamento odontológico de rotina não sofre modificações, porém deve ser avaliado com maior perspicácia nos casos de implantes, cirurgias com envolvimento ósseo e movimentações que possam direta ou indiretamente levar forças excessivas à maxila ou à mandíbula.

▪ Displasia cleidocraniana

Doença rara, de etiologia autossômica dominante, que ocorre por um distúrbio na formação óssea. Geralmente os ossos afetados são os do crânio, dos maxilares e do ombro. Essa patologia apresenta como sinonímia disostose cleidocraniana.

O complexo maxilomandibular é pouco desenvolvido, provoca alterações teciduais e envolve o terço médio da face. A maxila apresenta significativa diminuição, e o palato apresenta-se estreitado e profundo, arqueado, o que ocasiona alterações na cronologia e apinhamento dental dos dentes decíduos, retardo de erupção dos permanentes e, geralmente, presença de supranumerários com diversas formas. A oclusão se apresenta alterada. Por isso, as radiografias periapicais e panorâmicas desses pacientes devem fazer parte do planejamento do tratamento odontológico. Na radiografia panorâmica, é comum observar osso mais denso, ramo da mandíbula mais estreito com processo coronoide alongado e seios maxilares com anomalias de formação.

Pacientes com displasia cleidocraniana apresentam-se com estatura baixa e diâmetro do crânio aumentado, especialmente na sua porção frontal.

O crânio é afetado principalmente pelas fontanelas e suturas que não se aproximam, não fecham, e permanecem abertas até na fase adulta.

A cintura escapular e as clavículas podem não ser formadas ou apresentarem-se hipoplásicas, daí a imagem clássica desses pacientes que podem aproximar os ombros, quase os encostando. A musculatura envolvida nesta região apresenta-se pouco desenvolvida. Este é um dos motivos da assimetria na região do pescoço e do ombro, em que o pescoço se apresenta alongado e os ombros, estreitados e caídos.

O prognóstico desses pacientes é bom, sem alterações significativas em suas vidas, com cuidados especiais, principalmente na região de terço médio da face, onde se incluem o maxilar e os dentes.

Não há tratamento específico para essa doença; os pacientes são orientados a realizar fisioterapia e tratamento odontológico.

O tratamento odontológico depende das alterações craniofaciais e dentárias; portanto, o plano de tratamento inclui exodontias múltiplas e confecção de próteses, restaurações e reabilitações protéticas e ortodônticas. É importante observar que, quanto mais cedo forem instituídos os tratamentos, melhores serão as condições de reabilitação e possibilidades de adequação das alterações nos ossos dos terços médio e inferior da face.

▪ Histiocitose das células de Langerhans

O termo ainda bastante utilizado e conhecido para essa condição clínica é histiocitose X, porém a nova denominação se justifica pela excessiva produção de histiócitos do tipo Langerhans e eosinófilos. A patogenia em si ainda é discutida e permanece entre um processo inflamatório, uma formação neoplásica ou ambos. Para alguns autores, a etiologia permanece desconhecida.

É uma doença rara, com características clínicas heterogêneas, de evolução irregular e que obedece a cursos diferentes. As alterações ósseas desta patologia podem ser monostóticas ou poliostóticas, ocorrendo, no curso da sua evolução, acometimento de vísceras e do sistema nervoso.

Por haver uma enorme gama de manifestações clínicas, a histiocitose das células de Langerhans se apresenta em três tipos clínicos.

As manifestações clínicas são muitas, e vários sistemas são afetados. Na região bucal, geralmente o osso alveolar é comprometido, com perda óssea acentuada. Frequentemente, encontra-se nesta fase o diagnóstico diferencial com doença periodontal avançada, além de histórias de diagnósticos anteriores de processo periodontal agudo.

Os ossos mais afetados por essa doença são os do crânio e da pélvis, os ossos longos e as vértebras.

Radiograficamente é importante observar lesões ósseas solitárias de aspecto arredondado que, quando envolvem dentes, podem reabsorvê-los. Por vezes lembram lojas císticas ou policísticas (Figura 10.22).

A biopsia apresenta como resultado anatomopatológico grânulos de Birbeck ao microscópio eletrônico. Imuno-histoquímica e determinante antigênico de superfície têm sido utilizados para diagnóstico final.

Quando a proliferação de histiócitos e eosinófilos ocorre em um único osso, de forma focal ou múltipla, sem outras manifestações, é denominada atualmente de forma crônica localizada, definindo pelo nome sua apresentação clínica. Essa nomenclatura apresenta-se em substituição ao granuloma eosinófilo.

Possivelmente, na evolução da proliferação dos histiócitos tipo Langerhans em vários ossos, outros órgãos são envolvidos; inclusive o sistema linfático se modifica com apresentação de linfonodos duros e firmes. Podem manifestar diabetes,

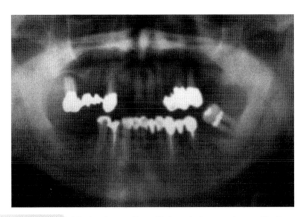

Figura 10.22 | Histiocitose das células de Langerhans. Radiografia panorâmica mostrando lesões ósseas solitárias de aspecto arredondado que lembram lojas císticas ou policísticas.

alterações na pele, tais como manchas, erosões e úlceras avermelhadas espalhadas pelo couro cabeludo, área genital, pescoço e axila. Podem ocorrer alterações oftálmicas, inclusive exoftalmia. Esse tipo clínico foi chamado até bem pouco tempo atrás de doença de Hand-Schüller-Christian, porém a nova nomenclatura para esta fase clínica é forma crônica disseminada.

A outra forma clínica, doença de Letterer-Siwe, não causa alterações ósseas, apresentando-se de forma aguda, geralmente em crianças de no máximo 5 anos de idade. É a apresentação clínica mais grave e geralmente fatal.

É importante frisar que, dependendo da víscera afetada pela histiocitose das células de Langerhans, esta apresentará as alterações pertinentes das doenças que lhe causam.

O diagnóstico da histiocitose das células de Langerhans é feito por biopsia, e o resultado, por anatomopatologia nosológica.

O tratamento é complexo e depende do estágio de evolução clínica da doença, dos órgãos envolvidos e das doenças secundárias. No plano de tratamento são incluídas cirurgias de lesões localizadas, radioterapia em baixa dosagem, quimioterapia, entre outros protocolos.

A importância da histiocitose das células de Langerhans para o cirurgião-dentista é que as alterações bucais podem ser as primeiras a serem percebidas, e, quanto mais precocemente for feito o diagnóstico, muito melhores serão o tratamento e o prognóstico, mesmo o tratamento sendo complexo para esta patologia.

▶ Bibliografia

Ankrom MA, Shapiro JR. Paget's disease of bone (osteitis deformans). J Am Geriatr Soc. 1998; 46:1025-33.

Bakeman RJ, Abdelsayed RA, Sutley SH et al. Osteopetrosis: a review of the literature and report of a case complicated by osteomyelitis of the mandible. J Oral Maxillofac Surg. 1998; 56:1209-13.

Bataineh AB. Aneurysmal bone cysts of the maxila: a clinicophatologic review. J Oral Maxillofac Surg. 1997; 55:1212-6.

Bataineh AB, Al-Klaleeb T, Rawashdeh MA. The surgical treatment of central giant cell granuloma of the mandible. J Oral Maxillofac Surg. 2002; 60:756-61.

Bennet JH, Thomas G, Evans AW et al. Osteosarcoma of the jaws: a 30-year retrospective review. Oral Surg Oral Med Oral Pathol Oral Radiol Endod. 2000; 90:323-33.

Boni P, Ferri A, Corradi D et al. Fibro-osseous dysplasia localized to the zygomatic arch: case report. J Craniomaxillofac Surg. 2011; 39:138-40.

Botelho RA, Tornin OS, Yamashiro I et al. Características tomográficas da displasia fibrosa craniofacial: estudo retrospectivo de 14 casos. Radiol Bras. 2006; 39(4):269-72.

Cohen MM Jr, Howell RE. Etiology of fibrous dysplasia and McCune-Albright syndrome. Int J Oral Maxillofac Surg. 1999; 28:366-71.

Delange J, Van den Arker HP. Clinical and radiological features of central giant-cell lesions of the jaw. Oral Surg Oral Med Oral Pathol Oral Radiol Endod. 2005; 99:464-70.

Faircloth WJ, Edwards RC, Farhood VW. Cherubism involving a mother and daughter: case reports and review of the literature. J Oral Maxillofac Surg. 1991; 49:535-42.

Gaetti-Jardim E Jr, Fardin AC, Gaetti-Jardim EC et al. Microbiota associated with chronic osteomyelitis of the jaws. Braz J Microbiol. 2010; 41(4):1056-64.

Gayane B, Adalian V, Vergilio J et al. Pathogenesis of Langerhans cell histiocytosis. Ann Rev Pathol Mech Dis. 2013; 8:1-20.

Girschikofsky M, Arico M, Castillo D et al. Management of adult patients with Langerhans cell histiocytosis: recommendations from an expert panel on behalf of Euro-Histio-Net. Orphanet J Rare Dis. 2013; 8:72.

Ishii K, Nielsen IL, Vargervik K. Characteristics of jaw growth in cleidocranial dysplasia. Cleft Palate Craniofac J. 1998; 35:161-6.

Kim DD, Ghali GE, Wright JM et al. Surgical treatment of giant fibrous dysplasia of the mandible with concomitant craniofacial involvement. J Oral Maxillofac Surg. 2012; 70:102-18.

Koklu HK, Çankal DA, Bozkaya S et al. Florid cemento-osseous dysplasia: report of a case documented with clinical, radiographic, biochemical and histological findings. J Clin Exp Dent. 2013; 5:58-61.

Kose TE, Kose OD, Karabas HC et al. Findings of florid cemento-osseous dysplasia: a report of a three cases. J Oral Maxillofac Res. 2013; 4:1-6.

Kruse A, Pieles U, Riener MO et al. Craniomaxillofacial fibrous dysplasia: a 10-year database 1996-2006. J Oral Maxillofac Surg. 2009; 47:302-5.

Lima AL, Oliveira PR, Carvalho VC et al. Diretrizes Panamericanas para el Tratamiento de las Osteomielitis e Infecciones de Tejidos Blandos Group. Recommendations for the treatment of osteomyelitis. Braz J Infect Dis. 2014; 18(5):526-34.

Lima-Júnior JL, Ribeiro ED, Araújo TN et al. Aspectos radiológicos de displasia fibrosa crânio-facial persistente. Rev Bras Cir Cab Pesc. 2010; 39:85-7.

Masocatto DC, Oliveira MM, Mendonça JCG. Osteomielite crônica mandibular: relato de caso. Arch Health Invest. 2017; 6(2):48-52.

More CB, Shirolkar R, Adalja C et al. Florid cemento-osseous dysplasia of maxilla and mandible: a rare clinical case. Braz J Oral Sci. 2012; 11:513-7.

Naser GA, Bravo CG, Carrasco DMI et al. Displasia fibrosa de temporal, caso clínico y revisión del tema. Rev Otorrinolaringol Cir Cab Cuello. 2009; 69:259-64.

Neves A, Migliani DA, Sugaya NN et al. Traumatic bone cyst: report of two cases and review of the literature. Gen Dent. 2001; 49(3):291-5.

Neville BW, Damm DD, Alen CM et al. Patologia oral & maxilofacial. 3. ed. Rio de Janeiro: Guanabara Koogan; 2009.

Rahma AMA, Madge SN, Billing K et al. Craniofacial fibrous dysplasia: clinical characteristics and long-term outcomes. Eye. 2009; 23:2175-81.

Rawashdeh MA, Bataineh AB, Al-Kaleeb T. Long-term clinical and radiological outcomes of surgical management of central giant cell granuloma of the maxila. Int J Oral Maxillofac Surg. 2006; 35(1):60-6.

Shimoyama T, Horie N, Nasu D et al. So-called simple bone cyst of the jaw: a family of pseudocysts of diverse nature and etiology. J Oral Sci. 1999; 41:93-8.

Sugaya NN, Silva SS. Patologia óssea. In: Marcucci G (Ed.). Estomatologia. Rio de Janeiro: Guanabara Koogan; 2005. pp. 152-93.

Waldron CA. Fibro-osseous lesions of the jaws. J Oral Maxillofac Surg. 1993; 51:828-35.

Watanabe ER, Leite VA, Gabrielli MAC et al. Tratamento de osteomielite após fratura mandibular em paciente pediátrico: relato de caso clínico. Rev Odontol UNESP Araraquara. 2011; 40:102.

Yamada MR, Elias R. Osteoporose e sua importância na Odontologia. Rev Int Estomatol. 2005; 2(4):23-8.

Capítulo 11
Cistos e Tumores Odontogênicos

Luciano Lauria Dib, Ricardo Salgado de Souza e Síntique Nunes Schulz Moraes

▶ Introdução

O conceito de cisto como uma cavidade patológica revestida por um epitélio é aceito universalmente. Varia muito quanto à localização anatômica, à histogênese, ao comportamento, à frequência e ao tratamento.

O germe dentário apresenta três componentes básicos: órgão do esmalte (de estrutura epitelial, derivado do ectoderma), papila dentária e folículo dentário, ambos ectomesenquimatosos, derivados das células migradas da crista neural.

Os cistos odontogênicos originam-se do epitélio que participa direta ou indiretamente da formação dos dentes. Assim, têm-se a lâmina dentária, o órgão do esmalte e seus respectivos remanescentes.

O tecido epitelial que reveste os cistos odontogênicos é do tipo pavimentoso estratificado, que possui poucas camadas de células e ausência de projeções interpapilares. Nos cistos infectados secundariamente, a estratificação do epitélio é mais exuberante e a parede cística é tomada por tecido conjuntivo fibroso.

A cavidade cística é preenchida normalmente por material fluido e, não raro, por cristais de colesterol, também encontrados na parede da lesão. Sua origem ainda não é perfeitamente compreendida, e é frequente a presença de células epiteliais descamadas e inflamatórias.

O desenvolvimento do dente normal depende de influências indutoras recíprocas de um tecido sobre o outro e do epitélio odontogênico, que exerce o principal efeito indutor sobre os tecidos mesodérmicos adjacentes. Este estímulo provocaria a formação da papila dentária e, posteriormente, o surgimento de odontoblastos em sua superfície. Quando a formação de dentina é iniciada, induz-se a maturação funcional definitiva dos ameloblastos, começando a se formar a matriz de esmalte na coroa. Portanto, a dentina não pode formar-se sem epitélio odontogênico, assim como não se produz esmalte sem o depósito de certa quantidade de dentina.

Os tumores derivados dos tecidos dentinários constituem um grupo muito diversificado de lesões que apresentam o desenvolvimento complexo das estruturas dentinárias, pois todos surgem de alguma aberração no padrão normal da odontogênese.

▶ Cistos

Entende-se que a classificação deve se basear em três variáveis possíveis: localização anatômica, tipo histológico ou grau de malignidade.

Como critério de escolha, este capítulo adota a classificação histológica da Organização Mundial da Saúde (OMS) de 2017, que relaciona os cistos originados dos tecidos odontogênicos:

- Cistos odontogênicos de origem inflamatória
  - Cisto radicular
  - Cisto colateral inflamatório
- Cistos de desenvolvimento odontogênicos e não odontogênicos
  - Cisto dentígero
  - Queratocisto odontogênico
  - Cisto periodontal lateral e cisto odontogênico botrioide
  - Cisto gengival
  - Cisto odontogênico glandular
  - Cisto odontogênico calcificante
  - Cisto odontogênico ortoqueratinizado
  - Cisto do ducto nasopalatino

Sem o objetivo de fixar uma classificação, serão apresentadas a seguir as entidades patológicas císticas mais comuns da face.

▪ Cistos odontogênicos

Cisto radicular

É o mais comum e frequente, também conhecido como cisto periapical. Origina-se dos restos epiteliais de Malassez dentro do ligamento periodontal que envolve o dente. No ápice do dente sem vitalidade, o granuloma periapical inicia-se e é mantido pela degeneração de produtos necróticos do tecido pulpar. O processo inflamatório (proteção ao osso contra a agressão) estimula a proliferação epitelial, e a cistificação inicia-se. A pressão osmótica dentro da cavidade aumenta pela decomposição dos restos celulares. Há passagem de líquidos para o lúmen do cisto, que também cresce pela reabsorção osteoclástica do osso colaborada pela prostaglandina, pela interleucina e pela proteinase das células inflamatórias e da lesão.

A maioria absoluta é assintomática e causa reabsorção óssea ao redor do ápice da raiz do dente. Há necessidade de uma polpa dentária sem vitalidade para sua origem. Seu diagnóstico é feito por meio de exames radiográficos de rotina. É mais comum nos homens entre a 3ª e a 6ª década de vida. Em ordem de frequência, surge na porção anterior da maxila, na posterior da maxila, na posterior da mandíbula e, finalmente, na anterior da mandíbula. Causa reabsorção, mas não expansão óssea.

O aspecto radiográfico inicial é igual ao do granuloma periapical. Isto é, junto ao ápice radicular observa-se o desaparecimento

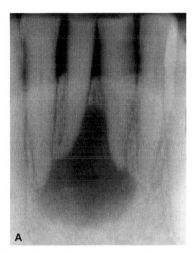
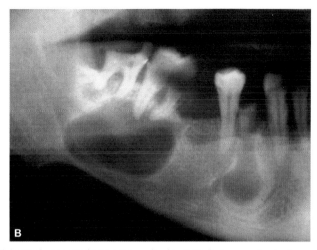

Figura 11.1 Cisto radicular. **A.** Aspecto radiolúcido bem delimitado associado ao ápice radicular. **B.** Radiotransparência circunscrita por imagem radiopaca estreita.

da lâmina dura, formando um espaço radiolúcido circular ou ovoide (Figura 11.1 A). Quando cresce mais depressa, exibe limites bem nítidos por imagem radiopaca estreita (Figura 11.1 B). Seu tamanho é variável. Os maiores, de longa duração, podem acarretar reabsorção radicular de dentes adjacentes.

O cisto radicular é forrado por epitélio pavimentoso estratificado não queratinizado. O diagnóstico diferencial inclui o granuloma periapical em suas fases iniciais. O cisto apresenta limites mais nítidos e formato mais regular. Em ambos constata-se necrose pulpar, o que diferencia ocasionais semelhanças radiográficas de tumores odontogênicos, lesões de células gigantes ou de doenças metastáticas.

Sua terapêutica sempre é iniciada pelo tratamento endodôntico do dente envolvido, seguida pelo tratamento cirúrgico de curetagem direta. A remoção parcial do epitélio cístico pode originar recidiva após meses ou anos.

A remoção do dente, quando escolhida como forma de tratamento, deve sempre se completar com a curetagem do osso periapical.

Quando os cistos são maiores e próximos a estruturas anatômicas importantes, ou quando se deseja minimizar traumatismos cirúrgicos, pode-se pensar em usar a marsupialização como forma terapêutica, sendo fundamental proceder ao exame histopatológico do material removido.

Cisto dentígero

Ocorre pela proliferação do órgão do esmalte do dente em formação, estando sempre relacionado à coroa de um dente não erupcionado.

É o segundo cisto odontogênico mais frequente. Relaciona-se principalmente aos terceiros molares inferiores e caninos superiores. Só apresenta sintoma se infectado e capaz de alcançar um tamanho significativo, por vezes com expansão óssea cortical associada.

A radiografia geralmente apresenta radiotransparência unilocular, associada à coroa de um dente não erupcionado (Figuras 11.2 e 11.3), podendo envolver cavidades naturais existentes, como seios, fossas nasais e órbitas.

O diagnóstico diferencial envolve queratocisto odontogênico, ameloblastoma e outros tumores.

O tratamento convencional consiste na retirada do dente causador e na remoção total do epitélio cístico. Quando há envolvimento de grande parte da mandíbula ou de estruturas anatômicas como o nervo alveolar inferior, uma terapêutica prudente indica a marsupialização e o exame histológico da parede da lesão como primeiro estágio terapêutico.

As complicações decorrentes do não tratamento envolvem, além da fratura patológica, a transformação epitelial do cisto dentígero em ameloblastoma.

Cisto periodontal lateral

O cisto periodontal lateral é raro, porém bem reconhecido, ocorrendo adjacente e lateral à raiz de um dente.

Parece desenvolver-se a partir dos restos da lâmina dentária. Há predileção pela região de pré-molares e caninos inferiores, com predominância para o sexo masculino e em torno da 5ª década de vida.

Histologicamente, parece ter a mesma origem do cisto gengival do adulto.

Em geral é assintomático, bem delimitado radiograficamente em formato de gota. É revestido por epitélio delgado não queratinizado.

Deve-se distinguir o cisto periodontal lateral (que parece adjacente a dentes com vitalidade pulpar positiva) do cisto radicular originado a partir de um canal lateral ou até mesmo de um queratocisto.

A exérese cirúrgica corresponde ao tratamento de eleição, mas deve sempre ter razoável período de observação devido ao problema de recidiva.

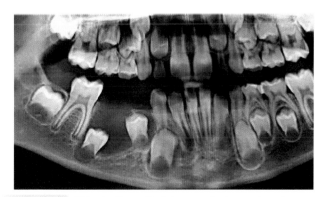

Figura 11.2 Cisto dentígero. Radiotransparência envolvendo a coroa de um dente não erupcionado.

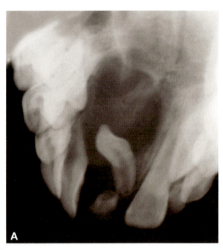 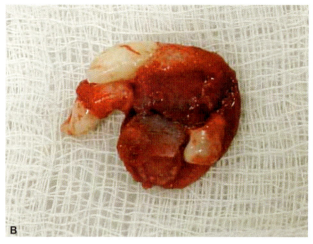

Figura 11.3 Cisto dentígero. **A.** Lesão radiotransparente, unilocular associada a um dente não erupcionado. **B.** Aspecto macroscópico da lesão. Nota-se a associação do cisto ao dente.

Os cistos multiloculares são revestidos por epitélio não queratinizado, apresentando em algumas áreas ninhos de células epiteliais. Este padrão celular é denominado cisto odontogênico botrioide.

O tratamento é cirúrgico e deve ser planejado para excisão total da lesão, pois localmente é muito agressivo. Pela alta taxa de recidiva, é prudente longo período de acompanhamento.

Queratocisto odontogênico

É um cisto com critérios histológicos bem definidos, com alta taxa de recidiva. Por este motivo e também por fatores relevantes (como terem sido encontradas mutações genéticas e moleculares), em 2005 a OMS o classificou como tumor odontogênico queratocístico. Este fato provocou muita discussão no meio científico. Entretanto, em 2017, o queratocisto odontogênico voltou a ser classificado como cisto devido à falta de evidências para classificá-lo como uma neoplasia.

Os queratocistos originam-se a partir de remanescentes da lâmina dentária. Geralmente são benignos, porém agressivos. Apresentam-se em qualquer idade, com maior incidência entre a 2ª e a 3ª década de vida, raramente abaixo dos 10 anos de idade. A mandíbula é invariavelmente mais afetada que a maxila. Sua tendência de crescimento é ocupar os espaços medulares, com pouca expansão óssea (Figura 11.4 A). Radiograficamente, confunde-se muito com o cisto dentígero e com o ameloblastoma, quando este apresenta uma imagem radiolúcida multilocular (Figura 11.4 B).

Histologicamente, o queratocisto apresenta um epitélio escamoso estratificado queratinizado. As células da camada basal encontram-se em paliçada e hipercromáticas (Figura 11.4 C).

A excisão cirúrgica deve seguir-se de curetagem ampla do osso adjacente devido à alta taxa de recidiva apresentada nesse tipo de lesão.

Cisto odontogênico calcificante

É uma lesão odontogênica com comportamento agressivo, descrita pela primeira vez por Gorlin et al. (1962), também conhecida por tumor dentinogênico de células-fantasma. A lesão é insólita, por ter características tanto de cisto quanto de neoplasma sólido. Deriva de remanescentes de epitélio odontogênico localizados na gengiva. Predomina em mulheres jovens com menos de 40 anos de idade, especialmente na 2ª década de

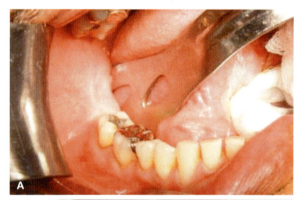
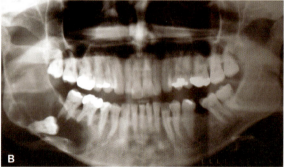
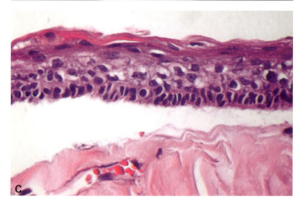

Figura 11.4 Queratocisto. **A.** Aspecto clínico mostrando expansão óssea discreta. **B.** Imagem multilocular envolvendo corpo e ramo ascendente da mandíbula. **C.** Aspecto microscópico revelando destacamento da interface epitélio-tecido conjuntivo e células da camada basal dispostas em paliçada.

vida, e mais de dois terços são observados na maxila. Pode ser uma lesão extraóssea em um quarto dos indivíduos, e as lesões pequenas são as mais comuns.

Radiograficamente se apresenta como uma radiotransparência bem circunscrita e pode conter quantidades variáveis de material calcificado radiopaco.

As células-fantasma são células epiteliais pálidas, eosinófilas, intumescidas, que perderam o núcleo, mas que mostram o contorno das membranas nuclear e celular.

O diagnóstico diferencial inclui cisto dentígero, queratocisto odontogênico e ameloblastoma.

O tratamento corresponde à remoção cirúrgica em virtude da propensão da lesão para crescimento contínuo e recidiva; assim, os pacientes devem ser rigorosamente acompanhados. Para as manifestações extraósseas, a recidiva é mais rara. Existem registros de transformação carcinomatosa.

Em 2005, chegou a ser classificado como tumor odontogênico cístico calcificante e, em 2017, foi reclassificado como cisto odontogênico calcificante por haver pouquíssimas evidências de que tal lesão seja uma neoplasia.

- ## Cistos não odontogênicos

Lesão globulomaxilar

Provavelmente é derivada do epitélio odontogênico localizado entre os incisivos laterais e os caninos superiores, zona de localização da fissura globulomaxilar, região de fusão do processo nasomediano com o maxilar. Quando revistas microscopicamente, as radiotransparências globulomaxilares incluem cistos radiculares, granulomas periapicais, cistos periodontais laterais, queratocistos odontogênicos, cistos odontogênicos calcificantes e mixomas odontogênicos, razão pela qual essa lesão deixou de ser classificada como entidade distinta desde 1992.

Radiograficamente, aparece como uma área radiotransparente que provoca o afastamento das raízes dentárias (imagem de pera invertida).

O tratamento é cirúrgico, e o diagnóstico definitivo é histopatológico.

Cisto nasolabial

O cisto nasolabial consiste em uma lesão que ocorre nos tecidos moles do lábio superior. Também é conhecido como nasoalveolar, por nós considerado termo errôneo, uma vez que não envolve o osso alveolar.

Acredita-se que tenha origem na junção do processo globular com o processo nasal lateral e o processo maxilar.

O cisto nasolabial pode causar tumefação no sulco nasolabial, bem como no assoalho nasal, localizando-se perto da inserção da asa do nariz sobre a maxila (Figura 11.5). Podem ser relatados pelo paciente certo grau de desconforto, elevação da asa do nariz ou obstrução nasal. Há predileção por mulheres em 75% dos casos, principalmente na 5ª década de vida.

Para ser registrado radiograficamente, deve-se fazer uma aspiração prévia do conteúdo cístico, seguida de injeção de contraste, quando então apresenta uma lesão radiopaca. Porém, o diagnóstico é mais clínico que radiológico. Os casos bilaterais são muito raros.

Histologicamente, o cisto nasolabial apresenta um epitélio cilíndrico, às vezes ciliado, com células caliciformes ou pavimentoso estratificado.

O diagnóstico diferencial envolve tumores das glândulas salivares menores e cistos benignos do anexo cutâneo. O tratamento é feito por meio de um acesso intraoral com excisão cirúrgica do cisto, com cuidado para evitar a perfuração da lesão.

Apesar de esta lesão ser classificada até 2005 pela OMS, em sua última edição (2017), apenas o cisto do ducto nasopalatino foi considerado um cisto de desenvolvimento não odontogênico.

Cisto do ducto nasopalatino

Também conhecido como cisto do canal incisivo, localiza-se no canal nasopalatino ou nos tecidos moles do palato (cisto da papila incisiva), no ponto de abertura do canal. A incidência dessa lesão benigna na população varia em torno de 1%.

O desenvolvimento do cisto advém da proliferação no canal incisivo de restos epiteliais dos ductos nasopalatinos embrionários.

O aspecto clínico corresponde a um abaulamento na região anterior da linha média do palato. Há predileção por homens em torno da 5ª década de vida. Geralmente é assintomático, podendo infectar-se ou até fistulizar. É radiotransparente, bem delimitado e provoca a divergência das raízes dos incisivos centrais superiores (Figura 11.6) com vitalidade pulpar (imagem de coração).

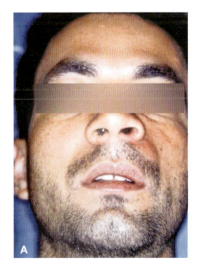 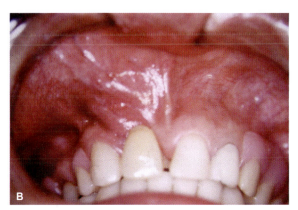

Figura 11.5 Cisto nasolabial. **A.** Tumefação na região do sulco nasolabial, levando à elevação da asa do nariz. **B.** Lesão submucosa com apagamento de fundo de sulco. Diagnóstico diferencial com tumor de glândula salivar menor.

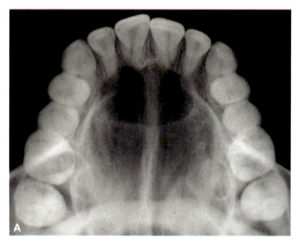
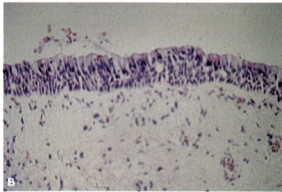

Figura 11.6 Cisto do ducto nasopalatino. **A.** Radiotransparência provocando a divergência entre as raízes dos incisivos centrais. **B.** Revestimento epitelial do tipo pseudoestratificado cilíndrico.

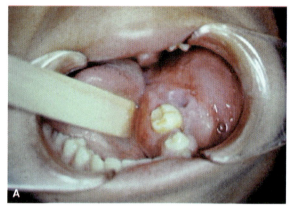
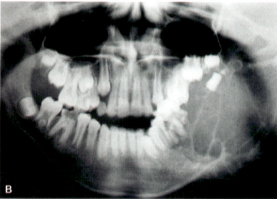

Figura 11.7 Cisto ósseo aneurismático. **A.** Notam-se a expansão das corticais ósseas e o deslocamento dos dentes envolvidos. **B.** Imagem radiolúcida multilocular que acomete corpo, ângulo e ramo ascendente da mandíbula.

Histologicamente, é revestido por um epitélio cilíndrico pseudoestratificado (próximo à fossa nasal) ou pavimentoso estratificado.

O diagnóstico diferencial abrange cistos primordiais, granuloma, cisto radicular e um canal normal ampliado.

O tratamento consiste em ressecção cirúrgica, e as recidivas praticamente não existem.

- ## Lesões ósseas associadas

Cisto ósseo aneurismático

Corresponde a uma lesão pseudocística, pois radiograficamente aparece como uma lesão cística, porém microscopicamente não apresenta epitélio. É uma lesão benigna, solitária do osso, que surge na mandíbula em 40% dos casos de acometimento craniofacial (5% das lesões do esqueleto). Predomina no sexo feminino e em torno da 2ª ou 3ª década da vida.

Ao exame, nota-se abaulamento da mandíbula, que à palpação cede como uma bola de pingue-pongue com discreta crepitação (Figura 11.7 A). É possível haver história de traumatismo que precede o surgimento da lesão.

Radiograficamente é uma lesão osteolítica multilocular. O osso está expandido, com aspecto de favo de mel (Figura 11.7 B). A cortical óssea pode estar destruída com resposta periosteal.

O estroma é de tecido conjuntivo fibroso e contém espaços cavernosos com sangue.

No diagnóstico diferencial incluem-se queratocisto odontogênico, lesão central de células gigantes e fibroma ameloblástico.

O tratamento consiste na curetagem, com alta taxa de recidiva, sendo atualmente complementado com crioterapia.

Cisto ósseo simples

É um espaço vazio intraósseo sem revestimento epitelial, não sendo, assim, um cisto verdadeiro. Sua origem provável é traumática, surgindo um hematoma que, em vez se organizar, decompõe-se, arrecadando uma cavidade óssea vazia. Ocorre com mais frequência em indivíduos jovens, com distribuição igual entre os sexos.

A localização craniofacial mais frequente é na mandíbula, unilateralmente. Raramente provoca expansão das corticais ou dor. Radiograficamente é radiotransparente e bem delimitado e pode apresentar digitações inter-radiculares (Figura 11.8 A e B).

O tratamento consiste na simples descorticação, provocando hemorragia local, que repara o osso com a organização do coágulo, podendo ocorrer resolução espontânea (Figura 11.8 C).

Cisto ósseo estático

É uma lesão assintomática radiológica rara, mais comum em homens. Aparece com uma área radiotransparente bem delimitada, principalmente na região posterior da mandíbula. É descrito como estático por não apresentar crescimento no acompanhamento radiográfico. Sua etiopatogenia ocorre por um processo osteoclástico consequente à pressão exercida pela glândula submandibular sobre a superfície lingual da mandíbula. A tomografia computadorizada tem sido o método auxiliar mais utilizado para diagnóstico.

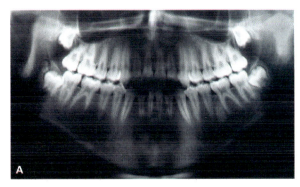
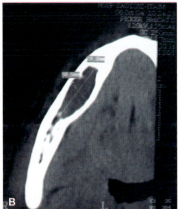
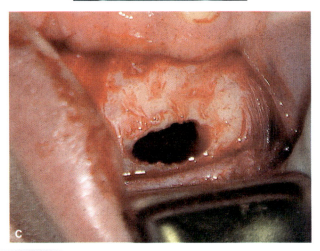

Figura 11.8 Cisto ósseo traumático. **A.** Imagem radiotransparente do corpo de mandíbula. **B.** Corte axial de tomografia computadorizada revelando discreta expansão das corticais ósseas. **C.** Aspecto transoperatório revelando ausência de conteúdo em cavidade óssea.

Defeito osteoporótico focal da medula óssea

Assim como o cisto ósseo estático, é uma lesão rara, mais comum em mulheres e na porção posterior da mandíbula.

Consiste em áreas de radiotransparência focal em meio à medula normal, principalmente no ângulo da mandíbula.

Relaciona osteomielite, cisto ósseo simples e ameloblastoma no diagnóstico diferencial. O diagnóstico e o tratamento são feitos por meio de biopsia incisional.

▶ Tumores odontogênicos

Os tumores odontogênicos são sempre um assunto complexo, pois compreendem diversas lesões de natureza odontogênica que apresentam comportamento autenticamente neoplásico, ao passo que outras são basicamente hamartomas. Neste capítulo serão apresentadas as lesões mais comumente encontradas na clínica, enfatizando-se seus aspectos diagnósticos e terapêuticos mais importantes.

Na literatura já existiram diversos tipos de classificação, alguns com enfoque clínico, outros com ênfase radiográfica. No entanto, a classificação mais aceita é da OMS, de 2017, que organiza as lesões considerando seus aspectos histopatológicos e radiográficos. Deve-se ponderar que, nesta última edição da classificação da OMS, só foram considerados as lesões publicadas nos últimos anos. Basicamente, os tumores odontogênicos são aberrações do processo indutivo da odontogênese; portanto, a aparência microscópica das lesões lembrará sempre momentos diferentes do processo da formação dentária. Relembrando a odontogênese, é importante ressaltar que a formação do órgão dentário é resultado da interação dos tecidos epiteliais da lâmina dentária com o ectomesênquima especializado, originando induções que alteram tanto as células epiteliais quanto as ectomesenquimatosas. Dessa maneira, a classificação da OMS de 2005 agrupava as lesões de acordo com o componente que era predominante ou responsável pela origem da lesão: epitelial sem ectomesênquima odontogênico, epitelial com ectomesênquima odontogênico, com ou sem formação de tecidos duros e tumores de ectomesênquima odontogênico com ou sem epitélio odontogênico. Entretanto, em sua última classificação de 2017 houve uma simplificação, classificando-os apenas como tumores epiteliais, mistos ou mesenquimais (ectomesenquimatosos). A seguir, são apresentados os tumores odontogênicos segundo a classificação da OMS de 2017:

- Tumores epiteliais
    - Ameloblastoma
        * Ameloblastoma do tipo unicístico
        * Ameloblastoma do tipo periférico/extraósseo
        * Ameloblastoma metastizante (maligno)
    - Tumor odontogênico escamoso
    - Tumor odontogênico epitelial calcificante
    - Tumor odontogênico adenomatoide
- Tumores mistos | Epiteliais e mesenquimais
    - Fibroma ameloblástico
    - Tumor odontogênico primordial
    - Odontoma complexo
    - Odontoma composto
    - Tumor dentinogênico de células-fantasma
- Tumores mesenquimais (ectomesenquimatosos)
    - Fibroma odontogênico
    - Mixoma odontogênico | Mixofibroma
    - Cementoblastoma
    - Fibroma cemento-ossificante
- Tumores odontogênicos malignos
    - Carcinoma ameloblástico
    - Carcinoma intraósseo
    - Carcinoma odontogênico esclerosante
    - Carcinoma odontogênico de células claras
    - Carcinoma odontogênico de células-fantasma
    - Carcinossarcoma odontogênico
    - Sarcomas odontogênicos.

A seguir, serão apresentados e discutidos os aspectos mais importantes dos tumores odontogênicos de maior significado clínico na prática diária.

Tumores epiteliais
Ameloblastoma

Sem dúvida é a neoplasia odontogênica mais importante, principalmente por sua incidência e seu significado clínico de agressividade local. Sua frequência é aproximadamente maior do que todos os outros tumores odontogênicos combinados, excetuando-se os odontomas. Sua origem apresenta, ainda, algumas discussões na literatura, embora cada vez mais se aceite que seja a partir do epitélio da lâmina dentária, iniciando-se antes que tenha havido qualquer tipo de indução para a formação de estruturas dentárias. Outras hipóteses para sua origem são menos aceitas atualmente, como a origem do epitélio de alguns cistos odontogênicos, do epitélio da camada basal da mucosa oral, ou do epitélio do órgão do esmalte.

Aspectos clínicos e radiográficos

A forma clássica dos ameloblastomas é a de um padrão sólido ou multicístico que corresponde a 85% dos casos clínicos. Afeta ambos os sexos indistintamente, com grande variação de idades, porém é mais comum de ser diagnosticado a partir da 3ª década de vida, embora em alguns casos possa ser diagnosticado já na 1ª década. No Brasil, não há estudos que revelem predileção racial.

Sua evolução é lenta e assintomática, por isso pequenas lesões só são diagnosticadas por meio de exames radiográficos odontológicos de rotina. Dessa maneira, o mais comum é que se encontrem casos com expansões ósseas, indolores, que afetam a mandíbula em 85% dos casos e os maxilares em 15% (Figura 11.9 A). Na mandíbula, as lesões afetam preferencialmente o corpo e o ramo ascendente, embora a região anterior também possa ser afetada.

Os achados radiográficos mais comuns são lesões radiolúcidas multiloculares que apresentam um aspecto denominado "bolhas de sabão" ou "favo de mel" (Figura 11.9 B). Lesões radiolúcidas uniloculares também podem ser identificadas, principalmente quando pequenas (Figura 11.10 B). Esses aspectos, embora frequentes, não são as formas iniciais de surgimento e tampouco exclusivos dos ameloblastomas, de modo que não devem ser tomados como patognomônicos. A expansão das tábuas ósseas é um achado comum que causa grande afilamento e, por vezes, perfuração das corticais internas e externas dos ossos acometidos. A forma mais infiltrativa das lesões causa pequenas lojas ósseas; no entanto, há variantes denominadas unicísticas, que no padrão radiográfico lembram muito cistos dentígeros ou queratocistos, causando muita dificuldade no processo de diagnóstico diferencial. Nem sempre há reabsorção das raízes dos dentes próximos, mas é um sinal importante na avaliação radiográfica dessas lesões. A relação com dentes retidos, em especial o terceiro molar inferior, é um achado frequente, mas possivelmente ocorre secundariamente ao desenvolvimento tumoral.

Aspectos histopatológicos

Há seis tipos de aspectos histopatológicos descritos como presentes no ameloblastoma, porém os mais comuns são o padrão folicular, que lembra o do folículo dentário, e o plexiforme. As variantes acantomatosa, de células granulares, desmoplásica e basaloide são bem menos frequentes, sendo muitas vezes encontradas associadas aos padrões folicular e plexiforme.

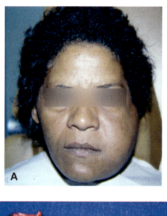
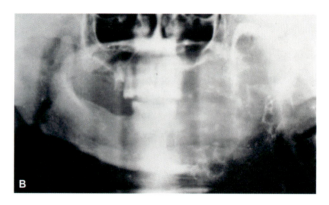
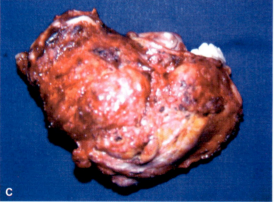
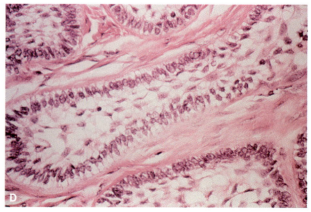

Figura 11.9 Ameloblastoma. **A.** Lesão em corpo e ramo ascendente de mandíbula causando grande deformidade facial. **B.** Aspecto radiográfico comumente observado no ameloblastoma ("bolhas de sabão" ou "favo de mel"). **C.** Ressecção em bloco, terapêutica utilizada nas lesões extensas. **D.** Padrão folicular.

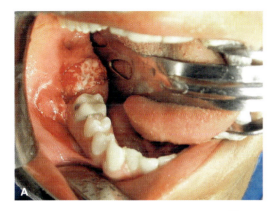
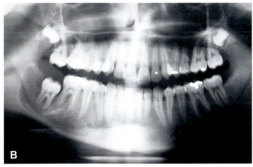
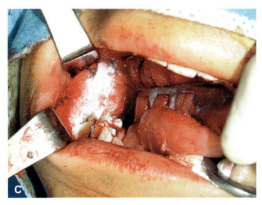

Figura 11.10 Ameloblastoma. **A.** Lesão envolvendo mucosa oral. **B.** Imagem radiolúcida acometendo corpo e ramo ascendente de mandíbula. **C.** Visão intraoperatória após a aplicação de nitrogênio líquido em *spray*.

Os achados histopatológicos basicamente mostram proliferação de células ameloblásticas, dispostas sob a forma de ilhas, brotos e cordões, abrindo espaços císticos comumente. Esses grupos de células dispõem-se de forma a lembrar as estruturas do órgão de esmalte (estrato intermediário e retículo estrelado), mas nunca há depósito de estruturas mineralizadas como o esmalte. No padrão folicular (Figura 11.9 D), a formação de espaços císticos é muito comum, ao passo que no padrão plexiforme as células epiteliais agrupam-se em longos cordões que se anastomosam.

Embora numerosos estudos tentem correlacionar os aspectos histopatológicos com o significado clínico mais ou menos agressivo, ainda não se encontraram evidências dessa relação, o que faz com que os subtipos histológicos não sejam tão importantes quanto o próprio diagnóstico de ameloblastoma.

Tratamento e prognóstico

Neste item está a maior importância da lesão. Abandonado ao seu curso natural, o ameloblastoma invariavelmente evolui para grandes destruições ósseas, com crescimento constante e progressivo que pode causar grandes deformidades funcionais e estéticas aos pacientes. Diversas formas de tratamento já foram aplicadas na literatura, no entanto há um consenso internacional sobre o alto índice de recidiva quando de tratamentos conservadores tais como curetagem, descompressão ou marsupialização. A maneira mais efetiva de tratamento, com menor taxa de recidiva, é a ressecção em bloco, com margem de segurança óssea, fato que, a depender da extensão da lesão primária, causa inúmeras vezes graves mutilações do esqueleto facial (Figura 11.9 C). Outras formas de ampliação da margem de segurança, com preservação de estruturas ósseas marginais, são tentadas por diferentes grupos, sendo a crioterapia a mais destacada e com melhores resultados. Essa técnica baseia-se em ressecção e curetagem de todo o tumor macroscopicamente visível e posterior congelamento do leito ósseo remanescente com nitrogênio líquido na forma de *spray* (Figura 11.10 C). O congelamento é capaz de exterminar as células neoplásicas, preservando estruturas ósseas e limitando a ressecção e a mutilação.

Independentemente da terapêutica utilizada, é muito importante que os casos sejam acompanhados por toda a vida, pois inúmeros relatos revelam recidivas 10, 20 ou mesmo 30 anos após o tratamento inicial. Muitas vezes, essas recidivas comportam-se de formas mais agressivas ou afetam estruturas anatômicas mais difíceis de serem abordadas cirurgicamente. Há um número muito pequeno de casos relatados de metástases, que são preferencialmente pulmonares, por isso se discute se são realmente metástases ou consequência de inoculação tumoral por aspiração. O ameloblastoma maligno, como entidade, é muito discutido na literatura, havendo muita controvérsia sobre a sua ocorrência.

Tumor odontogênico adenomatoide

Muitos autores ainda classificam essa lesão como de origem epitelial; no entanto, como diversas vezes há associação da lesão com a formação de estruturas mineralizadas, a sua histogênese ainda é incerta, sendo classificada em anos anteriores como lesão epitelial com ectomesênquima odontogênico, com ou sem formação de tecidos duros.

Aspectos clínicos e radiográficos

A incidência varia entre 3 e 7% dos tumores odontogênicos, afetando preferencialmente os jovens nas duas primeiras décadas de vida, com predileção pelo sexo feminino (2:1). A maioria das lesões afeta a maxila (2:1) e é de pequenas dimensões, não ultrapassando poucos centímetros. As lesões de maiores dimensões são excepcionalmente raras, e nessas situações sempre causarão dificuldades no diagnóstico diferencial com ameloblastomas. Mais de 70% das lesões são bem delimitadas e exibem um padrão radiolúcido circunscrito por um halo esclerótico reacional. A descoberta por exames radiográficos de rotina é a forma mais comum de identificação, uma vez que raramente causam deformidade ou desconforto, exceto nas raras lesões expansivas (Figura 11.11 A). O diagnóstico diferencial sempre inclui formas de cistos dentígeros, ou mesmo de origem inflamatória, como o radicular. Nas situações em que haja formação de estruturas calcificadas como "flocos de neve", a diferenciação com cistos torna-se mais fácil (ver Figura 11.11 B).

Aspectos histopatológicos

Microscopicamente, a lesão exibe proliferação de ilhas de células epiteliais que formam estruturas semelhantes a ductos

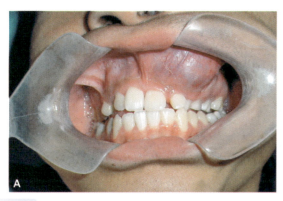
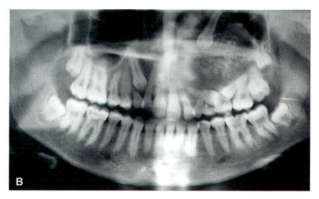

Figura 11.11 Tumor odontogênico adenomatoide. **A.** Lesão extensa provocando expansão de cortical óssea em região anterior de maxila. **B.** Tumor odontogênico adenomatoide. Imagem mista envolvendo canino incluso. Nota-se a presença de material radiopaco calcificado no interior da lesão.

glandulares, fato que justifica a denominação "adenomatoide". Essas células que caracterizam tais estruturas são provavelmente "pré-ameloblastos", sendo as responsáveis pela secreção das porções mineralizadas do tumor. Esse tumor geralmente é circunscrito por uma cápsula fibrosa espessa, fato que torna seu tratamento muito menos agressivo do que o de ameloblastoma.

Tratamento e prognóstico
A enucleação simples resolve todos os casos, mesmo aqueles com crescimento mais expansivo do que a maioria. Recidivas são raras.

Tumores mistos

Fibroma ameloblástico
Essa lesão é caracterizada por uma neoplasia mista real, em que tanto o epitélio quanto o mesênquima apresentam comportamento neoplásico. Sua ocorrência é rara, embora muitos autores considerem que odontomas sejam estágios maduros dessa neoplasia.

Aspectos clínicos e radiográficos
A ocorrência é muito maior na 1ª ou 2ª década de vida, embora alguns casos ocorram em indivíduos de meia-idade. Afeta ambos os sexos e não há predileção por raça. As lesões de pequenas dimensões são assintomáticas, e lesões maiores geralmente causam deformidades ósseas (Figura 11.12 A). A porção posterior da mandíbula é mais afetada em 70% dos casos.

Radiograficamente, exibem lesões uni ou multiloculares, radiolúcidas, com limites precisos e com sinal de esclerose óssea nas margens da lesão (Figura 11.12 B). É muito comum haver dentes inclusos.

Aspectos histopatológicos
É caracterizado microscopicamente por proliferação de mesênquima semelhante à papila dentária, de permeio a proliferação de epitélio ameloblástico (Figura 11.13), disposto sob a forma de cordões e ilhas celulares. O mesênquima é composto por células ovoides e estreladas, dispersas em matriz frouxa. O epitélio raramente abre espaços císticos, à semelhança dos ameloblastomas.

Tratamento e prognóstico
Comparativamente ao ameloblastoma, seu tratamento é muito menos agressivo, e uma curetagem efetiva consegue controle absoluto na maioria dos casos. Recidivas são raras e frequentemente associadas a um tratamento incompleto ou a um padrão mais agressivo da lesão. O fibrossarcoma ameloblástico é uma lesão muito rara e, no entanto, 50% de sua ocorrência está relacionada a casos de fibroma ameloblástico recidivante (Figura 11.14).

Fibrodontoma ameloblástico
É uma lesão descrita pelos autores como um fibroma ameloblástico que também apresenta partes de esmalte e dentina. Desse modo, poderia ser considerado um estágio avançado da lesão

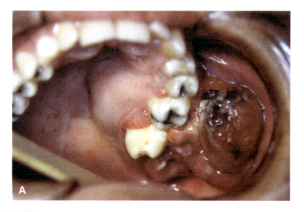
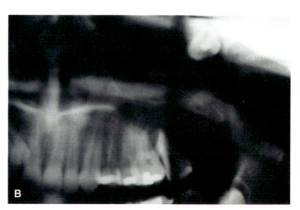

Figura 11.12 Fibroma ameloblástico. **A.** Padrão mais agressivo mostrando o comprometimento da mucosa. **B.** Imagem radiolúcida pouco delimitada provocando o deslocamento do dente 28.

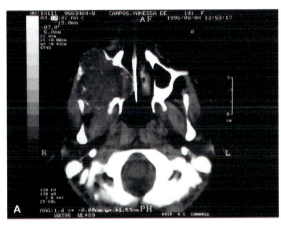 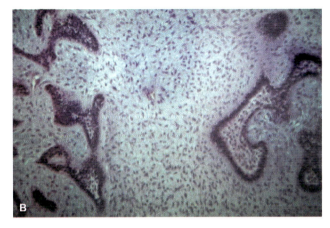

Figura 11.13 Fibroma ameloblástico. **A.** Corte axial de tomografia computadorizada revelando lesão extensa que compromete o seio maxilar e a fossa nasal. **B.** Proliferação mesenquimal semelhante à papila dentária contendo ilhas de epitélio odontogênico.

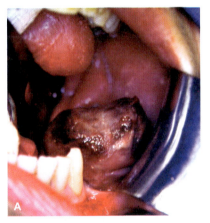 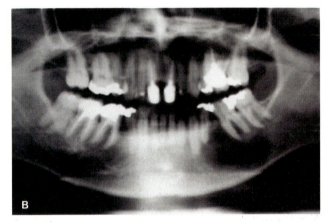

Figura 11.14 Fibrossarcoma ameloblástico. **A.** Lesão extensa e de rápido crescimento comprometendo a mucosa oral. **B.** Imagem radiolúcida multilocular de limites imprecisos envolvendo o corpo de mandíbula.

citada, embora a faixa etária afetada pelo fibrodontoma seja a 1ª década de vida. Por isso, ainda há muita dúvida sobre essa possibilidade de maturação neoplásica. Outros autores tendem a considerá-la como um estágio anterior da evolução de um odontoma, não a separando como entidade distinta. Entretanto, na classificação da OMS de 2017, o fibrodontoma ameloblástico foi considerado uma variante entre o fibroma ameloblástico e o odontoma, ficando evidente que há uma considerável discussão sobre a natureza dessas lesões.

Aspectos clínicos e radiográficos
A lesão é encontrada quase exclusivamente em crianças na 1ª década de vida, frequentemente como achado de radiografia realizada para a identificação de causas para o atraso na erupção dentária. Não há predileção por sexo, raça ou localização nos ossos maxilares. O aspecto radiográfico exibe uma lesão radiolúcida unilocular, bem delimitada, com variável quantidade de conteúdo calcificado, que lembra a forma e a densidade de estruturas dentárias (Figura 11.15).

Aspectos histopatológicos
O aspecto histopatológico da lesão é idêntico ao do fibroma ameloblástico no seu componente de tecidos moles, exibindo também massas calcificadas dispersas pela matriz celular. Essas massas são focos de estruturas semelhantes a esmalte e dentina, podendo ter formas que lembram dentes.

Tratamento e prognóstico
A remoção cirúrgica com uma simples e delicada curetagem revolve totalmente a lesão, com uma taxa de recidiva mínima, uma vez que há claramente um plano de clivagem em relação ao tecido ósseo marginal. O prognóstico é excelente, e a relação com o fibrossarcoma ameloblástico é bastante rara.

Tumor odontogênico primordial
Descrita pela primeira vez em 2014, essa lesão foi incorporada na classificação da OMS em 2017 após sete relatos na literatura.

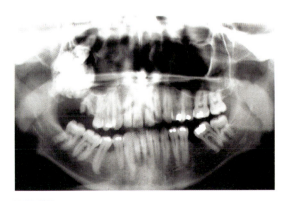

Figura 11.15 Fibrodontoma ameloblástico. Imagem predominantemente radiopaca e bem delimitada em região posterior de maxila.

Até então, acredita-se que esta lesão fosse classificada como fibroma odontogênico. As duas lesões são similares em sua arquitetura histopatológica, mas se diferenciam na imuno-histoquímica e nas características clínicas.

Aspectos clínicos e radiográficos
Até o momento, sete casos da literatura descrevem que o tumor odontogênico primordial acomete predominantemente a região mandibular de crianças e adolescentes. A lesão se apresenta como uma radiolucência pericoronal bem circunscrita.

Aspectos histopatológicos
Histologicamente o tumor caracteriza-se pela presença de um tecido conjuntivo fibroso imaturo circundado por epitélio cúbico a colunar semelhante ao retículo estrelado do órgão do esmalte.

Tratamento e prognóstico
Nos casos relatados, a abordagem foi cirúrgica conservadora, e não foram observadas recidivas. Com relação ao fibroma odontogênico, o tumor odontogênico primordial apresenta menor agressividade e também melhor prognóstico.

Odontoma
São os mais frequentes tumores odontogênicos, muito embora atualmente sejam considerados hamartomas. Quando completamente desenvolvidos, são apresentados por massas de tecido calcificado, exibindo todas as estruturas que compõem um dente, daí as relações já feitas com o fibroma ameloblástico e o fibrodontoma ameloblástico. De acordo com a apresentação das estruturas calcificadas, são divididos em complexos e compostos. O odontoma complexo exibe massas calcificadas de forma amorfa e desarranjada, e o odontoma composto forma inúmeras estruturas semelhantes a dentes, denominadas dentículos.

Aspectos clínicos e radiográficos
Em sua maioria as lesões são diagnosticadas nas primeiras duas décadas de vida, em exames de rotina, sem que tenham sido percebidas pelos pacientes. O atraso na erupção dentária é uma causa desses exames complementares, sendo decorrente da presença do odontoma, que impede a movimentação eruptiva do dente associado (Figura 11.16 A). As dimensões da lesão geralmente são pequenas; no entanto, em algumas situações, grandes massas calcificadas podem causar expansões ósseas discretas. A imagem radiográfica mais frequente é a de estruturas radiopacas bem delimitadas por um halo esclerótico fino. Na forma complexa, não se podem observar dentículos, e na forma composta estes são facilmente identificados nas radiografias (Figuras 11.16 B e 11.17).

Aspectos histopatológicos
Microscopicamente, exibem múltiplas estruturas calcificadas que mostram todos os tecidos dentários, sob a forma de dentes ou não. Estrutura semelhante à polpa também é encontrada.

Tratamento e prognóstico
O tratamento é a ressecção de massas calcificadas, que, por não possuírem potencial neoplásico, não apresentam tendência à recidiva.

• Tumores mesenquimais
Mixoma odontogênico
Alguns autores consideram que possa haver dois tipos de mixoma, alguns de origem odontogênica e outros de origem óssea. No entanto, o consenso atual é de que não existem mixomas fora do esqueleto gnático, de forma que todos os mixomas seriam de origem odontogênica a partir do mesênquima da papila dentária.

Aspectos clínicos e radiográficos
Os mixomas são mais comuns em adultos jovens, porém podem ocorrer em várias faixas etárias. Não há predileção por sexo ou raça, com discreta maior frequência na mandíbula.

Iniciam-se com massas assintomáticas e podem chegar a grandes deformidades. O crescimento é lento, mas em alguns casos há relatos de evolução rápida após certo período de latência.

Os aspectos radiográficos são característicos, embora não patognomônicos. Geralmente, são áreas radiolúcidas extensas, mal delimitadas, com margens irregulares e aspecto infiltrativo (Figura 11.18 A). Pequenas trabéculas de tecido ósseo costumeiramente estão entre a área radiolúcida, característica marcante e decorrente do conteúdo gelatinoso da lesão. Algumas vezes, o aspecto radiográfico pode ser muito parecido com o dos ameloblastomas, no padrão denominado "bolhas de sabão".

Aspectos histopatológicos
O aspecto gelatinoso encontrado no transcirúrgico é constatado no exame microscópico, sendo consequência da grande

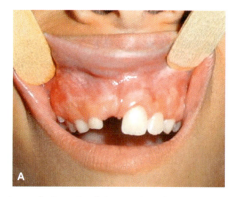
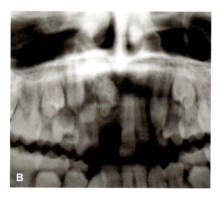

Figura 11.16 Odontoma. **A.** Aspecto clínico mostrando apenas o atraso na erupção dos dentes permanentes. **B.** Imagem radiopaca circundada por um halo radiolúcido impedindo a erupção dos dentes 11 e 12.

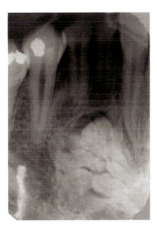

Figura 11.17 Odontoma. Imagem radiopaca semelhante a dentículos (odontoma composto).

quantidade de células fusiformes e alongadas, dispersas em matriz de colágeno frouxa (Figura 11.18 B). Epitélio odontogênico inativo é encontrado eventualmente. Algumas formas de mixoma apresentam maior quantidade de fibras colágenas, sendo denominados fibromixomas, embora não haja significado clínico nesse achado microscópico. O diagnóstico diferencial microscópico inclui outros tumores mixoides, fato que reforça a importância do somatório de observações clínicas, radiográficas e microscópicas.

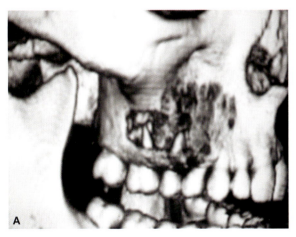

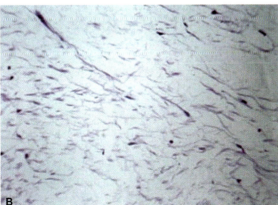

Figura 11.18 Mixoma. **A.** Tomografia computadorizada mostrando aspecto infiltrativo com limites imprecisos. **B.** Células fusiformes e alongadas, dispersas em matriz de colágeno frouxa.

Tratamento e prognóstico

É uma lesão com alta taxa de recidiva, pois curetagens simples normalmente deixam tumor remanescente em função do conteúdo gelatinoso da lesão. Lesões maiores devem ser tratadas com margem de segurança, devido ao risco de altas taxas de recidiva. A despeito da recidiva, o prognóstico é bom e não há relatos de transformação maligna ou metástases.

Cementoblastoma

O cementoblastoma faz parte de um grupo de lesões de origem do cemento dentário, que incluem a displasia cementária em suas diferentes formas e o fibroma cemento-ossificante. As displasias cementárias não são neoplasias autênticas e, por isso, não estão incluídas neste capítulo. Em 2005 o fibroma cemento-ossificante era aceito pela OMS como uma neoplasia de origem nos tecidos ósseos e, portanto, classificado no grupo das lesões ósseas associadas. Atualmente, porém, o fibroma cemento-ossificante é considerado uma lesão neoplásica de origem odontogênica por originar-se no ligamento periodontal e ter localização no osso mandibular.

Aspectos clínicos e radiográficos

A maioria dos cementoblastomas ocorre na região mandibular, associada à raiz dos molares. São lesões de crescimento lento, que afetam indivíduos na 3ª década de vida, sem predileção por sexo ou raça. Dor muito discreta pode estar associada à lesão, que em algumas vezes pode causar pequena deformidade da cortical óssea. Os aspectos radiográficos são distintos e patognomônicos e caracterizados por massa calcificada, circular, intimamente associada e aderida à raiz dentária (Figura 11.19). O dente mais afetado é o primeiro molar inferior. Ao redor da massa calcificada, é frequente observar uma delicada linha radiolúcida que delimita o contorno da lesão.

Aspectos histopatológicos

A massa de tecido calcificado é composta por material mineralizado espesso, sob a forma de trabéculas irregulares. O diagnóstico diferencial microscópico mais importante e difícil é com os osteoblastomas, que devem ser consideradas lesões próximas. A relação com a raiz dentária, que é fator preponderante para definição do diagnóstico de cementoblastoma, eventualmente poderia ocorrer secundariamente ao crescimento progressivo de um osteoblastoma.

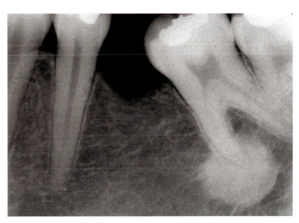

Figura 11.19 Cementoblastoma. Imagem radiopaca, circunscrita e aderida à raiz dentária.

Tratamento e prognóstico

O tratamento usual é a ressecção da massa com exodontia, embora a ressecção da raiz possa ser realizada para a manutenção do dente. O prognóstico é excelente, e recidivas não são descritas quando a lesão é totalmente removida. Havendo remanescente tumoral após a ressecção, este poderá voltar a desenvolver-se.

▶ Considerações finais

Os Quadros 11.1 e 11.2 apresentam o resumo comparativo dos cistos e tumores discutidos neste capítulo.

Quadro 11.1 • Resumo comparativo dos cistos odontogênicos, não odontogênicos e pseudocistos.

Lesão	Características clínicas	Características radiográficas	Diagnóstico diferencial	Tratamento
Cisto radicular	Lesão assintomática; em lesões extensas pode gerar abaulamento ósseo. Apresenta necrose pulpar do dente envolvido	Imagem radiolúcida bem delimitada ao redor do ápice radicular	Granuloma periapical	Tratamento endodôntico do dente envolvido e curetagem da lesão cística
Cisto dentígero	Lesão assintomática e expansiva. Mais comum na 2ª e 3ª década de vida e na região do terceiro molar inferior	Imagem radiolúcida envolvendo a coroa de um dente não erupcionado	Queratocisto; ameloblastoma	Enucleação cística ou marsupialização (lesões extensas)
Cisto periodontal lateral	Lesão assintomática detectada em exame radiográfico de rotina. Mais comum na região de incisivo lateral, canino e pré-molar	Imagem radiolúcida circunscrita localizada lateralmente à raiz de um dente com vitalidade pulpar	Cisto radicular; queratocisto	Curetagem
Queratocisto odontogênico	Mais comum na 2ª e 3ª década de vida e na região posterior da mandíbula. Lesões extensas podem gerar desconforto local	Imagem radiolúcida uni ou multilocular	Cisto dentígero; ameloblastoma; fibroma ameloblástico	Curetagem ampla (maior risco de recidiva)
Cisto odontogênico calcificante	Mais comum na 2ª década de vida, no sexo feminino e na maxila	Imagem radiolúcida, podendo conter material radiopaco calcificado	Cisto dentígero; queratocisto; ameloblastoma; tumor odontogênico adenomatoide	Remoção cirúrgica
Lesão globulomaxilar	Lesão localizada na região entre o incisivo lateral superior e o canino superior	Imagem radiolúcida bem delimitada (pera invertida)	Cisto radicular; queratocisto	Enucleação cirúrgica
Cisto nasolabial	Lesão de tecido mole com elevação da asa do nariz	Imagem pouco evidente, sendo registrada mediante injeção com contraste	Neoplasias de glândulas salivares; cistos do anexo cutâneo	Exérese da lesão
Cisto do ducto nasopalatino	Lesão localizada na porção anterior da maxila, geralmente assintomática	Imagem radiolúcida bem delimitada, provocando a divergência das raízes dos incisivos centrais (forma de coração)	Cisto radicular; canal nasopalatino ampliado	Enucleação cirúrgica
Cisto ósseo aneurismático	Incidência maior na 2ª década de vida. Expansiva, podendo apresentar dor, e mais comum nas regiões posteriores da mandíbula e da maxila	Imagem radiolúcida uni ou multilocular com margens pouco definidas	Queratocisto; lesão central de células gigantes; ameloblastoma; mixoma; hemangioma	Curetagem associada à crioterapia
Cisto ósseo simples	Assintomática, podendo apresentar discreto abaulamento ósseo. Mais comum em indivíduos jovens e na mandíbula	Imagem radiolúcida bem delimitada, contornando os ápices radiculares	Cisto radicular; cisto ósseo estático	Curetagem
Cisto ósseo estático	Lesão assintomática detectada em exame radiográfico de rotina	Imagem radiolúcida bem delimitada, localizada na região posterior da mandíbula	Cisto residual	Não requer tratamento, apenas controle radiográfico
Defeito osteoporótico focal da medula óssea	Lesão assintomática detectada em exame radiográfico de rotina	Radiotransparência do trabeculado ósseo	Ameloblastoma; cisto ósseo traumático; osteomielite	Não requer tratamento após diagnóstico realizado por biopsia incisional

Quadro 11.2 • Resumo comparativo dos tumores odontogênicos.

Lesão	Características clínicas	Características radiográficas	Diagnóstico diferencial	Tratamento
Ameloblastoma	Crescimento lento e assintomático, podendo levar a grandes deformidades faciais. Maior incidência na 3ª década de vida e na mandíbula	Imagem radiolúcida multilocular (favos de mel ou bolhas de sabão)	Queratocisto; mixoma; fibroma ameloblástico; lesão central de células gigantes	Ressecção com margem de segurança/curetagem associada à radioterapia
Tumor odontogênico adenomatoide	Lesões de pequeno diâmetro, sendo mais frequentes na 1ª e 2ª década de vida, no sexo feminino e na maxila	Imagem radiolúcida unilocular associada a material radiopaco calcificado e dente incluso	Cisto dentígero; cisto odontogênico epitelial calcificante	Curetagem
Fibroma ameloblástico	Mais frequente na 1ª e 2ª década de vida e na mandíbula. Seu crescimento pode levar a grandes deformidades faciais	Imagem radiolúcida uni ou multilocular bem delimitada	Queratocisto; ameloblastoma; lesão central de células gigantes	Curetagem
Fibrodontoma ameloblástico	Lesão assintomática detectada em exame radiográfico de rotina e na 1ª década de vida	Imagem radiolúcida apresentando estruturas radiopacas semelhantes a dentes	Odontoma; tumor odontogênico adenomatoide; cisto odontogênico calcificante	Curetagem
Tumor odontogênico primordial	Apresenta maior frequência em crianças e adolescentes jovens e acomete mais a mandíbula	Radiolucência pericoronal bem circunscrita	Cisto dentígero	Cirúrgico conservador
Odontoma	Apresenta maior frequência em pacientes jovens	Imagem radiopaca bem delimitada por um fino halo esclerótico. O material calcificado pode ser semelhante a dentículos ou não	Osteoma; displasia cementária periapical; cementoblastoma	Ressecção cirúrgica
Mixoma	Lesão assintomática de crescimento lento, podendo levar a grandes deformidades faciais	Imagem radiolúcida multilocular	Queratocisto; ameloblastoma	Ressecção com margem de segurança/curetagem associada à radioterapia
Cementoblastoma	Maior incidência na 3ª década de vida, na região de molares inferiores. Pode apresentar discreto abaulamento cortical e sintomatologia dolorosa	Imagem radiopaca circunscrita associada à raiz do dente envolvido	Osteoblastoma	Ressecção associada à exodontia

▶ Bibliografia

Adeel M, Rajput MSA, Arain AA et al. Ameloblastoma: management and outcome. Cureus. 2018; 10(10):3437.

Almazyad A, Li CC, Tapia ROC et al. Primordial odontogenic tumour: report of two cases. Rev Histopathol. 2018; 10(1):134-41.

Ando T, Shrestha M, Nakamoto T et al. A case of primordial odontogenic tumor: a new entity in the latest WHO classification (2017). Rev Pathol Int. 2017; 67:365-9.

Aoki EM, Abdala-Júnior R, Nagano CP et al. Simple bone cyst mimicking Stafne bone defect. J Craniofac Surg. 2018; 29(6):570-51.

Barnes L, Everson JW, Reichard P et al. (Eds.). World Health Organization classification of tumours: pathology and genetics, head and neck tumours. Lyon: IARC Press; 2005. pp. 283-327.

Becconsall-Ryan K, Tong D, Love RM. Radiolucent inflammatory jaw lesions: a twenty-year analysis. Int Endod J. 2010; 43(10):859-65.

Bilodeau EA, Collins BM. Odontogenic cysts and neoplasms. Surg Pathol Clin. 2017; 10(1):177-222.

Chang H, Precious DS, Shimizu MS. Ameloblastic fibro-odontoma: a case report. J Can Dental Assoc. 2002; 68(4):243-6.

Chrcanovic BR, Gomez RS. Adenomatoid odontogenic tumor: an updated analysis of the cases reported in the literature. J Oral Pathol Med. 2019; 48(1):10-6.

Curi MM, Dib LL, Pinto DS. Management of solid ameloblastoma of the jaws with liquid nitrogen spray cryosurgery. Oral Surg Oral Med Oral Pathol Oral Radiol Endod. 1997; 84(4):339-44.

El-Naggar AK, Chan JKC, Grandis JR et al. (Eds.). WHO classification of tumours of the head and neck. 4. ed. Lyon: IARC Press; 2017. pp. 261-73.

Flores IL, Hamilton ME, Zanchin-Baldissera E et al. Simple and aneurysmal bone cyst: aspects of jaw pseudocysts based on an experience of Brazilian pathology service during 53 years. Med Oral Patol Oral Cir Bucal. 2017; 22(1):64-9.

Gorlin RJ, Pindborg JJ, Clausen FP et al. The calcifying odontogenic cyst-a possible analogue of the cutaneous calcifying epithelioma of Malherbe. An analysis of fifteen cases. Oral Surg Oral Med Oral Pathol. 1962; 15:1235-43.

Huang G, Moore L, Logan RM et al. Histological analysis of 41 dentigerous cysts in a paediatric population. J Oral Pathol Med. 2019; 48(1):74-8.

Kourda-Boujemâa J, Farah-Klibi F, Rammeh S et al. Odontogenic myxoma: about four cases and review of the literature. Ann Pathol. 2010; 30(3):168-75.

Kreppel M, Zöller J. Ameloblastoma: clinical, radiological, and therapeutic findings. Oral Dis. 2018; 24:63-6.

Myoung H, Hong SP, Hong SD et al. Odontogenic keratocyst: review of 256 cases for recurrence and clinicopathologic parameters. Oral Surg Oral Med Oral Pathol Oral Radiol Endod. 2001; 91(3):328-33.

Navas RA, Reyes RL, Mosqueda-Taylor A et al. Cementoma gigantiforme, presentación de un caso y revisión de la literatura. Rev Odontol Mex. 2010; 14(2):130-4.

Okada H, Yamamoto H, Tilakaratne WM. Odontogenic tumors in Sri Lanka: analysis of 226 cases. J Oral Maxillofac Surg. 2007; 65(5):875-82.

Park JC, Yang JH, Jo SY et al. Giant complex odontoma in the posterior mandible: a case report and literature review. Imaging Sci Dent. 2018; 48(4):289-93.

Philipsen HP, Reichart PA. Classification of odontogenic tumors. A historical review. J Oral Pathol Med. 2006; 35:525-9.

Sheikh AB, Chin OY, Fang CH et al. Nasolabial cysts: a systematic review of 311 cases. Laryngoscope. 2016; 126(1):60-6.

Slater LJ, Eftimie LF, Herford AS. Primordial odontogenic tumor: report of a case. J Oral Maxillofac Surg. 2016; 74:547-51.

Speight PM, Takata T. New tumour entities in the 4th edition of the World Health Organization Classification of Head and Neck tumours: odontogenic and maxillofacial bone tumours. Rev Virchows Arch Springer. 2017; 17(3):428-36.

Thompson LDR. Update from the 4th edition of the World Health Organization classification of head and neck tumours: tumours of the ear. Head And Neck Pathol. 2017; 17:790-5.

Tolentino ES. Nova classificação da OMS para tumores odontogênicos: o que mudou? RFO. 2018; 23(1):119-23.

Wright JM, Vered M. Update from the 4th edition of the World Health Organization classification of head and neck tumours: odontogenic and maxillofacial bone tumors. Head and Neck Pathol. 2017; 11:68-77.

Capítulo 12

Osteonecrose dos Maxilares Associada a Medicamentos

Carlos Eduardo Xavier dos Santos Ribeiro da Silva e André Carvalho Rodriguez

▶ Introdução

Em 2003 Marx fez uma das primeiras publicações relacionando a utilização dos bisfosfonatos a necroses ósseas dos maxilares e a denominou osteonecrose dos maxilares associada a bifosfonatos (BRONJ; do inglês, *bisphosphonate-related osteonecrosis of the jaws*). Desde então, inúmeros artigos apresentam esta "nova" doença com todas as suas características, etiopatogenia, classificações, possibilidade de diversos tratamentos e prognóstico dos pacientes.

Em 2014, a American Association of Oral and Maxillofacial Surgeons (AAOMS) publicou um consenso com a alteração da nomenclatura para osteonecrose dos maxilares associada a medicamentos (MRONJ; do inglês, *medication-related osteonecrosis of the jaws*), já que havia relatos de que outros medicamentos antirreabsortivos, e não exclusivamente os bisfosfonatos, poderiam provocar necroses ósseas dos maxilares, destacando-se o denosumabe. Atualmente a nomenclatura aceita internacionalmente é a MRONJ.

Ela é definida como uma área de osso exposto na região maxilofacial que não sofre reparação em um intervalo de 8 semanas em paciente que esteja usando ou tenha usado medicação antirreabsortiva e que não tenha sofrido radioterapia na região da cabeça e do pescoço.

▶ Medicamentos antirreabsortivos e osteonecrose

Os antirreabsortivos ósseos têm diversas indicações, destacando-se tratamento e/ou prevenção de osteoporose, mieloma múltiplo, metástases ósseas de neoplasias malignas e doenças que afetem o metabolismo ósseo normal, como a doença de Paget, por exemplo.

O primeiro dos bisfosfonatos aprovado pela Food and Drug Administration (FDA), o órgão que regulamenta os medicamentos nos EUA, foi o etidronato dissódico em 1977; após este, diversos outros com potências cada vez maiores foram aprovados para utilização, como o pamidronato dissódico em 1991, o alendronato de sódio em 1995, o ácido zoledrônico em 2001, o ibandronato de sódio em 2003 e o risedronato sódico em 2005.

Todos esses medicamentos têm atuação muito semelhante cujo objetivo final é impedir ou minimizar a atuação dos osteoclastos que promovem a reabsorção óssea. Atuam inibindo a diferenciação de células que dariam origem ao osteoclasto maduro, como o precursor do osteoclasto, o osteoclasto mononuclear diferenciado ou o osteoclasto multinuclear quiescente. Além disso, têm a capacidade de levar osteoclastos maduros à apoptose e atuam impedindo a angiogênese no interior do tecido ósseo maduro.

Como efeitos colaterais dessa classe de medicamentos, além das necroses ósseas dos maxilares, podem-se citar distúrbios do sistema digestório (como gastrite e úlceras pépticas) em cerca de 10% dos pacientes, fraturas atípicas de fêmur, dores musculoesqueléticas, câncer de esôfago, alterações renais, hipocalcemia, entre outros.

A utilização dos antirreabsortivos é muito importante, pois produz melhora significativa na qualidade de vida dos pacientes com dores ósseas, além de incrementar consideravelmente a sobrevida de pacientes com metástases ósseas. Porém, é necessário adequar as prescrições e avaliar o risco-benefício de sua utilização em pacientes com osteopenia, por exemplo. São prescritos cerca de 190 milhões de tratamentos com bisfosfonatos orais e cerca de 2,5 milhões de tratamentos com bisfosfonatos injetáveis por ano no mundo.

Cerca de 0,1% dos usuários de bisfosfonatos orais e 8 a 20% dos usuários de bisfosfonatos injetáveis desenvolvem a osteonecrose dos maxilares, segundo a literatura. O denosumabe produz osteonecrose dos maxilares em cerca de 15% de seus usuários. É importante ressaltar que a ocorrência das osteonecroses dos maxilares depende de diversos fatores como, por exemplo, a via de administração (oral ou injetável) e o tempo de utilização do medicamento antirreabsortivo (Figuras 12.1 e 12.2), as comorbidades sistêmicas (câncer, uso crônico de corticosteroides etc.), a ocorrência de traumatismos cirúrgicos na cavidade oral (exodontias e implantes osteointegrados) e até mesmo a condição de saúde bucal.

▶ Manifestações clínicas

Na cavidade oral a região de maior prevalência das osteonecroses é a região posterior da mandíbula, em áreas que sofreram procedimentos cirúrgicos invasivos, como instalação de implantes ou exodontias (Figuras 12.3 e 12.4).

Capítulo 12 | Osteonecrose dos Maxilares Associada a Medicamentos 219

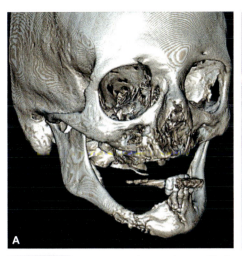 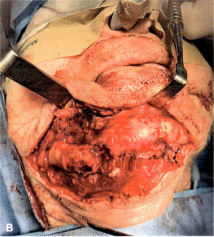 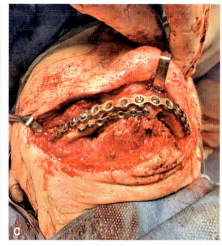

Figura 12.1 Fratura patológica da mandíbula por uso de alendronato de sódio durante 6 anos. Reconstrução 3D (**A**), aspecto clínico (**B**) e fixação (**C**) da fratura.

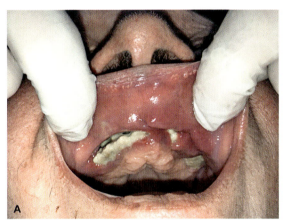 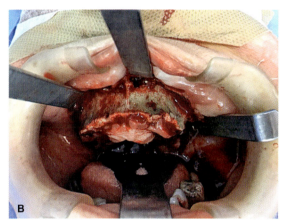

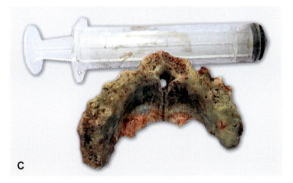

Figura 12.2 Necrose total de maxila por uso de alendronato de sódio durante 8 anos. **A.** Aspecto clínico da necrose. **B.** Transcirúrgico com osso desvitalizado. **C.** Maxila completamente removida.

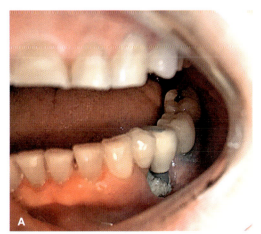 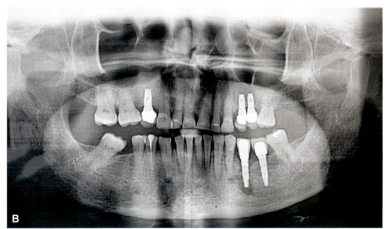

Figura 12.3 Osteonecrose associada a implante colocado 3 anos antes do início da medicação com risedronato sódico. **A.** Osteonecrose perimplantar. **B.** Panorâmica com osteonecrose no implante do 45.

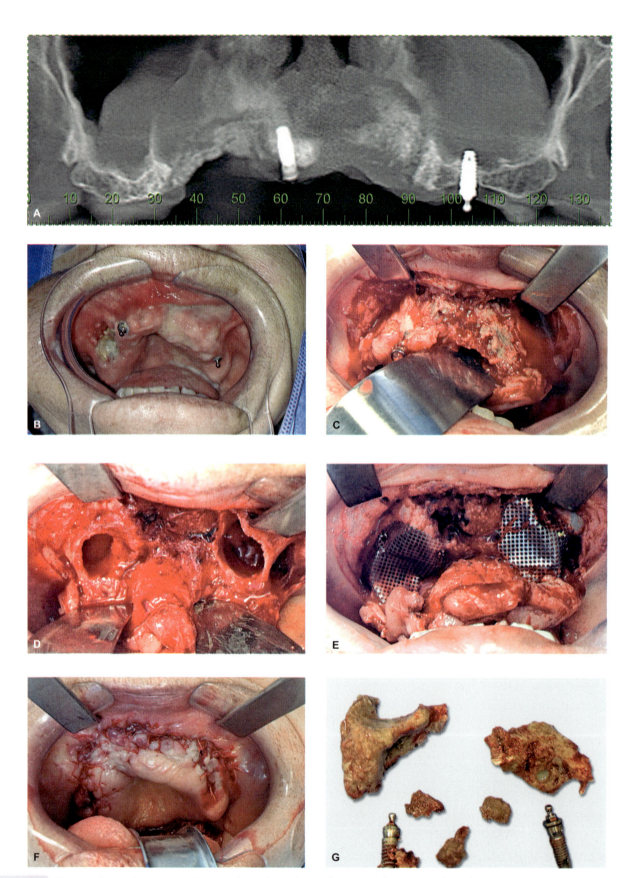

Figura 12.4 Necrose de maxila 6 meses após a instalação de implantes. **A.** Tomografia computadorizada com erosão óssea e sinusopatia bilateral. **B.** Secreção purulenta e exposição óssea. **C.** Transcirúrgico com osso necrótico. **D.** Comunicação bucossinusal bilateral. **E.** Fechamento da comunicação com tela de titânio. **F.** Fechamento com pontos contínuos. **G.** Osso necrótico e implantes removidos.

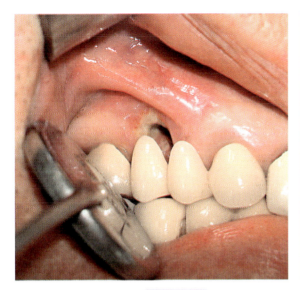 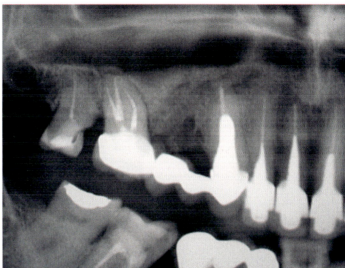

Figura 12.5 Osteonecrose espontânea, sem traumatismo cirúrgico associado.

É importante ressaltar que as necroses podem ocorrer em qualquer área da mucosa bucal e em regiões que nunca foram manipuladas cirurgicamente. É raro, mas existem necroses espontâneas sem traumatismo associado (Figura 12.5).

Clinicamente existem diversas apresentações das necroses, que variam conforme a região e o tempo até o diagnóstico. Podem apresentar-se como uma região de osso exposto, sem sintomatologia dolorosa, sem infecção local e, muitas vezes, sem a percepção do paciente, descobertas em exame clínico de rotina. Em outros casos, podem produzir grandes extensões de necroses, odor fétido, secreção purulenta, intensa sintomatologia dolorosa, parestesia, avulsão dentária e fístulas extraorais.

▶ Modalidades de tratamento

Foram publicados inúmeros artigos com propostas e protocolos para seu tratamento, mas até o momento não existe um consenso sobre qual é o mais eficaz para os casos de osteonecrose dos maxilares.

Em nossa opinião, o tratamento deve ser feito utilizando-se todas as terapias disponíveis de forma combinada, mas a remoção cirúrgica do osso necrótico deve fazer parte do plano terapêutico.

Como protocolo de nossa equipe, realizamos a ressecção cirúrgica do osso necrótico com margem de segurança suficiente para a visualização de osso saudável, cobertura da regiao com retalho mucoperiostal, medicação com amoxicilina com clavulanato de potássio associada ao metronidazol, já que é bastante comum a presença de microrganismos anaeróbios nessas necroses ósseas. Associamos ainda a pentoxifilina com o tocoferol, que são agentes que melhoram a vascularização e estimulam a reparação tecidual. Quando a prescrição do antirreabsortivo não é por metástase de neoplasia maligna (osteoporose, por exemplo), associamos também sessões de câmara hiperbárica e fototerapia. Trabalhos recentes apresentam a ozonoterapia como tratamento promissor, mas ainda não há comprovação científica de sua eficácia.

Uma das grandes questões que se apresenta atualmente é sobre a possibilidade ou não de realizar implantes osteointegrados em pacientes usuários de antirreabsotivos, já que o traumatismo cirúrgico é um importante fator no desencadeamento das osteonecroses. A literatura tem tentado estabelecer critérios que possam indicar fatores preditivos para esses casos, mas ainda não se chegou a um consenso. Algo que parecia bastante promissor, a dosagem do telopeptídio C-terminal (CTX), foi descartado como possibilidade, já que seus resultados muitas vezes são conflitantes com o quadro clínico dos pacientes avaliados e, portanto, não têm confiabilidade para a tomada de decisão quanto à realização de cirurgias orais.

Outra possibilidade levantada é o chamado *drug holiday* ou simplesmente a suspensão do uso do medicamento por período pré e pós-cirurgia, mas não existe consenso a respeito, já que estudos mostram que os bisfosfonatos permanecem no tecido ósseo por até 5 anos; portanto, a suspensão de seu uso não teria efeito prático sobre o metabolismo do tecido.

O que se tem de mais objetivo até a presente data é a tabela da University of Connecticut para avaliação de risco dos pacientes usuários de antirreabsortivos e que pode ser aplicada em pacientes que serão submetidos a procedimentos odontológicos (Figura 12.6).

No entanto, caso se opte por procedimentos invasivos, estes devem ser realizados da forma menos traumática possível, lançando-se mão de todas as possibilidades. Além disso, o paciente deve ter pleno conhecimento de seus riscos e benefícios e participar da decisão do plano terapêutico. Alguns dos requisitos a serem seguidos são cobertura da região com retalho, uso de periótomo e de extrator radicular, implantes cortantes, fresas novas, irrigação abundante da região, não realização de subinstrumentação e não realização de "carga imediata".

Nome do paciente:			
Parâmetro	Características	Escore	Paciente
Condição médica (máx. 10)	Saudável	0	
	HIV	1	
	Osteoporose	1	
	Diabetes	2	
	Artrite reumatoide	2	
	Neoplasia de tecido mole	2	
	Câncer de próstata ou mama	3	
	Mieloma múltiplo	5	
Comorbidades (máx. 10)	Não fumante	0	
	Ex-fumante ou eventual	1	
	Fumante (> 10 por dia)	2	
	Esteroide inalatório	1	
	Esteroide VO (12 meses)	2	
	Esteroide injetável (12 meses)	3	
	Quimioterapia	5	
	Imunoterapia	5	
Bisfosfonato VO para osteoporose	< 3 anos	1	
	3 a 5 anos	2	
	> 5 anos	3	
Bisfosfonato IV para osteoporose por mais de 1 ano	< 3 doses de 3 a 10 mg	1	
	3 a 5 doses de 3 a 10 mg	2	
	> 5 doses	3	
Bisfosfonato IV para câncer (ácido zoledrônico)	1 a 6 doses de 4 a 24 mg	3	
	7 a 12 doses de 28 a 48 mg	4	
	13 a 18 doses de 52 a 72 mg	5	
	19 a 24 doses de 76 a 96 mg	6	
	25 a 36 doses de 100 a 144 mg	7	
	> 36 doses acima de 144 mg	8	
Bisfosfonato IV para câncer (pamidronato dissódico)	1 a 12 doses	2	
	13 a 24 doses	3	
	> 25 doses	4	
Saúde bucal (máx. 7)	Boa (sem inflamação)	0	
	Razoável (placa bacteriana)	1	
	Ruim (mobilidade dental)	2	
	Secreção purulenta	4	
	Osteomielite	5	
Terapia proposta (máx. 6)	Profilaxia	0	
	Tratamento incruento (restauração)	0	
	Tratamento endodôntico	1	
	Periodontia supragengival	2	
	Cirurgia periodontal	2	
	Implantes osteointegrados	2	
	Cirurgia periapical	2	
	Extração dental	3	
	Extração com osteotomia	4	
	Enxerto ósseo	5	
	Ressecção de osteonecrose	5	
		SOMA	

Classificação
- Até 10 pontos: mínimo risco de MRONJ
- Até 15 pontos: moderado risco de MRONJ
- Mais de 15 pontos: alto risco de MRONJ

Figura 12.6 Escala numérica de osteonecrose dos maxilares associada a medicamentos (MRONJ) da University of Connecticut. VO: via oral; IV: via intravenosa.

▶ Bibliografia

American Association of Oral and Maxillofacial Surgeons (AAOMS) Position Paper. Medication-related osteonecrosis of the jaw – 2014 update. Ilinois: AAOMS; 2014.

Bocanegra-Pérez S, Vicente-Barrero M, Sosa-Henríquez M et al. Osteonecrosis maxilar secundaria al uso de bisfosfonatos por via oral. Exposición de tres casos clínicos relacionados com alendronato. Rev Méd Chile. 2009; 137:275-9.

Brozoski MA, Traina AA, Deboni MCZ et al. Osteonecrose maxilar associada ao uso de bisfosfonatos. Rev Bras Reumatol. 2012; 52(2):260-70.

Coelho AI, Gomes PS, Fernandes MH. Osteonecrose dos maxilares associada ao uso de bifosfonatos. Parte II: Linhas de orientação na consulta de medicina dentária. Rev Port Estomatol Med Dent Cir Maxilofac. 2010; 51:185-91.

Dal Prá KJ, Lemos CAA, Okamoto R et al. Efficacy of the C-terminal telopeptide test in predicting the development of bisphosphonate-related osteonecrosis of the jaw: a systematic review. Int J Oral Maxillofac Surg. 2017; 46:151-6.

Diniz-Freitas M, López-Cedrún JL, Fernández-Sanromán J et al. Oral bisphosphonate-related osteonecrosis of the jaws: clinical characteristics of a series of 20 cases in Spain. Med Oral Patol Oral Cir Bucal. 2012; 17(5):e751-8.

Ferreira Junior CD, Casado PL, Barboza ESP. Osteonecrose associada aos bisfosfonatos na odontologia. Rev Periodo. 2007; 17(4):24-30.

Junquera LM, Martín-Granizo R. Diagnóstico, prevención y tratamiento de la osteonecrosis de los maxilares por bisfosfonatos. Recomendaciones de la sociedad española de cirugía oral y maxilofacial (secom). Rev Esp Cirug Oral y Maxilofac. 2008; 30(3):145-56.

Khan A, Sándor GK, Dore E et al. Canadian Association of Oral and Maxillofacial Surgeons. Canadian consensus practice guidelines for bisphosphonate associated osteonecrosis of the jaw. J Rheumatol. 2008; 35:1391-7.

Martins MAT, Giglio Auro, Martins MD et al. Osteonecrose dos maxilares associada ao uso de bisfosfonatos: importante complicação do tratamento oncológico. Rev Bras Hematol Hemoter. 2009; 31(1):41-6.

Marx RE. Pamidronate (aredia) and zoledronate (zometa) induced avascular necrosis of the jaws: a growing epidemic. J Oral MaxillofacSurg (Florida). 2003; 61:1115-8.

Migliorati CA, Casiglia J, Epstein J et al. Managing the care of patients with bisphosphonate-associated osteonecrosis. J Am Dent Assoc. 2005; 136(12):1658-68.

Otto S, Abu-Id MH, Fedele S et al. Osteoporosis and bisphophonates-related osteonecrosis of the jaw: not just a sporadic coincidence – a multi-centre study. J Craniomaxillofac Surg. 2011; 39(4):272-7.

Young P, Finn BC, Adan RS et al. Osteonecrosis mandibular por bisfosfonato intravenoso. Rev Med Chile. 2010; 138:1332-4.

Capítulo 13
Glândulas Salivares

Paulo de Camargo Moraes e Sergio Kignel

▶ Introdução

As doenças das glândulas salivares merecem destaque entre as patologias que acometem a cavidade bucal devido:

- À complexa anatomia que essas glândulas apresentam; com o advento do endoscópio, pode-se observar *in vivo* a riqueza de detalhes anatômicos que até então eram passíveis de serem estudados apenas em cadáveres e por exames imaginológicos
- À importância da saliva no equilíbrio da saúde bucal por sua ação lubrificadora, imunológica, cicatrizante etc.
- Ao comportamento clínico aparentemente benigno que os tumores malignos dessas glândulas apresentam, demandando que o exame clínico seja detalhado e os exames complementares sejam interpretados com cautela para que haja um correto diagnóstico e, consequentemente, um plano de tratamento adequado.

▶ Histórico

O conhecimento da anatomia e das patologias das glândulas salivares é bastante antigo, sendo achados relatos das civilizações da Babilônia e do Egito. Galeno, Hipócrates e Celsius citaram algumas doenças das glândulas salivares nos primórdios das antigas civilizações, mas é a partir do século XVII, com o advento do microscópio, que as patologias das glândulas salivares começam a ser estudadas mais detalhadamente. As regiões anatômicas recebem o nome dos seus descobridores, como Stensen, Warthon, Rivinus, Blandin, Nuhn e Bartholinus, entre outros. Atualmente, com o advento do endoscópio e a utilização de técnicas histológicas como a imuno-histoquímica, a anatomia das glândulas salivares começa a ser mais bem compreendida e, consequentemente, as patologias são tratadas mais adequadamente.

▶ Embriogênese

No início da 6ª semana de vida intrauterina, as glândulas salivares começam a se organizar a partir de brotos epiteliais que dão origem à cavidade bucal primitiva.

A primeira glândula salivar a se organizar, já no início da 6ª semana, é a glândula parótida. Os cordões crescem em direção à região auricular, vão se ramificando, desenvolvem um lúmen e se canalizam. As extremidades dos cordões diferenciam-se em ácinos que começam sua atividade secretora por volta da 18ª semana.

No início da 7ª semana, as glândulas submandibulares começam a se organizar a partir de brotos endodérmicos e prolongamentos celulares, crescem no sentido posterior e paralelamente à língua, vão se ramificando e diferenciando-se. Por volta de 3 meses, os ácinos começam a se formar e é iniciada a atividade secretora. Forma-se um sulco lateral e paralelo à língua que dará origem ao ducto da glândula submandibular.

A glândula sublingual começa a se formar somente na 8ª semana a partir de brotos epiteliais endodérmicos que ramificam-se, canalizam-se e formarão cerca de 12 a 20 ductos, que se abrem no assoalho bucal para criar os ductos de excreção da glândula sublingual.

▶ Funções da saliva

A saliva tem várias funções, algumas delas descritas a seguir.

▶ **Função excretora.** Medicamentos são excretados através da saliva; antibióticos, como a penicilina, a espiramicina e a tetraciclina são alguns exemplos. Alguns tipos de vírus também são secretados através dela, como o vírus influenza (gripe), o bacilo *Bordetella pertussis* (tuberculose) e, mais recentemente, alguns vírus emergentes como o da síndrome respiratória aguda grave (SARS) que assustou o mundo nos últimos anos. Ao falar, tossir ou espirrar, é possível transmitir esses vírus a outras pessoas através do ar, desencadeando um processo infeccioso. Essas gotículas são extremamente pequenas e denominadas gotículas de Flügge, nome do médico alemão que descreveu a saliva como fonte transmissora de infecção. A saliva pode também excretar metais como chumbo e mercúrio, entre outros, e substâncias orgânicas como ureia e enxofre.

▶ **Função protetora.** A ação da imunoglobulina A (IgA) e a função leucotáxica da saliva favorecem a chegada e a ação dos leucócitos.

▶ **Função cicatrizante.** A enzima salivar lisozima atua nos processos de cicatrização, o que foi claramente demonstrado por inúmeros trabalhos científicos. Na natureza, pode-se observar a ação da lisozima em algumas situações: quando um animal se corta, imediatamente começa a lamber o local para facilitar a cicatrização; quando um bezerro acaba de nascer, a mãe imediatamente começa a lamber o local onde o cordão umbilical foi seccionado para acelerar a cicatrização.

▶ **Função endócrina.** Decorre de sua capacidade de secretar alguns tipos de hormônios.

▶ **Função umectante.** Faz com que a mucosa bucal permaneça constantemente lubrificada por meio da mucina e da água.

- **Função de preparo do bolo alimentar.** A função adesiva da mucina facilita a formação do bolo alimentar, e a ação lubrificante da saliva facilita o deslizamento do bolo alimentar até chegar ao estômago.
- **Função de limpeza e de solvente.** As altas concentrações de água, que é um solvente universal, facilitam a autolimpeza e a solubilização de certas substâncias.
- **Função antimicrobiana.** Decorre da ação de substâncias como lisozima, lactoferrina, lactoperoxidase, mucina, IgA secretória, entre outras.
- **Função de remineralização.** A presença de cálcio e fosfato contribui para o processo de remineralização. Portanto, a saliva tem um papel fundamental no desenvolvimento da cárie dentária, bem como na prevenção dessa doença.

▶ Composição da saliva

A saliva é composta por 99% de água. O restante é composto por moléculas orgânicas, proteínas, glicoproteínas e lipídios, glicose e ureia, eletrólitos, cálcio, sódio e fosfatos. A maioria das moléculas orgânicas são sintetizadas nos ductos, e algumas são transportadas para a saliva através do sangue.

Além disso, a saliva contém constituintes não salivares, como líquido crevicular (de origem humoral), células sanguíneas, bactérias, células epiteliais descamadas, vírus e fungos, restos alimentares e secreções brônquicas expectoradas.

▶ Secreção salivar | Volume de saliva secretada

Em condições basais, o volume de saliva secretada está em torno de 0,3 mℓ/min, o que representa 500 mℓ de saliva por dia. Essa quantidade e a composição de saliva secretada são reguladas pelo sistema endócrino e pelo sistema nervoso autônomo. Portanto, alterações nesses sistemas poderão mudar tanto o volume como a composição da saliva secretada. Estresse e diabetes são alguns exemplos de situações em que a secreção salivar pode estar alterada.

▶ Fisiologia

As glândulas salivares são glândulas de secreção exócrina, compostas de ácinos, sistema tubular e ductos excretores; são, portanto, do tipo tubuloacinoso.

Os ácinos da glândula parótida são do tipo seroso, o que explica por que a saliva da glândula parótida é essencialmente aquosa e apresenta alta concentração de sais minerais e proteínas.

A glândula submandibular é composta de ácinos mistos, porém com predominância das células serosas, por isso sua secreção é do tipo seroso, o que explica em parte a predisposição à formação de cálculos na região próxima ao ducto excretor dessa glândula, ou seja, a região lingual dos incisivos inferiores.

A glândula sublingual possui ácinos mistos, com secreção predominantemente mucosa.

▶ Anatomia

• Glândula parótida

É a maior das glândulas salivares e está localizada abaixo e à frente do ouvido, entre o músculo esternocleidomastóideo e o ângulo da mandíbula. Subdivide-se em lobo superficial e lobo profundo; de acordo com a extensão e a profundidade de tumores localizados na glândula parótida, será indicada remoção do lobo superficial ou de toda a glândula parótida. A parte superficial fica sobre o músculo masseter e a parte interna, sob o arco zigomático. A porção profunda fica entre o músculo pterigóideo medial e a musculatura do processo estiloide. O istmo dessa glândula é perfurado pelo nervo facial no sentido horizontal, e a artéria carótida externa também atravessa parte dessa glândula. Por esse motivo, tumores malignos localizados na glândula parótida costumam provocar paralisia facial, dando como sinal clínico paralisia da hemiface do lado afetado.

Apresenta um terceiro lobo, denominado glândula parótida acessória. Nessa região podem ser visualizados restos embrionários da glândula parótida acessória dispersos, o que justifica o aparecimento de tumores e outras patologias dessa glândula em localização extraparotídea, como, por exemplo, o tumor de Warthin (cistadenoma papilífero linfomatoso).

O ducto excretor da glândula parótida apresenta aproximadamente 4 a 5 cm de comprimento e 1 a 3 mm de diâmetro; ele cruza o músculo masseter abaixo do arco zigomático, perfura a bola adiposa da bochecha e finaliza seu trajeto contornando o músculo bucinador para se abrir no vestíbulo bucal, em uma elevação da mucosa denominada papila parotídea ou papila do ducto excretor da glândula parótida (denominado anteriormente ducto de Stensen), na altura do segundo molar superior. A inervação é dada pelo nervo auriculotemporal.

• Glândula submandibular

Tem aproximadamente metade do tamanho da glândula parótida, está localizada na região glossossupra-hióidea, tem formato alongado e subdivide-se em duas porções: uma superficial e outra profunda. Portanto, parte dessa glândula está localizada na região da fóvea submandibular, e a parte visível está recoberta apenas pelo músculo platisma e pela pele, em uma região conhecida como triângulo submandibular, que está em contato com o tendão intermediário do músculo digástrico.

Apresenta inervação através do nervo corda do tímpano, motivo pelo qual patologias nessa região podem provocar dores irradiadas para a região dos ouvidos, sendo otalgia a queixa principal dos pacientes.

O ducto excretor dessa glândula apresenta contorno sinuoso com aproximadamente 5 cm de comprimento e 2 a 4 mm de largura e, quando atinge o assoalho bucal, apresenta curvatura acentuada para percorrê-lo até chegar à região da carúncula, de formato triangular, onde estão localizados dois orifícios, os ductos excretores do lado direito e do lado esquerdo (anteriormente chamado ducto de Warthon). Por isso é fácil entender o porquê de grande parte dos cálculos salivares ou sialólitos localizarem-se nessa curvatura, funcionando como um verdadeiro "sifão" ao reter os cálculos nessa região (Figura 13.1).

• Glândula sublingual

Situa-se na região do assoalho bucal junto ao processo geniano na região da sínfise mandibular, apresenta formato alongado e achatado e está em contato com a fóvea sublingual da mandíbula. Fica apoiada sobre o músculo milo-hióideo e a mucosa do assoalho bucal e, diferentemente das outras glândulas salivares, não apresenta um único ducto, e sim cerca de 12 a 20 ductos sublinguais menores que se abrem na prega sublingual e um ducto maior que se junta ao ducto excretor da glândula

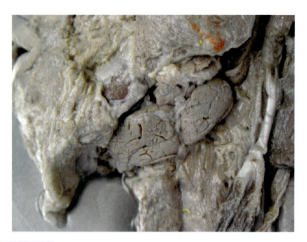

Figura 13.1 Localização da glândula submandibular, na fossa submandibular.

submandibular, terminando seu trajeto na região da carúncula nos ductos excretores direito e esquerdo (anteriormente denominado ducto de Warthon).

▶ Exame clínico e semiotécnica

Os pacientes acometidos por doenças das glândulas salivares apresentam vasta sintomatologia, desde queixas de aumento de volume da glândula e xerostomia (sensação subjetiva de boca seca) ou sialorreia (sensação de hipersalivação), até quadros de aumento de volume lento, assintomático e indolor que podem ocorrer nas neoplasias malignas e mimetizar clinicamente doenças de etiologia benigna, como comentado inicialmente neste capítulo.

Portanto, a avaliação pormenorizada de sinais e sintomas, o exame físico intra e extrabucal minucioso (Figuras 13.2 e 13.3) e os exames complementares levarão ao diagnóstico e ao tratamento corretos.

Assim, a queixa principal, a duração e a história da doença devem ser enfatizadas nos pacientes acometidos por doenças das glândulas salivares.

O exame físico intra e extrabucal também deve ser rigoroso, pois possibilita verificar: a coloração das mucosas ou da pele que recobre a glândula; a localização da lesão e sua relação anatômica com as glândulas salivares; a análise dos ductos excretores dessas glândulas; volume ou temperatura local aumentados; presença de secreção purulenta; integridade dos tecidos de revestimento que recobrem a glândula afetada; e assim por diante. Como exemplo pode-se citar o adenoma pleomórfico do palato, que pode estar localizado na linha média e pode se confundir com o toro palatino. Nesses casos, a mucosa que recobre a lesão está alterada e muitas vezes ulcerada; a consistência dessas lesões também é diferente do toro, que apresenta consistência óssea, ao contrário dos adenomas que apresentam consistência borrachoide, como se verá agora no próximo passo do exame físico, que é a palpação.

A palpação das glândulas salivares indica sua localização, a mobilidade ou fixação aos tecidos vizinhos, a consistência e a presença de secreção pela manobra de "ordenha", realizada por meio da palpação digitopalmar, apoiando-se a palma da mão exteriormente e o dedo indicador interiormente, ou ainda pela palpação bidigital, utilizando-se o indicador e o polegar com movimentos de "ordenha" em direção ao ducto excretor da glândula.

Pela palpação também é possível notar se a glândula tem consistência endurecida, o que levanta a suspeita de neoplasia maligna, ao contrário da consistência borrachoide das neoplasias benignas. Além disso, pode-se palpar e sentir a presença de lesões flutuantes, como os abscessos, as rânulas e as mucoceles.

Pela palpação é possível perceber a sintomatologia do paciente, que pode estar totalmente alterada, com fortes dores nos processos inflamatórios e infecciosos dessas glândulas, enquanto em neoplasias benignas e malignas normalmente são indolores – exceto na evolução da doença, quando os tumores benignos e malignos podem afetar estruturas nervosas adjacentes e causar sintomatologia dolorosa.

▶ Exames complementares

Os exames complementares mais solicitados para as glândulas salivares são: o radiográfico, para detectar cálculos ou sialólitos; a ultrassonografia; a ultrassonografia com eco-Doppler colorido; a cintilografia; a sialografia; e a punção aspirativa por agulha fina (PAAF).

▪ Exames radiográficos

Como se trata da avaliação de um tecido glandular, as radiografias são válidas somente para detecção de cálculos ou corpos

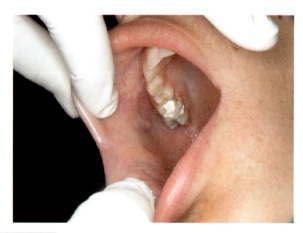

Figura 13.2 Inspeção da região da papila parotídea durante o exame físico.

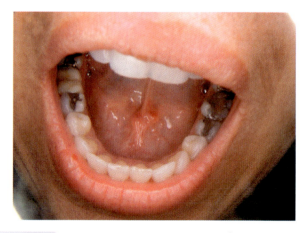

Figura 13.3 Inspeção da carúncula sublingual. É possível visualizar os dois orifícios dos ductos excretores das glândulas submandibulares direita e esquerda.

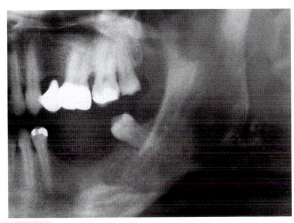

Figura 13.4 Múltiplos cálculos na glândula submandibular esquerda. Radiograficamente são múltiplas áreas radiopacas localizadas no ângulo da mandíbula esquerda.

estranhos. As técnicas radiográficas mais utilizadas para essa avaliação são as técnicas oclusal total da mandíbula e panorâmica, que possibilitam a avaliação de cálculos localizados no assoalho bucal e na região das glândulas submandibular, sublingual e parótida. Outras técnicas radiográficas também podem ser utilizadas de acordo com o bom senso clínico durante o exame físico dos pacientes. Por exemplo, na suspeita de cálculos intraductais no ducto excretor da glândula parótida e nas proximidades da papila parotídea, um raio X periapical colocado em cima da papila com exposição para tecidos moles torna possível detectar pontos radiopacos, fechando o diagnóstico no próprio consultório, sem necessidade de exames complementares realizados em serviços de diagnóstico por imagem. Outras incidências, como lateral oblíqua da mandíbula, telelateral, posteroanterior da mandíbula, entre outras, também podem ser úteis para a localizar cálculos das glândulas salivares (Figura 13.4).

- ## Ultrassonografia

É um exame dinâmico, cujo resultado é uma imagem estática congelada na região mais representativa da alteração. A ultrassonografia é um exame simples, de baixo custo, rápido e que não utiliza radiação ionizante, portanto é totalmente inócuo para os pacientes, inclusive para as gestantes. A ultrassonografia vem sendo aprimorada ano a ano e, sem dúvida, é um exame largamente utilizado para investigar patologias das glândulas salivares e, em alguns casos, também como orientação para executar PAAF. Por meio da ultrassonografia é possível diagnosticar aumentos de volume da glândula afetada, sialólitos, cistos, tumores benignos e tumores malignos, como também eliminar patologia salivar, como, por exemplo, a presença de linfonodos alterados no interior da glândula. Para isso, uma onda sonora emitida pelo aparelho bate em um obstáculo, que neste caso é a glândula salivar, e retorna, sendo capturada. Assim se pode ter uma ecogenicidade normal, chamada normoecoica; se houver muita formação de eco evidenciando uma cavidade vazia no interior da glândula e sugerindo aspecto cístico, trata-se de uma imagem hiperecoica (Figura 13.5); nas lesões sólidas uma imagem lipoecoica sugere processos neoplásicos.

- ## Ultrassonografia com eco-Doppler colorido

A ultrassonografia com eco-Doppler colorido serve para verificar o fluxo sanguíneo, que pode estar alterado em algumas patologias e processos inflamatórios. Graças às cores é possível

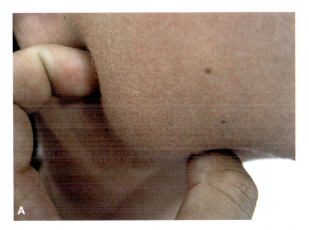

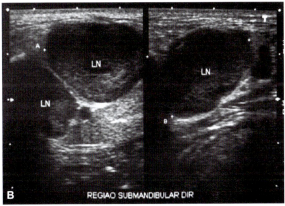

Figura 13.5 A. Tumefação da região submandibular sugestiva de sialoadenite. **B.** A ultrassonografia mostrou múltiplos linfonodos aumentados de tamanho, fechando o diagnóstico de linfadenite. Percebem-se várias áreas hiperecoicas.

verificar alterações nos vasos sanguíneos e no fluxo sanguíneo, o que é útil em doenças como a síndrome de Sjögren, após estimulação prévia da secreção salivar. Nos processos neoplásicos, ocorre hipervascularização da área alterada, o que contribui para o diagnóstico final.

- ## Sialografia

Muito utilizada no passado e nos dias atuais, seu uso está cada vez mais limitado por ser um procedimento doloroso e por muitas vezes levar a processos infecciosos após sua realização. Também existe a possibilidade de processos alérgicos, dependendo do meio de contraste utilizado. Consiste na introdução de um meio de contraste através do ducto excretor da glândula salivar e posterior exame radiográfico. Os aspectos radiográficos formam verdadeiros desenhos que lembram "árvores" nas respectivas estações do ano e são característicos para determinadas doenças como sialólitos e tumores, na síndrome de Sjögren, auxiliando o diagnóstico.

- ## Cintilografia

É um exame em que se utilizam isótopos radioativos injetados por via intravenosa, e as imagens e alterações são captadas por uma câmara cintilográfica. É utilizada principalmente na suspeita de neoplasias de glândulas salivares. Onde o metabolismo estiver alterado, ocorrerá maior captação dos isótopos radioativos (áreas de hipercaptação *versus* áreas de hipocaptação), contribuindo para o diagnóstico de neoplasias e para a detecção de metástases das glândulas salivares.

- **Punção aspirativa por agulha fina**

Trata-se de uma técnica de punção e aspiração que utiliza agulha de fino calibre. Essa técnica está ganhando credibilidade cada vez mais, principalmente no diagnóstico das patologias das glândulas salivares; entretanto, deve ser realizada por patologista experiente, pois detalhes na coleta, na fixação, na coloração e na interpretação da lâmina de microscopia deverão ser rigorosamente respeitados. A técnica consiste na utilização de um suporte para que o cirurgião consiga realizar a punção e a aspiração com apenas uma das mãos, enquanto a outra segura e palpa a área alterada. Após a introdução da agulha, é realizada a aspiração do conteúdo da lesão; depois a agulha é retirada parcialmente e introduzida em outras direções, processo que se repete várias vezes (Figura 13.6). Após tirar o conjunto, a agulha é retirada, colocando-se ar dentro da seringa ao puxar o êmbolo; depois a agulha é conectada novamente, e o conteúdo que está no lúmen da agulha é colocado e espalhado sobre a lâmina de microscopia, para então ser identificado e posteriormente fixado.

▶ Doenças das glândulas salivares | Diagnóstico e tratamento

- **Alterações de volume assintomáticas | Sialadenoses**

É provável que várias doenças sistêmicas apresentem alterações de volume assintomáticas que podem acometer as glândulas salivares, com maior incidência na glândula parótida. Esses aumentos normalmente são bilaterais, e o fluxo e o aspecto salivar encontram-se dentro da normalidade. Em alguns casos, porém, nota-se aumento do fluxo salivar.

Medicamentos, imunossupressão (AIDS), doença de Chagas, obesidade, diabetes, hipovitaminoses, desnutrição e cirrose hepática são alguns exemplos de alterações sistêmicas que podem levar ao aumento da glândula salivar bilateralmente sem alteração do fluxo e do aspecto da saliva.

O diagnóstico dessas alterações torna-se difícil devido à etiologia multifatorial que elas apresentam. No diagnóstico diferencial, deverão ser incluídas as neoplasias benignas e malignas e as sialadenites crônicas, como a síndrome de Sjögren.

- **Alterações de volume sintomáticas | Sialadenites**

As sialadenites são processos inflamatórios crônicos ou agudos ocasionados por doenças autoimunes ou por bactérias e vírus.

Parotidite aguda

A parotidite aguda é uma infecção unilateral da glândula parótida, de origem bacteriana, cujos agentes etiológicos podem ser pneumococos, estreptococos e estafilococos. Entretanto, a grande maioria das parotidites agudas apresenta como fator etiológico o *Staphylococcus aureus*.

Essa infecção apresenta seu início no ducto parotídeo devido à entrada de bactérias por esse ducto (portanto, por via retrógrada), em pacientes com doenças crônicas ou idosos, cujo fator desencadeante normalmente é um quadro de xerostomia prolongada.

Ocorre em pacientes idosos, por volta de 60 a 70 anos de idade, e tem início abrupto com febre, mal-estar, linfadenopatia, dor, tumefação na região da glândula parótida, eritema e aumento da temperatura local. Durante ordenha da glândula e inspeção da papila parotídea é possível observar secreção purulenta saindo pelo ducto parotídeo (Figura 13.7).

Seu diagnóstico é clínico, embora a solicitação de ultrassonografia seja importante para avaliar a possibilidade de um cálculo estar obstruindo os ductos e provocando infecção.

O tratamento consiste inicialmente em coleta da secreção purulenta do ducto parotídeo, cultura e antibiograma. Enquanto se aguarda o resultado do antibiograma, o paciente deve ser medicado com antibióticos de largo espectro, uma vez que esse tipo de infecção pode complicar-se, evoluir e cronificar.

Depois de concluído o antibiograma, o paciente deve receber antibioticoterapia específica.

Essa doença pode ser debilitante, e casos de óbito têm sido relatados na literatura.

Boa alimentação, repouso, hidratação e analgésicos e anti-inflamatórios fazem parte do tratamento sintomático e de suporte.

Parotidite crônica

A parotidite crônica normalmente ocorre devido a uma parotidite aguda mal conduzida. Tem aparecimento abrupto, acometimento unilateral com aumento volumétrico do lado afetado, e muitas vezes não é possível notar o aumento da temperatura da pele que recobre a glândula. Tem como fator etiológico microrganismos inespecíficos, porém na maioria das vezes o

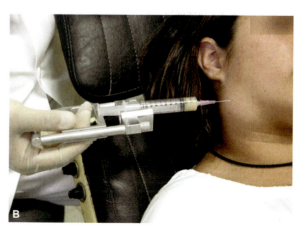

Figura 13.6 **A.** Aumento de volume na região submandibular, sugestivo de sialadenite. **B.** Punção aspirativa por agulha fina (PAAF). É possível notar a presença de secreção amarelada.

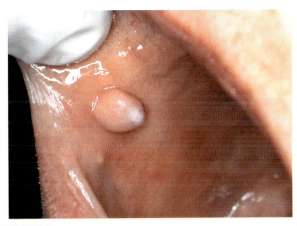

Figura 13.7 Secreção purulenta saindo pelo ducto excretor da glândula parótida.

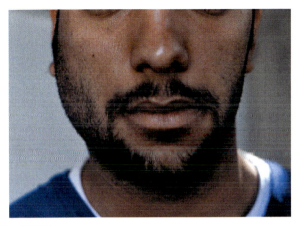

Figura 13.8 Paciente com edema na região da glândula parótida do lado direito. Os exames sorológicos mostraram aumento de amilase sérica, confirmando o quadro de parotidite epidêmica (caxumba). Inicialmente o paciente havia sido encaminhado com suspeita de pericoronarite no terceiro molar superior.

Streptococcus viridans é o responsável pelo aparecimento do quadro. Quando é feito o exame intrabucal e a "ordenha" da glândula, é possível notar secreção purulenta que sai do ducto excretor da glândula na região da papila parotídea. O tratamento é realizado da mesma forma que nas parotidites agudas. Coleta-se o exsudato purulento com um *swab* para cultura e antibiograma e, enquanto se aguarda o resultado do exame, administra-se antibiótico de largo espectro.

Parotidite recorrente

É uma infecção inespecífica da glândula parótida de etiologia incerta e evolução lenta, com tumefação assintomática bilateral das glândulas parótidas, alteração de coloração da região, dor intensa à palpação e reações sistêmicas. Geralmente acomete crianças até os 10 anos de idade, com predileção pelo sexo masculino nessa faixa etária. Quando a doença afeta pacientes mais velhos, as mulheres são ligeiramente mais acometidas que os homens. Xerostomia, fatores hereditários, hormonais, alergias, malformações congênitas e infecções bacterianas e virais por via retrógrada são alguns exemplos de fatores etiológicos responsáveis pelo aparecimento da doença, que pode recidivar semanas após seu aparecimento e até duas vezes ao ano.

O tratamento consiste em administração de antibióticos de largo espectro, cultura, antibiograma e administração de antibióticos específicos após o resultado do antibiograma. Tratamento sintomático e de suporte é realizado com analgésicos, anti-inflamatórios, antipiréticos e dieta líquida e proteica.

O prognóstico é bom e existe a possibilidade da remissão total do processo após a puberdade.

Parotidite epidêmica | Caxumba

A parotidite epidêmica ou caxumba, como é conhecida popularmente, é uma doença de etiologia viral (paramixovírus) altamente contagiosa, cujo vírus é transmitido por gotículas de saliva, conhecidas como gotículas de Flügge, propagadas pelo ar durante espirro, tosse ou fala, ou ainda por contato direto da boca.

Apresenta um período de incubação que varia de 15 a 21 dias. Após esse período, o paciente começa a apresentar sinais e sintomas da parotidite epidêmica, que se manifesta de forma aguda com dor de cabeça, febre, mal-estar, perda do apetite, vômito, além de tumefação da região da glândula parótida, que pode ser uni ou bilateral, com elevação do lóbulo da orelha e dor intensa na pele, que fica avermelhada e brilhante, embora lisa e íntegra. O paciente relata aumento da dor na região ao abrir e fechar a boca devido aos movimentos do côndilo, que pressiona a região afetada.

O diagnóstico normalmente é clínico e laboratorial; além das alterações já mencionadas, o paciente apresenta aumento da amilase sérica (Figura 13.8). Quando ainda houver dúvidas no diagnóstico, o exame ultrassonográfico pode ajudar na confirmação desta ou de outras patologias que afetem a glândula parótida.

Por ser uma infecção viral, o tratamento é sintomático e de suporte, com administração de anti-inflamatórios, analgésicos e antipiréticos, além de repouso, hidratação e dieta líquida/pastosa.

É importante lembrar que o prognóstico é bom, mas, quando a doença acomete pacientes na idade adulta, pode provocar como sequela a inflamação dos testículos, conhecida como orquite, provavelmente levando à infertilidade masculina.

Submandibulite

Clinicamente, é possível se deparar com aumento de volume também das glândulas submandibulares, decorrente de processos inflamatórios. Nesses casos, o diagnóstico é clínico e o paciente deve receber terapêutica medicamentosa com analgésicos e anti-inflamatórios, que normalmente levam à regressão do processo. Em alguns casos, observa-se secreção purulenta saindo pelo ducto da glândula submandibular, quando cálculos estão obstruindo parcialmente o ducto excretor ou até mesmo localizados no interior da glândula, provocando infecção.

Esses processos inflamatórios recebem o nome de submandibulite.

Sialadenites esclerosantes crônicas podem ocorrer na glândula submandibular em decorrência de sialólitos, mas não estão associadas a doenças autoimunes ou fibróticas. A sialadenite crônica foi descrita por Küttner em 1896 e recebe o nome de sialadenite esclerosante crônica ou tumor de Küttner, pois não pode ser distinguido clinicamente de neoplasias salivares.

Doenças autoimunes | Síndrome de Sjögren

A síndrome de Sjögren é uma doença sistêmica crônica das glândulas lacrimais e salivares, de etiologia desconhecida e natureza autoimune. Inicialmente caracterizada pela tríade clássica xerostomia, artrite reumatoide e ceratoconjuntivite seca, a síndrome de Sjögren pode apresentar uma série de alterações, sendo muitas vezes difícil de diagnosticar e tratar. Nos dias atuais são reconhecidas duas formas da doença. Na síndrome *sicca* ou síndrome de Sjögren primária, ocorrem ceratoconjuntivite seca e xerostomia, mas não há doença autoimune. Ceratoconjuntivite, xerostomia e doença autoimune caracterizam a chamada síndrome de Sjögren secundária, sendo a artrite reumatoide a doença autoimune mais comum.

É uma doença rara, predominante no sexo feminino, com 85% dos casos acometendo mulheres de meia-idade. O diagnóstico é realizado por meio de exames complementares, tais como a biopsia das glândulas salivares e o estudo por imunofluorescência, em que se observam com frequência HLA-B8 e HLA-DR3 na síndrome *sicca* e HLA-DRW-52 em ambas as formas da doença (normalmente é realizada a biopsia da mucosa labial inferior para estudo histológico quando há suspeita de síndrome de Sjögren).

Os exames laboratoriais mostram velocidade de hemossedimentação (VHS) e imunoglobulina G (IgG) aumentadas; fator reumatoide e fatores antinucleares também podem estar alterados mesmo sem artrite reumatoide. A cintilografia mostra esvaziamento diminuído do radioisótopo, e o exame sialográfico apresenta alteração na arborização com aspecto de "árvore carregada de frutos".

O achado bucal principal é a xerostomia. Língua fissurada, queilite biangular e candidose também podem ser observadas como parte da doença.

O tratamento da síndrome de Sjögren consiste no uso de anti-inflamatórios para combater dores articulares, lágrima artificial (colírios), saliva artificial e medicamentos sialagogos. Antifúngicos também são utilizados com frequência, e fluoreto de sódio deve ser indicado para uso rotineiro, uma vez que a xerostomia leva ao aparecimento de cáries e doença periodontal.

Doenças de etiologia desconhecida

Queilite glandular

Queilite é um termo utilizado para designar o processo inflamatório dos lábios. Pode decorrer de um processo inflamatório crônico local ou de repercussão de doenças sistêmicas. Exposição crônica à luz solar pode levar ao aparecimento da queilite actínica.

A queilite granulomatosa pode ser consequência de doenças sistêmicas, tais como doença de Crohn e sarcoidose, ou ainda fazer parte do quadro da síndrome de Melkersson-Rosenthal.

A queilite glandular é uma doença rara, de etiologia desconhecida, que afeta homens adultos e acomete a região do lábio inferior. Alguns relatos na literatura têm mostrado seu aparecimento em crianças e também no sexo feminino. Ela é classificada em três tipos: simples, superficial e supurativa, apesar de essas três formas fazerem parte da evolução da doença.

A associação da queilite glandular supurativa com carcinoma de células escamosas tem sido descrita na literatura, bem como a enorme variedade de tratamentos, desde o uso tópico de corticosteroides, injeções intralesionais com corticosteroides e excisão cirúrgica.

Sialometaplasia necrosante

A sialometaplasia necrosante, como o próprio nome diz, trata-se de um processo em que ocorre a necrose das glândulas salivares menores localizadas no palato, devido a um processo de metaplasia. Apresenta caráter benigno e inflamatório.

Clinicamente, pode-se observar uma úlcera profunda na região do palato duro já nas proximidades com o palato mole, com 1 a 2 cm de diâmetro e que pode ocorrer em ampla faixa etária. Histologicamente, a lesão é caracterizada por ulceração da mucosa de revestimento, necrose lobular e metaplasia escamosa dos ácinos e dos ductos salivares.

Seu aspecto clínico lembra uma neoplasia maligna, por isso o exame clínico minucioso e a correta interpretação dos exames complementares levarão a um diagnóstico correto. Seu tratamento é expectante, uma vez que as lesões reparam-se espontaneamente em períodos que podem variar de dias a semanas até a remissão total da lesão. Corticosteroides tópicos ajudam no processo de cicatrização (Figuras 13.9 e 13.10).

Sialolitíases

Sialólitos ou cálculos salivares são calcificações que ocorrem na intimidade das glândulas salivares ou no interior dos seus ductos. É a doença mais comum das glândulas salivares em pacientes de meia-idade. Estima-se que 1,2 em cada 100 pacientes, ou seja, 1% dos adultos, seja acometido pelos cálculos salivares. Mais de 80% dos cálculos salivares (80 a 95%) ocorrem na glândula ou no ducto da glândula submandibular, 5 a 20% na glândula ou no ducto da glândula parótida e apenas 1% na glândula sublingual. Mais raros ainda são os cálculos das glândulas salivares menores, embora casos de sialólitos de glândulas salivares menores tenham sido descritos na literatura.

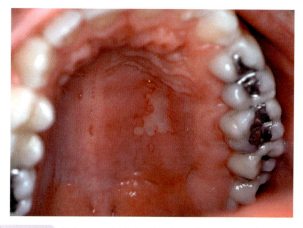

Figura 13.9 Sialometaplasia. Lesão ulcerada no palato, de contornos irregulares, que demorou 1 mês para que chegasse à cicatrização total.

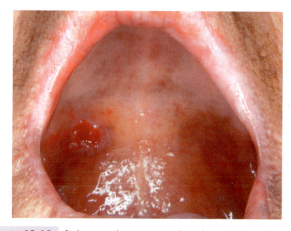

Figura 13.10 Sialometaplasia. Lesão relevada na divisa entre os palatos mole e duro.

Seu aparecimento em crianças é extremamente raro, estimando-se que 3% de todos os cálculos salivares acometam pacientes na idade pediátrica.

O tamanho dos cálculos pode variar de 1 mm até poucos centímetros de diâmetro.

Foram descritos casos na literatura de cálculos com diâmetro maior que 3 cm, mas são extremamente raros; normalmente mais de 85% dos cálculos são menores que 1 cm. A presença de múltiplos cálculos salivares também é rara, mas há casos bem documentados na literatura médica.

Acredita-se que o cálculo se desenvolva como resultado da deposição de sais minerais, muco, células descamativas e restos bacterianos. A estagnação da saliva aumenta sua alcalinidade e a concentração de cálcio. Traumatismo físico ou mecânico, infecção ou inflamação no ducto da glândula predispõem à formação de cálculos ou sialólitos. A glândula submandibular é mais predisposta à formação dos sialólitos porque sua saliva é mais alcalina devido à alta concentração de muco, cálcio e fosfato. Além disso, o ducto da glândula submandibular apresenta curvatura acentuada para alcançar o assoalho bucal, o que faz com que o fluxo salivar dessa glândula seja antigravitacional.

Os pacientes normalmente se queixam de aumento volumétrico após as principais refeições devido ao estímulo da secreção salivar e à obstrução do ducto. Em alguns casos, pode haver infecção e secreção purulenta no ducto excretor dessa glândula, por isso a necessidade de cultura, antibiograma e tratamento com antibacterianos.

Exames imaginológicos, como a radiografia oclusal total da mandíbula e a radiografia panorâmica, normalmente fecham o diagnóstico. Quando houver superposição dos cálculos com o osso mandibular, outras incidências radiográficas devem ser solicitadas modificando a angulação, como as laterais oblíquas da mandíbula.

A ultrassonografia é outro exame recomendado para detectar cálculos salivares por ser precisa, ter baixo custo e não utilizar radiação ionizante, e sim ondas sonoras.

A sialografia tem sido cada vez menos utilizada devido às reações alérgicas ao meio de contraste e às infecções secundárias que podem ocorrer devido à penetração de bactérias através do ducto durante o exame.

Em relação ao tratamento dos cálculos salivares, existem vários tipos de tratamento. A remoção total da glândula afetada normalmente é o tratamento indicado quando o cálculo se instala no interior da glândula. Quando os cálculos estão localizados nos ductos salivares, existem vários tipos de tratamento conservador, tais como fisioterapia, fisioterapia associada ao uso de substâncias que estimulam a secreção salivar (como o ácido cítrico), massoterapia, ou ainda a remoção ou fragmentação dos cálculos por via endoscópica. Quando não for possível removê-lo por meio dessas modalidades de tratamento, então a remoção cirúrgica do(s) cálculo(s) está indicada (Figura 13.11).

- **Fenômenos de retenção | Extravasamento de muco**

Mucocele

Mucocele é um termo utilizado para designar fenômenos relacionados ao extravasamento ou à retenção de muco. No primeiro caso, ocorre a ruptura de um ducto com extravasamento de mucina para os tecidos moles adjacentes; no segundo, ocorre a retenção de mucina provocada pela obstrução do ducto da glândula salivar, tendo como consequência a ausência de secreção salivar.

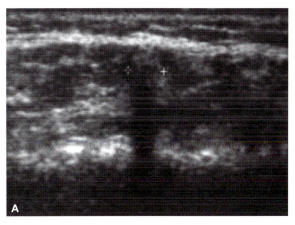
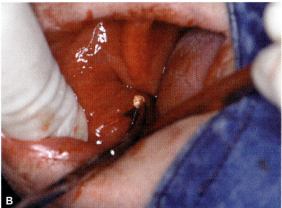
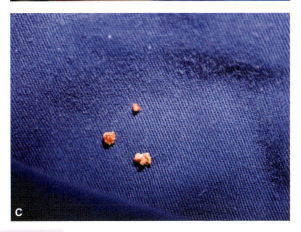

Figura 13.11 **A.** Ultrassonografia confirmando 3 cálculos salivares. **B.** Sialólito sendo removido pela papila parotídea. **C.** Os cálculos após sua remoção.

Apesar de muito se usar a expressão "cisto de retenção/extravasamento de muco", essa não nos parece uma terminologia adequada, uma vez que não existe epitélio revestindo a lesão, e um cisto é justamente uma cavidade patológica revestida por epitélio.

Assim, parece-nos que, para esses tipos de fenômenos de retenção e extravasamento de muco, a terminologia mais adequada seja mesmo mucocele.

Mucocele é uma lesão comum da mucosa bucal, originada de glândulas salivares menores. Clinicamente aparece como uma bolha indolor, mole à palpação e recoberta por mucosa, que pode estar normal ou alterada devido a traumatismo físico ou mecânico. Sua coloração pode variar entre translúcida (Figura 13.12), avermelhada, fortemente avermelhada e

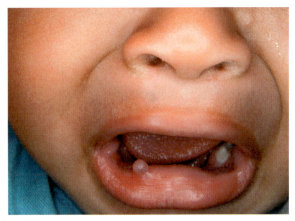

Figura 13.12 Criança apresentando bolha translúcida no lábio inferior, em região de mucosa. O diagnóstico foi mucocele.

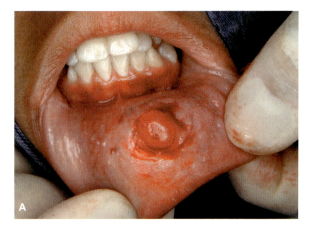
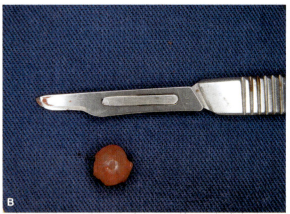
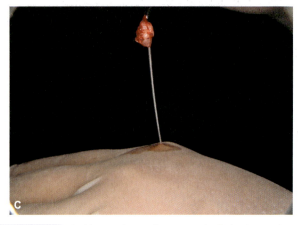

Figura 13.13 **A.** Mucocele sendo removida. **B.** Lesão totalmente removida por meio de biopsia excisional. **C.** Saliva translúcida e espessa saindo do interior da lesão.

arroxeada, devido à ruptura de vasos sanguíneos, o que faz com que o sangue se misture com a saliva. A lesão não tem predileção por sexo, porém é mais comumente encontrada em crianças, adolescentes e adultos jovens. A mucosa do lábio inferior é o local de aparecimento mais frequente das mucoceles. Outros locais em que se encontram glândulas salivares menores em grande concentração também podem ser acometidos, como a divisa do palato mole com o palato duro, a mucosa jugal, a região retromolar e menos frequentemente a língua. A mucocele pode estar localizada superficialmente ou na profundidade dos tecidos, situações em que pode receber denominações específicas, como mucocele superficial.

O seu diagnóstico é clínico, e a manobra semiotécnica de punção e aspiração pode auxiliar no diagnóstico, ao mostrar saliva espessa e amarelada.

Muitas vezes próteses, dentes ectópicos e aparelhos ortodônticos servem como fatores traumáticos, contribuindo para o seu aparecimento.

O tratamento das mucoceles consiste em excisão cirúrgica (Figura 13.13) e remoção do agente traumático. A remoção cirúrgica pode ser realizada com bisturi convencional ou a *laser*. Tratamentos conservadores com sutura em massa foram utilizados principalmente em crianças que não colaboravam, mas com resultados duvidosos. Na literatura há relatos dessa lesão em recém-nascidos, o que faz imaginar que a aspiração da boca do neonato ou a alimentação possa traumatizar a região e dar origem a uma mucocele. Para a remoção da lesão, muitas vezes a introdução de alginato para moldagem, com o auxílio de uma seringa, pode ajudar a delimitar a lesão, facilitando sua remoção. Alguns autores demonstraram que o hábito de chupar os dedos ainda na fase intrauterina pode explicar a ocorrência de mucocele em neonatos. Para o tratamento de mucoceles em bebês, a criocirurgia é uma boa opção de tratamento (Figura 13.14).

Rânula

Rânulas são fenômenos de retenção ou extravasamento de muco que ocorrem particularmente na região do assoalho bucal e recebem esse nome porque seu aspecto clínico lembra o dorso de uma rã (do latim *rana*).

Trata-se de mucocele localizada na região do assoalho bucal, portanto o fator etiológico é um traumatismo local, normalmente relacionado a algum tipo de alimento pontiagudo. Frequentemente observam-se rânulas que se desenvolvem após tratamento dentário, principalmente após cirurgias demoradas, nas quais aspiradores de alta sucção traumatizam o local; por isso é de origem iatrogênica.

Tal como nas mucoceles, as rânulas apresentam-se clinicamente como uma bolha localizada no assoalho bucal, recoberta por mucosa íntegra, de coloração que varia de translúcida a arroxeada, e que pode estar localizada superficialmente ou na profundidade do assoalho bucal (Figura 13.15).

Quando está localizada profundamente, o aspecto clínico é de uma tumefação localizada na região submentoniana, flutuante à palpação, recebendo a denominação de rânula mergulhante.

Seu tratamento consiste em excisão da lesão, marsupialização ou combinação da excisão da rânula com a excisão da glândula sublingual nas rânulas com localização mais profunda.

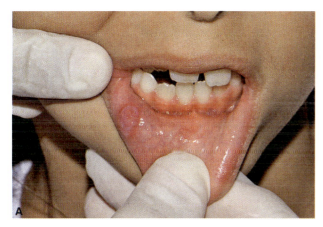

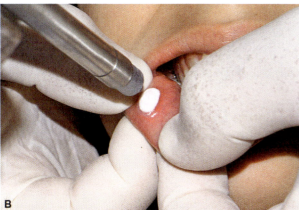

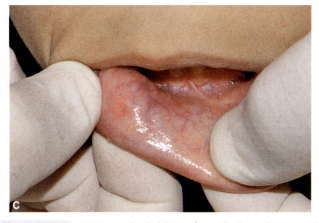

Figura 13.14 **A.** Mucocele de lábio inferior. **B.** Congelamento da superfície durante a técnica de criocirurgia. **C.** Caso finalizado. Resolução completa com 3 sessões de criocirurgia

No dia a dia da clínica estomatológica, a marsupialização é um método simples, rápido e que tem apresentado ótimos resultados, sendo raras as recidivas.

Uma alternativa de tratamento conservador, tanto em neonatos como em crianças e adultos, é a criocirurgia, que deve ser feita em um único ponto da lesão para que ocorra necrose e se abra um orifício por onde o muco será drenado, reduzindo paulatinamente a lesão. Esse tratamento também pode ser usado em casos de recidiva da cirurgia de marsupialização, apresentando bons resultados (Figura 13.16).

Cisto de retenção de muco

Traumatismos nos ductos ou na própria glândula salivar podem provocar descolamentos de tecido epitelial de revestimento

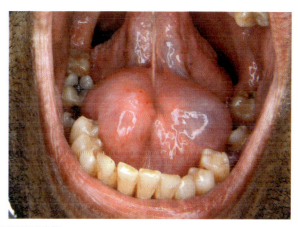

Figura 13.15 Extensa bolha elevando o assoalho bucal, indolor, de limites precisos e coloração translúcida. O exame microscópico confirmou o diagnóstico clínico de rânula.

e dar origem à formação de verdadeiros cistos de retenção de muco, pois agora existe tecido epitelial revestindo a lesão. Outra provável etiologia seria uma obstrução do ducto (por um cálculo, por exemplo) que levaria a uma dilatação devido ao aumento da pressão do fluxo salivar, formando o cisto. Recebe também a denominação de sialocisto ou cisto mucoso do ducto salivar.

Cisto de retenção de muco do seio maxilar

Aparece normalmente como achado radiográfico das radiografias panorâmicas; a imagem radiográfica é de uma área radiopaca localizada no assoalho do seio maxilar, com aspecto de meia-lua. Na maioria das vezes é assintomático e não requer tratamento. Quando é sintomático, sua remoção por meio da nasofibroscopia é uma técnica bem indicada por ser extremamente conservadora e eliminar totalmente o processo.

▪ Tumores benignos

Adenoma monomórfico

Este nome foi adotado inicialmente para definir tumores benignos das glândulas salivares com padrão histológico uniforme. Portanto, alguns tumores antigamente chamados de adenomas monomórficos atualmente devem ser denominados isoladamente, e não agrupados. Assim, o adenoma de células basais, o adenoma canalicular, o oncocitoma e o cistadenoma papilífero linfomatoso (tumor de Warthin) antigamente eram classificados como adenomas monomórficos. Devido à raridade da maioria desses tumores, neste capítulo será mencionado apenas o tumor de Warthin, que apresenta maior incidência.

Adenoma pleomórfico | Tumor misto de glândula salivar

É o tumor de glândula salivar mais comum, que recebe este nome devido à mistura de elementos ductais e mioepiteliais. Acomete mais frequentemente a glândula parótida, seguida da glândula submandibular e das glândulas salivares menores. Esses tumores geralmente têm crescimento lento, indolor e persistente, e muitas vezes os pacientes relatam seu início há vários anos antes do diagnóstico. Apesar de muito rara, pode haver manifestação intraóssea do adenoma pleomórfico, bem como de outros tumores de glândulas salivares. O adenoma pleomórfico é mais comum no sexo feminino em uma proporção de 3:1, pode ocorrer em qualquer idade e o seu pico varia entre 30 e 50 anos.

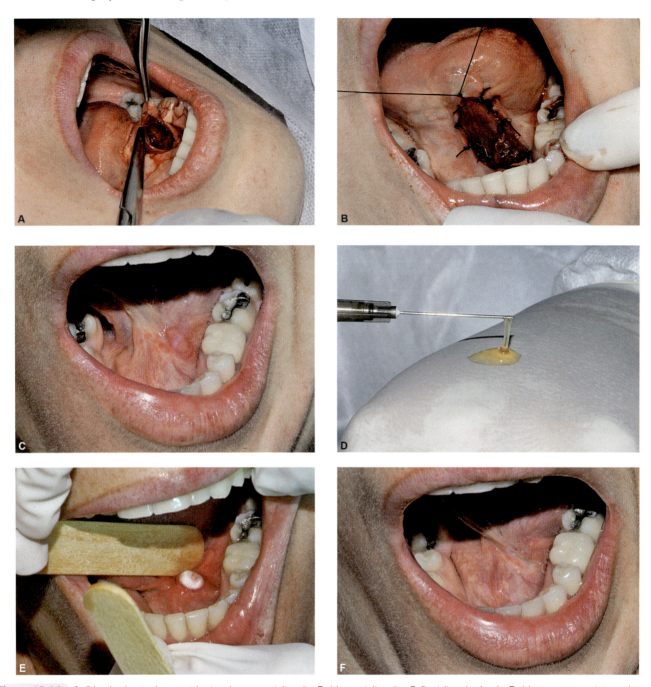

Figura 13.16 A. Rânula aberta durante técnica de marsupialização. **B.** Marsupialização. **C.** Recidiva da rânula. **D.** Muco espesso visto após punção e aspiração. **E.** Congelamento da lesão pela técnica de crioterapia. **F.** Caso finalizado.

Quando afetam a glândula parótida, esses tumores normalmente acometem o lobo superficial, geralmente são assintomáticos e não provocam paralisia facial. Somente 10% dos adenomas pleomórficos da glândula parótida afetam o lobo profundo e, quando isso acontece, podem expandir a parede lateral da faringe.

Quando se manifestam no interior da cavidade bucal, 60% ocorrem na região posterior e lateral do palato duro e na divisa do palato duro com o palato mole, seguida de lábio superior e mucosa jugal. Se não forem tratados cirurgicamente, podem atingir grandes proporções. Na região do palato, podem se ulcerar devido ao traumatismo durante a alimentação.

Histologicamente mostram um amplo aspecto de características. O componente epitelial pode se dispor em vários padrões, tais como túbulos, faixas e cordões. As células mioepiteliais apresentam células fusiformes que tendem a se agrupar paralelamente e células plasmocitoides. O córion apresenta tecido conjuntivo fibroso que comprime a pseudocápsula tumoral. No palato, essa pseudocápsula pode estar rompida e a neoplasia estar infiltrada nos tecidos adjacentes, apresentando nódulos satélites à distância da lesão principal.

O diagnóstico é realizado por meio de biopsia. Entretanto, em localizações com difícil acesso, como a glândula parótida e a glândula submandibular, a PAAF, a ultrassonografia, a tomografia computadorizada e a cintilografia podem ser muito úteis e contribuir para o diagnóstico final.

O tratamento do adenoma pleomórfico é essencialmente cirúrgico. Nos casos de adenomas de glândula parótida, a parotidectomia é o tratamento de escolha. Como a maioria desses tumores está localizada no lobo superficial, a parotidectomia parcial com a remoção do lobo superficial é o tratamento de escolha. Quando acometem o lobo profundo, indica-se a parotidectomia total, e nesses casos a paralisia facial pode ser uma sequela importante. Quando acometem a glândula submandibular, indica-se remoção total da glândula.

Para os tumores intrabucais, a remoção total da lesão leva à cura total. Nos tumores do palato, precisa-se previamente confeccionar uma goteira cirúrgica, pois é necessária a remoção de toda a lesão, inclusive com a mucosa que a recobre, ficando uma área cruenta no local, que deverá ser protegida com goteira e cimento cirúrgico no transoperatório. A remoção desses tumores localizados no palato deve ser feita com margem de segurança, pois, quando a lesão não é totalmente removida, a recidiva com focos tumorais múltiplos é comum (Figuras 13.17 a 13.19).

Tumor de Warthin | Cistadenoma papilífero linfomatoso

O cistadenoma papilífero linfomatoso ou tumor de Warthin é um tumor benigno de glândulas salivares quase exclusivamente da região da glândula parótida. Raramente se manifesta no interior da cavidade bucal em áreas de hiperplasia linfoide. Normalmente surge após a 5ª década de vida e apresenta discreta predileção pelo sexo masculino. Pode aparecer uni ou bilateralmente, e a região mais afetada é abaixo do lóbulo da orelha, em localização posterior ao ângulo da mandíbula e intimamente à glândula submandibular, o que clinicamente sugere patologia de glândula submandibular. Acredita-se que o tumor de Warthin se desenvolva por meio de restos embrionários da glândula parótida, que ficariam presos na parte interna dos linfonodos. O diagnóstico é feito mediante exames imaginológicos tais como ultrassonografia e cintilografia, que mostrará área de hipercaptação, de tecnécio-99. A PAAF é outro exame complementar bem indicado para o diagnóstico desse tipo de lesão, uma vez que esses nódulos podem estar na profundidade dos tecidos, e uma biopsia incisional estaria contraindicada, sendo então realizada biopsia excisional após confirmação dos exames imaginológicos, servindo como tratamento. Histologicamente ocorre proliferação do epitélio glandular formado por dupla camada de células (oxifílicas e granulosas). Espaços císticos com material eosinofílico são contornados por projeções papilares do epitélio glandular. O tratamento do tumor de Warthin é cirúrgico (Figura 13.20) e, quando totalmente removido, as recidivas são raras. Casos de recidiva após alguns anos são discutíveis, e a maioria dos autores acredita tratar-se de um segundo tumor primário.

Tumores malignos

Carcinoma mucoepidermoide

O carcinoma mucoepidermoide é a neoplasia de glândula salivar mais comum e acomete tanto as glândulas salivares maiores quanto as glândulas salivares menores. Pode ocorrer em

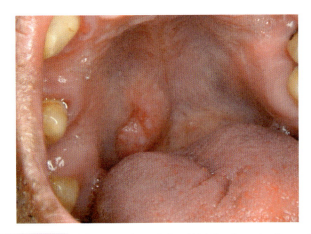

Figura 13.17 Adenoma pleomórfico. Nódulo ulcerado, de consistência borrachoide, localizado no limite entre os palatos duro e mole.

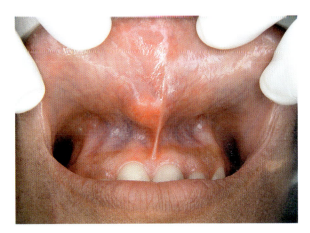

Figura 13.18 Nódulo localizado no lábio superior, cujo diagnóstico foi adenoma pleomórfico.

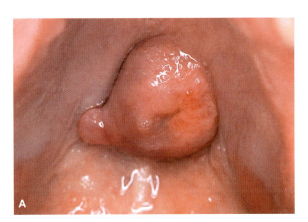

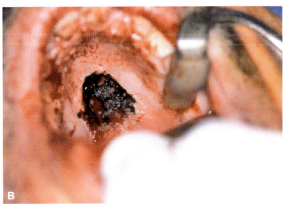

Figura 13.19 Extenso adenoma de palato antes (**A**) e após sua remoção (**B**) sob anestesia geral.

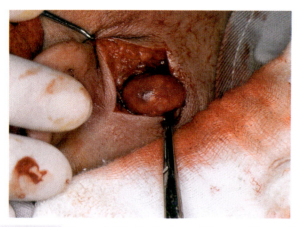

Figura 13.20 Tumor de Warthin. Lesão nodular na região parotídea sendo removida.

qualquer faixa etária. Embora raros, alguns casos foram relatados em crianças e adolescentes. Existe predileção pelo sexo feminino. Quando acomete as glândulas salivares maiores, a parótida é a glândula salivar mais comumente afetada, manifestando-se como massa tecidual de crescimento lento e assintomático. Entretanto, em casos mais avançados e em tumores de alto grau de malignidade, podem ocorrer dor e paralisia do nervo facial. O segundo local de aparecimento (seguido da glândula parótida) são as glândulas salivares menores, sendo a região do palato o local mais comum de aparecimento dos carcinomas mucoepidermoides, representando cerca de 54%

de todos os tumores de glândula salivar menor. Aparece como uma tumefação do palato, recoberta por mucosa de aparência normal. Às vezes pode ocorrer mudança de tonalidade da mucosa que recobre a lesão, que varia do vermelho ao roxo. Em alguns casos é possível notar pontos por onde sai muco do interior da lesão. O diagnóstico dessas neoplasias é feito por meio de exames imaginológicos, PAAF e biopsia incisional, dependendo da localização extra ou intrabucal (Figura 13.21). Na dúvida do diagnóstico histopatológico, a imuno-histoquímica pode ajudar na conclusão do diagnóstico. Histologicamente é composto por células epidermoides escamosas e células produtoras de muco. As células epidermoides têm formato poligonal, e as células mucosas têm um citoplasma amplo que se cora com corantes para mucina; alguns carcinomas mucoepidermoides apresentam vasta quantidade de células claras que podem predominar nos achados histológicos.

O tratamento do carcinoma mucoepidermoide depende da sua localização, do estadiamento clínico e do grau histológico. Para os carcinomas mucoepidermoides da glândula parótida, é realizada parotidectomia parcial ou total dependendo da profundidade da lesão. Quando a parotidectomia total é realizada, ocorre comprometimento do nervo facial. Para os tumores localizados no palato, maxilectomia parcial ou total será indicada, dependendo da extensão da neoplasia. Normalmente os pacientes procuram o profissional em um estágio em que a maxilectomia parcial normalmente é suficiente para a ablação total da neoplasia, e nesses casos os pacientes devem ser reabilitados com próteses bucomaxilofaciais para que a mastigação e a fonação sejam restabelecidas. O esvaziamento cervical do

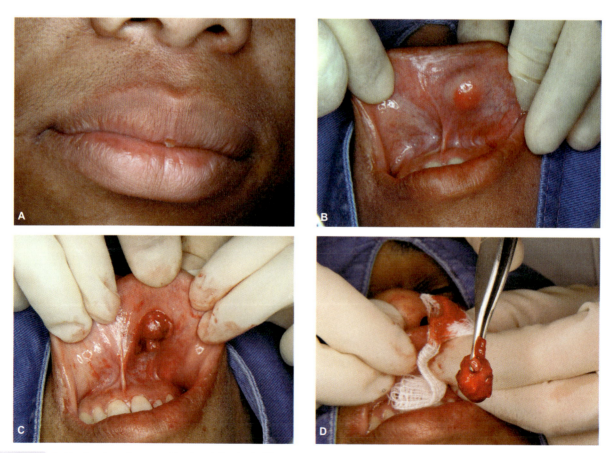

Figura 13.21 **A.** Ligeira elevação na região do tubérculo do lábio superior. **B.** Aspecto intrabucal. A lesão estava coberta por mucosa eritematosa. **C.** Lesão sendo totalmente removida por biopsia excisional. O diagnóstico foi de carcinoma mucoepidermoide de lábio superior. **D.** Lesão totalmente removida por biopsia excisional.

pescoço está indicado para neoplasias de alto grau de malignidade em que haja envolvimento dos linfonodos cervicais do pescoço. Embora rara, pode ocorrer manifestação intraóssea do carcinoma mucoepidermoide.

Carcinoma adenoide cístico | Cilindroma

O carcinoma adenoide cístico, anteriormente chamado cilindroma devido ao aspecto de cilindros das células epiteliais, é uma neoplasia comum entre os tumores malignos das glândulas salivares, seguido do carcinoma mucoepidermoide, que afeta as glândulas salivares maiores e menores. A glândula submandibular é acometida com maior frequência, enquanto a glândula parótida é raramente afetada. As glândulas salivares menores são as mais acometidas, sendo o palato o local de maior ocorrência (mais de 50%) (Figura 13.22). Ao contrário de outros tumores malignos de glândula salivar, o carcinoma adenoide cístico pode apresentar como queixa principal a dor, justificada pela invasão de espaços perineurais durante o crescimento tumoral. Na região das glândulas submandibular e parótida, caracteriza-se como massa de crescimento lento e sintomático. Nos tumores do palato, a massa tecidual pode estar recoberta por mucosa de aspecto irregular ou ulcerada, e a coloração da mucosa que o recobre pode, como nos carcinomas mucoepidermoides, variar do vermelho ao roxo. Histologicamente é composto por células de pequena dimensão que apresentam núcleo hipercromático e citoplasma diminuto, dispostas em cordões que se entrelaçam e células mioepiteliais. O tecido conjuntivo tem aspecto de favo de mel, e a distribuição das células epiteliais lembra cilindros, daí o termo cilindroma. É classificado com base nos padrões predominantes em cribriforme, tubular e sólido. O diagnóstico desses tumores é realizado por meio de exames imaginológicos e biopsia convencional ou por PAAF. Seu tratamento é cirúrgico e o prognóstico é reservado, uma vez que em 40% dos casos ocorrem metástases ósseas e pulmonares. O prognóstico dessas neoplasias decresce com o passar dos anos. Após 20 anos, 80% dos pacientes vão a óbito e apenas 20% sobrevivem. Metástases para os linfonodos cervicais são raras nessas neoplasias; portanto, na maioria dos casos, não é necessário o esvaziamento cervical do pescoço. Os tumores localizados no palato e no seio maxilar podem invadir a base do crânio, piorando intensamente o prognóstico.

Adenocarcinoma de baixo grau de malignidade

A Organização Mundial da Saúde (OMS) reavaliou, em 1990, a classificação histológica dos adenocarcinomas de glândulas salivares devido à sua grande variação e ao seu comportamento biológico. Nessa revisão, o adenocarcinoma polimorfo de baixo grau foi reconhecido como um tumor localmente invasivo, porém com bom prognóstico.

Atualmente o adenocarcinoma de baixo grau é reconhecido como a segunda neoplasia de glândula salivar menor mais comum, perdendo apenas para o carcinoma mucoepidermoide. Foi descrito pela primeira vez em 1983.

É quase exclusivamente um tumor de glândulas salivares menores, sendo que 60% ocorrem no palato, seguido do lábio superior e da mucosa jugal. É mais comum nas mulheres idosas, com pico na 6ª década de vida.

Ocorre como massa de crescimento extremamente lento e indolor.

Histologicamente, as células têm aparência uniforme com formato fusiforme, cuboidal ou colunar com núcleos ovoides, e podem apresentar padrões diferentes de crescimento (polimorfismo). É possível que as células apresentem um padrão sólido ou formem espaços císticos, ductos ou cordões. O tecido conjuntivo é de natureza mucoide, e a invasão perineural ou perivascular pode ser vista, podendo esse tumor ser confundido histologicamente com o carcinoma adenoide cístico.

O tratamento é a remoção com margem de segurança, e, como invade estruturas musculares e ósseas, a ressecção deve atingir planos profundos. Raramente provoca acometimento dos linfonodos cervicais do pescoço, e mais de 80% dos pacientes tornam-se curados após excisão do tumor. Recidivas são raras e, quando ocorrem, a reexcisão da lesão leva à cura. Em casos de invasão perineural ou perivascular, a radioterapia poderá ser indicada.

▪ Xerostomia

Xerostomia é definida como uma queixa subjetiva de boca seca que pode estar relacionada à diminuição do fluxo salivar. Em condições normais, o fluxo salivar fica em torno de 500 mℓ/dia, com produção de 0,3 a 0,5 mℓ/min. Pode estar aumentado durante a alimentação, quando alcança níveis de produção em torno de 3 a 5 mℓ/min, e também pode estar diminuído durante o sono, reduzindo drasticamente sua produção para 0,1 mℓ/min, o que justifica acordar com a boca seca e a mucosa extremamente ressecada. A redução do fluxo salivar pode ser também sintoma de certas doenças, ser efeito colateral de alguns medicamentos, ou ainda ser fisiológica. Doenças como a síndrome de Sjögren e o diabetes não controlado podem levar a quadros de xerostomia, assim como tratamento para o câncer bucal, como radioterapia (somente quando as glândulas salivares estiverem no campo de radiação) e quimioterapia, além de outras situações abordadas neste capítulo. Portanto, didaticamente, pode-se dividir a xerostomia em: fisiológica, induzida por vírus, medicamentosa, associada à síndrome de Sjögren, associada ao diabetes melito e iatrogênica.

Fisiológica

Com o passar do tempo e à medida que o corpo envelhece, ocorre diminuição fisiológica do fluxo salivar e do seu potencial imunológico, situação muitas vezes intensificada pelo uso de medicamentos para controle de doenças cardiovasculares, endocrinometabólicas, reumáticas etc., que vão aparecendo com o avançar da idade.

Induzida por vírus

Alguns tipos de vírus, como o Epstein-Barr, o vírus da imunodeficiência humana (HIV) e o vírus da hepatite C, têm sido associados a quadros de xerostomia.

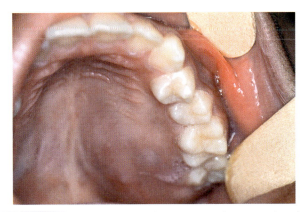

Figura 13.22 Carcinoma adenoide cístico. Tumefação no palato duro, estendendo-se por todo o hemipalato.

Medicamentosa

A quantidade de medicamentos relacionados com quadros de xerostomia atualmente é tão grande que mereceria um capítulo à parte.

Entretanto, vale a pena ressaltar alguns que se somam aos mais de 500 medicamentos que provocam secura bucal:

- Benzodiazepínicos
- Antidepressivos
- Antipsicóticos
- Anti-hipertensivos
- Diuréticos
- Antieméticos
- Descongestionantes
- Broncodilatadores
- Anti-histamínicos
- Anfetaminas
- Inibidores de protease utilizados no tratamento de pacientes HIV-positivos.

Associada à síndrome de Sjögren

A síndrome de Sjögren é uma doença crônica autoimune causada por um processo inflamatório crônico das glândulas exócrinas, levando a sintomas de secura, principalmente das mucosas bucal e ocular. Quando afeta esses dois locais, é denominada síndrome de Sjögren primária. Quando, além das mucosas bucal e ocular, houver alterações do tecido conjuntivo, como lúpus eritematoso sistêmico ou artrite reumatoide, é denominada síndrome de Sjögren secundária. Tanto o diagnóstico quanto o tratamento dessa síndrome devem ter uma abordagem multiprofissional, que envolve o cirurgião-dentista e as especialidades médicas da oftalmologia e da reumatologia, entre outras.

Por diabetes melito

Vários estudos comprovam a relação direta do paciente diabético com quadros de xerostomia. O diabetes melito é uma doença endocrinometabólica de distribuição universal, que vem afetando grande parte da população mundial. Por isso, é importante que o cirurgião-dentista esteja preparado para um correto diagnóstico e tratamento dos pacientes com diabetes melito, não só em relação à xerostomia, que grande parte desses pacientes apresentará na evolução da doença, mas também em relação às repercussões que a xerostomia apresenta nesse tipo de paciente, principalmente quanto ao controle da doença periodontal.

Iatrogênica

▶ **Associada à radioterapia.** Pacientes submetidos ao tratamento do câncer da região da cabeça e do pescoço que receberam radioterapia na qual o campo de radiação tenha acometido as glândulas salivares maiores fatalmente apresentarão quadros de xerostomia com maior ou menor intensidade, dependendo da dose de radiação e das glândulas salivares envolvidas no campo de radiação.

▶ **Associada à quimioterapia.** Medicamentos utilizados como agentes quimioterápicos, como a 5-fluoruracila e a cisplatina, entre outros, estão diretamente relacionados a quadros de xerostomia.

▶ **Doença do enxerto *versus* hospedeiro.** Pacientes que foram submetidos a transplante de medula óssea com doença crônica do enxerto *versus* hospedeiro (GVHD; do inglês, *graft versus host disease*) apresentam quadro de xerostomia, que é explicado por meio de estudo histológico das glândulas salivares mostrando fibrose das glândulas, bem como alterações na composição química da saliva, com a redução da concentração de sódio.

Diagnóstico e tratamento

O diagnóstico da xerostomia é clínico e laboratorial; é possível observar mucosa ressecada, atrofia das papilas linguais, queilite biangular, doença periodontal e cáries atípicas e rampantes que circundam a região cervical dos dentes, lembrando a cárie de radiação, além da queixa de boca seca relatada pelo paciente. Dificuldades de formação do bolo alimentar e na ingestão de alimentos secos também devem ser avaliadas. O fluxo salivar nesses pacientes está abaixo de 0,1 mℓ/min, similar à concentração apresentada durante o sono. O tratamento consiste no uso de lubrificantes de mucosa, utilização de saliva artificial e ingestão frequente de água. Pilocarpina tem sido utilizada em alguns casos, mas apresenta vários efeitos adversos. Já a acupuntura tem demonstrado êxito em muitos casos, especificamente em pacientes irradiados na região da cabeça e do pescoço.

▶ Bibliografia

Amit M, Na'ara S, Trejo-Leider L et al. Defining the surgical margins of adenoid cystic carcinoma and their impact on outcome: an international collaborative study. Head Neck. 2017; 39(5):1008-14.

Aver LM, Chaves SB, Neutzing AP. Etges adenoma pleomorfo intraóseo: presentacion de un caso y revisión bibliográfica. Medicina Oral. 2002; 7:164-70.

Bannister LH, Williams PL, Warwick R et al. Anatomia. Rio de Janeiro: Guanabara Koogan; 1995. pp. 1216-24.

Bermejo A, Aguirre JM, López P et al. Superficial mucocele: report of 4 cases. Oral Surg Oral Med Oral Pathol Oral Radiol Endod. 1999; 88:469-72.

Bodner L. Giant salivary calculi: diagnostic imaging and surgical management. Oral Surg Oral Med Oral Pathol Oral Radiol Endod. 2002; 94:320-3.

Boneu-Bonet F, Vidal-Homes E, Maiscurrana-Tornil A et al. Submaxillary gland mucocele: presentation of a case. Med Oral Patol Oral Cir Bucal. 2005; 10:180-4.

Bouquot JE, Gnepp DR, Dardick I et al. Intraosseous salivary tissue: jawbone examples of choristomas, hamartomas, embryonic rests, and inflammatory entrapment. Oral Surg Oral Med Oral Pathol Oral Radiol Endod. 2000; 90:205-17.

Bretz WA, Loesche WJ, Chen YM et al. Minor salivary gland secretion in the elderly. Oral Surg Oral Med Oral Pathol Oral Radiol Endod. 2000; 89:606-701.

Crean SJ, Bryant C, Bennett J et al. Four cases of polymorfous low-grade adenocarcinoma. Int J Oral Maxillofac Surg. 1996; 25:40-4.

Dantas AN, de Morais EF, Macedo RA et al. Clinicopathological characteristics and perineuralinvasion in adenoid cystic carcinoma: a systematic review. Braz J Otorhinolaryngol. 2015; 81:329-35.

Desai RS, Meshram D, Jangam SS et al. Pleomorphic adenoma of an accessory submandibular salivary gland: a rare entity. Br J Oral Maxillofac Surg. 2015; 53(8):e33-5.

Douglas CR. Fisiologia. 5. ed. São Paulo: Robe Editorial; 2002. pp. 1051-4.

FDI Working Group. Saliva: its role in health and disease. Int Dent Journal. 1992; 42:292-304.

França SR, Caldas D, Junior AV et al. Carcinoma mucoepidermoide de tireoide: relato de caso e revisão da literatura. Arq Bras Endocrinol Metab. 2006; 50.

Garg A, Tripathi A, Chowdhry S et al. Cryosurgery: painless and fearless management of mucocele in young patient. J Clin Diag Res. 2014; 8(8):ZD04-6.

Gonçalves SLM. Punção aspirativa com agulha fina como meio de diagnóstico em cirurgia bucomaxilofacial. [Tese.] Rio de Janeiro: Universidade Federal do Rio de Janeiro; 2002.

Goode RK, Auclair PL, Ellis GL. Mucoepidermoid carcinoma of the major salivary glands. Cancer. 1998; 82(7):1217-24.

Guevara-Canales JO, Morales-Vadillo R, Guzmán-Arias G et al. Mucoepidermoid carcinoma of the salivar glands. A retrospective study of 51 cases and review of the literature. Acta Odontol Latinoam. 2016; 29(3):230-8.

Guggenheimer J, Moore PA. Xerostomia. J Am Dent Assoc. 2003; 36(1):35-42.

Jinbu Y, Kusama M, Itoh H et al. Mucocele of the glands of Blandin-Nuhn and histopathologic analysis of 26 cases. Oral Surg Oral Med Oral Pathol Oral Radiol. 2003; 95:467-70.

Kopec T, Wierzbicka M, Szyfter W et al. Algorithm changes in treatment of submandibular gland sialolithiasis. Eur Arch Otorhinolaryngol. 2013; 270:2089-93.

Laskawi R, Shott T, Schröder M. Recurrent pleomorphic adenomas of the parotid gland: clinical evaluation and long-term follow-up. Br J Oral Maxillofac Surg. 1998; 36(1):48-54.

Leung AK, Choi MC, Wagner GA. Multiple sialolith of unusual size in the submandibular duct. Oral Surg Oral Med Oral Pathol Oral Radiol Endod. 1999; 87:331-3.

Lewandowski B, Brodowski R, Pakla P et al. Mucoceles of minor salivar glands in children. Own clinical observations. Dev Period Med. 2016; 20(3):235-42.

Li J, Li J. Correct diagnosis for plunging ranula by magnetic resonance imaging. Aust Dent J. 2014; 59:264-7.

Loyola AM, Araújo VC, Souza SOM et al. Minor salivary gland tumors. A retrospective study of 164 cases in Brazilian Population. Oral Oncol Eur J Cancer. 1995; 31B:197-201.

Madeira MC. Anatomia. 4. ed. São Paulo: Sarvier; 2003. pp. 135-41.

Mariano FV, Giovanetti K, Saccomani LF et al. Carcinoma ex-pleomorphic adenoma derived from recurrent pleomorphic adenoma shows important difference by array CGH compared to recurrentpleomorphic adenoma without malignant transformation. Braz J Otorhinolaryngol. 2016; 82:687-94.

Meyer A, Delas B, Hibon R et al. Sialendoscopy: a new diagnostic and therapeutic tool. 2013; 130:61-5.

Moore KL, Persaud TVN. Embriologia clínica. 7. ed. Rio de Janeiro: Elsevier; 2004.

Moraes PC, Teixeira RG, Thomaz LA et al. Cryosurgery for the treatment of pediatric plunging ranula: aconservative management. RGO Rev Gaúch Odontol (Porto Alegre). 2015; 63(4):492-5.

Moraes PC, Teixeira RG, Thomaz LA et al. Liquid nitrogen cryosurgery for treatment of mucoceles in children. Pediatr Dent. 2011; 34(2):32-4.

Nagler RM, Laufer D. Synchronous pleomorphic adenomas of the major salivary glands. Oral Surg Oral Med Oral Pathol Oral Radiol Endod. 1999; 87:735-7.

Nahlieli O, Eliav E, Hasson O et al. Pediatric sialolithiasis. Oral Surg Oral Med Oral Pathol Oral Radiol Endod. 2000; 90:709-12.

Patel MR, Deal AM, Shockley WW. Oral and plunging ranulas: what is the most effective treatment? Laryngoscope. 2009; 119(8):1501-9.

Porter SR, Scully C. An update of the etiology and management of xerostomia. Oral Surg Oral Med Oral Pathol Oral Radiol Endod. 2004; 97:28-46.

Rooper L, Sharma R, Bishop JA. Polymorphous low grade adenocarcinoma has a consistent p63+/p40– immunophenotype that helps distinguish it from adenoid cystic carcinoma and cellular pleomorphic adenoma. Head and Neck Pathol. 2015; 9:79-84.

Sarmento DJS, Morais MLSA, Costa ALL et al. Minor intraoral salivary gland tumors: a clinical-pathological study. Einstein. 2016; 14(4):508-12.

Smullin SE, Fielding AF, Susarla SM et al. Calicular adenoma of the palate: case report and literature review. Oral Surg Oral Med Oral Pathol Oral Radiol Endod. 2004; 98:32-6.

Stoopler ET, Carrasco L, Stanton DC et al. Cheilitis glandularis: an unusual histopathologic presentation. Oral Surg Oral Med Oral Pathol Oral Radiol Endo. 2003; 95:312-7.

Sugerman PB, Savage NW, Young WG. Mucocele of the anterior lingual salivary glands (glans of Blandin and Nuhn): report of 5 cases. Oral Surg Oral Med Oral Pathol Oral Radiol Endod. 2000; 90:478-82.

Terada T. Adenoid cystic carcinoma of the oral cavity: immunohistochemical study of four cases. Int J Clin Exp Pathol. 2013; 6(5):932-8.

Toida M, Shimokawa K, Makita H et al. Intraoral minor salivary gland tumors: a clinicopathological study of 82 cases. Int J Oral Maxillofac Surg. 2005; 34:528-32.

Vicente JC, Lopez-Arranz E, Garcia J et al. Chronic sclerosing sialadenitis of the parotid galnd. Oral Surg Oral Med Oral Pathol Oral Radiol Endod. 2003; 96:77-80.

Zbao Y, Jia J, Jia Y. Complications associated with surgical management of ranulas. Oral Surg Oral Med Oral Pathol Oral Radiol Endod. 2005; 63:51-4.

Capítulo 14
Síndrome da Ardência Bucal

Norberto Nobuo Sugaya e Esther G. Birman (*in memoriam*)

▶ Introdução

A queixa de ardência bucal, sem qualquer alteração clínica visível, por muitos anos intrigou profissionais da área de saúde em diversas especialidades. Médicos mais meticulosos investigavam os pacientes com tal queixa por meio de inúmeros exames laboratoriais, que resultavam infrutíferos, enquanto os menos meticulosos classificavam-nos como portadores de distúrbios psíquicos e os encaminhavam a psiquiatras ou psicanalistas. A síndrome da ardência bucal (SAB) ainda desafia pesquisadores ao redor do mundo e causa grande desconforto aos pacientes.

O conceito de SAB se desenvolveu há apenas poucas décadas. Apesar de ainda se debater sua conceituação e faltar o esclarecimento de sua real etiopatogenia, o número de pacientes vem crescendo nas estatísticas de todo o mundo. Alguns autores atrelam esse fato ao aumento global da expectativa média de vida, o que coloca uma porcentagem maior da população mundial na faixa etária mais afetada pela condição. Outros creditam o fato ao desenvolvimento dos sistemas de saúde, que tornou possível o acesso maior dos indivíduos às consultas profissionais, elevando as estatísticas. Há também quem acredite que a conceituação de SAB fez com que fossem diagnosticados mais casos do que na realidade existem, pois ainda não há consenso acerca dos critérios de diagnóstico e do tratamento dessa condição.

A SAB constitui uma condição de etiologia ainda indefinida, que afeta especialmente mulheres na meia-idade, sendo relativamente frequente e disseminada por todo o mundo. Caracteriza-se por queixa de ardor ou queimação em toda a boca ou em parte dela, sem qualquer alteração clínica que possibilite o estabelecimento imediato da relação de causa e efeito. Outras denominações também encontradas para a SAB incluem glossodinia, glossopirose, síndrome da boca ardente, estomatodinia e síndrome dos lábios ardentes. Discute-se uma etiologia multifatorial, com possível concorrência de fatores locais ou sistêmicos desencadeantes e a influência de alterações psicológicas na instalação e na evolução da doença.

A ardência é um sintoma característico de condição crônica neuropática, geralmente decorrente de lesão a tecido nervoso. As investigações já empreendidas que relacionam esse aspecto geral à SAB sugerem envolvimento tanto do sistema nervoso central (SNC) quanto do periférico. Alterações no paladar e nos testes de reflexo de "piscar de olhos", além do aumento do limiar sensitivo, sustentam a hipótese de origem neurogênica do sintoma de ardência. Além disso, tal lesão aparentemente é passível de reparo, uma vez que há constatações diversas de desaparecimento espontâneo do sintoma de ardência após alguns anos de SAB.

Até o momento não se identificou qualquer fator causal ou precipitante da SAB. Apesar de uma porcentagem significativa de pacientes referir algum procedimento odontológico como o responsável pelo início dos sintomas, é mais frequente se observar atuação profissional inadequada buscando tratar a sintomatologia apresentada pelos pacientes com dessa condição.

A prevalência da SAB difere entre as diversas pesquisas já divulgadas, registrando índices de ocorrência entre 0,7 e 15%, dependendo da população estudada e, provavelmente, devido aos diferentes critérios de diagnóstico utilizados em cada estudo. A aplicação de um critério mais estrito sugere índice de prevalência entre 1 e 2% da população geral.

As mulheres são significativamente mais afetadas que os homens, em proporção de cerca de 7:1. No sexo feminino, a SAB manifesta-se espontânea e subitamente poucos anos antes da menopausa e no período subsequente a ela, na faixa etária entre a 5ª e a 7ª década de vida, persistindo por décadas e, eventualmente, desaparecendo, também espontaneamente, após 6 ou 7 anos de manifestação.

Nossa experiência pessoal confirma esses dados epidemiológicos, já que o grupo de pacientes com SAB que frequenta nossa clínica é composto quase exclusivamente por mulheres acima dos 50 anos de idade, portadoras de próteses totais e usuárias de medicação voltada a tratamento de doenças crônicas, tais como hipertensão, diabetes, depressão ou transtornos do sono. Entretanto, há quem acredite que essa desproporção de ocorrência entre os sexos não corresponda à realidade, pois tais números normalmente são obtidos a partir dos pacientes que procuram por tratamento, não retratando dados de pesquisa de campo com populações controladas. Aqueles que compartilham dessa opinião afastariam a influência de um fator hormonal ou diretamente ligado ao sexo feminino na expressão da SAB.

Diante de um paciente com queixa de ardência, é importante firmar adequadamente o diagnóstico antes de se preocupar com o tratamento da sintomatologia, visto que o capítulo das dores faciais atípicas é bastante extenso e variado, e cada patologia exige abordagem terapêutica específica e, frequentemente, a participação de equipe multiprofissional.

O paciente com SAB deve ser avaliado com critério e bom senso. É essencial um diálogo esclarecedor; a simples exposição do problema, informando o paciente em linguagem acessível acerca das características da condição, seu caráter benigno e potencialmente transitório, contribui positivamente para o convívio com o problema e a adesão ao protocolo terapêutico indicado.

▶ Características clínicas

O sintoma mais importante e que determina a suspeita de SAB é a dor em queimação que envolve as mucosas da região anterior ou, mais raramente, outras regiões e, eventualmente, toda a boca.

Na SAB, o início da sensação de ardência ou queimação geralmente é súbito e de baixa intensidade. Os pacientes raramente relatam qualquer fator desencadeante da condição, embora alguns procurem relacioná-la a procedimentos odontológicos rotineiros, tais como exodontias ou infiltrações anestésicas malconduzidas.

Os indivíduos afetados pela SAB frequentemente procuram profissionais da área médica para um primeiro atendimento, como clínicos gerais ou otorrinolaringologistas, para posteriormente, em virtude da insatisfação com o tratamento, consultarem cirurgiões-dentistas. Os motivos da peregrinação por diversos profissionais envolvem tanto a pouca efetividade terapêutica obtida quanto o receio de que o diagnóstico não tenha sido corretamente estabelecido e que possa tratar-se de doença mais grave ou mesmo maligna.

A queixa dos pacientes com SAB normalmente é expressa como sensação de queimação (semelhante à resultante da ingestão de um líquido muito quente), de ardência ou de agulhadas na boca, às vezes acompanhada de sensação de dormência, perda ou alteração de paladar, boca seca, dores de cabeça ou dores na musculatura mastigatória.

Embora o sintoma de ardência seja o motivo determinante para a procura por tratamento, é frequente a associação de outras queixas, especialmente disgeusia (alteração do paladar), hipogeusia (redução da sensação gustativa) e xerostomia (sensação de boca seca). É relativamente comum o relato de gosto metálico ou amargo na boca, dificuldade na deglutição, irritação na garganta, ansiedade ou depressão. É também frequente o relato de problemas socioeconômicos por esses pacientes, como drástica redução do padrão econômico familiar, problemas conjugais ou dificuldade de cuidar de familiar com doença crônica restritiva.

O local mais afetado na maioria dos casos é o terço anterior da língua. A esta localização podem associar-se os lábios, o palato anterior ou a porção anterior dos rebordos alveolares. A alteração no paladar pode não ser simétrica, apesar de as áreas afetadas pela ardência o serem. Segundo Grushka (1987), a maior parte dos pacientes com SAB apresenta alguma alteração na qualidade da gustação, sendo menos frequente a perda completa do paladar.

A queixa de boca seca em geral não corresponde a uma redução objetiva do fluxo salivar. Alguns estudos apontaram alterações significativas na composição da saliva dos pacientes com SAB, com diminuição de proteínas, potássio, fosfato, mucina e imunoglobulinas. Grushka et al. (2002) sugeriram que essas alterações salivares poderiam ser decorrentes de alterações na condução de estímulos do sistema nervoso autônomo, aspectos ainda sujeitos a esclarecimento.

Hipossalivação, que se refere a uma redução real e objetiva do fluxo salivar, pode facilitar o desenvolvimento de infecções oportunistas na boca, especialmente fúngicas, que poderiam causar o sintoma de ardência, conforme se observa na síndrome de Sjögren, por exemplo. Os pacientes com SAB, salvo em associação com outras doenças das glândulas salivares, raramente apresentam redução drástica de sua produção de saliva, apesar da utilização frequente de medicações reconhecidamente relacionadas à redução da secreção salivar, como anti-hipertensivos e antidepressivos. A persistência de hipossalivação indica a síndrome de Sjögren como diagnóstico diferencial.

Outro aspecto essencial na caracterização da SAB diz respeito ao exame objetivo do paciente, que não deve revelar qualquer alteração na mucosa que possa ser associada ao sintoma de ardência. Lamey e Lamb (1988) registraram ocorrência de diversos hábitos parafuncionais em uma população de indivíduos com SAB, tais como bruxismo, apertamento dental, sucção de lábios e respiração bucal, mas não estabeleceram qualquer relação de causa e efeito.

A história natural da SAB é a de uma condição crônica cuja sintomatologia é diária e pode perdurar por muitos anos. Não há estudos longitudinais adequadamente conduzidos que prevejam a remissão espontânea das manifestações da SAB. Esse comportamento aliado à ineficácia dos recursos terapêuticos disponíveis pode acarretar disfunções psicológicas adicionais ao paciente, tais como irritabilidade, ansiedade ou depressão.

O comportamento clássico da ardência que caracteriza a SAB é a de variação na intensidade do sintoma entre os indivíduos, enquanto no mesmo paciente há pouca variação, mesmo ao longo de anos de persistência dos sintomas. O quadro clínico mais típico da SAB é caracterizado por ardor que não está presente ao despertar, se manifesta paulatinamente pelo meio da manhã e se intensifica ao longo do dia até o final da tarde, raramente impedindo a conciliação do sono. Durante a alimentação o sintoma pode diminuir.

Lamey e Lewis (1989) classificaram a SAB em três subtipos, dependendo do comportamento da sintomatologia presente: o subtipo 1 corresponderia ao quadro clássico anteriormente descrito; o subtipo 2 seria caracterizado por sintomatologia constante e contínua, prejudicando a conciliação do sono; e o subtipo 3 apresentaria sintomatologia intermitente, com períodos livres da sensação de ardência ocorrendo irregularmente ao longo do dia. Entretanto, não há etiologia definida, abordagem terapêutica eficaz e diferenciada para cada um desses subtipos da SAB, nem tampouco consenso mundial acerca dessa classificação.

▶ Etiopatogenia

A etiopatogenia da SAB ainda permanece obscura. Embora classificada como um tipo de neuropatia, há conhecimento apenas para indicar envolvimento neurogênico da condição, como sinais de disfunção de pequenas fibras periféricas, alteração da densidade de fibras nervosas epiteliais, alterações em testes de reflexos, deficiência na função dopaminérgica, entre outros indícios.

Trata-se de uma dor crônica que, a exemplo de outras dores craniofaciais atípicas e de alguns distúrbios da articulação temporomandibular, traz dificuldades para ser adequadamente diagnosticada e tratada.

A ausência de alterações morfológicas na mucosa afetada pelo sintoma de ardência sustenta a hipótese de desarranjo neuropático. Grushka et al. (1998) acreditam em algum tipo de lesão a um nervo periférico, pois a sintomatologia descrita pelos pacientes se assemelha a casos de neurite ou de neuroma traumático. Além disso, a frequente associação a disgeusia e hipogeusia também sugere envolvimento da inervação relacionada à condução dos impulsos gustativos, que estariam ligados aos nervos corda do tímpano e glossofaríngeo, com possíveis interações com o nervo trigêmeo.

Lamey e Lamb (1988) chamaram a atenção para a significativa incidência de hábitos parafuncionais entre os pacientes SAB que poderiam contribuir e até mesmo causar alterações neuropáticas nos nervos periféricos da mucosa bucal.

Embora também constituam aspectos sujeitos a esclarecimento futuro, fatores sistêmicos como diabetes, climatério e deficiências nutricionais (ferro, vitamina B e derivados) parecem contribuir ou agravar o sintoma de ardência, não representando causa direta.

As mulheres representam a grande maioria dos pacientes com SAB, especialmente após a menopausa, mas ainda não se estabeleceu claramente o papel dos hormônios na síndrome de ardência, e a reposição hormonal não apresenta melhora dos sintomas. Sugere-se que após a menopausa as mulheres perderiam alguns fatores de proteção hormonal das fibras nervosas, tornando-se suscetíveis a componentes neurotóxicos associados a situações de estresse. Jaaskelainen (2018) sugere a subdivisão dos casos de SAB em dois tipos, com predominância de neuropatia periférica ou central. O subtipo periférico seria sensível a tratamento com clonazepam tópico e bloqueio periférico com lidocaína, e o subtipo central seria resistente ao tratamento tópico e mais claramente associado a distúrbios psiquiátricos como depressão e ansiedade.

Os poucos casos em que se determinam baixos níveis de vitamina B_{12}, ferro ou ácido fólico no sangue dos pacientes com SAB também não respondem de forma definitiva à reposição desses elementos; no entanto, segue como parte do protocolo de investigação diagnóstica da SAB a avaliação sérica desses componentes.

O fato de se obter melhora sintomática com o uso de ansiolíticos e antidepressivos não esclarece a relação de causa e efeito. As alterações de humor e comportamento podem ser decorrentes da dor crônica diuturna, e não o contrário. Esse aspecto também merece maior investigação, mas é comum a relação de níveis mais elevados de ansiedade e depressão em pacientes com quadros sintomáticos crônicos, tais como doenças autoimunes ou quadros graves de ulceração aftosa recorrente, que exigem controle medicamentoso prolongado ou não dispõem de tratamento satisfatório.

Forssell et al. (2002) utilizaram testes sensoriais quantitativos em um grupo de 52 pacientes com SAB, identificando alterações subclínicas no sistema de inervação trigeminal em mais de 90% deles. Tais resultados apontam fortemente para uma natureza neuropática da sintomatologia da SAB.

Lauria et al. (2005) investigaram a inervação do epitélio da língua de pacientes com SAB e controles por meio de biopsia e estudos imuno-histoquímicos, estabelecendo que esses pacientes apresentam significativa redução na densidade de fibras nervosas epiteliais, além de demonstrarem alterações estruturais representativas de degeneração de axônios. Concluíram que a SAB é causada por uma neuropatia de pequenas fibras sensoriais do nervo trigêmeo.

A etiopatogenia mais lógica como base da manifestação da SAB parece ser a neuropatia. O comportamento da sintomatologia, as alterações sensoriais de paladar e anomalias do reflexo do piscar de olhos, investigados nos pacientes SAB, apontam para essa linha de investigação.

▶ Diagnóstico

O diagnóstico da SAB é fortemente fundamentado em bases clínicas, aspecto muitas vezes desconfortável tanto para profissionais quanto para pacientes, uma vez que a ciência moderna vem se sustentando há algum tempo em comprovações laboratoriais inequívocas e avaliações quantitativas que buscam estabelecer linhas divisórias entre saúde e doença, caracterizando as condições nosológicas com nomes cada vez mais específicos. Não há um único exame laboratorial que possa definir o quadro de SAB; o paciente deve ser submetido a uma série de investigações complementares para excluir outras condições que eventualmente possam produzir o sintoma de ardência semelhante ao relatado. Trata-se, portanto, de mais um caso de doença diagnosticada por critérios de exclusão, a exemplo de outras condições em Estomatologia.

A suspeita para o diagnóstico de SAB surge a partir da queixa do paciente do sintoma de ardência crônica e sem causa aparente. Os pacientes que procuram médicos para o diagnóstico de sua condição frequentemente são informados de que se trata de reação de hipersensibilidade a materiais restauradores dentários ou de alguma deficiência de ferro ou vitamina. Os cirurgiões-dentistas sugerem disfunções da articulação temporomandibular, infecção fúngica ou outras lesões de mucosa.

As características da sintomatologia exibida pelo paciente devem ser adequadamente exploradas quanto à duração, à intensidade e ao comportamento diário. O quadro clássico de SAB apresenta os seguintes aspectos:

- Queimação ou ardência em terço anterior da língua, incluindo lábios, porção anterior dos rebordos e/ou palato anterior
- Distribuição simétrica com dificuldade em se delimitar com precisão a área afetada
- Vários meses de duração sem grande variação na intensidade da sintomatologia
- Dor contínua que persiste durante todo o dia, mas que raramente prejudica a conciliação do sono
- Geralmente a ardência se inicia pouco intensa pelo meio da manhã e se acentua no período da tarde. A sintomatologia pode ser aliviada durante a alimentação ou a ingestão de líquidos
- Pode haver disgeusia e/ou xerostomia
- Em casos de longa duração, é comum observarem-se sinais de irritabilidade, ansiedade ou depressão.

O exame físico é essencial no processo de diagnóstico dessa condição: o paciente não deve apresentar qualquer alteração morfológica em mucosa bucal. Qualquer sinal de doença em mucosa, tais como alterações de cor, atrofia, erosões ou úlceras, deve ser adequadamente investigado e esclarecido antes de se determinar o diagnóstico de SAB. Sempre que se identificar alguma outra doença de base que possa explicar a ardência, esta deve ser considerada como um sintoma daquela doença, e não como uma SAB verdadeira.

Em nosso meio, é elevada a porcentagem de pacientes com próteses totais, na faixa etária dos queixosos de ardência bucal, sendo necessária a avaliação cuidadosa das condições das próteses e de sua relação com as mucosas.

A redução do fluxo salivar e o diabetes predispõem o paciente a infecções oportunistas que podem causar o sintoma de ardência, afastando o diagnóstico de SAB. Além da glicemia e do hemograma completo, recomenda-se ainda a investigação de deficiências nutricionais por meio de dosagens séricas de ferro, ferritina, transferrina, vitamina B e folato.

Recomenda-se a coleta de material para investigação microbiológica das áreas de mucosa envolvidas na queixa de ardência para excluir a possibilidade de infecção fúngica ou bacteriana.

Testes sensoriais têm revelado alterações no paladar de pacientes com SAB, e a aplicação de anestésico tópico nas áreas de mucosa afetada não modifica ou, frequentemente, piora a sensação de ardência.

A presença concomitante de língua fissurada ou língua geográfica pode complicar o diagnóstico de SAB, exigindo anamnese detalhada quanto ao tempo de ciência daquelas condições e ao surgimento de ardência. O tratamento local das alterações da língua ou mesmo a aplicação do teste com anestésico tópico podem auxiliar no esclarecimento desses casos. Devido ao aparente distúrbio na condução dos impulsos nervosos a partir da inervação associada ao paladar, a aplicação de anestésicos tópicos parece piorar o sintoma de ardência, enquanto acarretaria alívio dos sintomas em outras causas inflamatórias locais.

No caso de pacientes dentados, um completo exame dentário e periodontal deve ser realizado para identificar a presença e a extensão de processos inflamatórios que possam constituir a causa do quadro doloroso em curso.

as investigações gerais recomendadas para o diagnóstico de SAB são:

- Diabetes (glicemia)
- Deficiências nutricionais, anemia (ferro, zinco, folato e vitaminas do complexo B)
- Xerostomia (sialometria; descartar síndrome de Sjögren)
- Artrite reumatoide, hipotireoidismo
- História de alergias
- Alterações psicológicas, que podem ser decorrentes da SAB
- Medicações que possam causar, colateralmente, xerostomia ou ardência bucal.

Os aspectos locais a serem investigados são:

- Adaptação de próteses totais ou removíveis
- Sinais de hipossalivação
- Candidoses
- Sinais de reação liquenoide associada a restaurações metálicas
- Bruxismo ou apertamento dental.

Tais condições ou alterações, sistêmicas ou locais, têm sido eventualmente associadas à manifestação da SAB; entretanto, nenhum desses fatores foi claramente relacionado à etiopatogenia da condição pela condução de pesquisas laboratoriais ou epidemiológicas adequadamente desenvolvidas. Além de não existirem publicações que tenham acompanhado casuística significativa, ainda há problemas relacionados aos critérios de diagnóstico da SAB, o que dificulta a interpretação e a comparação de resultados entre as pesquisas já realizadas sobre esse assunto.

▶ Diagnóstico diferencial

O líquen plano oral (LPO) pode manifestar o sintoma de ardência bucal. Embora a localização preferencial das lesões do LPO seja a mucosa jugal, não raro a língua também constitui local de acometimento (Figura 14.1). Eventualmente as lesões liquenoides são bastante discretas e podem dificultar a percepção, sugerindo o diagnóstico de SAB. Entretanto, outra característica fundamental da expressão do LPO é a sua variação de expressão clínica, frequentemente influenciada pelo estado emocional do paciente, fato que não caracteriza a SAB, cuja sintomatologia tende a não se modificar no decorrer do tempo, mantendo ritmo circadiano típico e pouca variação sintomatológica.

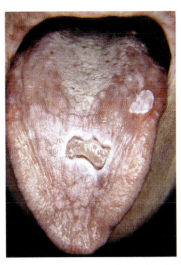

Figura 14.1 Líquen plano polimorfo, exibindo placa, atrofia e ulceração. Quadro crônico com surtos de agudização e sintomatologia variável.

As reações liquenoides associadas a restaurações dentárias metálicas geralmente são diagnosticadas com maior facilidade, dada a relação de causa e efeito mais evidente.

A ocorrência concomitante de língua geográfica ou língua fissurada (Figura 14.2) pode complicar o diagnóstico de SAB, exigindo a distinção da sintomatologia eventualmente causada primariamente por esses distúrbios de desenvolvimento para a conclusão do diagnóstico. Geralmente o desconforto associado à língua geográfica (Figura 14.3) é transitório e causado pela atrofia do epitélio do dorso da língua, de forma que a sensação de ardência se manifesta principalmente durante a alimentação e nas áreas de maior atrofia, enquanto a SAB apresenta evolução crônica e frequentemente reduz sua expressão de ardência durante as refeições. A sintomatologia atrelada à língua fissurada também segue padrão semelhante ao da glossite migratória e responde favoravelmente a antissépticos e antifúngicos de uso local.

Candidose, que pode causar sensação de ardência, invariavelmente induz eritema ou formação de pseudomembrana nas mucosas da boca e responde rapidamente à aplicação de antifúngicos. Há relatos de melhora dos sintomas de pacientes com

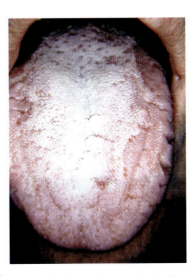

Figura 14.2 Queixa de desconforto e ardor à alimentação em paciente com língua fissurada e candidose associada.

SAB após tratamento com antifúngicos, mas é preciso conduzir pesquisas controladas com rigor para estabelecer conclusões confiáveis. Exames micológicos sequenciais e cultura com metodologia quantitativa seriam ideais para sustentar a participação desse gênero de fungos na gênese da SAB.

Os distúrbios de ordem sistêmica, tais como o diabetes melito e a deficiência de ferro e derivados do complexo B, folato ou niacina, têm sido considerados passíveis de provocar o sintoma de ardência bucal semelhante ao relatado pelos pacientes com SAB (Figura 14.4). Assim, é necessária a investigação laboratorial para identificar essas condições antes de se concluir o diagnóstico de SAB. Como já discutido neste capítulo, alguns autores têm considerado o atual conceito de SAB como muito restritivo e discutem a possibilidade de ampliá-lo segundo uma classificação que dividiria os quadros em SAB primária e SAB secundária, semelhante ao que é aplicado em diversas outras patologias que acometem o ser humano.

Outras condições ou doenças que podem causar ardência bucal seriam, principalmente, aquelas de ordem infecciosa, traumática, associadas a distúrbios imunitários (Figuras 14.5 a 14.9) ou mesmo carcinomas epidermoides. Todas essas manifestações provocam alterações macroscópicas da superfície mucosa que tornam possível o desenvolvimento de um processo de diagnóstico mais linear e objetivo, sem a necessidade de se aplicar o método do diagnóstico por exclusão. Certas manifestações iniciais ou atípicas dessas doenças anteriormente mencionadas podem ser um obstáculo para o clínico menos experiente, mas a aplicação de semiotécnica adequada possibilita a adoção da conduta diagnóstica correta.

▶ Tratamento

Uma vez que inexiste cura definitiva para o problema, o tratamento da SAB ainda é de suporte, voltado ao alívio da sintomatologia e à melhora da qualidade de vida. Assim, é preciso esclarecer ao paciente as características da condição, mantendo-o ciente das dificuldades terapêuticas existentes e das reais possibilidades de alívio sintomático.

Também é importante informar ao paciente que sua queixa é real e não imaginária, que o tratamento é longo e sujeito a modificações de estratégia e que, apesar do desconforto, não se trata de doença grave ou maligna.

Os melhores resultados terapêuticos foram obtidos com antidepressivos tricíclicos, anticonvulsivantes e ansiolíticos benzodiazepínicos, prescritos em dosagens baixas e por longos períodos.

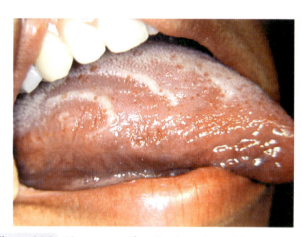

Figura 14.3 Língua geográfica. Quadro assintomático que esporadicamente apresenta algum desconforto à alimentação.

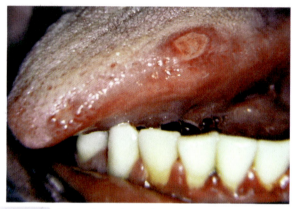

Figura 14.5 Ulceração em borda lingual compondo quadro de gengivite ulcerativa necrosante. Notar inflamação gengival generalizada. Dor moderada a intensa.

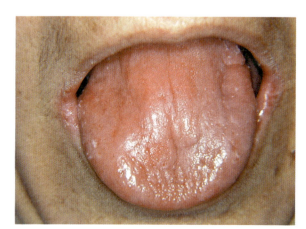

Figura 14.4 Língua atrófica associada a deficiência nutricional importante. Paciente relata sensação de ardência e prostração. Notar queilite angular.

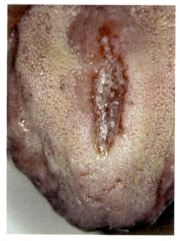

Figura 14.6 Queimadura química com formol aplicado pelo paciente para combater prurido, provavelmente decorrente de candidose eritematosa. Dor moderada.

Capítulo 14 | Síndrome da Ardência Bucal

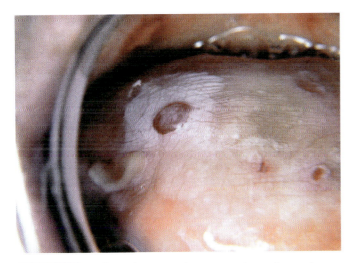

Figura 14.7 Bolha e ulcerações decorrentes de reação autoimune em paciente portador de pênfigo vulgar. Notar descolamento epitelial. Dor moderada a intensa.

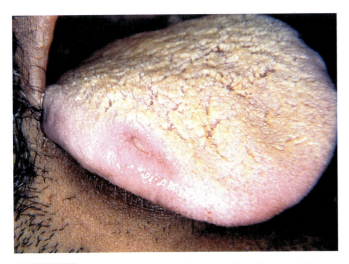

Figura 14.8 Lesão ulcerada superficial em dorso/borda de língua compondo quadro de eritema polimorfo. Manifestação em fase de reparo. Dor leve a moderada.

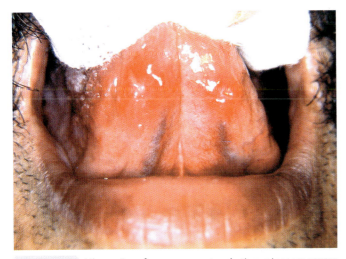

Figura 14.9 Ulcerações aftosas recorrentes do tipo *minor* em ventre de língua, halo eritematoso e aspecto ligeiramente crateriforme. Dor intensa.

Grushka et al. (1998) obtiveram melhora da sintomatologia em 70% dos pacientes com SAB tratados com clonazepam, um sedativo ansiolítico com propriedades anticonvulsivantes. A dose recomendada é de 0,25 mg até um máximo de 0,75 mg/dia. Os efeitos colaterais mais frequentes são sonolência, distúrbios gastrintestinais e aumento da salivação, mas pode haver alteração em vários outros sistemas, inclusive no SNC, provocando modificações de comportamento. É importante lembrar a contraindicação para pacientes com glaucoma e doença hepática significativa.

As aplicações tópicas de capsaicina, 3 a 4 vezes/dia sobre as áreas envolvidas pelo sintoma de ardência, parecem reduzir a sintomatologia, de forma variável, por determinado período. A administração desse extrato de pimenta busca o esgotamento da substância P, responsável pela sensação de ardência, e a dessensibilização dos nociceptores do tipo C. O protocolo terapêutico deve proporcionar intervalos periódicos sem aplicação do medicamento, sob pena de se perder o efeito farmacológico. Entretanto, ainda faltam estudos controlados com casuística significativa e tempo prolongado de acompanhamento para possibilitar conclusões mais precisas a respeito dos reais benefícios que podem ser proporcionados pela capsaicina, a qual atuaria em receptores do tipo C, reduzindo a resposta de neurônios a estímulos dolorosos. A aplicação tópica é bastante desconfortável para alguns pacientes, que acabam abandonando ou recusando esse tratamento. O uso sistêmico, por meio de cápsulas contendo o extrato de pimenta, provocou alterações gástricas significativas e precoces em cerca de um terço dos pacientes que utilizaram essa via e, por isso, foi descontinuado.

Femiano e Scully (2002) ensaiaram um regime de tratamento à base de ácido alfalipoico, administrado durante 4 semanas, obtendo redução significativa da sintomatologia em pacientes com SAB. Entretanto, estudos mais recentes, randomizados e controlados, não demonstraram benefício desse antioxidante em pacientes com SAB, comparativamente ao grupo placebo. Apesar desses últimos resultados, tal alternativa terapêutica ainda é utilizada em alguns centros.

Diversos trabalhos vêm sendo publicados nos últimos anos, mostrando benefícios da aplicação de laserterapia em baixa potência, tanto no espectro visível quanto no infravermelho. Sugaya et al. (2016), em ensaio clínico duplo-cego randomizado, mostraram melhora significativa dos sintomas tanto no grupo *laser* quanto no grupo placebo, sem diferença estatística entre os grupos, ratificando que existe um importante componente emocional envolvido na manifestação da sintomatologia desses pacientes. No entanto, a diversidade de parâmetros envolvida na laserterapia e a falta de um alvo específico (a etiologia ainda obscura da SAB) suportam a continuidade das pesquisas nessa modalidade terapêutica.

Pacientes com acentuado componente psicogênico devem ser considerados para receber suporte psicoterápico em conjunto com os medicamentos.

Técnicas de medicina oriental, tais como a acupuntura, têm sido utilizadas com resultados positivos, mas são necessárias várias sessões de tratamento, e os pacientes tendem a se tornar dependentes da terapia, que também agrega componente psicoterápico importante. Como a filosofia de terapêutica da medicina oriental é completamente diversa da ocidental, há dificuldades em transportar a metodologia e os resultados para a literatura científica acadêmica tradicional. Outra modalidade terapêutica de suporte aos pacientes com SAB e que tem sido sugerida por alguns pesquisadores são as técnicas de terapia comportamental cognitiva, mas também carecem de maior número de pesquisas devidamente baseadas em evidências científicas.

Resultados positivos obtidos por alguns trabalhos que utilizaram terapias antifúngicas, reabilitação dentária e complexos vitamínicos devem ser considerados com alguma reserva, pois estabelecem uma relação de causa e efeito que ainda não foi demonstrada para a SAB, o que sugere falhas no diagnóstico da condição.

Kim et al. (2018) sugeriram um algoritmo de manejo de pacientes com SAB, obtendo resultado superior ao grupo controle. Estabeleceram uma sequência de nove passos sequenciais:

- Diagnóstico
- Esclarecimento do paciente quanto às características da condição
- Otimização dos hábitos e das condições de higiene oral
- Suplementação de ácido alfalipoico
- Gliconato de clorexidina e estímulo à salivação
- Clonazepam tópico ou gabapentina
- Consulta psiquiátrica e eventual tratamento
- Clonazepam sistêmico
- Tratamento alternativo de casos refratários (capsaicina, reposição hormonal, acupuntura, fitoterápicos etc.).

Há ainda poucas investigações que tenham seguido critérios de diagnóstico bem definidos e acompanhado número significativo de pacientes por tempo prolongado, de forma que ainda há um longo horizonte de investigações para esclarecer definitivamente a SAB e obter um protocolo terapêutico eficaz e cientificamente embasado.

▶ Considerações finais

As evidências atuais apontam para uma origem neuropática, cuja causa ainda depende de investigação. Apesar do grande número de pesquisas já produzidas, e em andamento, na busca pelo esclarecimento definitivo dos diversos aspectos relacionados à expressão da SAB, ainda falta conhecimento para um adequado manejo dos pacientes. Não há teste diagnóstico definitivo, assim como não há protocolo terapêutico definido ou possibilidade de prever o comportamento de cada quadro, de forma que o tratamento desses casos ainda se faz de maneira sintomática e com certa dose de empirismo.

A abordagem clínica mais sensata dos pacientes com SAB é a de estabelecer critério bastante estrito de diagnóstico: só considerar SAB se não houver causas locais nem alterações clínicas nas mucosas orais afetadas pelo sintoma de ardência; utilizar teste com anestésico tópico (que não deve proporcionar alívio sintomático); afastar a possibilidade de síndrome de Sjögren, diabetes e deficiências nutricionais; e comprovar anormalidade gustativa. Uma vez estabelecido o diagnóstico, o controle sintomático e o emocional do paciente devem ser considerados na abordagem terapêutica com igual cuidado.

O tratamento deve ser ajustado a cada paciente e, eventualmente, modificado ao longo do acompanhamento do caso. O relacionamento profissional/paciente é extremamente importante e, dependendo das características apresentadas, outros profissionais devem ser envolvidos na condução do caso, sempre com o objetivo de beneficiar a qualidade de vida do paciente.

Os Quadros 14.1 e 14.2 apresentam o resumo das características e do manejo da SAB.

Quadro 14.1 • Características da síndrome da ardência bucal (SAB).

Incidência	1 a 2% da população adulta
Prevalência	Mulheres, poucos anos antes da menopausa e da 5ª à 7ª década de vida
Etiologia	Obscura. Supõe-se dano a nervos cranianos associados ao paladar
Características clínicas	Sintoma de ardência que geralmente envolve as mucosas na região anterior da boca (especialmente a língua), reduz-se durante a alimentação e raramente impede a conciliação do sono. Início súbito com pouca variação de intensidade
Queixas associadas	Xerostomia, alterações do paladar, alterações do humor, ansiedade e depressão
Diagnóstico	Não há teste diagnóstico específico. Evolução crônica, história médica negativa para justificar a sintomatologia, ausência de alterações clínicas perceptíveis, distúrbios gustativos
Tratamento	Não há tratamento específico. Suporte psicológico, acupuntura, capsaicina, ansiolíticos, antidepressivos, anticonvulsivantes, *laser* de baixa potência (ver Quadro 14.2)

Quadro 14.2 • Manejo do paciente com síndrome da ardência bucal (SAB).

Queixa	Dor crônica, queimação ou ardência nas mucosas anteriores da boca. Verificar duração, desencadeantes e comportamento evolutivo compatíveis com SAB
Exame objetivo	Exame das mucosas e das condições das próteses em uso. Pacientes com SAB não apresentam alterações morfológicas associadas à queixa
Anestésico tópico para teste da nocicepção	Aplicação de anestésico tópico não reduz a sensibilidade e pode agravá-la
Paladar	Testar o reconhecimento gustativo. Pacientes com SAB geralmente apresentam dificuldade de reconhecimento dos sabores (doce, salgado, azedo e amargo)
Sialometria	Mensuração do fluxo salivar. Em caso de redução significativa, afastar a possibilidade de síndrome de Sjögren
Investigação laboratorial	Deficiência nutricional, diabetes e níveis de estrógeno e progesterona. A identificação de distúrbios sistêmicos deve ser adequadamente tratada antes de se considerar o diagnóstico definitivo de SAB
Diagnóstico conclusivo	Afastadas as possibilidades de outras doenças e satisfeitas as características compatíveis com SAB
Tratamento individualizado	Adequar as alternativas terapêuticas disponíveis a cada paciente
Controle multidisciplinar	Frequentemente é útil ou necessário agregar a ajuda de profissionais da área médica para a condução desses casos
Acompanhamento	Ajuste do protocolo terapêutico, controle evolutivo periódico, perspectiva de resolução espontânea do quadro, perspectiva de avanço da ciência e esclarecimento das bases patológicas da SAB

Bibliografia

Bergdahl M, Bergdahl J. Burning mouth syndrome: prevalence and associated factors. J Oral Pathol Med. 1999; 28:350-4.

Bergdahl M, Bergdahl J. Low unstimulated salivary flow and subjective oral dryness: association with medication, anxiety, depression, and stress. J Dent Res. 2000; 79:1652-8.

Cavalcanti DR, Da Silveira FR. Alpha lipoic acid in burning mouth syndrome – a randomized double-blind placebo-controlled trial. J Oral Pathol Med. 2009; 38(3):254-61.

Femiano F, Scully C. Burning mouth syndrome (BMS) double blind controlled study of alpha-lipoic acid (thioctic acid) therapy. J Oral Pathol Med. 2002; 31:267-9.

Forssell H, Jaaskelainen S, Tenovuo O et al. Sensory dysfunction in burning mouth syndrome. Pain. 2002; 99:41-7.

Fréo B. Estudo clínico da atividade da capsaicina em portadores da síndrome da ardência bucal. [Dissertação.] São Paulo: Faculdade de Odontologia, Universidade de São Paulo; 2008.

Grushka M. Clinical features of burning mouth syndrome. Oral Surg Oral Med Oral Pathol. 1987; 63:30-6.

Grushka M, Epstein JB, Gorsky M. Burning mouth syndrome. Am Fam Phys. 2002; 65:615-20.

Grushka M, Epstein JB, Mott A. An open-label, dose escalation pilot study of the effect of clonazepam in burning mouth syndrome. Oral Surg Oral Med Oral Pathol Oral Radiol Endod. 1998; 86:557-61.

Hakeem A, Fitzpatrick SG, Bhattacharyya I et al. Clinical characterization and treatment outcome of patients with burning mouth syndrome. Gen Dent. 2018; 66(3):41-7.

Jaaskelainen SK. Is burning mouth syndrome a neuropathic pain condition? Pain. 2018; 159(3):610-3.

Jaaskelainen SK, Forssell H, Tenovuo O. Abnormalities of the blink reflex in burning mouth syndrome. Pain. 1997; 73:455-60.

Kim Y, Yoo T, Han P et al. A pragmatic evidence-based clinical management algorithm for burning mouth syndrome. J Clin Exp Dent. 2018; 10(4):e321-6.

Klausner JJ. Epidemiology of chronic facial pain: diagnostic usefulness in patient care. J Am Dent Assoc. 1994; 125:1604-11.

Lamey PJ, Lamb AB. Prospective study of aetiological factors in burning mouth syndrome. Br Med J. 1988; 296:1243-6.

Lamey PJ, Lewis MA. Oral medicine in practice: burning mouth syndrome. Br Dent J. 1989; 167:197-200.

Lauria G, Majorana A, Borgna M et al. Trigeminal small-fiber sensory neuropathy causes burning mouth syndrome. Pain. 2005; 115:332-7.

Lehman CD, Bartoshuk LM, Catalanotto FC. Effect of anesthesia of the chorda tympani nerve on taste perception in humans. Physiol Behav. 1995; 57:943-51.

Lipton JA, Ship JA, Larach-Robinson D. Estimated prevalence and distribution of reported orofacial pain in the United States. J Am Dent Assoc. 1993; 124:115-21.

Liu YF, Kim Y, Yoo T et al. Burning mouth syndrome: a systematic review of treatments. Oral Dis. 2018; 24(3):325-34.

Ritchie A, Kramer JM. Recent advances in the etiology and treatment of burning mouth syndrome. J Dent Res. 2018; 97(11):1193-9.

Scala A, Checchi L, Montevecchi M et al. Update on burning mouth syndrome: overview and patient management. Crit Rev Oral Biol Med. 2003; 14:275-91.

Silvestre FJ, Silvestre-Rangil J, López-Jornet P. Burning mouth syndrome: a review and update. Rev Neurol. 2015; 60(10):457-63.

Sugaya NN, Silva EF, Kato IT et al. Low Intensity laser therapy in patients with burning mouth syndrome: a randomized, placebo-controlled study. Braz Oral Res. 2016; 30(1):e108.

Vucicevic-Boras V, Topic B, Cekic-Arambasin A et al. Lack of association between burning mouth syndrome and hematinic deficiencies. Eur J Med Res. 2001; 6:409-12.

Wardrop RW, Hailes J, Burger H et al. Oral discomfort at menopause. Oral Surg Oral Med Oral Pathol. 1989; 67:535-40.

Capítulo 15
Tumores Benignos

Gilberto Marcucci e Marcelo Marcucci

▶ Introdução

As neoplasias benignas da mucosa bucal constituem um conjunto de lesões originárias de diferentes tecidos, situadas em várias regiões da mucosa e com aspectos clínicos próprios para cada tipo conforme sua origem tecidual. São tumores de crescimento lento e não invasivo, geralmente encapsulados, de pequenas dimensões e assintomáticos, que podem ser pediculados ou sésseis, superficiais ou submucosos. A prevalência dessas lesões é muito variável, e o diagnóstico final é dado pela histopatologia.

▶ Papiloma escamoso | Verruga vulgar

É considerada uma neoplasia de origem epitelial bastante frequente na mucosa bucal, e acomete, principalmente, indivíduos jovens. O envolvimento do papilomavírus humano (HPV) tem sido considerado, porém não está comprovada a origem viral, porque o número de casos com essa associação é variável. Existem mais de 100 subtipos de HPV, sendo os subtipos 6 e 11 os encontrados nessas lesões. Embora haja possibilidade de origem viral, na grande maioria das vezes o papiloma apresenta-se como lesão única, de pequenas dimensões, pediculada, em alguns casos séssil, de superfície com aspecto papilífero e coloração esbranquiçada, situando-se principalmente na língua (Figura 15.1), no palato duro (Figura 15.2) e no palato mole, de consistência borrachoide à palpação e assintomática ao toque.

A verruga vulgar ocorre principalmente na pele e tem sua origem viral bem determinada pela constante presença do HPV subtipos 2 e 4, desenvolvendo-se predominantemente na palma, no dorso e nos dedos das mãos (Figura 15.3). Pode ocorrer autoinoculação em pacientes jovens pelo hábito de chupar os dedos ou de roer as unhas. É representada por múltiplas lesões de pequenas dimensões, na maioria dos casos sésseis, de superfície com aspecto de couve-flor, consistência ligeiramente fibrosada à palpação e assintomáticas ao toque (Figura 15.4).

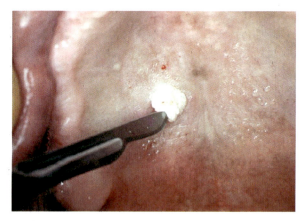

Figura 15.2 Papiloma escamoso na mucosa do palato duro, pediculado, com superfície irregular e esbranquiçada.

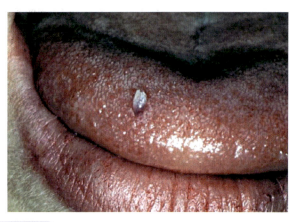

Figura 15.1 Papiloma escamoso no dorso e na borda da mucosa da língua, séssil, com superfície filiforme e esbranquiçada.

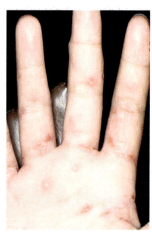

Figura 15.3 Verruga vulgar nos dedos e na palma das mãos com múltiplas lesões sésseis e esbranquiçadas.

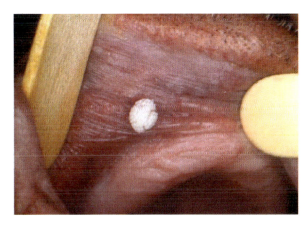

Figura 15.4 Verruga vulgar na mucosa labial interna, séssil, com superfície em "couve-flor" e esbranquiçada.

Na mucosa bucal, localiza-se preferencialmente nas áreas queratinizadas, como a gengiva e o palato, geralmente como lesão única.

A terapêutica é a remoção cirúrgica ou ablação com *laser*, sem expectativa de recidiva.

▶ Fibroma | Fibroma de irritação

É uma das lesões mais prevalentes da mucosa bucal, sendo raras as de verdadeira neoplasia benigna do tecido conjuntivo, pois a grande maioria dos autores as considera de origem traumática (fibroma de irritação). Na maioria dos casos, apresentam-se clinicamente como lesões papulares ou nodulares, de superfície lisa, recoberta por mucosa de coloração normal ou esbranquiçada devido ao traumatismo crônico, geralmente sésseis, por vezes pediculadas, de consistência fibrosa à palpação e assintomáticas ao toque. Situam-se principalmente nas mucosas jugal e labial e no palato, regiões sujeitas a traumatismos crônicos de mordida (Figuras 15.5 a 15.8), e ocorrem principalmente em adultos jovens.

O tratamento é a remoção cirúrgica e a eliminação dos fatores irritantes, sem expectativa de recidiva.

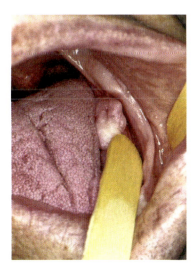

Figura 15.5 Fibroma por irritação no rebordo alveolar lingual. Lesão nodular, pediculada, com superfície lisa e levemente esbranquiçada.

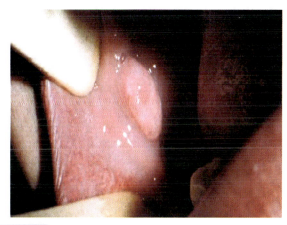

Figura 15.6 Fibroma por irritação na mucosa jugal, séssil, com superfície lisa de coloração normal.

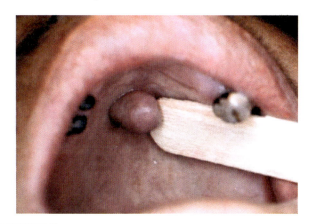

Figura 15.7 Fibroma por irritação na mucosa do palato duro, pediculado, com superfície lisa e levemente esbranquiçada.

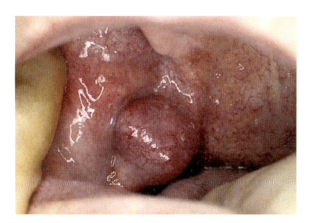

Figura 15.8 Fibroma na mucosa do espaço retromolar, séssil, com superfície lisa de coloração normal.

▶ Lipoma

É uma neoplasia benigna de tecido gorduroso, não muito frequente na mucosa bucal, representada clinicamente por lesões papulares ou nodulares, encapsuladas, na maioria dos casos sésseis, com superfície lisa e coloração levemente amarelada, com consistência mole à palpação e assintomáticas ao toque. Ocorrem mais na mucosa jugal (Figura 15.9), na língua e no assoalho bucal, principalmente em adultos. O tratamento é a remoção cirúrgica, sem expectativa de recidiva.

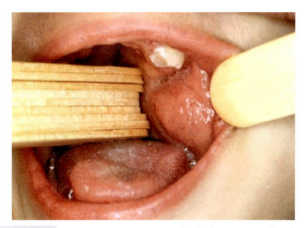

Figura 15.9 Lipoma na mucosa jugal, séssil, com superfície lisa e levemente amarelada.

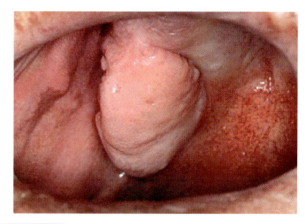

Figura 15.11 Neurofibroma na mucosa do rebordo alveolar superior e no palato, séssil, de coloração normal.

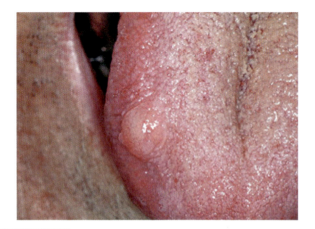

Figura 15.10 Neurilemoma na borda e no dorso da língua, séssil, com superfície irregular de coloração normal.

▶ Neurilemoma ou schwannoma

Neoplasia benigna originária de tecido nervoso, especificamente da célula de Schwann, pouco frequente na mucosa bucal. Clinicamente se apresenta como lesão nodular submucosa de dimensões variadas, encapsulada, séssil, de consistência borrachoide e assintomática ao toque, ocorrendo principalmente em adultos jovens, com localização preferencial na língua (Figura 15.10) e no palato. São descritas também lesões intraósseas nos maxilares.

▶ Neurofibroma

É a neoplasia benigna mais comum originária de tecido nervoso periférico. Apresenta-se como nódulo único ou nódulos múltiplos, sésseis, submucosos, bem circunscritos, de crescimento lento e assintomático e consistência borrachoide à palpação. Localiza-se principalmente em borda de língua, mucosa jugal e palatos duro e mole (Figura 15.11).

O tratamento é a remoção cirúrgica, e, em alguns casos, podem ocorrer recidivas.

A presença de várias lesões dessa neoplasia pode fazer parte do quadro clínico da síndrome de von Recklinghausen tipo I. Trata-se de uma doença mucocutânea de caráter autossômico dominante, caracterizada por múltiplos neurofibromas, manchas cutâneas de coloração "café com leite", alterações esqueléticas e neurológicas. Na cavidade bucal, em 25% dos casos observam-se neurofibromas em mucosa e/ou intraósseos. Outros sinais sugestivos dessa síndrome são os nódulos de Lisch, que são lesões acastanhadas na íris, e o sinal de Crowe, representado por lesões pigmentadas (sardas) nas regiões axilares.

Não existe tratamento específico para essa síndrome, mas a exérese cirúrgica dos neurofibromas cutâneos e mucosos tem sido descrita. Deve-se dar especial atenção ao acompanhamento dos neurofibromas, pois pode haver transformação maligna em 5% dos casos.

▶ Linfangioma

Neoplasia benigna que envolve vasos linfáticos, atualmente considerada um distúrbio de desenvolvimento ou mesmo um hamartoma. Em alguns casos, são lesões congênitas ou com aparecimento na infância, porém não regridem espontaneamente como no caso dos hemangiomas. Ocorre principalmente nos primeiros anos de vida, sem predileção entre os sexos. Caracteriza-se clinicamente por aumento de volume de dimensões variadas e limites mal definidos, de superfície característica, que varia desde pápulas elevadas até nódulos de aspecto granulomatoso semelhante a pequenas vesículas preenchidas por linfa, associada ou não a sangue; neste último caso, passa a denominar-se hemolinfangioma. O conteúdo determina sua coloração desde citrino até avermelhado, e a consistência é flácida à palpação. Pode situar-se em qualquer localização na mucosa bucal, principalmente no dorso e nas bordas da língua (Figura 15.12), provocando macroglossia; quando acomete o lábio leva à macroqueilia. Quando invade a região do pescoço, é denominado higroma cístico ou linfangioma cavernoso.

O tratamento com agentes esclerosantes não mostra bons resultados como nos hemangiomas. A remoção cirúrgica é indicada, com resultados variáveis, pois a ausência de cápsula e o caráter infiltrativo da lesão levam a recidivas constantes. A utilização do *laser* de CO_2 tem-se mostrado promissora.

▶ Hemangioma

É considerado uma neoplasia benigna de vasos sanguíneos, com dilatação das artérias e veias. Segundo alguns autores, essa lesão pode representar malformação vascular ou mesmo hamartoma. O hemangioma classifica-se em capilar e cavernoso, conforme o calibre e o grau de dilatação dos vasos envolvidos. É denominado hemangioma congênito (Figura 15.13) quando ocorre nas primeiras semanas de vida, apresentando crescimento rápido e ocorrendo principalmente na pele da face, quando recebe a denominação de nevo em morango. Pode ser tanto do tipo capilar quanto do tipo cavernoso, regredindo espontaneamente na primeira infância na maioria dos casos. Clinicamente, os hemangiomas manifestam-se com aumento de volume de aspecto plano, papular ou nodular, têm variadas dimensões e são situados em diversas regiões da mucosa bucal, preferencialmente na língua (Figura 15.14), nos lábios e na mucosa jugal (Figura 15.15). A superfície é lisa ou irregular, e os limites muitas vezes são imprecisos. A coloração varia do vermelho-vivo ao azulado, e a consistência é mole à palpação, sendo assintomáticos ao toque. Essas lesões são reconhecidas facilmente pela manobra de vitropressão ou pela digitopressão, que consiste em comprimi-la com lâmina de vidro ou com os dedos, o que provoca o esvaziamento do seu conteúdo sanguíneo, tornando-a esbranquiçada (Figura 15.16);

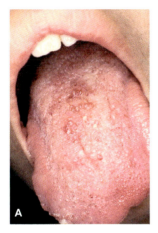
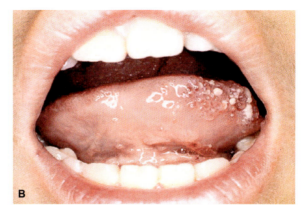

Figura 15.12 Linfangioma na mucosa lingual de dorso e borda. **A.** Lesões puntiformes/papulares, de superfície granulomatosa e coloração citrino-avermelhada. **B.** Borda e ventre da língua com lesões de superfície granulomatosa e coloração citrino-avermelhada.

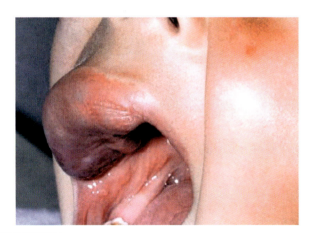

Figura 15.13 Hemangioma congênito. Lesão ocupando pele, semimucosa e mucosa labial interna, de superfície lisa e coloração azulada.

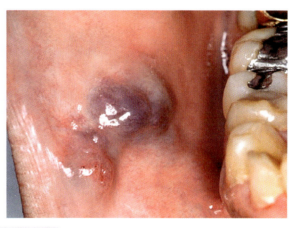

Figura 15.15 Hemangioma na mucosa jugal com aumento de volume papulonodular, de coloração azulada.

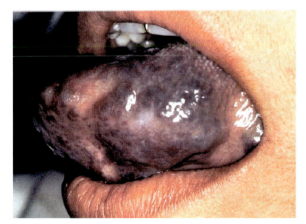

Figura 15.14 Hemangioma na mucosa lingual totalmente comprometida, de coloração azulada.

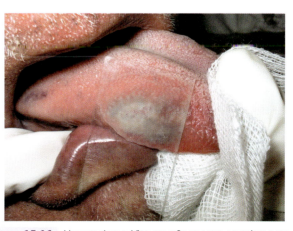

Figura 15.16 Hemangioma. Vitropressão mostra esvaziamento do conteúdo da lesão.

ao remover a pressão, o sangue retorna e a lesão readquire seu volume e sua coloração iniciais. Outra manobra auxiliar é a punção, que evidencia o conteúdo sanguíneo. Exames de imagem como arteriografia e ressonância magnética são importantes na delimitação e na orientação do tratamento das grandes lesões.

A proposta terapêutica depende de fatores como localização e dimensões da lesão: o tratamento pode ser clínico com a aplicação intralesional de agentes esclerosantes, e o tratamento cirúrgico pode ser realizado com o auxílio de ligadura prévia ou embolização arterial seletiva. Atualmente, têm-se usado o *laser* de CO_2 e a crioterapia para ablação dessas lesões com bons resultados.

O hemangioma pode fazer parte de algumas síndromes de interesse estomatológico, como as descritas a seguir.

▶ **Síndrome de Sturge-Weber.** Também denominada angiomatose trigêmeo-encefálica. Observam-se alterações vasculares descritas como angioma plano ou nevo flâmeo (manchas de vinho) (Figura 15.17 A), que acompanham o trajeto do nervo trigêmeo em variável extensão pela pele e na cavidade bucal. Quando ocorre na mucosa bucal, têm preferência pelos lábios, gengivas marginal e inserida (Figura 15.17 B) e mucosa jugal. Nas leptomeninges do córtex cerebral, os angiomas podem apresentar calcificação (Figura 15.18). Outros sinais da síndrome são lesões oculares, convulsões e retardo mental em grau variável.

O eventual emprego da difenil-hidantoína no controle das sequelas neurológicas (convulsões) pode provocar, em alguns casos, o desenvolvimento de hiperplasia gengival generalizada, agravando as condições bucais. É importante salientar que essa hiperplasia não ocorre em áreas edêntulas.

▶ **Síndrome de Rendu-Osler-Weber.** Também denominada telangiectasia hemorrágica hereditária. As alterações vasculares são representadas clinicamente por lesões puntiformes ou por pápulas de coloração avermelhada (Figura 15.19), decorrentes de pequenas dilatações anormais de vasos e capilares. Podem ocorrer em qualquer parte da mucosa bucal, tendo preferência por semimucosa labial e língua, podendo estender-se por todo o sistema digestório. Essas lesões podem levar a sangramento crônico, provocando anemia oculta. Na pele, acometem principalmente a palma das mãos e a planta dos pés. É possível que ocorram eventos hemorrágicos nas mucosas bucal e nasal, sendo as lesões na mucosa nasal mais intensas.

▶ Leiomioma e rabdomioma

Leiomioma e rabdomioma são neoplasias benignas extremamente raras que ocorrem na mucosa bucal, com origem nos tecidos muscular liso e esquelético, respectivamente. Clinicamente são representadas por lesões nodulares submucosas de

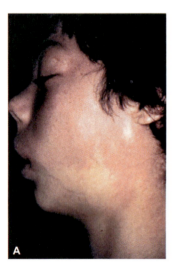

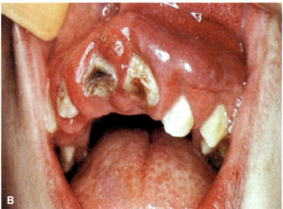

Figura 15.17 Síndrome de Sturge-Weber. **A.** Hemangioma plano ou nevo flâmeo na face, acompanhando o trajeto do nervo trigêmeo. **B.** Hemangioma plano na mucosa labial interna e lesões papulares intensamente eritematosas na gengiva alveolar e inserida.

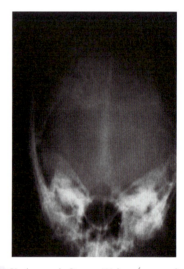

Figura 15.18 Síndrome de Sturge-Weber. Áreas radiopacas no crânio representando calcificações nas leptomeninges.

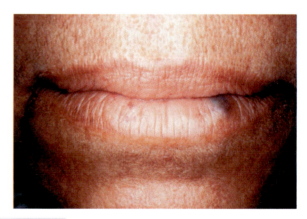

Figura 15.19 Síndrome de Rendu-Osler-Weber. Telangiectasias ou lesões puntiformes eritematosas na pele e no lábio.

crescimento lento, coloração normal, consistência borrachoide à palpação e assintomáticas ao toque. Localizam-se principalmente no lábio, na língua e no palato.

O tratamento é a remoção cirúrgica, sem expectativa de recidiva.

▶ Tumor de células granulares | Mioblastoma de células granulares, tumor de Abrikossoff

Descrito inicialmente por Abrikossoff, em 1926, é uma neoplasia benigna de etiologia não bem estabelecida, mas de provável origem neural. Mais frequente no sexo feminino e raro na mucosa bucal, normalmente é observado na mucosa da língua, apresentando-se clinicamente como pápula ou nódulo séssil, de coloração normal ou amarelada ao tecido adjacente, de crescimento lento e indolor (Figura 15.20).

O tratamento é cirúrgico, sem expectativa de recidiva.

▶ Mixoma

É uma neoplasia benigna extremamente rara na mucosa bucal, sendo representada clinicamente por lesão nodular submucosa, não encapsulada, de consistência borrachoide, cuja localização mais comum é o palato.

O tratamento é a remoção cirúrgica, e recidivas podem ocorrer.

Encontra-se essa lesão mais comumente na maxila, recebendo a denominação de mixoma odontogênico. Seus aspectos são discutidos no Capítulo 11, *Cistos e Tumores Odontogênicos*.

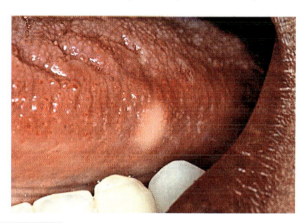

Figura 15.20 Nódulo séssil na borda lingual esquerda, de coloração amarelada em relação à mucosa que a circunscreve, com superfície lisa.

▶ Osteoma

Neoplasia benigna do tecido ósseo compacto ou esponjoso, pouco frequente no complexo maxilomandibular. É desenvolvida detalhadamente no Capítulo 10, *Lesões Ósseas*.

▶ Adenoma pleomórfico

É a neoplasia benigna de glândula salivar mais comum de ocorrer na mucosa bucal, cujos aspectos são detalhados no Capítulo 13, *Glândulas Salivares*.

▶ Considerações finais

O Quadro 15.1 apresenta o resumo comparativo dos tumores benignos discutidos neste capítulo.

Quadro 15.1 ▪ Quadro sinóptico dos tumores benignos.

Lesão	Aspecto clínico	Diagnóstico diferencial	Exames complementares	Tratamento
Papiloma escamoso	Pediculado Superfície papilífera Coloração esbranquiçada Lesão única	Condiloma acuminado Hiperplasia epitelial focal	Histopatologia e técnicas de biologia molecular para detecção do HPV	Cirurgia convencional Cirurgia com *laser*
Verruga vulgar	Séssil Superfície irregular Coloração esbranquiçada, às vezes normal Lesão única na boca e múltiplas na pele	Condiloma acuminado Hiperplasia epitelial focal	Histopatologia e técnicas de biologia molecular para detecção do HPV	Cirurgia convencional Cirurgia com *laser*
Fibroma Fibroma de irritação	Séssil Superfície papular e/ou nodular, superfície lisa e coloração normal	Adenoma Adenoma pleomórfico Neurofibroma	Histopatologia	Cirurgia convencional
Lipoma	Encapsulado, papulonodular Superfície lisa e coloração amarelada	Cisto dermoide Cisto epidermoide Rânula	Histopatologia	Cirurgia convencional
Neurilemoma	Séssil Superfície papular e/ou nodular, superfície lisa e coloração normal	Fibroma Neurofibroma	Histopatologia	Cirurgia convencional
Neurofibroma	Séssil Superfície papular e/ou nodular, superfície lisa e coloração normal	Adenoma pleomórfico Neurilemoma Fibroma	Histopatologia	Cirurgia convencional
Linfangioma	Superfície granulomatosa, coloração citrino-amarelada, mole à palpação	Hemangioma Hemangiolinfangioma	Histopatologia	Cirurgia convencional Cirurgia com *laser*

(continua)

Quadro 15.1 • Quadro sinóptico dos tumores benignos. *(continuação)*

Lesão	Aspecto clínico	Diagnóstico diferencial	Exames complementares	Tratamento
Hemangioma	Papular, nodular ou plano, de coloração vermelho-viva a azulada, mole à palpação	Hemangiolinfangioma Sarcoma de Kaposi	Histopatologia Punção Vitropressão Digitopressão	Esclerose Cirurgia convencional Cirurgia com *laser*
Leiomioma Rabdomioma	Séssil Superfície papular e/ou nodular, superfície lisa e coloração normal	Adenoma Adenoma pleomórfico Neurofibroma	Histopatologia	Cirurgia convencional
Tumor de células granulares	Séssil Pápula/nódulo, superfície lisa e coloração normal/amarelada	Lipoma Fibroma Adenoma pleomórfico	Histopatologia	Cirurgia convencional
Mixoma	Lesão nodular submucosa não encapsulada, de consistência mole e coloração normal	Adenoma Adenoma pleomórfico Neurofibroma	Histopatologia	Cirurgia convencional

▶ Bibliografia

Akerzoul N, Chbicheb S. The efficacy of low-level laser therapy in treating oral papilloma: a case reporting a lingual location. Contemp Clin Dent. 2018; 9(Suppl 2):S369-72.

Alotaiby FM, Fitzpatrick S, Upadhyaya J et al. Demographic, clinical and histopathological features of oral neural neoplasms: a retrospective study. Head Neck Pathol. 2019; 13(2):208-14.

Angiero F, Ferrante F, Ottonello A et al. Neurofibromas of the oral cavity: clinical aspects, treatment, and outcome. Photomed Laser Surg. 2016; 34(2):56-60.

Corrêa PH, Caldeira Nunes LC, Rodrigues Johann ACB et al. Prevalence of oral hemangioma, vascular malformation and varix in a Brazilian population. Brazilian Oral Research. 2007; 21(1):40-5.

Egido-Moreno S, Lozano-Porras AB, Mishra S et al. Intraoral lipomas: review of literature and report of two clinical cases. J Clin Exp Dent. 2016; 8(5):e597-603.

Hopp RN, de Siqueira DC, Sena-Filho M et al. Oral vascular malformation in a patient with hereditary hemorrhagic telangiectasia: a case report. Spec Care Dentist. 2013; 33(3):150-3.

Iwase M, Saida N, Tanaka Y. Fibrolipoma of the buccal mucosa: a case report and review of the literature. Case Rep Pathol. 2016; 2016:5060964.

Kamala KA, Ashok L, Sujatha GP. Cavernous hemangioma of the tongue: a rare case report. Contemp Clin Dent. 2014; 5(1):95-8.

Kolay SK, Parwani R, Wanjari S et al. Oral lymphangiomas – clinical and histopathological relations: an immunohistochemically analyzed case series of varied clinical presentations. J Oral Maxillofac Pathol. 2018; 22(Suppl 1):S108-11.

Mariano FV, Vargas PA, Della Coletta R et al. Sclerotherapy followed by surgery for the treatment of oral hemangioma: a report of two cases. Gen Dent. 2011; 59(3):e121-5.

Müller S. Update from the 4th edition of the World Health Organization of head and neck tumours: tumours of the oral cavity and mobile tongue. Head Neck Pathol. 2017; 11(1):33-40.

Nammour S, Vanheusden A, Namour A et al. Evaluation of a new method for the treatment of invasive, diffuse, and unexcisable lymphangiomas of the oral cavity with defocus CO_2 laser beam: a 20-year follow-up. Photomed Laser Surg. 2016; 34(2):82-7.

Rawal SY, Rawal YB. Angioleiomyoma (vascular leiomyoma) of the oral cavity. Head Neck Pathol. 2018; 12(1):123-6.

Sangle VA, Pooja VK, Holani A et al. Reactive hyperplastic lesions of the oral cavity: a retrospective survey study and literature review. Indian J Dent Res. 2018; 29(1):61-6.

Santana Santos T, Martins-Filho PR, Piva MR et al. Focal fibrous hyperplasia: a review of 193 cases. J Oral Maxillofac Pathol. 2014; 18(Suppl 1):S86-9.

Serpa MS, Costa-Neto H, de Oliveira PT et al. Granular cell tumor in two oral anatomic sites. Eur Arch Otorhinolaryngol. 2016; 273(10):3439-41.

Silva LAB, Monroy EAC, Serpa MS et al. Oral benign neoplasms: a retrospective study of 790 patients over a 14-year period. Acta Otorrinolaringol Esp. 2019; 70(3):158-64.

Sitenga J, Aird G, Vaudreuil A et al. Clinical features and management of schwannoma affecting the upper and lower lips. Int J Dermatol. 2018; 57(9):1047-52.

Syrjänen S. Oral manifestations of human papillomavirus infections. Eur J Oral Sci. 2018; 126(Suppl 1):49-66.

Tobouti PL, Pigatti FM, Martins-Mussi MC et al. Extra-tongue oral granular cell tumor: histological and immunohistochemical aspect. Med Oral Patol Oral Cir Bucal. 2017; 22(1):e31-5.

Tripathi AK, Kumar V, Dwivedi R et al. Sturge-Weber syndrome: oral and extra-oral manifestations. BMJ Case Rep. 2015;2015. pii: bcr2014207663.

Capítulo 16
Câncer Bucal e Condições com Potencial de Malignidade

Paulo José Bordini, Monica Ghislaine Oliveira Alves e Eduardo Rada Mohamad Saleh

▶ Introdução

As doenças cardiovasculares e as neoplasias malignas são as principais causas de morte nos países desenvolvidos e representam um crescente problema de saúde pública. Fatores ambientais, culturais e demográficos, associados ao controle progressivo das doenças transmissíveis, bem como o aumento da expectativa de vida, têm contribuído para a alteração do perfil de saúde de suas populações, o que determina uma preocupação cada vez maior com as doenças crônicas, entre elas o câncer.

Apesar dos avanços tecnológicos e científicos que vêm ocorrendo nas últimas décadas em todas as áreas do conhecimento, os quais têm proporcionado aos profissionais da área da saúde melhor compreensão dos eventos relacionados à carcinogênese e maior eficiência no diagnóstico e no tratamento dessa doença, o câncer continua sendo um dos grandes problemas de saúde pública, constituindo-se na segunda ou terceira causa de morte nas regiões mais desenvolvidas do Brasil.

O câncer bucal também tem papel significativo neste contexto, uma vez que participa de maneira expressiva das causas de morbimortalidade da população.

Ao contrário de algumas neoplasias malignas que só se tornam perceptíveis ao alcançar grandes extensões, o câncer bucal, por ser um tumor praticamente externo, localizado no epitélio que reveste toda a mucosa oral, é passível de ser detectado tanto pelo paciente, por meio do autoexame, como pelo profissional durante o exame clínico de rotina, o que viabiliza o diagnóstico precoce e o tratamento com o mínimo de sequelas. O diagnóstico precoce do câncer bucal interfere decisivamente na efetividade dos recursos terapêuticos e no tempo de sobrevida do paciente. Quando a neoplasia da cavidade oral é detectada em sua fase inicial, o índice de sobrevida aumenta consideravelmente. O diagnóstico na fase inicial da doença, combinado com um tratamento adequado, parece ser o método mais eficaz para o controle desse tipo de câncer.

O fato a se lamentar é que muitos casos de câncer de boca são detectados tardiamente, e um grande número de pacientes continua chegando aos centros especializados com diagnóstico em fase avançada, quando as possibilidades de cura são pequenas. O preço pago por quem consegue sobreviver é a mutilação, na grande maioria das vezes com sequelas difíceis de serem solucionadas a curto prazo, o que dificulta a reintegração social do paciente.

Segundo Soares, no estudo realizado em 1997, com 1.286 casos de carcinoma de células escamosas da mucosa oral, constatou-se que 50 a 60% dos pacientes com câncer de cabeça e pescoço no Brasil comparecem para a primeira consulta sem possibilidades de tratamento cirúrgico, o que restringe a utilização de uma das armas mais eficientes no tratamento dessa doença. Passados mais de 20 anos dessa pesquisa, pode-se afirmar que o panorama apresentado, infelizmente, pouco se modificou. Um estudo analítico longitudinal retrospectivo (Le Campio et al., 2016) realizado em Maceió/AL avaliou 121 prontuários de pacientes com câncer de boca e orofaringe registrados no período entre 2005 e 2013 e mostrou que, na grande maioria dos casos (85,1%), a neoplasia foi diagnosticada nos estágios avançados. A principal razão do atraso do diagnóstico estava relacionada ao paciente, com média de atraso de 197,8 dias. A média de tempo que o profissional levou até o diagnóstico final foi de 20 dias, e a demora para o início do tratamento no sistema de saúde foi de 71,1 dias. Somando-se o retardo do paciente em procurar ajuda profissional ao atraso do profissional em concluir o diagnóstico e à demora para iniciar o tratamento, totalizam-se 288,9 dias, tempo suficiente para alterar o prognóstico da doença. No mesmo trabalho, os autores compararam obras semelhante realizadas em outras regiões do Brasil: no que diz respeito ao atraso do paciente, encontraram-se variações de 197,8 a 390 dias; o atraso do profissional oscilou de 20 a 60 dias; e a demora no atendimento oncológico, de 45 a 71,1 dias. Esses resultados demonstram grandes variações regionais no país. Torna-se importante destacar, nesta oportunidade, que há um dispositivo legal, a Lei nº 12.732/2012, que estabelece que o paciente deve iniciar o seu primeiro tratamento oncológico em até 60 dias após o diagnóstico.

No entanto, se o panorama atual é o mesmo de décadas passadas, parece óbvio que algo continua falhando nesse processo. Em 1995, a Coordenação de Programas de Controle de Câncer (Pro-Onco) já chamava a atenção para alguns fatores que contribuem para essa situação: dificuldade de acesso da população aos serviços de assistência; desarticulação entre as ações de prevenção, diagnóstico e tratamento; e despreparo dos profissionais de saúde quanto aos aspectos epidemiológicos e clínicos das lesões precursoras do câncer de boca. Quanto a este último ponto, é importante salientar que muitas lesões bucais não são reconhecidas suficientemente cedo, seja por erro de diagnóstico, ausência de familiaridade com os sinais clínicos do câncer bucal ou, ainda, por exame incompleto ou inadequado da boca.

Com base nesses fatos, pode-se afirmar que, para melhorar esse quadro, são necessários esforços contínuos dirigidos à prevenção primária e ao diagnóstico precoce da doença. Neste sentido, o cirurgião-dentista assume papel fundamental, pois é o ator principal capaz de interagir com a comunidade, educando seus pacientes e mostrando a importância de se valorizar a saúde bucal, orientando quanto aos malefícios causados pelos agentes carcinogênicos, e estimulando e orientando a realização do autoexame e a procura imediata do profissional diante de qualquer suspeita. Portanto, a capacitação desse profissional quanto aos aspectos preventivos e ao equacionamento do diagnóstico, em especial nas fases iniciais da doença, deve ser uma preocupação constante e um dos objetivos na formação do estudante de Odontologia e na educação continuada dos profissionais formados a qualquer tempo, independentemente da sua especialidade.

▶ Conceitos

O termo *tumor* pode ser empregado para designar qualquer proliferação anormal de tecido, seja ela benigna ou maligna. Reserva-se o nome de *processo proliferativo* para aqueles crescimentos teciduais de natureza basicamente inflamatória, que não apresentam características histológicas neoplásicas e que, em geral, ocorrem como respostas a agressões locais de baixa intensidade e longa duração. Embora possam assumir tamanhos exagerados, em geral são autolimitados (p. ex., hiperplasia fibrosa inflamatória, lesão periférica de células gigantes, granuloma piogênico etc.). A maioria dos tratados de patologia conceitua *neoplasia* como uma massa anormal de tecido, sem nenhum propósito e autônoma, cujo crescimento ultrapassa os limites dos tecidos normais e persiste de maneira excessiva após a cessação dos estímulos que produziram a mudança. *Neoplasia benigna*, por sua vez, é uma proliferação anormal e ilimitada de células, semelhantes às do tecido de origem, que permanecem restritas ao seu local inicial, ou seja, não invadem e nem destroem o tecido normal vizinho e também não se espalham para locais distantes do corpo (p. ex., papiloma, fibroma, lipoma etc.). Já a expressão *neoplasia maligna* refere-se à proliferação anormal e ilimitada de células, diferentes das células de origem, capazes tanto de invadir o tecido normal circunvizinho, destruindo-o no processo, como de se espalhar pelo corpo através do sistema circulatório ou linfático (metástases) (p. ex., carcinomas, sarcomas, leucemias, linfomas etc.).

O termo *câncer* deriva da tradução latina da palavra grega *karkínos*, que significa crustáceo, caranguejo. Foi usado pela primeira vez por Galeno (138-201 d.C.) ao observar um tumor de mama feminina. A deformidade e o intumescimento das veias da região causados pela doença eram de tal ordem que lembravam, de forma figurada, a imagem de um caranguejo. Hoje, câncer é o termo genérico usado para designar qualquer neoplasia maligna. As neoplasias malignas que ocorrem no epitélio são chamadas *carcinomas* e, dependendo do padrão histológico, recebem denominações complementares, tais como carcinoma basocelular, carcinoma espinocelular ou de células escamosas, adenocarcinoma etc. As neoplasias malignas do tecido conjuntivo são chamadas *sarcomas* e, de acordo com o tipo de tecido de origem, recebem um prefixo que as caracterizam (p. ex., osteossarcoma, condrossarcoma e fibrossarcoma).

Existem neoplasias malignas que têm denominações especiais, tais como leucemias, linfomas, melanomas, dentre outras.

É importante lembrar que todos os animais multicelulares, particularmente os vertebrados, podem desenvolver câncer, pois essa habilidade é uma característica de todas as células que são capazes de se reproduzir e crescer.

▶ Epidemiologia do câncer bucal

▪ Morbidade

Dentre as neoplasias malignas que se desenvolvem na boca, aproximadamente 90% são diagnosticadas histologicamente como carcinoma de células escamosas (CCE), também denominado carcinoma espinocelular ou epidermoide. Mais de 300.000 casos de câncer bucal têm sido diagnosticados por ano no mundo, sendo esse o 8º tipo de câncer com maior incidência segundo a classificação de 2018 da Organização Mundial da Saúde (OMS). A taxa de incidência do câncer de boca vem diminuindo em alguns países, mas apresenta grande variabilidade mundial, sendo, em países desenvolvidos, quase o dobro da taxa observada em países em desenvolvimento.

O Instituto Nacional de Câncer (INCA) estimou que, em 2018, ocorreriam 582.590 casos novos de câncer no Brasil, considerando todos os tipos e as diversas localizações. Excluindo-se o câncer de pele não melanoma, em razão do seu baixo grau de malignidade, o câncer bucal tem participação de 3,52%, já que 14.700 pessoas deverão desenvolver a doença (Quadro 16.1).

Em razão da falta de padronização nacional e internacional, o INCA considera, na categoria cavidade oral, as neoplasias malignas que tenham como localização primária os lábios, a cavidade oral, as glândulas salivares e a orofaringe (C00-C10), segundo a 10ª edição da Classificação Estatística Internacional de Doenças e Problemas Relacionados à Saúde (CID-10), da OMS.

Como pode ser verificado no Quadro 16.1, quando apenas as taxas brutas de incidência são analisadas, verificam-se 10,86 casos de câncer bucal em 100 mil homens ou 3,28 em 100 mil mulheres, dando a impressão de tratar-se de um problema pequeno. No entanto, quando os números absolutos são analisados, a questão assume proporções maiores, uma vez que os recursos disponíveis para o atendimento terciário desse contingente da população pelo Sistema Único de Saúde (SUS), embora vultosos, não são suficientes para a demanda, que se acumula ano após ano. A falta de vagas em hospitais públicos para o atendimento do paciente com câncer e o consequente retardo do tratamento, infelizmente, são uma realidade que só será mudada quando a saúde pública for tratada com a devida prioridade.

Sexo

De acordo com os dados apresentados, é possível perceber que existem diferenças marcantes na incidência do câncer bucal segundo o sexo, sendo o masculino o mais afetado. Em países em desenvolvimento, esse tipo de câncer representa, em média, o 5º mais frequente na população masculina, e o 7º na feminina. No sul da Ásia, é o primeiro câncer em incidência entre os homens. Excluindo-se o câncer de pele não melanoma, uma vez que esse tipo de neoplasia é considerado, como já mencionado, de baixo grau de malignidade, estimativas do INCA para o Brasil em 2018 apontam que o câncer bucal deverá ser o 5º mais frequente no homem e o 12º na mulher, como se pode visualizar nos Quadros 16.1 e 16.2.

Quadro 16.1 • Estimativas para o Brasil, em 2018, das taxas brutas e ajustadas de incidência por 100 mil habitantes e do número de casos novos de câncer, segundo sexo e localização primária.

Localização primária da neoplasia maligna	Homens Estados Casos	Homens Estados Taxa bruta	Homens Estados Taxa ajustada	Homens Capitais Casos	Homens Capitais Taxa bruta	Homens Capitais Taxa ajustada	Mulheres Estados Casos	Mulheres Estados Taxa bruta	Mulheres Estados Taxa ajustada	Mulheres Capitais Casos	Mulheres Capitais Taxa bruta	Mulheres Capitais Taxa ajustada
Próstata	68.220	66,12	67,82	15.720	70,76	66,31	–	–	–	–	–	–
Mama feminina	–	–	–	–	–	–	59.700	56,33	51,29	19.920	80,33	63,98
Colo do útero	–	–	–	–	–	–	16.370	15,43	17,11	4.620	18,66	17,58
Traqueia, brônquio e pulmão	18.740	18,16	16,97	4.520	20,33	21,05	12.530	11,81	9,22	3.710	15,06	11,44
Cólon e reto	17.380	16,83	20,03	5.630	25,34	25,16	18.980	17,90	18,40	6.820	27,49	20,84
Estômago	13.540	13,11	14,98	3240	14,55	10,95	7.750	7,32	5,96	2.210	8,92	5,34
Cavidade oral	11.200	10,86	11,22	2.770	12,38	12,03	3.500	3,28	2,86	1.010	3,89	2,80
Laringe	6.390	6,17	6,31	1.540	6,86	8,44	1.280	1,20	0,96	420	1,30	0,92
Bexiga	6.690	6,43	7,79	1.920	8,59	9,20	2.790	2,63	2,21	890	3,42	2,61
Esôfago	8.240	7,99	6,73	1.450	6,46	7,04	2.550	2,38	1,67	540	1,85	1,38
Ovário	–	–	–	–	–	–	6.150	5,79	4,80	2.140	8,46	6,54
Linfoma de Hodgkin	1.480	1,43	1.14	550	2,19	1,93	1.050	0,96	0,92	400	1,33	1,19
Linfoma não Hodgkin	5.370	5,19	5,42	1.480	6,59	6,81	4.810	4,55	4,19	1.520	6,10	5,44
Glândula tireoide	1.570	1,49	1,50	500	1,87	1,76	8.040	7,57	5,88	2.490	10,01	7,02
Sistema nervoso central	5.810	5,62	5,49	1.340	6,10	6,55	5.510	5,17	5,17	1.400	5,63	4,70
Leucemias	5.940	5,75	5,51	1.480	6,69	6,58	4.860	4,56	4,29	1.190	4,72	4,59
Corpo do útero	–	–	–	–	–	–	6.600	6,22	5,44	2.370	9,46	7,46
Pele melanoma	2.920	2,82	2,69	800	3,34	3,31	3.340	3,16	2,15	880	3,42	2,74
Outras localizações	41.480	40,17	35,26	9.470	42,62	43,45	36230	34,17	29,04	8.920	36,00	28,39
Todas as neoplasias, exceto pele não melanoma	214.970	208,32	217,27	52.410	235,91	226,91	202.040	190,61	191,78	61.450	247,95	199,05
Pele não melanoma	85.170	82,53	–	17.020	76,60	–	80.410	75,84	–	17230	69,60	–
Todas as neoplasias malignas	300.140	290,86	–	69.430	312,52	–	282.450	266,47	–	78.680	317,47	–
Todas as neoplasias malignas corrigidas para sub-registro	324.580	314,55	–	–	–	–	310.300	292,74	–	–	–	–

Fonte: INCA, 2018.

Quadro 16.2 • Distribuição proporcional dos dez tipos de câncer mais incidentes estimados para o Brasil no ano 2018 por sexo, exceto pele não melanoma.*

Homens Localização primária	Casos	%	Mulheres Localização primária	Casos	%
Próstata	68.220	31,7	Mama feminina	59.700	29,5
Traqueia, brônquio e pulmão	18.740	8,7	Cólon e reto	18.980	9,4
Cólon e reto	17.380	8,1	Colo do útero	16.370	8,1
Estômago	13.540	6,3	Traqueia, brônquio e pulmão	12.530	6,2
Cavidade oral	11.200	5,2	Glândula tireoide	8.040	4,0
Esôfago	8.240	3,8	Estômago	7.750	3,8
Bexiga	6.690	3,1	Corpo do útero	6.600	3,3
Laringe	6.390	3,0	Ovário	6.150	3,0
Leucemias	5.940	2,8	Sistema nervoso central	5.510	2,7
Sistema nervoso central	5.810	2,7	Leucemias	4.860	2,4

*Números arredondados para múltiplos de 10. Fonte: INCA, 2018.

Mundialmente, a razão entre os sexos masculino e feminino é de 2:1, enquanto na América do Sul é de 3:1. No Brasil, em relação ao sexo, para o ano de 2018, verifica-se no Quadro 16.1 uma proporção de 3,2 casos em homens para 1 caso em mulher. No passado, essa razão já foi bem maior, alcançando cerca de 5:1. Tal mudança justifica-se pelo fato de que, ao longo das últimas décadas, graças à luta pela diminuição das desigualdades e ao reconhecimento de que mulheres e homens podem atuar em qualquer função com igual eficiência, o papel feminino na sociedade se transformou, e muitos avanços foram conquistados, inclusive no mercado de trabalho. No entanto, ao participar de forma mais ativa e abrangente na construção da sociedade, a mulher acaba se expondo aos mesmos fatores de risco relacionados à carcinogênese, incluindo a incorporação, pelas mulheres, de certos hábitos antes quase exclusivos dos homens, tais como o tabagismo e o consumo de bebidas alcoólicas. Há que se destacar que, nas edições anteriores desta obra, essa razão era de 3,1:1 em 2006; diminuiu um pouco para 2,4:1 em 2012; e, em 2018, voltou a subir para 3,2:1, dentro do que é estimado para a América do Sul.

Idade

O fator idade também é fundamental no estudo do câncer bucal, uma vez que, à medida que o indivíduo envelhece, as possibilidades de contato e o tempo de exposição aos agentes carcinogênicos são aumentados. Em geral, o câncer é uma doença que acomete mais pessoas idosas e de meia-idade, sendo raro em crianças e incomum em adultos jovens. No Brasil, ao se analisar a distribuição por faixa etária, verifica-se maior concentração acima dos 40 anos, em especial de 50 a 59 anos.

De acordo com a OMS, a população de idosos do Brasil aumentará 16 vezes entre 1950 e 2025, o que torna possível inferir que a incidência do câncer bucal também tende a aumentar. Hoje, o simples fato de a população viver mais implica maior risco de ter câncer. Pesquisas realizadas nesse campo levam a acreditar que, no futuro, pode haver ampliação das faixas etárias para os casos de câncer bucal no Brasil, particularmente em São Paulo, por se tratar de uma cidade de alto risco em relação aos agentes carcinogênicos.

Embora as neoplasias malignas da cavidade da boca continuem sendo mais frequentes na 5ª e na 6ª década de vida, vem sendo observado aumento da prevalência no câncer de boca e orofaringe em pacientes jovens em todo o mundo. Apesar do aumento da prevalência em indivíduos jovens, os padrões clinicopatológicos do CCE não são totalmente claros nessa população. Existem pelo menos três grupos distintos de acordo com as características epidemiológicas: pacientes entre 40 e 45 anos de idade intensamente expostos ao álcool e ao tabaco; pacientes predominantemente não tabagistas do sexo masculino com menos de 45 anos e portadores de papilomavírus humano (HPV) oncogênico de alto risco; e pacientes do sexo feminino predominantemente não tabagistas e não etilistas com menos de 40 anos com lesões de língua.

Apesar de as características histológicas não diferirem significativamente do encontrado na população geral, alguns autores referem as lesões em pacientes jovens como uma variante diferente da lesão convencional que ocorre em pacientes idosos. Além dos fatores de risco tradicionais, tais como tabagismo e etilismo, há associação com outros fatores etiológicos, como infecção viral, fatores genéticos, fatores imunológicos e irritação persistente. Porém, não há consenso e é necessária melhor definição da etiologia e da biologia desses tumores para se estabelecerem esforços preventivos e de tratamento bem-sucedidos, especialmente pelo seu comportamento, por vezes agressivo.

Cor da pele

Nas pesquisas epidemiológicas no Brasil, é mais adequado considerar a cor da pele em vez da "raça", já que a população brasileira é constituída por miscigenação particularmente recente de diversos povos, o que dificulta a caracterização de determinada etnia. Mesmo assim, a cor da pele é uma variável que deve ser vista com muita cautela, pois é passível de avaliações subjetivas de difícil controle.

Com exceção do câncer de lábio inferior, que guarda estreita relação com a cor da pele, uma vez que a incidência é maior em indivíduos de pele clara que se expõem de forma demasiada à radiação solar sem a devida proteção, os demais casos de CCE descritos por inúmeros trabalhos epidemiológicos mostram resultados discrepantes, ora com predomínio em pacientes caucasianos, ora em pacientes melanodermos. Uma justificativa para esses resultados díspares é a maior ou menor concentração de indivíduos de cor de pele mais clara ou escura, dependendo da região onde foram coletados os dados. Se os resultados obtidos não forem relativizados pela população residente em dada região, a incidência de câncer de boca em indivíduos brancos nas regiões onde houver predomínio de população branca será maior, por exemplo.

▪ Mortalidade

Em relação à mortalidade, os dados mais recentes disponibilizados pelo Ministério da Saúde indicam, preliminarmente, que, no ano de 2017, 16,8% dos óbitos ocorreram devido a neoplasias, ou seja, 220.332 mortes. A categoria *câncer de lábio, cavidade oral e faringe* teve participação de 3,7% em relação aos óbitos por neoplasias, totalizando 8.043 casos (Quadro 16.3).

O Quadro 16.4 apresenta a distribuição de frequências das categorias que compõem o grupo das neoplasias malignas de lábio, cavidade oral e faringe. Do total de óbitos nessa categoria, destacam-se os CCE de orofaringe, com 2.028 casos (25%), e a língua, incluindo base e demais partes, com 1.794 (22,3%). Quando se somam as demais regiões da boca que são facilmente visualizadas pelo cirurgião-dentista, ou seja, lábio, gengiva, assoalho de boca, palato e outras partes não especificadas, tem-se 1.853 casos de óbitos (23%).

Interessante também é a constatação de que, para as neoplasias malignas de lábio, cavidade oral e faringe, a relação entre os sexos também é ligeiramente maior, a favor do masculino, quando analisada sob a ótica da mortalidade (3,8:1) e comparada com a estimativa de incidência da doença (3,2:1). No entanto, quando se analisa a mortalidade, essa diferença entre

Quadro 16.3 ▪ Óbitos por residência de acordo com o sexo e com a causa – Brasil, 2017.*

Causa	Masculino	Feminino	Ignorado	Total
Todas	732.594	576.284	632	1.309.510
Neoplasias	115.748	104.571	13	220.332
Neoplasia maligna do lábio, cavidade oral e faringe	6.384	1.658	1	8.043

*Dados preliminares. Fonte: Ministério da Saúde, 2019.

Quadro 16.4 ▪ Óbitos por residência em decorrência de neoplasias malignas de lábio, cavidade oral e faringe de acordo com o sexo e com as categorias da CID-10 – Brasil, 2017.*

Categoria CID-10	Masculino	Feminino	Ignorado	Total
C00 Neoplasia maligna do lábio	63	16	–	79
C01 Neoplasia maligna da base da língua	513	98	–	611
C02 Neoplasia maligna de outras partes e partes não especificadas da língua	918	265	–	1.183
C03 Neoplasia maligna da gengiva	32	30	–	62
C04 Neoplasia maligna do assoalho da boca	179	51	–	230
C05 Neoplasia maligna do palato	232	83	–	315
C06 Neoplasia maligna de outras partes e partes não especificadas da boca	837	330	–	1.167
C07 Neoplasia maligna da glândula parótida	175	100	–	275
C08 Neoplasia maligna de outras glândulas salivares maiores e não especificadas	59	37	–	96
C09 Neoplasia maligna da amígdala	152	31	–	183
C10 Neoplasia maligna da orofaringe	1.707	320	1	2.028
C11 Neoplasia maligna da nasofaringe	239	101	–	340
C12 Neoplasia maligna do seio piriforme	55	11	–	66
C13 Neoplasia maligna da hipofaringe	418	50	–	468
C14 Neoplasia maligna de outras localizações mal definidas de lábio, cavidade oral e faringe	805	135	–	940
Todas	6.384	1.658	1	8.043

*Dados preliminares. Fonte: Ministério da Saúde, 2019.

os sexos é bastante significativa em algumas categorias, como observado nas neoplasias malignas das amígdalas (4,9:1), da base da língua (5,2:1) e da orofaringe (5,3:1). Por outro lado, não há diferença entre os sexos nas neoplasias malignas da gengiva (1:1), e a diferença é menos acentuada nas neoplasias malignas de glândulas salivares, sendo 1,7:1 nas parótidas e 1,5:1 nas outras glândulas salivares maiores. Segundo dados estatísticos da American Cancer Society, a média de sobrevida entre homens que apresentam essa modalidade de câncer é de 29%, ao passo que, entre as mulheres, ela salta para 42%. Esses dados sinalizam que o diagnóstico do câncer bucal em homens é feito mais tarde do que nas mulheres.

Ao se analisar a série histórica de 2000 a 2017 (Figura 16.1), verifica-se uma tendência crescente das taxas de mortalidade dessa categoria de câncer. Tais dados possibilitam a conclusão de que o controle da doença já instalada não tem sido eficiente, talvez pelos fatos já mencionados, como a demora no diagnóstico e as dificuldades no tratamento oportuno do paciente com câncer bucal.

Em uma série histórica de 1975 a 1984, no estado de São Paulo (Bordini, 1994), a análise dos coeficientes de mortalidade por câncer bucal ajustados pela mortalidade geral revela que a faixa etária de maior percentual (15,16%) foi a de 50 a 54 anos, seguida pela de 55 a 59 anos (13,66%).

Para averiguar uma possível associação entre mortalidade por câncer bucal e cor da pele, foram confrontados os resultados de uma pesquisa epidemiológica feita com dados do período de 1975 a 1984 no Estado de São Paulo com a distribuição da população residente na mesma região em 1980. Verificou-se que os óbitos por câncer na cavidade oral de indivíduos de cor branca tinham peso maior (84,91%) do que o percentual de brancos na distribuição da população geral (74,76%). Inversamente, os óbitos de indivíduos de cor parda apresentaram percentual menor (6,33%) que os pardos na distribuição da população geral (18,42%). As pessoas de pele negra e amarela tinham percentuais de óbitos (5,09 e 1,51%, respectivamente) equivalentes aos verificados na população geral (4,60 e 1,90%). A maior concentração de óbitos por câncer na cavidade oral para indivíduos de cor branca no estado de São Paulo é coerente com os dados de incidência relatados pela maioria dos trabalhos epidemiológicos realizados nessa população residente.

▶ Carcinogênese

O câncer é uma doença multifatorial; seu aparecimento depende da interação, durante um período de tempo variável, de uma série de fatores, alguns de natureza genética e outros ambientais. Os estágios mais importantes desse processo são iniciação, promoção e progressão.

Na fase de *iniciação*, as agressões promovidas pelos carcinógenos primários são dirigidas contra o DNA genômico, o que acarreta alterações das bases que formam sua estrutura, levando a mutações gênicas. Essas alterações gênicas ocorrem pela ativação dos proto-oncogenes em oncogenes ou pela inibição de genes supressores de tumor que participam de importantes processos, como estabilidade genômica, controle da proliferação celular, reparo do DNA e apoptose. Dentre esses genes, destaca-se o *p53*. A iniciação desenvolve-se rapidamente, tem caráter irreversível e é dose-dependente, embora sem um limiar mensurável. Em resumo, nesta fase as células se encontram geneticamente alteradas, embora não haja expressão clínica da neoplasia. Elas tornam-se sensibilizadas, preparadas para um dia se transformar, caso outros estímulos recaiam sobre elas.

Na fase de *promoção*, os carcinógenos secundários ou oncopromotores atuam sobre a célula iniciada, incrementando a proliferação celular – esse aumento da atividade pode fazer com que se alterem outros mecanismos da função celular, tais como a diferenciação. A célula mutante, então, é transformada em célula maligna lenta e gradualmente. Para que esses fenômenos aconteçam, é necessário um tempo relativamente longo, pois a repetição ou a continuidade da exposição ao agente é essencial, embora não tenha caráter cumulativo. Caso haja interrupção da exposição, o processo torna-se reversível, ou seja, ao cessarem os estímulos à proliferação, as possibilidades para que ocorra a transformação celular diminuem, uma vez que em situação de não divisão o DNA da célula é bastante estável. No entanto, ao se reproduzir, a célula previamente iniciada pode

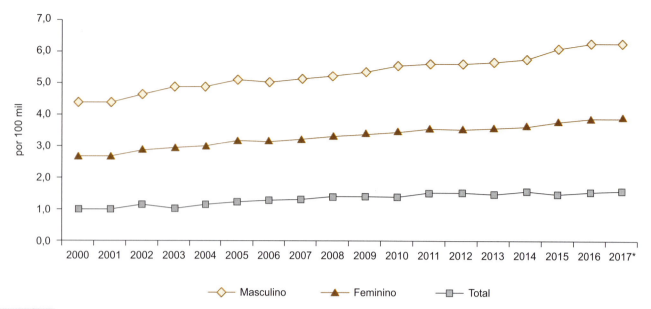

Figura 16.1 Coeficientes de mortalidade em decorrência de neoplasia maligna de lábio, cavidade oral e faringe – Brasil, 2000-2017. *Dados preliminares. (Adaptada de Ministério da Saúde, 2019.)

desrespeitar pelo menos alguns dos controles reguladores de crescimento que operam as células normais dos tecidos. Como resultado, surgirão células com maior autonomia, que seletivamente superam suas progenitoras, podendo originar um clone de células neoplásicas com potencial invasivo e metastático.

A fase de *progressão* é quando ocorre a transformação maligna propriamente dita. Esse estágio se caracteriza pela multiplicação descontrolada e irreversível das células alteradas. A taxa de crescimento acelerada e a autonomia crescente dessas células fazem com que a lesão cresça por infiltração progressiva, invadindo os tecidos de áreas subjacentes. Essas massas teciduais não reconhecem limites anatômicos das estruturas e podem, ainda, por disseminação linfática, sanguínea ou mesmo pelos espaços perineurais, provocar neoplasias a distância, formando as metástases e eventualmente levando o indivíduo à morte.

O complexo processo das várias etapas do desenvolvimento do CCE da cavidade bucal começa com queratinócitos ainda normais, cronicamente expostos a fatores de risco. Esses fatores podem levar à quebra da homeostase e produzir instabilidade genética. A proliferação e o crescimento descontrolado concedem vantagens adaptativas dessas células alteradas sobre as células circundantes, havendo invasão local e colaboração das células estromais circundantes, o que promove perda de adesão celular e facilita a transição epitélio-mesenquimal e a migração celular.

Os fatores de natureza física, química ou biológica que tenham potencial para provocar alterações no genoma ou incrementar a proliferação celular são denominados carcinógenos ou cancerígenos. Podem ser classificados como iniciadores, se causarem dano genético nas células; e promotores, se estimularem a taxa de crescimento celular. Caso atuem tanto como iniciadores quanto como promotores, são denominados carcinógenos completos.

Contrapondo-se às agressões, existem mecanismos de defesa que protegem o indivíduo e evitam a ocorrência de doenças, inclusive dos cânceres. Na maioria das vezes, as alterações celulares produzidas ao longo da vida do indivíduo são interrompidas ou, até mesmo, eliminadas, se o dano for significativo.

Os mecanismos que concorrem para esse feito, que variam de indivíduo para indivíduo, são: a integridade do sistema imunológico, a capacidade de reparo do DNA danificado por carcinógenos e a ação de enzimas responsáveis por transformação e eliminação de substâncias cancerígenas. A supressão de algum desses mecanismos implica aumento do risco de câncer.

O conhecimento por parte do profissional da história natural e dos fatores carcinogênicos implicados no câncer bucal é pré-requisito para aquele que quer desenvolver esforços e adotar estratégias eficientes para prevenir essa doença. Segundo os epidemiologistas, 80% dos cânceres humanos estão relacionados direta ou indiretamente a fatores ambientais e comportamentais; portanto, identificar e minimizar a ação desses fatores comprometidos no aparecimento das malignidades é o mínimo que se espera daqueles que estão engajados na luta contra o câncer.

Principais agentes carcinogênicos relacionados ao câncer bucal

Tabaco

Substâncias tóxicas são usadas de forma expressiva pela população mundial. O hábito de fumar apresenta-se, mundialmente, como desafio de saúde e uma das principais causas de morte, levando mais de 7 milhões de pessoas a óbito a cada ano. No Brasil, como resultado das importantes ações desenvolvidas para controle do tabaco, a prevalência de tabagismo vem diminuindo ao longo dos anos. Em 1989, o percentual de fumantes de 18 anos ou mais no país era de 34,8%. Em 2016, de acordo com pesquisa do Ministério da Saúde nas capitais dos 26 estados brasileiros e no Distrito Federal, o percentual total de fumantes, com 18 anos ou mais, foi de 10,2%, 12,7% entre homens e 8% entre mulheres. O consumo de tabaco, sozinho ou em combinação com o álcool, é um dos fatores mais importantes no desenvolvimento do câncer de pulmão, laringe, cavidade oral, faringe, esôfago, pâncreas, rins e bexiga.

Na boca, além de ser um importante fator de risco para carcinogênese, o consumo do tabaco está relacionado a alterações

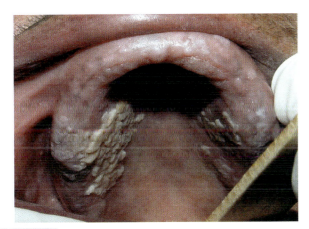

Figura 16.2 Leucoplasia no palato em paciente tabagista inveterado.

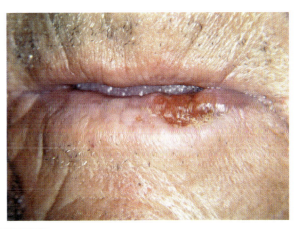

Figura 16.3 Carcinoma de células escamosas no lábio em paciente tabagista, usuário de cachimbo.

gengivais, doenças periodontais, aumento do risco de perda óssea alveolar, dificuldade de cicatrização, redução dos níveis de imunoglobulina A (IgA) secretória na saliva e possibilidade de aparecimento de lesões potencialmente malignas, notadamente a leucoplasia (Figura 16.2).

Segundo a OMS, 90% dos casos de neoplasias malignas na boca relatadas mundialmente estão relacionados ao uso do tabaco, e as suas ações nocivas estarão sempre presentes, independentemente da modalidade de consumo. O risco está relacionado às quantidades e ao tempo de utilização, havendo redução com a cessação do uso. O International Head and Neck Cancer Epidemiology Consortium (INHANCE) afirma que há forte relação dose-resposta entre o tabagismo e o risco de câncer de cavidade bucal e orofaringe, o que também acontece com o consumo de álcool. Em abstêmios há benefícios, com riscos reduzidos após 1 a 4 anos da cessação do hábito, atingindo o risco dos indivíduos que nunca fumaram após 20 anos. As variações culturais do uso dos produtos do tabaco influem nos padrões regionais e anatômicos do aparecimento da doença.

O tabaco é um carcinógeno completo porque, por um lado, tem a capacidade de lesionar o DNA celular com as substâncias genotóxicas que induzem efeitos mutagênicos e, por outro, também pode estimular a proliferação celular pela sua ação irritativa. Já foram identificadas no tabaco e na fumaça que desprende dele cerca de 4.700 substâncias tóxicas, das quais 60 apresentam ação oncogênica conhecida, dentre elas os hidrocarbonetos aromáticos policíclicos, isolados das fases gasosa e particulada do fumo, os quais se constituem em um dos principais elementos com poderes carcinogênicos iniciadores. Além deles, as nitrosaminas voláteis e aromáticas, formadas por meio de aditivos químicos na cultura do tabaco e no ato de fumar, também exercem ações carcinogênicas. O uso de tabaco, nas suas mais variadas formas, leva a alterações genéticas em proto-oncogenes e genes supressores de tumor, bem como produz defeitos em processos celulares normais, como segregação de cromossomos, número de cópias genômicas, perda de heterozigosidade, estabilidade do telômero, regulação dos pontos de verificação do ciclo celular e padrões de sinalização.

Em relação ao câncer bucal, há que se destacar, ainda, o efeito promotor do dano térmico provocado na mucosa oral decorrente da combustão do tabaco, principalmente nos fumantes de cachimbo, cigarro de palha e naqueles que têm o hábito de fumar invertido. Embora, no Brasil, o hábito de fumar invertido não seja comum, em populações que adquirem esse hábito é constatado um aumento na incidência de leucoplasia em palato e câncer na mesma região – a brasa do cigarro pode chegar a 884°C, e a sua proximidade com a mucosa oral causa danos significativos. O dano mecânico derivado do atrito constante do papel, das estrias da palha e da boquilha do cachimbo na semimucosa labial também deve ser considerado (Figura 16.3).

Há pelo menos 4 séculos, os narguilés têm sido usados pelos indígenas da África e da Ásia para fumar tabaco e outras substâncias. O tabaco aromatizado e adocicado para narguilé surgiu no Oriente Médio no início dos anos 1990. Esse tipo de tabaco (*maassel*), aliado à aceitabilidade social em função da cultura dos cafés e restaurantes, aos avanços na comunicação em massa e nas mídias sociais e à falta de políticas e regulação específicas para narguilé, contribuiu para que essa tendência se disseminasse em diversos países e continentes, em especial entre jovens. Embora as evidências científicas a respeito dos efeitos sobre a saúde do consumo do tabaco para narguilé precisem avançar, as pesquisas existentes são suficientes para concluir que a fumaça do narguilé contém grandes quantidades de substâncias tóxicas conhecidas por causar doenças em fumantes de cigarro, inclusive o câncer. Tais evidências mostram que o consumo do tabaco em narguilé talvez esteja associado aos cânceres bucais, de esôfago e de pulmão e, provavelmente, aos cânceres gástricos e de bexiga, além da sua associação com doenças respiratória, cardiovascular e periodontal, baixo peso ao nascer, rinite perene, infertilidade masculina, refluxo gastresofágico e danos à saúde mental.

Álcool

Inúmeros estudos têm demonstrado aumento de risco de câncer bucal em pacientes que ingerem bebidas alcoólicas de forma crônica. Assim, constata-se grande incidência de etilistas entre os pacientes com câncer bucal. O consumo de álcool é um fator de risco estabelecido para o desenvolvimento de carcinomas de cabeça e pescoço, apesar de esta relação ser complexa devido à dificuldade de determinar o papel preciso de cada agente de forma independente.

O álcool pode atuar como fator de risco tanto local quanto sistêmico, causando aumento da permeabilidade da mucosa bucal, dissolvendo os componentes lipídicos no epitélio, causando atrofia epitelial e interferindo na síntese e no reparo de DNA, com efeitos genotóxicos e mutagênicos. Além disso, pode causar diminuição do fluxo salivar, afetar a capacidade do fígado de metabolizar substâncias tóxicas ou potencialmente carcinogênicas, e alterar a imunidade inata e adquirida. O acetaldeído, o principal e mais tóxico metabólito do álcool, interrompe a síntese e o reparo do DNA, podendo favorecer a carcinogênese. Além disso, maior exposição ao etanol também induz o estresse oxidativo por meio do aumento da produção de oxigênio, com potencial reativo e genotóxico. Sugere-se, ainda, que o álcool possa funcionar como um solvente, favorecendo a penetração celular de carcinógenos dietéticos ou ambientais (p. ex., tabaco) ou interferindo nos mecanismos de reparo do DNA. Pessoas que consomem bebidas alcoólicas em grandes quantidades também podem ter dietas carentes de nutrientes essenciais, tais como o folato, tornando os tecidos-alvo mais suscetíveis aos efeitos carcinogênicos do álcool.

A concentração do álcool nas bebidas fermentadas é menor que nas bebidas destiladas. A cerveja apresenta cerca de 5% de álcool; a cachaça, 50%; o uísque, 40%; e o vinho, 18%. Portanto, por uma questão de concentração do agente, consumidores de cachaça apresentam maior risco de dano celular que os consumidores de cerveja; além disso, as bebidas alcoólicas mais frequentemente consumidas em uma população conferem maior risco para a população em questão.

O etilista tem 15 vezes mais risco de aparecimento de câncer de boca se comparado aos pacientes que bebem ocasionalmente. O consumo intenso em um período mais curto é relatado como sendo mais prejudicial do que um consumo em menor intensidade durante um período mais longo. Assim, para o consumo de álcool, a frequência mostrou-se mais importante que a duração do consumo, ou seja, três doses por dia durante alguns anos representam um risco maior para o câncer bucal do que menor ingestão diária por um período maior de tempo.

Há alguns anos, os epidemiologistas verificaram que a associação do hábito de fumar e ingerir bebidas alcoólicas aumenta o risco do desenvolvimento do câncer bucal, ou seja, pior que o efeito carcinogênico isolado promovido pelo álcool ou pelo tabaco é a associação dessas substâncias (Figura 16.4). Vários trabalhos têm demonstrado efeito sinérgico importante desses elementos, o que aumenta muito o risco para a ocorrência do câncer de boca, esôfago, faringe e laringe supraglótica em pacientes tabagistas inveterados e etilistas crônicos. O INHANCE estima que o risco de desenvolvimento da doença é 5 vezes maior entre indivíduos usuários de tabaco e de grandes quantidades de álcool. A redução do risco após abandonar o hábito de consumo crônico de álcool acontece após 20 anos.

Alguns estudos têm associado o uso de enxaguatórios bucais com o desenvolvimento do câncer bucal. Pessoas que usam uma ou mais vezes ao dia algum tipo de antisséptico líquido oral têm risco 4 vezes maior para o câncer oral em relação àquelas que não usam. O risco está associado à frequência e à duração do uso e ao teor alcoólico. Embora muitos desses produtos possam ser eficazes na penetração de biofilmes microbianos orais, reduzindo a carga bacteriana, é importante restringir seu uso a situações terapêuticas a curto prazo, se necessário, preferindo produtos sem álcool. Destaca-se ainda que, como qualquer outro medicamento, esses enxaguatórios demandam prescrição pelo dentista. Assim, os pacientes devem receber instruções por escrito, e o uso deve ser restrito a adultos por curtos períodos e por motivos específicos e claramente definidos.

Radiações

A radiação ionizante é um dos carcinógenos que têm a propriedade de lesionar diretamente o DNA celular, induzindo mutações gênicas e levando à transformação celular. A leucemia e os tumores de tireoide, mama e ossos são cânceres que estão mais relacionados com essa forma de radiação e obedecem, em geral, a um efeito dose-resposta. O risco para esses tumores é significativamente maior em indivíduos submetidos a radiação durante a infância.

Uma forma de radiação ionizante a que a população se expõe é aquela emanada por aparelhos de raios X, às vezes em excesso. A radioatividade decorrente de explosões nucleares constitui sério risco à humanidade, haja vista os efeitos devastadores ocasionados na população de Nagasaki e Hiroshima, por ocasião da explosão da bomba atômica. As partículas radioativas geradas por explosões desse tipo (mesmo em caráter experimental), o lixo atômico produzido por usinas nucleares e o iminente risco de vazamento de substâncias radioativas, como ocorreu em 2011 no acidente nuclear de Fukushima, no Japão, são outras fontes que devem ser consideradas.

Embora não seja ionizante, a radiação solar desempenha importante papel carcinogênico nos casos de câncer de pele e lábio, em especial nos indivíduos de pele clara que residem em áreas excessivamente quentes, próximo à linha do Equador, e que por força da sua atividade profissional ficam expostos ao sol por longos períodos, como é o caso de lavradores, pescadores, marinheiros, trabalhadores na construção civil, desportistas etc.

A radiação ultravioleta (UV) é a radiação eletromagnética com comprimento de onda menor que a da luz visível e maior que a dos raios X, de 380 a 1 nm. No que se refere aos efeitos à saúde humana e ao meio ambiente, classifica-se como UVA (400 a 320 nm, também denominada luz negra ou onda longa), UVB (320 a 280 nm, também denominada onda média) e UVC (280 a 100 nm, também denominada UV curta ou "germicida").

Os principais efeitos imediatos causados pela radiação UV são eritema, bronzeamento, produção de vitamina D e imunodepressão. A radiação UVB lesiona as células epiteliais, altera o DNA e libera substâncias orgânicas que promovem a inflamação e a dilatação dos vasos. A longo prazo, a radiação pode induzir alterações degenerativas em células, tecidos fibrosos e vasos sanguíneos, causar reações inflamatórias nos olhos e levar ao envelhecimento prematuro da pele, destacando-se como efeitos crônicos o câncer e a catarata. São descobertos, anualmente, 2 a 3 milhões de novos casos de câncer de pele não melanoma e mais de 130 mil casos de melanoma em todo o mundo.

A radiação UVA é, sobretudo, responsável pela deterioração dos componentes dérmicos, causando também alterações das fibras elásticas, desarranjo das fibras colágenas, dilatação dos vasos sanguíneos e aumento do número de células inflamatórias. Os queratinócitos perdem sua orientação, e há distribuição irregular dos melanócitos e diminuição do número das células de Langerhans. Assim, com o passar do tempo, há

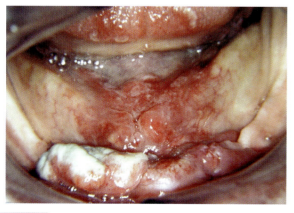

Figura 16.4 Carcinoma de células escamosas no rebordo alveolar e no assoalho bucal em paciente etilista e tabagista.

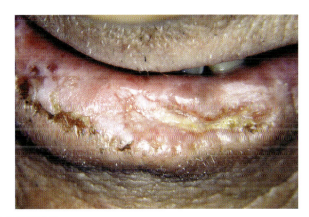

Figura 16.5 Carcinoma de células escamosas no lábio inferior em paciente trabalhador rural.

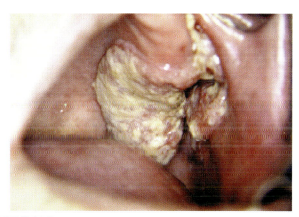

Figura 16.6 Carcinoma de células escamosas em palato, rebordo e fundo de sulco em paciente usuário de prótese total.

indução do fotoenvelhecimento, ou seja, a pele torna-se enrugada, seca, de cor amarelada, com menor elasticidade e maior flacidez, surgindo ainda manchas brancas e pigmentadas. O fotoenvelhecimento aumenta a propensão ao desenvolvimento de câncer cutâneo. A exposição repetitiva ao sol sem a devida proteção pode levar, depois de 15 a 30 anos ou até menos, ao aparecimento de lesões com grande potencial de transformação em câncer de pele e de semimucosa de lábio inferior. O uso de protetores solares e a não exposição ao sol entre as 10h e as 16h, período em que há grande concentração desses raios, constituem formas elementares de prevenção ao câncer de pele e lábio inferior (Figura 16.5).

Traumatismos crônicos

Há mais de 40 anos discute-se a participação, na carcinogênese, dos fatores irritativos crônicos que atuam na cavidade oral, e até hoje não foi possível estabelecer uma unanimidade de opiniões a respeito desse assunto. Alguns estudos, por exemplo, têm demonstrado aumento do risco relativo para o câncer bucal em decorrência de próteses mal adaptadas. Outros trabalhos, entretanto, negam essa relação.

Pesquisas semelhantes foram feitas em relação à lesão dentária e ao grau de higiene oral, que mostraram resultados contraditórios, provavelmente em função das diferentes metodologias utilizadas. A dificuldade de se estabelecer uma relação direta desses fatores com a doença reside no fato de que outros fatores associados estão sempre presentes, como o tabagismo e o álcool. No entanto, a maioria das pesquisas conclui que tanto a lesão dentária quanto as próteses mal adaptadas, embora não possam ser responsabilizadas de modo direto como os principais agentes da doença, devem ser levadas em consideração durante a avaliação de pacientes portadores ou com suspeita de câncer bucal.

Outra forma de enfocar o problema é considerar os dados estatísticos que refletem a má condição da saúde bucal do povo brasileiro; apesar dos avanços recentes, os índices de cárie dental e doença periodontal continuam altos no Brasil, sendo expressivo o número de desdentados. Se os fatores irritativos crônicos fossem um dos responsáveis diretos pela incidência do câncer bucal, o número de casos registrados seria muito maior do que os verificados. Por outro lado, constata-se clinicamente que, em grande parte desses pacientes, os fatores irritativos crônicos induzem diversos tipos de alterações na mucosa oral, tais como processos inflamatórios crônicos, úlceras traumáticas, queratoses friccionais ou, até mesmo, crescimentos teciduais, em especial as hiperplasias fibrosas inflamatórias. Portanto, é inquestionável que esses fatores têm a capacidade de aumentar a proliferação celular, o que não aconteceria em uma situação normal. No entanto, para atuar como agente promotor de câncer, é necessária uma ação continuada e repetitiva, por um longo período, em um tecido previamente induzido por outros fatores; assim, o tempo constitui um elemento importante nesse processo, e a lesão pode não se desenvolver caso os estímulos sejam removidos. Nesse contexto, o aspecto principal a ser ponderado, em caso da aceitação da teoria do fator lesão, reside na tríade: irritação presente e constante, surgimento do processo e continuidade da irritação sobre os tecidos já induzido (Figura 16.6).

Com base no exposto e também no fato de que não existe maneira clínica para saber se os tecidos estão induzidos ou não, a remoção dos fatores irritativos crônicos de qualquer natureza que atuem nos tecidos moles da cavidade oral, assim como a educação do paciente sobre os métodos de saúde e higiene oral, devem constituir tarefas prioritárias do cirurgião-dentista a fim de contribuir para a prevenção do câncer bucal.

Vírus

Há muito tempo a participação de agentes infecciosos na carcinogênese tem sido investigada por meio de estudos laboratoriais ou epidemiológicos. Segundo a OMS, em 2012, aproximadamente 15% de todos os cânceres foram atribuídos a agentes infecciosos, como *Helicobacter pylori*, papilomavírus humano (HPV), vírus das hepatites B e C e vírus Epstein-Barr. Atualmente parece indiscutível a associação de alguns agentes virais com determinadas formas de câncer em diferentes localidades, como é o caso do HPV e do câncer de colo do útero. Estão disponíveis vacinas para o vírus da hepatite B e alguns tipos de HPV, as quais podem reduzir o risco de câncer de fígado e de colo do útero, respectivamente.

Sabe-se que o HPV se replica na camada basal do epitélio, e o acesso a essa região mais profunda é feito por meio de lesões ou abrasões que ocorrem na superfície epitelial. Embora mais de 100 tipos de HPV já tenham sido identificados, os tipos 6, 11, 16 e 18 são os que apresentam maior correlação com a carcinogênese. A ação dos tipos 16 e 18, por exemplo, está associada às oncoproteínas *E6* e *E7*, que agem sequestrando e degradando proteínas supressoras de tumor, como a *p53* e a *pRb*, respectivamente. A célula infectada sofre modificações no seu genótipo, pode alterar o ciclo celular e incrementar seu fator de crescimento, concorrendo para o aparecimento de lesões proliferativas.

Em relação ao câncer bucal, diversos vírus já foram associados a potencial oncogênico, destacando-se o herpes-vírus simples (HSV) e o HPV. Vários estudos têm pesquisado a associação do HPV com leucoplasias e CCE, com resultados diferentes dependendo da metodologia utilizada. De qualquer maneira, tem-se admitido que uma infecção transitória pelo HPV pode ter papel na etiologia dos carcinomas bucais. Trabalhos recentes demonstram que o HPV oral está associado ao risco de câncer na orofaringe, e não na cavidade oral. Em relação a pacientes jovens, considerando que os fatores de risco responsáveis permanecem indescritíveis, a causa viral (diferentemente do HPV) foi hipotetizada, mas não elucidada até o momento.

Embora os trabalhos ainda sejam controversos a respeito desse assunto, prevenir-se contra a infecção pelo HPV por meio da imunização é uma medida que deve ser incentivada e que trará impacto positivo, no decorrer dos anos, na redução das doenças associadas a esse agente infeccioso, incluindo vários tipos de câncer.

Fatores de risco relacionados ao hospedeiro

O termo *fator de risco*, neste contexto, refere-se ao perigo ou à probabilidade de perigo e pode ser entendido como o fator que possibilita ou é responsável pelo dano. Condição cancerizável, segundo Tommasi (2013), é sempre relativa a uma situação sistêmica. Essas alterações aumentam o risco de o indivíduo ter câncer bucal, seja por reduzir as defesas imunológicas do indivíduo, seja por fragilizar os tecidos induzindo alterações na mucosa bucal, em especial as atróficas, como acontece nas deficiências nutricionais (tanto por carência como por defeito no metabolismo), nas anemias, no diabetes etc.

Fatores genéticos

Algumas associações de risco entre fatores genéticos e câncer bucal foram identificadas, incluindo variantes genéticas relacionadas ao metabolismo do álcool, vias de reparo de DNA e genes envolvidos no metabolismo da nicotina, estando estas relacionadas com interações genético-ambientais. Quando associados aos hábitos de vida, tais fatores como o tabaco e o álcool podem interagir e aumentar o risco para o câncer bucal. A grande dificuldade dos estudos é conseguir separar a influência da hereditariedade e os fatores ambientais compartilhados.

Maior risco de desenvolvimento da doença foi descrito em indivíduos com parente de primeiro grau com câncer de cabeça e pescoço; considera-se que os fatores genéticos sejam os responsáveis mais prováveis por esse risco aumentado. Deve-se destacar ainda a relação entre CCE de semimucosa labial e albinismo e xeroderma pigmentoso, ambas alterações genéticas que facilitam de forma significativa a ocorrência do câncer na semimucosa labial.

Estado nutricional

Deficiências nutricionais constituem fator importante na ocorrência de câncer bucal. Um dos indicativos de qualidade de vida é sem dúvida o grau de nutrição; uma alimentação equilibrada nos seus constituintes energéticos – construtores e reguladores – é fundamental para uma vida saudável. O excesso, a falta ou o defeito no metabolismo de qualquer nutriente, seja carboidrato, lipídio, proteína, vitamina ou mineral, pode ser prejudicial ao organismo, podendo levar a alterações constitucionais dos tecidos, deixando-os mais suscetíveis à ação dos carcinogênicos.

Os exemplos mais clássicos desse problema são as anemias; as ocasionadas por deficiência de ferro causam alterações atróficas na mucosa, aumentando a predisposição ao câncer de boca, faringe e esôfago. A vitamina C está relacionada ao aumento da capacidade de absorção do ferro no intestino. Sem vitamina C, a quantidade de ferro absorvida de fontes vegetais é pequena (cerca de 10%), embora a sua associação na dieta possa aumentar essa absorção para 40%. O ferro proveniente de fontes animais não necessita da ação da vitamina C para ser absorvido, pois a concentração desse mineral nas carnes é altíssima. São mundialmente conhecidos os trabalhos de Linus Pauling, na década de 1970, a respeito das propriedades anticarcinogênicas da vitamina C. Essa vitamina é um antioxidante solúvel em água. Devido a sua estrutura, constitui uma armadilha para radicais livres, reduz os nitritos diminuindo a formação de nitrosaminas, e reduz os danos causados aos cromossomos pela radiação ionizada e pelos carcinógenos químicos, além de estimular o sistema imune.

A deficiência de vitamina A, além de causar xeroftalmia e cegueira noturna, pode ocasionar aumento da queratinização da mucosa, predispondo-a ao aparecimento de lesões brancas leucoplásicas que, por sua vez, são consideradas uma condição com potencial de transformação maligna. Porém, de nada adianta ingerir vitamina A sem dispor de zinco no organismo, pois ficará armazenada e imobilizada no fígado.

As vitaminas do complexo B são importantíssimas para o metabolismo celular, tanto na sua maturação quanto na liberação de energia. A deficiência na absorção de vitaminas B_{12} e B_9 (ácido fólico), por exemplo, é outra condição anemiante. Em pacientes etilistas, as dosagens de vitaminas desse complexo são ínfimas, pois o álcool dificulta a sua absorção, e as vitaminas B estocadas no corpo são consumidas para degradar a bebida no fígado.

Estudos têm comprovado que 2 a 5% do oxigênio que uma pessoa respira se transformam em radicais livres, que estão associados a diversas doenças degenerativas, inclusive o câncer. As únicas substâncias que podem quebrá-los são as vitaminas E, C e betacaroteno. Por esse motivo, o consumo de verduras e frutas cítricas tem sido recomendado na prevenção do câncer.

É notável que, ao contrário de muitos tipos de câncer, a obesidade não foi associada a aumento de risco de câncer bucal. Na verdade, sugere-se que o câncer bucal em jovens (com 30 anos ou menos) foi mais provável naqueles que se autorrelataram com baixo índice de massa corporal. O baixo peso, contudo, pode estar associado ao etilismo, variável muito presente em pacientes com CCE.

Imunodeficiências

Como visto anteriormente, durante a vida de uma pessoa, inúmeros fatores interagem promovendo a lesão maligna, ao mesmo tempo que outros fatores evitam a formação tumoral, dentre eles o gene *p53*, que encaminha a célula lesionada para o reparo do DNA ou para a morte programada (apoptose). A adequada resposta imune adquirida exerce um papel importante na prevenção de doenças malignas, os linfócitos NK (do inglês, *natural killer*), cuja função é reconhecer e destruir células estranhas, principalmente as provenientes de enxertos e tumores.

A infecção pelo vírus da imunodeficiência humana (HIV) exerce efeitos diretos e indiretos sobre a imunidade da mucosa bucal e afeta a imunidade mediada por células ou humoral. Lesões orais, especialmente de origem infecciosa, estão entre os primeiros sinais de infecção pelo HIV e podem prever sua

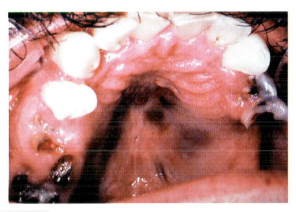

Figura 16.7 Sarcoma de Kaposi na mucosa palatina em paciente HIV-positivo.

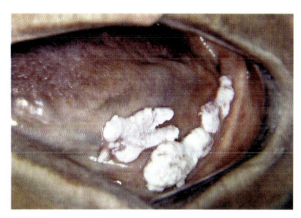

Figura 16.9 Leucoplasia em assoalho bucal.

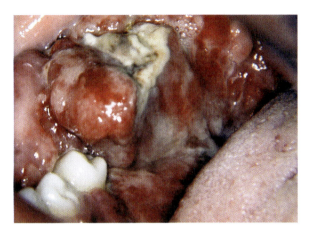

Figura 16.8 Linfoma não Hodgkin em paciente HIV-positivo.

progressão para a síndrome da imunodeficiência adquirida (AIDS). Adicionalmente, indivíduos imunossuprimidos com HIV são mais propensos a desenvolver cânceres orais, como sarcoma de Kaposi (Figura 16.7) e linfomas (Figura 16.8), sendo o CCE incomum. Há comprovação de que indivíduos HIV-positivos e aqueles que se submetem à terapia imunossupressora têm risco aumentado de desenvolver neoplasias malignas de cabeça e pescoço, principalmente se forem tabagistas. Estudos também mostram pior prognóstico, com taxas de sobrevivência de apenas 57% no primeiro ano e 35% em 2 anos em pacientes HIV-positivos com CCE.

Pacientes com imunossupressão pós-transplante podem desenvolver câncer de lábio, embora sempre associado à exposição solar abusiva.

▶ Lesões e infecções com potencial de malignização

As expressões *lesões cancerizáveis*, *lesões cancerígenas* e *lesões pré-malignas* foram amplamente empregadas na literatura médica para se referir a alterações teciduais que podem assumir o caráter de tumor maligno a qualquer tempo, mas que, por outro lado, podem permanecer estáveis por longo período e até mesmo nunca se transformar, principalmente se forem evitados estímulos nocivos sobre o tecido já doente. Outra questão importante para considerar determinada lesão como cancerizável é o número significativo de casos de transformação descritos na literatura.

Em 2005, a OMS estabeleceu que todas as entidades clínicas com risco aumentado para desenvolver neoplasias malignas passassem a ser denominadas *distúrbios com potencial de malignização*.

▪ Leucoplasia

A leucoplasia é definida pela OMS como uma lesão branca, plana ou elevada, lisa ou rugosa, que não se destaca após a raspagem, não regride após a eliminação de possíveis fatores causais e histologicamente não pode ser classificada como nenhuma doença. Portanto, leucoplasia é um termo meramente clínico. Não há um padrão histológico que a determine, podendo ou não apresentar displasia celular. Duas principais formas clínicas são definidas: leucoplasia homogênea e não homogênea, esta última apresentando maior padrão de malignização. Podem ocorrer, ainda, placas mistas (brancas e vermelhas), definidas como eritroleucoplasia, condição que apresenta maior risco à malignização. A sua etiologia é fortemente associada ao tabagismo, podendo ainda ter origem idiopática. Apresenta influência para maior risco de malignização conforme o local de ocorrência na cavidade oral, o tamanho da lesão, a faixa etária e o sexo. Sua prevalência, em todo mundo, é de aproximadamente 2%.

A porcentagem de transformação maligna da leucoplasia encontrada nos diferentes trabalhos varia de 0,13 a 17,5%, com média de 6%. Apresentam maior incidência as lesões localizadas no assoalho bucal (Figura 16.9), seguido por língua, área retromolar, rebordo alveolar e gengiva.

▪ Eritroplasia

De acordo com a OMS, a eritroplasia pode ser definida como uma placa vermelha que não pode ser clínica ou patologicamente caracterizada como nenhuma outra doença definível. Embora sua etiologia seja desconhecida, o tabagismo e o etilismo, combinados ou não, parecem ser fatores predisponentes. É uma lesão encontrada com menor frequência na cavidade oral, mas está associada a maior número de lesões malignas precoces quando comparada às leucoplasias. Alguns autores consideram que as lesões eritroplásicas estejam relacionadas a fortes indícios de malignidade. Em cerca de 90% das biopsias executadas nessas lesões, já são encontradas áreas de displasia epitelial grave ou até mesmo lesões malignas iniciais (Figura 16.10).

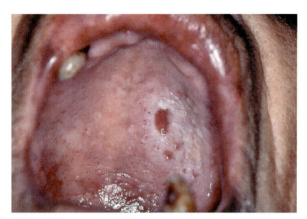

Figura 16.10 Carcinoma de células escamosas associado a extensa área eritroplásica nos palatos duro e mole.

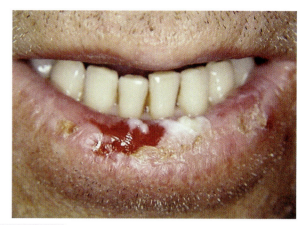

Figura 16.12 Queilite actínica com áreas de leucoplasia e eritroplasia associadas.

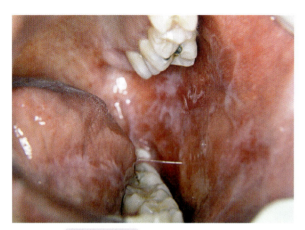

Figura 16.11 Líquen plano erosivo.

• Líquen plano

O líquen plano é definido como uma doença inflamatória crônica, com características autoimunes. De etiologia desconhecida, caracteriza-se por aumento na taxa de diferenciação do epitélio escamoso estratificado, o que resulta em hiperqueratose e eritema, com ou sem ulceração. O líquen plano pode acometer a pele e a mucosa oral concomitantemente ou não. As lesões na mucosa oral podem ocorrer de diversas formas, porém a lesão clássica é do tipo reticular, que se caracteriza pela presença de linhas esbranquiçadas que se entremeiam, principalmente em mucosa jugal de forma uni ou bilateral. Embora baixa, a possibilidade de transformação maligna existe, tendo sido relatado um percentual de 1 a 1,5%. Embora, aparentemente, esse evento possa ocorrer em todas as formas clínicas de líquen plano oral (LPO), alguns autores consideram que as formas erosivas (Figura 16.11) e ulceradas tenham maior potencial de transformação.

Infelizmente, essa questão não é clara pela falta de correlação clinicopatológica nos diagnósticos efetuados. Como não há possibilidade de se prevenir a transformação maligna do LPO, o acompanhamento dos pacientes com LPO tem eficácia questionável, embora seja recomendado por alguns autores.

• Queilite actínica

Lesão que ocorre no vermelhão do lábio inferior, causada como resposta à exposição crônica aos raios UV do sol, caracterizada por áreas brancas, vermelhas (Figura 16.12), erosões ou ulcerações, podendo ou não apresentar crostas. Quando a lesão apresenta área de ulceração ou endurecimento, deve-se estar atento para a possibilidade de transformação maligna nesse local. Histologicamente, pode apresentar-se de formas diferentes, desde hiperqueratose com ou sem displasia do epitélio escamoso até carcinoma de células escamosas. Tem prevalência maior em homens idosos de pele clara.

• Candidíase crônica hiperplásica

Candidíase ou candidose é o nome de uma doença infecciosa causada por um fungo do gênero *Candida* que pode afetar a pele e várias mucosas, sendo comum na cavidade oral. Existem várias espécies desse fungo que podem ser patogênicas ao homem, porém a espécie mais frequente e responsável por várias formas dessa infecciosidade é a *albicans*. *Candida albicans* é um fungo que faz parte da microbiota residente do sistema digestório, vivendo de forma comensal, sem causar danos ao hospedeiro, a não ser quando há desequilíbrio dessa microflora ou queda de resistência celular e humoral.

Na cavidade oral, a candidíase pode se manifestar de várias formas clínicas, ora associada a um processo inflamatório agudo, ora a um crônico. As formas agudas são representadas pela candidíase pseudomembranosa aguda e pela atrófica aguda. Já as formas crônicas são descritas como eritematosas, que incluem estomatite protética por cândida, queilite angular ou biangular e glossite romboidal mediana. Dentre as formas crônicas, ainda é descrita a candidíase hiperplásica, também denominada leucoplasia por cândida, ou candidíase crônica hiperplásica, sendo este último termo o mais aceito atualmente. Essa forma de candidíase pode variar no aspecto clínico, desde pequenas áreas esbranquiçadas translúcidas até placas brancas opacas mais extensas, que não podem ser removidas por raspagem (Figura 16.13). As lesões são indolores, e a sua localização mais comum é a mucosa jugal, especialmente na região das comissuras, podendo afetar a língua, os lábios e o palato.

Uma pequena porcentagem das lesões não tratadas pode tornar-se displásica e induzir atipia celular epitelial, levando, assim, a uma possível evolução para malignidade.

• Nevo pigmentar

É uma anomalia de desenvolvimento originária da proliferação de células da crista neural ou "células névicas". Pode ser encontrado no epitélio, no tecido conjuntivo ou em ambos.

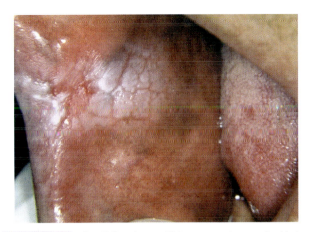

Figura 16.13 Candidíase leucoplásica em paciente psiquiátrico.

As mulheres são um pouco mais acometidas do que os homens, e os brancos têm mais nevos que os asiáticos e negros. A região de cabeça e pescoço é um local comum de acometimento, porém lesões intraorais não são comuns e, quando surgem, acometem mais o palato, o fundo de vestíbulo ou a gengiva.

Clinicamente surge com aspecto de mancha pigmentada azul ou parda, lisa, plana, ou com aspecto de placa, bem delimitada e sólida. Seu tamanho é quase sempre de apenas alguns milímetros, mas, ocasionalmente, alcança vários centímetros. Apresenta três tipos histológicos: juncional, composto e intramucoso. Suas lesões mais comuns são na pele, sendo que o nevo do tipo juncional, em virtude de alterações genéticas produzidas por raios solares, pode malignizar-se. Provavelmente essa relação de malignização, no caso de lesões intrabucais de nevo pigmentar, ainda é incerta, sendo sempre recomendada a remoção da lesão quando diagnosticada na cavidade oral (Figura 16.14).

- **Fibrose submucosa oral**

É uma lesão caracterizada por inflamação crônica, atrofia epitelial e fibrose do tecido submucoso. Tem sido considerada como uma lesão com potencial de transformação maligna com maior probabilidade de desenvolver CCE oral. Cerca de 8% das lesões podem sofrer transformação maligna.

A doença ocorre principalmente na Índia e nos países do Sudeste Asiático, mas, devido à imigração de asiáticos, muitos casos têm sido relatados em outras partes do mundo. É aceito, atualmente, que o uso da noz-de-areca desempenha um papel fundamental na etiologia dessa doença. O hábito mastigatório dessa noz induz várias alterações físicas, bioquímicas e moleculares, e tem sido proposto como um importante fator etiológico para a patogênese da fibrose submucosa oral (FSO) e do câncer bucal. Outros componentes da noz-de-areca, além da arecolina, são mencionados por apresentarem efeitos relevantes para a citotoxicidade epitelial. Além dos alcaloides, cabe ao que a noz-de-areca apresenta níveis mais altos de metais, sendo o cobre o mais abundante. Níveis mais altos de cobre têm sido observados em tecidos de FSO com gradiente de concentração que varia de maior no epitélio a menor no tecido conjuntivo. Como a presença de metal poderia adicionar as ações citotóxicas da noz-de-areca nas células epiteliais, acredita-se que a citotoxicidade induzida pela noz das células epiteliais poderia ser decorrente da combinação de alcaloides e cobre, o que pode levar à atrofia epitelial, uma característica da FSO.

- **Infecção por papilomavírus humano (HPV)**

Infecções por HPV têm sido apontadas como responsáveis pelo desenvolvimento de uma variedade de neoplasias malignas, incluindo as cervicovaginais, de ânus, vulva, pênis e boca (Figura 16.15). A infecção pelo HPV tipo 16 tem sido reconhecida como fator de risco individual para o desenvolvimento de CCE de cabeça e pescoço, sendo relacionada ao desenvolvimento de lesões em pacientes que não apresentam os fatores clássicos de risco, como tabagismo e etilismo. O contato oral-oral e oral-genital possivelmente se apresenta como via de transmissão do HPV entre humanos, justificando, ainda, a relação entre o câncer e o comportamento sexual.

- **Lesões traumáticas**

Estudos experimentais sugerem que o traumatismo crônico em mucosa aumenta a produção de mitose na tentativa de reparar a lesão tecidual, o que coloca em risco o DNA das células por outros agentes carcinogênicos. Outro mecanismo possivelmente envolvido poderia ser a inflamação crônica na mucosa oral lesionada que, por meio de mediadores químicos, poderia induzir alterações genéticas ou danos no DNA, inibindo sua reparação ou alterando fatores de transcrição a fim de prevenir a apoptose e estimular a angiogênese, contribuindo em todos os estágios da carcinogênese.

A úlcera traumática crônica e a hiperplasia fibrosa inflamatória, causadas, em geral, por próteses mal adaptadas, assim como outros processos proliferativos, não são lesões pré-malignas por si sós, mas devem ser corretamente diagnosticadas e

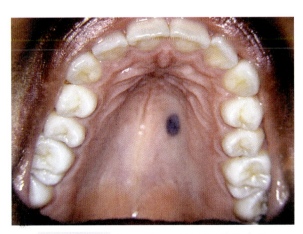

Figura 16.14 Nevo pigmentar em palato duro.

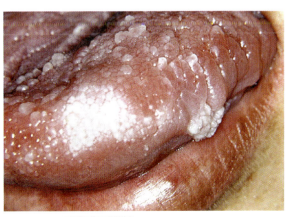

Figura 16.15 Papilomatose viral.

tratadas. Caso contrário, a sua persistência e a consequente continuidade da ação traumática lesionando os tecidos favorecem a ação de outros carcinógenos, como tabaco e álcool, aumentando o risco de transformação maligna nessas áreas alteradas previamente (Figura 16.16).

▶ Aspectos clínicos do câncer bucal

Como descrito anteriormente, o carcinoma de células escamosas é a neoplasia maligna mais frequente na cavidade oral. Entretanto, outras formas de malignidade podem estar presentes, incluindo sarcomas, melanomas e neoplasias de glândulas salivares, de seios maxilares e dos ossos do complexo maxilomandibular.

Embora seja lógico focar o CCE ao estudar o aspecto clínico do câncer bucal, tendo em vista a sua alta frequência, também se devem conhecer as particularidades das outras formas de câncer que podem ocorrer na boca e nas estruturas próximas.

O CCE pode se manifestar de formas diferentes, dependendo da interação de uma série de fatores, dentre os quais o grau de diferenciação do tumor, a localização anatômica e o tempo de evolução da doença.

O *grau de diferenciação* determina a agressividade. Sabe-se que, quanto mais indiferenciada é a neoplasia, ou seja, quanto mais as células tumorais assemelham-se às células embrionárias, mais agressivo é o seu comportamento. Ele tende a apresentar crescimento mais rápido, maior capacidade de infiltração e destruição, e as metástases regionais que se estabelecem pela via linfática são mais numerosas e frequentes. Por outro lado, quanto mais o parênquima tumoral lembra as células do tecido de origem, mais diferenciado ele é, portanto o seu potencial de crescimento, invasão, destruição e emissão de metástase é menor. Em geral, os CCE da cavidade oral são moderadamente diferenciados (Figuras 16.17 e 16.18).

A *localização anatômica* também interfere no aspecto clínico, uma vez que, dependendo da região afetada, a neoplasia pode encontrar barreiras anatômicas (músculos, bridas, ossos etc.) que dificultam a sua progressão. De maneira geral, o câncer invade os tecidos e infiltra-se à medida que encontra planos de menor resistência (Figuras 16.19 e 16.20).

O *tempo de evolução* é determinante para o aspecto clínico da lesão, pois o envolvimento dos tecidos adjacentes é progressivo e, dependendo da associação com os outros dois fatores mencionados, pode assumir aspectos diversos diferenciados.

Clássica e didaticamente, os aspectos clínicos do CCE têm sido classificados em lesões endofíticas e exofíticas. As formas endofíticas podem assumir o aspecto de úlcera superficial, ulceroinfiltrativa e ulcerodestrutiva, enquanto as formas exofíticas, por sua vez, podem se expressar por meio de crescimentos vegetantes: moriforme, em "couve-flor" e papilífero (Figuras 16.21 a 16.26).

Os sarcomas, tumores malignos originários de células provenientes do tecido conjuntivo, podem acometer as estruturas que formam o complexo maxilomandibular. Nesses casos, manifestam-se clinicamente como lesões nodulares de localização profunda e submucosa, ulceradas ou não.

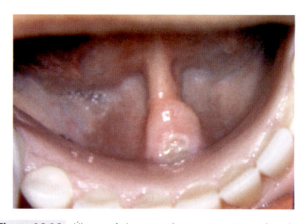

Figura 16.16 Úlcera crônica causada por traumatismo de prótese.

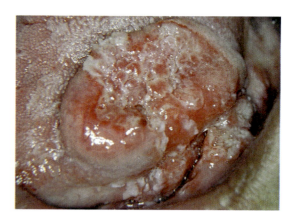

Figura 16.18 Carcinoma de células escamosas indiferenciado em borda lateral de língua.

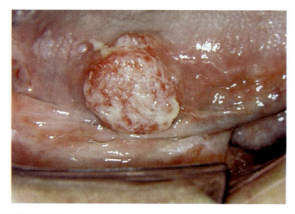

Figura 16.17 Carcinoma de células escamosas moderadamente diferenciado em borda lateral de língua.

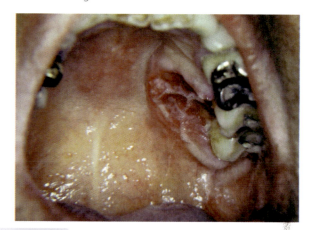

Figura 16.19 Carcinoma de células escamosas alastrando-se lateralmente pela mucosa de palato duro.

Capítulo 16 | Câncer Bucal e Condições com Potencial de Malignidade   269

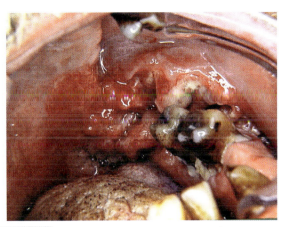

Figura 16.20 Carcinoma de células escamosas infiltrando-se na área retromolar.

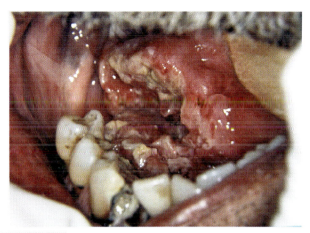

Figura 16.23 Carcinoma de células escamosas em região posterior de língua na forma ulcerodestrutiva.

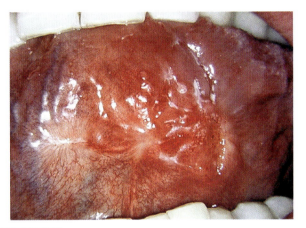

Figura 16.21 Carcinoma de células escamosas em ventre de língua na forma de úlcera superficial.

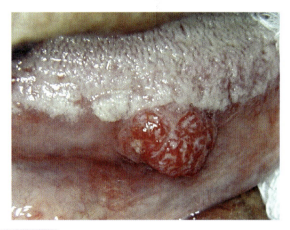

Figura 16.24 Carcinoma de células escamosas em borda lateral de língua na forma vegetante moriforme.

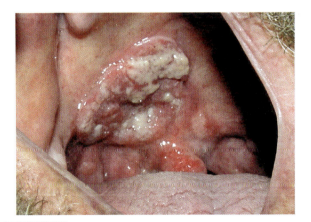

Figura 16.22 Carcinoma de células escamosas em palato mole na forma ulceroinfiltrativa.

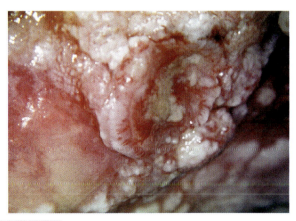

Figura 16.25 Carcinoma de células escamosas em mucosa jugal na forma vegetante em "couve-flor".

Na evolução clínica do câncer na cavidade oral, podem ser destacados três estágios distintos, a saber: *in situ*, microinvasivo e invasivo.

O *carcinoma in situ*, na maioria das vezes, assemelha-se clinicamente a uma leucoplasia, manifestando-se como mancha ou placa branca, não removível por raspagem. Em outras ocasiões, pode aparecer como área vermelha ou com a combinação desses aspectos. A única forma de diagnosticá-lo é por meio da biopsia, mas, mesmo assim, tem sido difícil estabelecer em histologia o diagnóstico diferencial entre displasia grave e carcinoma *in situ*. De qualquer maneira, as alterações celulares estão restritas ao epitélio sem invasão da membrana basal (Figura 16.27). Tem excelente prognóstico, pois a totalidade dos casos diagnosticados e tratados de modo adequado nessa fase é curável.

Embora possa continuar exibindo as características clínicas descritas para o carcinoma *in situ*, em geral o *carcinoma microinvasivo* se ulcera e se estende superficialmente até 2 cm e em profundidade de 3 a 5 mm (Figura 16.28). Nessa fase, alterações na consistência do tecido lesionado já são perceptíveis à palpação; em especial as bordas e a base se tornam endurecidas, lembrando uma base de cartolina (base cartonada). Frequentemente é assintomático, e o diagnóstico pode ser estabelecido por meio da biopsia com o respectivo exame anatomopatológico. Embora a membrana basal já tenha sido rompida e a lesão esteja começando a se infiltrar, o prognóstico continua sendo bom, caso o tratamento adequado seja instituído de forma imediata.

O *carcinoma invasivo* é o resultado do carcinoma microinvasivo não tratado. Insidiosamente e de modo progressivo, a lesão vai infiltrando-se e destruindo os tecidos, assumindo aspecto de lesão ulcerada, com bordas irregulares, proeminentes e endurecidas (Figuras 16.29 e 16.30). O fundo é necrótico, com aspecto granuloso e grosseiro. A lesão no seu todo é avermelhada, extremamente friável e sangrante ao toque; pode apresentar pontos esbranquiçados e amarelados, resultado da infecção secundária que se desenvolve no tecido; pontos escurecidos também são observados, refletindo áreas de necrose tecidual e odor fétido. A lesão pode se manter assintomática por um período variável; a dor é um sintoma que só aparece quando já existe invasão profunda da musculatura e de filetes nervosos. Nessa fase, o paciente pode ter dificuldade em falar, mastigar e deglutir, além de perda de peso acentuado em curto período de tempo.

Muito embora a teoria de "cancerização de campo" explique a origem multicêntrica de muitas neoplasias malignas, a maioria dos casos de carcinoma oral manifesta-se como lesão única.

A disseminação metastática dos carcinomas de boca em fase avançada é frequente, e a via mais importante é a linfática, que se estabelece por meio de êmbolos tumorais nos canais linfáticos em direção aos linfonodos regionais, principalmente os jugulocarotídeos altos homolaterais. O potencial metastático dessa neoplasia depende do grau de diferenciação histológica, das dimensões da lesão, assim como da localização do tumor, ou seja, lesões posteriores são mais metastáticas que as anteriores (Figura 16.31).

Metástases a distância, por via hematogênica, são raras e ocorrem mais nos casos de lesões avançadas, principalmente com múltiplos linfonodos metastáticos. Nesses casos, o órgão mais afetado é o pulmão.

A biopsia é imprescindível, não só para confirmar o diagnóstico, como também para determinar o grau de diferenciação do tumor.

▶ Exame clínico

A postura do cirurgião-dentista diante do paciente, em especial por ocasião da primeira consulta, tem se aprimorado nos

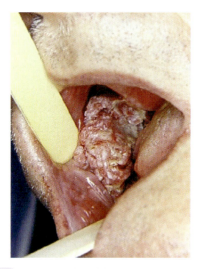

Figura 16.26 Carcinoma de células escamosas em mucosa jugal na forma vegetante papilífera.

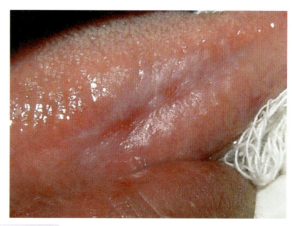

Figura 16.28 Carcinoma microinvasivo em borda lateral de língua.

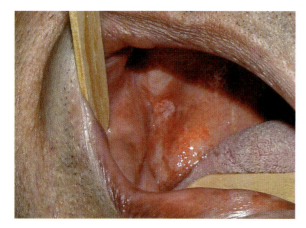

Figura 16.27 Carcinoma *in situ* em mucosa palatina pós-túber, próximo ao pilar anterior.

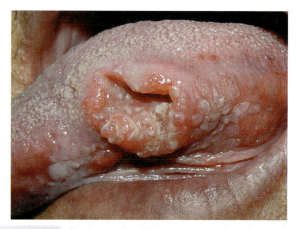

Figura 16.29 Carcinoma de células escamosas invasivo em lateral de língua, mostrando lesão ulcerada de bordas elevadas.

Capítulo 16 | Câncer Bucal e Condições com Potencial de Malignidade   271

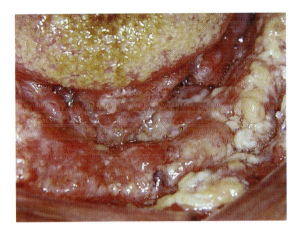

Figura 16.30 Carcinoma de células escamosas invasivo de assoalho, mostrando superfície irregular, necrótica e áreas de infecção secundária.

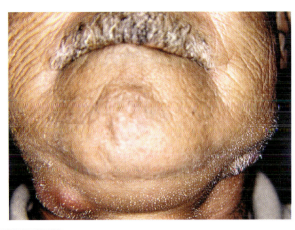

Figura 16.31 Metástase de carcinoma de células escamosas de assoalho bucal.

últimos anos. Atualmente, não se admite, dentro de um espectro de odontologia moderna, outra maneira de avaliar o paciente senão por meio de uma abordagem integral, centrada em uma metodologia clínica coerente e que tenha o exame clínico como o seu principal alicerce. O exame clínico inicial bem elaborado, ou seja, com anamnese bem conduzida e exame físico detalhado de todas as estruturas da cavidade oral, proporciona ao profissional elementos para avaliar o estado de saúde geral e bucal do seu paciente, quer para constatar a normalidade, quer para obter indícios que servirão de base para alavancar o processo do diagnóstico no caso de alguma patologia. Portanto, essa abordagem deve ser feita, sempre, de maneira ordenada e completa.

No tocante ao problema do câncer bucal, essa questão se torna ainda mais relevante, pois a maior oportunidade para o diagnóstico precoce do câncer bucal é encontrada na primeira consulta. O exame visual realizado por cirurgião-dentista treinado é recomendado para todos os pacientes, particularmente tabagistas e/ou etilistas. Assim, o exame sistemático da cavidade bucal em todos os pacientes deve fazer parte da rotina dos profissionais de saúde, sendo essa avaliação em pacientes de maior risco uma estratégia eficiente e de baixo custo.

É por meio da anamnese bem conduzida, por exemplo, que se obtêm dados que serão comparados com o perfil epidemiológico das doenças, estabelecendo, por conseguinte, o risco do indivíduo a esta ou aquela enfermidade. No que diz respeito ao câncer bucal, o cirurgião-dentista deve redobrar os seus cuidados na avaliação de pacientes que sejam caucasianos, do sexo masculino, tenham mais de 40 anos de idade, trabalhem expostos ao sol ou em ambientes industriais insalubres, sejam tabagistas e etilistas crônicos, tenham dieta com baixo teor nutricional e hábitos de higiene pessoal e bucal precários, ou apresentem história de doenças sistêmicas debilitantes tais como anemias, diabetes, cirrose hepática etc.

No exame físico extra e intrabucal, todas as estruturas sob responsabilidade do cirurgião-dentista devem ser inspecionadas e palpadas detalhadamente, quer para a simples constatação da normalidade, quer para a identificação de alterações teciduais que possam constituir sinais de doença. O exame deve ser feito em sequência preestabelecida para evitar que alguma região da boca não seja examinada. São consideradas regiões de alto risco para o câncer bucal e que, portanto, necessitam de uma investigação mais detalhada: o lábio inferior (principalmente a borda vermelha), as bordas lateral e posterior da língua, o assoalho bucal e a região retromolar.

O CCE origina-se no epitélio que reveste toda a mucosa oral, sendo de fácil localização e acesso clínico. Assim, quase todos os casos dessas neoplasias são visíveis clinicamente, de forma direta ou indireta, pelo espelho bucal, sendo que aquelas não visíveis são, pelo menos, palpáveis. Dessa maneira, não se justifica a demora no diagnóstico do câncer bucal, a não ser pela procura tardia do paciente – o que se explica pelo fato de que a lesão inicial muitas vezes é assintomática ou simula doenças bucodentais de pouca importância para o paciente – ou pela negligência ou despreparo do profissional durante as manobras do exame clínico.

Neste sentido, ao examinar o paciente, o cirurgião-dentista deve estar atento para aos aspectos descritos a seguir.

▶ **Áreas vermelhas.** Placas ou manchas avermelhadas que persistam por mais de 2 semanas sugerem eritroplasias. Podem ser a manifestação de carcinoma *in situ* (neoplasia restrita ao epitélio) ou de carcinoma invasor (Figura 16.32).

▶ **Áreas brancas.** Lesões esbranquiçadas na mucosa oral que não são removidas ao serem raspadas com uma espátula e que não decorrem de outras doenças, tais como leucoedema, líquen plano, candidíase ou irritações químicas, indicam existência de leucoplasias. Há a possibilidade de essas lesões apresentarem alterações histológicas que já indiquem tratar-se de processo maligno, independentemente do aspecto que apresentam, devendo todos os casos ser investigados por biopsia (Figura 16.33).

▶ **Úlceras.** Suspeitar daquelas que não cicatrizam em 2 ou 3 semanas. As lesões malignas geralmente se apresentam endurecidas,

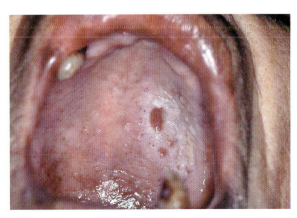

Figura 16.32 Área vermelha destacando-se na região leucoplásica.

enquanto as benignas (herpéticas, traumáticas, aftas etc.) têm consistência mole e são transitórias (Figura 16.34).

▸ **Vegetações.** Crescimentos exofíticos na mucosa bucal, granulados ou verrucosos, que podem apresentar-se ulcerados ou não. O diagnóstico diferencial deve ser feito com os processos proliferativos não neoplásicos e com as neoplasias benignas por meio da biopsia (Figura 16.35).

▸ **Nódulos endurecidos no pescoço.** Linfonodos aumentados de volume, endurecidos, assintomáticos, fixos, palpáveis nas cadeias cervicais podem ter significado clínico importante, como neoplasia primária do sistema linfático e linfadenopatia metastática de neoplasia de boca (Figura 16.36).

▸ ## Diagnóstico

Por meio da associação dos sinais e sintomas da doença e a interpretação adequada dos exames complementares utilizados, chega-se ao final de uma das etapas mais importantes da metodologia clínica: o diagnóstico. Ele deve ser o mais completo possível para que possa servir de base para as etapas seguintes: a elaboração do prognóstico e o planejamento terapêutico. O exame clínico associado a biopsia e exames de imagem, como a tomografia computadorizada, auxiliam o diagnóstico e, principalmente, ajudam a avaliar a extensão da tumoração. Em um primeiro momento, as lesões muito iniciais podem ser avaliadas sem exame de imagem. O diagnóstico inicial possibilita a instituição do tratamento com melhor resultado funcional, visto que os tumores diagnosticados em estágios mais avançados implicam tratamentos mais complexos, com maior risco de sequelas.

Citologia esfoliativa

Trata-se de um método simples, praticado sem anestesia ou material cirúrgico. É um recurso preliminar para a descoberta de malignidades intrabucais. Não é um método que propicie o diagnóstico definitivo, mas é de grande valia para a orientação deste, principalmente nos casos em que, por qualquer motivo, a biopsia não possa ser realizada. Há que se considerar o elevado índice de falso-negativos (em torno de 20%), sendo a soberania clínica que determinará a necessidade de repetir o exame. De qualquer maneira, resultados positivos a partir da classe III de Papanicolaou deverão ser oportunamente confirmados pela biopsia.

O diagnóstico de lesões por meio da citologia esfoliativa fundamenta-se na possibilidade de analisar células que se descamam fisiologicamente da superfície epitelial, devido ao processo de renovação constante desse tecido, a partir de células da camada basal. Em condições de normalidade, existe forte coesão celular entre as camadas mais profundas do epitélio, o que dificulta sua remoção por raspagem; nos processos malignos, essas células perdem a aderência, desprendem-se com mais facilidade e podem ser coletadas pela raspagem superficial. Depois de fixadas em solução de álcool-éter a 50%, álcool

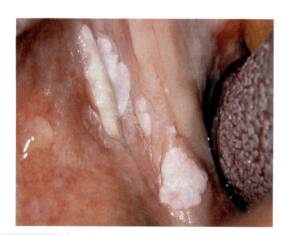

Figura 16.33 Área branca em rebordo alveolar sugestiva de leucoplasia.

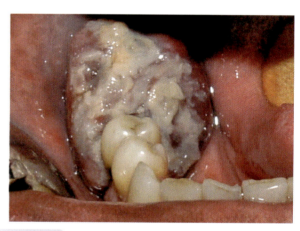

Figura 16.35 Crescimento vegetante de lesão periférica de células gigantes em crista de rebordo inferior simulando lesão maligna.

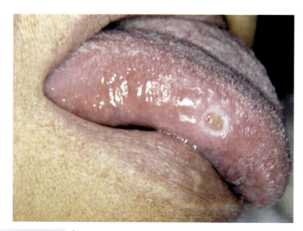

Figura 16.34 Úlcera persistente há 60 dias na borda lateral da língua, de origem psicogênica.

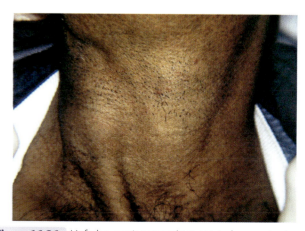

Figura 16.36 Linfadenopatia metastática cervical em paciente com carcinoma espinocelular bucal.

absoluto ou *spray* alcoólico, e posteriormente coradas, são examinadas microscopicamente. O resultado desse exame será dado pela *classificação de Papanicolaou* ou pela descrição da *citologia oncótica* e dependerá da análise quantitativa e qualitativa das aberrações celulares encontradas pelo patologista.

- **Biopsia**

É a remoção cirúrgica de um fragmento de tecido vivo para análise histopatológica. Trata-se do principal exame complementar para o diagnóstico de câncer; além disso, o resultado da biopsia também determina o tipo histológico e o grau de diferenciação do tumor, elementos de suma importância para o planejamento terapêutico. Portanto, quando houver suspeita clínica de câncer, a biopsia deve ser executada de forma incisional, mesmo em lesões pequenas, uma vez que nesses casos é difícil para o cirurgião-dentista estabelecer com precisão a margem de segurança ideal nos casos de biopsias excisionais. O profissional deve eleger a área mais representativa da lesão para a remoção do fragmento, considerando, em especial: as bordas da lesão, incluindo o tecido normal; a porção mais verrucosa de uma leucoplasia; pontos vermelhos associados a lesões brancas; e o local mais corado resultante da aplicação do azul de toluidina. A punção por agulha fina é outro recurso que pode ser utilizado, seja das próprias lesões da cavidade oral ou de alguma massa cervical que o paciente apresente.

- **Teste com azul de toluidina**

A técnica de coloração pelo azul de toluidina vem sendo utilizada há mais de 30 anos para auxiliar o clínico a diagnosticar lesões malignas da cavidade oral precocemente. Essa solução cora de forma seletiva os componentes ácidos do tecido (Figura 16.37), principalmente o DNA nuclear, que se encontra em quantidade aumentada nas lesões malignas e naquelas com atipias ou displasias, orientando o profissional quanto à possibilidade de malignidade da lesão ou quanto à escolha da área a ser biopsiada em lesões extensas ou disseminadas.

A técnica, preconizada por Silverman Jr. e Migliorati (1992), utiliza o corante azul de toluidina e o ácido acético a 1%, obedecendo ao seguinte protocolo: bochecho com água, aplicação do corante na área suspeita com cotonete por 20 a 30 segundos, bochecho com água, descoloração da área com ácido acético aplicado com cotonete e lavagem final com água. As áreas coradas devem corresponder àquelas de maior atipia celular e, portanto, devem ser biopsiadas. O profissional deve levar em consideração na sua análise que, em 10% dos casos, podem ocorrer falsos resultados positivos, pois existem certas áreas da cavidade oral que se coram mesmo sem a presença de atipia, como papilas filiformes do dorso da língua, óstios das glândulas salivares no palato, áreas de intensa inflamação e ulcerações benignas. Falso-negativos são mais raramente encontrados. De qualquer maneira, nessas situações, a soberania clínica e o bom senso determinarão a conduta a ser seguida.

▶ **Prognóstico**

O prognóstico é uma etapa da metodologia clínica que requer do profissional uma propedêutica apurada. Para a sua elaboração, é necessária uma análise detalhada de diversos elementos obtidos, tanto pelo exame clínico como pelos exames complementares, que certamente irão influenciar a sua formulação. Além disso, o conhecimento científico embasado pela literatura pertinente e a experiência do profissional, centrada em conhecimentos de casos anteriores, são fundamentais para a elaboração do prognóstico.

Em linhas gerais, o prognóstico do câncer bucal está relacionado, dentre outros fatores, ao grau de diferenciação celular, à localização anatômica e ao estádio da lesão.

O estadiamento é a classificação da abrangência de um tumor maligno com base nas evidências clínicas. O sistema utilizado é o TNM, proposto pela União Internacional para Controle do Câncer (UICC), tendo como objetivo estabelecer uma padronização de informação, fundamental para possibilitar a troca de informações e experiências, e para estabelecer protocolos aplicáveis a determinados grupos de pacientes.

Para a cavidade bucal (carcinoma de células escamosas), são obedecidos os critérios apresentados no Quadro 16.5.

Quadro 16.5 • Sistema TNM para estadiamento do câncer de cavidade bucal.

T = extensão do tumor
TX – tumor primário não pode ser avaliado
T0 – sem evidência de tumor primário
Tis – carcinoma *in situ*
T1 – tumor com 2 cm ou menos em seu maior diâmetro
T2 – tumor maior que 2 cm, mas menor que 4 cm em seu maior diâmetro
T3 – tumor maior que 4 cm em seu maior diâmetro
T4 – tumor que invade outras estruturas anatômicas

N = linfonodos regionais
NX – linfonodos regionais não podem ser avaliados
N0 – ausência de metástase em linfonodos regionais
N1 – metástase em um único linfonodo ipsilateral, medindo 3 cm ou menos em seu maior diâmetro
N2 – metástase em um único linfonodo ipsilateral, com mais de 3 cm, mas não mais do que 6 cm em seu maior diâmetro; ou em linfonodos bilaterais ou contralaterais, nenhum com mais de 6 cm de diâmetro
N2a – metástase em um único linfonodo ipsilateral, maior que 3 cm, mas não superior a 6 cm em seu maior diâmetro
N2b – metástase em linfonodos múltiplos ipsilaterais, nenhum com mais de 6 cm em seu maior diâmetro
N2c – metástase em linfonodos bilaterais ou contralaterais, nenhum com mais de 6 cm em seu maior diâmetro
N3 – metástase em um linfonodo medindo mais de 6 cm em seu maior diâmetro

M = metástase a distância
M0 – ausência de metástase a distância
M1 – presença de metástase a distância (clínica ou radiográfica)

Linfonodos na linha média são considerados linfonodos ipsilaterais.

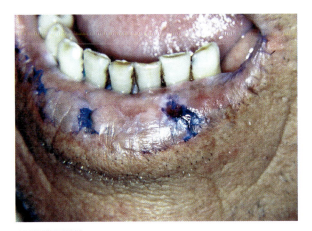

Figura 16.37 Área suspeita marcada pelo azul de toluidina.

Dependendo do estadiamento, o tumor maligno pode ser classificado por estádios, a saber:

Estádio 0	Tis	N0	M0
Estádio I	T1	N0	M0
Estádio II	T2	N0	M0
Estádio III	T3	N0	M0
	T1	N1	M0
	T2	N1	M0
	T3	N1	M0
Estádio IV	T4	N0, N1	M0
	Qualquer T	N2, N3	M0
	Qualquer T	Qualquer N	M1

Em um estudo (Moro et al., 2018) feito com 155 prontuários, registrados no período de 2004 a 2014, de pacientes com câncer de boca e orofaringe em um Hospital Universitário no sul do país, 49% dos pacientes apresentaram CCE moderadamente diferenciado; 33%, bem diferenciado; e 12%, pouco diferenciado. Dos pacientes, 49% morreram no período de 10 anos; em 5 e 10 anos a taxa de sobrevida foi de 42% e 38%, respectivamente. Embora os autores não pudessem avaliar o peso dessa variável em relação à sobrevida dos pacientes, devido às limitações da amostra do estudo, a literatura é consistente nesse sentido e demonstra que o grau histológico é um fator preditivo para o câncer de boca. Tumores que apresentam grau pouco diferenciado têm piores índices de sobrevida, justamente pelo fato de as neoplasias com essa característica histológica apresentarem maiores prevalências de metástase cervical.

A localização primária do câncer de boca é considerada um importante fator prognóstico, visto que a área anatômica afetada pode determinar a acessibilidade e a extensão do tratamento cirúrgico. Igualmente, determina os limites das medidas terapêuticas adicionais, tais como abordagem cirúrgica profilática das estruturas cervicais (esvaziamento cervical) e necessidade de radioterapia adjuvante. A relação da localização e o comportamento biológico da doença pode ser explicada pela proximidade do tumor com vasos calibrosos, pelo arranjo histológico dos tecidos afetados e pela presença de anastomoses vasculares e linfáticas da região.

Os tumores de língua e assoalho, por exemplo, merecem atenção e tratamento em geral agressivo, pois mesmo em fases aparentemente iniciais, porém espessas, já apresentam micrometástase. A língua é uma estrutura muscular complexa, constituída de vasos calibrosos e que se anastomosam, possibilitando a disseminação bilateral da lesão. As vias de drenagem linfática, por vezes, cruzam a linha média de modo que, em lesões que aparentemente respeitem a linha mediana, a disseminação para os linfonodos contralaterais do pescoço pode ser observada. O assoalho bucal, no entanto, localiza-se próximo a planos musculares e à mandíbula. A simples infiltração do periósteo pelo tumor requer terapêutica mais agressiva, com eventual remoção de segmentos do osso. A reconstrução cirúrgica dessa região, tanto muscular quanto óssea, é um capítulo à parte, porém vale ressaltar que muitas vezes as equipes oncológicas utilizam retalhos axiais ou microcirúrgicos, aumentando o porte da cirurgia e seu custo, além de dificultar e até mesmo impedir a reabilitação protética desses pacientes. Os tumores localizados próximo a ossos, como os de assoalho, merecem planejamento diferenciado dos campos de irradiação, pois a dose próxima ao osso é menor, com vistas a evitar a osteorradionecrose da região. Contrapondo-se aos tumores de língua e assoalho, os tumores de mucosa jugal, por exemplo, parecem ter comportamento biológico menos agressivo, e a margem cirúrgica parece ser mais satisfatória.

Cerri e Bordini (2003), com base em dados do Hospital do Câncer do Instituto Nacional de Câncer, observaram que os 1.549 casos de câncer de boca registrados no período de 1986 a 1990 apresentaram a seguinte distribuição: 5,1% no estádio I, 10,5% no estádio II, 23,5% no estádio III, 41,7% no estádio IV e 19,2% sem informação. O prognóstico depende, em parte, da invasão local, porém está relacionado com o comprometimento dos gânglios linfáticos. Tumores T1 têm 90% de sobrevida. A incidência de metástases cervicais varia de 25 a 65%, e a sobrevida em 5 anos cai de 60 a 70% para 30%, comparando-se a ausência de linfonodos cervicais (N0) com a N+. A metástase a distância é rara e ocorre em cerca de 1% dos casos; os locais mais envolvidos são pulmões, ossos e cérebro. Paciente com câncer de boca que apresente metástase a distância praticamente é considerado fora das possibilidades terapêuticas.

Segundo a Fundação Oncocentro de São Paulo, o prognóstico depende, em parte, da invasão local, porém está relacionado com o comprometimento dos gânglios linfáticos. Para um tumor de qualquer região e tamanho, a sobrevida de 5 anos é em torno de 50%, quando não há comprometimento ganglionar. Decai para 30%, quando os linfonodos estão envolvidos, e fica abaixo de 20% quando o tumor rompe a cápsula do gânglio.

Após a conclusão do diagnóstico, o profissional deve encaminhar o paciente a um centro médico especializado para tratamento de câncer, enviando um relatório com os principais dados referentes ao paciente e à doença, incluindo o estadiamento, os exames de imagem, o resultado anatomopatológico e, se possível, as lâminas e o bloco onde foi incluído o material retirado pela biopsia. Esse procedimento agilizará o atendimento na unidade de referência.

▶ Tratamento

Uma vez que o paciente seja referenciado para um centro especializado, a avaliação inicial será conduzida por um cirurgião de cabeça e pescoço. O tratamento de pacientes com carcinoma de cabeça e pescoço é complexo, já que esses pacientes necessitam de uma gama de serviços especializados e de suporte, devendo ser a equipe multiprofissional e experiente para melhores tratamento e acompanhamento. A equipe deve incluir o cirurgião-dentista, que pode contribuir de forma significativa no planejamento cirúrgico do caso, na prevenção e no controle das complicações advindas de radio e quimioterapia e, sobretudo, na reabilitação das sequelas cirúrgicas, de natureza estética e funcional, por meio de próteses bucomaxilofaciais (Figura 16.38).

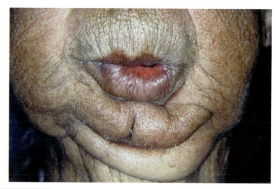

Figura 16.38 Sequela cirúrgica após hemimandibulectomia realizada como tratamento de carcinoma ameloblástico.

Como enfatizado, o diagnóstico precoce é determinante para a efetividade terapêutica. Muitos fatores devem ser levados em conta ao selecionar o tratamento, que deve ser adaptado individualmente às necessidades do paciente, considerando a qualidade de vida, bem como a sua sobrevivência.

Em CCE de lábio em estágio inicial, a cirurgia ou a radioterapia são igualmente eficientes. Em estágio inicial de lesões intrabucais, a conduta é principalmente cirúrgica. Em relação às lesões de CCE intrabucais avançadas, o tratamento moderno é multimodal, combinando cirurgia com radioterapia pós-operatória adjuvante (Figura 16.39).

A quimioterapia adjuvante isolada não demonstra melhora nos resultados de tratamento. Entretanto, em associação à radioterapia adjuvante, leva à melhora da sobrevida do paciente quando as margens de ressecção não estão livres e do paciente com metástases nodais extracapsulares, sendo a cisplatina a medicação mais usada. Essa combinação também pode ser usada como alternativa de tratamento, especialmente em pacientes sem oportunidade cirúrgica ou que se recusam a ser submetidos a procedimentos cirúrgicos. Todavia, quimioterapia é o tratamento de escolha para neoplasias malignas como leucemias e linfomas.

Por outro lado, a braquiterapia, modalidade de radioterapia na qual um material radioativo é inserido dentro ou próximo do órgão a ser tratado, pode ser considerada como modalidade única em lesões primárias precoces de tamanho reduzido, como terapia adjuvante em pacientes com margens de ressecção não livres e em reirradiação em pacientes com doença persistente, recorrente ou para segunda lesão primária na região previamente irradiada.

Há relatos de que o tratamento cirúrgico primário agressivo possa melhorar a sobrevida global dos pacientes, apesar de 30 a 60% dos pacientes com tais lesões irem a óbito pela doença. Após a ressecção de grandes tumores primários, a cirurgia reconstrutiva é necessária, sendo que, atualmente, a transferência de tecido livre é uma das técnicas mais populares e confiáveis.

É oportuno mencionar as complicações locais inerentes ao tratamento radioterápico. Como se sabe, quanto maior a atividade celular, mais sensível o tecido é à radiação ionizante. Dessa forma, algumas células normais que apresentam esse potencial proliferativo, como as células da camada basal do epitélio, ficam vulneráveis à ação ionizante e podem degenerar-se, alterando a constitucionalidade dos tecidos. Em outras palavras, a dose de radiação necessária para destruir as células malignas está muito próxima do limiar de tolerância de algumas células normais. Portanto, é inevitável que ocorram danos nos tecidos adjacentes à área irradiada, a despeito de toda a evolução tecnológica para restringir a radiação apenas ao local do tumor. O cirurgião-dentista tem obrigação de conhecer as principais complicações nas quais sua intervenção é fundamental, como, por exemplo, mucosite, candidíase, cárie de radiação, osteorradionecrose, xerostomia, alterações no paladar e dificuldade na fala, na alimentação e na deglutição, para saber preveni-las e controlá-las.

Há que se destacar, também, os efeitos adversos que surgem na mucosa oral decorrentes da quimioterapia, para os quais o cirurgião-dentista deve estar atento e intervir adequadamente. Destacam-se, nesses casos, mucosite, candidíase, infecções dentoalveolares, infecções gengivais e periodontais e hemorragias gengivais. A maioria dessas alterações ocorre porque os fármacos utilizados não são seletivos para as células malignas e, do mesmo modo como ocorre na radioterapia, as células normais que têm comportamento metabólico próximo àquele das células malignas, ou seja, intensa proliferação, também são alvos da medicação. Os precursores das células sanguíneas (hemácias, leucócitos e plaquetas) são fortemente afetados, levando a quadros de anemia, leucopenia e plaquetopenia, o que explica algumas das alterações citadas, em especial as infecciosas e as hemorrágicas.

Dentre as condutas utilizadas na gestão da mucosite causadas por radioterapia ou quimioterapia para tratamento de câncer bucal, estão géis mucoadesivos, colutórios antissépticos com clorexidina, cloreto de cetilpiridínio ou triclosana, além da terapia com *laser* de diodo de baixa potência.

Caso haja metástase cervical, a linfadenectomia cervical deve ser realizada. A biopsia do linfonodo sentinela é indicada para lesões pequenas; uma vez que seja negativa, evita-se a morbidade do esvaziamento cervical.

- ### Recidiva

A recidiva não é um estágio no sistema TNM; em vez disso, indica que o câncer voltou após o tratamento. O câncer de boca e de orofaringe pode ter recidiva local, ou seja, na boca ou na garganta; recidiva locorregional, comprometendo os gânglios linfáticos próximos; ou recidiva distante, que acomete outras partes do corpo, como pulmões, ossos ou cérebro, por exemplo.

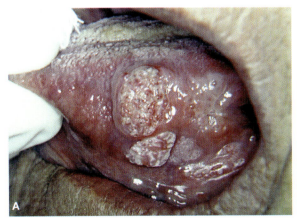
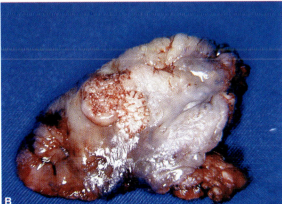

Figura 16.39 **A.** Carcinoma de células escamosas moderadamente diferenciado em borda lateral de língua cuja opção terapêutica foi a cirúrgica. **B.** Peça cirúrgica removida com margem de segurança.

▶ Prevenção

O binômio *prevenção e diagnóstico precoce* constitui um dos principais fatores de controle do câncer bucal. Para que o cirurgião-dentista comece a assumir posição de destaque na luta contra essa doença, deve conhecer os agentes carcinogênicos que mais atuam na produção do câncer, de forma a poder orientar o paciente quanto aos seus malefícios e estar atento para identificar e tratar as doenças com potencial de malignização que ocorrem na cavidade oral, bem como reconhecer os aspectos clínicos iniciais das lesões malignas, viabilizando o diagnóstico precoce.

▶ Bibliografia

Abraham CM. Advances and emerging techniques in the identification, diagnosis and treatment of oral candidiasis. Open Pathol J. 2011; 5:8-12.

Ahmad MS, Ali SA, Ali AS et al. Epidemiological and etiological study of oral submucous fibrosis among gutkha chewers of Patna, Bihar, India. J Indian Soc Pedod Prev Dent. 2006; 24(2):84-9.

Ali J, Sabiha B, Jan HU et al. Genetic etiology of oral cancer. Oral Oncol. 2017; 70:23-8.

Almeida FCS, Cazal C, Nunes FD et al. Fatores prognósticos no câncer de boca. Rev Bras Ciênc Saúde. 2011; 15(4):471-8.

Bartsch H, Nair U, Risch A et al. Genetic polymorphism of CYP genes, alone or in combination, as a risk modifier of tobacco-related cancers. Cancer Epidemiol Biomarkers Prev. 2000; 9(1):3-28.

Bathi RJ, Prabhat A. p53 aberration in oral mucous fibrosis and oral cancer detected by immunohistochemistry. Indian J Dent Res. 2003; 14(4):214-9.

Bordini PJ. Aspectos epidemiológicos do câncer bucal. Análise através da mortalidade. [Dissertação.] São Paulo: Faculdade de Odontologia da Universidade de São Paulo; 1994.

Brägelmann J, Dagogo-Jack I, El Dinali M et al. Oral cavity tumors in younger patients show a poor prognosis and do not contain viral RNA. Oral Oncol. 2013; 49:525-33.

Brasil. Lei nº 12.732 de 22 de novembro de 2012. Dispõe sobre o primeiro tratamento de paciente com neoplasia maligna comprovada e estabelece prazo para seu início. Brasília: Diário Oficial da União; 2012.

Brasileiro Filho G. Bogliolo patologia. 9. ed. Rio de Janeiro: Guanabara Koogan; 2017.

Brocklehurst P, Kujan O, O'Malley LA et al. Screening programmes for the early detection and prevention of oral cancer. Cochrane Database Syst Rev. 2013; 19(11).

Carneiro-Neto JN, de Menezes JD, Moura LB et al. Protocols for management of oral complications of chemotherapy and/or radiotherapy for oral cancer: Systematic review and meta-analysis current. Med Oral Patol Oral Cir Bucal. 2017; 22(1):15-23.

Cerri A, Bordini PJ. Lesões malignas – diagnóstico, tratamento e controle. In: Cardoso RJA, Machado MEL. Odontologia arte e conhecimento. São Paulo: Artes Médicas; 2003. pp. 329-36.

Challacombe SJ, Naglik JR. The effects of HIV infection on oral mucosal immunity. Adv Dent Res. 2006; 19:29-35.

Coelho CM, Zucoloto S. Proliferative activity of denture-induced fibrous inflammatory hyperplasia analyzed by proliferating cell nuclear antigen labeling index. Int J Prosthodont. 1999; 12(1):73-7.

Conway DI, Purkayastha M, Chestnutt IG. The changing epidemiology of oral cancer: definitions, trends, and risk factors. Br Dent J. 2018; 225(9):867-73.

Epstein JB, Wan LS, Gorsky M et al. Oral lichen planus: progress in understanding its malignant potential and implications for clinical management. Oral Surg Oral Med Oral Pathol. 2003; 96(1):32-7.

Farr M, Sandison A, Peston D et al. Immunocytochemical analyses of AE1/AE3, CK14, Ki-67 and p53 expression in begim, premalignant and malignant oral tissue to establish putative markers for progression of oral carcinoma. Br J Biomed Sci. 2004; 61(3):117-24.

Franceschi S, Bidoli E, Herrero R et al. Comparison of cancer of the oral cavity and pharynx worldwide. Oral Oncol. 2000; 36:106-15.

Fundação Oncocentro de São Paulo. Câncer bucal: controle no estado de São Paulo. Manual de Orientação. São Paulo: Fundação Oncocentro de São Paulo; 1996.

Gabriel JG. Genetic bases of oral squamous cell carcinoma. Sci Med. 2004.

Gaudet MM, Olshan AF, Chuang SC. Body mass index and risk of head and neck cancer in a pooled analysis of case-control studies in the International Head and Neck Cancer Epidemiology (INHANCE) Consortium. Int J Epidemiol. 2010; 39:1091-102.

Genovese WJ, Bordini PJ, Bordini EBT. Câncer bucal. In: Kignel S. Diagnóstico bucal. São Paulo: Robe; 1997.

Goldstein DP, Irish JC. Head and neck squamous cell carcinoma in the young patient. Head Neck Oncol. 2005; 13:207-11.

Govers TM, Hannink G, Merkx MA et al. Sentinel node biopsy for squamous cell carcinoma of the oral cavity and oropharynx: a diagnostic meta-analysis. Oral Oncol. 2013; 49:726-32.

Greer RO. Pathology of malignant and premalignant oral epithelial lesions. Otolaryngol Clin North Am. 2006; 39(2):249-75.

Guimarães Jr J. Doenças infecciosas de interesse estomatológico. In: Kignel S. Estomatologia: bases do diagnóstico para o clínico geral. 2. ed. São Paulo: Santos; 2013. pp. 197-256.

Hennessey PT, Westra WH, Califano JA. Human papillomavirus and head and neck squamous cell carcinoma: recent evidence and clinical implications. J Dent Res. 2009; 88:300-6.

Hsue SS, Wang WC, Chen CH et al. Malignant transformation in 1458 patients with potentially malignant oral mucosal disorders: a follow-up study based in a Taiwanese hospital. J Oral Pathol Med. 2007; 36(1):25-9.

Huang SH, O'Sullivan B. Oral cancer: current role of radiotherapy and chemotherapy. Med Oral Patol Oral Cir Bucal. 2013; 18(2):233-40.

Hussein AA, Helder MN, de Visscher JG et al. Global incidence of oral and oropharynx cancer in patients younger than 45 years versus older patients: a systematic review. Eur J Cancer. 2017; 82:115-27.

Instituto Nacional de Câncer José Alencar Gomes da Silva (INCA). Ministério da Saúde. Falando sobre câncer da boca. Rio de Janeiro: INCA; 2002.

Instituto Nacional de Câncer José Alencar Gomes da Silva (INCA). Ministério da Saúde. Nota Técnica: uso de narguilé: efeitos sobre a saúde, necessidades de pesquisa e ações recomendadas para legisladores. 2. ed. Rio de Janeiro: INCA; 2017.

Instituto Nacional de Câncer José Alencar Gomes da Silva (INCA). Ministério da Saúde. Estimativas da incidência e mortalidade por câncer no Brasil, 2018. Disponível em: www.inca.gov.br. Acesso em: 01/01/19.

International Head and Neck Epidemiology (INHANCE) consortium. University of Utah: Utah, 2018. Disponível em: www.inhance.utah.edu. Acesso em: 01/12/18.

Kademani D, Bell RB, Bagheri S et al. Prognostic factors in intraoral squamous cell carcinoma: the influence of histologic grade. J Oral Maxillofac Surg. 2005; 63(11):1599-605.

Kawakita D, Matsuo K. Alcohol and head and neck cancer. Cancer Metastasis Rev. 2017; 36(3):425-34.

Khan I, Pant I, Narra S et al. Epithelial atrophy in oral submucous fibrosis is mediated by copper (II) and arecoline of areca nut. J Cell Mol Med. 2015; 19(10):2397-412.

Kojima A, Maeda H, Sujita Y et al. Human papilomavirus type 38 in oral squamous cell carcinomas. Oral Oncol. 2002; 38(6)591-6.

Kujan O, Glenny AM, Oliver R et al. Screening programmes for the early detection and prevention of oral cancer. Cochrane Database Syst Rev. 2006; (3): CD004150.

Kumar M, Nanavati R, Modi TG et al. Oral cancer: etiology and risk factors: a review. J Cancer Res Ther. 2016; 12(2):458-63.

La Vechia TA, Franceschi S, Levi F et al. Epidemiology and prevention of oral cancer. Oral Oncol. 1997; 33(5):302-12.

Larsson A, Warfvinge G. Oral lichenoid contact reactions may occasionally transform into malignancy. Eur J Cancer Prev. 2005; 14(6):525-9.

Le Campio ACOV, Santos KCB, Carmo ES et al. Caracterização do atraso no diagnóstico do câncer de boca e orofaringe em dois centros de referência. Cad Saúde Colet (Rio de Janeiro). 2016; 24(2):178-84.

Leao JC, Ribeiro CM, Carvalho AA et al. Oral complications of HIV disease. Clinics. 2009; 64:459-70.

Leite ISC, Kifman S. Revisão dos fatores de risco para o câncer de boca e faringe. Rev Bras Cancerol. 1998; 44(4):317-25.

Li R, Faden DL, Fakhry C et al. Clinical, genomic, and metagenomic characterization of oral tongue squamous cell carcinoma in patients who do not smoke. Head Neck. 2015; 37:1642-9.

Liu X, Gao XL, Liang XH et al. The etiologic spectrum of head and neck squamous cell carcinoma in young patients. Oncotarget. 2016; 7(40):66226-38.

Lopez M, Aguirre JM, Cuevas N et al. Use of cytological specimens for p53 gene alteration detection in oral squamous cell carcinoma risk patients. Clin Oncol. 2004; 16(5):366-70.

Mannarini L, Kratochvil V, Calabrese L et al. Human papilloma virus (HPV) in head and neck region: review of literature. Acta Otorhinolaryngol Ital. 2009; 29:119-26.

Marcucci G. Lesões cancerizáveis da mucosa bucal. Rev Paul Odontol. 1997; 19(2):22-7.

Marques LA. Saúde bucal e câncer oral. [Dissertação.] São Paulo: Faculdade de Saúde Pública da Universidade de São Paulo; 2005.

Martin IC, Kerawala CJ, Reed M. The application of toluidine blue as a diagnostic adjunct in the detection of epitelial dysplasia. Oral Surg Oral Med Oral Pathol Oral Radiol Endod. 1998; 85(44):444-6.

McCullough MJ, Farah CS. The role of alcohol in oral carcinogenesis with particular reference to alcohol-containing mouthwashes. Aust Dent J. 2008; 53(4):302-5.

Ministério da Saúde. Coordenadoria de Programas de Controle do Câncer (Pro-Onco). Problema do câncer no Brasil. 3. ed. Rio de Janeiro: Pro-Onco; 1995.

Ministério da Saúde. Sistema de Informações sobre Mortalidade – SIM. Disponível em: www.datasus.saude.gov.br. Acesso em: 01/01/19.

Ministério da Saúde. Vigilância de Fatores de Risco e Proteção para Doenças Crônicas por Inquérito Telefônico. Estimativas sobre frequência e distribuição sociodemográfica de fatores de risco e proteção para doenças crônicas nas capitais dos 26 estados brasileiros e no Distrito Federal em 2016. Brasília: Ministério da Saúde, 2017.

Moro JS, Maroneze MC, Ardenghi TM et al. Câncer de boca e orofaringe: epidemiologia e análise da sobrevida. Einstein São Paulo. 2018; 16(2):1-5.

Müller S. Melanin-associated pigmented lesions of the oral mucosa: presentation, differential diagnosis and treatment. Dermatologic Therapy. 2010; 23:22022.

Napier SS, Speight PM. Natural history of potentially malignant oral lesions and conditions: an overview of the literature. J Oral Pathol Med. 2008; 37(1):1-10.

National Comprehensive Cancer Network (NCCN) practice guidelines in oncology: head and neck cancers. Disponível em: www.nccn.org/professionals/physician_gls/f_guidelines.asp. Acesso em: 01/12/18.

Negri E, Boffetta P, Berthiller J et al. Family history of cancer: pooled analysis in the International Head and Neck Cancer Epidemiology Consortium. Int J Cancer. 2009; 124:394-401.

Neville BW, Dann DD, Allen CM et al. Patologia oral e maxilofacial. 3. ed. Rio de Janeiro: Elsevier; 2009.

Okuno E, Vilela MAC. Radiação ultravioleta: características e efeitos. Temas atuais de Física/SBF. São Paulo: Livraria da Física; 2005.

Oliveira MC, Soares RC, Costa ALL. Ação oncogênica do papilomavírus humano. Rev Bras Patol Oral. 2002; 1(1):29-38.

Omura K. Current status of oral cancer treatment strategies: surgical treatments for oral squamous cell carcinoma. Int J Clin Oncol. 2014; 19(3):423-30.

Ong TK, Murphy C, Smith AB et al. Survival after surgery for oral cancer: a 30-year experience. Br J Oral Maxillofac Surg. 2017; 55(9):911-6.

Parkin DM, Pisani P, Ferlay J. Estimates of the worldwide incidence of 25 major cancer in 1990. Int J Cancer. 1999; 80:827-41.

Perez MA, Raimondi AR, Itoiz ME. An experimental model to demonstrate the carcinogenic action of oral chronic traumatic ulcer. J Oral Pathol Med. 2005; 34(1):17-22.

Petti S. Pooled estimate of world leukoplakia prevalence: a systematic review. Oral Oncol. 2003; 39(8):770-80.

Piemonte ED. Relationship between chronic trauma of the oral mucosa, oral potentially malignant disorders and oral cancer. J Oral Pathol Med. 2010; 513-7.

Pinto VG. Saúde bucal coletiva. In: Jitomirski F. Câncer bucal. São Paulo: Santos; 2000. pp. 445-50.

Popovtzer A, Shpitzer T, Bahar G et al. Squamous cell carcinoma of the oral tongue in young patients. Laryngoscope. 2004; 114(5):915-7.

Porter SR, Scully C, Rados PV et al. Early detection of oral cancer in the practice. Br Dent J. 1998; 185(2):72-3.

Queiroz LMG, Silveira EJD. Epidemiologia do câncer de boca. In: Tommasi MH. Diagnóstico em patologia bucal. 4. ed. Rio de Janeiro: Elsevier; 2013. pp. 316-26.

Rapoport A. Câncer da boca. São Paulo: Pancast; 1997.

Raubenheimer EJ, De Villiers PIA. Clinical manifestations of oral precancer and cancer. J Dent Assoc S Afr. 1989; 1(Suppl):11-4.

Reichart PA, Philipsen HP. Oral erythroplakia – a review. Oral Oncol. 2005; 41(6):551-61.

Reis-Costa A, Freitas RA. Expressão da proteína p53 em epitélio oral normal, hiperplásico e displásico. Rev ABO Nac. 2004; 12(3):183-6.

Ribeiro AC, Silva AR, Simonato LE et al. Clinical and histopathological analysis of oral squamous cell carcinoma in young people: a descriptive study in Brazilians. Br J Oral Maxillofac Surg. 2009; 47(2):95-8.

Rivera C. Radiação ultravioleta, principalmente o UVB também está envolvido no câncer de lábio. Int J Clin Exp Pathol. 2015; 8(9):11884-94.

Ruppenthal LCF, Tagliari PC. Citologia esfoliativa da cavidade bucal. Rev Fac Odontol (Porto Alegre). 1999; 40(1):52-6.

Santos-Silva AR, Ribeiro AC, Soubhia AM et al. High incidences of DNA ploidy abnormalities in tongue squamous cell carcinoma of young patients: an international collaborative study. Histopathology. 2011; 58:1127-35.

Satorres NM, Gargallo AJ, Gay EC. Surgical management of actinic cheilitis. Med Oral. 2001; 6(3):205-17.

Scardina GA, Ruggieri A, Messina P. Chronic hyperplastic candidosis: a pilot study of the efficacy of 0.18% isotretinoin. J Oral Sci. 2009; 51(3):407-10.

Schuster-Kolbe J, Ludwig H. Smoking and the risk of cancer. Wien Med Wochenschr. 1994; 144(22-23):540-4.

Shibata T, Yamashita D, Hasegawa S et al. Oral candidiasis mimicking tongue cancer. Auris Nasus Larynx. 2011; 38(3):418-20.

Silverman S Jr. Early diagnosis of oral cancer. Cancer. 1988; 62(8):1796-9.

Silverman S Jr, Migliorati C. Toluidine blue staining and early detection of oral precancerous and malignant lesions. Iowa Dent J. 1992; 78(2):15-6.

Singhvi HR, Malik A, Chaturvedi P. The role of chronic mucosal trauma in oral cancer: a review of literature. Indian J Med Paediatr Oncol. 2017; 38(1):44-50.

Soares HA. Câncer bucal: estudo epidemiológico de 1.286 casos de carcinoma espinocelular da mucosa bucal. [Tese.] São Paulo: Faculdade de Odontologia da Universidade de São Paulo; 1997.

Soares HA. Manual de câncer bucal. São Paulo: Conselho Regional de Odontologia do Estado de São Paulo; 2005.

Tangthongkum M, Kirtsreesakul V, Supanimitjaroenporn P et al. Treatment outcome of advance staged oral cavity cancer: concurrent chemoradiotherapy compared with primary surgery. Eur Arch Otorhinolaryngol. 2017; 274(6):2567-72.

Tommasi AF. Diagnóstico em patologia bucal. 3. ed. São Paulo: Pancast; 2002.

Tommasi AF. Lesões e condições cancerizáveis. In: Tommasi MH. Diagnóstico em patologia bucal. 4. ed. Rio de Janeiro: Elsevier; 2013. pp. 305-15.

Tommasi AF, Garrafa V. Câncer bucal. São Paulo: Medisa; 1980.

Tommasi AF, Sassi LM, Stramandinoli-Zanicotti RT. Semiologia do câncer bucal. In: Tommasi MH. Diagnóstico em patologia bucal. 4. ed. Rio de Janeiro: Elsevier; 2013. pp. 327-49.

Uobe K, Masuno K, Fang YR et al. Detection of HPV in Japanese and Chinese oral carcinomas by in situ PCR. Oral Oncol. 2001; 37(2):146-52.

Van der Wall I. Potentially malignant disorders of the oral and oropharyngeal mucosa; terminology, classification and present concepts of management. Oral Oncol. 2009; 45(4-5):317-23.

Venturi BRM, Cabral MG. Lourenço SQC. Carcinoma de células escamosas oral – contribuição de vírus oncogênicos, e alguns marcadores no desenvolvimento e prognóstico da lesão: uma revisão. Rev Otorrinolaringol. 2004; 70(3):385-92.

Volkweis MR, Blois MC, Zanim R et al. Perfil epidemiológico dos pacientes com câncer bucal em um CEO. Rev Cir Traumatol Buco-Maxilo-Fac Camaragibe. 2014; 14(2):63-70.

Warnakulasuriya S, Johnson NW, Van der Wall I. Nomenclature and classification of potentially malignant disorders of the oral mucosa. J Oral Pathol Med. 2007; 36(10):575-80.

WHO. World Health Organization (WHO). Cancer. 2018. Disponível em: www.who.int/cancer/en. Acesso em: 01/03/18.

Winn DM, Diehl SR, Brown LM et al. Mouthwash in the etiology of oral cancer in Puerto Rico. Cancer Causes Control. 2001; 12(5):419-22.

World Health Organization (WHO). Brazil. 2002. Disponível em: www.who.int/country/bra. Acesso em: 01/01/19.

World Health Organization (WHO). Report on the global tobacco epidemic, 2017: monitoring tobacco use and prevention policies. Geneva: WHO; 2017.

Wünsch Filho V, De Camargo EA. The burden of mouth cancer in Latin American and Caribbean: epidemiologic issues. Semin Oncol. 2001; 28(2):158-68.Wünsch Filho V. The epidemiology of oral and pharynx cancer in Brazil. Oral Oncol. 2002; 38(8):737-46.

Capítulo 17
Comunicação do Diagnóstico ao Paciente Oncológico

Liliana Seger, Ivonete Garcia, Andréa G. Portnoi e Sergio Kignel

▶ Introdução

Este capítulo tem como objetivo principal abordar os aspectos psicossociais envolvidos no diagnóstico de câncer, principalmente o bucal, assim como abordar aptidões de comunicação nas relações interpessoais em cuidados oncológicos.

Além disso, um dos seus objetivos é propiciar algumas reflexões acerca da relação profissional/paciente, que é permeada pela postura ética, independentemente da especialidade. No atendimento clínico, muito da nossa atuação profissional está vinculada à forma como vemos e avaliamos nossa postura e o papel do paciente.

Muitas vezes essa avaliação aparece sutilmente, na maneira como o escutamos, na credibilidade que lhe confiamos e em nosso comportamento. É claro que nossa atuação é norteada pela ciência.

A produtividade epistemológica da ciência é vista como, necessariamente, a pesquisa científica. Ao fazer-se referência à pesquisa, inclui-se imediatamente o seu método, que se caracteriza pela possibilidade de reproduzir, na prática, os dados obtidos. Não é necessário ir muito longe para saber que qualquer produção que pretenda ser acadêmica não pode prescindir de um método avaliado cientificamente.

No início do século XIX, ainda se podia dizer que o poder da ciência de determinar o que é a verdade incluía a Política, a Ética e a Estética (por meio da arte), e ainda se ousava dizer que a ciência não era a única "dona da verdade". Atualmente, é raro encontrar pacientes e profissionais que busquem uma solução para seu problema ou "doença" fora do pensamento científico.

Desde a segunda metade do século XVII, percebe-se a separação entre a diagnose e a terapêutica, em uma desvalorização progressiva da terapêutica e da arte de curar.

A questão fundamental da Medicina nestes dois últimos séculos vem sendo o predomínio da diagnose, do esclarecimento, da descoberta e da classificação das patologias a fim de combatê-las. Mas o fato de conhecer – e mesmo combater – uma doença não significa necessariamente tratar ou curar um ser humano.

Se a terapêutica muitas vezes se afasta do sujeito para combater a doença, será que não se corre o risco de deixar o sujeito sofredor em segundo plano? Como fica a relação profissional/paciente? Que interferências essa relação sofre por ter um olhar mais aguçado para a doença? Como podemos avançar cientificamente, incluindo a arte de curar? A salvação está na construção de pontes entre as partes, e não elevando muros de separação. Sem uma abordagem psicossomática-biopsicossocial não se faz um atendimento interdisciplinar, e a atuação em psico-oncologia nos ajuda no atendimento e na relação com o paciente, independentemente da fase da doença em que ele se encontra.

Na abordagem multidisciplinar, encontra-se o olhar de várias disciplinas específicas sobre um mesmo problema, isto é, diferentes pontos de vista que produzem diversos objetos teóricos.

A interdisciplinaridade é a utilização de vários pontos de vista, mas com a finalidade cooperativa de construir um objeto teórico comum.

Por fim, a transdisciplinaridade é o atravessamento das fronteiras disciplinares, consideradas limitadas para dar conta de um problema. Para que haja uma troca de experiências entre os diversos profissionais, algumas questões necessitam de atenção; assim como o trabalho em equipe precisa ser construído, também se constrói a relação profissional/paciente.

Para citar um exemplo, quantas vezes a simples expressão do médico é capaz de produzir uma gama infinita de emoções em um paciente?

A questão apresentada não diz respeito somente aos médicos, mas a qualquer profissional da área de saúde que, por vezes, entende-se autorizado a expressar ao paciente o que percebe, pensa e acredita, sem o cuidado de refletir, a priori, sobre o que essa colocação poderá desencadear na vida do sujeito.

A relação profissional/paciente é um campo que ainda precisa ser muito explorado.

Quando tudo corre bem, o diagnóstico é relativamente simples, existe alta probabilidade de cura, não há mistérios a serem desvendados: o paciente necessita de ajuda, o profissional bem preparado tecnicamente atua e o paciente recebe alta dos tratamentos achando que recebeu alta da doença. Pois muitas vezes o profissional agiu dessa maneira fazendo o paciente acreditar nisso. Entretanto, na prática, percebemos que as situações não ocorrem assim.

São comuns os casos em que o profissional é muito bom tecnicamente, o paciente tem consciência de sua necessidade e, mesmo assim, não há sucesso na realização do tratamento. As possibilidades de sucesso ou fracasso no atendimento não estão somente vinculadas ao campo relacional, isto é, mais do que notório, mas pode-se ressaltar a importância da vinculação para compreendermos melhor o que se processa nos atendimentos.

A palavra "vínculo" nos remete a inúmeras situações. O conceito da palavra é "tudo o que liga, ata e aperta". Quando estamos vinculados, somos corresponsáveis pelo que acontece na relação; significa atribuir ao profissional sua responsabilidade pelo sucesso ou fracasso do atendimento, do ponto de vista relacional.

Para Pichón-Rivière (1995), o vínculo diz respeito a uma estrutura complexa, que inclui duas pessoas e sua representação mútua, ou seja, como uma percebe a outra pelos processos de comunicação e aprendizagem. Todo vínculo compreendido dessa maneira pressupõe a existência de um emissor, um receptor, uma codificação e uma decodificação da mensagem. Por esse motivo, o vínculo é sempre bicorporal – dois atores – e tripessoal (por haver presença internalizada, que pode ser positiva ou negativa, que nos acompanha em todas as nossas vinculações).

Pode-se perceber que as relações que decorrem entre o profissional e o paciente são influenciadas pelas relações passadas, e existem elementos que não são observáveis, mas que interferem nessas relações, sendo irracionais e, portanto, independentes da nossa vontade. A transferência e a contratransferência ocorrem nos relacionamentos e costumam manifestar-se no contexto dos atendimentos, produzindo atitudes positivas ou negativas em relação ao profissional e vice-versa.

Nenhum desses aspectos está livre da ambiguidade e da incerteza; o contexto muda continuamente, pois um relacionamento é algo dinâmico e permanentemente construído.

Neste capítulo, abordaremos os diversos aspectos da comunicação do diagnóstico em uma abordagem psicossocial dos pacientes oncológicos.

Comunicar é compartilhar ou transmitir algo que se possui a outra pessoa, quer sejam pensamentos, ideias, sentimentos ou outras informações.

Para que uma comunicação se realize, são necessários basicamente quatro elementos:

- Uma "mensagem" para ser transmitida, que no caso é o diagnóstico
- Um "emissor", que é o cirurgião-dentista, que transmita a mensagem
- Um "receptor", que é o paciente, que receba a mensagem
- Um código ou linguagem inteligível e compartilhável, além de canais ou meios de comunicação.

Boa parte da eficácia terapêutica depende do intercâmbio contínuo de mensagens entre o cirurgião-dentista e seu paciente, sendo que o contexto especial no qual ocorre esse intercâmbio (consultório, hospital etc.) interfere nas mensagens, nos símbolos e no conteúdo da comunicação. Os seres humanos contam basicamente com dois tipos de comunicação que funcionam sempre de maneira integrada: o verbal e o não verbal.

▪ Comunicação verbal

Por meio da linguagem comunicamos pensamentos, desejos e obtemos o que queremos; ela é mais do que simples justaposição de palavras, pois a formação e a estrutura das frases também influem na expressão de nossos pensamentos e intenções. O pensamento expressa relações entre ideias, e é justamente a palavra que mobiliza ideias, de tal maneira que, quanto mais abstratas, mais importantes se tornam para sua evocação.

Portanto, é necessário refletir sobre a linguagem ou o código, enquanto veículo de comunicação, na medida em que influencia o sistema em que se baseia o vínculo entre o profissional e o paciente.

A comunicação mais simples do profissional com seu paciente pode estar sujeita a barreiras, tais como a personalidade do paciente, suas dificuldades de compreensão e memória, a complexidade do conteúdo a ser transmitido, a falta de conhecimento, entre outras.

As falhas na compreensão das mensagens também podem estar relacionadas a timidez ou falta de confiança do paciente, que talvez não seja capaz de pedir as informações das quais necessita.

Embora sinta necessidade de mais informação e conhecimentos sobre sua condição e sobre os procedimentos terapêuticos, muitas vezes não as solicita por medo de "incomodar" o profissional ou de se "intrometer".

Por outro lado, muitas das instruções dos cirurgiões-dentistas costumam ser esquecidas com bastante rapidez. É possível que a eficácia da comunicação seja comprometida pelas circunstâncias, pela evolução da condição e pela própria relação do profissional com o paciente. A lembrança da informação e a realização das instruções podem melhorar, enfatizando-se esses fatores no processo de comunicação; além disso, é possível reduzir a dificuldade na compreensão das mensagens transmitidas encurtando ao máximo as frases, sem detrimento de seu conteúdo.

Podemos admitir que comunicamos mensagens por nossa atitude e também por nossos silêncios. É necessário sublinhar o papel dos silêncios. O silêncio pode ter um valor profundo de comunicação, de "estar com o outro", de aceitá-lo, de lhe mostrar nossa afetividade, compreensão e apoio; por isso, em determinadas ocasiões, é mais adequado usar o silêncio como forma de comunicação, sabendo que estamos estabelecendo uma ponte muito importante de fluidez de mensagens psicoafetivas. Por outro lado, um silêncio longo pode aumentar muito a ansiedade, tanto do profissional quanto do paciente.

▪ Comunicação não verbal

A comunicação não verbal envolve cada conduta, gesto, postura, movimento, expressão, mímica que, intencionalmente ou não, carrega um significado culturalmente determinado e pode transmitir informações sobre o emissor e o mundo que o rodeia. É possível que, devido às diferentes emoções envolvidas no adoecimento, o paciente se torne mais expressivo em termos não verbais, uma vez que a dor, o medo, a tristeza são sensações e emoções difíceis de expressar verbalmente.

Existem situações nas quais a capacidade de verbalizar se encontra prejudicada pela própria doença e a comunicação não verbal se converte na única forma de comunicação entre o paciente e seu meio. É, portanto, essencial para o profissional analisar e interpretar a comunicação que se manifesta mediante expressões faciais, gestos, posturas, contato físico, tom de voz e direção e intensidade do olhar. Por outro lado, o paciente também tenta buscar informações sobre sua condição nos indícios ou sinais que possa observar na expressão corporal, gestual ou mímica do profissional que o atende.

Tipos de comunicação não verbal

As condutas não verbais podem substituir, complementar ou acentuar a expressão verbal. Resultados de pesquisas apontam que em uma conversa o impacto total da mensagem é 35% verbal e 65% não verbal.

As posturas corporais, os gestos e as expressões faciais não são unidades isoladas de comportamento nem têm significado invariável. A postura corporal é uma das formas de comunicação não verbal mais utilizadas repletas de informação.

Existem quatro formas básicas de expressão:

- Aproximação, com inclinação do corpo para a frente
- Repulsa, com afastamento do corpo
- Expansão, com ombros erguidos e cabeça e tronco levantados
- Contração ou depressão, com cabeça flexionada sobre o tronco e ombros caídos.

Entre as expressões faciais, o olhar constitui uma ponte de união entre o cirurgião-dentista e o paciente, pois para infundir segurança e confiança é necessário olhar o paciente diretamente nos olhos.

E para todos os profissionais da saúde, o olhar também é um elemento de comunicação não verbal muito carregado de informação: regula o fluxo de informação; informa como a comunicação está sendo percebida; expressa emoções; e informa a natureza da relação das pessoas que estão interagindo. Olhar o paciente nos olhos é essencial ao comunicar um diagnóstico, embora isso seja muitas vezes evitado, especialmente quando o profissional teme o que vai "ler" no olhar de seu paciente.

A distância ou uso do espaço físico durante a comunicação é um código bem estabelecido em nossa cultura. O tamanho da distância indica o tipo de relação que se quer estabelecer, sendo que a mais adequada é a que possibilita manter o olhar e o contato físico.

A comunicação paralinguística inclui aspectos não linguísticos da comunicação verbal, como o tom de voz, a inflexão, a tensão, a sincronização etc. Esses elementos não verbais têm dupla função: por um lado expressam emoções e estado de ânimo daqueles que os emitem, e por outro informam sobre determinadas características do indivíduo, como sua idade. Pela voz, e de maneira quase imperceptível, o cirurgião-dentista pode transmitir expectativas positivas ou negativas e proporcionar determinado clima terapêutico.

O tato e o olfato são outros canais de comunicação que podem interferir e mesmo bloquear a atenção do profissional. O papel mais importante do tato é oferecer uma congruência entre a mensagem verbal e a não verbal. Um toque solidário pode e deve acontecer nessas relações.

A diversidade de odores corporais, mais frequentes em indivíduos hospitalizados, pode repercutir na comunicação e na atenção integral ao paciente.

Congruência na comunicação

Nada do que foi explanado até aqui tem sentido se não houver congruência entre a mensagem verbal e a não verbal, pois uma mensagem positiva acompanhada de um sinal não verbal negativo se traduz em impressão de insinceridade. Existem mensagens não verbais que são continuamente enviadas e podem dar a impressão de engano ou de ocultamento de informações. O rosto é o canal mais importante quanto à capacidade de transmitir mensagens; entretanto, quanto à capacidade de transmitir ocultamento e engano, o corpo se torna mais importante, pois suas partes são menos passíveis de controle durante a interação com outras pessoas.

As pessoas doentes sentem-se debilitadas e incapacitadas física e psiquicamente e tendem a se concentrar progressivamente na comunicação com os profissionais não apenas em termos de conteúdo clínico, mas também em termos afetivos.

A congruência na comunicação baseia-se no uso e no desenvolvimento de habilidades que são comuns a todos os seres humanos, cujo aperfeiçoamento depende de exercício constante: a empatia e a capacidade de escutar.

O conceito de empatia define a relação emocional que se estabelece entre o profissional e seu paciente. A empatia difere da simpatia, enquanto esta está mais próxima da piedade e da compaixão, aquela reflete a capacidade do profissional de se colocar no lugar de seu paciente e sentir como se estivesse em seu mundo pessoal.

Para tal, é necessário que o profissional abandone provisoriamente seus pontos de vista, conceitos e valores e passe a "enxergar" a realidade a partir dos referenciais de seu paciente. A doença, a dor, a queixa e o próprio sofrimento não deixam de ser formas de comunicação que devemos atender e compreender de forma integral, respeitando sempre a dignidade do ser humano.

Escutar é uma habilidade que se aprende no convívio social, sem a qual não há diálogo, sendo que ela se torna tão importante na relação entre profissionais como na relação com os pacientes.

Ouvir e escutar não são a mesma coisa: ouvir é um ato passivo, automático, enquanto escutar implica atenção viva, ativa, que formula perguntas e sugere respostas; escutar nos possibilita conhecer o que é importante para o paciente, o que muitas vezes não corresponde ao que se pressupõe.

A "escuta ativa" demanda uma atitude receptiva e concentrada: é necessário estar próximo ao paciente, acenar quando estiver compreendendo, manter contato com os olhos, ouvir o que e como ele fala, além de conceber a implicação de suas palavras.

Em algumas ocasiões, um profissional pode, inadvertidamente, interromper o discurso de seu paciente; no entanto, quando se evita interromper o doente, não só lhe permitimos comunicação e expressão mais livres, como também lhe damos mais tempo para que possa ordenar suas ideias, seus medos e seus sentimentos.

Escutar é um instrumento terapêutico eficaz, uma qualidade fundamental no cotidiano clínico que deve ser desenvolvida, aperfeiçoada e, se necessário, aprendida, eliminando qualquer tipo de predisposição ou estereótipo semântico e ajustando a velocidade de pensamento à forma de comunicação do paciente.

▶ Aspectos clínicos e psicossociais do paciente oncológico

Para a prática da comunicação, precisamos entender quais são os aspectos psicossociais dos pacientes com câncer.

Atualmente, na prática clínica, apesar de termos pacientes mais bem informados e com diagnósticos semelhantes, e apesar de os pacientes apresentarem reações emocionais similares, pode-se afirmar que o grau e a duração dessas emoções variam de acordo com alguns fatores e, em um primeiro momento, precisamos considerá-los para entendermos o quão importante é a forma de comunicar um diagnóstico.

Personalidade

Personalidade pode ser definida como um padrão estável de pensamento, afeto e comportamento que caracteriza um estilo único e individual e um modo de adaptação, resultante de fatores constitucionais, de desenvolvimento e de experiências sociais.

Mesmo que os termos temperamento, caráter e personalidade muitas vezes sejam empregados na prática comum como sinônimos, cabe afirmar que o temperamento está associado à tendência genética para a manifestação do humor e, por isso, não se modifica facilmente e, ao contrário, o caráter refere-se às atitudes apresentadas em relação ao desenvolvimento, fundamentadas no sistema de crenças construído pelo indivíduo ao longo da vida, sendo, portanto, modificado em função das experiências e do tempo.

Assim, a personalidade envolve as características genéticas e as que foram adquiridas por meio do desenvolvimento.

A procura de perfis de personalidade que possam caracterizar indivíduos com câncer parte do princípio de que a personalidade pode ser um fator etiológico no aparecimento da doença; entretanto, as evidências obtidas até agora são correlacionais, de forma que propor uma relação causal pode ser inadequado.

Porém, as características de personalidade poderão ou não auxiliar o paciente a lidar com o seu diagnóstico e tratamento.

O modo de lidar com o diagnóstico e com as consequências do tratamento pode ser exemplificado da seguinte maneira: uma pessoa que herdou tendência a inibir ou cessar comportamentos perante sinais de estímulos aversivos (a fim de evitar punição) e que seja altamente dependente de gratificação imediata terá maiores dificuldades em lidar com a doença e com os tratamentos, pois o câncer é considerado doença crônica e nem sempre responde às tentativas terapêuticas; com isso, o paciente pode tentar se esquivar dos tratamentos, adiá-los ou mesmo tentar esconder que está se submetendo a eles. A expectativa que essa pessoa acha que o outro tem dela influencia seu comportamento de esquiva.

Por outro lado, considere uma mulher insegura que avalia qualquer evento de sua vida como absurdamente estressante e recebe um diagnóstico de câncer bucal, devendo se submeter a tratamento radioterápico por 30 dias consecutivos. É muito provável que essa paciente apresente altos níveis de ansiedade, apresse os profissionais nas consultas, diga que não quer fazer seu acompanhante perder tempo, perca o controle diante de um simples atraso do médico; enfim, reações e respostas de estresse.

Deve-se ressaltar que pessoas com perfil mais autoritário e agressivo geralmente têm maior dificuldade de aceitar a doença do que aquelas com perfis mais passivos.

Excesso de questionamentos, barganhas, constantes mudanças nos horários das consultas, atrasos e até mesmo palavras de ordem e orientação ao profissional são situações que ocorrem frequentemente com esses pacientes. Tentarão controlar tudo e todos, mas, na verdade, o que não estão conseguindo controlar é a própria vida.

Pacientes com perfis mais passivos geralmente demonstram aceitar mais facilmente os tratamentos e as orientações, porém podem estar mascarando sentimentos de raiva, medo, ansiedade e até tristeza intensa e depressão.

A partir do momento em que a pessoa recebe um diagnóstico de câncer, o controle da sua própria vida passa para as mãos de outras pessoas, geralmente os profissionais e familiares – que interferem nas decisões –, levando a insegurança, desconfiança e medos. Pensam, por exemplo: "será que estão me contando a verdade?"

Todos os pacientes necessitam de tempo para se adaptar às novas situações e aos profissionais diretamente envolvidos nos tratamentos, independentemente de suas características de personalidade.

Momento de vida

O impacto do diagnóstico e dos tratamentos de câncer também está relacionado ao momento de vida em que a pessoa se encontra.

Parece que a notícia do diagnóstico de câncer o aprisiona ainda mais, e a sensação pode ser de total insanidade, pois não conseguirá tão cedo se livrar do que considera sua prisão, principalmente quando a pessoa está no auge de sua produtividade.

Uma pessoa, por volta de seus 40 anos de idade e que chegou em uma fase de sua vida em que construiu a percepção do seu próprio eu com base em seu sucesso profissional, na construção de um lar seguro e na execução de seus projetos a curto, médio e longo prazos recebe o diagnóstico de câncer. Seu futuro a partir do diagnóstico está em jogo, e agora, muito provavelmente, não depende mais dela. Seus planos necessitam ser mudados, e qualquer evento que adie, modifique ou impeça esse caminhar desencadeará sérias consequências emocionais. O fato de a pessoa saber que terá de adiar ou cancelar seus planos, mesmo os que nunca seriam alcançados, pode fazer com que as emoções tomem proporções que prejudiquem a adaptação do indivíduo à realidade da doença.

Os sentimentos de raiva, tristeza, angústia e medo, as oscilações de humor e a negação estarão acompanhando o paciente nas diferentes etapas dos tratamentos, principalmente nos 100 primeiros dias do diagnóstico, quando o paciente tem como sua maior preocupação a vida em relação à morte. Essa fase é chamada de angústia existencial, e é nesse momento que o paciente necessita passar por uma fase de adaptação diante das mudanças que surgem sempre inesperadamente. Ou seja, nessa fase o paciente entra em contato com o diagnóstico, inicia os tratamentos, e em seguida necessita aprender a lidar com os efeitos colaterais advindos destes, que incluem náuseas, vômito, fraqueza, cansaço físico, perda de cabelo, além das restrições de natureza física que causam ainda maiores dores emocionais.

O fato de o paciente ser idoso não significa que não apresentará as mesmas contingências, porém a resignação e a aceitação podem ser maiores nesses casos, tanto do ponto de vista do próprio paciente como do ponto de vista familiar e profissional.

O sentimento de raiva nem sempre é identificado pelo paciente, sendo comum a adoção de padrões de comportamentos de defesa que podem ser de vitimização ou de agressividade, buscando incessantemente culpados para sua situação.

Pensam, por exemplo: "tinha que ser comigo" ou "já estava na hora mesmo de eu morrer"; "eu sabia que mais cedo ou mais tarde algo desastroso e catastrófico iria acontecer comigo"; "eu não poderia imaginar que o médico que eu escolhi seria tão incompetente e que não me avisaria que não sabia cuidar do meu caso"; "houve erro médico!".

Experiências relacionadas ao diagnóstico de câncer

Com o avanço da ciência, sabemos que vários tipos de câncer têm tratamento e cura, porém não escolhe sexo, etnia, religião, classe socioeconômica. A maioria das pessoas já passou por experiências relacionadas a essa doença com familiares e/ou conhecidos. As reações emocionais mais favoráveis ao diagnóstico também estão relacionadas às experiências positivas prévias familiares e sociais.

Se pessoas próximas ao paciente já foram tratadas de câncer com sucesso, mesmo sendo tipos e estádios diferentes de diagnóstico, isso influenciará positivamente os sentimentos e as reações aos tratamentos. O contrário também é verdadeiro: sentimentos mais hostis em relação ao futuro são vivenciados por pessoas que tiveram experiências catastróficas de dor e sofrimentos relacionadas ao câncer e aos seus tratamentos.

Por exemplo: um indivíduo recebe o diagnóstico de linfoma de Hodgkin, sabendo que atualmente há excelente prognóstico, mas, como seu pai faleceu de câncer recentemente, provavelmente receberá seu diagnóstico como uma sentença de morte.

- **Informações adquiridas pela imprensa leiga, incluindo mídia eletrônica**

A humanidade tende à fatalidade, e o câncer, preconceituosamente, ainda é visto dessa maneira. A imprensa leiga muitas vezes traz notícias em relação ao câncer de maneira sensacionalista, o que acaba por fortalecer o preconceito, causando grande impacto nos pacientes. É comum verificarmos que, quando o câncer em uma pessoa pública é noticiado, o paciente demonstra empatia com a pessoa e se fortalece, utilizando estratégias saudáveis para enfrentamento da doença, ou, ao contrário, se enfraquece, comparando-se ao prognóstico do outro.

É preciso cuidado com pacientes que se mostram muito bem informados pelas mídias sociais. Geralmente, as informações não são científicas e, dependendo do grau de instrução e da magnitude das emoções, podem levar a má compreensão, além de mal-estar e indagações descabidas, o que aumenta as reações emocionais descontroladas ou fora de alcance do médico, necessitando encaminhar o paciente aos profissionais de saúde mental, tanto psicólogo como psiquiatra. Vale ressaltar que o encaminhamento deve ser feito independentemente de como o paciente se mostra no momento.

Por outro lado, impelidos ainda pela imprensa leiga, é comum a busca por tratamentos alternativos. São utilizados como tratamentos alternativos curanderismo e fitoterapia, que muitas vezes interferem no tratamento convencional, causando ou aumentando efeitos colaterais. Outros exemplos são cromoterapia e cirurgias espirituais, geralmente para alívio de ansiedade e medos, às vezes dos familiares mais do que do próprio paciente, para ressuscitar ou fortalecer a esperança e buscar a cura quando a ciência já não se mostra eficiente, aliviando sentimentos de culpa produzidos pelo câncer, ou ainda negando o estádio atual da doença.

Os profissionais de saúde precisam esclarecer a seus pacientes que esses tratamentos não têm comprovação científica, são fundamentados em crenças e são apenas complementares.

Todas essas terapias são válidas, desde que não se abandonem jamais os tratamentos convencionais.

- **Tipos de câncer e estádio da doença**

Fala-se muito em prevenção de doenças importantes como o câncer, reconhece-se o valor de alguns hábitos relacionados principalmente ao câncer bucal, mas sabemos que o valor real da prevenção está no diagnóstico precoce.

Considerando-se a importância da doença, necessitamos compreender que a parte afetada está relacionada à importância que a pessoa atribui a ela.

Em relação ao câncer bucal, quando diagnosticado em estádio mais avançado, ninguém consegue esconder, pois os tratamentos são, na maioria desses casos, mutiladores, a começar pela cirurgia.

Devemos considerar também que, se as pessoas acometidas de câncer ainda são discriminadas, ter um câncer bucal, em uma sociedade em que os padrões de beleza se sobrepõem aos valores morais e éticos do ser humano, é muito mais doloroso.

Quanto mais avançado o estádio da doença, maiores costumam ser as mutilações, mais agressivos os tratamentos e, por vezes, mais complicados os efeitos colaterais.

Felizmente, as próteses funcionais e estéticas têm auxiliado os pacientes a ressignificar sua doença e, assim, conviver física e emocionalmente melhor.

- **Estresse**

Sabe-se que o câncer bucal é a sexta causa entre os cânceres que acometem mais homens entre 45 e 65 anos de idade.

Um estudo realizado durante 4 anos na Faculdade de Medicina de Araçatuba (Unesp), com uma amostra de pacientes com câncer bucal compreendidos nessas idades, demonstrou que eles tinham na boca um elevado nível de cortisol, hormônio ligado ao estresse.

As relações entre estresse e câncer têm sido estudadas não apenas sob perspectiva etiológica, mas também quanto à sua influência nas respostas aos tratamentos e na evolução da doença.

O conceito atual de estresse envolve diversos mecanismos utilizados na tarefa contínua de adaptação do indivíduo ao seu ambiente, seja ele interno ou externo, e seria "o denominador comum de todas as reações de adaptação de um organismo" (Lazarus e Folkman, 1984).

De uma perspectiva fisiológica, o estresse mobiliza o eixo hipotálamo-hipófise-suprarrenal e expressa-se por meio de mecanismos gerais e locais de adaptação que progridem ao longo de fases (alarme, resistência e exaustão).

No entanto, o mecanismo fisiológico do estresse pode apresentar interferências do aparelho psíquico, especialmente as propiciadas pelo processo de avaliação cognitiva, e é a partir desse processo que se propõe uma análise do que ocorre com o doente de câncer, sua doença, suas emoções, seus pensamentos, sua relação com a família e a equipe de saúde, e seu significado existencial. São as inter-relações desses fatores que servem como guias para as intervenções psicológicas que vão mudando e se adaptando às diferentes etapas da doença, às condições do doente e do ambiente que o cerca.

Cada pessoa julga e avalia o que ocorre com ela em cada situação, o que se denomina avaliação cognitiva. Essa avaliação cognitiva ocorre em três etapas, de maneira contínua e quase simultânea: avaliação da situação, avaliação do enfrentamento e reavaliação.

Na avaliação de situação, o indivíduo realiza um reconhecimento inicial da situação para classificá-la em benigna ou maligna com relação a seu bem-estar. Se for classificada como maligna ou estressora, é necessário reavaliá-la em situações que envolvam ameaça, perda ou desafio. Naturalmente, as características de personalidade de cada indivíduo exercem forte influência nos resultados dessa avaliação.

Na avaliação de enfrentamento, o indivíduo passa a realizar o levantamento dos recursos não só internos próprios, mas também externos, incluindo os sistemas considerados suportáveis (p. ex., a família) de que dispõe para lidar com a situação, isto é, quais são suas opções para controlar ou diminuir as ameaças ou as perdas envolvidas na situação.

Na reavaliação, todo o processo é repetido em busca de qualquer mudança ou nova informação.

A avaliação cognitiva modula as relações entre indivíduo e ambiente e determina não apenas o grau de estresse, mas também a força e o conteúdo das reações emocionais, uma vez que é quase impossível separar emoção e cognição.

Essas avaliações são o foco da psicoterapia, em que se ajuda os pacientes a enfrentar as situações de estresse, ressignificando-as e aprendendo a lidar com elas de outra maneira, para que os efeitos nocivos do estresse diminuam e esses pacientes ganhem melhor qualidade de vida.

Câncer de cabeça e pescoço

Diversos estudos mostram que o paciente com câncer de cabeça e pescoço apresenta duas vezes mais risco de cometer suicídio do que outros pacientes, exceto os que têm câncer de pulmão. É importante conhecer que os déficits nas funções e na aparência desses pacientes causam sentimentos de repugnância que são desmoralizantes para eles, provocando culpa nos outros.

A intensidade das reações emocionais de pacientes com câncer de cabeça e pescoço pode variar conforme a região e a extensão do corpo afetadas pela doença, relacionando-se à importância que o paciente atribui a essas partes.

Esse paciente é acometido em uma região do corpo que não pode ser escondida, portanto o grau de resposta emocional varia conforme o grau estrutural e funcional da perda, incluindo as crenças que tem em relação à doença, que são influenciadas por fatores pessoais, educacionais, religiosos etc.

Por exemplo: paciente do sexo masculino, 42 anos de idade, casado, médico radioterapeuta, diagnosticado com linfoma não Hodgkin, necessitou de cirurgia para a retirada de parte da mandíbula. Desfigurado, tinha dificuldades nos relacionamentos interpessoais, como conversar com seus colegas, sair de casa, relacionar-se com seus familiares etc. A reabilitação funcional não foi suficiente para torná-lo apto ao trabalho. Após a reabilitação estética e com o auxílio da psicoterapia, o paciente retomou suas atividades profissionais, bem como se tornou apto a lidar com outras situações de sua vida.

A intensidade do efeito colateral causado pelo tratamento também influenciará as reações emocionais, magnificando-as proporcionalmente ao aparecimento e à intensificação desses efeitos.

Um paciente que necessita irradiar um câncer de cabeça e pescoço tem efeitos colaterais significativos, entre eles dificuldades para deglutição devido a laringite, faringite, moniliase, xerostomia, e problemas com a pele; enfim, todos os desconfortos do tratamento exacerbados em função da região afetada (que não poderá esconder). Em função disso, ele apresentará alterações psicossociais tais como tristeza, apatia, raiva, dificuldades de relacionamento, reclusão, insônia etc.

Com a intensificação dos efeitos colaterais dos tratamentos, são comuns as crenças de que houve piora de sua doença, levando a comportamentos frequentes de choro, medo, desesperança e tendência ao abandono do tratamento.

Sabendo-se, portanto, que as respostas emocionais de pacientes oncológicos tendem a ser mais extremas, o que acaba por dificultar a adesão ao tratamento, impunha-se antigamente a dúvida sobre dar ou não o diagnóstico para o paciente, questão que será discutida adiante.

▶ Comunicação do diagnóstico de câncer

Antigamente, uma das primeiras perguntas com as quais o profissional se deparava é se deveria ou não revelar o diagnóstico ao paciente. Atualmente esse questionamento já não existe, e a questão que surge é de que maneira isso deve ser feito. Por outro lado, alguns profissionais perguntam a quem devem revelar o diagnóstico de câncer: ao paciente ou à sua família? Existem inúmeros temores: se o paciente conseguirá enfrentar esse diagnóstico, quem deverá estar presente na revelação do diagnóstico, de que forma revelá-lo, como proceder quando familiares solicitam que o diagnóstico não seja revelado ao paciente etc.

Não há uma única maneira de revelar, assim como não há indivíduos iguais, porém alguns aspectos merecem um olhar mais aprofundado.

Existe um conflito para os profissionais de saúde entre a necessidade de proteger o paciente de uma notícia que ele terá de enfrentar, e a consideração de sua liberdade e autonomia para com sua vida.

O Talmud, livro dos sábios judeus, recomenda que se poupem os pacientes da cruel verdade. No século XIX, até meados do século XX, "as mentiras brancas" começaram como normas da Medicina; porém, no I Congresso Internacional de Ética Médica, organizado em Paris em 1955, R. Savatier insistiu que o paciente tinha o direito de saber a verdade e deveria ser considerado uma pessoa livre. Com o decorrer do tempo e com os progressos da Medicina, a lei, a ética e as mudanças sociológicas provocaram modificações nessas atitudes. O problema não é mais se devemos ou não falar a verdade, mas como dizê-la, afirma a Dra. Jimmie Holland, psiquiatra do Memorial Sloan Kettering Cancer Center-New York.

Partindo-se dessa premissa, e no modelo centrado no paciente, em que, além de se diagnosticar a doença, também se tenta compreendê-lo, sugere-se cuidadosa atenção nas habilidades de comunicação, principalmente em função do que se pode causar ao paciente, e o profissional de saúde necessita estar consciente disso.

Ao mencionarmos a palavra câncer, automaticamente nos remetemos à ideia de uma doença fatal, portanto receber tal diagnóstico implica o enfrentamento de um dos maiores medos da humanidade: a morte. Com o passar dos anos, mesmo com os grandes avanços da Medicina, parece que esse estigma permanece inalterado, pelo menos para a grande maioria dos leigos no assunto. O preconceito continua enraizado.

Diversas são as palavras "médicas" que existem para evitar a palavra "câncer", como inchaço, tumor maligno, cisto, pólipo, massa, lesão pré-cancerosa, tecido indiferenciado etc., além das expressões usadas popularmente, como "aquela doença" e "doença ruim".

Todos sabem que ainda é muito devastador para uma pessoa receber um diagnóstico de câncer.

A maioria das experiências relacionadas ao câncer é sempre negativa, e imediatamente surgem pensamentos de que a doença é fatal e que seu tratamento é arrasador.

Os sentimentos que emergem após o diagnóstico provocam emoções de alta ansiedade, angústia profunda, depressão, raiva, tristeza, medo do sofrimento e da morte, manifestando-se inclusive com algumas dores físicas, que nem sempre estão relacionadas ao diagnóstico. Essas emoções passam a exercer um forte controle sobre o indivíduo, que, na maioria das vezes, não consegue assimilar seu diagnóstico nas primeiras consultas e passa a agir magnificando ou minimizando o diagnóstico.

O medo e a ansiedade geralmente acarretam comportamentos como choro, insônia, apetite exagerado ou inapetência, dificuldades de concentração, hipersensibilidade emotiva, desesperança e, não raro, adiamento de retorno ao profissional, agravando ainda mais o diagnóstico e o prognóstico.

Habilidades de comunicação

Os maiores centros de tratamento de câncer do mundo têm adotado um modelo de comunicação centrado no paciente, ou seja, o profissional de saúde, seja ele médico ou cirurgião-dentista, não está mais diante do paciente somente para diagnosticar uma doença, mas também para compreendê-lo e auxiliá-lo em todas as etapas do tratamento. A Bioética, a Psico-Oncologia, a Medicina e a própria Odontologia, como ciências, têm-se preocupado com o campo da comunicação, pois o grau de exigência dos pacientes aumentou graças à facilidade de obtenção de informação, inclusive pela internet, e principalmente às leis e aos códigos de ética.

Por isso, é urgente que o profissional aprenda as habilidades de comunicação, pois, ao contrário do que muitos pensam, isso pode ser aprendido e treinado, inclusive nas faculdades.

Pensando nisso, podemos formular a questão: o profissional da saúde tem consciência do que pode causar a um paciente, do ponto de vista emocional, ao revelar um diagnóstico de câncer?

Com base na premissa de que as habilidades de comunicação podem ser aprendidas, apresentamos algumas técnicas que os auxiliará no desenvolvimento dessa competência.

Os 5 Es | Cinco orientações que permeiam a relação entre profissional de saúde e paciente

▶ **Envolver.** O profissional de saúde tem de saber que o envolvimento que ele estabelece com o paciente é importante desde a primeira consulta e ter consciência do que pode causar, sendo que a primeira impressão é a que fica. Perceber que esse envolvimento é visto como sinônimo de acolhimento e comprometimento auxilia o paciente durante todo o desenrolar da doença. É valioso conhecer que mostrar sensibilidade nessas relações tanto quanto nos valores religiosos, éticos e condição financeira dos pacientes aumenta a confiança mútua.

▶ **Elicitar.** O profissional deve elicitar a compreensão do paciente, explorando as expectativas que podem ajudar na resolução de mal-entendidos e expectativas irrealistas. Neste momento, o profissional deve adaptar a explicação ao nível cultural e emocional do paciente. Na maioria das vezes, o paciente repete termos técnicos, sem, contudo, conhecer seu significado. E repetir informações em partes e quantas vezes forem necessárias favorece sua elaboração. Assim que possível, deve-se favorecer a reabilitação pré e pós-tratamento e oferecer opções de reabilitação funcional e estética.

▶ **Educar.** Em geral, a maioria dos pacientes quer estar mais bem informada. Alguns dados apontam que somente 2% dos pacientes não querem saber sobre seu diagnóstico, mesmo identificando que está se tratando em um centro especializado. A informação adaptada ao nível de compreensão cultural e emocional do paciente reduz a incerteza e auxilia na elaboração de um plano para o futuro, aumentando a esperança e previsibilidade. Muitas vezes a família pede ao profissional que não revele o diagnóstico para um familiar, seja ele idoso ou não. A justificativa é sempre a mesma: ele não suportará essa notícia. Percebe-se que, em muitas circunstâncias, os familiares é que não suportarão as emoções que podem advir desse diagnóstico, solicitando sua omissão e nomeando-o como, por exemplo, "inflamação perigosa", "tumor, mas benigno", "tumor benigno, mas que precisa de quimioterapia e radioterapia para não se transformar em maligno" etc. Conspiração silenciosa é o nome que se dá à situação na qual o paciente e seus familiares conhecem o diagnóstico, porém escondem um dos outros seus pensamentos e emoções e ninguém dá abertura para uma conversa franca e generosa.

▶ **Emoções.** As emoções devem ser acolhidas e entendidas, pois levam ao isolamento, o que dificulta a compreensão e por vezes a adesão ao tratamento. A atitude empática é importante, pois pode "captar" o que o paciente não está conseguindo verbalizar e que muitas vezes aparece sob a forma de fortes emoções e comportamentos regredidos. Exemplo: choros contidos, mudanças repentinas de assunto, comportamentos de birra, recusa em tomar medicamentos etc. A resposta empática em relação ao paciente diz respeito à identificação das emoções e de suas causas, respondendo de maneira que mostre que a relação foi estabelecida e que o profissional está percebendo o quão afetado está o paciente. É importante salientar que o profissional de saúde não precisa sentir a emoção do paciente nem concordar com o ponto de vista dele, apesar de poder legitimar os pensamentos ou sentimentos, clarificando o que o paciente diz, sente ou pergunta, quando isso não está claro.

▶ **Estabelecer colaboração.** Identificar o papel do paciente e dos familiares no plano de tratamento estabelece parcerias que fortalecem o paciente emocionalmente, comprometendo-o com seu bem-estar e com as orientações sobre alimentação e restrições. Apesar do estabelecimento da colaboração, muitas vezes o profissional não exerce o papel de acalmar o paciente, e emoções como frustração, revolta e tristeza surgirão em várias etapas do tratamento.

Reações emocionais dos profissionais de saúde diante do diagnóstico de câncer do paciente

Em alguns casos, muitas vezes o profissional de saúde sente as mesmas reações emocionais que os próprios pacientes diante do diagnóstico de câncer.

Esse problema de ordem emocional pode acontecer e ninguém está livre disso em algum momento de sua vida profissional. Isso precisa ser encarado, identificando-se as emoções sentidas: raiva, medo, angústia, impotência, ansiedade. Também se deve reconhecer que alguns sintomas físicos como dores musculares, palpitações, dores na coluna, sintomas gástricos, inflamações etc. podem surgir inesperadamente em decorrência dessas emoções.

Por outro lado, o significado da doença para o paciente pode ser muito diferente do significado que o profissional lhe atribui e, a partir desse conhecimento, podemos tomar atitudes que amenizem ou acentuem as reações emocionais de ambos. Isso inclui o fato de que o profissional poderá "perder a paciência" com seu paciente e vice-versa.

Quanto mais as características físicas, educacionais, familiares, sociais, profissionais do médico e do paciente se assemelhem, maior será a probabilidade de o profissional apresentar reações emocionais que podem atrapalhar ou ainda impedir um manejo clínico saudável.

É fundamental que o profissional perceba e reconheça suas emoções e avalie honestamente o quanto elas podem interferir na sua prática clínica. Caso perceba essa interferência, sugere-se que converse com colegas, trocando informações periodicamente ou, dependendo do caso, busque ajuda psicológica ou psiquiátrica, que, na maioria das vezes, é breve e bastante eficiente.

O profissional deve reconhecer que a maneira como a relação se estabelece e o que ele comunica ao paciente podem auxiliar ou dificultar a tomada de decisão dos pacientes.

▪ Depressão e ansiedade em pacientes oncológicos

Sabe-se que 21% dos pacientes apresentam dificuldades evidentes na adaptação ao diagnóstico e aos tratamentos do câncer. Sentimentos de tristeza e ansiedade são reações comuns e esperadas que surgem geralmente em diversas etapas: no momento do diagnóstico, no início do aparecimento dos efeitos colaterais dos tratamentos ou ainda ao começar um novo tratamento. É importante distinguir os níveis "normais" ou esperados de tristeza e ansiedade dos acentuados e persistentes, que podem ser indicativos de depressão e/ou transtornos de ansiedade.

A literatura aponta que a ansiedade em pacientes com câncer é duas vezes mais frequente do que em grupos controle e ocorre entre 12 e 28% dos pacientes.

A ansiedade é um distúrbio subjetivo e de difícil avaliação, não valorizada pelos profissionais, mas aparece com o medo da morte e do sofrimento, medo de ficar mutilado e desfigurado, e medo difuso do desconhecido. Também se estima que a depressão, sendo um problema médico em saúde pública, seja uma das maiores causas de doença em futuro próximo e que exista em um *continuum* do diagnóstico e do tratamento de pacientes com câncer.

Por meio de estudos e observações clínicas, é possível prever que os pacientes que apresentam maiores riscos de desenvolver depressão são aqueles com histórico de problemas afetivos, etilistas, que evoluem para estádios avançados da doença rapidamente com deterioração da qualidade de vida, aumento da incapacidade física e controle insuficiente da dor, e aqueles que usam medicações que podem levar à depressão, incluindo quimioterapia.

Estudos mostram que a depressão pode aumentar o tempo de internação de pacientes oncológicos e elevar o risco de suicídio.

O risco de suicídio nesses pacientes é 1,5 vez maior do que na população geral e nos acometidos de outras doenças. O desejo de apressar a morte nas fases avançadas e terminais é de 17%.

Quando sintomas tais como agressividade, falta de apetite e/ou de sono, estado de choque e apatia estiverem exacerbados e persistentes, ou quando a família relata que o paciente não come, chora muito, reclama de tudo, faz ameaças de abandono do tratamento ou fala em suicídio, o encaminhamento para um profissional de saúde mental é necessário, e a indicação de antidepressivos e/ou ansiolíticos é bastante recomendada.

▪ Pacientes oncológicos etilistas

É comum encontrar um paciente com câncer de cabeça e pescoço, ou outros tipos de cânceres, que consuma excessivamente bebidas alcoólicas. Em geral, os pacientes etilistas são pessoas que apresentam características de personalidade como insegurança, resistência em autocuidados e, por conseguinte, são extremamente resistentes aos tratamentos e até à própria busca de recursos médicos.

Para iniciar sua recuperação, o paciente oncológico etilista necessita parar de beber. Por ser dependente, costuma falsear a verdade para os profissionais, persistindo na dependência, o que, por sua vez, dificulta e agrava seus problemas de saúde; pode ainda reincidir na bebida durante ou após os tratamentos.

Esses pacientes frequentemente necessitam de suporte emocional desde o início do tratamento. A psicoterapia associada a medicações antidepressivas e antietílicas traz muitos benefícios.

Como em todas as dependências e transtornos, o suporte emocional à família deve ser aconselhado de imediato.

▪ Câncer pediátrico

Existem vários fatores que merecem a atenção do profissional quando o assunto é câncer infantil.

Sabe-se que o avanço da ciência, ao mesmo tempo que tem melhorado a sobrevida de crianças e até encontrado a cura de algumas doenças que antes eram consideradas fatais, também aumentou o número de tratamentos invasivos que acarretam desajustes psicossociais e trazem maior vulnerabilidade aos sobreviventes. Esses avanços têm requerido mudanças em nossas abordagens de avaliação e tratamentos.

Maior ênfase tem-se dado a como a criança sente o câncer e o que ela pensa a respeito dessa doença e seus tratamentos.

O que ela pensa e sente a respeito do câncer está relacionado não só ao seu estágio de desenvolvimento neurocognitivo motor, mas também a como, quando e por quem estão sendo passadas as informações, ao quanto terá de transformações físicas, ao meio em que está vivendo e às relações estabelecidas com a família e a equipe médica.

Assim como se tem dado maior atenção aos sentimentos da criança, também se tem dado muita atenção às intervenções preventivas, como, por exemplo, cuidados com a boca e os dentes das crianças com câncer, não necessariamente de cabeça e pescoço, em cuja prevenção o cirurgião-dentista tem papel fundamental.

As explicações sobre a doença e os tratamentos (neste caso, o tratamento odontológico) da criança com câncer devem considerar os seguintes aspectos:

- Seu meio interno, isto é, sua competência pessoal (o que ela é capaz de fazer e compreender)
- O controle dos sintomas (perceber se a criança tem condições de verbalizar o que está sentindo e solicitar ajuda – medicamentos, consulta médica etc.)
- Sua restrição à liberdade (avaliar se tem condições de entender que os tratamentos a impedem de algumas atividades)
- A negação adaptativa (comportamentos de adaptação à doença como a necessidade de fantasiar omitindo ou inventando histórias) e a própria compreensão do que é o câncer
- Seu meio externo, isto é, estresse familiar, habilidades em lidar com as situações, envolvimento dos profissionais (distantes, próximos, afetivos)
- Situação social (estrutura sociopolítico-econômica onde ela se insere)
- Influência de todos esses fatores na assimilação do que é o câncer para ela.

Uma criança vinda de um lar desagregado provavelmente terá uma forma de elaborar seu câncer muito diferente de uma criança que tem apoio familiar, recursos financeiros para os tratamentos etc. Para a criança de poucos recursos afetivos e materiais, a atenção que recebe no hospital pode ser sentida como algo extremamente recompensador, posto que não tem em casa nenhum tipo de apoio; já outra criança poderá vivenciar a hospitalização como um castigo.

Cuidados que devem ser tomados ao se tratar a criança com câncer incluem:

- Assegurar um ambiente calmo para as intervenções, sem ruídos excessivos, evitando-se gestos bruscos, alterações repentinas de voz etc.
- Satisfazer às necessidades básicas da criança (fome, sede, frio) antes ou no decorrer das intervenções necessárias
- Integrar a família nos tratamentos. A participação dos familiares é importante porque, além de colaborarem, estarão mais próximos para compreender as diversas etapas pelas quais a criança passará e as prováveis alterações emocionais advindas dos tratamentos
- Utilizar a técnica de dessensibilização sistemática (recurso utilizado por psicólogos da abordagem cognitivo-comportamental) para os procedimentos invasivos e/ou dolorosos. Atualmente, existem métodos altamente eficientes para dessensibilizar crianças sem a necessidade de anestesia geral, sendo este um trabalho de equipe multiprofissional
- Certificar-se da compreensão total da criança. A linguagem adequada, não necessariamente só metafórica, garante a compreensão destas, mesmo as mais jovens. Exemplos de linguagem metafórica devem ser cuidadosamente utilizados com crianças em faixa etária adequada, sob pena de sentirem-se infantilizadas.

▪ Dor

Devido à realidade e dos inúmeros mitos e preconceitos, em geral o câncer é sempre associado a algum tipo de desconforto físico e à dor, e este é um dos sintomas mais temidos pelo paciente oncológico. A maioria dos pacientes de câncer de cabeça e pescoço experiencia dores ou pela doença em si ou como consequência dos tratamentos. Essas dores podem ser agudas ou crônicas. Quando o paciente reconhece a diferença entre elas e descobre que sua dor pode ser crônica, passa a fazer cobranças de atitudes heroicas por parte dos profissionais e obtém "ganhos secundários" de seus familiares.

Algumas intervenções psicossociais têm favorecido os pacientes oncológicos, como técnicas de relaxamento, visualização, imaginação, hipnose, dessensibilização sistemática, *biofeedback* e psicoterapia breve. Este e outros aspectos serão detalhados no Capítulo 19, *Dor*.

Qualquer conduta a ser tomada com o paciente oncológico deverá ser permeada por valores humanos e humanísticos e, para isso, o cirurgião-dentista pode observar que a linguagem em geral utilizada por ele, na maioria das vezes, é essencialmente técnica para o paciente e os termos normalmente utilizados não são compreendidos, principalmente nos estádios iniciais, quando a ansiedade é maior. Adequar a linguagem às condições reais dos pacientes demonstra respeito (valores humanísticos), produzindo confortos psíquico, físico, espiritual e trazendo alívio das dores emocionais (valores humanos).

Ouvir o paciente, conhecer o que ele deseja saber, respeitá-lo em suas reações emocionais, favorecer a liberdade de escolha, transmitir confiança, ajudá-lo a adaptar-se adequadamente ao seu quadro de sofrimento, ao seu tratamento e à sua dor, com conduta segura, firme e nunca mentirosa, são atitudes fundamentais para o profissional cirurgião-dentista.

Diante de um diagnóstico de câncer, as pessoas necessitam saber quais são suas reais possibilidades de tratamento, que fatores poderão promover a cura, ou ainda reforçar a sobrevida com reabilitação satisfatória.

Ao revelar o diagnóstico, sempre que possível, é importante tentar garantir a presença de um familiar, pois o estresse da situação pode impedir o paciente de entender as informações que o cirurgião-dentista está tentando transmitir ou pode enviesar algumas questões, tornando esse momento ainda mais angustiante.

É extremamente importante garantir ao paciente a possibilidade de outras conversas com o profissional para que ele possa fazer todas as perguntas que julgar necessárias, pois, quando a comunicação é bloqueada, o relacionamento e o tratamento tornam-se cada vez mais difíceis para todos. Ouvindo o paciente, o cirurgião-dentista, do ponto de vista psicossocial, verifica se estão no caminho certo e, quando não, pode direcionar suas ações o máximo permitido pelas condições.

Revelar adequadamente o diagnóstico de câncer ao paciente possibilita:

- Lidar melhor com o câncer
- Comunicações mais abertas, aumentando a confiança no profissional
- Maior tolerância ao tratamento
- Planejamento quanto ao futuro em termos familiares, profissionais e legais
- Respeito à dignidade, fortalecendo a autoimagem do paciente.

Por fim, é importante lembrar sempre que o tratamento é multiprofissional e que é da relação profissional/paciente que emergirão as respostas às questões de condutas a serem tomadas em cada caso, considerando-se os limites de cada um. É claro que também devem ser considerados os aspectos socioculturais, pessoais, profissionais e familiares dos pacientes para entendê-los de maneira particular. O profissional de saúde verdadeiramente comprometido com a atitude diante do ser humano em sua totalidade poderá discernir os limites e as possibilidades de cada paciente em sua existência singular e dinâmica.

▶ Bibliografia

Baile WF. Palestra "Aptidões de Comunicação e de Relação Interpessoal em Cuidados Oncológicos". Disponível em: www.ipos-society.org/education/core_curriculum/pt/Baile_comm/player.html. Acesso em: 01/09/11.

Breitbart W. Treatment of depression in cancer patients. Grand Round in University of North Dakota. Departament of Psychiatry; 2012. Disponível em: youtube.com/watch?v=trybttADJHSs. Acesso em: 17/09/12.

Breitbart W, Rosenfeld B, Pessin H et al. Depression, hopelessness, and desire for hastened death in terminally ill cancer patients. JAMA. 2000; 284:2907-11.

Carvalho MMMJ. Introdução à psiconcologia. Campinas: Psy II; 1994.

Eysenck HJ. Personality, stress and cancer: prediction and prophylaxis. Br J Med Psychol. 1988; (61):57-75.

Ferreira ABH. Dicionário Aurélio básico da língua portuguesa. Rio de Janeiro: Nova Fronteira; 1995.

Friedman M, Rosenman RH. O tipo A: seu comportamento e seu coração. Rio de Janeiro: Nova Fronteira; 1976.

Hem E, Loge JH, Haldorsen T et al. Suicide risk in cancer patients from 1960-1999. JClin Oncol. 2004; 22:4209-16.

Katz A, Murad AM. Oncologia: bases clínicas dos tratamentos. Rio de Janeiro: Guanabara Koogan; 1996.

Lazarus R, Folkman S. Stress, appraisal, and coping. New York: Springer; 1984.

Lozano JAF. La comunicación verbal (CV) y no verbal (CNV). In: Lozano JAF (Coord.). La comunicación y comprensión del enfermo oncológico. Barcelona: Astra Zeneca; 2001. pp. 25-43.

Luz M. Racionalidades médicas e bioética. In: Luz M, Palácios M, Martins A et al. Ética, ciência e saúde. Petrópolis: Vozes; 2002.

Moreno R. Distimia: diagnóstico e tratamento. Porto Alegre: Artmed; 2010.

Pichón-Rivière E. Teoria do vínculo. 5. ed. São Paulo: Martins Fontes; 1995.

Prieto D, Tavares M. Fatores de risco para suicídio e tentativa de suicídio: incidência, eventos estressores e transtornos mentais. Rev Bras Psiquiat. 2005; 54(2):146-54.

Seger L (Coord.). Psicologia e odontologia: uma abordagem integradora. 4. ed. São Paulo: Santos; 2009.

Selye H. The stress of life. New York: McGraw-Hill; 1956.

Simonton OC, Matthews-Simonton S, Creighton JL. Com a vida de novo: uma abordagem de autoajuda para pacientes com câncer. São Paulo: Summus; 1987.

Smith JC. Stress and illness. In: Smith JC. Understanding stress and coping. New York: MacMillam Publishing Company; 1993. pp. 117-32.

Solomom A. O demônio do meio-dia. Rio de Janeiro: Objetiva; 2002.

Temoshok L. The type C connection – the behavioral links to cancer and your health. New York: Ramdon House; 1992.

Viorst J. Perdas necessárias. 40. ed. São Paulo: Melhoramentos; 2011.

Capítulo 18
Abordagem Odontológica ao Paciente Oncológico

Complicações Orais em Oncologia

Antonio Carlos Lorenz Saboia

▶ Introdução

O tratamento do câncer demanda uma abordagem complexa, incluindo o trabalho de uma equipe multiprofissional especializada e treinada para atender às diversas necessidades dos pacientes, desde o diagnóstico até sua reabilitação.

Nas ablações de cabeça e pescoço, a atuação do cirurgião-dentista se faz cada vez mais intensa, visando prevenir as intercorrências atinentes à cavidade bucal, reduzir a dor e o desconforto causados pelo tratamento, melhorar a qualidade de vida e o tempo de sobrevida desses pacientes, bem como promover a reabilitação protética.

A incidência dos tumores de cabeça e pescoço é bastante alta no Brasil, sendo o câncer de boca o quinto colocado nos homens e o oitavo nas mulheres.

O tratamento de escolha para combater os tumores que acometem essas regiões ainda é o cirúrgico, seguido de radioterapia e quimioterapia.

▶ Radioterapia

As ondas eletromagnéticas com finalidade terapêutica podem ser de baixa energia, (inferiores a 1.000 keV), ou de alta energia (4 a 25 milhões keV). As ondas de baixa energia são utilizadas com eficácia em lesões superficiais da pele e da mucosa, enquanto a absorção máxima das de alta energia situa-se profundamente.

As lesões celulares dependem da quantidade de energia que o tecido absorve, o que se mede em rad (dose de radiação absorvida) ou *gray* (Gy). Por exemplo, 1 rad equivale à absorção de 100 erg/g, e 1 Gy é igual a 100 rad. As lesões por radiação devem-se aos efeitos ionizantes de ondas eletromagnéticas ou partículas ativadas nas células.

Durante a radioterapia, o tecido bucal normal da área a ser irradiada é lesionado, mas geralmente em menor escala, possibilitando a eliminação seletiva das células neoplásicas. A necrose celular ocorre como resultado da lesão direta das moléculas celulares maiores ou indiretamente por meio dos compostos tóxicos produzidos pela radiação ionizante quando a energia é absorvida, cujo processo se faz pela produção de radicais livres que se combinam, formando substâncias tóxicas.

Esse mecanismo pode ser manipulado terapeuticamente, superoxigenando-se o tecido para aumentar a produção de radicais livres e a atividade cancericida, tornando possível que se utilizem doses menores.

Outro fator determinante da eficácia das radiações é o estadiamento do ciclo celular, pois células nos estádios G1, S e G2 terminal são muito sensíveis às radiações, enquanto as de outros estádios são relativamente resistentes. Uma dose única de radiação é eficaz apenas em um pequeno número de células.

As exposições múltiplas destinam-se a abranger um máximo número de células em elevado índice mitótico, como acontece nos graus mais elevados de malignidade. Essas exposições múltiplas têm mais células nos estádios sensíveis e geralmente apresentam uma resposta melhor à radioterapia.

Lesões em tecidos com pouca ou nenhuma atividade mitótica são resistentes às radiações (p. ex., tecidos nervoso, muscular, ósseo e cartilaginoso maduro).

Existem células mais sensíveis às radiações, como as neoplásicas (p. ex., linfoblasto, células da medula óssea, germinativas dos ovários e dos testículos e as epiteliais de revestimento das mucosas gástrica e intestinal).

A dose tumoricida na área maxilofacial encontra-se entre os 6.000 e 7.000 rad (60 a 70 Gy) de radiação.

A zona basal da mucosa bucal normalmente tem atividade mitótica elevada, tornando-se especialmente sensível às radiações.

A extensão da lesão parece estar diretamente relacionada com a taxa de proliferação celular do epitélio.

Complicações

Mucosites

Durante a 2ª semana de tratamento com doses fracionadas, a mucosa exposta às radiações fica inicialmente atrófica e se apresenta clinicamente com uma cor amarelo-pálida, revelando uma área erosiva dolorosa e eritematosa após remoção dessa camada superficial. Nas semanas subsequentes, muitos pacientes podem desenvolver infecções oportunistas.

Por volta do fim da 6ª semana de tratamento, em particular quando existem grandes áreas em tratamento, geralmente a mucosite alastra-se até a nasofaringe e o esôfago.

A mucosite persiste mais 2 semanas após o último tratamento e no fim de mais um mês ocorre a regeneração epitelial. A mucosite crônica deve-se essencialmente às lesões da microvasculatura e do estroma.

A mucosite é a causa mais frequente de dor durante o tratamento.

As telangiectasias, as tromboses capilares e o espessamento das paredes vasculares tornam a mucosa extremamente sensível a infecções e traumatismos, o que aumenta o risco de infecções ósseas subjacentes.

Durante todos esses estágios, a alimentação torna-se progressivamente mais dolorosa e difícil, já que os pacientes sofrem alteração ou perda do paladar e a saliva apresenta-se espessada ou inexistente.

As lesões mucosas geralmente apresentam padrão bilateral que envolve primariamente zonas não queratinizadas.

O cirurgião-dentista deve orientar esses pacientes a bochechar com leite de magnésia ou benzidamina, aplicar anestésicos tópicos (gel ou pastilha anestésica antes da refeição), utilizar antissépticos bucais sem álcool e manter uma boa higiene bucal para reduzir a gravidade da mucosite, bem como evitar o risco de bacteriemia.

Xerostomia

É uma complicação precoce pós-radioterapia, resultado da lesão parenquimatosa das glândulas salivares maiores e menores no percurso do feixe.

A maioria dos tratamentos inclui intencionalmente os gânglios linfáticos, pois estes podem apresentar metástases que abrangem, nesse campo, as glândulas submandibulares e os lóbulos inferiores das parótidas.

As glândulas que recebem doses inferiores aos 4.000 a 6.000 rad habituais apresentarão lesões permanentes de menor intensidade.

A saliva apresenta alterações de pH (pode ser inferior a 5,5) e conteúdo eletrolítico, bem como menor secreção de imunoglobulinas.

Essas alterações salivares condicionam alterações comensais da flora bucal que favorecem a proliferação de patógenos, como *Candida albicans*. A infecção por *Candida* spp. contribui para a intensificação da dor e do desconforto.

A produção salivar pode estar reduzida em até 90%, quando todas as glândulas salivares maiores são irradiadas (aproximadamente 90% da saliva total é produzida pelas glândulas maiores).

A recuperação eventual da função salivar deve-se à hiperplasia da população residual não irradiada.

Durante a alimentação, a principal fonte de saliva é a glândula parótida, e durante o período de intervalo ou a fase de recuperação a principal fonte é a glândula submandibular.

As glândulas parótidas são compostas essencialmente de ácinos serosos e produzem uma secreção aquosa. As glândulas sublinguais e submandibulares são compostas por ácinos serosos e mucosos. A secreção sublingual é essencialmente mucosa, e a submandibular é predominantemente mista.

As glândulas salivares acessórias são essencialmente mucosas, com exceção das glândulas de Von Ebner, que são serosas e drenam para a base das papilas circunvaladas.

A perda da atividade serosa é a primeira a ser observada, uma vez que as células serosas são mais sensíveis às radiações.

As manifestações clínicas apresentadas pelos pacientes incluem queixas de ligeira secura da boca, sensação de queimadura intensa e ausência completa de saliva. Esses pacientes apresentam dificuldade em deglutir, especialmente alimentos secos, e têm sensação de queimadura com alimentos picantes e frutas.

Novamente cabe ao cirurgião-dentista orientá-los a não ingerir bebida alcoólica, não fumar, manter hidratação com bochechos frequentes com água ou saliva artificial e modificar a dieta (com alimentação semissólida a mole, evitando alimentos picantes e bebidas ácidas e quentes).

O tratamento da xerostomia é paliativo e pode consistir em indicar bochecho com soluções de bicarbonato de sódio (5%) devido ao seu poder de tampão e à sua capacidade de dissolução do muco; estimular a secreção salivar (sialogogos) com certificação prévia da existência de tecido glandular residual para ser estimulado (p. ex., cintilografia); e indicar o uso de pilocarpina em comprimidos ou gotas para estimular o tecido glandular devido às suas propriedades agonistas muscarínico-colinérgicas.

Pode-se recomendar como substituto salivar a seguinte fórmula para saliva artificial:

Cloreto de sódio	0,067%
Cloreto de potássio	0,096%
Cloreto de magnésio	0,0041%
Cloreto de cálcio	0,0106%
Fosfato de potássio	0,0274%
Carboximetilcelulose	0,8%
Sorbitol	2,4%
Metilparabeno	0,1%
Água destilada qsp	pH = 8

Cárie de radiação

Não são conhecidos efeitos nocivos diretos das radiações nos dentes. A evolução patológica nas irradiações inicia-se geralmente com hipersensibilidade dentária com dores intensas, que pode estar relacionada com baixo fluxo salivar e baixo pH da saliva secretada.

O enorme aumento da atividade cariogênica durante a radioterapia é resultado do grande deslocamento do pH salivar para valores inferiores a 7, concomitante à redução da capacidade tampão devido a alterações eletrolíticas e presença elevada de organismos acidogênicos (*Lactobacillus* e *Streptococcus mutans*).

Todos os dentes são afetados, independentemente de estarem ou não dentro do feixe de radiação.

As superfícies lisas vestibulares e linguais frequentemente desenvolvem áreas brancas devido à desmineralização do esmalte.

As cáries prevalecem na região amelocementária, estendendo-se a todo o colo local, normalmente resistente à cárie. Esse padrão de cárie leva, muitas vezes, à amputação das coroas, o que exige medidas preventivas adequadas (Figura 18.1).

As medidas profiláticas à cárie de radiação devem ser tomadas nos períodos pré, trans e pós-emanação, tratando todos os

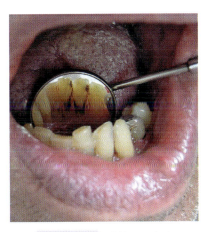

Figura 18.1 Cárie cervical.

focos infecciosos previamente à radioterapia, com avaliação criteriosa do tecido periodontal. A substituição das restaurações metálicas para evitar radiações secundárias é controversa, visto que existem aparatos, como goteiras acrílicas revestidas com chumbo, que minimizam ou eliminam esse efeito deletério. É indispensável o conhecimento dos campos de irradiação, bem como de seus limites.

Todos os dentes na região do tumor ou dentro do campo de irradiação devem ser extraídos.

O paciente deverá manter uma higiene bucal cotidiana metódica e rigorosa, com escovas dentais macias, fio dental e enxaguatórios bucais.

Devem-se recomendar duas sessões semanais de aplicação tópica de flúor não acidulado no consultório, aplicação diária de gel fluoretado (fluoreto de estanho 0,4% ou fluoreto de sódio 1,1%) em moldeiras de clareamento individualizadas durante 5 a 10 minutos.

Em crianças, as radiações provocam anomalias no tamanho e na forma dos dentes e parecem interromper a formação das raízes. Existe perturbação da cronologia eruptiva, que se apresenta retardada e/ou anárquica.

Osteorradionecrose

É uma forma aguda de osteomielite, com formação de sequestro devido à grave lesão por radiação dos vasos sanguíneos intraósseos, predispondo a áreas de infecção refratária e necrose.

Na grande maioria das vezes, a osteorradionecrose se localiza na mandíbula pelo aspecto anatômico de vascularização terminal. O fluxo sanguíneo também fica comprometido pela radiovasculite induzida pelas radiações (Figura 18.2).

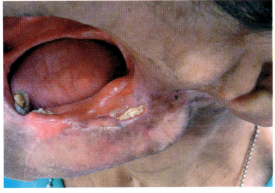

Figura 18.2 Osteorradionecrose.

Capítulo 18 | Abordagem Odontológica ao Paciente Oncológico

A existência de cáries e outras infecções (p. ex., doença periodontal) aumenta consideravelmente o risco para o paciente.

A contaminação por microrganismos no tecido ósseo ocorre em locais de extração dentária, abscessos periapicais, doença periodontal, traumatismo durante anestesia ou cirurgia e pela utilização de próteses mal adaptadas.

A redução desses fatores predisponentes é essencial em doentes que se submetem a radioterapia na região de cabeça e pescoço.

O tratamento da osteorradionecrose é difícil porque os vasos sanguíneos estão lesionados e o aporte de nutrientes e antibióticos ao tecido ósseo infectado é deficiente.

São úteis a curetagem dos tecidos necrosados e o encerramento primário.

A frequente lavagem da zona lesionada para promover a epitelização é a única esperança de parar o processo.

Após a radioterapia, as intervenções cirúrgicas devem ser proteladas por pelo menos 5 anos. Após esse período, todos os atos cirúrgicos devem ser realizados com profilaxia antibiótica, que deverá começar 48 horas antes e continuar até 2 semanas depois da cirurgia.

▶ Oxigênio hiperbárico para estímulo da angiogênese

Todos os tecidos moles que ficam dentro do campo das radiações também estão sujeitos a algum grau de lesão. Inicialmente, registra-se uma perda gradual no paladar, que aumenta à medida que o tratamento continua. O retorno do paladar é muito lento, iniciando-se apenas vários meses após terminada a terapia. A recuperação total pode levar mais de 1 ano.

Ocasionalmente, desenvolve-se um processo de miosite, que é acompanhado de substituição por tecido fibroso. É possível que essa fibrose, associada aos músculos da articulação temporomandibular, resulte em abertura bucal limitada e trismo, situações difíceis de corrigir. A fisioterapia dirigida aos músculos durante a fase de recuperação é muito importante, assim como a utilização de aparelhos automobilizadores, se necessário.

Os vasos sanguíneos são particularmente sensíveis às radiações ionizantes, sendo comum a ocorrência de endarterite e periarterite. Resultam em vasos com lesão permanente com fluxo sanguíneo significativamente reduzido ou inexistente. A capacidade de formação de novos vasos no tecido afetado está reduzida.

Na sequência desses fenômenos podem surgir complicações de necrose pós-tratamento e de gangrena dos tecidos moles. A mucosa sofre atrofia pelo frequente desenvolvimento de úlceras de cicatrização retardada, podendo sofrer necrose isquêmica.

Para evitar ulcerações mucosas com possível necrose do osso subjacente, os pacientes com xerostomia podem aplicar vaselina na superfície mucosa da prótese.

Na língua, geralmente observam-se atrofia das papilas, fissuras e, em casos graves, descamação, frequentemente com queixas de dor (Figura 18.3).

▶ Próteses radíferas

As próteses radíferas visam dar proteção aos tecidos circunvizinhos à lesão, afastar estruturas, fornecer suporte ao cone e manter o paciente em posição (Figura 18.4).

▶ Reabilitação protética pós-radioterapia

Pelo exposto anteriormente, a reabilitação protética é um desafio constante, visto que as ressecções e consequentes mutilações têm as mais variadas características no complexo maxilofacial.

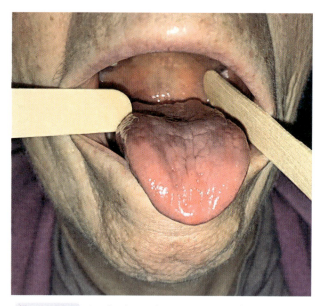

Figura 18.3 Atrofia de papilas com sintomatologia dolorosa.

Em virtude dessas possibilidades, pode-se inicialmente dividir os pacientes em duas situações: dentados e desdentados.

Nos pacientes dentados, todos os procedimentos clínicos na cavidade bucal, prévios à radioterapia, devem ser tomados.

As ressecções maxilares podem ser divididas em: obturadoras palatinas, oclusoras faringianas, rebaixadoras de palato e conformadoras de lábio.

Os obturadores palatinos visam tão somente à separação da cavidade bucal da cavidade nasal, com consequente melhora na fonação (rinolalia aberta) e na contenção salivar e alimentar (Figuras 18.5 e 18.6).

Nos oclusores faringianos tem-se melhora na inteligibilidade da fala e deglutição. Esses dispositivos se modelam à musculatura da orofaringe (Figura 18.7).

Quando os pacientes sofrem glossectomias, é necessário o uso de próteses rebaixadoras de palato, com o intuito de reduzir o lúmen da cavidade bucal, pois, tornando esse espaço menor, é possível obter melhor ajuste dos fonemas pelo paciente (Figura 18.8).

Dependendo de sua extensão, as glossectomias também podem exigir o uso de próteses conformadoras de lábio, com o objetivo de levar essas estruturas a melhor posição, proporcionando vedamento labial adequado (Figura 18.9).

As ressecções mandibulares são um desafio à parte, principalmente nos pacientes desdentados, pela dificuldade em se restabelecer uma boa oclusão devido ao desvio mandibular.

Nos casos de pacientes dentados, o uso de um guia sagital é necessário para diminuir ou eliminar esses desvios, com consequente melhora na eficiência mastigatória (Figura 18.10).

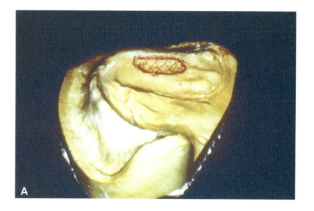
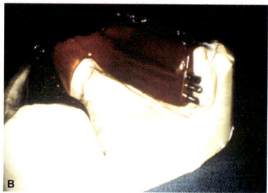
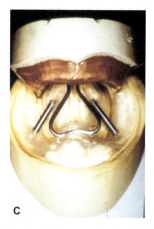
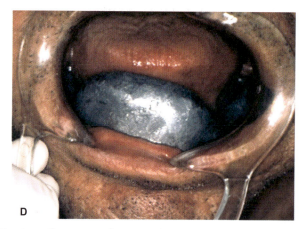

Figura 18.4 **A.** Delimitação de área a ser irradiada. **B.** Goteira acrílica para agulhamento de contato. **C.** Prótese afastadora de tecidos. **D.** Goteira protetora confeccionada em chumbo.

Capítulo 18 | Abordagem Odontológica ao Paciente Oncológico 293

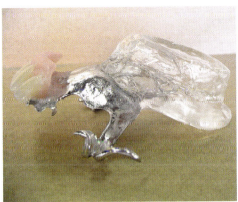
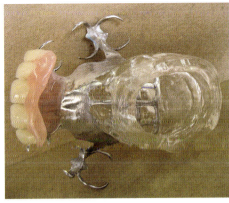
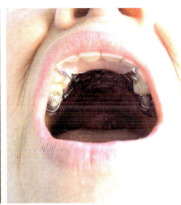

Figura 18.5 Prótese obturadora palatina de paciente dentado.

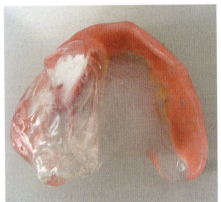
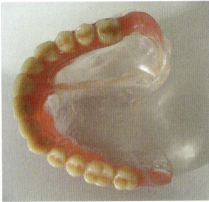
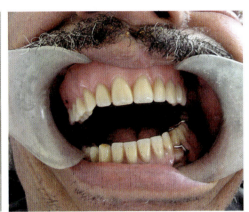

Figura 18.6 Prótese obturadora palatina de paciente desdentado.

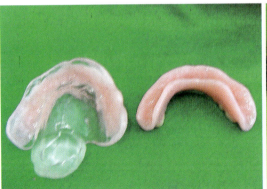
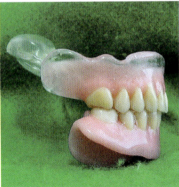
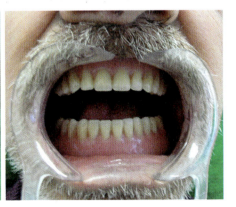

Figura 18.7 Prótese oclusora faringiana de paciente desdentado.

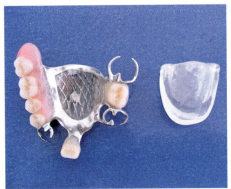
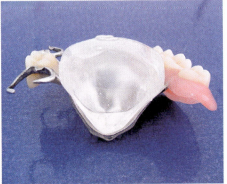
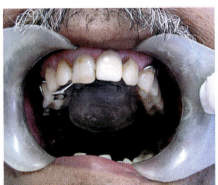

Figura 18.8 Prótese rebaixadora de palato em paciente dentado.

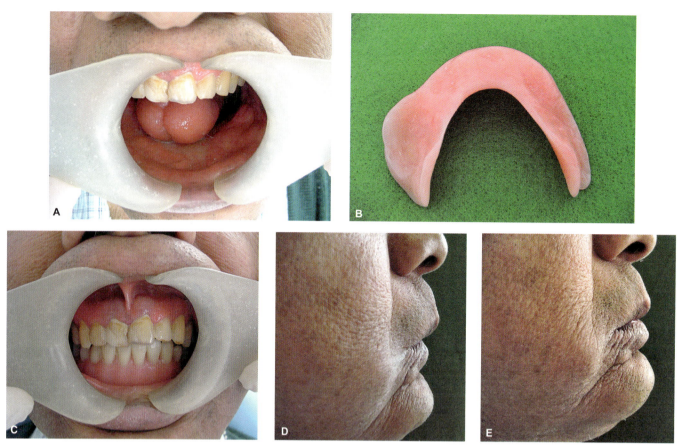

Figura 18.9 **A.** Glossectomia parcial com entrópio de lábio. **B.** Vista basal da prótese. **C.** Relação maxilomandibular. **D.** Antes da instalação da prótese. **E.** Depois da instalação da prótese.

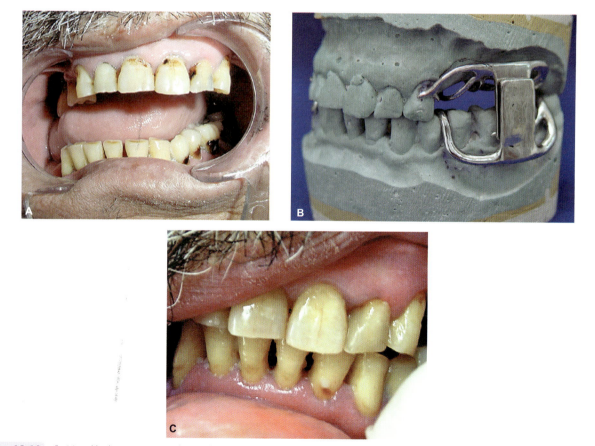

Figura 18.10 **A.** Mandibulectomia parcial com desvio. Paciente apresenta cárie de radiação. **B.** Aparelho guia sagital. **C.** Desvio corrigido.

Bibliografia

Dias MC, Nadalin W, Baxter YC et al. Nutritional assistance to patients during radiotherapy. Rev Hosp Clin Fac Med Sao Paulo. 1996; 51(2):53-9.

Djuric M, Hillier-Kolarov V, Belic A et al. Mucositis prevention by improved dental care in acute leukemia patients. Support Care Cancer. 2006; 14(2):137-46.

Dodd M. The pathogenesis and characterization of oral mucositis associated with cancer therapy. Oncol Nurs Forum. 2004; 31(4 Suppl):5-11.

Dorr W, Bassler S, Reichel S et al. Reduction of radiochemotherapy-induced early oral mucositis by recombinant human keratinocyte growth factor (palifermin): experimental studies in mice. Int J Radiat Oncol Biol Phys. 2005; 62(3):881-7.

Dörr W, Schlichting S, Bray MA et al. Effects of dexpanthenol with or without Aloe vera extract on radiation-induced oral mucositis: preclinical studies. Int J Radiat Biol. 2005; 81(3):243-50.

Eguia Del Valle A, Aguirre-Urizar JM, Martinez-Conde R et al. Burning mouth syndrome in the Basque Country: a preliminary study of 30 cases. Med Oral. 2003; 8(2):84-90.

Escalona LA, Perrone M, Soto-Luna M et al. Preparation of a protein mucin solution to be used in patients with xerostomia (Venezuela). Acta Odontol Venez. 1989; 27(2-3):55-9.

Gandolfo S, Ozzello F, Mattea A et al. Clinical and statistical study on the value of the sugar cube test in the measurement of the degree of radio-induced xerostomia. Minerva Stomatol. 1989; 38(1):71-7.

Garfunkel AA. Oral mucositis – the search for a solution. N Engl J Med. 2004; 351(25):2649-51.

Genot MT, Klastersky J. Low-level laser for prevention and therapy of oral mucositis induced by chemotherapy or radiotherapy. Curr Opin Oncol. 2005; 17(3):236-40.

Hull MW, Chow AW. An approach to oral infections and their management. Curr Infect Dis Rep. 2005; 7(1):17-27.

Ikebe T, Seki K, Nakamura S et al. Severity of oral mucositis correlates with the response of oral cancer to preoperative radiochemotherapy. Int J Oral Maxillofac Surg. 2005; 34(6):642-5.

Lalla RV, Peterson DE. Oral mucositis. Dent Clin North Am. 2005; 49(1):167-84.

Marlow C, Johnson J. A guide to managing the pain of treatment-related oral mucositis. Int J Palliat Nurs. 2005; 11(7):338, 340-5.

Masucci G, Broman P, Kelly C et al. Therapeutic efficacy by recombinant human granulocyte/monocyte-colony stimulating factor on mucositis occurring in patients with oral and oropharynx tumors treated with curative radiotherapy: a multicenter open randomized phase III study. Med Oncol. 2005; 22(3):247-56.

Naidu MU, Ramana GV, Ratnam SV et al. A randomised, double-blind, parallel, placebo-controlled study to evaluate the efficacy of MF 5232 (Mucotrol), a concentrated oral gel wafer, in the treatment of oral mucositis. Drugs R D. 2005; 6(5):291-8.

Nikoletti S, Hyde S, Shaw T et al. Comparison of plain ice and flavoured ice for preventing oral mucositis associated with the use of 5 fluorouracil. J Clin Nurs. 2005; 14(6):750-3.

Odlum O. Preventive resins in the management of radiation-induced xerostomia complications. J Esthet Dent. 1991; 3(6):227-9.

Parker L. Prevention and management of oral mucositis for an outpatient oncology setting. Okla Nurse. 2005; 50(2):10-2.

Redding SW. Cancer therapy-related oral mucositis. J Dent Educ. 2005; 69(8):919-29.

Rode M, Smid L, Budihna M et al. The effect of pilocarpine and biperiden on salivary secretion during and after radiotherapy in head and neck cancer patients. Int J Radiat Oncol Biol Phys. 1999; 45(2):373-8.

Saadeh CE. Chemotherapy-and radiotherapy-induced oral mucositis: review of preventive strategies and treatment. Pharmacotherapy. 2005; 25(4):540-54.

Saarilahti K, Kouri M, Collan J et al. Intensity modulated radiotherapy for head and neck cancer: evidence for preserved salivary gland function. Radiother Oncol. 2005; 74(3):251-8.

Sanguineti G, Richetti A, Bignardi M et al. Accelerated versus conventional fractionated postoperative radiotherapy for advanced head and neck cancer: results of a multicenter Phase III study. Int J Radiat Oncol Biol Phys. 2005; 61(3):762-71.

Schiodt M, Hermund NU. Management of oral disease prior to radiation therapy. Support Care Cancer. 2002; 10(1):40-3.

Silvestre Donat FJ. Xerostomia. Av Odontoestomatol. 1990; 6(7):405-9.

Sonis ST. Oral mucositis in cancer therapy. J Support Oncol. 2004; 2(6 Suppl 3):3-8.

Stannard CE, Hering E, Hough J et al. Post-operative treatment of malignant salivary gland tumours of the palate with iodine-125 brachytherapy. Radiother Oncol. 2004; 73(3):307-11.

Stiff PJ. The challenges of oral mucositis and its therapy. J Support Oncol. 2004; 2(2 Suppl 2):70-80.

Stiff PJ. Oral mucositis therapy comes of age. J Support Oncol. 2005; 3(2 Suppl 1):73-5.

Stokman MA, Sonis ST, Dijkstra PU et al. Assessment of oral mucositis in clinical trials: impact of training on evaluators in a multi-centre trial. Eur J Cancer. 2005; 41(12):1735-8.

Tahmiscija H, Obralić N, Kobaslija S. Stomatologic aspects of radiotherapy of head and neck tumors. Med Arh. 1998; 52(2):97-100.

Tratamento Endodôntico em Pacientes Irradiados

Francisco Carlos Ferraz, Waldocyr Simões e Sergio Kignel

Introdução

Inúmeras são as patologias que acometem a cavidade bucal, assim como a região de cabeça e pescoço. Dentre estas, podem-se citar os tumores ou neoplasias malignas, cuja terapia promove uma série de sequelas no paciente. Especificamente na cavidade bucal, quando há necessidade de radioterapia, existem vários efeitos colaterais nesses tecidos. Os fatores que influenciam esses efeitos incluem a dose total de radiação absorvida, o tipo de radiação utilizado, o fracionamento da radioterapia, e o estadiamento e a localização do tumor.

Há que considerar ainda que os aspectos preventivos das várias patologias na população, o acurado tratamento no grupo de indivíduos geriátricos e o aumento de sobrevida nos pacientes irradiados são motivos que requerem a busca de novos métodos para oferecer mais qualidade e melhores resultados no tratamento das várias doenças. Para os pacientes submetidos a radioterapia na região de cabeça e pescoço, a endodontia desempenha importante função na manutenção dos dentes, em sua forma estética e funcional, e na prevenção das indesejáveis necroses ósseas radioinduzidas; por meio dessa terapia é possível que o clínico atue com segurança, melhorando a qualidade de vida do paciente irradiado.

▶ Perfil do paciente irradiado

Além dos aspectos físicos e psicológicos dos pacientes com neoplasias malignas, o paciente irradiado na região de cabeça e pescoço apresenta perfil específico com uma série de alterações no aparelho estomatognático, as quais justificam um tratamento diferenciado nos procedimentos endodônticos, uma vez que processos infecciosos periapicais, lesões e traumatismos podem levar a condições graves, como a osteorradionecrose. Para pacientes com esse perfil, alguns itens deverão ser observados a fim de oferecer os cuidados necessários durante os procedimentos endodônticos, buscando segurança e conforto, com melhor nível técnico.

Quando o tratamento endodôntico é necessário, há que se considerar que as principais alterações ocorrem na articulação temporomandibular (ATM), nas estruturas de suporte dental e nos dentes. Parte delas é responsável pela formação de cáries dentais atípicas ou cáries de radiação, que se localizam geralmente na região cervical e são de rápida evolução, levando, na maioria das vezes, ao comprometimento pulpar, com indicação para tratamento endodôntico. As alterações dificultam a terapia endodôntica, como a possível presença de anquilose das ATM, trismo, xerostomia e osteorradionecrose (Figura 18.11). Ocorrem, ainda, alterações de sensibilidade pulpar, dificultando a elaboração do diagnóstico.

▶ Procedimentos endodônticos pré e transradioterápicos

▶ **Pré-radioterápicos.** O paciente com neoplasias na região de cabeça e pescoço, com indicação para radioterapia, deve ser tratado odontologicamente antes de se submeter à radiação, eliminando toda e qualquer patologia presente no órgão dental e na cavidade bucal, que, em decorrência da radiação, evolui de maneira rápida e agressiva. Em particular, há necessidade de tratamento endodôntico, pois, durante a radioterapia, os procedimentos podem se tornar complexos; a imunodepressão radioinduzida favorece alterações na cavidade bucal, principalmente cáries de radiação, causadoras de grande destruição dentária, podendo chegar a amputação coronária.

▶ **Transradioterápicos.** Não é aconselhável efetuar tratamento endodôntico durante a radioterapia, pois, nessa fase, é comum a ocorrência de complicações radioinduzidas orais, como mucosite, candidíase e xerostomia, que dificultam os procedimentos. O período ideal para o início do tratamento endodôntico, de acordo com Shafer et al. (1987), seria 60 a 120 dias após o término da radioterapia, período em que essas alterações estariam menos presentes, cabendo ao profissional a avaliação das condições da cavidade bucal e da saúde geral do paciente. Todavia, em processos agudos com dor intensa, deve-se efetuar intervenção de urgência com acompanhamento médico, visando eliminar a algia do paciente.

▶ Diagnóstico e procedimentos para terapia endodôntica

▪ Anamnese e exames clínicos e complementares

Na elaboração do diagnóstico, deve-se seguir o padrão semiotécnico descrito por Paiva e Antoniazzi (1988) analisando os sinais e sintomas encontrados por meio dos exames subjetivos, objetivos e complementares. Normalmente o paciente é monitorado pela clínica médica, por meio de exames complementares que se fizerem necessários. Destes, na clínica endodôntica destacam-se as radiografias, principalmente as periapicais e panorâmicas, que podem sugerir diversas alterações que ocorrem nos dentes, no periodonto e nas estruturas adjacentes. O exame radiográfico é de grande valia para o diagnóstico, o planejamento e o curso da terapia. Se possível, deve-se solicitá-lo antes da primeira visita.

Na anamnese, é importante a história médica pregressa e atual do paciente, contando com a colaboração do corpo médico. Pela inspeção externa pode-se observar a presença de cicatrizes e o intumescimento dos músculos elevadores e abaixadores da mandíbula, cuticular do pescoço e outros (Figuras 18.12 e 18.13). Na inspeção da cavidade bucal, deve-se observar se há redução do fluxo salivar, especialmente quando a

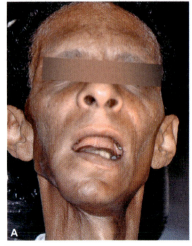
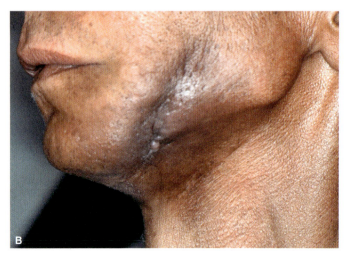

Figura 18.11 **A.** Paciente irradiado apresentando trismo e anquilose da articulação temporomandibular. **B.** Manifestação extraoral da osteorradionecrose.

Capítulo 18 | Abordagem Odontológica ao Paciente Oncológico   **297**

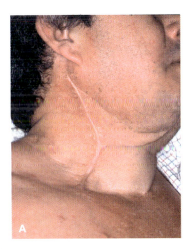
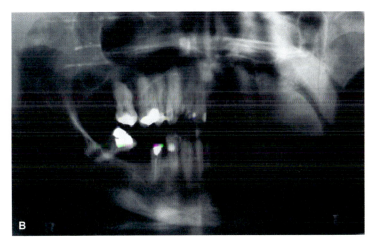

Figura 18.12 Imagens clínica (**A**) e radiográfica (**B**), mostrando extensa cicatriz e hemissecção de mandíbula, decorrentes de procedimentos cirúrgicos.

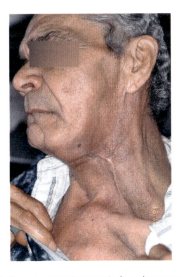

Figura 18.13 Extensa cicatriz associada a descamação dérmica na área do campo irradiado.

radioterapia está associada a procedimentos cirúrgicos anteriores, que tenham levado à remoção das glândulas salivares.

Após aproximadamente 3 meses, é observado o início de cáries de radiação generalizadas. Trabalhos de pesquisa como o de Markitziu e Heling (1981) mostraram que essas cáries se instalam e progridem rapidamente devido ao desequilíbrio da microbiota bucal com intensa proliferação de *Streptococcus mutans*, agravada pela ausência protetora da saliva, por mudanças do hábito alimentar e pela higiene bucal inadequada (Figura 18.14).

Após a inspeção, executar os exames clínicos como palpação, percussão, mobilidade, sondagem periodontal, transluminação, cavitação e anestesia. Devem ser cuidadosamente realizados e anotados. Na anestesia, evitar a utilização da anestesia intraligamentar, para não causar trauma e possível necrose do ligamento periodontal.

- **Diagnóstico das alterações pulpares**

Logo após a radioterapia, os dentes apresentam maior sensibilidade aos testes térmicos em função da hiperemia pulpar. No entanto, depois da instalação das cáries, de acordo com

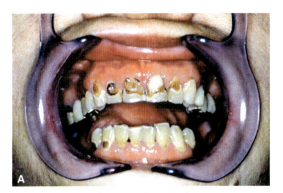
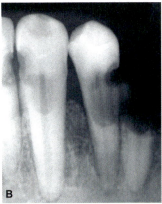

Figura 18.14 A. Cáries de radiação. **B.** Imagem radiográfica de outro caso de cárie de radiação.

Markitziu e Heling (1981), a maioria dos dentes não responde com normalidade aos testes térmicos, apresentando respostas tardias decorrentes da diminuição do aporte sanguíneo pulpar devido à endoarterite obliterante. Essa alteração é caracterizada pela fibrose da camada interna das artérias que, após a radiação, sofre transformações metaplásicas na forma de fibrose, hialinização, calcificações e formação de dentina irregular, tornando-a senil precocemente. Nessa fase, apesar de a polpa estar viva, devem-se utilizar radiografias que possam sugerir alterações cálcicas e formação de dentina, importantes na elaboração do diagnóstico. Frequentemente, a radiografia periapical mostra aumento incomum da membrana pericementária na região periapical, decorrente dessas alterações.

Diagnóstico das alterações periapicais

As respostas dos exames nos pacientes irradiados, nos casos de polpa morta, tendem a ser semelhantes às dos pacientes não irradiados. Todavia, devem-se considerar esses pacientes como imunodeprimidos, devido à diminuição do suprimento sanguíneo e também à baixa atividade osteoblástica. Essas alterações dificultam a resposta inflamatória e a capacidade de reparação, o que facilita a instalação de infecções e osteorradionecrose. A extração dentária é o maior fator causador desse processo, razão pela qual, nesse tipo de paciente, deve-se evitar a exodontia, indicando, sempre que possível, a terapia endodôntica. Devido aos mesmos fatores, durante o tratamento endodôntico, devem-se evitar traumatismos à região periapical, como transpasse de instrumentos, envio de bactérias e toxinas e também sobreobturação. Assim, sempre que possível, a odontometria deve ser efetuada com auxílio de um aparelho eletrônico localizador apical, como bem demonstram Ferraz et al. (2004). Os autores estabeleceram um estudo comparativo endodôntico entre pacientes irradiados e não irradiados, utilizando um aparelho eletrônico localizador apical para obtenção da odontometria. O aparelho eletrônico mostrou ser um instrumento seguro para obtenção da odontometria e para a terapia endodôntica nesses pacientes.

Assim, o limite do comprimento de trabalho em pacientes irradiados deve estar sempre aquém do limite apical, aproximadamente 1 mm para a polpa morta e 2 mm para a polpa viva.

▶ Cuidados nos procedimentos em pacientes irradiados

Medicação sistêmica

Dadas as características imunodepressivas e a vulnerabilidade à osteorradionecrose, pode-se considerar o irradiado como paciente de risco, recomendando, assim, o uso de antimicrobianos como medicação profilática durante a terapia endodôntica. A nossa preferência recai sobre os derivados semissintéticos das penicilinas, como é o caso das amoxicilinas e ampicilinas. Em pacientes alérgicos a esses fármacos, como segunda opção, devem-se utilizar os macrolídios de última geração, como é o caso das claritromicinas e azitromicinas ou clindamicinas. Estas últimas têm ótima filia óssea e grande espectro bacteriano, porém facilitam o crescimento da *Clostridium difficile*, bactéria responsável pela colite pseudomembranosa, infecção que pode levar o paciente ao óbito. Assim, preferimos utilizar a opção dos macrolídios.

Com relação aos anestésicos (injetáveis), em função da vasoconstrição natural que os pacientes irradiados apresentam, seria recomendável utilizar anestésicos sem vasoconstritor, principalmente no maxilar inferior, onde a incidência da osteorradionecrose é 7 vezes maior que no maxilar superior. A técnica utilizada deve ser adequada e o menos traumática possível.

Com relação aos outros grupos de fármacos, de acordo com Dib (1997), não há contraindicações para o uso de quaisquer medicamentos.

Isolamento absoluto

Devido às cáries de radiação, que provocam grande perda do tecido dental, torna-se difícil o isolamento absoluto sem promover traumatismo gengival na colocação do grampo. Nesses casos, o profissional deve lançar mão da reconstrução da coroa, utilizando, de preferência, resina composta fotopolimerizável. Pode ser usada a ancoragem do isolamento nos dentes vizinhos, isolando vários dentes, utilizando-se fita dental e grampos. Devem-se evitar procedimentos cirúrgicos para o aumento da coroa clínica. Devido à xerostomia, o uso de saliva artificial e cremes (hidratante ou protetor da pele) é um recurso que diminui o desconforto do paciente durante a terapia endodôntica (Figura 18.15 A e B).

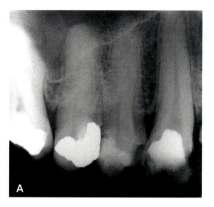
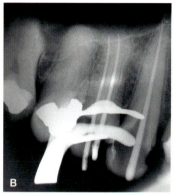
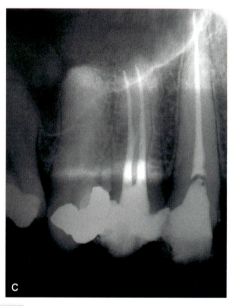

Figura 18.15 **A** a **C.** Tratamento endodôntico dos dentes 13 e 14 com isolamento absoluto.

Odontometria radiográfica e eletrônica

A odontometria deve ser feita, de preferência, com auxílio de um aparelho eletrônico localizador apical e confirmada por meio de radiografia periapical para que o profissional trabalhe sempre aquém do forame apical ou da junção cemento/dentina. Esta apresenta constrição fisiológica que dificulta o transpasse de instrumentos, substâncias químicas e materiais irritantes ao tecido periapical. Dadas as dificuldades na tomada radiográfica, que pode ferir a mucosa, é possível dispensar o uso de radiografias no momento da odontometria desde que o profissional tenha domínio sobre o aparelho eletrônico e este seja de última geração. Quando houver necessidade da radiografia, o profissional deve revestir o bordo da película radiográfica com cera utilidade, com o objetivo de não traumatizar a mucosa, pois, segundo Gowgiel (1960), danos à mucosa podem transformar uma necrose óssea dormente em uma necrose óssea grosseiramente evidente. Durante a utilização do localizador apical, é importante umedecer o gancho labial do aparelho e a mucosa onde será conectado com soro fisiológico ou saliva artificial para promover a condutibilidade entre os eletrodos, visto que o paciente normalmente apresenta xerostomia.

- ### Preparo do canal e substâncias químicas usadas

Durante o preparo químico/mecânico do canal, o profissional deve cercar-se de cuidados para não ultrapassar o forame apical com os instrumentos ou as substâncias químicas, devendo estas ser o menos irritantes possível aos tecidos periapicais. Durante a irrigação, é importante deixar um espaço para o refluxo da substância química; para tanto, recomenda-se usar de preferência agulha gengival, montada em seringas FCF. Esse cuidado é justificado pelo fino calibre e pela grande flexibilidade dessas agulhas. O tempo de tratamento de cada consulta não deve ser longo, com intervalos entre as sessões para possibilitar o restabelecimento do paciente. É possível que haja anquilose da ATM ou trismo, fatores que dificultam a abertura da boca e a tornam dolorosa para o paciente. Nesses casos, recomendam-se sessões de fisioterapia nessas regiões e prescrição pré-operatória de relaxantes musculares.

- ### Obturação

A literatura pertinente é unânime em afirmar que nesses pacientes deve-se tomar cuidado para não sobreobturar, utilizando-se materiais obturadores o menos irritantes possível e evitando as técnicas termoplastificadas que necessitem de compressão, tendo em vista a maior fragilidade da estrutura dentinária dos pacientes irradiados (ver Figura 18.15 C).

- ### Acompanhamento | Proservação

O acompanhamento é importante e deve ser permanente, dada a necessidade de controle da higiene, dos hábitos alimentares e de patologias oriundas das sequelas da radiação, que podem levar à recontaminação dos canais e evoluir para infecções apicais. O dente deve ser restaurado definitivamente o mais brevemente possível e, nos casos de grandes destruições coronárias, devem-se utilizar núcleos de fibra de vidro e de carbono.

O profissional deve observar as reparações, mas principalmente deve estar atento à possível instalação de qualquer tipo de processo patológico. O retorno do paciente deve ser periódico (a cada 3 meses, em média) de acordo com as especificidades de cada caso.

▶ Bibliografia

Anneroth G, Holm LE, Karlsson G. The effect of radiation on teeth. Int J Oral Surg. 1985; 14:269-74.
Coleman GC, Nelson JF. Princípios de diagnóstico bucal. Rio de Janeiro: Guanabara Koogan; 1996. pp. 78-9.
Cox FL. Endodontics and irradiated patient. Oral Surg. 1976; 42:679-84.
Dib LL. Complicações orais na oncologia. In: Kignel S. Diagnóstico bucal. São Paulo: Robe Editorial; 1997.
Ferraz FC, Simões W, Rapoport A. O uso do localizador apical em pacientes irradiados. RGO. 2004; 52(3):157-60.
Ferraz FC, Fava LRG. Uma nova seringa para irrigação endodôntica. J Bras Clin Odontol Integrada. 2001; 5(27):236-7.
Gowgiel JM. Experimental radio-osteonecrosis of the jaws. J Dent Res. 1960; 39:725-31.
Lopes HP, Siqueira Jr JF. Endodontia – biologia e técnica. Rio de Janeiro: Medsi; 1999. pp. 259-71.
Markitziu A, Heling I. Endodontic treatment of patients who have undegone irradiation of the head and neck. Oral Surg. 1981; 52:294-8.
Paiva JG, Antoniazzi JH. Endodontia: bases para a prática clínica. 2. ed. São Paulo: Artes Médicas; 1988.
Rothwell BR. Prevention and treatment of the orofacial complications of radiotherapy. JADA. 1987; 114:316-21.
Shafer WG, Hine MK, Levy BM. Tratado de patologia bucal. 4. ed. Rio de Janeiro: Guanabara; 1987.

Capítulo 19
Dor

Andréa G. Portnoi e Liliana Seger

▶ Introdução

A Psicologia aplicada à Odontologia pode ser definida como uma atitude geral que postula uma visão integrada do homem, na sua unidade corpo-mente, que sofre influências do ambiente físico e do meio sociocultural em que está inserido. Pressupõe, então, a aplicação dos conhecimentos da Psicologia para propiciar um melhor e mais integrado relacionamento profissional/paciente no tratamento odontológico. No entanto, muitas vezes acredita-se que tais conhecimentos são naturalmente obtidos pelos cirurgiões-dentistas com a prática, de forma intuitiva, como resultado de uma somatória de tentativas, erros e acertos. Essa forma de conhecimento descrita é fundamental para o bom desempenho de qualquer profissional da área da saúde, porém não contempla os inúmeros fenômenos que têm sido estudados pela Psicologia e que vão além do bom senso e da experiência.

Assim, a proposta deste capítulo é poder falar tanto aos profissionais mais experientes quanto àqueles que estão iniciando seus estudos e trazer uma contribuição efetiva no que diz respeito aos aspectos psicológicos inerentes à relação entre o profissional de Odontologia e o paciente que relata sua dor. Tratar um paciente com dor requer vários conhecimentos que abrangem desde sua fisiologia até as consequências subjetivas que incluem não só os comportamentos do paciente, mas também suas emoções, seus sentimentos e suas crenças a respeito da sua dor.

No decorrer deste capítulo serão abordados diversos aspectos que contribuirão para aprimorar o entendimento e o manejo do paciente.

Em 1979, a International Association for the Study of Pain (IASP) conceituou dor como "uma experiência sensorial e emocional desagradável, associada a lesões reais ou potenciais, ou descrita em termos de tais lesões. [...] A dor é sempre subjetiva. Cada indivíduo aprende a utilizar este termo por meio de suas experiências prévias". De todas as discussões que o atual conceito de dor suscitou, algumas conclusões ficaram claras: não existe uma relação direta entre lesão e dor e esta não é apenas uma sensação, mas também emoção, pensamento e ação.

De modo geral, a dor tem um papel importante na adaptação e na sobrevivência dos indivíduos: ela sinaliza de maneira eficaz a presença de estímulos nocivos e promove, rapidamente, comportamentos de proteção. Como é uma sensação desagradável, sua "lembrança" ensina os indivíduos a evitarem objetos e/ou situações que possam causá-la; além disso, quando resulta de lesões ou processos patológicos, a dor induz à limitação das atividades físicas, contribuindo para prevenir o agravamento da condição e, ao mesmo tempo, promovendo um repouso útil à recuperação natural do organismo.

Isso parece fazer muito sentido quando a dor representa um sintoma ou sinal. Entretanto, quais seriam as funções da dor que permanece por longos períodos ou que continua mesmo quando não existem mais os processos patológicos que lhe deram origem? A dor crônica não tem função de alarme e pode ou não estar associada a processos patológicos crônicos. É uma dor que persiste além do tempo razoável para a cura de uma lesão e produz alterações fisiológicas, emocionais, comportamentais e socioeconômicas.

Independentemente da morfologia, da fisiologia e das patologias envolvidas em cada uma das especialidades odontológicas, a prevenção, o controle e a eliminação da dor aguda ou crônica são partes integrantes da tarefa do cirurgião-dentista.

▶ Dor é sensação

A dor geralmente se inicia por um estímulo nocivo que, ao acometer os tecidos, provoca a liberação de substâncias químicas denominadas algiogênicas. Essas substâncias ativam receptores sensoriais especializados, os nociceptores, que se encontram nas fibras nervosas localizadas em estruturas superficiais e profundas do organismo. A partir daí, impulsos carregados de informação nociceptiva são projetados para o cérebro ao longo de fibras nervosas; algumas delas continuam para o tálamo (trato espinotalâmico), enquanto outras penetram na chamada formação reticular (trato espinorreticular) e seguem diferentes rotas em direção ao sistema límbico ao córtex.

A avaliação dos aspectos sensoriais da dor é essencial para os cirurgiões-dentistas na medida em que fornece importantes informações para o planejamento terapêutico. O conhecimento sobre intensidade, localização, duração, frequência, qualidades etc. da dor torna possível levantar hipóteses quanto aos possíveis fatores envolvidos na etiologia, na manutenção e no agravamento dessa condição.

Para avaliar a sensação dolorosa, deve-se partir da história clínica e utilizar desde questões diretas sobre a dor (duração, início, frequência, evolução, fatores de piora, melhora e ausência etc.) até escalas e inventários específicos.

A intensidade da dor pode ser mensurada pela escala visual analógica, na qual o paciente deve assinalar sua opinião em uma linha com 10 cm de comprimento, numerada de 0 a 10, em que 0 representa "nenhuma dor" e 10, a "pior dor possível".

A localização e as áreas de irradiação da dor podem ser conhecidas pelos diagramas de cabeça, face e pescoço, nos quais o paciente deve sombrear a lápis as regiões doloridas, com diversas intensidades ou cores. Esse método possibilita acompanhar mudanças de localização e de áreas ao longo do tratamento, e é especialmente interessante quando a etiologia não está clara ou quando há mais de uma afecção envolvida.

As qualidades ou características da dor também são importantes, pois, de acordo com as estruturas envolvidas, a dor se manifesta de maneira diferente. Um dos instrumentos mais utilizados para aferir essas dimensões da dor é o questionário de dor McGill (Quadro 19.1), no qual 78 descritores são organizados em 4 grandes grupos e 20 subgrupos para avaliar os aspectos sensoriais (tempo, espaço, pressão e temperatura), afetivos (tensão, medo, sintomas neurovegetativos), avaliativos (percepção global da dor) e miscelânea (fatores variados). Sua apuração envolve não só o número de palavras necessárias para descrever a sensação dolorosa, mas o peso ou valor atribuído a cada expressão.

▶ Dor é emoção

Como visto anteriormente, os impulsos nervosos que carregam a informação nociceptiva são projetados para o cérebro ao longo de fibras nervosas, pelo trato espinotalâmico e pelo trato espinorreticular. Isso significa que, ao passar da medula espinal para cérebro, a mesma informação alcançará, simultaneamente, tanto os centros sensoriais e motores como os afetivos, por isso dor é sensação e emoção ao mesmo tempo.

A experiência da dor é associada a emoções essenciais, como medo, raiva e tristeza. Inúmeros modelos teóricos têm sido utilizados para explicá-las; no entanto, a proposição mais instrumental pertence ao modelo cognitivo-comportamental, pelo qual essas emoções são consideradas em conjunto com as cognições, isto é, com os pensamentos e julgamentos que cada indivíduo faz sobre a sua dor.

Partindo do princípio de que a dor é uma experiência desagradável, e considerando-se sua associação às lesões teciduais, ela é geralmente avaliada como uma ameaça à integridade física do indivíduo e a seu bem-estar. Avaliações de ameaça têm um componente temporal importante: elas representam um sinal de que danos e perdas efetivos podem ocorrer no futuro. A antecipação envolvida na ameaça é um componente "educativo" importante na dor aguda, uma vez que "ensina" o indivíduo a evitar situações semelhantes que possam resultar em risco de dor. Na dor crônica, porém, esse componente tende a perder sua função original de proteção e resulta em sentimentos vagos de medo e ansiedade.

A ansiedade envolve sentimentos de apreensão que ocorrem na ausência de um perigo objetivo, porém, por trás dela, encontram-se os medos universais de ataque e de perda. No medo é possível reconhecer a ameaça, na ansiedade é difícil especificar a causa.

Nos indivíduos com dor, a ansiedade implica manifestações fisiológicas, como aumento da atividade do sistema nervoso autônomo (palidez, sudorese, tremores, náuseas etc.); comportamentais, como condutas de evitação e fuga (desde gestos de retirada até cancelamentos de consulta, desculpas variadas para não ir ao dentista etc.); e cognitivas, como dificuldades de atenção, concentração e memória.

Medo e ansiedade estão associados à maior parte dos procedimentos odontológicos, especialmente os cirúrgicos, que demandam intervenções especiais de prevenção e controle.

Os julgamentos que os indivíduos fazem com relação às ameaças envolvidas na dor crônica não se encontram dissociados de avaliações de danos e perdas, sejam estes reais, potenciais ou imaginados. Essas avaliações se iniciam naturalmente, com os danos teciduais e perdas funcionais, e podem se estender, ao longo do tempo, a perdas de papéis sociais e prejuízo da autoimagem e, consequentemente, de autoestima. A partir dessas avaliações, duas emoções básicas podem se manifestar: a raiva e a tristeza.

Em indivíduos com dor, a raiva pode resultar de sentimentos de frustração e impotência diante da condição de saúde e se expressar por comportamentos hostis com relação a familiares, amigos e profissionais, por resistência ao uso de medicamentos e pela não adesão aos tratamentos. Frequentemente, porém, esses comportamentos são transitórios e apenas antecedem os sentimentos de tristeza que emergem quando não é mais possível negar a realidade de perdas e danos.

A tristeza e o pesar integram o processo de luto diante de perdas que não precisam ser necessariamente reais. Sua compreensão pode auxiliar tanto aqueles que se defrontam com o diagnóstico de uma doença grave, como os que se encontram em uma condição crônica em que perdas futuras podem se somar às presentes.

Embora a tristeza e o pesar sejam emoções naturais, elas são extremamente difíceis de elaborar e podem, muitas vezes, conduzir os indivíduos a condições depressivas, sejam elas antecipatórias (reação a perdas iminentes) ou reativas (reação a perdas efetivas). Considera-se deprimido o indivíduo que apresenta consistentemente pensamentos negativos sobre si mesmo, os outros e o mundo. Nas condições dolorosas crônicas, a depressão se caracteriza especialmente pela perda de interesse em todos os eventos do mundo externo na medida em que estes não dizem respeito ao sofrimento do indivíduo.

Enquanto a depressão reflete o sofrimento pelas perdas resultantes da dor, a ansiedade traduz o temor de possíveis perdas futuras. De modo geral, indivíduos com dor crônica tendem a não confiar na estabilidade de sua condição e, ao longo do tempo, podem se acostumar a "vigiar" suas sensações corporais temendo piorar ou desenvolver uma doença mais grave. A ansiedade de indivíduos com disfunção de articulação temporomandibular (ATM), por exemplo, costuma estar mais associada à presença dos sintomas do que à sua gravidade.

▶ Dor é pensamento

Como foi visto, é muito difícil dissociar emoção e pensamento. A dor e o sofrimento podem existir mesmo quando não há nocicepção, pois esta se refere a um dano tecidual que, sensibilizando terminações nervosas, inicia a transmissão de sinais de dor. A dor propriamente dita envolve a percepção desses sinais no sistema nervoso central, enquanto o sofrimento diz respeito aos muitos significados históricos, culturais e pessoais que o indivíduo irá atribuir à sensação percebida.

A percepção da dor enquanto ameaça ao bem-estar e à integridade física do indivíduo se impõe à consciência e representa um fator desorganizador de seu pensamento. Suas crenças e atitudes, assim como a forma como lida com a dor, influenciam a percepção da sensação dolorosa, a atribuição de significados a ela e as respostas decorrentes, especialmente a adesão aos tratamentos propostos.

Segundo Lazarus e Folkman (1984), "crenças são configurações cognitivas pessoalmente formadas ou culturalmente compartilhadas [...], são noções preexistentes sobre a realidade".

Quadro 19.1 • Questionário de dor McGill.

Assinale na figura o local da dor. Marque "E" se for externa e "I" se for interna.

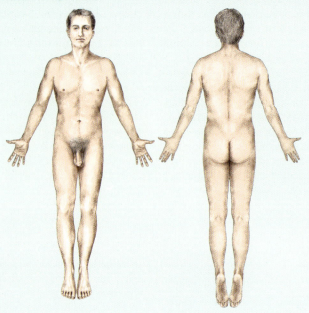

Diga quais das palavras a seguir descrevem melhor a sua dor. Não escolha aquelas que não se apliquem. Escolha somente uma palavra de cada grupo, a mais adequada para a descrição da sua dor.

1
1. vibração
2. tremor
3. pulsante
4. latejante
5. como batida
6. como pancada

2
1. pontada
2. choque
3. tiro

3
1. agulhada
2. perfurante
3. facada
4. punhalada
5. em lança

4
1. fina
2. cortante
3. estraçalhada

5
1. beliscão
2. pressão
3. mordida
4. cólica
5. esmagamento

6
1. fisgada
2. puxão
3. em torção

7
1. calor
2. queimação
3. fervente
4. em brasa

8
1. formigamento
2. coceira
3. ardor
4. ferroada

9
1. mal localizada
2. dolorida
3. machucada
4. doída
5. pesada

10
1. sensível
2. esticada
3. esfolante
4. rachando

11
1. cansativa
2. exaustiva

12
1. enjoada
2. sufocante

13
1. castigante
2. atormentante
3. aterrorizante
4. maldita
5. mortal

14
1. amedrontadora
2. apavorante
3. cruel

15
1. miserável
2. enlouquecedora

16
1. chata
2. que incomoda
3. desgastante
4. forte
5. insuportável

17
1. espalha
2. irradia
3. penetra
4. atravessa

18
1. aperta
2. adormece
3. repuxa
4. espreme
5. rasga

19
1. fria
2. gelada
3. congelante

20
1. aborrecida
2. dá náuseas
3. agonizante
4. pavorosa
5. torturante

Nº de palavras escolhidas
sensorial _____
afetivo _____
avaliativo _____
miscelânea _____
TOTAL _____

Pontuação
sensorial _____
afetivo _____
avaliativo _____
miscelânea _____
TOTAL _____

Os subgrupos 1 a 10 representam respostas sensitivas à experiência dolorosa (tração, calor, torção, entre outros); os descritores dos subgrupos 11 a 15 são respostas de caráter afetivo (medo, punição, respostas neurovegetativas etc.); o subgrupo 16 é avaliativo (avaliação da experiência global); e os subgrupos 17 a 20 são miscelânea.

Sendo "noções preexistentes", sua influência na avaliação cognitiva da dor varia de acordo com a situação: se a situação é conhecida e clara, a avaliação é influenciada pelas próprias características da situação; porém, quando uma situação é percebida como nova ou ambígua, como é o caso da dor que persiste para além do tempo necessário para a cura de uma lesão, então o ambiente oferece informações pouco claras ou insuficientes sobre a natureza e o grau de controle dos eventos, e a avaliação passa a ser influenciada pelas crenças pessoais.

Dentre as convicções pessoais que influenciam a avaliação cognitiva da dor estão as crenças sobre o controle e as existenciais, que respondem em parte pela compreensão que os indivíduos têm sobre a causa, a culpa, a duração e as consequências da dor. São crenças frequentemente associadas a emoções poderosas: raiva em relação a um empregador negligente, medo de uma catástrofe, esperança de compensação financeira, amor por um cônjuge ferido e carente etc. Algumas crenças podem ser benéficas para os pacientes, como acreditar que exercem certo controle sobre a dor, que não estão seriamente incapacitados, que os serviços de saúde são importantes, que o suporte familiar não irá falhar etc.

As crenças sobre as fontes que controlam os acontecimentos ou eventos, chamadas de "*locus* de controle", têm importante influência nos processos terapêuticos. Elas podem ter uma orientação interna, quando os indivíduos acreditam que os fatos podem ser controlados pelas suas próprias ações ou características; ou podem ter uma orientação externa, quando acreditam que, independentemente de ações individuais, os acontecimentos estão condicionados a fatores tais como sorte, acaso, destino ou ação de outros indivíduos ou entidades mais poderosas. Situações ambíguas tendem a ser avaliadas como controláveis por crenças de orientação interna e como incontroláveis por crenças de orientação externa. Pessoas com disfunção de ATM, por exemplo, tendem a apresentar *locus* de controle de orientação externa. Essas distintas orientações farão grande diferença na maneira como cada paciente se conduz com relação ao seu problema e podem ser especialmente observadas na sua relação com o profissional de saúde, sob a forma de posturas mais ativas e colaborativas ou, ao contrário, mais passivas e mesmo apáticas com relação aos tratamentos.

Não apenas crenças, mas também atitudes e valores influenciam a maneira como cada indivíduo irá perceber e avaliar a dor, e como irá responder a ela. Atitudes são disposições estáveis e duradouras que envolvem a tendência de responder aos acontecimentos de maneira tanto positiva quanto negativa, isto é, implicam a necessidade de classificá-los e categorizá-los. No caso das condições dolorosas, envolvem, por exemplo, a interpretação do que é dor "normal" e dor "anormal", assim como a expectativa e aceitação da sensação.

A interpretação do que é dor normal depende da imagem corporal e das crenças e fantasias sobre a estrutura do corpo e seu funcionamento: são consideradas dores normais, por exemplo, as cólicas menstruais, os ferimentos em batalha, o parto etc. Os indivíduos podem ter expectativas sobre essas dores, o que não significa que serão aceitas. Um bom exemplo são as dores do parto, que são esperadas e aceitas pelas mulheres polonesas, pois fazem parte das histórias familiares e, consequentemente, da identidade feminina e materna – a anestesia, neste caso, estaria "roubando" à mulher a oportunidade de estabelecer seu papel entre as mulheres de seu meio. Já as mulheres norte-americanas não aceitam a possibilidade de dor no parto e muitas vezes demandam anestesia antecipadamente.

Valores são objetivos sociais considerados como desejáveis de obtenção. São também as normas, os princípios ou os padrões sociais aceitos e mantidos pelo indivíduo e pela sociedade. Valor é algo cuja importância foi estabelecida ou arbitrada de antemão. O estoicismo diante da dor nos homens ("meninos não choram") é um componente cultural associado a valores como coragem e virilidade, enquanto a expressão de dor nas mulheres é mais tolerada por representar fragilidade e vulnerabilidade. De acordo com cada sociedade, os valores relacionados à dor podem mudar: a antiga cerimônia japonesa do haraquiri tinha o papel de preservar a honra; há culturas em que a dor autoinfligida tem a função de purificar a alma; nos rituais indígenas de iniciação, a dor marca a passagem para a maturidade; em muitos eventos militares, a tolerância à dor simboliza coragem e disciplina; e mesmo nos dias de hoje, nas academias de ginástica, as faces contraídas pelo esforço revelam que sem dor não haverá ganho para a boa forma (*no pain, no gain*). Um estudo envolvendo 800 brasileiros com queixas de dor constatou que 9,5% dos entrevistados concordaram com a afirmação de que "a dor é um sofrimento que purifica a alma frente a Deus" (Teixeira e Pimenta, 1994).

Crenças, atitudes e valores fazem parte da bagagem individual que irá fundamentar e orientar a maneira com que cada indivíduo enfrenta sua dor. Considera-se enfrentamento "todos os esforços cognitivos e comportamentais para lidar com situações avaliadas como excedendo os recursos do indivíduo" (Lazarus e Folkman, 1984).

O processo de enfrentamento depende dos recursos que cada indivíduo possui para criar e utilizar estratégias, sendo que os recursos básicos são a saúde física, as crenças e os compromissos, as habilidades intelectuais e sociais, o suporte social e os recursos materiais. A partir desses recursos, indivíduos com dor crônica precisam criar e executar estratégias para lidar com o desconforto da sensação, com a incapacitação, com os procedimentos, tratamentos e instituições, para manter relações adequadas com profissionais de saúde, familiares e amigos, preservar o equilíbrio emocional e uma autoimagem satisfatória, entre outros.

As estratégias de enfrentamento utilizam os recursos individuais, porém se baseiam nas avaliações de situação: situações avaliadas como passíveis de mudança tendem a produzir estratégias que consistem em ações planejadas para alterar a situação, seja atuando sobre o ambiente ou sobre si mesmo; situações avaliadas como não passíveis de mudança, por sua vez, tendem a produzir estratégias voltadas para o controle das emoções, do desconforto ou da perturbação relacionados à situação, sem, contudo, modificá-la.

As histórias de indivíduos com dor crônica costumam ser repletas de todos os tipos de estratégias: no começo do processo e a cada novo tratamento proposto, os pacientes avaliam sua condição como passível de mudança e adotam todas as ações (dietas, exercícios, medicação etc.) que julgarem capazes de, efetivamente, modificar sua situação. Ao longo do tempo e à medida que sua situação não se modifica de acordo com o esperado, eles providenciam novas mudanças (mudança de profissional, de atendimento, de medicação etc.) ou começam a utilizar mais e mais estratégias voltadas para o controle de suas emoções.

▶ Dor é ação

A dor é essencialmente subjetiva e solitária, embora haja uma ampla gama de comportamentos que os indivíduos podem utilizar para compartilhar e comunicar a sensação dolorosa.

O comportamento é um produto tanto da aprendizagem ou experiência prévia quanto da estimulação presente; portanto, aprendizagem e comportamento estão integrados na experiência da dor. A maneira como cada um expressa a dor influencia como os demais julgam a presença e a gravidade de seu problema: pessoas menos expressivas podem ter sua dor levada menos a sério e receber menos atenção por parte de cuidadores e profissionais do que aquelas que expressam sua dor de maneira mais assertiva e dramática.

Os comportamentos de dor sofrem influências históricas e culturais e podem ser socialmente modelados ao longo da vida, isto é, estão sujeitos a diversos mecanismos que colaboram na sua aquisição e manutenção, de modo que, quanto mais tempo um indivíduo sentir dor, mais oportunidade terá para aprender sobre os efeitos e as consequências dos comportamentos de dor que emitir.

Dá-se o nome de comportamentos de dor a todas as respostas ou reações à dor que sejam observáveis e que possam ser utilizadas pelos indivíduos para comunicar sua experiência dolorosa. As reações à dor poderiam ser inicialmente classificadas em reações involuntárias – que incluiriam todas as manifestações autonômicas e reflexas – e reações voluntárias, que envolveriam, por exemplo, os esforços para remover a fonte de dor e a procura de alívio e tratamento dos sintomas. Essa classificação tem, no entanto, uma função didática, pois na verdade os indivíduos costumam reagir como um todo, e suas respostas à dor ocorrem de maneira integrada atendendo tanto às necessidades individuais de expressão quanto às necessidades sociais de conhecimento e compreensão.

A observação empírica dos comportamentos de dor sugere que eles possam ser subdivididos em dois grandes grupos: de um lado, comportamentos verbais e escritos; de outro, expressões não verbais de dor. Respostas verbais e não verbais de dor diferem muito entre si e recebem influências sociais distintas, o que torna sua expressão pouco consistente, isto é, existe uma discrepância básica entre o que os indivíduos "falam" e o que "fazem".

Comportamentos de dor verbais, não verbais e a discrepância entre eles são essenciais nos processos diagnósticos, já que estes dependem em grande parte da habilidade de expressão dos doentes e de observação dos profissionais.

Os comportamentos verbais incluem as queixas expressas verbalmente, gemidos, suspiros e outras vocalizações, assim como a expressão escrita. Todas essas manifestações de dor implicam processos cognitivos estruturados que envolvem a seleção e a utilização de significantes orais e/ou símbolos abstratos para indicar e classificar a dor. Todas as entrevistas clínicas, escalas, inventários e questionários pressupõem que os pacientes tenham tais habilidades em maior ou menor grau.

Os comportamentos não verbais são reações comportamentais observáveis que incluem mudanças posturais, gestuais e faciais. Os comportamentos não verbais de dor, mesmo que variem de indivíduo para indivíduo, são fontes confiáveis de informações sobre os componentes afetivos da experiência dolorosa, pois podem influenciar tanto as avaliações sobre o estado afetivo do paciente como a resposta afetiva do terapeuta.

Dentre os comportamentos não verbais, as expressões faciais são um referencial de informações rapidamente acessível sobre a dor e o sofrimento do paciente e podem ser observadas sem a necessidade de equipamentos especiais. Existem diferentes expressões faciais que acompanham regularmente as experiências dolorosas, e é possível que, em alguns casos, a face comunique mais informações sobre o estado afetivo e/ou físico do paciente do que seu próprio corpo.

As expressões faciais de dor ocorrem em indivíduos de todas as idades e podem variar muito, mas têm demonstrado ser especialmente importantes na avaliação da sensação dolorosa em bebês, pessoas com deficiência mental e idosos com limitações cognitivas (como doença de Alzheimer). Não se pode afirmar que as variações entre indivíduos reflitam da mesma maneira suas diferentes características psicológicas e nem as diferenças sensoriais e afetivas de cada dor.

Os comportamentos de dor são recursos referenciais para o diagnóstico e também para a avaliação da efetividade do seu tratamento para a dor. Como são reflexos da subjetividade da experiência dolorosa, sua mensagem pode ser discrepante, dependendo da forma de comunicação, verbal ou não verbal, e sua expressão pode ser distorcida por receber influência de diferentes fatores. Assim, é importante esclarecer que a avaliação dos comportamentos de dor é um recurso necessário, porém não suficiente para basear opiniões profissionais; deve, portanto, ser sempre utilizada em conjunto com outros recursos de avaliação.

▶ Psicologia e dor

As informações codificadas sobre os estímulos nociceptivos são transmitidas desde os tecidos periféricos até as estruturas cerebrais. Entretanto, ao longo do trajeto, seu conteúdo sofre a influência de mecanismos moduladores, capazes de influenciar a qualidade e a intensidade da experiência dolorosa. Esses mecanismos constituem o sistema supressor de dor e implicam que, a cada sinapse das fibras pelas quais transitam, os impulsos nervosos estão sujeitos à modulação. Na medula espinal, as mensagens são "filtradas" pela substância gelatinosa. Na formação reticular, as informações que provêm de diferentes áreas do corpo somam-se e interagem. Nos diversos centros cerebrais (tálamo, sistema límbico e córtex), as informações são processadas e transitam por fibras ascendentes e descendentes, que as modulam continuamente, facilitando o fluxo de algumas e inibindo o de outras.

As psicoterapias das mais diversas orientações costumam atuar no sistema de modulação e supressão da dor, na medida em que colaboram no ajustamento dos indivíduos à condição dolorosa. Sendo voltadas para o autoconhecimento, tratam de ampliar os recursos individuais e únicos de cada paciente, pois atuam não apenas sobre as estratégias utilizadas, mas tratam também de aumentar conhecimento dos doentes sobre sua condição, perspectivas e tratamentos.

De modo geral, todas as intervenções psicoterapêuticas, da entrevista de orientação ao processo psicanalítico, podem contribuir na reabilitação do paciente com dor crônica. A escolha da abordagem mais adequada dependerá apenas das demandas específicas de cada indivíduo, do contexto no qual a proposta terapêutica irá se realizar e das condições específicas da formação de cada profissional.

As terapias psicodinâmicas partem do pressuposto de que determinados fatores inconscientes podem desempenhar um papel preponderante na etiologia, manutenção e exacerbação da dor crônica. Engel (1994), um dos principais precursores no campo da dor, considerou a possível existência de personalidades predisponentes à dor, uma vez que ela integra uma série de relacionamentos precoces que atuam no desenvolvimento da personalidade. Esas terapias se dirigem, principalmente, à análise e à elaboração de pensamentos e sentimentos que se manifestam dentro do contexto terapêutico. Seus pressupostos básicos não só incluem, mas dão primazia à realidade do mundo interno do indivíduo, considerando as mudanças comportamentais como consequências da reorganização desse mundo interno.

Seus métodos enfatizam a interpretação de conflitos, o *insight* e principalmente a natureza da relação terapêutica em que ocorrem trocas transferenciais e contratransferenciais.

Suas abordagens possibilitam alto grau de personalização, o que as torna especialmente indicadas para pacientes que não responderam bem a outras intervenções psicológicas. Por outro lado, essa mesma tendência à personalização dificulta seu uso em pesquisas, sendo que a variabilidade de sua duração, assim como outras características de seus métodos, desafiam sua operacionalização no contexto hospitalar.

As terapias comportamentais partem do pressuposto de que todas as respostas comportamentais abertas são significativamente influenciadas por suas consequências e pelo contexto no qual são emitidas. Aplicadas à dor, fundamentam-se em teorias de aprendizagem que propõem que os comportamentos de dor são condicionados à presença ou à ausência de reforços ambientais. Embora não ignorem a existência de outros fatores relacionados à dor, as terapias comportamentais consideram o comportamento aberto de dor como o aspecto clínico mais relevante da apresentação do paciente. Em comparação às terapias psicodinâmicas, cujo foco é o mundo interno do indivíduo, pode-se dizer que as terapias comportamentais concentram-se em seu mundo externo.

Sua realização exige o estabelecimento preciso de comportamentos-alvo, que serão modificados por meio de métodos tais como o reforço, a punição, a extinção, a modelagem etc. Por isso, demandam, para sua realização, um ambiente mais controlado, tal como o da internação hospitalar. São especialmente indicadas quando os comportamentos de dor são crônicos; dependem de ambiente, horários ou pessoas presentes; são reconhecidos por outras pessoas; são acompanhados de algum tipo de reforço; excedem o referencial físico; e quando o paciente apresenta grande preocupação com a dor que resulta de atividade física ou retorno ao trabalho.

Os fundamentos das terapias cognitivo-comportamentais incluem os da teoria comportamental e acrescentam elementos cognitivos e afetivos que influenciam o surgimento, a manutenção ou a extinção de comportamentos. Essa abordagem se refere a uma variedade de intervenções que compartilham como pressuposto básico a importância das interações de eventos ambientais, cognições e comportamentos na determinação de percepções subjetivas de dor e suas manifestações. Suas principais metas incluem restabelecer nos doentes a crença na capacidade pessoal de lidar com diferentes problemas e o ensino de uma série de recursos instrumentais que lhes permitirão realizar tal tarefa, tanto no presente quanto no futuro. Para tal, vale-se de quatro componentes característicos dessas intervenções: educação, aquisição de habilidades, ensaios de utilização dessas habilidades e, por fim, sua generalização e manutenção.

Comparada às intervenções anteriores, a terapia cognitivo-comportamental, por considerar as relações entre indivíduo e ambiente, procura articular o mundo interno do paciente (cognições e emoções) e seu mundo externo (comportamento individual e resposta ambiental). Considerada como uma das mais adequadas para pacientes cuja condição dificulta a identificação de causas, curso e consequências de sua doença, as terapias cognitivo-comportamentais são geralmente breves e de fácil operacionalização em ambientes clínicos. Pacientes com distúrbios temporomandibulares que se submeteram a doze sessões padronizadas de terapia cognitivo-comportamental relataram, até 1 ano após o tratamento, melhora na percepção subjetiva da dor, na incapacitação relacionada à dor e na função mandibular.

Grande parte das intervenções psicológicas pode ser desenvolvida de maneira individual ou grupal; entretanto, as abordagens grupais são especialmente indicadas para pacientes com dor crônica porque, apesar de ser uma experiência privada, a dor sempre ocorre dentro de um contexto social. Realizadas em grupo, as intervenções psicológicas acrescentam um elemento de aprendizagem social e oferecem vantagens para o paciente porque representam uma oportunidade de conviver com outros indivíduos em situação semelhante, além de uma chance de criar referenciais grupais que atenuarão sentimentos de isolamento e alienação. Para o terapeuta, essas intervenções tornam possível atuar diretamente sobre comportamentos que ocorrem no contexto social do grupo e compartilhar com o próprio grupo temas relativos à sua evolução clínica e à prevenção de dependência terapêutica. Por fim, para as instituições, tratamentos em grupo representam um recurso mais econômico, pois possibilitam que um maior número de pacientes possa ser tratado simultaneamente pelo mesmo profissional.

▶ Considerações finais

De tudo o que foi descrito com relação à dor, conclui-se que sua avaliação e seu tratamento demandam do odontólogo uma visão ampla que considere o paciente uma entidade biopsicossocial; sua saúde, multidimensional; e o seu tratamento, necessariamente, multidisciplinar. É essencial considerar a doença incluindo sua dimensão psicológica, levar em consideração a relação profissional/paciente e planejar a ação terapêutica tendo em vista a pessoa como um todo, pois embora alguns sintomas possam se manifestar em tecidos, órgãos e sistemas, estes pertencem a um indivíduo que sente, pensa e age.

Essa maneira de considerar a saúde humana se expressa na proposta da psicossomática, que procura estudar as relações entre os processos psicológicos e comportamentais e as estruturas e manifestações somáticas. Embora cada organismo seja único, a psicossomática propõe que seus aspectos somáticos e psíquicos possam ser estudados separados e de maneira independente, que as relações entre eles possam ser consideradas para, finalmente, integrar todos esses conhecimentos visando alcançar a compreensão da totalidade do indivíduo.

Diversas áreas voltadas para a saúde vêm adotando a ampla integração de conhecimentos que procedem de disciplinas como as biomédicas (anatomia, fisiologia, endocrinologia, epidemiologia, neurologia, psiquiatria etc.) e as psicossociais (aprendizagem, terapia cognitivo-comportamental, psicologia comunitária, sociologia, antropologia etc.). Em especial, isso redireciona o papel e o interesse dos profissionais que, se antes se voltavam para as doenças e suas consequências, agora passam a dar ênfase à prevenção, à promoção e à manutenção da saúde, assim como aos diagnósticos precoces e aos tratamentos preventivos e reabilitadores.

Porém, a principal característica que define a visão psicossomática é a interdisciplinaridade, que, além de exigir dos profissionais conhecimentos mais amplos e variados, ao mesmo tempo obriga-os a ter consciência de sua limitação, possibilitando que trabalhem e aprendam com outros profissionais, prestando ao paciente um serviço integral.

O surgimento de áreas de subespecialização, como a psiconeuroendocrinologia, a psicodermatologia, a psicoimunologia etc., dá relevância ao papel que os fatores psicológicos desempenham na gênese, evolução, exacerbação, manutenção e cura de condições crônicas, e torna patente a necessidade de formalizar e estreitar a relação entre as diversas áreas da saúde e a Psicologia.

Bibliografia

Beck AT, Rush AJ, Shaw GF et al. Cognitive therapy of depression. New York: Guilford; 1979.

Beck JS. Cognitive therapy: basics and beyond. New York: Guilford; 1995.

Bradley L. Cognitive-behavioral therapy for chronic pain. In: Gatchel RJ, Turk DC. Psychological approaches to pain management. New York: Guilford; 1996. pp. 259-82.

Chaplin JP. Dictionary of psychology. 2. ed. New York: Laurel; 1985.

Craig KD, Prkachin KM, Grunau RVE. The facial expression of pain. In: Turk DC, Melzack R. Handbook of pain assessment. New York: Guilford; 1992. pp. 257-76.

Engel GL. "Psychogenic" pain and the pain-prone patient. Am J Med. 1959. In: Grzesiak RC, Ciccone DS. Psychological vulnerability to chronic pain. New York: Springer; 1994. pp. 179-221.

Fordyce WE. Behavioral methods for chronic pain and illness. Saint Louis: C.V. Mosby; 1976.

Gardea MA, Gatchel RJ, Mishra KD. Long-term efficacy of biobehavioral treatment of temporomandibular disorders. J Behav Med. 2001; 24(4):341-59.

Grzesiak RC, Ury MG, Dwrkin RH. Psychodynamic psychotherapy with chronic pain patients. In: Gatchel RJ, Turk DC. Psychological approaches to pain management. New York: Guilford; 1996. pp. 148-78.

Helman CG. Culture, health, and illness. 3. ed. Oxford: Butterworth-Heinemann; 1994.

Jensen MP, Karoly P. Self-report scales and procedures for assessing pain in adults. In: Turk DC, Melzack R. Handbook of pain assessment. 3. ed. New York: Guilford Press; 1992. pp. 135-51.

Jensen MP, Turner JA, Romano JM et al. Coping with chronic pain: a critical review of the literature. Pain. 1991; 47(3):249-83.

Jessell TM, Kelly DD. Pain and analgesia. In: Kandel ER, Schwartz JH, Jessell TM. Principles of neural science. 3. ed. Connecticut: Appleton & Lange; 1991. pp. 385-99.

Keefe FJ, Beaupré PM, Gil KM. Group therapy for patients with chronic pain. In: Gatchel RJ, Turk DC. Psychological approaches to pain management. New York: Guilford; 1996. p. 131.

Keefe FJ, Gil KM. Behavioral concepts in the analysis of chronic pain syndromes. J Consult Clin Psychol. 1986; 54:776-83.

Krech D, Crutchfield RS, Ballachey EL. A natureza e a mensuração das atitudes. In: Krech D, Crutchfield RS, Ballachey EL. O indivíduo na sociedade. v. I. Pioneira; 1973. pp. 159-207.

LaChapelle DL, Hadjistavropoulos T, Craig KD. Pain measurement in persons with intellectual disabilities. Clin J Pain. 1999; 15:13-23.

Lazarus R, Folkman S. Stress, appraisal, and coping. New York: Springer; 1984.

LeResche L, Dworkin SF. Facial expression accompanying pain. Social Sci Med. 1984; 19(12):1325-30.

LeResche L, Dworkin SF. Facial expressions of pain and emotions in chronic TMD patients. Pain. 1988; 35(1):71-8.

Loeser JD, Fordyce WE. Chronic pain. In: Carr JE, Dengerink HA. Behavioral science in the practice of medicine. Amsterdam: Elsevier; 1983.

McCracken LM, Gross RT. The role of pain-related anxiety reduction in the outcome of multidisciplinary treatment for chronic low back pain: preliminary results. J Occup Rehabil. 1998; 8(3):179-89.

Melzack R, Katz J. The McGill Pain Questionnaire: appraisal and current status. In: Turk DC, Melzack R. Handbook of pain assessment. 3. ed. New York: Guilford Press; 1992. pp. 152-68.

Melzack R, Wall PD. The challenge of pain. 2. ed. London: Penguin Books; 1991.

Morris DB. Sociocultural and religious meanings of pain. In: Gathcel RJ, Turk DC. Psychosocial factors in pain. New York: Guilford; 1999. pp. 118-31.

Osterweis M, Kleinman A, Mechanic D. Illness behavior and the experience of pain. In: Osterweis M, Kleinman A, Mechanic D. Pain and disability: clinical, behavioral, and public policy perspectives. Washington: National Academy; 1987. pp. 146-64.

Pimenta CAM, Teixeira MJ. Proposta de adaptação do questionário de dor de McGill para a língua portuguesa. São Paulo: Revista da Escola de Enfermagem da USP; 1996.

Portnoi AG. A dimensão psicológica da dor. Rev Racine Dor Crôn. 2004; 80:60-5.

Portnoi AG. Contribuições da psicologia para a reabilitação do doente com dor musculoesquelética. Rev Med Dor Musculoesquel. 2001; 80:256-61.

Portnoi AG. Dor, estresse e enfrentamento: grupos operativos em doentes com síndrome de fibromialgia. [Tese.] São Paulo: Instituto de Psicologia da Universidade de São Paulo; 1999.

Portnoi AG. Estresse e disfunção dolorosa da ATM: relação entre variáveis psicossociais do estresse e a manifestação e intensidade dos sintomas da disfunção dolorosa da articulação temporomandibular. [Dissertação.] São Paulo: Instituto de Psicologia da Universidade de São Paulo; 1993.

Portnoi AG. O enfrentamento da dor. In: Teixeira, MJ, Braun JL, Marquez JO. Dor: contexto interdisciplinar. Mayo; 2003. pp. 205-12.

Portnoi AG. Os comportamentos de dor. In: Teixeira MJ, Figueiró JAB, Cosentino RM. Dor: um manual para o clínico. São Paulo: Atheneu (no prelo).

Portnoi AG, Moraes CC, Maeda FL et al. Avaliação de aspectos psicológicos de doentes com dor crônica: afeto e cognição. In: Sociedade Brasileira para o Estudo da Dor (SBED). Florianópolis: Resumos dos Trabalhos Científicos Apresentados no 6º Congresso Brasileiro de Dor; 2004. p. 14.

Portnoi AG, Seger L. Dor: um enfoque multidisciplinar. In: Seger L. Psicologia & odontologia. 4. ed. São Paulo: Santos; 2002. pp. 407-26.

Rotter JB. Generalized expectancies for internal versus external control of reinforcement. Psychol Monogr. 1966; 80(1):1-28.

Sanders SH. Operant conditioning with chronic pain: back to basics. In: Gatchel RJ, Turk DC. Psychological approaches to pain management. New York: Guilford; 1996. pp. 112-30.

Seger L. Algumas contribuições da psicologia no atendimento odontológico ao paciente especial. In: Mugayard LRF. Pacientes portadores de necessidades especiais: manual de odontologia e saúde oral. São Paulo: Pancast; 2000. pp. 177-98.

Seger L. Câncer bucal: comunicação do diagnóstico ao paciente. Rev Paulista Odontol. 1995; 4(5-6).

Seger L. Comunicação do diagnóstico ao paciente. In: Kignel S et al. Diagnóstico bucal. São Paulo: Robe; 1997. pp. 425-32.

Seger L. Diferenças entre estudantes brasileiros e espanhóis na percepção de estímulos vitais estressantes. Rev Instit Ciênc Saúde. 1998; 16(1):21-5.

Seger L. Diferencias entre estudiantes brasileños y españoles en la percepción de estímulos vitales estresantes. In: Zamignani DR. Sobre comportamento e cognição: a aplicação da análise do comportamento e da terapia cognitivo-comportamental no hospital geral e nos transtornos psiquiátricos. São Paulo: Arbytes; 1997. pp. 103-10.

Seger L. O estresse e seus efeitos no profissional, na equipe e no paciente odontológico. In: Marinho ML, Caballo V. Aplicação da psicologia clínica com adultos. Editora da Universidade Estadual de Londrina e Associação de Psicologia Clínica e Saúde; 2001. pp. 213-23.

Seger L. O estresse em pediatria. Rev Pediatr Moderna Moreira Jr. 1996; II(7).

Seger L. Perfil de personalidade de pacientes portadores de disfunção da articulação temporomandibular (ATM). [Dissertação.] São Paulo: Instituto de Psicologia da Universidade de São Paulo; 1991.

Seger L. Psicologia & odontologia: uma abordagem integradora. 4. ed. São Paulo: Santos; 2002.

Seger L. Psicologia e odontologia. In: Range B et al. Psicoterapia comportamental e cognitiva. Porto Alegre: Artes Médicas; 1995. pp. 263-71.

Seger L. Psicologia e odontologia: atendimento a pacientes portadores de disfunção da articulação temporomandibular (ATM). Rev Instit Ciênc Saúde Universidade Paulista. 1990; 7(1):27-9.

Spielberger CD, Gersuch RL, Lushene RE. Inventário de ansiedade traço-estado. Rio de Janeiro: CEPA; 1979.

Teixeira MJ, Pimenta CAM. Introdução. In: Teixeira MJ. Dor: conceitos gerais. São Paulo: Limay; 1994. pp. 3-7.

Teixeira MJ, Shibata M, Pimenta CAM et al. Pesquisa com pacientes. In: Dor no Brasil: estado atual e perspectivas. São Paulo: Limay; 1995. pp. 79-99.

Capítulo 20

Recursos Protéticos e Cirúrgicos Empregados em Prótese Bucomaxilofacial

Reinaldo Brito e Dias, Cynthia Maria Freire da Silva e Ricardo César dos Reis

▶ Introdução

A origem da vida e o corpo humano têm sido o interesse principal de muitos pesquisadores. "Os versículos da criação", no livro de Gênesis, são, em muitos estudos, o ponto de partida.

É da natureza do homem procurar respostas para todas as indagações em busca de algum sentido para a vida.

Desde os primórdios da sua existência, pode-se notar a grande preocupação do homem em conhecer os mecanismos do corpo humano a fim de curar, reparar ou substituir partes do corpo perdidas por traumatismos ou doenças diversas.

Hipócrates (pai da Medicina), em uma prática considerada cruel pelos cientistas, realizava dissecações *in vivo*, ou seja, as incisões e os órgãos eram retirados dos pacientes considerados sem esperança quando eles ainda estavam vivos; afirmava que há uma grande diferença entre o funcionamento do organismo vivo e o estudo em mortos.

Apesar da crueldade, seus achados são de alta relevância e usados até hoje nos estudos médicos e nas técnicas cirúrgicas.

As correções plásticas e protéticas, como especialidades, são relativamente recentes. Entretanto, sua história é tão antiga como a do ser humano.

Reposições artificiais de partes do corpo são executadas há muito tempo, com origem comprovada no reinado de Amenófis em 3.500 a.C, conforme relatos em inserções, objetos e manuscritos.

Um papiro encontrado em Tebas, datado de 2.200 a.C, refere-se a correções plásticas de nariz e lábio, receitas de rejuvenescimento e narizes de madeira de um material maleável, possivelmente cera.

Estudos em 700 a.C. utilizavam a retenção dentária removível ancorada em dentes naturais. Os fenícios em 300 a.C usavam fios de ouro para fixar dentes abalados e fraturas da mandíbula. Usavam também goteiras caneladas de bambu, junco e lâminas de cedro para imobilizar ossos fraturados.

Os chineses confeccionavam goteiras de osso e marfim perfuradas para fixar os maxilares, e também faziam restaurações faciais com ceras e um tipo de resina; as restaurações eram complementadas por pintores e escultores.

Na região da face, por centenas e milhares de anos, olhos artificiais foram feitos de pedras preciosas, e narizes, orelhas e parte da face foram substituídos por metais esculpidos ou por couro de animais moldado no formato desejado.

No final do século XIX, os avanços na ciência médica biotecnológica levaram a resultados cada vez mais animadores no processo de reparação. O desenvolvimento industrial do século XX trouxe novos produtos e materiais, e a expansão das engenharias aeronáutica e aeroespacial e as duas grandes guerras mundiais contribuíram para o início desses avanços tecnológicos e cirúrgicos (reparadores e plásticos).

Atualmente, o mapeamento do genoma humano significa muito mais do que uma grande conquista científica. Por causa dele a humanidade terá sua rotina alterada a cada dia. Os medicamentos poderão prevenir doenças, em vez de curá-las. As enfermidades poderão ser detectadas antes mesmo de surgirem.

Novos estudos poderão estender o mapeamento genético para qualquer área da ciência, motivando pesquisas e criando produtos. Seguindo esses novos caminhos, a prótese bucomaxilofacial (PBMF) como uma das especialidades da Odontologia, em uma integração multidisciplinar, vem colaborar na reabilitação de pacientes com perdas faciais.

Os novos materiais (resinas, silicones, biomateriais e implante osteointegrado), associados às técnicas cirúrgicas plásticas e reparadoras, vêm aprimorando a confecção de próteses cada vez mais estéticas e biocompatíveis, facilitando o uso e a reintegração social do paciente, que pode, em alguns casos, retornar às suas atividades normalmente.

Os pacientes acometidos por perdas ou distúrbios faciais apresentam, além dos comprometimentos funcionais evidentes, o distanciamento da normalidade estética, principalmente os mutilados por perdas faciais que têm sua identidade afetada, uma vez que a face é o componente de identificação do indivíduo.

Esse fator fundamental no tratamento protético reparador remete aos conceitos mais elementares da importância do significado da face do indivíduo para si e para suas relações interpessoais. O sentido do padrão estético facial está diretamente ligado à beleza e, para entendê-la, é necessário recorrer à história e à filosofia.

Na história da civilização, a associação da face como identificação do indivíduo e a preocupação com a beleza datam dos primórdios por meio de manifestações artísticas, como as gravuras nas rochas.

A evolução do homem mostra que, desde a pré-história, ele vem desenvolvendo sua consciência estética e sua sensibilidade, atravessando civilizações antigas como a egípcia, na qual os ideais de estética facial foram abundantemente documentados pela arte.

Os filósofos gregos do período helênico, principalmente Sócrates e Platão, questionaram o sentido da beleza, e Aristóteles introduziu o termo *äisthesis* para o estudo da beleza e da Filosofia da Arte. Posteriormente, destacaram-se as ideias estéticas do filósofo neoplatônico Plotino.

A civilização clássica romana também contribuiu para o desenvolvimento da sensibilidade e estética, levando ao Ocidente os ideais de beleza grega, que ressurgiram somente no Renascimento, após um período de forte influência da religiosidade cristã, que condenava a beleza física e exaltava a beleza espiritual.

No século XVIII, todos esses fatos históricos, que comprovam a busca incessante do belo pelo homem, levaram Alexander Gottlieb Baumgartner (1714-1762) a teorizar uma nova disciplina filosófica, a Estética, voltada para a reflexão a respeito da beleza sensível e do fenômeno artístico. Ela estuda o julgamento e a percepção do que é considerado beleza, a produção das emoções pelos fenômenos estéticos. Por *estesia* entende-se a capacidade de perceber o sentimento da beleza.

O que seria então a beleza, fator tão importante na estética? É caráter do ser ou da coisa que desperta sentimento de êxtase e admiração; virtude do que é belo, ou seja, aquilo que tem formas e proporções esteticamente harmoniosas, que produz uma viva sensação de deleite e admiração tendendo ao ideal de perfeição.

Compreender o que significa normalidade, simetria, harmonia e equilíbrio entre os componentes faciais é fundamental para se entender a amplitude do conceito de beleza facial. Entretanto, não se pode esquecer que a beleza depende da subjetividade de quem a julga e do respeito à etnia dos povos.

A PBMF é uma especialidade odontológica que compreende o estudo clínico e o tratamento por meio da reparação artificial ou correção ortopédica das lesões congênitas, evolutivas e traumáticas (acidentais e cirúrgicas) e das doenças sediadas na boca, nos maxilares e na face. Em função da abrangência e da complexidade dos defeitos faciais, das alterações de contorno e aparência das correções das disfunções de fonação, deglutição e mastigação, o tratamento requer planejamento multidisciplinar.

A disciplina de PBMF abrange as áreas de malformações, distúrbios de desenvolvimento, perdas faciais por traumatismos e tumores (oncocirurgias).

Os estágios de confecção dessas próteses ou dispositivos podem variar de acordo com a oportunidade, a cronologia do tratamento e as condições clínicas do paciente:

- Deformidade: irregularidade ou anormalidade da conformação
- Deformação: modificação da forma primitiva
- Mutilação: privação de alguma parte ou membro do corpo.

As malformações são alterações anatômicas que resultam de problemas genéticos, mesológicos ou mistos quando da formação do indivíduo, causando deformidade ou deformação.

São assimetrias faciais: disostose craniofacial, disostose mandibulofacial, disostose cleidocraniana e acondroplasia; as síndromes de Apert, Treacher Collins, Crouzon, Pierre Robin, Hurler etc.; e fissuras labiopalatinas, de maior incidência.

Os distúrbios de desenvolvimento podem ter caráter tanto genético como ambiental, fatores que interferem no desenvolvimento facial do indivíduo quando ainda criança que causam deformação, entre eles infecções não tratadas, traumatismo e acidentes.

As mutilações são ocasionadas por doenças como leishmaniose, hanseníase, tumores (oncocirurgias) e traumatismos acidentais ou intencionais.

A prótese "definitiva" reparadora ou reabilitadora é confeccionada quando o paciente, já tratado pela equipe médica, é liberado para instalação protética em casos de perdas faciais.

A autoplastia (cirurgia plástica restauradora) é o tratamento de escolha, realizada pelo cirurgião plástico habilitado.

A evolução das técnicas cirúrgicas e as microcirurgias revolucionaram as reconstruções faciais; os enxertos e o uso de biomateriais como BMP, ossos liofilizados, apatitas e titânio têm proporcionado resultados satisfatórios para os pacientes deformados ou mutilados.

Este capítulo abordará os seguintes tópicos:

- Documentação
- Materiais e biomateriais
- Próteses e dispositivos
  - Extraorais
    - Ocular
    - Oculopalpebral
    - Auricular
    - Nasal
    - Facial extensa
  - Intraorais
    - Maxila
    - Mandíbula
    - Malformações de lábio e palato
    - Complementares da actinoterapia
    - Articulação temporomandibular.

▶ Documentação | Prontuário clínico

A documentação tem importância primordial no planejamento, na atuação clínica e no registro dos tratamentos realizados, e é fundamental ter cuidado na sua elaboração.

O prontuário clínico preconizado é ponto de partida para o tratamento. Caracteriza-se por um documento padronizado e ordenado contendo os registros das condutas e informações como relatos e cronologia de acontecimentos clínicos do paciente.

O profissional deve estar habilitado para executá-lo, pois sua importância também se estende aos âmbitos social, científico, didático, profissional, técnico, econômico e jurídico.

Inicialmente é realizada a identificação do paciente com todos os seus dados pessoais; seguem-se então a anamnese e a avaliação clínica, que consiste no exame físico e na avaliação de exames complementares (anatomopatológicos, radiografias, laudos médicos). O encaminhamento médico é anexado ao prontuário, atestando que o paciente pode submeter-se ao tratamento protético reparador.

Após a elaboração completa desse prontuário, com a definição quanto ao diagnóstico e ao prognóstico, estabelece-se o plano de tratamento, com a definição da cronologia das consultas necessárias, os materiais utilizados nas fases de confecção, tipo e características da prótese e os meios de fixação.

O acompanhamento do paciente submetido a reparação protética deve ser periódico, mediante consultas clínicas para avaliar o uso e as condições das próteses ou dispositivos, além da sintomatologia do paciente. Todos os itens são devidamente anotados no histórico de procedimentos. Nos casos de alterações clínicas significativas, a conduta indicada é a solicitação de laudo por escrito com a avaliação de profissionais da área clínica de interesse.

A documentação complementar é anexada ao prontuário e consiste em exames imaginológicos, modelos, fotografias e encaminhamentos.

Um aspecto imprescindível é a assinatura do paciente autorizando o tratamento proposto e a divulgação didática e científica do procedimento; deve declarar, ainda, estar ciente das orientações prescritas quanto aos cuidados com a prótese e da necessidade de acompanhamento clínico periódico.

▶ Materiais

A escolha dos materiais ou biomateriais a serem utilizados no tratamento, como já visto, é estabelecida durante o planejamento do tratamento, quando são definidos os tipos de materiais usados nas diversas fases de confecção da prótese indicada.

Para a moldagem, espera-se que o material obtenha reprodução fiel da anatomia moldada e estabilidade dimensional, e apresente fácil escoamento, compatibilidade tecidual para não agredir os tecidos, leveza para não exercer pressão e deformar a área moldável e reação térmica suportável e não agressiva aos tecidos. O material mais utilizado é o hidrocoloide irreversível (alginato), podendo ser utilizados gesso de paris e godiva.

Para obter o modelo, espera-se um material de fácil manipulação, que reproduza fielmente o molde e apresente boa estabilidade dimensional, fácil escoamento, resistência à confecção das próteses e compatibilidade com o material da prótese. Os materiais mais comumente usados são o gesso comum e o gesso-pedra para a obtenção dos modelos de estudo e de trabalho.

Espera-se que os materiais de escultura sejam suficientemente plásticos para possibilitar o detalhamento anatômico na escultura, não sejam pegajosos, tenham cor branca ou parecida com a cor da pele do paciente, sejam atóxicos e tenham consistência adequada, mantendo a forma esculpida. Os mais indicados são argila, cera e, principalmente, modelina.

Na reabilitação protética das grandes perdas faciais, o material usado deve apresentar algumas propriedades, como ser biocompatível, bem tolerado pelos tecidos hospedeiros e de fácil modelagem; não ser reabsorvível, não resultar em cápsula fibrosa; e, no caso do enxerto ósseo, ter boas propriedades mecânicas e apresentar osteoindução.

Muitos materiais têm sido utilizados como substitutos do osso, entre eles: casca de ovo de avestruz, hidroapatita de cálcio, enxerto autógeno de ilíaco e fíbula, polietileno poroso, ligas metálicas, titânio e resina de poliuretano vegetal.

Para os materiais de prótese interna, os requisitos de Mayer preconizam que não se modifiquem fisicamente pelos tecidos, sejam quimicamente inertes, não produzam reações alérgicas ou inflamatórias nos tecidos, não sejam carcinogênicos, e sejam resistentes à tração mecânica, disponíveis, de fácil manipulação e esterilizáveis.

Para a confecção das próteses intraorais e dispositivos em geral, são utilizadas as resinas acrílicas. Para as próteses faciais também são indicadas, além das resinas acrílicas, as resinas resilientes. Atualmente tem-se utilizado a resina de polimetilmetacrilato (PMMA); entretanto, ela é mais rígida e não apresenta translucidez quando comparada aos silicones.

Os silicones apresentam alguns fatores limitantes quanto à sua longevidade, como instabilidade de cor, principalmente em função da alteração de suas propriedades quando expostos à luz solar. Outros fatores, como a ação do intemperismo de um clima quente e úmido, podem alterar as propriedades de resistência ao rasgo e à tração e seu módulo de elasticidade. Esse tipo de prótese apresenta algumas vantagens: não é invasivo, além de ser estético, tolerante ao tecido, confortável de usar e de simples fabricação e limpeza.

▶ Biomateriais

Daqui a poucos anos, as células-tronco, o mapeamento genético, as membranas e outros materiais e técnicas talvez sejam tão comuns quanto a resina acrílica utilizada de várias maneiras e os reimplantes e transplantes realizados com o auxílio de microcirurgia e microscópios de alta potência.

Pesquisas em áreas como nanotecnologia, engenharia de materiais e engenharia de tecidos são amplamente divulgadas.

A ciência dos biomateriais desenvolve e caracteriza os materiais para restaurar ou melhorar funções biológicas, estudando as prioridades dos tecidos e dos órgãos e a sua interação com esses materiais.

Os biomateriais podem ser naturais ou artificiais e substituir total ou parcialmente estruturas vivas. Dispositivos biomédicos podem, ainda, aumentar ou substituir uma função natural. Entre eles podem-se relacionar alguns tipos utilizados em cirurgias e PBMF, descritos a seguir.

▶ Próteses e dispositivos

As próteses e os dispositivos bucomaxilofaciais podem ser divididos em intra e extraorais.

As próteses extraorais, também conhecidas por próteses faciais, podem ser indicadas para órgãos ímpares (próteses nasal e labial) ou órgãos pares (próteses ocular, oculopalpebral e auricular, além da prótese para grandes perdas da face, denominada prótese facial extensa, que abrange duas ou mais próteses já citadas).

As próteses intraorais são indicadas quando há grandes perdas nas regiões de maxila ou mandíbula e nas deformidades faciais com comprometimento da cavidade oral, principalmente as fendas labiopalatinas. Neste grupo são incluídos também os dispositivos complementares de cirurgia, traumatologia e actinoterapia, além dos indicados para contrições da articulação temporomandibular e distúrbios de desenvolvimento.

Os objetivos principais das próteses faciais são restabelecer a estética facial, assegurar funções essenciais de respiração, fonação e mastigação, melhorar a qualidade de vida e atenuar os problemas emocionais, familiares e sociais.

As próteses faciais extraorais dividem-se em dois grupos quanto à posição no local lesionado. Quando a reparação passa em ponte sobre as regiões lesionadas, apoiando-se em regiões circunvizinhas sadias, tem-se uma epítese.

A prótese que fica contida em uma cavidade, como a prótese ocular, é denominada anaplerose.

Concluído o prontuário clínico, elabora-se o plano de tratamento, especificando o tipo de prótese, os materiais a serem usados e a sequência protética clínica e laboratorial por meio de moldagens, obtenção do modelo de estudo e de trabalho, modelagem, escultura e inclusão, caracterização e tipos de retenção.

▪ Oportunidade

Os estágios de confecção de próteses ou dispositivos variam de acordo com a oportunidade que é estabelecida em função da cronologia do tratamento e das condições clínicas do paciente.

A prótese imediata ou cirúrgica é realizada no pré-operatório, após avaliações da equipe multiprofissional envolvida, com a participação dos profissionais da equipe, médicos, fonoaudiólogo, psicólogo e técnico em prótese. Essa prótese substitui com vantagens a necessidade de curativos, além de auxiliar na cicatrização e atenuar os transtornos psicológicos do paciente no pós-operatório.

Outra modalidade de prótese facial quanto à oportunidade são as próteses temporárias, que se destinam ao período de observação até que as condições clínicas se apresentem favoráveis à confecção da terceira modalidade, a prótese reparadora, indicada quando tenham se esgotado todos os recursos cirúrgicos ou quando se aguarda um período clínico mais longo, mas o local já apresenta condições para a confecção da prótese, atendendo aos requisitos técnicos preconizados pela disciplina.

São constantes as pesquisas para aperfeiçoamento das próteses faciais. Em geral, os materiais de uso em PBMF devem preencher os seguintes requisitos, idealizados por Bulbulian (Sabóia, 2011):

- Compatibilidade
- Flexibilidade
- Leveza
- Translucidez
- Amoldabilidade
- Condutibilidade térmica
- Durabilidade
- Fácil duplicação
- Fácil aquisição
- Fácil higienização.

▪ Modelos faciais

Tanto na arte como na ciência, nada substitui a criatividade e a habilidade das mãos.

Em Veneza, as tradicionais máscaras carnavalescas podem ser individualizadas. O artista verte o material de moldagem (gesso ou alginato) na face do cliente deitado no chão, obtendo o molde e posteriormente o modelo, onde irá trabalhar na confecção da arte escolhida.

Nas ciências forense, investigativa e antropológica, colocam-se os dados ou a foto da estrutura óssea da face em um programa específico do computador e, com a análise dos resultados obtidos, tem-se na tela a fisionomia quase perfeita; entretanto, a análise mais apurada é de competência do antropólogo especialista em reconstrução facial, o qual, por meio de estudos antropométricos, características ósseas, raciais ou inter-raciais, esculpe manualmente, em um modelo do arcabouço ósseo, a face até então oculta.

A face humana sempre exerceu fascínio. Representá-la é uma arte pré-histórica, desde os rabiscos lineares encontrados nas cavernas até a beleza e a luminosidade das pinturas e escultura dos grandes mestres, e atualmente a computação gráfica e os programas especiais para computadores também podem reproduzi-la.

A PBMF utiliza-se de ambas as técnicas, mas a escultura é sempre artística, manual, sobre um modelo em gesso e a face do paciente.

Parte-se sempre dos conceitos básicos de moldagem, molde e modelo:

- Moldagem: obtenção do molde das áreas desejadas, utilizando materiais e técnicas apropriadas
- Molde: reprodução em negativo da superfície moldada
- Modelo: reprodução do molde, vazando-se em material rígido, geralmente gesso.

Em PBMF para reconstruções faciais, realizam-se moldagens extraorais e intraorais. Elas podem ser pré-cirúrgicas (prótese normalmente imediata, instalada no ato cirúrgico) ou pós-cirúrgicas (para próteses provisórias ou reparadoras).

Em ambos os casos, a orientação e o preparo psicológico do paciente são necessários.

O material de moldagem de escolha normalmente é o alginato (hidrocoloides) ou silicone. O gesso não é mais utilizado para moldagem, pois os hidrocoloides mostram-se mais eficazes, com fácil manipulação e baixo custo; além disso, hidrocoloides não liberam calor na geleificação, ao contrário do gesso, que, quando se cristaliza, sofre uma reação exotérmica, provocando desconforto ao paciente. Em casos de pacientes irradiados, o gesso é contraindicado, pois o calor liberado pode irradiar e ferir a pele fragilizada pela radioterapia.

Nas moldagens faciais total ou parcial, deve-se ter cuidado com as áreas de deformidade tecidual, região do mento, pró-lábio, ápice nasal, região palpebral e lóbulo da orelha.

Devem-se observar os limites da área a ser moldada; no uso do hidrocoloide irreversível (alginato), o paciente é posicionado em decúbito dorsal com o tronco e a cabeça elevados 30° em relação ao plano horizontal. O isolamento normalmente não é praticado. O alginato não adere aos pelos; entretanto, em peles muito ressecadas e com pouca oleosidade, utiliza-se vaselina (pasta ou líquida) para facilitar a remoção do molde.

O tamponamento das áreas retentivas e de orifício é feito com gaze vaselinada.

Em moldagem que englobe o nariz, a respiração é mantida com tubos nasais, confeccionados com papel vegetal ou canudo.

A camada de precisão é feita das regiões mais retentivas para as menos retentivas; como o alginato tem as bordas frágeis e pode sofrer "rasgamento" na retirada de molde, necessita de uma camada de reforço. Logo após o depósito da camada de precisão, antes da geleificação do material, coloca-se gaze aberta e umedecida, e em seguida gesso (de paris ou comum) sobre o alginato; o gesso servirá para dar rigidez ao molde.

Os modelos faciais têm por objetivo auxiliar no planejamento e prognóstico do tratamento e das correções plástico-cirúrgicas, e na execução da escultura das próteses faciais onde irá se processar a modelagem. É um documento tridimensional da lesão e da verificação do resultado plástico-cirúrgico obtido, e tem importância também como modelo didático e para auxílio psicológico de outros pacientes, que se sentem mais confortados em saber que seu caso não é único, sendo passível de reparação.

Devem ser obtidos nos estágios pré e pós-cirúrgico e para confecção das próteses. Dividem-se em modelo de estudo e modelo de trabalho.

O modelo facial é obtido vazando-se gesso-pedra; após a cristalização total do material, separa-se facilmente o modelo do molde e, caso necessário, faz-se o retoque do modelo.

Modelagem e escultura das próteses faciais

A escultura e a modelagem das próteses faciais podem ser realizadas diretamente no paciente ou no modelo de trabalho. Como material, em geral, utiliza-se a modelina, material bastante plástico que fornece grande suavidade de contornos naturais, sulcos anatômicos e eventuais rugas da face.

O processo de escultura é semelhante ao realizado por artistas escultores. O artista pode e deve ter liberdade de executar sua obra em consonância com sua criatividade e imaginação; contudo, o especialista em PBMF deve restringir-se, com a máxima fidelidade, à reprodução do órgão perdido.

O resultado final da prótese está diretamente ligado a essa reprodução, que requer critérios rigorosos com auxílio fundamental de noções de prosopometria, biotipologia, anatomia artística, cartografia facial e cânones de proporção facial.

A prosopometria é o estudo das mensurações, das proporções relativas e da locação simétrica das próteses faciais pares.

Biotipologia é o estudo das características morfológicas faciais nos tipos raciais predominantes em nosso meio.

Por meio da cartografia facial, traçam-se sobre a fotografia do paciente linhas imaginárias e arbitrárias, enquadrando os elementos fisionômicos em um sistema geométrico. A partir dos cânones das proporções faciais e dos conhecimentos de prosopometria e biotipologia, pode-se objetivar melhor os critérios para a apreciação de normalidade e beleza faciais em qualquer um dos distintos grupos étnicos.

Alguns cânones das proporções faciais são indicados como referência na fase de modelagem, como os de Leonardo da Vinci, Michelangelo, Shadow, Bruening e Fomon.

A anatomia artística é o estudo da configuração externa da face, da anatomia das formas e da plástica por meio do entrelaçamento entre a ciência e a arte.

Tecnologia nas próteses faciais

Com a evolução das técnicas radiográficas, por meio de tomografia computadorizada, obtém-se modelos exatamente iguais ao paciente. Essa técnica, denominada prototipagem ou estereolitografia, refere-se à fabricação rápida de modelos virtuais tridimensionais 3D complexos ou partes físicas (protótipos) usando dados CAD (*computer-aided design*).

O advento da tecnologia CAD/CAM (*computer-aided manufacturing*) no campo da Odontologia trouxe enorme melhoria na qualidade dos cuidados de saúde prestados, graças à alta precisão desse modelo de expressão facial em 3D para a fabricação de próteses faciais.

A prototipagem rápida é amplamente utilizada no *design* de produtos em algumas indústrias e passou a ser aplicada nos campos médico e odontológico nos últimos 30 anos. Na Odontologia, é usada especificamente para o diagnóstico e o planejamento de tratamento.

Consiste na obtenção de protótipos de partes do corpo, modelos de próteses e moldes para a confecção de próteses exclusivas. Possibilita produzir imagens com estruturas e proporções fiéis à realidade, visualizar o modelo por diversos ângulos, fazer cortes e medidas e separar o objeto de interesse. Esses sistemas são capazes de fornecer uma reprodução mais consistente e precisa da morfologia facial.

A prototipagem ainda é de alto custo, mas em um futuro próximo deverá ser utilizada não só para o planejamento cirúrgico, mas também para a confecção de próteses faciais e orientação cirúrgica para instalação de implantes intra e extraorais, sem a necessidade das moldagens dos pacientes.

Inclusão e caracterização

A caracterização é o conjunto de recursos e artifícios técnicos e artísticos utilizados no sentido de imprimir maior aparência de vida às reparações aloplásticas da face. Apresenta particularidades inerentes a cada modalidade de prótese facial.

Ela pode ser *intrínseca*, quando efeitos de coloração, pigmentos, fios de raiom indicados para simular veias, pó para flocagem e opacificante para se aproximar da suave translucidez da pele são misturados ao material de escolha da prótese antes da inclusão.

Na caracterização *extrínseca*, em geral, são utilizados diversos recursos de maquiagem que dissimulam eventuais manchas na pele.

Meios de retenção

São os artifícios ou recursos utilizados para a estabilidade da prótese, que está diretamente relacionada às condições de retenção. O meio de retenção é estabelecido no protocolo de tratamento em função das características locais da região afetada e das condições clínicas do paciente. Os métodos podem ser os seguintes:

- Retenção anatômica
- Retenção mecânica
- Substâncias adesivas
- Recursos cirúrgicos (implantes osteointegrados).

A retenção anatômica apresenta-se pelo apoio em cavidades em geral revestidas por enxerto, ou como na anaplerose ocular.

O método de retenção mecânica utiliza-se de dispositivos unidos à prótese e apoiados na região da cabeça. Conhecido universalmente, o apoio na armação de óculos é o mais eficiente meio de estabilidade nesse tipo de retenção. É geralmente indicado nas próteses oculopalpebrais.

Para próteses de material flexível, como as resinas resilientes e os silicones, é comum o uso de substâncias colantes, os adesivos. Estes não devem ser irritantes à pele do paciente, alterar as propriedades do material da prótese nem se decompor com o suor da pele; devem ainda ser incolores, inodoros, permanecer ativos por pelo menos 8 horas e ser facilmente removidos da prótese para reposição.

Implantes

Desde a descoberta do uso de implantes por Brånemarck, expandida a diversas áreas do corpo, implantes extraorais vêm se difundindo como meio de retenção das próteses faciais.

Considerando que, em geral, pode-se esperar alta sobrevivência do implante, ele deve ser cuidadosamente considerado em pacientes com fatores de risco como irradiação, tabagismo e uso abusivo de álcool.

Atualmente, o planejamento em 3D auxilia o cirurgião e elimina várias restrições relacionadas à colocação de implantes ósseos, auxilia o procedimento cirúrgico e melhora tanto a estética quanto o resultado funcional da cirurgia.

A Figura 20.1 apresenta implantes faciais das regiões de nariz, olho e orelha.

Aspectos psicológicos

As perdas faciais acometem uma região supervalorizada por todas as culturas e grupos sociais. A modificação estética instalada leva a uma distorção da autoimagem e à diminuição da autoestima, que afeta diretamente o comportamento e a

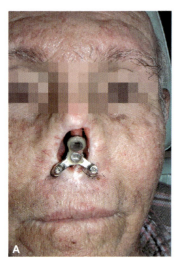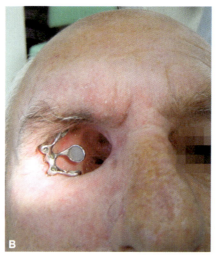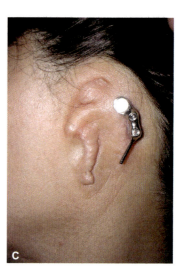

Figura 20.1 Implantes faciais nas regiões de nariz (**A**), olho (**B**) e orelha (**C**).

maneira de agir. Provoca nos pacientes uma súbita ruptura na rotina de atividades e hábitos, levando à sensação de exclusão social, aniquilamento perante o mercado de trabalho e impossibilidade de estabelecer vínculos afetivos e emocionais, o que contribui para uma atitude fatalista diante da situação e inviabiliza o processo de elaboração da perda.

A reabilitação protética interfere positivamente nas relações pessoais e interpessoais, recuperando a autoestima do paciente (Figura 20.2).

Próteses e dispositivos extraorais

Prótese ocular

Prótese ocular é uma modalidade da prótese facial que repara aloplasticamente as perdas ou as deformidades do bulbo ocular. É considerada uma anaplerose porque fica contida em uma cavidade, preenchendo-a.

Histórico

Desde a Antiguidade há registros quanto ao uso de olhos artificiais que evidenciam o valor dos olhos como fator estético. Os antigos egípcios embelezavam suas estátuas com o uso de ouro e pedras preciosas na região ocular, e os maias e astecas usavam pedras preciosas para adornar a cavidade orbitária nas máscaras como símbolo de devoção aos deuses.

Ambroise Paré (1510-1590), pioneiro da prótese ocular moderna, idealizou um aro metálico que contornava a cabeça, terminando em uma peça oval convexa pintada que se adaptava à região orbital. O uso do cristal na confecção das próteses oculares data de 1835, com Ludwig Müller-Uri.

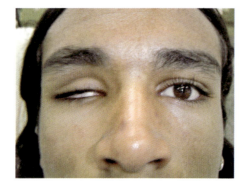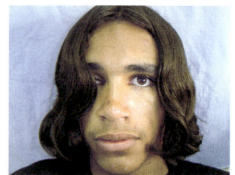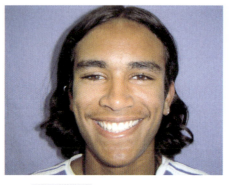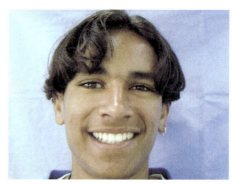

Figura 20.2 Aumento da autoestima do paciente após tratamento com prótese facial.

Na Segunda Guerra Mundial, com a impossibilidade de os EUA receberem os olhos artificiais alemães, os odontólogos Stanley F. Erpf, Victor Dietz e Milton S. Wirtz criaram o "programa dos olhos de plástico", dando início à utilização da resina acrílica na confecção das próteses oculares.

Objetivos

- Prevenir o colapso e a deformidade palpebral, dando sustentação e tonicidade muscular, bem como sua atresia por falta de função
- Proteger a sensível cavidade anoftálmica contra agressões por poeira, fumaça, frio e demais agentes
- Evitar a secura da conjuntiva
- Restaurar a direção do fluxo lacrimal ao seu ducto fisiológico (evitando o empastamento de cílios)
- Prevenir o acúmulo de secreção lacrimal na cavidade, evitando alterações assimétricas que progressivamente se instalam e epífora (lacrimejamento incontido)
- Restaurar o contorno facial.

Etiologia

Das modalidades de perdas faciais que requerem o uso de prótese, a ocular é a que ocorre com mais frequência nos centros de reparação protética bucomaxilofacial.

As causas que provocam perdas com indicação de reparação protética ocular são as congênitas e as adquiridas. Alterações congênitas incluem anoftalmia, microftalmia, catarata, coloboma de íris e encefalocele.

As perdas patológicas ocorrem por diversos tipos de tumores do globo ocular, como tumores intraoculares malignos (p. ex., retinoblastoma, um dos tumores mais prevalentes na infância, e melanoma) e tumores orbitários primários, como meningioma e glioma. O neuroblastoma é um tumor orbitário secundário.

As maiores incidências patológicas de cegueira do mundo são catarata e glaucoma. A cegueira pode ocorrer em função de estágios avançados de glaucoma, que se caracteriza por hipertensão ocular com atrofia do nervo óptico. Outra modalidade de perda patológica pode ser em consequência de infecção pós-operatória, conhecida por pan-oftalmia.

Modalidades cirúrgicas

As modalidades cirúrgicas variam de acordo com as indicações. Quando há o esvaziamento do bulbo ocular, tem-se a evisceração; há remoção de todo o conteúdo do bulbo com conservação da esclera, podendo ou não se proceder à retirada da córnea. Oferece um coto muscular mais favorável à prótese ocular.

Outra modalidade é a enucleação, uma cirurgia mutilante que consiste na remoção total do bulbo ocular, mantendo a cápsula do bulbo (cápsula de Tenon) e os músculos oculomotores. A evisceração e a enucleação são reabilitadas com a prótese ocular. A intervenção cirúrgica que compreende a remoção de todo o conteúdo da cavidade orbital, incluindo a ressecção das pálpebras, denomina-se exenteração. A reparação protética nesses casos é feita por uma prótese oculopalpebral.

Incidência

As perdas oculares apresentam incidência variada, principalmente em relação à idade. Nos três primeiros anos de vida, a maioria das crianças é acometida pelo retinoblastoma; dos 11 aos 20 anos, a prevalência é traumática, em função da maior exposição dessa faixa etária aos acidentes automobilísticos ou por arma de fogo. As perdas patológicas são mais comuns na terceira idade em pacientes acometidos de glaucoma e catarata. A intervenção cirúrgica de maior prevalência é a enucleação que representa 3,1% do total das cirurgias oftálmicas.

Tipos

Os tipos de próteses oculares existentes são as de estoque e as individualizadas, que podem ser uni ou bilaterais.

As próteses individualizadas são as preconizadas pela disciplina de PBMF. São indicadas em função da complexidade e da variedade das condições das cavidades anoftálmicas, o que requer confecção protética específica. Desse modo, estabelece-se o plano de tratamento após preenchimento total do prontuário clínico do paciente com histórico clínico e exame minucioso da cavidade anoftálmica, verificando os fórnices superior e inferior, a mobilidade do coto muscular e a presença de atresias, entrópio, ectrópio, bridas e atrofias.

Fases de confecção

As fases de confecção são:

- Confecção da íris
- Moldagem da cavidade
- Obtenção da peça ceroplástica
- Centralização da íris
- Peça escleral
- Camada final
- Entrega e acompanhamento clínico.

Confecção da íris

Por reabilitar um órgão par, a prótese ocular deve ser o mais fielmente possível a cópia do olho remanescente, principalmente da íris, que identifica a cor dos olhos do paciente. Para tanto, dois fatores são fundamentais: o diâmetro e a cor da íris.

O diâmetro da íris protética deve ser exatamente igual ao do olho remanescente. Distorções de menos de 1 mm já são relevantes no comprometimento do resultado estético. O diâmetro é obtido a partir de uma escala milimétrica em posição (Figura 20.3) por meio de fotografia e mensuração digitais nos planos vertical e horizontal (Figura 20.4), que possibilitam obter com exatidão o diâmetro da íris tanto na técnica de íris obtida por pintura quanto na fotografia digital.

Durante a fase clínica de confecção da prótese ocular e principalmente no estágio pré-inclusão em resina, é fundamental avaliar a simetria da fenda palpebral (largura e altura da fenda palpebral). Utiliza-se então a escala milimétrica com a peça ceroplástica e a íris em posição (Figura 20.5).

Na técnica de reprodução da cor da íris, são reproduzidos, além das cores e nuances predominantes, as estruturas anatômicas da íris, o ponto pupilar, a zona peripupilar, média e o

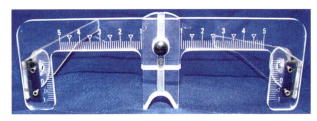

Figura 20.3 Escala milimétrica. Aperfeiçoamento em dispositivo provido de escala milimétrica para medições faciais e tratamento reabilitador com prótese ocular. Patente pela Agência USP de Inovação (M.U. 9001240-2).

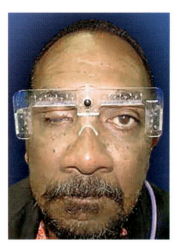

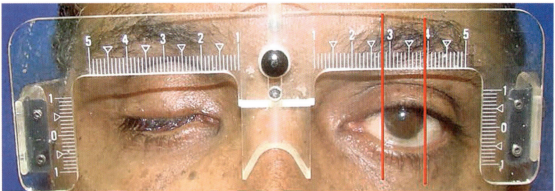

Figura 20.4 Mensuração digital do diâmetro da íris: 11,50 mm.

halo externo. A técnica comumente utilizada é de pintura com tinta acrílica ou pigmentos.

Outra técnica atualmente utilizada na reprodução da íris protética é por meio de fotografia da íris do paciente submetida posteriormente a programas digitais (Figura 20.6), nos quais são realizados os ajustes necessários de cor, nuances e diâmetro determinado. A imagem digitalizada é impressa em papel fotográfico, no qual é possível o registro de cerca de 40 imagens que possibilitam a formação de um banco de imagens (Figura 20.7). Na presença do paciente, a imagem mais semelhante à íris remanescente é escolhida. Essa técnica apresenta resultados estéticos bastante favoráveis e uma degradação de cor semelhante à técnica de pintura.

Moldagem da cavidade

Para moldar a cavidade, usa-se o alginato com uma consistência adequada, utilizando apenas a seringa ou seringa com uma moldeira. Faz-se a inclusão do molde em mufla com gesso-pedra, respeitando o equador protético, posiciona-se a contramufla e vaza-se o gesso comum.

Após a cristalização do gesso, faz-se o conduto de alimentação na contramufla, por onde será vertida a cera nº 7 parafinada para a obtenção da peça ceroplástica. Essa peça será provada no paciente, avaliando sua adaptação e realizando os ajustes necessários, pois ela é a referência para a confecção do volume da prótese, em que são realizados acréscimo, desgaste e escultura do contorno anterior buscando-se a mesma turgescência do olho não afetado.

A íris anteriormente confeccionada é centralizada na peça ceroplástica, e então se realiza nova inclusão em resina acrílica em mufla com gesso-pedra e posteriormente se obtém a peça escleral em resina acrílica.

Na porção branca da peça incluída em resina, faz-se um desgaste de cerca de 1 mm de profundidade para maior retenção dos pigmentos, além da confecção da camada final em resina acrílica incolor. A caracterização da prótese é realizada de acordo com as características da esclera do olho contralateral.

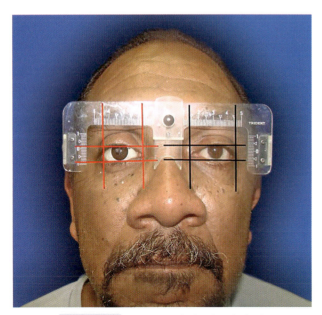

Figura 20.5 Avaliação da fenda palpebral.

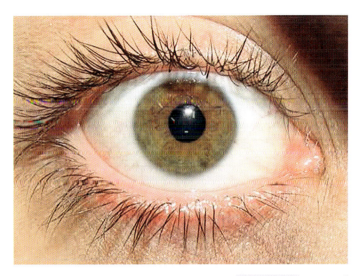
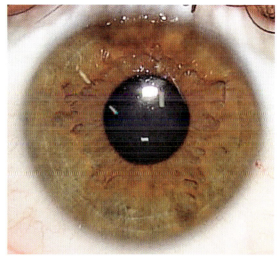

Figura 20.6 Fotografia da íris digital.

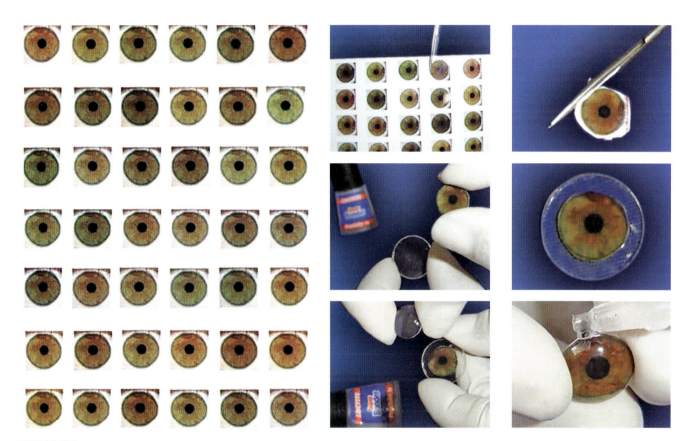

Figura 20.7 Montagem da íris digital. Processo de confecção de prótese ocular utilizando íris digitalizada. Patente pela Agência USP de Inovação (M.U. 1003388-21003388-2 16/09/10).

Utilizam-se tintas e pigmentos e fios de raiom para dissimular a vascularização.

Instalação da prótese e acompanhamento clínico

Na consulta de instalação, o paciente dever ser orientado quanto à retirada e à colocação da prótese ocular. Deve receber por escrito as orientações quanto a cuidados, higienização e desinfecção da prótese. O paciente deve sempre lavar as mãos ao manipular a prótese, que deve ser higienizada 2 a 3 vezes ao dia com água fervida e fria e sabão neutro. A desinfecção é feita 1 vez por semana colocando a prótese em solução de água oxigenada 10 volumes por 10 minutos.

A cronologia das consultas no acompanhamento clínico é programada a critério do profissional responsável, e o paciente deve retornar ao serviço no mínimo a cada 6 meses para avaliação das condições clínicas da cavidade anoftálmica. Em casos de irritação ou secreção importantes, deve ser encaminhado ao oftalmologista por escrito.

Outro aspecto relevante no acompanhamento clínico é a avaliação do comportamento da dinâmica da fenda palpebral, que, em função da musculatura, da vascularização e da inervação palpebrais, pode apresentar alterações importantes que comprometem o resultado estético.

Além da avaliação clínica qualitativa, há também quatro medidas quantitativas estabelecidas no protocolo da disciplina. As medidas avaliadas são estabelecidas a partir de pontos antropométricos: a altura da fenda palpebral, a largura da fenda palpebral, a distância do ponto palpebral superior até o centro pupilar e a distância do centro do sulco palpebral até o ponto palpebral. A diferença em cada medida entre o lado não afetado e reabilitado é registrada no prontuário clínico, possibilitando avaliações periódicas e eliminando a subjetividade.

Tipos de prótese ocular individualizada

▶ **Prótese ocular leve.** A prótese leve com adição de isopor (Figura 20.8) possibilita diminuição de 1/4 do peso de uma convencional. É indicada principalmente após a cirurgia de enucleação, com consequente cavidade remanescente ampla. Desse modo, o uso de prótese convencional pode provocar deformidade da cavidade anoftálmica por causa do seu peso e comprometer a amplitude de movimentos.

▶ **Prótese ocular oca.** Assim como a prótese leve, este tipo é utilizado quando uma peça maciça ficaria volumosa e pesada, apoiada no fundo de saco inferior, comprimindo-o e, juntamente com a pálpebra inferior, deslocando-se para baixo.

No processo de confecção da peça escleral, na porção de resina remove-se sua massa interior (ocada), a fim de atenuar o peso e, consequentemente, seus efeitos prejudiciais.

▶ **Prótese ocular em calota.** Este tipo de prótese é indicado quando, após evisceração, o paciente apresenta pouca alteração em relação ao volume e à convexidade do globo ocular. Desse modo, uma fina camada de resina da prótese em formato de calota é confeccionada seguindo o formato favorável remanescente.

▶ **Prótese ocular de contato.** É indicada quando não há alteração da cor da esclera nem diminuição do diâmetro da íris. A prótese então é confeccionada em resina acrílica incolor em sua porção escleral, com o restabelecimento do tamanho normal da íris.

▶ **Prótese ocular ortocavitária (conformadora).** Este tipo de prótese é indicado para cavidades retraídas, principalmente se o paciente ficou muito tempo sem uso de próteses após a perda ocular. Nesses casos, em geral, há perda de tonicidade muscular com comprometimento da abertura palpebral, que se apresenta atresiada. Em crianças, principalmente em decorrência de retinoblastoma, a prótese inicialmente pode ser incolor, com aumentos progressivos por meio de reembasamento periódico ou substituída por maiores volumes até o restabelecimento da abertura palpebral, que possibilitará a indicação correta do uso da prótese reparadora. As cavidades anoftálmicas no tratamento em crianças têm implicações a longo prazo se o procedimento primário não for bem realizado.

▶ **Prótese ocular atípica.** Nesta modalidade estão inseridas todas as próteses oculares que apresentem características que não as enquadrem nos tipos já citados. A individualização da prótese ocular proporciona inúmeros tipos de reparações oculares atípicas.

▶ **Prótese ocular individualizada bilateral.** A prótese ocular melhora a qualidade de vida do paciente na medida em que reabilita a estética e minimiza os distúrbios funcionais decorrentes da lesão (Figuras 20.9 e 20.10).

Prótese oculopalpebral

Quando a perda de substâncias abrange o conteúdo orbitário e a região palpebral, principalmente nas cirurgias oncológicas, a reparação aloplástica da região afetada é feita com a prótese oculopalpebral, que consiste em uma prótese ocular vista anteriormente com extensão da reprodução da região palpebral.

Etiologia

A etiologia de maior incidência das lesões oculopalpebrais que requerem reparação é oncológica (Figura 20.11), que pode variar quanto à extensão e à superfície da cavidade orbitária. As perdas por traumatismos diversos também ocorrem em número significativo (Figura 20.12).

Um dos fatores preponderantes nessa decisão refere-se às condições da cavidade da lesão – em casos de tapizamento por enxerto de pele ou mucosa (Figura 20.13), ou cavidades retentivas livres, indica-se o uso de material flexível (silicone), cuja retenção ocorre por contato íntimo com a superfície da

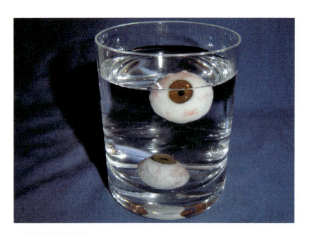

Figura 20.8 Prótese ocular leve com adição de isopor.

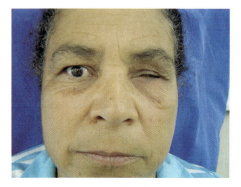
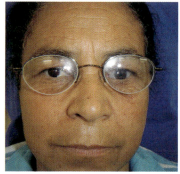

Figura 20.9 Prótese ocular individualizada unilateral.

Capítulo 20 | Recursos Protéticos e Cirúrgicos Empregados em Prótese Bucomaxilofacial **317**

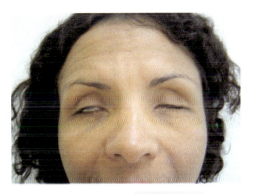 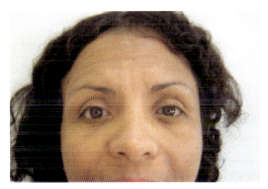

Figura 20.10 Prótese ocular individualizada bilateral.

pele, usando substâncias adesivas cutâneas que complementam sua fixação. Configura-se, neste caso, uma anaplerose. Quando a indicação é a confecção de uma epítese, preconiza-se o uso de material rígido, preferencialmente resina acrílica, que se apoiará em tecidos sadios adjacentes à lesão.

Confecção

As fases de confecção são:

- Moldagem
- Obtenção do modelo (trabalho e estudo)
- Confecção da prótese
- Posicionamento da prótese
- Modelagem e escultura
- Inclusão da peça esculpida e posterior material (resina/silicone)
- Caracterizações intrínseca e extrínseca.

O processo de confecção inicia-se pela moldagem do local com a proteção em regiões cruentas, e o material de escolha é o alginato. Obtido o modelo de gesso, que deve ser duplicado, tem-se o modelo de estudo. No modelo de trabalho, inicia-se o processo de escultura.

Inicia-se com uma lâmina de cera adaptada ao modelo e ao rosto do paciente, onde será posicionada a prótese ocular previamente confeccionada. A escultura inicia-se com uma lâmina de cera adaptada ao modelo e ao rosto do paciente, onde será posicionada a prótese ocular. É fundamental que a prótese ocular esteja simetricamente posicionada para posteriormente realizar a escultura da região palpebral (Figuras 20.14 e 20.15).

O processo de escultura das próteses oculopalpebrais deve ser fundamentado na anatomia da região e nas noções de prosopometria por meio do processo de construção de triângulos iguais. Aspectos de biotipologia e anatomia artística são

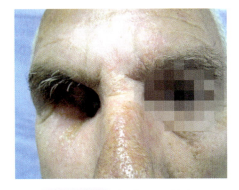 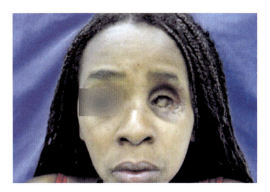

Figura 20.11 Lesão oncológica.

Figura 20.13 Paciente com lesão oncológica na região oculopalpebral, com a superfície da cavidade com tapizamento por enxerto.

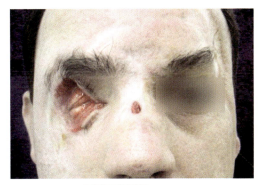 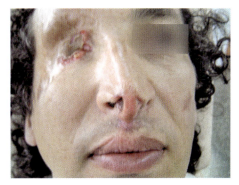

Figura 20.12 Lesões traumáticas em consequência de descarga elétrica.

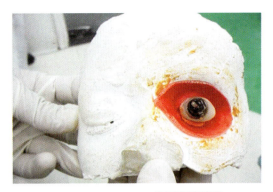 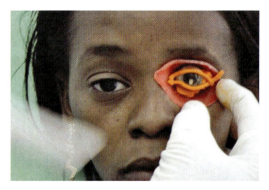

Figura 20.14 Posicionamento da prótese ocular.

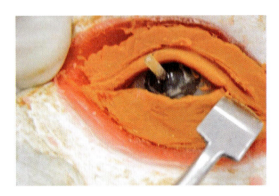 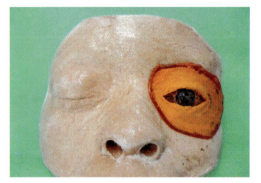

Figura 20.15 Escultura em modelina.

imprescindíveis, com atenção às linhas de expressão (rugas e sulcos) apresentadas pelo paciente.

Para auxiliar na obtenção das medidas da área de interesse e na avaliação durante o processo de escultura, foi desenvolvido um posicionador fotográfico (Figura 20.16).

Pela fotografia do paciente com a escultura em posição, observa-se a simetria entre os lados com mais precisão por meio das medidas com escala milimétrica (Figura 20.17). Pode-se também realizar a sobreposição da face no modelo com a escultura para avaliação final da escultura antes da inclusão em resina ou silicone (Figuras 20.18 e 20.19).

Depois de concluída a fase de escultura, vaza-se sobre a mesma gesso-pedra. Com a réplica da prótese esculpida e utilizando mufla adequada, prensa-se o material escolhido (resina acrílica ou silicone). Ao material são adicionados pigmentos com o objetivo de aproximá-lo ao máximo da cor da pele do paciente, processo denominado caracterização intrínseca.

A caracterização extrínseca é feita depois da retirada da peça protética da mufla, utilizando pigmentos, material de maquiagem, além da colocação de cílios e sobrancelhas (Figura 20.20).

Retenção

A retenção das próteses oculopalpebrais pode ser por meio de substâncias colantes, com o inconveniente de alguns pacientes apresentarem oleosidade excessiva na face, o que compromete a ação retentiva de colagem.

A retenção anatômica é utilizada quando principalmente as cavidades são revestidas por enxertos (Figura 20.21).

A armação de óculos é o método universal de retenção mecânica que proporciona maior conforto e segurança quanto à estabilidade da prótese.

Nos últimos anos, a fixação das próteses oculopalpebrais teve um grande avanço com a colocação dos implantes na região do osso orbital principalmente (Figura 20.22).

Prótese auricular

Os defeitos auriculares compreendem uma grande proporção de deformidades maxilofaciais. A maioria dos pacientes com deformidades adquiridas tem inaptidão psicossocial e busca reabilitação estética. Embora pequenos defeitos possam ser

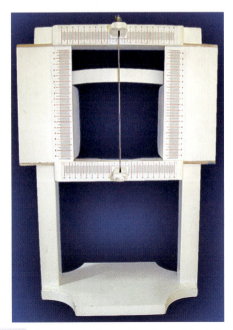

Figura 20.16 Posicionador fotográfico de modelo da face para confecção de próteses faciais. Patente pela Agência USP de Inovação (P.I. 1.100.096-1 01/11/11).

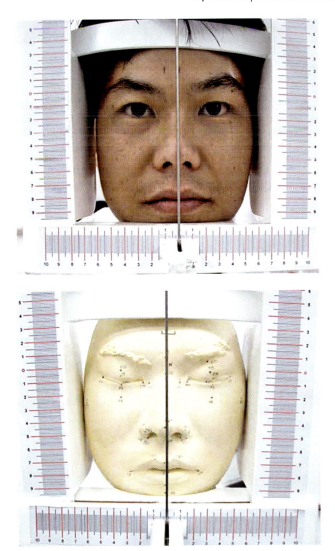

Figura 20.17 Fotografia da face e do modelo em gesso no posicionador.

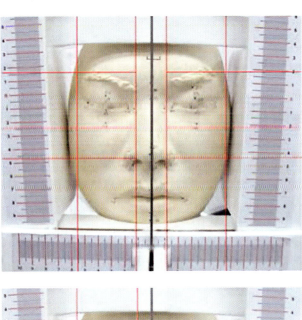

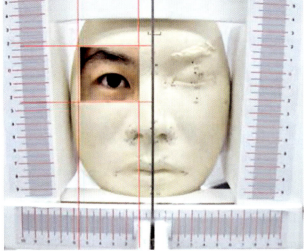

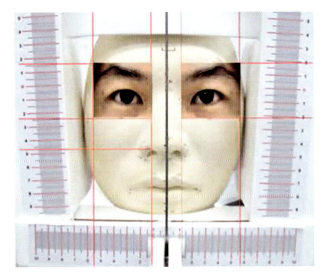

Figura 20.18 Sobreposição da fotografia da face no modelo de gesso.

corrigidos cirurgicamente, deformidades extensas são difíceis de reconstruir com cirurgia plástica. Ao contrário disso, a restauração protética pode proporcionar excelentes resultados estéticos.

É a prótese facial que repara artificial ou aloplasticamente as perdas ou defeitos do pavilhão da orelha.

As Figuras 20.23 e 20.24 apresentam exemplos de prótese e implante auriculares.

Etiologia

Como em outras lesões da face, as causas podem ser congênitas ou adquiridas, sendo os dismorfismos embrionários responsáveis pela alta incidência de defeitos auriculares. Os principais são agenesia – ausência total do pavilhão – e aplasias com cotos rudimentares correspondentes à região do lóbulo e a outras porções da orelha.

Nas adquiridas, as patológicas são geralmente por oncocirurgias, e as traumáticas, por acidentes e ferimentos por violência.

No processo de confecção da prótese auricular, inicialmente se faz a moldagem com alginato, tanto da região afetada quanto da orelha oposta, com uma camada de reforço de gesso para evitar distorções após a remoção.

Utiliza-se a técnica de modelagem direta. Podem-se utilizar vários métodos: observação do modelo da orelha existente;

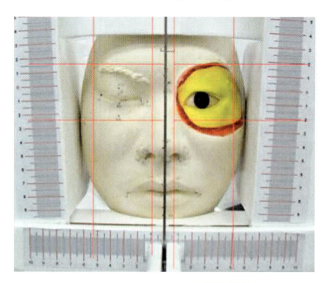
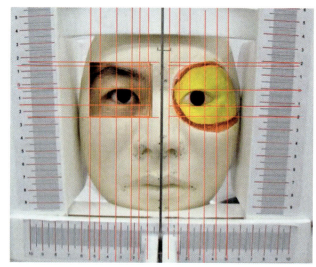

Figura 20.19 Avaliação final da simetria da escultura.

decalque em cera parafinada do desenho invertido, em papel-celofane, da orelha existente; cópia fotográfica da orelha existente, obtida pela inversão do negativo; ou uso do aparelho preconizado por Brito Viana.

Como em outras próteses faciais, é imprescindível seguir as noções de prosopometria, como a locação simétrica de pontos anatômicos essenciais que auxiliam na escultura e na posição simétrica da ceroplastia no modelo de trabalho.

É importante verificar e reproduzir a inclinação axial do pavimento auricular, fator relevante no resultado estético.

A caracterização da prótese auricular segue os princípios preconizados para outras próteses, com atenção especial durante a coloração para o emprego de misturas com proporções conhecidas das quais são condensadas amostras, como nas escalas de cores, buscando nuances e sombreamentos apresentados pelo pavilhão auricular.

O sistema CAD/CAM e a tecnologia de prototipagem rápida na fabricação de uma prótese auricular podem ser usados como uma alternativa às técnicas convencionais que incluem o

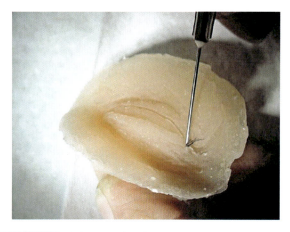

Figura 20.20 Colocação de cílios em prótese oculopalpebral de uso noturno.

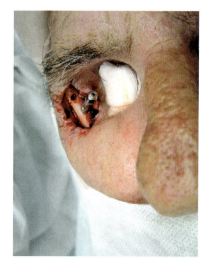

Figura 20.22 Cirurgia para a colocação de implantes.

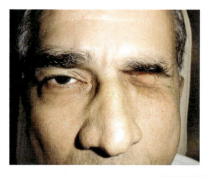
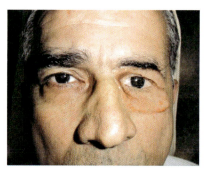
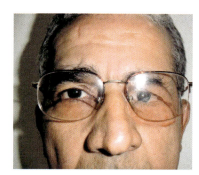

Figura 20.21 Prótese oculopalpebral com retenção anatômica.

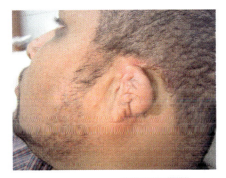 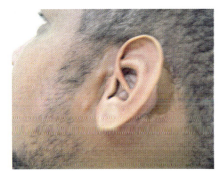

Figura 20.23 Prótese auricular em posição.

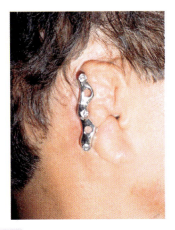 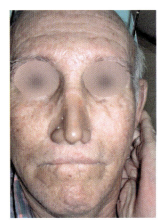

Figura 20.24 Sistema de implantes na região auricular.

Figura 20.25 Sistema de implantes na região nasal.

processo demorado de modelagem de cera, com diminuição do tempo de tratamento e possibilitando o armazenamento para a fabricação de próteses adicionais para o paciente.

Retenção

O processo mecânico universalmente utilizado é o das armações de óculos. As hastes funcionam como verdadeiras pinças, cujos ramos apoiam-se nas regiões mastóideas. Eventualmente, pode-se unir as extremidades posteriores das hastes com um elástico por trás da cabeça, o que possibilita uma retenção bastante estável.

Em função da posição da prótese auricular, o uso de substâncias colantes como meio de retenção não é um método eficaz, uma vez que requer recolagens frequentes que podem irritar a pele, e em pacientes que apresentam sudorese abundante ocorre a deliquescência da substância colante constante.

A retenção por meio de implantes fixados na região temporal tem-se mostrado o método mais eficiente, possibilitando mais liberdade de movimentos, como prática de esportes, com risco menor de queda da prótese.

O planejamento e o procedimento cirúrgico de colocação de implantes são facilitados pelas técnicas de reconstrução 3D virtual da anatomia e espelhamento da orelha saudável. Por meio de *softwares* há maior precisão no posicionamento dos implantes, o que elimina várias restrições relacionadas à colocação de implantes ósseos e auxilia na cirurgia.

Prótese nasal

É uma modalidade de prótese facial que se propõe restaurar artificial ou aloplasticamente as perdas de substâncias do apêndice nasal (Figura 20.25).

Etiologia

A etiologia das perdas nasais, assim como em outras regiões faciais, pode ser patológica ou traumática. As patológicas, na maioria, estão relacionadas a oncocirurgias. Podem ocorrer também por dismorfismos ou perdas teciduais em decorrência de hanseníase, sífilis, leishmaniose e *lupus vulgaris*. As traumáticas podem ser acidentais ou intencionais em função, principalmente, da violência urbana.

Confecção

A reconstrução e a reabilitação após a rinectomia permanecem controversas e apresentam um problema complexo. Embora a reconstrução com retalhos locais e microvasculares seja uma opção válida, os resultados estéticos podem nem sempre ser satisfatórios. Os resultados estéticos obtidos com uma prótese nasal são excelentes; no entanto, a aceitação do paciente depende de um método seguro de retenção.

Inicia-se pela moldagem para a obtenção do modelo, que será a base para o processo de escultura. As noções de antropometria, biotipologia e cartografia gerais da face e principalmente as específicas para a região nasal (como índice nasal, ângulo frontonasal, perfil nasal e proporções relativas do nariz) são referências imprescindíveis nesse processo de confecção.

O processo de escultura do apêndice nasal pode se iniciar pelo sólido de Black (figura de uma caixa com as laterais divergentes e base em três planos).

As caracterizações intrínseca e extrínseca seguem os mesmos preceitos de confecção de outras próteses faciais.

A prótese nasal pode ser obtida por meio de uma tomografia computadorizada mostrando o defeito, exportada para um *software* especializado para criar reconstruções em 3D da face do paciente e do osso subjacente. O nariz é projetado digitalmente, restaurando a estética facial, a anatomia, a forma e a cor da pele.

Retenção

A retenção é o fator decisivo no resultado final da prótese nasal. Em pacientes que apresentem sudorese intensa ou pele bastante oleosa, o uso de substâncias colantes é bastante limitado. O método mais comumente utilizado é a armação de óculos, e atualmente os implantes têm apresentado resultados bastante satisfatórios.

Prótese facial extensa

São reparações das grandes perdas faciais em decorrência de lesões graves em função da eliminação de tecidos moles, geralmente com comprometimento do suporte ósseo. Na cirurgia oncológica mutilante, há ressecções amplas em monobloco, de acordo com a extensão preventiva.

Etiologia

A maior parte das mutilações das lesões neoplásicas ocorre por meio das oncocirurgias que, por margem de segurança, demandam ressecção ampla na região da face (Figura 20.26), situação em que pode ser indicado um tratamento protético facial imediato ou no ato cirúrgico. Pode ser também temporário até que o processo cicatricial se complete.

Os acidentes, como automobilísticos, por arma de fogo ou no trabalho, com grande comprometimento da região facial, caracterizam outra modalidade etiológica.

Confecção

A prótese facial extensa costuma resultar da combinação de duas modalidades de próteses faciais, geralmente oculopalpebrais com nasais. Desse modo, a confecção deve seguir os preceitos estabelecidos para a confecção das próteses faciais. Havendo indicação para prótese total intraoral, esta deve ser realizada antes da prótese facial em função da alteração da dimensão vertical (Figura 20.27).

O cuidado em relação à dissimulação da região das bordas da prótese influencia diretamente o resultado estético. Por tratar-se de uma prótese com extensa porção que dissimula a face, é fundamental que o material (silicone ou resina) tenha cor semelhante à da face do paciente mediante caracterização intrínseca com uso de pigmentos e caracterização extrínseca (Figura 20.28).

A sobreposição satisfatória das bordas da prótese em relação às da lesão é o principal cuidado na escultura para essa variedade de epítese facial.

A delimitação da prótese facial extensa em relação às perdas da região geniana atenderá à sobreposição da prótese em 2 cm em relação à borda da lesão para evitar o efeito desfavorável da perda de contato prótese-pele durante a abertura da boca.

Nos casos em que o paciente utilize próteses intraorais, principalmente prótese total, deve-se avaliar a necessidade de sua troca para que a prótese facial seja confeccionada tendo como referência a tonicidade que a nova prótese irá proporcionar.

O êxito da reabilitação protética bucomaxilofacial está diretamente relacionado à correção dos passos de sua confecção e à evolução das técnicas e dos biomateriais empregados (Figura 20.29).

▪ Próteses e dispositivos intraorais

Prótese nas grandes perdas da maxila

São ablações ósseas do esqueleto fixo da face (EFF), capazes de estabelecer ampla comunicação da boca com seios maxilares, fossas nasais, rinofaringe e cavidade orbitária, podendo ou não comprometer tecidos moles.

Objetivo

A reparação protética da maxila visa restaurar as mutilações cirúrgicas ou traumáticas.

Os distúrbios decorrentes das mutilações do EFF podem ser:

- Estéticos: deformidades cicatriciais, de pressão geniana, ectropismo da pálpebra inferior, edemas, perdas tissulares, ósseas e de músculos cutâneos
- Funcionais: deglutição, mastigação, fonação, respiração, olfação e alterações visuais (diplopia).

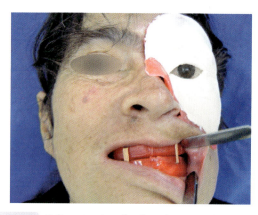

Figura 20.27 Prótese total confeccionada concomitantemente com a facial extensa.

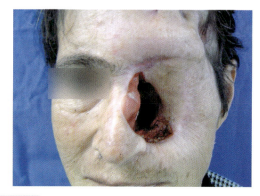

Figura 20.26 Paciente com lesão oncológica extensa atingindo as regiões oculopalpebral e nasal.

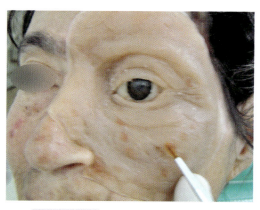

Figura 20.28 Caracterização extrínseca.

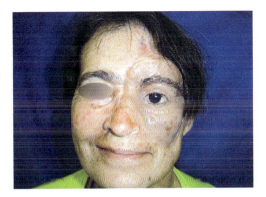

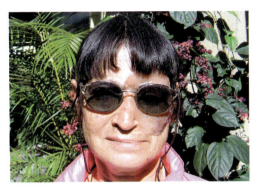

Figura 20.29 O êxito da reabilitação protética bucomaxilofacial está diretamente relacionado à correção dos passos de sua confecção e à evolução das técnicas e dos biomateriais empregados.

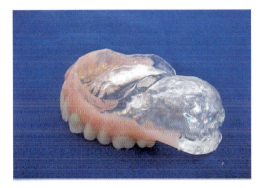

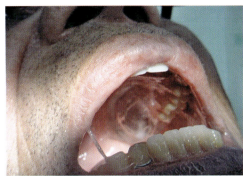

Figura 20.30 Prótese de maxila com extensão na loja cirúrgica.

A recuperação psicológica do paciente é facilitada com as funções e a estética reparadas.

Classificação

A oncocirurgia é a maior responsável pelas mutilações cirúrgicas, que podem ocorrer em:

- Infraestrutura: dentes, rebordo alveolar, palato, assoalho do seio maxilar. Essa ressecção pode se localizar nas regiões anterior, central e lateral da maxila
- Inframesioestrutura: infraestrutura mais região nasomaxilar, podendo ser uni ou bilateral
- Inframésio e supraestrutura: além das anteriores, compromete o assoalho da órbita e o malar; pode ser uni ou bilateral.

Tratamento

Inicia-se o tratamento protético em qualquer estágio.

Atualmente, sabe-se que o melhor critério é a confecção de uma prótese prévia, que passe em ponte sob a loja cirúrgica, adaptada e instalada no ato cirúrgico (Figura 20.30). A retenção dessas próteses é feita com grampos ortodônticos em dentes remanescentes, na zona chapeável em edêntulos ou por fios metálicos transósseos; nesses casos, a prótese é de resina acrílica incolor, o que possibilita a inspeção da loja cirúrgica.

Denominada *prótese imediata* ou cirúrgica, contribui muito para a recuperação pós-cirúrgica do paciente. A prótese possibilita a fala e a ingestão dos alimentos, amenizando o trauma estético e psicológico.

Assim que a loja cirúrgica apresentar condições para moldagem, confecciona-se uma *prótese temporária*, que tem por finalidade proteger a porção intracavitária, mantendo a facilidade de alimentação e fonação do paciente.

A *prótese reparadora* é confeccionada após cicatrização total da cavidade cirúrgica.

A porção intracavitária deve ser oca e de resina acrílica incolor, possibilitando uma prótese mais leve, que também facilite a inspeção dos tecidos.

Pode ser conjugada a uma prótese facial, caso a mutilação afete os tecidos (regiões) faciais.

Sua adaptação segue os princípios protéticos das próteses convencionais (total ou removível), tomando-se a precaução de desarticular levemente a oclusão do lado lesionado.

Há casos em que o paciente não foi reabilitado por nenhum serviço protético após a cirurgia e a loja cirúrgica sofreu uma retração cicatricial, dificultando a confecção da prótese reparadora, ou a cirurgia é contraindicada. Nesses casos, a *prótese ortognática* é utilizada com a confecção de aparelhos redutores da cavidade.

O uso desses aparelhos é cada vez menor, graças ao avanço das técnicas cirúrgicas plásticas, das microcirurgias e dos enxertos (biomateriais).

Prótese nas grandes perdas da mandíbula

Grandes perdas mandibulares são ablações do osso mandibular em toda sua altura e extensão, com dimensão igual ou superior a 3 cm.

Objetivos

As próteses mandibulares têm como objetivos reparar a mutilação, restaurar a estética e restabelecer a função mesmo que com limitações, tornando possíveis a mastigação, a deglutição, a fonação e as demais funções. Evitam o desvio mandibular (Figura 20.31) do osso remanescente pelas forças dos músculos incidentes nos fragmentos ósseos e auxiliam no tratamento psicológico.

Quanto à etiologia, as perdas mandibulares podem ser de origem traumática, incluindo agressões com arma de fogo,

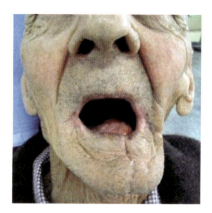
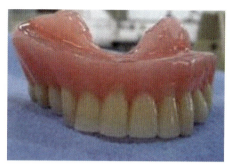
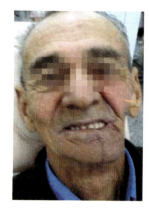

Figura 20.31 Desvio mandibular.

acidentes automobilísticos e de trabalho. As perdas patológicas geralmente são por cirurgias em função do desenvolvimento dos tumores malignos que abrangem a língua, a mandíbula e as estruturas adjacentes. O mais comum é a invasão de células malignas nas bordas da língua e no assoalho bucal, o que compromete a mandíbula. Nesses casos, a ressecção deve ser ampla e, muitas vezes, acompanhada de esvaziamento ganglionar cervical. Alguns casos de tumores benignos, como o ameloblastoma, impõem a ressecção.

Distúrbios

Os distúrbios dessas perdas são os estéticos, entre os quais as deformidades cicatriciais, o achatamento bilateral e o perfil do mento desviado. Como distúrbios funcionais, têm-se os oclusais, com a mordida em dois tempos, devido ao desalinhamento horizontal dos dentes ocasionado pela descontinuidade do osso mandibular; os respiratórios, com riscos de glossoptose; e os de deglutição, incontinência salivar e distúrbios fonoarticulatórios.

Classificação

De acordo com a extensão e a localização, pode ser mediana (de canino a canino), lateral (de canino até ângulo), posterior (do ângulo da mandíbula até a cabeça do côndilo), mesioterminal (do meio até a região posterior), total do ramo horizontal e total do osso mandibular.

Etiologia

A etiologia pode ser traumática ou patológica por quadros infecciosos ou tumorais (oncológicos). De acordo com a incidência da região afetada, têm-se língua e assoalho com 56,3%; área retromolar com 17,5%; e gengiva com 11%. Os principais fatores de risco são o tabagismo, o alcoolismo e a presença de raízes residuais.

O tumor de maior incidência é o ameloblastoma, que apresenta característica infiltrante e invasiva e não é metastático, possibilitando reconstrução. Os principais tumores que acometem a região mandibular são os carcinomas espino e basocelulares e o osteossarcoma.

Os distúrbios apresentados podem ser estéticos – assimetria facial, deslocamento da linha mediana (mento desviado para o lado da lesão) e retrações cicatriciais – e funcionais – oclusões dentárias, desvio durante os movimentos de abertura e fechamento, incontinência salivar.

Tratamento

A PBMF apresenta abordagens terapêuticas nos períodos pré, trans e pós-operatório nos casos de perdas mandibulares extensas. O processo terapêutico desenvolvido por equipe multiprofissional otimiza a reabilitação global.

A conduta estabelecida no protocolo de tratamento deve ser discutida com uma equipe multiprofissional, que agirá nas diferentes fases do tratamento, uma vez que os pacientes acometidos por perdas mandibulares apresentam cronologia de atuação bastante variada, bem como oportunidades nas diferentes fases de reabilitação, cabendo a esses profissionais utilizar todos os recursos possíveis com o objetivo de minimizar os diferentes distúrbios inerentes ao processo de cura e reabilitação.

O protocolo de tratamento reparador nas reconstruções referentes às perdas mandibulares apresenta grande variedade. As principais próteses nas grandes perdas mandibulares são as reparadoras imediatas, indicadas no tratamento logo após as ressecções mandibulares quando essas não forem de origem oncológica. Entre as próteses complementares da cirurgia plástica, há as internas (implantes de contorno) que se destinam a reparar o contorno facial (mento), e as externas, como guia para orientação de abertura e fechamento da boca ou para manter os fragmentos em posição (contensora das osteoplastias) e os guias cirúrgicos.

Nos casos de colocação de enxerto de fíbula, guias cirúrgicos de resina acrílica são utilizados para o posicionamento correto do retalho de fíbula livre de microvasculatura (Figuras 20.32 e 20.33). Esses guias cirúrgicos são feitos a partir de tomografia da região e melhoram os resultados anatômicos, funcionais, estéticos e de qualidade de vida da reabilitação protética.

Próteses internas

Apresentam como objetivos principais a reparação de porções ósseas perdidas, contorno facial, articulação e contenção de

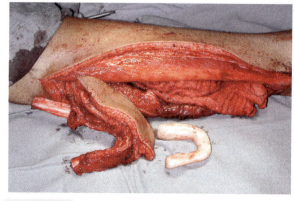

Figura 20.32 Enxerto mandibular de fíbula com guia sagital.

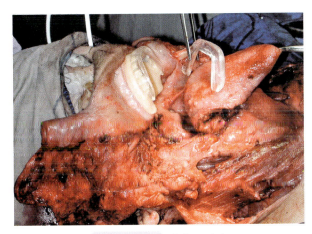
Figura 20.33 Guia sagital.

fraturas, tendo entre as principais as de Winter, Conley, Healy, Benoist-Cernea e Sinponsyn, Rezende, Rossa, devendo estas próteses ser complementadas com uma prótese ortognática.

Na evolução, os incas foram os precursores do uso de materiais aloplásticos, colocando ouro após craniotomias. Claude Martin confeccionou a primeira prótese interna no mundo, e no Brasil o precursor foi Souza Cunha.

As próteses de contorno eram usadas com resina acrílica e silicones. Atualmente são usados polietileno poroso e hidroxiapatita, que apresentam menor resposta inflamatória.

Nos fundamentos de Meyer para a confecção, o material de prótese interna deve apresentar as seguintes características: ser quimicamente inerte, não ser fisicamente modificado pelos líquidos teciduais, não produzir reações alérgicas ou inflamatórias, não ser carcinogênico, ser resistente às ações mecânicas e permitir que a prótese seja facilmente confeccionada no formato desejado. A prótese interna fica contida na intimidade dos tecidos sem qualquer comunicação com o meio externo. Deve ter volume pequeno, em função do edema acentuado que comprime a prótese após o ato cirúrgico. Há necessidade de espaço, pois a reparação ocorre por fibrose, o que resultaria em expulsão da prótese caso ela fosse volumosa.

Próteses reparadoras externas

A prótese externa repara a porção óssea ressecada, evitando a retração cicatricial e os desvios fragmentares.

As próteses ortognáticas orientam os movimentos de aproximação e afastamento das arcadas dentárias, opondo-se aos desvios fragmentares pós-ressecção, enquanto as próteses complementares da cirurgia têm como função primordial o bloqueio maxilomandibular, realizando imobilização do fragmento mandibular até a cicatrização.

A reconstrução mandibular pode ser cirúrgica com enxerto ósseo, na maioria dos casos demandando confecção de um guia cirúrgico para orientação cirúrgica para o posicionamento correto do enxerto ósseo.

Em pacientes dentados, o guia sagital mandibular com asa (prolongamento) se encaixa no dente antagonista. Nos pacientes edêntulos, deve-se buscar a articulação ideal, construindo no palato área para mastigação.

No tratamento tardio, quando a cirurgia for contraindicada, a redução protética das deformidades cicatriciais pode ser obtida por meio de uma prótese ortognática que dará lugar a uma prótese reparadora, a qual pode ser interna ou externa; quando não houve perda pela cicatrização, pode-se indicar uma prótese reparadora interna ou externa. O tratamento protético tardio pode ser exclusivo ou mais comumente cirúrgico-protético, ou apenas cirúrgico.

Para evitar esforços musculares indesejados sobre as próteses restauradoras, é indicada a confecção de um aparelho-guia maxilomandibular durante a colocação de prótese interna.

Malformações de lábio e palato

As fendas de lábio e palato são malformações congênitas do terço médio da face. Ocorrem devido à falta de fusão dos processos maxilares e palatinos entre a 3ª e a 7ª semana de vida intrauterina.

Apresentam vários graus de gravidade de acordo com sua extensão, podendo ser uni ou bilaterais, completas ou incompletas.

Com uma incidência de 1:650 nascimentos, são a principal ocorrência de malformações de cabeça e pescoço.

As fendas palatinas são descritas desde o século VI a.C.; no Egito, encontrou-se uma múmia com fissura labiopalatina.

Para os astecas e maias, os malformados de lábio e palato eram considerados "divinos"; entretanto, na Grécia antiga, os espartanos sacrificavam os fissurados por considerá-los fracos.

A primeira cirurgia para fechar a fenda de palato pode ter sido realizada pelos chineses em 390 d.C., mas manuscritos de 950 d.C. descrevem uma cirurgia de lábio realizada por cirurgiões saxônicos.

Pierre Franco (1505-1579) já descrevia a origem congênita das fendas faciais; Ambroise Paré (1510-1590) e Pierre Fauchard (1728) citavam alguns tipos de obturadores palatinos.

Em 1789, Rouxe e Von Graefe iniciaram a "Era Moderna da Reparação Cirúrgica", mas o grande desenvolvimento na reabilitação das fendas de lábio e palato ocorreu nos últimos 50 anos, com tratamento ortognático precoce, ortopédico e ortodôntico.

O paciente fissurado hoje é atendido por equipe multiprofissional formada por neonatologista, pediatra, nutricionista, psicólogo, terapeuta, fonoaudiólogo, ortodontista, protesiólogo bucomaxilofacial, cirurgião-plástico, otorrinolaringologista, neurologista, fonoaudiólogo e cirurgião bucomaxilofacial.

Objetivos

Os tratamentos odontológicos, ortopédicos, ortognáticos e protéticos têm por objetivos:

- Integrar o malformado socialmente
- Criar condições para o tratamento cirúrgico
- Proporcionar oclusão normal
- Obliterar a fenda (obturadores)
- Restaurar a articulação (prótese de recobrimento)
- Auxiliar no tratamento fonoaudiológico.

O tratamento ortognático-ortopédico inicia-se com a colocação da placa de amamentação logo após o nascimento.

No período pré-cirúrgico visa reposicionar os rebordos na melhor localização para a cirurgia.

Dá-se continuidade ao tratamento pós-cirúrgico, colocando-se a prótese protetora da ráfia, evitando a deiscência. A ortopedia funcional dos maxilares e a ortodontia acompanham o paciente até a idade adulta.

Em pacientes não tratados, tenta-se a ortopedia pré-cirúrgica; na contraindicação desta, é realizado o tratamento protético reparador com prótese de recobrimento ou obturadores (palatinos e faríngeos).

Embriologia

A fenda labial ocorre por falta de coalescência dos botões nasais internos com os processos maxilares (fenda incompleta) e dos botões nasais internos e externos com processos maxilares (fendas completas).

As fendas palatinas ocorrem pela falta de coalescência dos processos palatinos e pteripalatinos.

Embriologicamente, consideram-se:

- Ovo: 0 dia a 14 dias
- Embrião: 14 dias a 9 semanas
- Feto: 9 semanas ao nascimento.

A atividade de um agente patológico teratogênico depende do estágio de desenvolvimento (ovo ou embrião); varia conforme a espécie animal e pode não causar perturbação materna aparente. As anomalias teratogênicas adquiridas podem ser confundidas com malformações hereditárias, e ambas aumentam a mortalidade fetal.

Etiologia

São três as causas ou fatores embriológicos das ovopatias e embriopatias: genéticas, mesológicas e mistas.

Os fatores genéticos respondem por 40 a 50% das fendas de lábio com ou sem fenda de palato e 20 a 25% das fendas de palato.

Pacientes com histórico familiar positivo correspondem a 1/3 dos portadores de fenda de lábio e palato. O palato isolado possui uma porcentagem menor.

Os fatores mesológicos são divididos em:

- Nutricionais: vitaminas e sais minerais
- Químicos: substâncias que transponham a barreira placentária
- Endócrinos: anti-histamínicos, antibióticos, tranquilizantes, cancerígenos, cortisonas
- Actínicos: a influência da irradiação é indiscutível, pois destrói células ou altera sua diferenciação e multiplicação
- Mecânicos: bridas amnióticas
- Infecciosos: rubéola, sarampo, viroses
- Anoxidantes: carência de O_2 na fase embrionária.

Para muitos autores, esse desenvolvimento anormal deve-se a fatores mistos, isto é, hereditários e ambientais.

Em um organismo em desenvolvimento, os genes herdados interagem entre si e com o ambiente.

Incidência

A pele amarela é a que apresenta maior incidência, seguida pela branca e pela negra. A incidência é maior quando há histórico familiar, aumentando a proporção em 40% com a proximidade de parentesco.

A maioria dos autores demonstra maior incidência de fendas de lábio e palato no sexo masculino (60%); no sexo feminino (40%), há mais frequência de fendas de palato isoladas.

Quanto à frequência das fendas, encontra-se maior incidência de fenda labiopalatina em relação a fendas isoladas de lábio ou de palato.

A maioria dos autores relata aumento de risco em filhos de pais idosos.

Nomenclatura

Para melhor identificação das fendas, utiliza-se a língua grega. A classificação de Vilar Sancho, de 1959, usa o grego e outras línguas para especificar a posição e a situação da fenda (André, 2011):

- K (*keilos*): lábio
- G (*gnatos*): rebordo alveolar
- U ou P (*uranos* ou *palatos*): palato duro
- S (*stafilos*): palato mole
- D: lado direito
- L: lado esquerdo
- 2: bilateral
- I: incompleto
- = O: operado
- +: descontinuidade
- K2oG2oUSSK: fenda de lábio e rebordo alveolar bilateral operado e palato duro e mole (não operado).

A classificação de Spina, de 1962, tem como referência o forame palatino (André, 2011):

- Pré-forame: lábio e rebordo alveolar
- Pós-forame: palatos duro e mole
- Transforame: lábio, rebordo e palatos duro e mole.

Distúrbios e transtornos

As malformações causam distúrbios e transtornos:

- Estéticos: mesmo depois de operado, a fácies do paciente é característica
- Funcionais: mastigação, deglutição, respiração, fonação e audição
- Psíquicos: decorrentes das alterações estéticas e funcionais, embora essa situação tenha sido minimizada com a atuação de equipe multiprofissional especializada.

Tratamento

O tratamento do fissurado deve ser feito logo ao nascimento. Quanto mais cedo for atendido, maiores as chances de recuperação.

Para a realização do tratamento cirúrgico, a criança deve estar em boas condições de saúde, pesando 6 kg, com taxa de hemoglobina a 9 g e com 3 meses de idade.

Nessa fase, realiza-se a queiloplastia unilateral; a cirurgia da fissura bilateral é realizada em dois tempos (3 meses e 6 meses) ou em um único tempo, aos 6 meses.

A palatoplastia é mais complexa, pois envolve o desenvolvimento do terço médio da face e a fonação. Pode ser realizada em um tempo cirúrgico aos 18 meses (região anteroposterior do palato) ou em dois tempos (palato anterior aos 12 meses e palato posterior aos 18 meses).

A atuação odontológica é realizada pelas seguintes especialidades: ortopedia funcional dos maxilares, odontopediatria, ortodontia e PBMF.

Na ortopedia precoce, o objetivo é obter a relação intermaxilar correta e colocar as lâminas ósseas (rebordo alveolar) em posição para o tratamento cirúrgico.

Os aparelhos utilizados são:

- Placa de amamentação: logo ao nascimento, também usada para obliterar a fenda quando as lâminas estão em boa posição
- Aparelhos redutores da fenda: quando as lâminas estão mal posicionadas
- Aparelho redutor do osso incisivo ou da pré-maxila: quando a pré-maxila se encontra protruída.

Aparelhos complementares da actinoterapia

A actinoterapia tem por objetivo a destruição total do agente patológico sem causar danos aos tecidos adjacentes.

Muito utilizada no tratamento das neoplasias de cabeça e pescoço, tem resolvido a doença sem causar mutilação, porém em alguns casos é considerada um tratamento paliativo, que oferece esperança e sobrevida melhor ao paciente. Também pode ser associada a oncocirurgias (pré e pós-cirúrgicas) e quimioterapia.

As sequelas pós-radiação são bastante conhecidas, e os efeitos secundários são minimizados com técnicas corretas e dispositivos protetores que evitam o comprometimento dos tecidos sadios.

Os aparelhos complementares da actinoterapia (próteses radíferas) têm por objetivos proteger os tecidos adjacentes à lesão (afastando e protegendo essas estruturas), localizar os feixes de emanação e manter o paciente sempre na mesma posição, podendo também portar os elementos radioativos.

Esses dispositivos são classificados da seguinte maneira.

▸ **Portadores.** Destinam-se à actinoterapia por contato, contendo no seu interior ou mantendo em posição elementos radioativos direcionados ao tumor. Esses aparelhos podem ser:

- Externos: faciais, destinam-se às neoplasias localizadas na face
- Endocavitários: ocupam uma cavidade que pode ser facial (cavidade orbitária) ou bucal (tumor de maxila) – loja cirúrgica
- Bucais: localizam-se na cavidade bucal-maxila ou mandíbula.

▸ **Localizadores.** São aparelhos confeccionados para que a radiação atinja sempre a mesma região e podem ser:

- Externos: confeccionados com modelos de gesso do paciente
- Bucais: confeccionados em resina acrílica a partir da moldagem prévia, mantêm-se em posição por retenção bucal ou recursos utilizados pela PBMF.
- Ambos orientam o colimador do aparelho de radioterapia diretamente para o tumor.

▸ **Afastadores.** Por meio da abertura da cavidade bucal, esses aparelhos afastam as estruturas sadias, como dentes e os tecidos adjacentes à irradiação. Nos edêntulos, as próteses são semelhantes às goteiras de Gunning, utilizadas nas fraturas maxilofaciais.

▸ **Protetores.** Como os afastadores, protegem os tecidos sadios adjacentes, mas diferem por utilizar material que impede a propagação da radiação tal como o chumbo. Podem ser externos faciais ou bucais.

Há que considerar que, muitas vezes, as próteses radíferas associam-se em duas funções: as portadoras podem ser confeccionadas com chumbo, tornando-se também protetoras.

Cirurgião-dentista e paciente irradiado

A radioterapia de cabeça e pescoço alcança excelentes resultados; entretanto, a atuação do cirurgião-dentista nas fases pré, pós e transemanação é fundamental, prevenindo e atenuando os efeitos e as sequelas da radiação.

As sequelas decorrentes são: xerostomia, mudança do pH da saliva, mucosite, trismo, problemas dentais e periodontais, cárie por radiação, disfagia, agenesia (alterações no paladar), disgenesia (alteração na percepção do paladar) e osteorradionecrose.

Xerostomia

É a sequela mais frequente, definida como uma condição clínica causada pela radioterapia terapêutica, que reduz significativamente a qualidade e a quantidade do fluxo salivar em pacientes com câncer de cabeça e pescoço. Essas reduções foram associadas ao aumento das contagens de *Candida albicans*, o que deixa a mucosa, os lábios e a língua com aparência seca, fissurada e sensível.

O tratamento é paliativo: estimulação do fluxo salivar com bochechos com saliva artificial, água, água boricada, extrato de camomila e soluções de glicerina, o paciente também pode mascar gomas sem açúcar para evitar lesões de cárie e estimular o fluxo salivar.

Mucosites

O desenvolvimento da mucosite oral em pacientes ambulatoriais submetidos à quimioterapia antineoplásica apresenta alta prevalência. No tratamento do câncer de cabeça e pescoço, a gravidade da mucosite oral induzida por quimiorradioterapia foi reconhecida como um dos principais fatores que afetam os resultados das terapias antineoplásicas. Acomete mais de 75% dos pacientes submetidos à quimioterapia e representa uma carga significativa para pacientes e cuidadores.

Os efeitos na mucosa aparecem muito cedo, 3 a 4 semanas após o início do tratamento clínico, e prolongam-se durante o tratamento.

O diagnóstico das fases da mucosite é fundamentado, principalmente, nos achados clínicos associados ao tipo e às doses dos medicamentos administrados. As ulcerações iniciam-se com eritema e edema da mucosa, e a gravidade das lesões depende da dose de radiação. Nos casos mais graves, apresenta episódios de hemorragia, oclinofagia e disfagia, impedindo a alimentação normal por via oral.

Algumas alternativas terapêuticas promovem a redução do quadro clínico e/ou da sintomatologia dolorosa dessa condição. Bons hábitos de higiene oral associados a uma condição dentária satisfatória podem reduzir o risco e a gravidade da mucosite oral.

O tratamento da mucosite é controverso, usando-se desde bochechos com solução de clorexidina, água bicarbonada, saliva artificial, sucralfato, prostaglandinas, nitrato de prata e betacaroteno, vitamina E, probióticos e até anestésicos tópicos e sistêmicos.

O tratamento da mucosite com terapia combinada de *laser* de baixa intensidade com comprimento de onda de 660 e 808 nm reduziu o grau de mucosite. É uma terapia promissora na resolução dessa enfermidade em função de seus efeitos analgésico, anti-inflamatório e cicatrizante.

Ageusia e/ou disgeusia

Diminuição, alteração ou até perda total do paladar são consequências da xerostomia.

As alterações ocorrem pelo efeito direto da radiação nos corpúsculos gustativos e na viscosidade da saliva.

O paladar pode ser restabelecido em aproximadamente 4 meses, mas alguns pacientes não apresentam remissão do quadro. Recomenda-se, dentro do possível, escovar a língua com uma escova dental com cerdas macias.

Disfagia

É a dificuldade de deglutir em virtude de falta de lubrificação do bolo alimentar, presença de infecção oportunista e dor na mucosa bucal, frequentemente ulcerada.

O tratamento é feito orientando-se o paciente a modificar a dieta, diminuindo a ingestão de alimentos com maior acidez, e fazendo uso de suplementos vitamínicos e sais minerais.

A dieta deve ser semipastosa, semilíquida ou, em alguns casos, totalmente líquida, à temperatura ambiente. O tratamento da xerostomia e da mucosite minimiza o quadro de disfagia.

Condição bucal

Os pacientes dentados devem apresentar boas condições bucais antes do tratamento radioterápico. Realizam-se endodontia, periodontia, dentística e exodontias das raízes residuais.

Durante e pós-emanação, devem-se considerar:

- Higiene bucal criteriosa com escova de cerdas macias
- Fio e fita dentais, evitando machucar a gengiva
- Saliva artificial
- Aplicação tópica de flúor, que tem-se mostrado muito satisfatória na proteção dental contra cárie por radiação. Aplicação tópica de flúor gel neutro (1,1 a 3% de fluoreto de sódio) com moldeiras individuais diária ou semanalmente
- Antissépticos bucais sem álcool.

Em paciente edêntulos, devem-se considerar:

- Higienização criteriosa das próteses, que não devem traumatizar a mucosa
- Saliva artificial
- Bochechos com antissépticos bucais sem álcool.

O paciente irradiado deve ter acompanhamento com cirurgião-dentista a cada 3 meses, por toda a vida.

Disfunção da articulação temporomandibular

A ação da PBMF estende-se também às disfunções da articulação temporomandibular (ATM), principalmente nos casos de contrição e luxação.

Constrição

A contrição caracteriza-se por perda parcial ou total dos movimentos articulares e pode ocorrer de forma transitória ou definitiva. É possível que seja articular, cicatricial ou muscular.

É importante salientar as alterações que ocorrem nas articulações sinoviais, quando há limitação de movimentos. A literatura ortopédica tem evidenciado que o estímulo físico para movimentação é essencial para manter a integridade funcional das articulações sinoviais. Independentemente da causa da hipomobilidade mandibular, os efeitos da perda de estímulo à manipulação da ATM e dos tecidos circunjacentes são significativos.

No tratamento das constrições, tem-se como objetivo a mobilização da ATM mediante dispositivos como os automobilizadores (Figura 20.34), que estimulam o retorno dos movimentos normais da mandíbula. Podem ser indicadas também as placas interoclusais, com os objetivos de promover ótima condição oclusal, reorganizar a fisiologia neuromuscular e reduzir a atividade muscular anormal. As placas têm a função de proteger os dentes e as estruturas de suporte de forças anormais que possam causar desgaste dental e/ou colapso no sistema estomatognático.

No tratamento das constrições cicatriciais, a mecanoterapia deve ser instituída o mais cedo possível. O êxito da mobilização depende da localização das bridas cicatriciais e de sua potência.

A mecanoterapia compreende duas fases distintas: distensão, com uso de afastadores e abaixadores; e mobilização, com uso de aparelhos automobilizadores. Os afastadores são dispositivos que se apoiam nos dentes superiores e inferiores, agindo no sentido de afastar as arcadas dentárias. Cunhas de madeira, forçadas entre os dentes, são indicadas para a anquilose total;

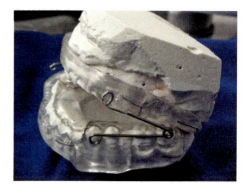

Figura 20.34 Aparelho automobilizador.

e cunhas de borracha nas distensões em casos de anquilose parcial funcionam como abre-bocas para se conseguir o início da abertura maxilomandibular. Os dispositivos caracterizados como abaixadores têm como objetivo principal conseguir a distensão maxilomandibular, e tiras de couro e drenos de borracha podem ser usados.

Os aparelhos automobilizadores são complementos importantes da osteoplastia temporomandibular. São indicados também como tratamento exclusivo nas anquiloses fibrosas e como complemento obrigatório no tratamento cirúrgico das anquiloses ósseas, com as funções de modelar as novas faces articulares, contribuir para o desenvolvimento dos músculos da mastigação atrofiados e impedir recidiva.

O sucesso do tratamento nos casos de anquilose depende, em grande parte, da realização de exercícios, em especial com uso de aparelhos automobilizadores intraorais de ativação pelo paciente, que deve ser iniciado logo após a cirurgia. Estes visam ao estímulo da musculatura facial, em especial a mastigatória, por meio dos movimentos.

Nos casos de disfunção muscular, é indicada uma placa acrílica usada por até 6 meses, com avaliações periódicas como tratamento. As placas miorrelaxantes são indicadas no tratamento das constrições musculares, podendo também ser sugeridas no tratamento do deslocamento condilar posterior, na proteção das estruturas desta articulação, na terapia miofuncional e de relaxamento, para evitar lesões nos esportes de contato, nos estalidos e crepitações da ATM.

Luxação

A luxação da ATM ocorre na falta de contato entre as superfícies articulares do côndilo e da eminência articular, quando o côndilo da mandíbula ultrapassa os limites dos movimentos articulares e não consegue retornar à sua posição de repouso durante a abertura bucal máxima.

As causas predisponentes da luxação podem ser fossa mandibular rasa, eminência articular pequena, fadiga ligamentar e divergências anatômicas entre os discos articulares condilotemporal e condilomandibular, levando à falta de coordenação dos movimentos. As causas adquiridas são aquelas que provocam diretamente a luxação, como traumatismos ou manobras odontológicas que demandam abertura bucal.

Para a luxação, preconiza-se o uso de duas goteiras dentais com limitadores de abertura bucal, mentoneiras com apoio pericraniano ou bandagens de tiras no período de repouso e profilaxia da luxação.

Aparelhos como mentoneira e contensor extraoral com apoio pericraniano são usados após a redução de luxação.

Bibliografia

Al-Harbi FA, Ayad NM, Saber MA et al. Mechanical behavior and color change of facial prosthetic elastomers after outdoor weathering in a hot and humid climate. J Prosthet Dent. 2015; 113(2):146-51.

Altmann EBC. Fissuras labio-palatinas. 4. ed. Barueri: Pro-Fono; 1997.

André M. Fissuras palatinas. In: Carvalho JC, Dias RB, Mattos BSC et al. Fundamentos de odontologia: reabilitação protética craniomaxilofacial. São Paulo: Santos; 2011. pp. 23-8.

Antoniazzi TF, Coto NP, Pereira SL et al. Etiologia das fissuras de lábio e/ou palato: estudo estatístico. Rev Odontol Univers Santo Amaro. 2005; 10(1):20-3.

Arrifin A, Heidari E, Burke M et al. The effect of radiotherapy for treatment of head and neck cancer on oral flora and saliva. Oral Health Prev Dent. 2018; 16(5):425-9.

Baum SH, Klein M, Mohr C et al. Long-term results of endosseous implants as retention elements of orbital epitheses, reconstruction techniques, and aftercare after radical tumor resection. Int J Oral Maxillofac Implants. 2019; 34(3):745-51.

Beumer J, Curtis TA, Marunick MT. Maxillogacial rehabilitation: prosthodontic and surgical considerations. St. Louis: Ishiyaku EuroAmerica; 1996.

Bockey S, Berssenbrügge P, Dirksen D et al. Computer-aided design of facial prostheses by means of 3D-data acquisition and following symmetry analysis. J Craniomaxillofac Surg. 2018; 46(8):1320-8.

Brandão TB, Vechiato Filho AJ et al. Evaluation of use of acrylic resin-based surgical guide in the function and quality of life provided by mandibular prostheses with microvascular free fibula flap: a four-year, randomized, controlled trial. J Prosthet Dent. 2016; 116(3):457-63.e2.

Çakmak S, Nural N. Incidence of and risk factors for development of oral mucositis in outpatients undergoing cancer chemotherapy. Int J Nurs Pract. 2018; 21:e12710.

Cobein MV, Coto NP, Crivello Jr O et al. Retention systems for extraoral maxillofacial prosthetic implants: a critical review. Br J Oral Maxillofac Surg. 2017; 55(8):763-9.

Coto NP, Dias RB, Silva CMF et al. Considerações sobre as grandes perdas da maxila e mandíbula. Rev Odontol Sobralor (São Paulo). 2005; 2(3):14-9.

Datarkar A, Daware S, Dande R et al. Rehabilitation of unilateral congenital microtia by implant-retained prosthesis. Ann Maxillofac Surg. 2017; 7(2):291-5

Dias RB. Prótese ocular leve: nova técnica de confecção. In: Anais da 2ª Reunião de Pesquisa na FOUSP. São Paulo: FOUSP; 1994. pp. 47-8.

Dias RB. Prótese ocular leve: contribuição para a confecção. [Tese.] São Paulo: Faculdade de Odontologia da USP; 1990.

Dias RB. Prótese ocular leve: contribuição para a mobilidade. [Tese.] São Paulo: Faculdade de Odontologia da USP; 1994.

Dias RB. Prótese radífera. In: Kignel S (Org.). Diagnóstico bucal. São Paulo: Robe; 1997. pp. 234-345.

Dias RB. Reabilitação protética facial. In: Kignel S (Org.). Diagnóstico bucal. São Paulo: Robe; 1997. pp. 491-508.

Dias RB. Resinas acrílicas utilizadas em prótese ocular em função do monômero: contribuição para o estudo. [Dissertação.] São Paulo: Faculdade de Odontologia da USP; 1985.

Dias RB, Maia FAS, Coto NP et al. Luxação da articulação temporomandibular: anatomia, fisiologia e tratamento. Rev Odonto Facul Metodista. 2000; 18:3-7.

Dias RB, Reis RC. Aperfeiçoamento introduzido em dispositivo provido de escala milimétrica para medições faciais e tratamento reabilitador ocular. M.U. 9001240-2. 05/06/18.

Dias RB, Reis RC. Posicionador fotográfico de modelo da face para confecção de próteses faciais. 28/11/11.

Dias RB, Reis RC. Processo de confecção de prótese ocular utilizando íris digitalizada. Depósito PI 1003388-2 16/09/10.

Dings JPJ, Merkx MAW, de Clonie Maclennan-Naphausen MTP et al. Maxillofacial prosthetic rehabilitation: a survey on the quality of life. J Prosthet Dent. 2018; 120(5):780-6.

Farah A, Sherriff M, Coward T. Color stability of nonpigmented and pigmented maxillofacial silicone elastomer exposed to 3 different environments. J Prosthet Dent. 2018; 120(3):476-82.

Ferreira R, Vives P. Two auricular epithesis surgical cases retained by a custom titanium implant: result at four years. J Stomatol Oral Maxillofac Surg. 2019; 120(2):147-51.

Fonseca EP. Prótese ocular. São Paulo: Panamed; 1987.

Gonzalez NZT, Lopes LD. Fonoaudiologia e ortopedia maxilar na reabilitação orofacial. São Paulo: Santos; 2000.

Jain S, Jain P. Rehabilitation of orbital cavity after orbital exenteration using polymethyl methacrylate orbital prosthesis. J Indian Prosthodont Soc. 2016; 16(1):100-4.

Jankielewicz I. Protesis bucomaxilofacial. Barcelona: Quintessence; 2003.

Jeyabal P, Sundar G. Anophthalmic sockets in retinoblastoma: a single center experience. Asia Pac J Ophthalmol (Phila). 2018; 7(5):307-11.

Jordan-Ribeiro D, Carvalho LML, Vilela R et al. Development of esthetic prosthesis for a patient with severe stigmatizing facial lesions due to cancer: a pilot study. Support Care Cancer. 2018; 26(9):2941-4.

Kincade C, McHutchion L, Wolfaardt J. Digital design of patient-specific abutments for the retention of implant-retained facial prostheses. J Prosthet Dent. 2018; 120(2):309-12.

Liu H, Bai S, Yu X et al. Combined use of a facial scanner and an intraoral scanner to acquire a digital scan for the fabrication of an orbital prosthesis. J Prosthet Dent. 2019; 121(3):531-4.

Martinez-Seijas P, Díaz-Galvis LA, Hernando J et al. Polymethyl methacrylate custom-made prosthesis: a novel three-dimension printing-aided fabrication technique for cranial and/or orbital reconstruction. J Craniofac Surg. 2018; 29(5):e438-40.

Matsuoka A, Yoshioka F, Ozawa S et al. Development of three-dimensional facial expression models using morphing methods for fabricating facial prostheses. J Prosthodont Res. 2019; 63(1):66-72.

Mobadder ME, Farhat F, Mobadder WE et al. Photobiomodulation therapy in the treatment of oral mucositis, dysgeusia and oral dryness as side-effects of head and neck radiotherapy in a cancer patient: a case report. Dent J (Basel). 2018; 6(4). pii: E64.

Nuseir A, Hatamleh MM, Alnazzawi A et al. Direct 3D printing of flexible nasal prosthesis: optimized digital workflow from scan to fit. J Prosthodont. 2019; 28(1):10-4.

Rapoport A. Câncer da boca. São Paulo: Pancast; 1997.

Rezende JRV, Oliveira JAP, Dias RB. Prótese bucomaxilofacial: conceitos básicos e práticas de laboratório. São Paulo: Sarvier; 1986.

Rezende JRV. Prótese bucomaxilofacial. São Paulo: Sarvier; 1997.

Sabóia AC. Materiais em prótese bucomaxilofacial. In: Carvalho JC, Dias RB, Mattos BSC et al. Fundamentos de odontologia: reabilitação protética craniomaxilofacial. São Paulo: Santos; 2011. pp. 17-22.

Salinas TJ, Sinha N, Revuru V et al. Prosthetic rehabilitation of a maxillary defect with a bone anchored prosthesis: a clinical report. J Prosthet Dent. 2019; 121(1):173-8.

Scott N, Kittur MA, Evans PL et al. The use of zygomatic implants for the retention of nasal prosthesis following rhinectomy: the Morriston experience. Int J Oral Maxillofac Surg. 2016; 45(8):1044-8.

Soares RG, Farias LC, da Silva Menezes AS et al. Treatment of mucositis with combined 660- and 808-nm-wavelength low-level laser therapyreduced mucositis grade, pain, and use of analgesics: a parallel, single-blind, two-arm controlled study. Lasers Med Sci. 2018; 33(8):1813-9.

Subramaniam SS, Breik O, Cadd B et al. Long-term outcomes of craniofacial implants for the restoration of facial defects. Int J Oral Maxillofac Surg. 2018; 47(6):773-82.

Ueno T, Zenda S, Konishi T et al. The post hoc analysis comparing the severity grades of chemoradiotherapy-induced oral mucositis scored between the central and local assessors in a multicenter, randomized controlled trial of rebamipide for head and neck cancer. Int J Clin Oncol. 2019; 24(3):241-7.

Unkovskiy A, Spintzyk S, Brom J et al. Direct 3D printing of silicone facial prostheses: a preliminary experience in digital workflow. J Prosthet Dent. 2018; 120(2):303-8.

Wang K, Pearlstein KA, Moon DH et al. Assessment of risk of xerostomia after whole-brain radiation therapy and association with parotid dose. JAMA Oncol. 2019; 5(2):221-8.

Yadav S, Narayan AI, Choudhry A et al. CAD/CAM-assisted auricular prosthesis fabrication for a quick, precise, and more retentive outcome: a clinical report. J Prosthodont. 2017; 26(7):616-21.

Zanini AS. Cirurgia craniofacial: malformações. São Paulo: Revinter; 2000.

Zhou K, Luong J, Clark JR et al. Coned radial forearm free flap for improved retention of orbital prosthesis following orbital exenteration. Plast Reconstr Surg. 2018; 142(5):818e-9e.

Capítulo 21
Tratamento Odontológico para Pacientes com Necessidades Especiais

Maria Elvira Pizzigatti Correa e Vanessa Rocha Lima Shcaira

▶ Introdução

Este capítulo pretende iniciar uma discussão sobre o tratamento odontológico daqueles pacientes que apresentam doenças sistêmicas que podem repercutir não só na cavidade oral, como também no planejamento do tratamento odontológico de rotina.

É fundamental que o cirurgião-dentista comece a se familiarizar com o trabalho em equipe multidisciplinar, com o objetivo de facilitar o acesso desses pacientes aos cuidados orais, de maneira segura e tranquila para profissional e paciente.

Em função da alta prevalência na população, demos maior ênfase aos pacientes com hipertensão arterial e com coagulopatias adquiridas e hereditárias, principalmente porque já existem protocolos definidos de atendimento odontológico a esses pacientes, tanto no Brasil como em outros países.

Esperamos que haja em breve outra chance de discutir o assunto, principalmente com base em evidências na população brasileira.

▶ Hipertensão arterial

A hipertensão é a doença crônica mais comum entre adultos, e sua prevalência tende a aumentar com a idade. No mundo inteiro, 1 bilhão de indivíduos têm essa doença, que responde por 7,1 milhões das mortes prematuras e por 4,5% das aposentadorias por invalidez.

A relação entre hipertensão e doenças cardiovasculares é contínua e independe de outros fatores de risco. Quanto maiores os níveis de pressão arterial, maiores as chances de o indivíduo sofrer infarto agudo do miocárdio, acidente vascular encefálico, insuficiência cardíaca congestiva e problemas renais.

É de interesse da Odontologia o desenvolvimento de estratégias para o atendimento seguro de pacientes com doenças crônicas, entre elas a hipertensão arterial sistêmica (HAS). Dessa maneira, o conhecimento das condições gerais de saúde do paciente por meio de uma anamnese bem conduzida, do exame físico e do contato com o médico responsável pelo paciente, quando necessário, é fundamental para o diagnóstico correto e a terapêutica adequada.

A maioria dos estudos que envolvem pacientes com alterações cardiovasculares ressalta a importância do controle da ansiedade e da dor trans e pós-operatória, pois as alterações fisiológicas produzidas pelo estresse durante procedimentos odontológicos podem desencadear a liberação de catecolaminas endógenas, o que culminaria no aumento dos parâmetros cardiovasculares (pressão arterial e frequência cardíaca), às vezes críticos para esses pacientes. Assim, o cirurgião-dentista deve identificar o paciente ansioso e tratá-lo de maneira diferenciada, utilizando métodos de controle da ansiedade.

O uso de anestésicos locais para o controle da dor em pacientes hipertensos é bastante discutido na literatura. Há concordância com relação à associação desse medicamento a vasoconstritores para aumento da eficiência anestésica, porém o uso dessa associação, com segurança, em pacientes com alterações cardiovasculares ainda é motivo de controvérsia.

O desconhecimento acerca da hipertensão e de outros problemas cardiovasculares não raramente leva o cirurgião-dentista a recusar o tratamento odontológico a esses pacientes, mesmo em situação de urgência. Por outro lado, negligenciar as condições gerais de saúde desse paciente também pode lhe causar complicações sistêmicas.

▪ Incidência e prevalência

Dados de 2017 indicam que, nos EUA, 46% da população é hipertensa.

No Brasil, em 2017, 388 pessoas morreram por dia por causa de HAS. De acordo com o Sistema de Vigilância de Fatores de Risco e Proteção para Doenças Crônicas por Inquérito Telefônico (Vigitel), a prevalência de HAS passou de 22,6% em 2006 para 24,3% em 2017 e 24,7% em 2019. Em 2018, estimou-se que 60,9% de adultos com mais de 65 anos de idade eram hipertensos.

▪ Fisiopatologia, diagnóstico, classificação e tratamento

A hipertensão arterial é uma patologia com evolução lenta e gradual e que pode provocar lesões nos chamados órgãos-alvo (coração, cérebro, vasos, rins e retina). É caracterizada por níveis de pressão arterial sistólica ≥ 140 mmHg e/ou pressão arterial diastólica ≥ 90 mmHg. Pode ser considerada uma doença multifatorial, ou ainda uma síndrome, quando acompanhada de obesidade, alteração no metabolismo lipídico e glicídico e resistência à insulina.

Quando a causa principal dos níveis elevados da pressão arterial é desconhecida, a hipertensão arterial é classificada como primária ou essencial, que é o tipo mais comum, tendo sua ocorrência em 90 a 95% dos casos. Ocorre devido a alterações no sistema de controle da pressão arterial causadas pela interação de fatores genéticos com fatores ambientais, como excesso de sódio na dieta, tabagismo e estresse. A hipertensão arterial secundária pode estar associada a outras patologias, como estenose de artéria renal, feocromocitoma, síndrome de Cushing, hiperaldosteronismo primário e também ao uso de drogas e medicamentos, tais como álcool, cocaína, contraceptivos orais, simpatomiméticos, corticosteroides e outros.

Os determinantes da pressão arterial são o débito cardíaco e a resistência periférica, e qualquer alteração em um ou outro, ou em ambos, interfere na manutenção dos níveis pressóricos normais.

Vários mecanismos controlam a resistência periférica e o débito cardíaco, entre eles: mecanismos cardíacos, renais, neurais, hormonais, iônicos, vasculares e estruturais, denominados por Kohlmann e Tavares (1996) como mecanismos fisiopatogênicos da hipertensão arterial. Esses complexos mecanismos interagem, se equilibram e são responsáveis pela manutenção da pressão arterial assim como pela sua variação momento a momento.

A disfunção desses sistemas de controle da pressão arterial resulta na hipertensão; entretanto, a complexa interação desses sistemas fisiológicos, assim como as influências ambientais, como excesso de sal na dieta e estímulos psicoemocionais, dificultam determinar se as alterações encontradas em pacientes hipertensos são causadoras primárias da hipertensão ou consequência de outras disfunções ainda desconhecidas.

Recentemente, novas diretrizes foram publicadas a respeito da classificação e do manejo da hipertensão arterial no Brasil (2019), nos EUA e na Europa (2007). O Quadro 21.1 mostra a classificação proposta pela 7ª Diretriz Brasileira de Hipertensão Arterial, de 2017.

O tratamento da hipertensão arterial envolve modificações no estilo de vida (perda de peso, prática de atividades físicas, redução da ingestão de sódio e moderação no consumo de bebidas alcoólicas) e uso de medicação anti-hipertensiva (Quadro 21.2). O objetivo da terapia é manter níveis pressóricos inferiores a 140/90 mmHg, com consequente redução das complicações cardiovasculares. Em pacientes hipertensos e diabéticos ou com doença renal, a meta é alcançar valores menores que 130/80 mmHg.

Com relação ao tratamento medicamentoso, o uso de diuréticos tem sido a base da terapia anti-hipertensiva, associada ou não a outros fármacos, tais como betabloqueadores, antagonistas adrenérgicos de ação central, bloqueadores dos canais de cálcio e inibidores da enzima conversora de angiotensina. Os consensos não estabelecem uma orientação específica na escolha da terapêutica medicamentosa inicial, possibilitando ao médico optar pela escolha do anti-hipertensivo conforme sua experiência e/ou disponibilidade do paciente.

▪ Tratamento odontológico

Vários autores citam a importância do cirurgião-dentista na identificação e no acompanhamento dos pacientes hipertensos, uma vez que a maioria desses indivíduos desconhece que está com a doença ou não adere adequadamente ao tratamento proposto pelo médico.

Uma anamnese bem feita faz com que o profissional obtenha a história médica e odontológica completa de cada paciente, detectando a presença de doenças crônicas associadas, ocorrências anteriores de emergências médicas e/ou odontológicas, medicações utilizadas e condições atuais da pressão arterial por meio de sua aferição no momento do exame físico. Em pacientes hipertensos, a avaliação dos sinais vitais (pressão arterial e frequência cardíaca) deve ser feita no início de cada atendimento.

Estudos recentes sugerem que o tratamento desses pacientes deve ser preventivo, pois a presença de infecções orais, tais como periodontite e gengivite, pode predispor o indivíduo a desenvolver aterosclerose e doenças associadas a eventos trombolíticos, como acidente vascular encefálico e infarto agudo do miocárdio.

Haraszthy et al. (2000) observaram bactérias características da doença periodontal (*B. forsythus*, *P. gingivalis*, *A. actinomycetecomitans* e *P. intermedia*) presentes em placas ateromatosas. Essas placas seriam formadas a partir dos lipopolissacarídios produzidos pelas bactérias, associados a mediadores inflamatórios, tais como prostaglandinas e interleucinas. Além disso, as próprias bactérias, sozinhas, favoreceriam a agregação plaquetária e a formação de trombos.

Outro fator a ser considerado é que o tratamento odontológico desses pacientes deve envolver um ótimo controle da ansiedade e da dor no transoperatório, uma vez que esses fatores podem induzir aumento significativo da pressão arterial.

Uso de anestésicos locais

A epinefrina, vasoconstritor mais eficaz e mais utilizado em medicina e odontologia, atua diretamente nos receptores α e β-adrenérgicos, com efeitos predominantes em β. Em doses convencionais, pode desencadear aumento da força e da frequência de contração e diminuição da pressão arterial média devido à diminuição da resistência periférica, causada pela ação nos receptores β2 dos vasos da musculatura esquelética.

A norepinefrina proporciona intensa vasoconstrição periférica e, como age pouco em receptores β2, pode desencadear elevações significativas da pressão arterial. A fenilefrina é um agonista β-adrenérgico puro, evita a estimulação cardíaca direta

Quadro 21.1 • Classificação da pressão arterial de acordo com a medição casual ou no consultório a partir de 18 anos de idade.

Classificação	PAS (mmHg)	PAD (mmHg)
Normal	≤ 120	≤ 80
Pré-hipertensão	121 a 139	81 a 89
Hipertensão estágio 1	140 a 159	90 a 99
Hipertensão estágio 2	160 a 179	100 a 109
Hipertensão estágio 3	≥ 180	≥ 110

PAS: pressão arterial sistólica; PAD: pressão arterial diastólica. Considera-se hipertensão sistólica se PAS ≥ 140 mmHg e PAD < 90 mmHg, devendo ser classificada em estágios 1, 2 e 3. Fonte: Sociedade Brasileira de Cardiologia, 2017.

Quadro 21.2 ▪ Terapêutica segundo a pressão arterial e a classificação do risco individual de acordo com a presença de fatores de risco e de lesões em órgãos-alvo.

	Risco A	Risco B	Risco C
Normal/limítrofe	Modificação do estilo de vida	Modificação do estilo de vida	Modificação do estilo de vida
Estágio 1	Modificação do estilo de vida até 12 meses	Modificação do estilo de vida até 6 meses	Modificação do estilo de vida Terapia medicamentosa
Estágio 2 ou 3	Modificação do estilo de vida Terapia medicamentosa	Modificação do estilo de vida Terapia medicamentosa	Modificação do estilo de vida Terapia medicamentosa

Risco A: ausência de fatores de risco e de lesão em órgãos-alvo; Risco B: presença de fatores de risco (não o diabetes melito) sem lesão em órgãos-alvo; Risco C: presença de lesão em órgãos-alvo, doença cardiovascular e/ou diabetes melito. Modificado de Silva et al., 2004.

associada à epinefrina, porém pode elevar significativamente as pressões sistólica e diastólica por tempo prolongado e induzir bradicardia reflexa. Os efeitos cardiovasculares da corbadrina (levonordefrina) são semelhantes aos da norepinefrina.

A felipressina é um análogo sintético da vasopressina e sua ação vasoconstritora ocorre pela ligação a receptores V1. A ação vasoconstritora da felipressina é muito menor quando comparada à exercida pelas aminas simpatomiméticas e, por essa razão, acredita-se que sua ação sobre o sistema cardiovascular seja menos significativa do que a exercida pela epinefrina, sendo indicada para pacientes que não podem receber vasoconstritores do tipo amina simpatomimética.

Em 1955, a New York Heart Association estabeleceu o uso de até 0,2 mg de epinefrina 1:100.000, ou seja, 11 tubetes de epinefrina 1:100.000 por sessão em pacientes com problemas cardiovasculares. Em 1964, um relatório conjunto da American Dental Association e da American Heart Association recomendou a administração de anestésicos locais com vasoconstritor (do grupo das aminas simpaticomiméticas) a pacientes cardíacos para uma anestesia adequada, desde que a administração fosse de forma lenta e após aspiração prévia negativa.

Alguns estudos da década de 1980 mostraram que a utilização de um tubete de epinefrina 1:100.000 em pacientes saudáveis não provocava alterações significativas na frequência cardíaca e na pressão arterial. Mostraram também que até mesmo pequenas quantidades de vasoconstritores utilizadas em odontologia aumentam significativamente as concentrações plasmáticas de catecolaminas, podendo alterar algumas medidas da função cardíaca. Existem autores que defendem que a dor sentida durante o procedimento odontológico pode resultar em alterações fisiológicas mais significativas que as provocadas pela adição de epinefrina à solução anestésica.

A dor e o estresse também devem ser prevenidos no período pós-operatório, pois já há relato de alterações eletrocardiográficas em pacientes que sentiram dor após intervenções odontológicas.

Como alternativas para o uso de anestésicos locais em procedimentos odontológicos, em pacientes com alterações cardiovasculares, estão os anestésicos sem vasoconstritor, indicados para procedimentos de curta duração (anestesia pulpar média de no máximo 30 minutos), ou ainda a solução anestésica de prilocaína 3% associada a felipressina 0,03 UI/mℓ. Entretanto, segundo o Dunlop Committee on Safety of Drugs (atualmente Committee on Safety of Medicines do Reino Unido), citado por Roberts e Sowray (1987), grandes doses de felipressina podem levar à constrição das artérias coronárias, com consequente taquicardia, recomendando o uso de dose inferior a 8,8 mℓ de felipressina na concentração de 1:2.000.000 (0,27 UI). Sunada et al. (1996), de forma mais conservadora, sugerem que a dose máxima por sessão não exceda 0,18 UI, ou seja, 6 mℓ de solução anestésica contendo felipressina 0,03 UI/mℓ (aproximadamente 3 tubetes com 1,8 mℓ).

Entretanto, Shcaira et al. (2005) demonstraram que o emprego de dois tubetes (3,6 mℓ) de solução anestésica de lidocaína 2% com epinefrina 1:100.000 ou de prilocaína 3% com felipressina 0,03 UI/mℓ, de forma lenta, após aspiração negativa, não induziu alterações clinicamente significativas na pressão arterial, na frequência cardíaca e nas arritmias ventriculares e supraventriculares em pacientes hipertensos em estágio 1.

▶ Ansiedade e dor no tratamento odontológico

A ansiedade frente ao atendimento odontológico é justificada pela importância psicológica da cavidade bucal, sendo influenciada por vários fatores como idade e sexo do paciente, presença de traumatismos anteriores, histórias de familiares e amigos e comportamento inadequado de profissionais. Relata-se na literatura que as mulheres são mais ansiosas e se consideram mais medrosas em relação ao tratamento.

A expectativa de dor é o principal motivo da ansiedade nos pacientes e constitui o maior obstáculo à procura por tratamento odontológico. Além dos procedimentos mais invasivos, tais como extrações dentárias e tratamento endodôntico, a anestesia local e o preparo cavitário com instrumento de alta rotação também parecem ser procedimentos que provocam muito estresse. O estresse físico e psicológico é responsável por muitas complicações durante o atendimento odontológico, daí a importância da identificação e do tratamento diferenciado do paciente ansioso.

Essa identificação pode ser feita avaliando seu comportamento e reconhecendo alguns sinais físicos tais como dilatação das pupilas, palidez da pele, sudorese, hiperventilação, sensação de formigamento das extremidades e aumento da pressão arterial e da frequência cardíaca. O controle da ansiedade durante o tratamento odontológico pode ser feito por meio de métodos não farmacológicos – como a psicossedação – e farmacológicos, como a sedação oral com benzodiazepínicos ou inalatória com a mistura de oxigênio e óxido nitroso.

A sedação consciente mediante medicamentos orais é uma das mais utilizadas em odontologia devido a sua facilidade de administração, conveniência e baixo custo. A escolha da medicação depende do grau de sedação desejado, do nível de ansiedade do paciente, da necessidade ou não de se induzir amnésia anterógrada, além do tipo e da duração do procedimento.

Os benzodiazepínicos são os medicamentos de primeira escolha no controle da ansiedade, pois têm boa margem de segurança clínica e eficácia, com poucos efeitos colaterais. Esses medicamentos agem no sistema límbico, o que facilita a ação do ácido gama-aminobutírico (GABA), um neurotransmissor inibitório, que proporciona aumento na frequência de abertura dos canais de cloreto, levando à hiperpolarização da membrana e, consequentemente, à inibição da transmissão neuronal. Dentre os benzodiazepínicos, o diazepam, por apresentar boa absorção pelo sistema digestório, com início relativamente rápido de ação (aproximadamente 60 minutos), tem sido extensamente utilizado para o controle da ansiedade desde 1963.

Além da ansiedade, outro fator que nem sempre recebe a devida importância pelo dentista é a dor sentida pelo paciente. A avaliação e o controle dessa dor é extremamente importante para um tratamento odontológico seguro e tranquilo, tanto para o paciente quanto para o cirurgião-dentista.

▶ Coagulopatias

Diversos procedimentos odontológicos podem causar sangramentos. Em circunstâncias "normais", os sangramentos podem não apresentar riscos aos pacientes. Entretanto, esses mesmos procedimentos, realizados em pacientes com coagulopatia hereditária ou adquirida, podem representar risco de sangramento excessivo, muitas vezes demandando medidas específicas para seu controle. Portanto, é fundamental que o cirurgião-dentista possa identificar esses pacientes com maior risco de sangramento para que o planejamento do tratamento odontológico possa ser feito de maneira segura para o paciente e o profissional.

Coagulopatias são alterações das funções dos vasos sanguíneos, plaquetas e fatores plasmáticos da coagulação. Coagulopatias hereditárias são doenças geneticamente transmitidas. Neste capítulo, a hemofilia e a doença de von Willebrand receberão mais destaque em função da sua maior prevalência. As coagulopatias adquiridas ocorrem secundariamente a doenças que afetam a integridade das paredes vasculares e plaquetas, substâncias que interferem nos fatores plasmáticos da coagulação, radiação ou tratamento quimioterápico.

▪ Coagulopatias adquiridas

Trombose

Trombos são massas sólidas ou *plugs* formados na circulação por constituintes sanguíneos, plaquetas e fibrina. Clinicamente, provocam isquemia por obstrução dos vasos localmente, ou embolizam a distância. A formação de trombos está relacionada à patogênese dos infartos do miocárdio e de doenças vásculo-oclusivas cerebrais, doenças arteriais periféricas e doenças venosas profundas.

A formação de trombos, quer arteriais ou venosos, ocorre mais frequentemente em pacientes idosos e está associada a fatores de risco para trombose em pacientes que passaram por cirurgias ou mesmo durante a gravidez. O termo trombofilia é utilizado para descrever coagulopatias hereditárias ou adquiridas do mecanismo de hemostasia que predispõe à trombose.

Trombose arterial

Arteriosclerose, ruptura de placas e alterações das células endoteliais expõem o sangue a colágeno subendotelial e fatores teciduais, que iniciam a formação dos trombos pela adesão e agregação plaquetária. A deposição das plaquetas, assim como a formação dos trombos, são fatores importantes na patogênese da aterosclerose. Esses trombos podem obstruir artérias localmente ou a distância.

Inúmeros trabalhos têm demonstrado os fatores de risco para o desenvolvimento da trombose arterial, principalmente relacionados a idade, sexo, hipertensão arterial, altas taxas de colesterol, intolerância a glicose, tabagismo e alterações eletrocardiográficas. Os principais fatores de risco para trombose arterial são:

- História familiar
- Sexo masculino
- Hiperlipidemia
- Hiper-homocisteinemia
- Baixo índice de folato e vitaminas B_{12} e B_6
- Hipertensão
- Diabetes melito
- Policitemia
- Tabagismo
- Anormalidades no eletrocardiograma
- Fator VII elevado
- Fibrinogênio elevado
- Anticoagulante lúpico
- Doenças do colágeno
- Doença de Behçet.

Trombose venosa

A diminuição da velocidade do fluxo sanguíneo (estase), assim como alterações das paredes dos vasos e hipercoagulabilidade do sangue, são fatores reconhecidamente importantes para a presença da trombose venosa (tríade de Virchow). A trombose venosa está intimamente ligada à prolongada imobilidade, como ocorre com pacientes acamados por diferentes motivos.

Além disso, alguns fatores hereditários, como a presença do fator V de Leiden, alterações nas proteínas S e C (anticoagulantes fisiológicos) e alterações na fibrinólise, podem também contribuir para o desenvolvimento da doença, na sua forma hereditária.

Características do paciente com trombose

O cirurgião-dentista deve estar atento a pacientes que tenham apresentado episódios trombóticos, pois podem estar usando substâncias anticoagulantes e/ou antiagregantes, descritas a seguir.

Heparina

A heparina é um inibidor da coagulação por ter ação potencializadora da antitrombina. É inativada pelo fígado e excretada pela urina e possui meia-vida de 1 hora. Essa substância potencializa a formação de complexos entre antitrombina e trombina, fatores IX(a), X(a) e XI(a) da via plasmática da coagulação que, uma vez ativados, são irreversíveis. A heparina também tem ação sobre a função plaquetária.

A indicação desse meio de anticoagulação é feita para pacientes que apresentaram trombose venosa profunda (TVP), embolismo pulmonar e angina instável. Pode ser utilizada também como medicamento profilático para a TVP.

Quadro 21.3 • Controle do anticoagulante oral, fundamentado na doença de base do paciente.

RNI	Doença de base
2,5 (2,0 a 3,0)	TVP, embolismo pulmonar, fibrilação arterial, trombofilias hereditárias, cardiomiopatias, cardioversões
3,5 (3,0 a 4,0)	TVP recorrente em vigência de tratamento, prótese mecânica valvar, síndrome antifosfolipídica (alguns casos)

RNI: razão normalizada internacional; TVP: trombose venosa profunda. Fonte: British Society for Haematology, 2000.

Anticoagulantes orais

São cumarínicos (p. ex., varfarina) que, por serem antagonistas da vitamina K, promovem a anticoagulação por diminuição da atividade dos fatores dependentes de vitamina K da via plasmática da coagulação. São esses os fatores II, VII, IX e X.

As dosagens desse grupo de substâncias são realizadas com monitoramento do tempo de protrombina (TP). A razão normalizada internacional (RNI) padronizou o TP para o controle da anticoagulação oral. As indicações e as recomendações quanto ao nível de anticoagulação terapêutico (RNI) estão relacionadas à doença de base do paciente. O Quadro 21.3 mostra os índices de RNI recomendados pela British Society for Haematology (2000).

É importante lembrar que essas substâncias podem sofrer interação medicamentosa principalmente com os medicamentos que interferem na absorção da vitamina K. Profilaxia antibiótica deve ser utilizada para todos os casos recomendados pela American Heart Society; entretanto, para pacientes em uso de medicações anticoagulantes, a RNI deve ser checada mais de perto, dado o risco da potencialização de seus efeitos pelo uso dos antibióticos.

Antiagregantes plaquetários

Agentes antiagregantes plaquetários são amplamente utilizados na prática médica. Entre eles, o ácido acetilsalicílico (AAS) tem mostrado importante ação na prevenção de doenças vasculares.

O AAS age inibindo irreversivelmente a ciclo-oxigenase, reduzindo a produção de tromboxano A2. É utilizado em pacientes com história de doenças arteriocoronarianas ou cerebrovasculares, além do uso profilático em pacientes com trombocitose.

Tratamento odontológico

Como explicado anteriormente, pacientes com coagulopatias adquiridas, principalmente pelo uso de substâncias anticoagulantes e/ou antiagregantes plaquetárias, podem apresentar maior risco de sangramentos após tratamento odontológico mais invasivo, como cirurgias ou mesmo tratamento periodontal.

Existem vários trabalhos na literatura que preconizam a remoção da anticoagulação ou da antiagregação previamente a esses procedimentos odontológicos. Entretanto, outros autores discutem que a remoção ou a interrupção da terapia anticoagulante pode colocar o paciente em risco de novos episódios de tromboembolismo, infarto do miocárdio ou acidente vascular encefálico. Ferraris e Swanson (1983) demonstraram em seu trabalho que a manutenção do antiagregante previamente a qualquer procedimento cirúrgico odontológico não ocasionou episódios de sangramentos. Ardekian et al. (2000) mostraram também que não houve necessidade da remoção da anticoagulação antes dos procedimentos cirúrgicos odontológicos. Madan et al. (2005) também demonstraram que não houve episódios de sangramentos após procedimentos cirúrgicos odontológicos menores em pacientes em uso contínuo de antiagregante oral.

Foi publicado pela Agência Nacional de Vigilância Sanitária (Anvisa) um Manual de Atendimento Odontológico a Pacientes com Coagulopatias Hereditárias, no qual está definido o protocolo recomendado para cada procedimento odontológico. Para os pacientes com coagulopatias adquiridas, recomendamos o acompanhamento dos mesmos critérios utilizados para aqueles com coagulopatias hereditárias (Quadro 21.4).

É importante salientar que o planejamento do tratamento odontológico desses pacientes deve incluir o contato com o médico responsável do paciente. A interação do médico responsável com o cirurgião-dentista é de extrema importância para o sucesso do tratamento do paciente sob terapia anticoagulante.

Quadro 21.4 • Orientação do tratamento odontológico para o paciente anticoagulado.

Pré-operatório
- Anamnese
- Confirmação do diagnóstico do paciente
- Contato com o médico responsável para checagem dos medicamentos e dos resultados laboratoriais
- Testes laboratoriais (RNI)
- Indicação de profilaxia antibiótica (se necessário)

Tratamento cirúrgico odontológico
- Aferição da pressão arterial
- Anestesia (cuidado com a técnica de bloqueio do alveolar inferior), de preferência interligamentosa
- Técnicas cirúrgicas conservadoras
- Sutura colabativa
- Uso de medidas de hemostasia local

Pós-cirúrgico
- Avaliação do paciente após 48 h do procedimento
- Checagem de cicatrização, sangramento ou infecção
- Comunicação com o médico responsável

RNI: razão normalizada internacional.

Coagulopatias hereditárias

As coagulopatias hereditárias são doenças hemorrágicas resultantes da deficiência quantitativa/qualitativa de uma ou mais proteínas plasmáticas (fatores) da rede de coagulação. Entre elas, a hemofilia e a doença de von Willebrand são as mais frequentes.

Hemofilia

A hemofilia é uma doença hereditária ligada ao cromossomo X, caracterizada laboratorialmente por deficiência quantitativa dos fatores VIII (hemofilia A) ou IX (hemofilia B) da coagulação. As hemofilias são classificadas de acordo com o nível de atividade coagulante do fator VIII (FVIII:C), sendo o nível normal definido como 1 UI/mℓ de FVIII:C (100%). A gravidade da hemofilia é definida segundo o nível de atividade coagulante dos fatores:

- Grave: FVIII:C inferior a 1% do normal ou < 0,01 UI/mℓ
- Moderada: FVIII:C entre 1 e 5% do normal ou 0,01 a 0,05 UI/mℓ
- Leve: FVIII:C > 5 a 40% do normal ou > 0,05 a 0,40 UI/mℓ. A hemofilia A é mais prevalente que a hemofilia B, ocorrendo

em cerca de 1 a cada 10.000 a 20.000 nascimentos masculinos. A prevalência da hemofilia B é cerca de 4 vezes menor que a hemofilia A.

Características do paciente hemofílico

Clinicamente, pacientes com hemofilia apresentam episódios de sangramento prolongado após traumatismos, principalmente em musculatura profunda e articulações (hemartroses). Em cavidade bucal, apresentam sangramento após exodontias ou tratamentos periodontais. Laboratorialmente, apresentam anormalidades em testes no tempo de tromboplastina parcial ativado (TTPA) e dosagem de fator VIII ou IX. O TP é normal.

Pacientes hemofílicos recebem terapia de reposição do fator de coagulação em episódios de sangramento, ou como profilaxia. Na maioria das vezes, recebem tratamentos em centros especializados, onde existe uma equipe multiprofissional composta por dentistas, fisioterapeutas, médicos, enfermeiras e assistentes sociais, que viabilizam o melhor tratamento desses pacientes, principalmente durante os episódios de sangramento.

Além da reposição dos fatores de coagulação, os pacientes podem receber desmopressina como terapia. Esse medicamento promove aumento plasmático do fator VIII em pacientes com hemofilia A leve ou moderada.

Terapia com antifibrinolíticos orais (ácido épsilon aminocaproico ou ácido tranexâmico) deve ser utilizada principalmente para sangramentos mucosos (incluindo cavidade bucal). Sua utilização na forma sistêmica deve ser cuidadosa, principalmente em pacientes hemofílicos com inibidor (anticorpos neutralizantes da função coagulante do fator VIII/IX).

Doença de von Willebrand

A doença de von Willebrand é uma coagulopatia de grande incidência populacional, caracterizada por deficiência quantitativa e/ou qualitativa do fator de von Willebrand (FvW). O FvW é uma proteína que está intimamente ligada à primeira fase da coagulação, na qual participa da adesão plaquetária ao endotélio e também atua como carreadora do fator VIII (FVIII) na via plasmática da coagulação.

Tem transmissão autossômica dominante e pode apresentar expressão fenotípica variável. É classificada em três tipos: 1, 2 e 3. O tipo 1 é caracterizado por redução parcial do FvW, e o tipo 3 é a forma mais grave da doença, já que há ausência do FvW. O tipo 2 é subdividido em quatro subtipos, caracterizados pela alteração da forma da proteína.

Laboratorialmente, os pacientes podem apresentar um tempo de sangramento (TS) prolongado, níveis de FVIII baixo e TTPA prolongado. O FvW é normalmente baixo e, em alguns casos, os níveis de plaquetas também podem estar diminuídos (tipo 2B).

Características do paciente com doença de von Willebrand

O tratamento dos episódios de sangramentos nos pacientes com doença de von Willebrand normalmente é realizado por meio de agentes antifibrinolíticos (ácido épsilon aminocaproico ou ácido tranexâmico), infusão de desmopressina, além de transfusão de hemoderivados que contenham FvW e FVIII.

Tratamento odontológico

O tratamento de pacientes com coagulopatias hereditárias visa diminuir os riscos de sangramento secundário, principalmente em procedimentos mais invasivos (Figuras 21.1 a 21.3). Também para esses pacientes, a interação do cirurgião-dentista com o médico responsável é fundamental para que o procedimento possa ser realizado de maneira segura para o paciente.

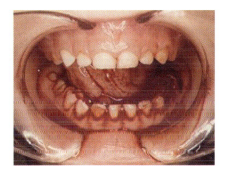

Figura 21.1 Sangramento pós-traumatismo em dente decíduo.

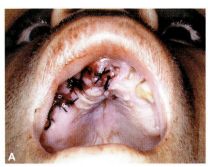
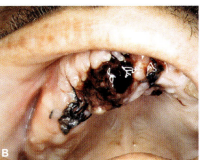

Figura 21.2 **A.** Cirurgia da arcada superior. **B.** Sangramento alveolar profundo 7 dias após a cirurgia.

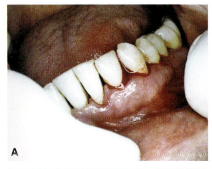
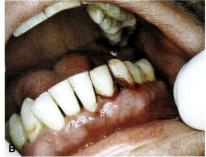

Figura 21.3 **A.** Sangramento após tratamento periodontal em paciente hemofílico. **B.** Controle local com agentes hemostáticos.

Previamente aos procedimentos cirúrgicos, os pacientes devem ser encaminhados ao médico responsável para que este possa indicar a terapia de reposição dos fatores de coagulação.

Para os procedimentos mais invasivos, existem vários métodos de hemostasia local que o cirurgião-dentista pode utilizar:

- Agentes antifibrinolíticos: uso na forma de bochecho (10 mℓ de solução) ou macerado, comprimindo o local da cirurgia com gaze, associados à sutura local (Figuras 21.4 a 21.7)

- Selantes de fibrina (Figura 21.8): os adesivos de fibrina, também conhecidos como selantes de fibrina e cola de fibrina, são produtos originários de proteínas do plasma humano, que mimetizam a via final da rede de coagulação. Nesses produtos, o fibrinogênio é proteolicamente clivado e convertido em polímeros de fibrina pela ação da trombina. O fator XIII, quando ativado pela trombina na presença de Ca^{2+}, reage com os polímeros de fibrina, resultando em um coágulo estável e insolúvel

- Suturas: sempre que possível, a sutura deve ser utilizada colabando as bordas cirúrgicas ou traumáticas (ver Figura 21.7).

Deve ser tomado cuidado especial quanto ao uso da técnica de anestesia de bloqueio do nervo alveolar inferior, pois há risco de formação de hematoma na região posterior, que pode levar à dificuldade respiratória (Figura 21.9).

O Manual de Atendimento Odontológico a Pacientes com Coagulopatias Hereditárias publicado pelo Ministério da Saúde detalha todos os cuidados a serem tomados para os procedimentos odontológicos a esses pacientes.

O Quadro 21.5 sintetiza as recomendações para o uso de fatores de coagulação em tratamento odontológico.

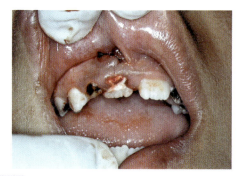

Figura 21.4 Controle. Hemostasia com pasta de antifibrinolítico e sutura.

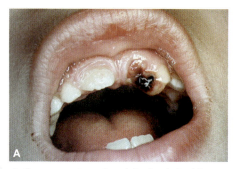
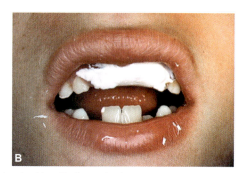

Figura 21.5 **A.** Sangramento após esfoliação do incisivo superior decíduo. **B.** Controle do sangramento com cimento cirúrgico.

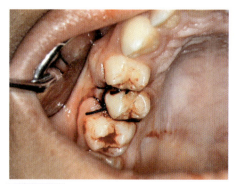

Figura 21.6 Sutura após exodontia do decíduo.

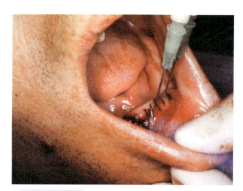

Figura 21.8 Aplicação da cola de fibrina.

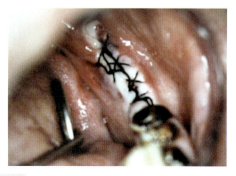

Figura 21.7 Sutura obliterativa como meio de hemostasia local.

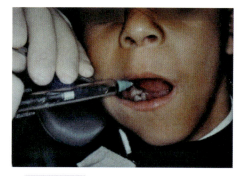

Figura 21.9 Anestesia intraligamentosa.

Quadro 21.5 • Recomendações para o uso da reposição dos fatores de coagulação para pacientes hemofílicos.

Procedimento	FVIII % (UI/kg)	FIX % (UI/kg)	Frequência	Duração
Anestesia infiltrativa	–	–	–	–
Anestesia por bloqueio alveolar inferior	30 (15)	30 (30)	Pré-procedimento	Dose única
Tratamento preventivo	–	–	–	–
Tratamento periodontal*	30 (15)	30 (30)	Pré-procedimento	Dose única
Tratamento endodôntico	–	–	–	–
Tratamento restaurador	–	–	–	–
Tratamento protético	–	–	–	–
Tratamento ortodôntico	–	–	–	–
Exodontias**	80 (40)	80 (80)	Pré-procedimento	Dose única

*Associar antifibrinolíticos orais e tópicos. **Associar outras medidas de hemostasia local. Adaptado de Brasil, 2005.

▶ Bibliografia

Alving BM, Weinstein MJ, Finlaynson JS et al. Fibrin sealant: summary of a conference on characteristics and clinical uses. Transfusion. 1995; 35:783-90.

Andrade ED, Mattos-Filho TR. A importância da redução e do estresse ao tratamento odontológico. In: Andrade ED. Terapêutica medicamentosa em odontologia. 2. ed. São Paulo: Artes Médicas; 1998. pp. 39-44.

Andrade ED, Ranali J, Volpato MC. Pacientes que requerem cuidados especiais. In: Andrade ED. Terapêutica medicamentosa em odontologia. 2. ed. São Paulo: Artes Médicas; 1998. pp. 93-140.

Ardekian L, Gaspar R, Peled M et al. Does low-dose aspirin therapy complicate oral surgical procedures? JADA. 2000; 131:331.

Brasil. Ministério da Saúde. Hiperdia. Disponível em: www.datasus.gov.br. Acesso em: 11/06/04.

Brasil. Ministério da Saúde. Secretaria de Atenção à Saúde. Departamento de Atenção Especializada. Manual de Atendimento Odontológico a Pacientes com Coagulopatias Hereditárias. Série A. Normas e Manuais Técnicos. Brasília: Ministério da Saúde; 2005.

Cecanho R, Ranali J, De Luca LA Jr. Importância dos receptores V1 para os efeitos cardiovasculares promovidos pela felipressina. In: Anais da 16ª Reunião Anual da Federação de Sociedades de Biologia Experimental. 2001. Caxambu, Minas Gerais: Fesbe; 2001. p. 122.

Chernow B, Balestrieri F, Ferguson CD et al. Local dental anesthesia with epinephrine: minimal effects on the sympathetic nervous system or on hemodynamic variables. Arch Intern Med. 1983; 143(11):2141-3.

Chobanian AV, Bakris GL, Black HR et al. The Seventh Report of the Joint National Committee on Prevention, Detection, Evaluation, and Treatment of High Blood Pressure. JAMA. 2003; 289(9):2560-72.

Conti CR. Aspirin and elective surgical procedures (editorial). Clin Cardiol. 1992; 15:709.

European Society of Hypertension – European Society of Cardiology Guidelines Committee. 2003 European Society of Hypertension – European Society of Cardiology guidelines for the management of the arterial hypertension. J Hypertens. 2003; 21(6):1011-53.

Ferraris VA, Swanson E. Aspirin usage and intraoperative blood loss in patients undergoing unexpected operations. Surg Gynecol Obstet. 1983; 156:439.

Franklin SS, Jacobs MJ, Wong ND et al. Predominance of isolated systolic hypertension among middle-aged and elderly US hypertensives: analysis based on National Health and Nutrition Examination Survey (NHANES) III. Hypertension. 2001; 37(3):869-74.

Giovannitti JA, Trapp LD. Adult sedation: oral, rectal, IM, IV. Anesth Prog. 1991; 38(4-5):154-71.

Gortzak RA, Oosting J, Abraham-Inpijn L. Blood pressure response to routine restorative dental treatment with and without local anesthesia. Continuous noninvasive blood pressure registration with a finger manometer. Oral Surg Oral Med Oral Pathol. 1992; 73(6):677-81.

Haraszthy VI, Zambon JJ, Trevisan M et al. Identification of periodontal pathogens in atheromatous plaques. J Periodontol. 2000; 71(10):1554-60.

Herman WW, Konzelman JL Jr, Sutley SH. Current perspectives on dental patients receiving coumarin anticoagulant therapy. J Am Dent Assoc. 1997; 128(3):327-33.

Herzberg MC, Macfarlane GD, Gong K et al. The platelet interactivity phenotype of Streptococcus sanguis influences the course of experimental endocarditis. Infect Immun. 1992; 60(11):4809-18.

Herzberg MC, Meyer MW. Effects of oral flora on platelets: possible consequences in cardiovascular disease. J Periodontol. 1996; 67(10):1138-42.

Hirota Y, Sugiyama K, Shigeharu J et al. An echocardiographic study of patients with cardiovascular disease during dental treatment using local anesthesia. J Oral Maxillofac Surg. 1986; 44(2):116-21.

Hoffbrand AV, Pettit JE, Moss PAH. Essential hematology. 4. ed. London: Blackwell Science, Oxford; 2002.

Jafri SM, Zarowitz B, Goldtein S et al. The role of antiplatelet therapy in acute coronary syndromes and for secondary prevention following a myocardial infaction. Prog Cardiovs Dis. 1993; 36:75.

Jowet NI, Cabot LB. Patients with cardiac disease: considerations for the dental practitioner. Br Dent J. 2000; 189(6):297-302.

Knoll-Köhler E, Frie A, Becker J et al. Changes in plasma epinephrine concentration after dental infiltration anesthesia with different doses of epinephrine. J Dent Res. 1989; 68(6):1098-101.

Kohlmann O Jr, Tavares A. Fisiopatologia da hipertensão arterial. In: Ribeiro AB. Atualização em hipertensão arterial: clínica, diagnóstico e terapêutica. São Paulo: Atheneu; 1996. pp. 21-34.

Krieger EM, Irigoyen MC, Krieger JE. Fisiopatologia da hipertensão. Rev Soc Cardiol Estado de São Paulo. 1999; 9(1):1-7.

Lewington S, Clarke R, Qizzilbash N et al. Prospective studies colaboration. Age-specific relevance of usual blood pressure to vascular mortality: a meta-analysis of individual data for one million adults in 61 prospective studies. Lancet. 2002; 360(9349):1903-13.

Little JW. The impact on dentistry of recent advances in the management of hypertension. Oral Surg Oral Med Oral Pathol Oral Radiol Endod. 2000; 90(5):591-9.

Madan GA, Madan SG, Madan G et al. Minor oral surgery without stopping daily low-dose aspirin therapy: a study of 51 patients. J Oral Maxillofac Surg. 2005; 63:1262-5.

Martinowitz U, Schulman S, Horoszowski H et al. Role of fibrin sealants in surgical procedures on patients with hemostatic disorders. Clin Orthopaedics and Related Research. 1996; 328:65-5.

Mask AG Jr. Medical management of the patient with cardiovascular disease. Periodontol. 2000; 23:136-41.

Mills MP. Periodontal implications: anxiety. Ann Periodontol. 1996; 1(1):358-89.

Nichols C. Dentistry and hypertension. J Am Dent Assoc. 1997; 128(11):1557-62.

Offenbacher S, Katz V, Fertik G et al. Periodontal infection as a possible risk factor for preterm low birth weight. J Periodontol. 1996;67(10 Suppl.):1103-13.

Pereira LHMC, Ramos DLP, Crosato E. Ansiedade e dor em odontologia: enfoque psicopatológico. Rev Assoc Paul Cir Dent. 1995; 49(4):285-90.

Perkins S. Lifestyle modifications and the management of hypertension. Dent Today. 2002; 21(3):92-5.

Quteish Taani DS. Dental fear among a young adult Saudian population. Int Dent J. 2001; 51(2):62-6.

Ranali J, Andrade ED. Controle da ansiedade. In: Andrade ED, Ranali J. Emergências médicas em odontologia. São Paulo: Artes Médicas; 2002. pp. 21-5.

Research, Science and Therapy Committee, American Academy of Periodontology. Periodontal management of patients with cardiovascular diseases. J Periodontol. 2002; 73(8):954-68.

Rhodus NL. Detection and management of dental patient with hypertension. Northwest Dent. 2001; 80(4):39-50.

Riley CK, Terezhalmy GT. The patient with hypertension. Quintessence Int. 2001; 32(9):671-88.

Scannapieco FA. Position paper of The American Academy of Periodontology: periodontal disease as a potential risk factor for systemic diseases. J Periodontol. 1998; 69(7):841-50.

Scher KS. Unplanned reoperation for bleeding. Am Surg. 1996; 62:52.

Silva GV, Mion D Jr, Gomes MAM et al. Qual diretriz de hipertensão arterial os médicos brasileiros devem seguir? Análise comparativa das diretrizes brasileiras, europeias e norte-americanas (JNC VII). Arq Bras Cardiol. 2004; 83(2):179-81.

Slavkin HC. Does the mouth put the heart at risk? J Am Dent Assoc. 1999; 130(1):109-13.

Sociedade Brasileira de Cardiologia. 7ª Diretriz Brasileira de Hipertensão Arterial. Rev Bras Hipertens. 2017; 24(1):18-23.

Sociedade Brasileira de Hipertensão, Sociedade Brasileira de Cardiologia e Sociedade Brasileira de Nefrologia. IV Diretrizes Brasileiras de Hipertensão. Ribeirão Preto: SBH; 2002. Disponível em: www.sbh.org.br/documentos/index.asp. Acesso em: 20/11/04.

Speechley JA, Rugman FP. Some problems with anticoagulants in dental surgery. Dent Update. 1992; 19:204.

Sunada K, Nakamura K, Yamashiro M et al. Clinically safe dosage of felypressin for patients with essential hypertension. Anesth Prog. 1996; 43(4):108-15.

Tolas AG, Pflug AE, Halter JB. Arterial plasma epinephrine concentrations and hemodynamic responses after dental injection of local anesthetic with epinephrine. J Am Dent Assoc. 1982; 104(1):41-3.

Vassend O. Anxiety, pain and discomfort associated with dental treatment. Behav Res Ther. 1993; 31(7):659-66.

World Health Organization, International Society of Hypertension Writing Group. 2003 World Health Organization (WHO)/International Society of Hypertension (ISH) statement on management of hypertension. J Hypertens. 2003; 21(11):1983-92.

Yagiela JA. Anestésicos locais. In: Yagiela JA, Neidle EA, Down FJ. Farmacologia clínica para dentistas. 4. ed. Rio de Janeiro: Guanabara Koogan; 1998. pp. 206-22.

Capítulo 22
Odontologia Hospitalar

Marcelo Marcucci

▶ Introdução

A Organização Mundial da Saúde (OMS) conceitua hospital como "parte integrante de uma organização médica e social, cuja missão consiste em proporcionar à população assistência médico-sanitária completa, curativa e preventiva, e cujos serviços irradiam até o âmbito familiar; o hospital é também um centro de formação de pessoal da saúde e de investigação biológica e psicossocial".

Historicamente, o hospital é o ambiente natural de trabalho do médico. Como consequência da evolução dos conhecimentos em saúde e da especialização da assistência, as demais profissões de saúde foram sendo gradativamente incorporadas, cada uma dando sua contribuição no cuidado integral em saúde preconizado pela OMS.

O cirurgião-dentista (CD), como especialista no sistema estomatognático, tem participação importante nesse contexto, não só cuidando das afecções próprias da área, mas contribuindo para o diagnóstico de doenças sistêmicas e controlando o meio ambiente bucal nos pacientes internados. Em linhas gerais, as ações odontológicas podem contribuir na redução do tempo de internação, racionalizar o uso de medicamentos antibióticos e analgésicos, bem como elevar os índices de acurácia no diagnóstico das complicações orofaciais decorrentes de terapias sistêmicas.

A Odontologia Hospitalar foi reconhecida como habilitação pelo Conselho Federal de Odontologia (CFO), e seu exercício está regulamentado pela Resolução 162/2015. O Código de Ética Odontológico, no seu Capítulo X, delineia os aspectos éticos do exercício da Odontologia em hospitais públicos e privados.

Do ponto de vista formativo, o CD deve ter conhecimentos sólidos de matérias básicas, tais como Anatomia, Fisiologia, Microbiologia, Imunologia, Farmacologia etc. Dentre os conteúdos clínicos da Odontologia, destacam-se a estomatologia e pacientes com necessidades especiais. Na área médica, são altamente recomendáveis noções de clínica médica, interpretação de exames, interações medicamentosas e rotina hospitalar em enfermarias, centro cirúrgico e unidade de terapia intensiva (UTI). Estes e outros temas relevantes para o exercício em hospital estão previstos no currículo mínimo dos cursos de habilitação em Odontologia Hospitalar.

▶ Áreas de atuação

Geralmente o CD pode integrar a equipe assistencial em qualquer tipo de paciente internado, independentemente da doença de origem que o levou ao hospital. As principais áreas de atuação do CD podem ser observadas na Figura 22.1.

Diante desse vasto painel de possibilidades, surge o primeiro fundamento para o CD que atuará nesses ambientes: que ele apresente conhecimentos mínimos das áreas nas quais comporá a equipe assistencial. Por exemplo, se o CD atua em enfermaria cardiológica, é recomendável que conheça a doença cardíaca que foi o motivo da admissão daquele paciente. Do mesmo modo, se o CD estiver inserido em hospital pediátrico, fica evidente a necessidade de conhecimentos básicos de pediatria. Este fato, aparentemente óbvio, traz embutido o enorme desafio de preparar o profissional para ser inserido nessas equipes multiprofissionais.

O CD atua nos diferentes ambientes hospitalares: enfermarias, centro cirúrgico e UTI. O paciente de UTI, mais grave, sempre é considerado crítico, está conectado a dispositivos mantenedores de vida e requer assistência multiprofissional ininterrupta. Geralmente é clinicamente instável, polimedicamentoso, e pode estar sob ventilação mecânica ou não. Nesses pacientes, a cavidade oral sofre alterações devido a ressecamento das mucosas, acúmulo de biofilme e traumatismos mecânicos. É possível que o desequilíbrio ecológico, associado a estados de imunossupressão e uso de antibióticos, leve ao surgimento de infecções oportunistas.

Pacientes com mais de 48 horas de intubação orotraqueal (IOT) frequentemente desenvolvem pneumonia associada a ventilação mecânica (PAV). Trata-se de uma das principais complicações encontradas na UTI (Figura 22.2). Estudos demonstram que o biofilme oral é colonizado por patógenos respiratórios a partir do 2º dia de internação. Pacientes sob IOT podem microaspirar conteúdo da boca para os brônquios; esse fato, juntamente com uso de antibióticos, corticosteroides, sonda nasoenteral, traqueostomia, refluxo gástrico, entre outros fatores, são os principais fatores desencadeantes da PAV.

Diante disso, a descontaminação regular da cavidade oral foi sendo incorporada aos protocolos de prevenção da PAV. Atualmente, há consenso sobre a necessidade de um olhar especializado para a cavidade oral, e o CD é o principal agente desse processo. A Agência Nacional de Vigilância Sanitária (Anvisa), na sua Resolução da Diretoria Colegiada (RDC) nº 7 de 2010, recomenda a presença do CD como integrante da equipe de saúde da UTI.

As principais diretrizes de higienização oral preconizam a descontaminação química com clorexidina a 0,12% aplicada com *swab*, de 12 em 12 horas. É importante ressaltar a importância da aspiração inicial e final de toda a cavidade oral, bem como a hidratação final dos lábios. Nesse processo, é fundamental o envolvimento da equipe de enfermagem, e cabe ao CD supervisionar e avaliar os resultados obtidos.

Se no ambiente de UTI os protocolos de higiene estão sendo rapidamente incorporados, o mesmo já não se pode afirmar

340 Estomatologia | Bases do Diagnóstico para o Clínico Geral

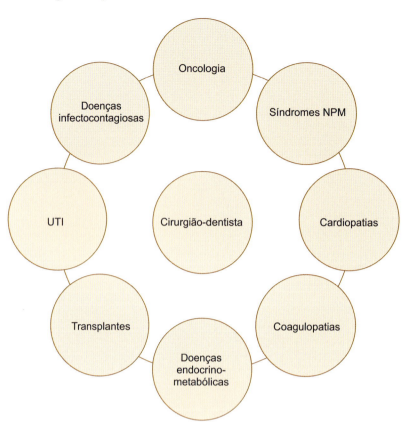

Figura 22.1 Principais áreas em que o cirurgião-dentista tem participação nas equipes de saúde. NPM: neuropsicomotoras; UTI: unidade de terapia intensiva.

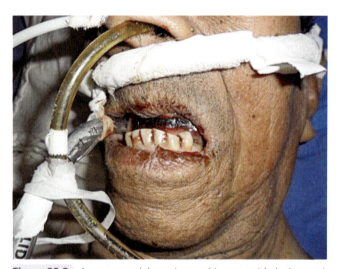

Figura 22.2 Aspecto geral do paciente crítico em unidade de terapia intensiva (UTI). (Imagem cedida pela Dra. Elaine Cristina Capellano.)

nos demais ambientes. Muitas vezes, pacientes internados em enfermaria têm as manobras de higiene oral relegadas a segundo plano. Pacientes que deambulam podem realizar sua própria higiene ou demandar auxílio de terceiros; já os acamados podem necessitar de ajuda da enfermagem. Cabe ao CD estabelecer rotinas de higiene para cada caso, levando-se em conta também a desinfecção das próteses removíveis. Não é raro encontrar pacientes em longo período de internação que nunca retiraram suas próteses para higienização, por simples falta de orientação.

Outra área em que a saúde oral muitas vezes é negligenciada é nos cuidados paliativos nas enfermarias. Paliar significa basicamente prevenir e aliviar sofrimento. O manejo da dor, da hipossalivação e das infecções bucais é a principal atuação da Odontologia para esse público específico.

Além dos protocolos de higiene, as ações invasivas são rotineiras em Odontologia Hospitalar. As ações odontológicas praticadas em ambiente hospitalar, na grande maioria das vezes, requerem procedimentos básicos em odontologia, tais como exodontia, restaurações, pulpectomias, drenagem de abscessos, biopsia etc. (Figura 22.3). Em Odontologia Hospitalar, a

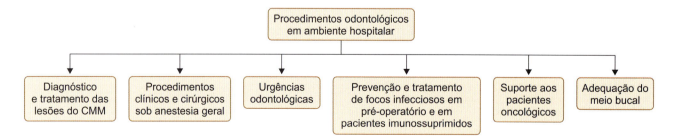

Figura 22.3 Intervenções pertinentes ao cirurgião-dentista em ambiente hospitalar. CMM: complexo maxilomandibular.

complexidade está no paciente, e não no procedimento em si mesmo, então os conhecimentos que o CD precisa ter estão mais voltados para aspectos do paciente e sua doença sistêmica propriamente ditos. Consequentemente, se faz necessária a integração com a equipe multiprofissional. Particularmente no caso de procedimentos invasivos, é fundamental o estabelecimento da oportunidade cirúrgica com a equipe médica.

Intervenções não cirúrgicas são frequentes na prática hospitalar. O CD dispõe de um arsenal que, quando bem empregado, traz enormes benefícios ao paciente. Podem-se citar a laserterapia de baixa potência, nas suas diversas indicações; a confecção de protetores bucais, notadamente para prevenir e tratar traumatismos por mordedura (Figura 22.4); e as estratégias para tratamento local e sistêmico de xerostomia e babação.

▶ **Importância do diagnóstico**

A prática clínica tem como fundamento o diagnóstico. A Odontologia tem como peculiaridade inerente da profissão o tecnicismo, e muitas vezes este predomina, deixando o raciocínio diagnóstico em segundo plano. Se o correto diagnóstico das afecções do sistema estomatognático já é importante no paciente ambulatorial, no paciente hospitalizado se reveste como condição imprescindível antes de se realizar qualquer medida terapêutica, pelos motivos já mencionados anteriormente.

Neste contexto, somente uma formação sólida em Estomatologia proporcionará ao CD segurança para realizar seus diagnósticos. Como exemplos, podem ser citadas as infecções virais e fúngicas nos pacientes imunossuprimidos (Figuras 22.5 e 22.6) e as manifestações orais de dezenas de doenças sistêmicas, por cujo processo diagnóstico o CD é responsável (Figura 22.7). No hospital, como parte integrante da equipe, o CD será chamado às suas responsabilidades, e não poderá alegar desconhecimento.

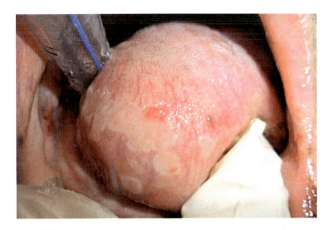

Figura 22.5 Lesão intraoral na língua pelo herpes-vírus tipo I em paciente sob intubação orotraqueal e com imunossupressão.

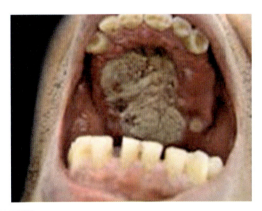

Figura 22.6 Candidose pseudomembranosa aguda em paciente submetido a quimioterapia para linfoma.

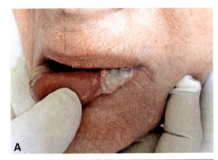
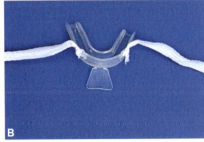
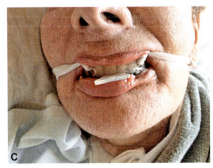

Figura 22.4 A. Paciente com sequela de acidente vascular encefálico (AVE) com ulceração traumática em lábio inferior. **B.** Protetor de estoque, de silicone, adaptado com cadarço para fixação. **C.** Com o protetor em posição, nota-se regressão da ulceração após 1 semana.

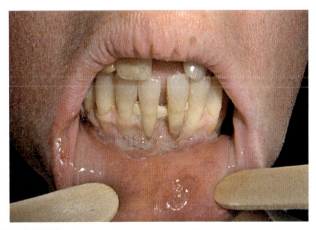

Figura 22.7 Necrose de gengiva inserida, mucosa alveolar e ulcerações em lábio em paciente com agranulocitose por medicamento. O diagnóstico clínico se baseou nas lesões orais e foi confirmado laboratorialmente.

Considerações finais

A inserção do CD em ambiente hospitalar é uma realidade. Cabe à Odontologia, como classe, garantir que apenas profissionais capacitados possam nos representar nesse cenário. O ensino da Odontologia Hospitalar desde a graduação e uma formação específica, completa e abrangente na pós-graduação são o ponto de partida para o sucesso da Odontologia como integrante de equipe hospitalar. Os maiores beneficiários serão os pacientes.

Bibliografia

Brasil. Ministério da Saúde. Agência Nacional de Vigilância Sanitária. RDC nº 7 de 24 de fevereiro de 2010.

Conselho Federal de Odontologia. Resolução CFO 162/2015. Exercício da Odontologia Hospitalar pelo cirurgião-dentista.

Costerton JW, Stewart PS, Greenberg EP. Bacterial biofilms: a common cause of persistent infections. Science. 1999; 284(5418): 1318-22.

Fourrier F, Dubois D, Pronnier P et al. Effect of gingival and dental plaque antiseptic decontamination on nosocomial infections acquired in the intensive care unit: a double blind placebo-controlled multicenter study. Crit Care Med. 2005; 33(8):1728-35.

Franco JB, Barquette NM, Jales SMCP et al. Utilização de protetores bucais em pacientes internados na unidade de terapia intensiva: proposta de protocolo. Arq Med Hosp Fac Cienc Med Santa Casa São Paulo. 2015; 60:85-90.

Gonçalves EL. Gestão hospitalar: administrando o hospital moderno. São Paulo: Saraiva; 2006.

Guimarães Jr J. O método diagnóstico. In: Marcucci G. Fundamentos de odontologia – estomatologia. 2. ed. São Paulo: Guanabara Koogan; 2014. pp. 3-29.

Jones DJ, Munro CL, Grap MJ. Natural history of dental plaque accumulation in mechanically ventilated adults: a descriptive correlational study. Intensive Crit Care Nurs. 2011; 27(6):299-304.

Meningaud JP, Pitak-Arnnop P, Chikani L et al. Drooling of saliva: a review of the etiology and management options. Oral Surg Oral Med Oral Pathol Oral Radiol Endod. 2006; 101(1):48-57.

Parisi M, Gerovasili V, Dimopoulos S et al. Use of ventilator bundle and staff education to decrease ventilator-associated pneumonia in intensive care patients. Crit Care Nurse. 2016; 36(5):e1-7.

Índice Alfabético

A

Abacavir, 169
Abscesso periodontal agudo, 135, 138
Aceitação incondicional, 8
Actinoterapia, aparelhos complementares, 326
Acupuntura, 245
Adenocarcinoma de baixo grau de malignidade, 237
Adenoma
- monomórfico, 233
- pleomórfico, 233, 253
Adesividade, 57
Afastamento das estruturas, 15
Afonia, 15
Aftas, 104
Agentes
- antifibrinolíticos, 336
- carcinogênicos relacionados ao câncer bucal, 260
Ageusia, 327
Agregado plaquetário, 51
Álcool, 261
Alimentação, 17
Alterações
- de cor da mucosa bucal, 117
- de volume
- - assintomáticas, 228
- - sintomáticas, 228
- periapicais, 298
- pulpares, 297
Ameloblastoma, 210, 217
Amitriptilina, 157
Amplitude do passo, 19
Amprenavir, 170
Anamnese, 5
- comportamentos e situações, 8
- e exames clínicos e complementares, 296
Anemia(s), 42
- nos pacientes com AIDS, 164
Anestesia, 66
Anestésicos locais, 331
Anfotericina B, 142
Angioedema, 137, 138
Angiomatose, 30
- bacilar, 166
- trigêmeo-encefálica, 252
Ângulo de Charpy, 15
Anisocitose, 42, 44
Anisocromia, 43
Anisopoiquilocitose, 42
Ansiedade, 286

- e dor no tratamento odontológico, 332
Antecedentes
- familiais, 12
- familiares, 12
- mórbidos, 10
- pessoais, 10
Antiagregantes plaquetários, 334
Anticoagulantes orais, 334
Antidepressivos, 157
Antissepsia
- extrabucal, 66
- intrabucal, 66
Apneia, 18
Ardência bucal, 240
Áreas
- brancas, 271
- vermelhas, 271
Argilose focal, 123
Artefatos de imagem, 73
Articulação temporomandibular, 22, 75
Artrite, 107
Assepsia, 66
Assoalho bucal, 27
- protruído, 95
Atividade protrombínica, 54
Atrofia papilar central, 90
Aumentos dos tecidos
- inflamatórios agudos, 134
- moles na boca, 127
- reacionais, 127
Auscultação, 13
- da ATM, 22

B

Basófilos, 49
Bastonetes, 49
Biomateriais, 309
Biopsia, 62
- contraindicações, 63
- cuidados com o material removido pela técnica de, 66
- excisional, 64
- incisional, 64
- mais utilizados na cavidade bucal, 63
- material necessário para, 66
- por congelação, 64
- por imunofluorescência direta, 67
- por punção e aspiração, 64
- por *punch*, 64
- sequência da, 66
Biotipologia, 311
Biotipos, 15

Boca seca, 241
Bolha, 35
Bradipneia, 18

C

Cabeça, 19
Cadeias ganglionares, 22
Cálculo(s)
- do tempo de sangramento
- - segundo o método de Duke, 51
- - segundo o método de Ivy, 52
- salivares, 230
Campo de visão, 71
Canal, preparo do, 299
Câncer, 256
- bucal, 255
- - agentes carcinogênicos relacionados ao, 260
- - aspectos clínicos do, 268
- - epidemiologia do, 256
- de cabeça e pescoço, 284
- experiências relacionadas ao diagnóstico de, 282
- oral e HPV, 183
- pediátrico, 286
Candida albicans, 140, 158
Candidíase crônica hiperplásica, 266
Candidose, 140, 141, 165, 243
- eritematosa, 141
- oral, 140
- pseudomembranosa, 141
Capsaicina, 157, 245
Caracterização, 311
Carcinogênese, 259
- fase de iniciação, 259
- fase de progressão, 260
- fase de promoção, 259
Carcinoma(s), 256
- adenoide cístico, 237
- epidermoides, 168
- mucoepidermoide, 235
- nasofaringiano, 159
Cárie de radiação, 290
Carúncula parotídea, 89
Catapora, 102
Caxumba, 172, 229
Célula(s)
- com núcleos e sem núcleos, 39
- grande multinucleada, 55
- pluripotentes, 41
Células-tronco
- pluripotentes, 57

- totipotentes, 39, 41
Celulite, 136, 138
Cementoblastoma, 215, 217
Cetoconazol, 142
Choque hemorrágico, 52
Choro, 9
Cilindroma, 237
Cílios, 20
Cintilografia, 227
Cistadenoma papilífero linfomatoso, 235
Cisto(s), 204
- da lâmina dentária, 95
- de retenção de muco, 233
- - do seio maxilar, 233
- dentígero, 205, 216
- do canal incisivo, 207
- do ducto nasopalatino, 207, 216
- do recém-nascido, 95
- dos maxilares de origem não odontogênica, 197
- não odontogênicos, 207
- nasolabial, 207, 216
- odontogênico(s), 204
- - calcificante, 206, 216
- ósseo
- - aneurismático, 198, 208, 216
- - estático, 208, 216
- - simples, 197, 208, 216
- - traumático, 197
- periodontal lateral, 205, 216
- radicular, 204, 216
Citodiagnóstico, 57
- vantagens e limitações do, 61
Citologia
- abrasiva, 59
- de base líquida, 59
- esfoliativa, 59, 272
- por aspiração com agulha fina, 59
- por *imprint*, 59
Citomegalovírus, 159, 166
Clínica médica, 1
Clotrimazol, 142
Coagulação do sangue, 54
- extrínseca, 53
- fatores extravasculares, vasculares e intravasculares na, 54
- fisiológica, 55
- processos dinâmicos e instantâneos da, 54
Coagulogramas, 50
Coagulopatias, 333
- adquiridas, 333
- hereditárias, 334
Cobreiro, 102
Codócitos, 43
Coleta do material, 58
Colites ulcerativas, 106
Complicações orais em oncologia, 289
Comunicação
- do diagnóstico
- - ao paciente oncológico, 279
- - de câncer, 284
- habilidades de, 285
- não verbal, 280

- verbal, 280
Concreticidade, 8
Condição(ões)
- bucal, 328
- com potencial de malignidade, 255
- necessárias para um correto exame físico, 14
Condiloma acuminado bucal, 175, 182
Condroma, 195
Condrossarcoma, 197
Confecção da íris, 313
Confrontação, 8
Congruência, 8
- na comunicação, 281
Conjuntiva, 20
Constituição
- carbônica, 15
- fosfórica, 16
- sulfúrica, 15
Constrição, 328
Cooperação do paciente, 15
Coristomas sebáceos, 90
Córnea, 20
Corticosteroides
- sistêmicos, 113
- tópicos, 112
Crânio, 19
Criptococose, 143
Critério diagnóstico, 2
Cromoproteína, 43
Cryptococcus
- *gattii*, 143
- *neoformans*, 143, 165

D

Dano anatômico e funcional, 3
Débito cardíaco, 16
Defeito osteoporótico focal da medula óssea, 209, 216
Deficiência(s)
- cognitivas e motoras, 164
- de cálcio, 55
- nutricionais, 264
Deformação, 308
Deformidade, 308
Delavirdina, 169
Depressão, 286
Desinfecção das próteses removíveis, 142
Diagnóstico(s), 1, 2
- cirúrgico, 2
- clínico, 2
- de laboratório, 2
- diferencial, 3
- e procedimentos para terapia endodôntica, 296
- instantâneo, 3
- pela história, 2
- terapêutico, 3
Didanosina, 169
Diérese, 66
Dipirona, 157
Disartria, 15
Disbasia, 19

Disfagia, 327
Disfonia, 15
Disfrasia, 15
Disfunção(ões)
- da articulação temporomandibular, 22, 328
- hepática, 164
- neurológicas, 164
- renal, 164
Disgeusia, 327
Dislalia, 15
Displasia(s)
- cleidocraniana, 202
- fibrosa, 189
- - familial, 192
- óssea bilateral dos maxilares, 192
Dispneia, 18
Dispositivos
- bucomaxilofaciais, 309
- extraorais, 312
- intraorais, 322
Distensibilidade, 16
Documentação, 308
Doença(s)
- autoimunes, 229
- cística multilocular dos maxilares, 192
- das glândulas salivares, 228
- de Behçet, 106
- de Crohn, 106
- de etiologia desconhecida, 230
- de Heck, 175, 182
- de inclusão citomegálica, 159
- de mãos, pés e boca, 171
- de Paget do osso, 191
- de von Willebrand, 51, 335
- do enxerto *versus* hospedeiro, 238
- estomatológicas, 165
- infecciosas de interesse estomatológico, 140
Dor, 10, 287, 300
- ação, 303
- caráter e intensidade, 10
- emoção, 301
- evolução, 10
- fatores atenuantes ou de cessação, 10
- localização e irradiação, 10
- miogênica, 22
- pensamento, 301
- psicologia e, 304
- relação com funções orgânicas, 10
- sensação, 300
Dose efetiva de radiação, 73

E

Efavirenz, 169
Efélides, 125
Eixo da marcha, 19
Elementos figurados do sangue
- no contexto da hematologia, 39
- origem dos, 41
Empatia, 8
Enantema, 30
Endocardite, 164
Endodontoterapia, 165
Enfuvirtida, 170

Índice Alfabético

Entidade, 2
Entricitabina, 169
Eosinófilos, 49
Epinefrina, 331
Epistaxe, 21
Epúlide granulomatosa, 128, 137
Epulis fissuratum, 130
Equimose, 31, 57
Eritema, 30
- difuso, 167
- malar, 107
- migratório, 97
- multiforme, 113
- - bolhoso, 113, 114
- - maior, 113, 114
- - menor, 113
Eritroblastos primitivos, 41
Eritrócito, 41
- macrocítico, 42
- microcítico, 42
- normocítico, 42
- quantidade no sangue circulante, 42
Eritroplasia, 120, 265
Erosão, 33
Esclerótica, 20
Esferócitos, 43
- de estase, 43
- hereditários, 43
- osmóticos, 43
Especificidade, 3
Esquizócitos, 43
Estado
- de hidratação, 16
- geral, 15
- nutricional, 264
Estase, 31
Estavudina, 169
Estomatite
- aftosa recorrente, 104
- ulcerosa moriforme, 145
Estresse, 283
Etilismo, 11
Exame(s)
- anatomopatológico, resultado do, 67
- citológico, resultado do, 61
- clínico, 5
  complementares, 3, 38
- - específicos, 3
- - inespecíficos, 3
- - semiespecíficos, 3
- de imagem odontológicos, 68
- extrabucal, 19
- físico, 12
- - condições necessárias, 14
- - - afastamento das estruturas, 15
- - - conhecimento, 15
- - - cooperação do paciente, 15
- - - iluminação, 14
- - - secagem das estruturas, 15
- - geral, sequência para o, 15
- - - biotipo ou tipo morfológico, 15
- - - estado de hidratação/nutrição, 16
- - - estado geral, 15
- - - fala e linguagem, 15

- - - marcha, 18
- - - nível de consciência, 15
- - - sinais vitais, 16
- hematológico, 38
- intrabucal, 25
- invasivos
- - bidimensionais, 69
- - tridimensionais, 70
- não invasivos, 74
- que fazem parte do coagulograma, 50
Exantema, 30, 148
Exercício físico, 17
Exérese, 66
Exostoses, 93
Extravasamento de muco, 231
Exulceração, 145

F

Face, 20
Fácies, 20
- acromegálica, 20
- cushingoide ou de lua cheia, 20
- da paralisia facial periférica, 20
- parkinsoniana, 20
Fagocitose, 49
Fala, 15
Fâneros, 19
Fator(es)
- da coagulação, 55
- - natureza enzimática dos, 55
- de risco relacionados ao hospedeiro, 264
- genéticos e câncer bucal, 264
- III das plaquetas, 57
- que podem influir nos valores do tempo
    de sangramento, 52
- tecidual, 57
Febre
- contínua, 18
- intermitente, 18
- recorrente ou ondulante, 18
- remitente, 18
Felipressina, 332
Fenômeno(s)
- de Jarisch-Herxheimer, 150
- de retenção, 231
Fibrina, 54, 55
Fibrinogênio, 54, 55
Fibrodontoma ameloblástico, 212, 217
Fibroma(s), 249, 253
- ameloblástico, 212, 217
- de irritação, 249, 253
- ossificante periférico, 129, 137
- traumático, 129, 137
Fibromatose gengival, 131
- associada a doenças genéticas e
    síndromes, 133, 138
- associada a outras doenças, 134, 138
- hereditária, 132, 138
- idiopática, 134, 138
- induzida por medicamentos, 133, 138
- inflamatória, 132, 138
Fibrose submucosa oral, 267

Ficha clínica contendo anamnese e exame
    físico, 6
Fidelidade da imagem, 71
Fixador, 67
Fluconazol, 142
Fluxo salivar, 165
Fosamprenavir, 170
Foscarnete, 160
Fotografia, 14
Fotossensibilidade, 107
Fundo de sulco, 25

G

Gabapentina, 157
Gengivites, 166
Gengivoestomatite herpética primária, 99
Geotricose, 143
Glândula(s)
- parótida, 225
- salivares, 224
- sublingual, 225
- submandibular, 225
Glossite
- de Pantrier, 90
- média losângica, 90
- migratória benigna, 97
- romboide mediana, 90, 141
Goma sifilítica, 148
Granuloma
- piogênico, 127, 137
- reparador de células gigantes, 192
Granulomatoses orofaciais não
    infecciosas, 106
Grânulos de Fordyce, 90, 91

H

Hábitos, 11
- sexuais, 11
Hemácia(s), 42
- crenadas, 43
- diferentes tipos de, 43
- falciformes, 43
- hipercrômica, 43
- hipocrômica, 43
- isocrômica, 43
Hemangioma, 250, 254
Hematócrito, 45
Hematopoese, 40
Hemocitoblastos, 40
Hemocitopoese, 40
Hemofilia, 334, 335
Hemoglobina, 43
- afinidades com o átomo de Fe^{++}, 43
- corpuscular média, 46
- molécula da, 43
Hemoglobinopatia, 43
Hemograma, 38
- como exame complementar, 38
- completo, 45
- e prática diária do cirurgião-dentista, 38
- valor limitado do, 38
Hemorragia nasal, 21
Hemostasia, 66

- fisiológica, 50, 54
Heparina, 333
Herpangina, 171
Herpes
- labial, 100
- recorrente, 100
- simples humano, 98
Herpes-zóster, 102
Higiene bucal, 165
Hipercolesterolemia, 164
Hiperparatireoidismo, 194
Hiperplasia(s)
- epitelial focal, 175, 182
- fibrosa(s), 129
- - induzida por prótese, 130
- - inflamatória, 130
- induzida por prótese, 130, 137
- linfoide reacional, 131, 138
- reacionais, 127
Hipertensão arterial, 330
Hipertrigliceridemia, 164
Hipossalivação, 241
Hipótese diagnóstica, 38
Histiocitose das células de Langerhans, 202
Histoplasma capsulatum, 143, 165
Histoplasmose, 143
História da doença atual, 10
Homeopatia, 2
Homeostase, 41

I

Ibuprofeno, 157
Icterícia, 31
- hemolítica, 38
Identificação, 9
Iluminação, 14
Imediaticidade, 8
Implantes, 311
Imunodeficiências, 264
Imunossupressão progressiva, 159
Inclusão, 311
Indício, 2
Indinavir, 169, 170
Infecção(ões)
- bacterianas, 146
- dermatológicas pelo herpes-vírus simples tipo 2, 164
- fúngicas, 140
- parasitárias, 151
- pelo herpes-vírus humano, 98
- - 1 e 2 (HHV-1 e HHV-2), 154
- - 3 (HHV-3), 155
- - 4 (HHV-4), 157
- - 5 (HHV-5), 159
- - 6 (HHV-6), 160
- - 7 (HHV-7), 160
- - 8 (HHV-8), 160
- pelo vírus varicela-zóster, 102
- por papilomavírus humano (HPV), 267
- - e câncer oral, 183
- virais, 98, 154
Inibidores
- de protease, 168, 170
- de transcriptase reversa, 168
- - do HIV, 169
- não nucleosídios da transcriptase reversa, 168, 169
Inspeção, 13
Íris, 21
Irradiado, paciente, 296, 298
Isolamento absoluto, 298
Itraconazol, 142

L

Lábios, 25
Lamivudina, 169
- + zidovudina, 169
Leiomioma, 252, 254
Leishmania tropica, 151
Leishmaníase, 151
- associada com a IHIV, 167
- cutaneomucosa, 152
- tegumentar, 152
- visceral, 152
Leito anatômico, 3
Lesão(ões)
- cancerígenas, 265
- cancerizáveis, 265
- central de células gigantes, 192
- com potencial de malignização, 265
- discoide, 107
- enegrecidas, 122
- fibro-ósseas do complexo maxilomandibular, 189
- fundamentais, 30
- herpéticas, 166
- globulomaxilar, 207, 216
- ósseas, 185
- - associadas, 208
- - inflamatórias, 185
- - pseudotumorais, 191
- periférica de células gigantes, 128, 137
- pré-malignas, 265
- primárias, 30
- secundárias, 30
- traumáticas, 267
- ulcerativas, 98
- - cutâneas, 103, 153
- vesicobolhosas, 98, 103
Leucemias linfoides, 47
Leucócitos, 39
- total de, 49
- vida curta, 49
Leucoedema, 90
Leucograma, 47
Leucoplasia, 265
- bucal, 117
- exofítica, 118
- nodular, 118
- pilosa, 158, 167
- salpicada, 118
- verrucosa proliferativa, 118
Linfa, 22
Linfadenopatia, 167
- satélite, 147
Linfangioma, 250, 253

Linfócitos
- atípicos, 47
- típicos, 47
Linfoma(s), 168
- de Burkitt, 158
Linfonodo(s), 22
- cervicais, 24, 145
- da cadeia
- - pré-auricular, 23
- - submandibular, 23
- retroauriculares, 23
- submentuais, 22
Língua, 27
- crenada, 96
- escrotal, 91
- fissurada, 91, 243
- geográfica, 97, 243
- migratória, 97
- pilosa, 92
- - negra, 123
Linguagem, 15
Linha
- alba, 96
- de oclusão, 96
Lipoma, 249, 253
Líquen plano, 266
- bucal, 120, 121
- oral, 243
Lividez, 31
Lopinavir, 170
Lúpus eritematoso sistêmico, 107
Luxação da ATM, 328

M

Macrocefalia, 19
Máculas, 30
Magnitude, 18
Malformações de lábio e palato, 325
Malignização, distúrbios com potencial de, 265
Mancha(s), 30
- de Koplik, 173
- hipercrômicas de origem
- - pigmentar, 31
- - vascular ou sanguínea, 30
- hipocrômicas de origem
- - pigmentar, 32
- - vascular ou sanguínea, 31
Manifestação(ões)
- bucais da IHIV, 164
- hiperplásica, 141
Manobras de semiotécnica, 13
Marcha, 18
- claudicante, 19
- do idoso, 19
- helicópode ou hemiplégica, 19
- parkinsoniana, 19
Medicação sistêmica, 298
Medicamentos antirreabsortivos e osteonecrose, 218
Medicina nuclear, 88
Medula vermelha, 40
Megacariócito, 41, 55

Índice Alfabético

- População e longevidade do, 57
Meios de retenção, 311
Melanoplasia, 94
Melanose racial, 122
Mesoderma, 41
Metamielócitos, 49
Miconazol, 142
Microcefalia, 19
Mielócitos, 49
Mioblastoma de células granulares, 253
Mixoma, 217, 253, 254
- odontogênico, 214
Mixovírus, 172
Modelagem e escultura das próteses faciais, 311
Modelos, 310
- faciais, 310
Moldagem, 310
- da cavidade, 314
Molde, 310
Momento de vida, 282
Monocitopenia, 50
Monócitos, 50
Monocitose, 50
Mononucleose relacionada ao HHV-5, 159
Mucocele, 231
Mucosa(s)
- do palato duro, 89
- jugal, 25, 89
- labiais, 89
Mucosites, 290, 327
Mudança de posição, 17
Mutilação, 308
Mycobacterium
- *avium-intracellulare*, 166
- *tuberculosis*, 166

N

Nariz, 21
Necrólise epidérmica bolhosa, 113
Nelfinavir, 170
Neoplasia(s)
- benigna, 256
- maligna, 256
- ósseas, 194
- - benignas, 195
- - malignas, 197
Neuralgia pós-herpética, 156
Neurilemoma, 250, 253
Neurofibroma, 250, 253
Neutrófilos, 47, 49
- segmentados, 49
Neutropenia, 49
Nevirapina, 169
Nevo
- azul, 125
- branco esponjoso, 122
- pigmentado, 124, 266
Nistatina, 142
Nível de consciência, 15
Nódulos, 37
- de Bohn, 95
- endurecidos no pescoço, 272

Norepinefrina, 331
Normas
- axiais, 78
- frontais, 78
Nutrição, 16

O

Obturação, 299
Odontologia hospitalar, 339
Odontoma, 214, 217
Odontometria radiográfica e eletrônica, 298
Olfação, 14
Olhos, 20
Oligocitemias, 42
Oncológico, paciente, 289
Oportunidade, 310
Orelhas, 20
Orofaringe, 29
Ortopneia, 18
Osteíte
- condensante, 187
- deformante, 191
Osteogênese imperfeita, 200
Osteoma, 195, 253
Osteomielite, 185
- com periostite proliferativa, 189
- crônica esclerosante
- - difusa, 188
- - focal, 187
- de Garré, 189
- supurativa
- - aguda, 186
- - crônica, 186
Osteonecrose dos maxilares associada a medicamentos, 218
Osteopetrose, 201
Osteoporose, 201
Osteorradionecrose, 291
Osteossarcoma, 197
Ovalócitos, 43
Oxigênio hiperbárico para estímulo da angiogênese, 291

P

Paciente(s)
- ansiosos, 9
- com sintomas múltiplos, 9
- oncológico(s)
- - abordagem odontológica ao, 289
- - aspectos clínicos e psicossociais do, 281
- - comunicação do diagnóstico ao, 279
- - etilistas, 286
- prolixos, 9
- sexualmente atraentes ou sedutores, 9
Palato
- duro, 28
- mole, 29
Palatoplastia, 326
Palpação, 13
- bidigital, 13
- da ATM, 22
- digital, 13, 27
- digitopalmar, 13, 27

Pálpebras, 20
Panarício herpético, 100
Papila foliácea, 131
Papiloma, 175, 181
- escamoso, 248, 253
Papilomavírus humano (HPV), 180
Papovavírus, 174
Pápula, 36
Paracetamol, 157
Paracoccidioidomicose, 144
Paralisia
- de Bell, 156
- facial, 102
Parotidite
- aguda, 228
- crônica, 228
- epidêmica, 172, 229
- recorrente, 229
Passada, 19
Pecilocitose, 42
Pele, 19
Pênfigo, 107
- vulgar, 110
Penfigoide, 110
- bolhoso, 113
Percussão, 14
Pericoronarite, 135, 138
Periodontites, 166
Pérolas de Epstein, 95
Pescoço, 19
Petéquia, 31, 57
Picornavírus, 171
Pigmentação(ões)
- melanóticas, 167
- racial, 122
- - melânica, 94
Placa, 32
Planigrafia
- lateral corrigida, 77
- transorbital corrigida, 78
Plaquetas, 56
Plaquetometria, 50
Plaquetopenia, 167
Plasma, 38
Pneumocistose pelo *Pneumocystis jiroveci*, 164
Poiquilocitose, 42, 44
Policitemia, 42
Poliglobulia, 42
Pressão arterial, 16
Prevenção, 276
Procedimentos endodônticos
- pré-radioterápicos, 296
- transradioterápicos, 296
Processo proliferativo, 256
Prognóstico, 3
Prontuário clínico, 308
Propedêutica clínica, 1
Propriedade
- hemostática, 57
- telangiotrópica, 57
Proservação, 4
Prosopometria, 311

Proteínas plasmáticas, 38
Proteólise, 55
Prótese(s), 309
- auricular, 318
- bucomaxilofacial, 307
- extraorais, 309, 312
- facial(is), 309, 311
- - extraorais, 309
- - extensa, 322
- intraorais, 309, 322
- nas grandes perdas
- - da mandíbula, 323
- - da maxila, 322
- nasal, 321
- ocular, 312
- - atípica, 316
- - de contato, 316
- - em calota, 316
- - individualizada, 316
- - - bilateral, 316
- - leve, 316
- - oca, 316
- - ortocavitária, 316
- oculopalpebral, 316
- radíferas, 291
- reparadoras externas, 325
Protossifiloma na boca, 147
Prototipagem, 311
Protrombina, 53, 55
Prova
- de fragilidade capilar, 52
- do laço ou de Rumpel-Leede, 52
Pseudoneoplasias, 191
Psicologia e dor, 304
Pulso, 17
- braquial, 17
- características do, 17
- - amplitude ou magnitude, 18
- - comparação com a artéria homóloga, 18
- - frequência, 17
- - parede arterial, 17
- - ritmo, 18
- - tensão ou dureza, 18
- carotídeo, 17
- radial, 17
Punção, 14
- aspirativa por agulha fina, 228
Pupila, 21
Púrpura, 31
- trombocitopênica, 38

Q

Quadro clínico, 2
Queilite
- actínica, 119, 266
- angular, 141
- glandular, 230
Queixa principal/duração, 10
Queratocisto odontogênico, 206, 216
Querubismo, 192
Questionário de dor McGill, 302
Quimioterapia, 159

R

Rabdomioma, 252, 254
Raciocínio diagnóstico, 3
Radiação, 262
- ionizante, 262
- ultravioleta, 262
Radiografias extraorais, 69
Radioterapia, 289
Rânula, 232
Raspagem, 14
Reabilitação protética pós-radioterapia, 292
Reação(ões)
- de hipersensibilidade, 164
- de Montenegro, 151
- emocionais dos profissionais de saúde, 285
- escalonada, 49
Rebordo alveolar, 26
Recidiva, 275
Recursos
- imaginológicos aplicados ao diagnóstico bucal, 68
- protéticos e cirúrgicos empregados em prótese bucomaxilofacial, 307
Relacionamento profissional/paciente, 29, 285
Resistência periférica, 16
Resolução espacial, 71
Respiração, 18
Ressonância magnética, 74, 87
Retenção das próteses oculopalpebrais, 318
Reticulocitose, 42
Retração do coágulo, 52, 57
Retrovírus, 160
Ritonavir, 170
Roseola infantum, 160
Rubéola, 173
Rubor, 31

S

Saliva
- composição da, 225
- funções da, 224
Sangue, 38
Saquinavir, 170
Sarampo, 172
- alemão, 173
Sarcoma, 256
- de Kaposi, 167
Sardas, 125
Saúde, 2
- espiritual, 2
- física, 2
- mental, 2
- social, 2
Schwannoma, 250
Secagem das estruturas, 15
Secreção salivar, 225
Segmentados, neutrófilos, 49
Seios paranasais, 21
Selantes de fibrina, 336
Semiogênese, 1
Semiotécnica, 1
Sensibilidade, 3
Série eritroide, 41
Serosite, 107
Sialadenites, 228
Sialadenoses, 228
Sialoadenomegalias, 167
Sialografia, 227
Sialolitíase, 230
Sialólitos, 230
Sialometaplasia necrosante, 230
Sífilis, 146, 166
- adquirida recente, 147
- congênita, 146
- - tardia, 148
- manifestações clínicas da, 146
Sinal(is), 1
- de Koplik, 173
- patognomônicos, 1
- prodrômicos ou preditivos, 2
- vitais, 16
Síndrome(s), 2
- congênita em recém-nascidos, 159
- da ardência bucal, 240
- de Behçet, 106
- de Lyell, 113
- de Ramsay-Hunt, 102, 156
- de Rendu-Osler-Weber, 252
- de Sjögren, 229, 238
- de Stevens-Johnson, 113
- de Sturge-Weber, 252
Sintomas, 1
- diretos ou primários, 1
- indiretos ou secundários, 1
- patognomônicos, 1
- prodrômicos ou preditivos, 2
Sintomatologia, 2
Sinusites, 21, 164
Sobrancelhas, 20
Sono, 17
Soro, 38
Submandibulite, 229
Suturas, 336

T

Tabaco, 260
Tabagismo, 11
Tacrolimo, 112
Talassemia, 43
Tampão hemostático, 54
Taquipneia, 18
Tatuagem por amálgama, 123
Técnica(s) radiográfica(s)
- artrográfica, 79
- classificação de acordo com a incidência dos raios X, 76
- de Towne, 78
- interpretação das, 76
- pantomográfica, 77
- transcraniana, 76
- transfacial, 76
- transorbital, 78
Telangiectasia, 30
- hemorrágica hereditária, 252
Temperatura corporal, 18
Tempo

Índice Alfabético

- de coagulação, 50, 53
- de Quick, 53
- de protrombina, 53, 54
- de sangramento, 50, 51
- de tromboplastina parcial, 53
- - ativado, 53
Tenofovir, 169
Terapia antirretroviral, 165
Teste
- com azul de toluidina, 273
- da reagina rápida do plasma, 150
Tipo
- e doença, 3
- morfológico, 15
Tipranavir, 170
Tomografia computadorizada, 70, 78
- volumétrica, 79
Toro, 93
- alongado, 94
- lobular, 94
- nodular, 94
- plano, 94
Tracionamento da língua, 90
Tranquilização, 9
Transplantes de grandes órgãos ou de medula óssea, 159
Tratamento, 4
- de suporte, 4
- endodôntico em pacientes irradiados, 295
- específico, 4
- expectante, 4
- odontológico para pacientes com necessidades especiais, 330
- prova terapêutica, 4
- sintomático, 4
Traumatismos crônicos, 263
Treponema pallidum, 146
Tríade de Hutchinson, 148
Triancinolona acetonida, 112

Trombina, 54, 55
Trombócitos, 39
Tromboplastina, 57
- fases de maturação, 55
Trombose, 333
- arterial, 333
- venosa, 333
Tuberculose, 166
Tumor(es), 256
- benignos, 233, 248
- de Abrikossoff, 253
- de células granulares, 253, 254
- de Warthin, 235
- epiteliais, 210
- marrom, 194
- misto de glândula salivar, 233
- odontogênico, 204, 209
- - adenomatoide, 211, 217
- - primordial, 213, 217
- malignos, 235
- mesenquimais, 214
- mistos, 212

U

Úlcera(s), 34, 271
- aftosas recorrentes, 104
- bucais/nasais, 107
- traumática, 103
Ulceração aftosa recorrente, 104, 167
Ultrassonografia, 75, 87, 227
- com eco-Doppler colorido, 227
Uso de drogas ilícitas recreacionais, 11

V

Varicela, 102
- de normalidade da cavidade bucal, 89
- de distribuição das hemácias, 46
Variação(ões)

Varicosidades linguais, 92
Varizes linguais, 92
Vegetações, 272
Verruga(s)
- da cavidade bucal, 174
- vulgar, 174, 181, 248, 253
Vesícula, 35
Via de ativação extrínseca, 53
Víbice, 31
Vícios, 11
Vírus, 263
- da imunodeficiência humana tipos 1 e 2, 160
- Epstein-Barr (EBV), 157
- varicela-zóster (VZV), 155
Viscosidade sanguínea, 17
Vitamina K-dependentes, fatores da coagulação, 55
Vitropressão, 14
Volemia, 16
Volume
- corpuscular médio, 46
- de saliva secretada, 225
Voriconazol, 142

X

Xerostomia, 167, 237, 290, 327
- fisiológica, 237
- associada à síndrome de Sjögren, 238
- iatrogênica, 238
- induzida por vírus, 237
- medicamentosa, 238
- por diabetes melito, 238

Z

Zalcitabina, 169
Zidovudina, 169
Zoster sine herpete, 102